NEWBORN DISEASES 🔍

AT A GLANCE

新生儿疾病速查

第 2 版

主 编　周文浩　程国强

人民卫生出版社
·北京·

图书在版编目（CIP）数据

新生儿疾病速查 / 周文浩，程国强主编 . -- 2 版 . -- 北京 ：人民卫生出版社，2025. 5. -- ISBN 978-7-117-37211-4

Ⅰ. R722.1

中国国家版本馆 CIP 数据核字第 2024FN9546 号

人卫智网	www.ipmph.com	医学教育、学术、考试、健康，
		购书智慧智能综合服务平台
人卫官网	www.pmph.com	人卫官方资讯发布平台

新生儿疾病速查

Xinsheng'er Jibing Sucha

第 2 版

主　　编：周文浩　程国强
出版发行：人民卫生出版社（中继线 010-59780011）
地　　址：北京市朝阳区潘家园南里 19 号
邮　　编：100021
E - mail：pmph @ pmph.com
购书热线：010-59787592　010-59787584　010-65264830
印　　刷：北京瑞禾彩色印刷有限公司
经　　销：新华书店
开　　本：889 × 1194　1/32　印张：29.5　插页：4
字　　数：1188 千字
版　　次：2014 年 3 月第 1 版　2025 年 5 月第 2 版
印　　次：2025 年 5 月第 1 次印刷
标准书号：ISBN 978-7-117-37211-4
定　　价：129.00 元

打击盗版举报电话：010-59787491　E-mail：WQ @ pmph.com
质量问题联系电话：010-59787234　E-mail：zhiliang @ pmph.com
数字融合服务电话：4001118166　　E-mail：zengzhi @ pmph.com

编 者（按姓氏笔画排序）

万　静　德宏州人民医院新生儿科
王　睁　上海交通大学医学院附属第一人民医院新生儿科
王来栓　复旦大学附属儿科医院新生儿诊疗中心
尹兆青　德宏州人民医院新生儿科
朱海涛　上海交通大学医学院附属儿童医院普外科
庄德义　复旦大学附属儿科医院厦门医院新生儿科
刘　宁　中国人民解放军北部战区总医院新生儿科
闫宪刚　广州医科大学附属第三医院心脏外科
汤梁峰　复旦大学附属儿科医院泌尿外科
严　恺　复旦大学附属儿科医院新生儿诊疗中心
杨　旻　复旦大学附属妇产科医院新生儿科
杨　琳　复旦大学附属儿科医院内分泌科
江吉梅　复旦大学附属妇产科医院新生儿科
沈　淳　复旦大学附属儿科医院新生儿外科
张　鹏　复旦大学附属儿科医院新生儿诊疗中心
陆春梅　复旦大学附属儿科医院新生儿诊疗中心
周　伟　广州市妇女儿童医疗中心新生儿科
周文浩　广州市妇女儿童医疗中心新生儿科
胡黎园　复旦大学附属儿科医院新生儿诊疗中心
徐　昕　复旦大学附属儿科医院厦门医院新生儿科
殷　荣　复旦大学附属儿科医院新生儿诊疗中心
黄为民　深圳市儿童医院新生儿科
黄循斌　深圳市龙岗中心医院新生儿科
葛萌萌　复旦大学附属儿科医院新生儿诊疗中心
程国强　复旦大学附属儿科医院新生儿诊疗中心
蔡岳鞠　广州市妇女儿童医疗中心新生儿科

主编简介

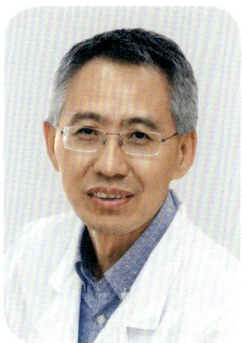

周文浩 教授

主任医师,博士研究生导师。担任中华医学会儿科学分会新生儿学组组长,中国医师协会医学遗传医师分会副会长,上海市医师协会儿科医师分会会长,上海市医学会罕见病专科分会候任主任委员。从事新生儿危重症诊治临床与转化,聚焦新生儿脑病和罕见病,建立中国新生儿神经重症联盟和中国新生儿基因组计划。承担国家重大研发计划和国家自然科学基金重点项目等 15 项。发表 SCI 论文 185 篇,包括在 *Nature* 等杂志。获上海市科学技术进步奖一等奖、中华医学科学技术奖和教育部科学技术奖二等奖等 6 次。

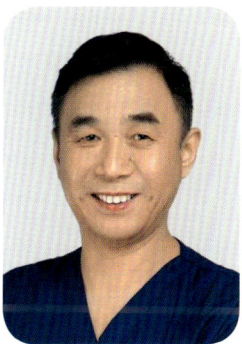

程国强 教授

主任医师,博士研究生导师。担任中华医学会儿科学分会围产学组副组长,中国医师协会新生儿医师专业委员会感染学组副组长。主编《新生儿临床决策手册》《新生儿疾病速查》《早产儿临床管理实践》等专著 5 部,参编新生儿专著 10 余部。长期从事新生儿医学研究,重点研究方向为新生儿脑损伤,擅长新生儿缺氧缺血性脑病的诊治。先后承担国家和省部级重要课题 8 项,发表专业论文 100 余篇,其中 SCI 全文收录 30 余篇。获得教育部科学技术进步奖二等奖 1 次、上海市医学科学技术奖二等奖 2 次、中华医学科学技术奖二等奖 1 次。

第 2 版前言

《新生儿疾病速查》第 1 版于 2014 年出版，该书受到读者的一致好评。随着新生儿医学的进步，新的技术和诊疗方法不断涌现，原版已经不能满足临床需要。第 2 版在保留第 1 版写作风格的基础上，对内容进行了取舍、整合、优化，使之更贴近于临床，方便临床医生阅读。很多新生儿疾病来源于妊娠期问题，新生儿医生对分娩前的孕妇和胎儿状态应非常熟悉。第 2 版母体相关疾病篇增加了产前监护及母亲疾病对胎儿和新生儿的影响，内容由原来的 18 章增加到 30 章。最近几年危重新生儿救治的发展较快，治疗篇进行了大量扩容，并将原来分散于疾病篇的治疗技术进行整合，治疗篇增加了高级生命支持技术、重症监护技术、疼痛管理等内容，由原来的 5 章增加到 18 章。第 2 版对新生儿常用图表进行取舍，更突出临床应用性。由于分子诊断技术的进步，新生儿期确诊的遗传性疾病逐渐增加，第 2 版将遗传代谢性疾病和染色体异常疾病单独分开。新生儿医学进展较快，该书并不能囊括所有新生儿有关的疾病，在编写过程中可能存在瑕疵，敬请读者批评指正，以便再版时进行修改。

感谢所有编者付出的努力，没有你们无私奉献、精益求精的精神，就没有该书的完美呈现。本书出版之际，恳切希望广大读者在阅读过程中不吝赐教，欢迎发送邮件至邮箱 renweifuer@pmph.com，或扫描下方二维码，关注"人卫儿科学"，提出宝贵意见，更好地为大家服务。

周文浩　程国强
2025 年 4 月

第 1 版前言

近十年国内新生儿医学发展迅猛,有诸多年轻儿科医师投身于新生儿专业,工作繁重。复旦大学附属儿科医院新生儿科每年接收近 200 名来自全国各地的新生儿专科进修医师、临床研究生和规范化培训住院医师,在实际工作中,我们深感年轻医师需要快速掌握新生儿科临床实践中诸多问题的应对要点,因此,非常有必要为他们编写一本实用的速查口袋书,使之既与国际接轨,同时也兼具我们自身特点的临床可操作性。

本书的特点是实用和可快速查阅,希望能够成为年轻新生儿病房医师的速查工具书,以快速应对上级医师查房时提及的核心问题,做出正确的理解和反应。本书重点介绍新生儿各系统危重疾病的诊断和治疗,还包括 NICU 中常见的操作技术介绍、各系统相关诊疗重要图表。并针对新生儿常用药物剂量和用法、不良反应和注意点进行介绍,简明扼要、方便实用。

本书的编者多为临床型博士毕业的副主任医师,长期从事新生儿临床工作,具有丰富的临床经验和国外相关临床培训经历,熟悉该领域的最新进展和处理流程。作者力求理论联系实践,紧扣临床需要。从内容上尽可能新颖和齐全,恪守循证理念,逻辑性强;在编排和版式上尽可能查阅方便,便于快速查找。

值得一提的是,近年来,新生儿循证医学已取得巨大进步,但仍有许多问题尚未解决。我们在编写过程中已尽可能地从随机对照试验中获得证据或参考由权威机构编写的操作指南,以期尽量与世界主流变化保持同步。

周文浩　程国强
2014 年 2 月

目 录

Ⅲ. 疾病篇

一、中枢神经系统疾病

二、呼吸系统疾病

I.

母体相关疾病篇

1. 胎心监护(fetal heart rate monitoring)

宫缩应激试验(CST)

- 识别胎盘功能不全的胎儿
- 阴性(正常):无晚期减速或明显的变异减速
- 阳性(异常):50% 以上的宫缩后出现晚期减速(即:宫缩频率 10min<3 次)
- 高度可疑阳性:间断出现的晚期减速或明显的变异减速
- 可疑阳性:每 2min 或更频繁的宫缩期间出现胎心减速,或每次胎心减速持续 90s 以上
- 不满意的 CST:10min<3 次宫缩或不明确的宫缩
- 当 NST 严重异常,若出现正弦波形时,提示胎儿缺氧,无须再行 CST,以免延误抢救时机

无应激试验(NST)

- 产前胎儿评估最常用的胎心、宫缩监护方法
- 分为有反应型、可疑型和无反应型
- 反应型 NST(正常):40min 内出现较基线≥2 次胎心加速高于 15 次/min,每次持续至少 15s。胎龄<32 周胎儿,胎心加速达到基线水平 10 次/min 以上,并持续至少 10s;胎龄≥32 周胎儿 40min 内 2 次或 2 次以上加速超过 15 次/min,持续 15s。无减速或偶发变异减速,持续<30s
- 可疑型 NST(不典型):变异减速,持续 30~60s 内。胎龄<32 周胎儿 40~80min 内 2 次以下加速超过 10 次/min,持续 10s;胎龄≥32 周胎儿 40~80min 内 2 次以下加速超过 15 次/min,持续 15s
- 无反应型 NST(异常):变异减速,持续≥60s,晚期减速。胎龄<32 周胎儿 >80min 内 2 次以下加速超过 10 次/min,持续 10s;胎龄≥32 周胎儿>80min 内 2 次以下加速超过 15 次/min,持续 15s,需进一步检查
- 胎心加速的病理性消失可能与胎心率基线变异减少合并存在
- 反应消失可见睡眠周期、药物或孕妇吸烟导致的胎儿中枢抑制,或缺氧酸中毒、普萘洛尔药物暴露

产时胎心监护

- 心动过缓
  - ◆ 基线胎心率<110 次/min,变异性良好一般无异常
  - ◆ 终止妊娠和不可逆转的心动过缓间的间隔越长,脐动脉血 pH 越低
  - ◆ 原因:先天性心脏传导阻滞、严重的胎儿窘迫、体温降低、母亲使用 β 受

体阻滞剂
- 心动过速
  - 基线胎心率>160 次/min
  - 原因:绒毛膜羊膜炎引起的发热、母亲的感染、胎儿窘迫、心律失常、甲状腺功能亢进症、母亲使用抗胆碱能药物(阿托品)或拟交感药物(如特布他林)
- 心率变异
  - 基线变异:每分钟基线有 2 个周期以上波动者
  - 正常的基线变异范围为 6~25 次/min
  - 变异减少
    - 胎心率变异消失合并减速与胎儿酸中毒有关
    - 胎心率变异减少见于胎儿窘迫、母亲重度酸中毒或分娩过程中麻醉药物的使用(镇静麻醉药、苯巴比妥类、吩噻嗪类、安定类及全身麻醉药)
    - 胎心率变异减少是胎儿窘迫重要征象之一
  - 变异增加
    - 持续存在的正常基线率范围内,无减速的平直胎心率基线(即变异缺失),可能反映既往胎儿的损伤已造成神经受损
- 心律不齐
  - 如发现有基线心动过缓、心动过速或突发的基线的尖峰,首先应怀疑是否存在胎儿心律不齐
  - 间断的基线心动过缓,常由于先天性的心脏传导阻滞所致
  - 分娩时大多数室上性心律失常是无意义的
- 正弦心律
  - 定义
    - 基础心率稳定于 120~160 次/min 之间
    - 有规律地摆动,幅度在 5~15 次/min
    - 长变异的频率在 2~5 周期/min
    - 短变异固定或平直
    - 在基线上方或下方做正弦波样摆动
    - 不存在加速
  - 分类
    - 轻度:幅度在 5~15 次/min
    - 中度:幅度在 16~24 次/min
    - 重度:幅度≥25 次/min
  - 临床真正的正弦心律
    - 严重的胎儿贫血:Rh(D)同种免疫、胎母输血综合征、双胎输血综合征、前置血管破裂出血导致

◇ 多伴有严重窒息
◆ 临床无意义的正弦心律
◇ 使用哌替啶、吗啡、α-普鲁丁和布托啡诺之后
◆ 也可见于羊膜腔内感染、胎儿窘迫等
● 周期性胎儿心率
◆ 加速
◇ 定义:胎心率基线突然明显上升,从开始加速到峰值<30s
◇ 见于产前、分娩早期,与变异减速有关
◇ 原因:宫缩刺激、脐带受压、盆腔检查刺激、胎儿头皮取血及声音刺激等
◆ 早期减速
◇ 定义:伴发于宫缩的缓慢胎心率下降再恢复至基线
◇ 在分娩活跃期不常见,不伴发心动过速、变异性消失或其他胎心率改变
◇ 胎儿头部产时受压导致颅内压和/或脑血流量改变,引发的自主神经反应
◆ 晚期减速
◇ 胎心平滑、缓慢的对称性的降低,在宫缩高峰开始时或之后发生,在宫缩停止后才回到基线
◇ 晚期减速的幅度很少低于基线 30~40 次/min,通常不超过 10~20 次/min
◇ 原因:常见于硬膜外麻醉引起的低血压和使用缩宫素导致的子宫过度刺激;母亲高血压、糖尿病及胶原血管病导致的慢性胎盘功能不足、胎盘剥离;胎儿缺氧可能
◆ 变异减速
◇ 代表脐血流受干扰造成血压改变或血氧改变产生的胎心率反射
◇ 美国妇产科医师协会将胎心降至 70 次/min,持续时间超过 60s 的减速定义为有临床意义的变异减速
◇ U 形变异减速不伴发其他心电描记异常时,是产时、早产、小于胎龄儿的特征性图形
◇ 严重的变异减速(持续>60s),尤其是变异性减少和/或心动过速,可能提示胎儿异常
◆ 延长减速
◇ 孤立的减速从起始到恢复至基线持续 2min 或更久,不超过 10min
◇ 原因:宫颈检查、子宫过度刺激、脐带缠绕、母体仰卧位低血压、硬膜外麻醉、脊髓麻醉、宫颈旁麻醉;任何原因导致的母体低灌注或低氧血症、胎盘剥离、脐带脱垂、母亲子痫或癫痫导致的癫痫发作、胎儿头皮电极的应用、急产等

◆ 电子 FHR 监测的结果分析
  ◇ Ⅰ类
    ➢ 正常的基线心率(110~160 次/min),正常的基线变异(6~25 次/min),无晚期或变异减速,存在或不存在早期减速或加速
    ➢ 胎儿氧合正常
  ◇ Ⅱ类
    ➢ 不能归类为Ⅰ型或者Ⅲ型的 FHR 模式
  ◇ Ⅲ类
    ➢ 正弦波形
    ➢ 基线 FHR 变异性缺失(周期性晚期减速、周期性变异减速、心动过缓)
◆ 监测 FHR 图形的关键原则
  ◇ 确保监测仪记录 FHR 和子宫活动,不是母体心率
  ◇ 评估子宫活动、基线 FHR、变异、加速、减速和正弦波形(Ⅰ、Ⅱ、Ⅲ类)
  ◇ 若为Ⅰ类且为低危妊娠,进行常规产时胎儿监测
  ◇ 若不属于Ⅰ类,评估胎儿的氧合通路
  ◇ 若可能,尝试纠正氧合问题
  ◇ 采用辅助检查进一步评估胎儿状态
  ◇ 若在合理时间内 FHR 图形无改善,应为可能需要的快速分娩做准备

(杨 旻 汪吉梅)

2. 胎儿评估(fetal assessment)

产前常用诊断性评估

● 颈项透明层(NT)
  ◆ 检测时间:妊娠 10~13 周
  ◆ NT 增厚可能和染色体异常高风险有关:21-三体综合征、18-三体综合征,以及妊娠不良结局(先天性心脏病和胎死宫内)
● 孕早期联合筛查
  ◆ 检测时间:孕 10~13 周
  ◆ 检查项目(三项联合)
    ◇ NT
    ◇ β-hCG
    ◇ PAPP-A
  ◆ 预测 18-三体综合征和 21-三体综合征
● 孕中期筛查

- ◆ 检测时间：妊娠 15~21 周
- ◆ 检查项目（三项联合）
  - ◇ 孕妇血清甲胎蛋白 MSAFP
  - ◇ 总 hCG+非结合雌三醇
  - ◇ 抑制素 A
- ◆ 评估 18-三体综合征、21-三体综合征、开放性神经管缺陷
- ◆ 筛查唐氏综合征：检出率 81%，假阳性率 5%

胎动评估

- 决定胎动的两个重要因素：睡眠-觉醒周期和羊水量
- 胎儿自发活动最早见于孕 7 周
- 孕 8 周后胎儿每次身体活动间隔不超过 13min
- 20~30 周时，全身运动变得有规律，胎动开始显示出休息-活动周期
- 36 周左右大多数正常胎儿的行为状态已建立
- 胎动减少：可能胎死宫内，不良结局风险升高
- 胎动监测方法
  - ◆ 2021 年美国妇产科医师协会（ACOG）产前胎儿监护指南
    - ◇ 孕妇左侧卧位计数胎动数
    - ◇ 2h 内准确计数的胎动数达到 10 次为满意的胎动
    - ◇ 一旦连续监测到 10 次胎动就停止计数
    - ◇ 连续 10 次胎动的平均间隔是（20.9±18.1）min
  - ◆ 1 周 3 次，每次计数 1h 胎动：若胎动次数≥孕妇既往的胎动计数为可靠

超声评估

- 最直观地评估胎儿宫内状态的手段
- 估计孕龄比较准确的方法是妊娠早期测量妊娠囊、顶臀长并结合 hCG 值
- 妊娠 6 周可检测胎儿心脏搏动
- 孕 6~14 周行 CRL 测量可准确评估胎龄
- 孕 6~14 周行多胎妊娠和绒毛膜及羊膜测定
- 孕 10~14 周行胎儿颈项透明层厚度、鼻骨测量等染色体异常相关早期影像学筛查
- 孕 18~24 周筛查胎儿严重结构异常的畸形
- 羊膜穿刺术、CVS、经皮脐血采集（PUBS）和胎儿手术（膀胱定位、胸腔穿刺术）
- 妊娠中晚期测量胎儿双顶径、腹围及股骨长
- 胎盘成熟度分级，作为胎儿成熟度的参考
- 胎盘位置及胎盘后出血

生物物理评分

- 包括无应激试验+超声检查的四项观察指标
  - 胎儿呼吸
  - 胎儿运动
  - 胎儿张力
  - 羊水量
- 每项评分 2、1、0 分,总分具体分为:
  - 8~10 分为正常
  - 6 分可疑慢性缺氧
  - 4 分以下属异常
- 简易生物物理评分
  - 每周进行 2 次声音刺激的 NST 和羊水指数检查,若羊水指数<5cm 为异常,试验 10min
  - 假阴性率为 0.8‰,假阳性率 1.5%
  - 一种可采纳的产前胎儿监护方法

多普勒血流动力学

- 用来评估胎儿健康状况
  - 脐动脉血流速度
    - 监测胎儿生长受限
    - 最有助于监测胎盘功能不全造成的早发型胎儿生长受限
      - 正常发育胎儿脐动脉以舒张期高速血流为特征
      - 生长受限胎儿脐动脉舒张期血流速度减低
      - 严重生长受限胎儿脐动脉舒张期血流消失甚至逆流,与胎儿低氧血症、酸中毒有关
  - 大脑中动脉血流速度
    - 监测胎儿循环,大脑中动脉-收缩期峰值流速(MCA-PSV)是监测妊娠中胎儿贫血的最佳方法
      - 常用的指标
        - PI(搏动指数)
        - RI(阻力指数)
        - S/D(收缩期和舒张期血流速度比值)
      - 妊娠 11~12 周后出现舒张末期血流,PI 恒定不变,到妊娠的最后 6~8 周,PI 开始下降
      - 缺氧时脑血供增加,脑血管扩张,阻力降低,舒张末期流速增加,PI 下降
      - 当 S/D<4、PI<1.6、RI<0.6 时,可预测胎儿缺氧

◆ 静脉导管血流速度

    ◇ 静脉导管缺失或反流提示胎儿因缺氧形成不可逆的多器官损伤

    ◇ 生长受限胎儿静脉导管多普勒流速测量,是围产儿预后的最佳预测指标

- 羊水监测

  ◆ 超声监测羊水量方法包括

    ◇ 最大羊水深度(MVP)

    ◇ 羊水指数(AFI):四大象限最大羊水池的垂直径线之和

  ◆ 羊水过少

    ◇ MVP≤2cm

    ◇ AFI≤5cm 或 AFI<相应胎龄的 10%

    ◇ 严重羊水过少:MVP≤1cm

    ◇ 是导致自发性流产的最常见原因

    ◇ 单纯持续羊水过少,孕 36~37 周可终止妊娠

    ◇ 孕<36 周且胎膜完整的羊水过少者,需结合孕周及母胎状况个体化治疗

    ◇ 产生的原因:胎盘功能不全、慢性高血压、过期妊娠、肾脏发育不全、膀胱出口梗阻等

    ◇ 对母儿影响:手术分娩率增加、引产率增加、围产儿死亡率增加、胎儿生长受限、胎儿结构异常(斜颈、手足畸形、双侧肾不发育综合征等)

  ◆ 羊水过多

    ◇ MVP≥8cm

    ◇ AFI>25cm,AFI>相应胎龄的 95%

    ◇ MVP 8~11cm 或 AFI 25~35cm 轻度羊水过多

    ◇ MVP 12~15cm 或 AFI 36~45cm 中度羊水过多

    ◇ MVP>15cm 或 AFI>45cm 重度羊水过多

    ◇ 原因:糖尿病、双胎输血综合征、非免疫性水肿,以及胎儿畸形,如开放性神经管缺损、心脏病和肠梗阻等

    ◇ 对母儿影响:子宫张力增高,腹腔压力增高,血压升高,容易发生胎膜早破、早产、胎盘早剥,产后出血增加;胎儿异常、胎儿窘迫、围产儿死亡率增加

电子胎心监护及评估

- 见 1. 胎心监护相关内容

胎盘及胎儿成熟度监测

- 胎盘功能测定

- ◆ 缩宫素激惹试验（OCT）
  - ◇ 用缩宫素诱发宫缩时的胎心变化
  - ◇ 阳性提示胎盘功能减退
- ◆ 雌三醇（E3）
  - ◇ 连续多次测定 24h 尿 E3 含量<10~12mg，或急剧减少 35% 以上，提示胎盘功能减退，可能胎死宫内
- ◆ 雌激素/肌酐（E/C）
  - ◇ >15 正常值
  - ◇ 10~15 为警戒值
  - ◇ <10 为危险值
- ◆ 胎盘生乳素（PL）
  - ◇ 孕妇 PL 持续<4mg/dl，或突然下降 50%，提示胎盘功能减退，常伴有胎儿缺氧
- ◆ 妊娠特异性蛋白（SP1）
  - ◇ 合体滋养层分泌，SP1 为胎盘产物，间接了解胎儿情况
- ● 胎儿成熟度测定
  - ◆ 临床
    - ◇ 宫高
      - ➢ 预测胎儿生长
    - ◇ 胎龄
      - ➢ 常用参数：头臀长、双顶径、腹围、头围和股骨长度
    - ◇ 胎儿体重
      - ➢ 胎儿生长速度随孕周进展，身长和体重呈一定比例增加
  - ◆ 超声
    - ◇ 胎儿双顶径
      - ➢ 估计妊娠周数和预产期
      - ➢ 孕 26~36 周，双顶径平均每周增加 0.22cm
      - ➢ 双顶径≥8.5cm，91% 的胎儿体重超过 2.5kg，提示胎儿已基本成熟
    - ◇ 股骨长度
      - ➢ 了解胎儿发育状态和预测体重
      - ➢ 妊娠 14~15 周，每周增加 0.48cm
      - ➢ 妊娠 16~26 周，每周增加约 0.3cm
      - ➢ 妊娠 27~28 周，每周增加 0.22cm
      - ➢ 妊娠>28 周至足月，每周增加 0.17cm
      - ➢ 股骨长度≥6.9cm，提示胎儿成熟
    - ◇ 胎盘成熟度分析
    - ◇ 羊水中游离漂浮颗粒

◆ 羊水成熟度分析
　　◇ 胎肺成熟度
　　　　➢ 卵磷脂/鞘磷脂(L/S)：≥2，代表胎肺成熟
　　　　➢ 卵磷脂酰甘油：阳性，代表胎肺成熟
　　◇ 胎儿其他脏器成熟度
　　　　➢ 羊水中胆红素类物质测定预测胎儿肝成熟：$\Delta OD450<0.02$ 提示胎儿肝成熟
　　　　➢ 羊水中肌酐、尿酸的浓度测定预测胎儿肾成熟度
　　　　➢ 羊水中肌酐>20mg/L，90% 胎儿已成熟
　　　　➢ 羊水中淀粉酶测定预测胎儿唾液腺成熟度
　　　　➢ 碘呈色法>450IU/L 为成熟值
　　　　➢ 羊水中葡萄糖测定（AFG）
　　　　　　✦ AFG<0.56mmol/L，提示胎儿肾成熟
　　　　　　✦ AFG>0.8mmol/L，提示胎儿肾不成熟
　　　　➢ 羊水细胞检查：脂肪细胞计数>20% 为胎儿成熟

羊膜腔穿刺术

- 用于染色体核型异常、基因缺陷、胎儿血型、血红蛋白、胎肺成熟度产前诊断，最佳时间 15~17 周[6]
- 羊水减量
- 不推荐孕 14 周前行此检查，明显增加流产率和肢体畸形发生率

绒毛膜活检

- 孕 10~12周之间进行
- 适应证同羊膜穿刺术
- 组织样本：通常至少 5mg 的绒毛组织
- 并发症：出血、感染、结果不确定，胎儿丢失或损伤

经皮脐血采集

- 可进行核型分析、病毒检测、血细胞比容、血小板计数、宫内输注红细胞或血小板
- 最大抽血量不应超过胎龄相应胎儿胎盘血量的 6%~7%
- 严重并发症：胎儿出血、心动过缓、感染。母亲并发症少见
- 显著增加胎儿丢失风险（0.9%~1.9%）

（杨旻　汪吉梅）

3. 胎儿生长受限（fetal growth restriction，FGR）

概述

- 胎儿发育的早期或晚期均可发生 FGR
- 既往称为宫内发育迟缓（intrauterine growth restriction，IUGR）
- FGR 和 SGA 概念不同
  - FGR：抑制胎儿正常增长潜能的因素导致胎儿偏离正常发育
  - SGA：体重低于同胎龄同性别的 2 个标准差，包括 FGR 和体质偏小的胎儿
- 妊娠早期发生者多为匀称性（头围、体重、身长成比例地受影响）
- 妊娠晚期发生者多为非匀称性
  - 头围受影响较小
  - 体重和身长受累严重
- 分类
  - 内因性匀称型
    - 发生在妊娠 17 周以前
    - 胎儿体重、头围、身长均受限，头围、腹围均小
    - 病因：基因或染色体异常，病毒感染，接触放射线及其他物质
  - 外因性不匀称型
    - 胚胎早期发育正常，妊娠晚期受到影响
  - 外因性匀称型
    - 为内因性匀称型和外因性不匀称型的混合型
    - 病因：缺乏叶酸、氨基酸、微量元素，或受有害物质危害，影响整个妊娠期

病史

- 发生时间
  - 早发 FGR
    - 占 20%~30%
    - 生长潜力降低
    - 可能存在先天性感染、多发畸形综合征或染色体异常体征
    - 庞德拉尔（Ponderal）指数正常（2.2~3）[出生体重（g）×100/身长（cm）^{3}]
    - 发生窒息、低血糖危险性较低
  - 晚发 FGR
    - 占 70%~80%

　　　　◇ 庞德拉尔指数低(<2.2)
　　　　◇ 头围受累较少
　　　　◇ 发生窒息、低血糖危险性较高
- 母亲病史
  - 母亲本身 FGR 或出生过 FGR 婴儿,再次出生 FGR 婴儿风险为 25%~50%
  - 早发 FGR:先天性感染、遗传性疾病
  - 晚发 FGR
    - ◇ 慢性胎儿缺氧
    - ◇ 多胎妊娠
    - ◇ 先兆子痫
    - ◇ 慢性高血压
    - ◇ 糖尿病 D~F
    - ◇ 营养不良(低龄妊娠、合并慢性疾病、饮食限制、妊娠期低体重、频繁妊娠、妊娠期间重体力劳动、家庭经济条件差时更常见)
    - ◇ 子宫胎盘血流障碍
  - 药物等导致 FGR
    - ◇ 苯妥英钠、异维甲酸、三甲双酮、丙戊酸钠、抗代谢药、烷基化剂、酒精、华法林、吸烟

对胎儿和/或新生儿的影响

- 羊水过少
- 生后多表现为小于胎龄儿(SGA)
- 死产、围产期死亡
- 围产期窒息
- 体温调节不良
- 低血糖
- 先天畸形
- 免疫功能受损
- 红细胞增多症和高黏滞综合征
- 低钙血症
- 神经系统、消化系统、先天性心脏病、循环系统、呼吸系统发病率升高
- 新生儿远期并发症:心血管疾病、胰岛素抵抗、2 型糖尿病、肥胖症、代谢综合征、肾脏病、肾上腺功能障碍、多囊卵巢综合征发生率增加

胎儿和/或新生儿各系统的变化

- 神经系统
  - 近期脑损害

- ✧ 脑超微结构异常
  - ➤ 脑皮质凋亡细胞显著增加
  - ➤ 细胞体积缩小
  - ➤ 核固缩
- ✧ 神经元数量减少
- ✧ 髓鞘化延迟与神经纤维发育异常
- ✧ 脑容量减少、脑重量减轻
- ✧ 脑代谢异常:反映脑发育状态和成熟度的脑代谢产物有 N-乙酰天冬氨酸(NAA)、肌酸(Cr)、胆碱(Cho)、肌糖(Ino);FGR 患儿脑内 NAA/Cr 和 NAA/Cho 值明显降低
- ✧ 脑功能异常:睡眠-觉醒周期的出现率,以及最高、最低电压均低于 AGA,暴发间期比 AGA 长
- ◆ 远期脑损害
  - ✧ 脑瘫发生率增加
  - ✧ 神经心理行为发育异常:听说、听写、视说、视写能力下降
- ● 心血管系统
  - ✧ 增加心血管阻力、促进心肌纤维化、心肌细胞肥大
  - ✧ 成年高血压、冠心病、心衰发生率增加
- ● 泌尿系统
  - ✧ 肾脏生长速度及肾单位生长的速度降低
- ● 呼吸系统
  - ✧ 肺发育成熟障碍
  - ✧ 支气管肺发育不良、呼吸窘迫综合征、成年肺疾病发生率增加
- ● 内分泌代谢系统
  - ✧ 代谢综合征、2 型糖尿病、肥胖、血脂异常、非酒精性脂肪性肝病发生率增加
- ● 体温调节能力差
- ● 视觉功能受损

临床表现

- ● 早发 FGR
  - ◆ 头围、身长、体重成比例减少
  - ◆ 体检可能完全正常,但是要注意是否存在先天性感染、多发畸形和染色体异常的体征
- ● 迟发 FGR
  - ◆ 头围较大,体重和身长受影响较大
  - ◆ 皮下组织减少,皮肤褶皱厚度减少

◆ 前囟可能增大
◆ 颅缝增宽
◆ 骨化延迟
◆ 神经系统评估与胎龄一致
◆ 体格检查胎脂减少、脚底皮肤褶痕增加、乳腺组织减少生殖器外观不成熟
◆ 严重受累婴儿的面部呈典型萎缩或"干瘪"外观,颅缝可能加宽、前囟增大

胎儿生长受限的超声监测指标

● 胎儿体重
● 定制化胎儿生长曲线
● 生物学测量指标
　◆ 腹围
　◆ 头围/腹围比值
　◆ 羊水量
　◆ 多普勒超声血流速率测定
　　✧ 脐动脉
　　✧ 子宫动脉
　　✧ 胎儿降主动脉
　　✧ 胎儿大脑中动脉
　　✧ 脑/胎盘比值
　　✧ 胎儿静脉多普勒
　◆ 其他
　　✧ 三维超声检查
　　✧ 小脑横径/腹围比值
　　✧ 软组织
● 产前筛查
　◆ 筛查性试验
　　✧ 选择性超声检查测定耻骨联合-宫底距离
　　　➢ 最常用的标准是宫高(cm)至少比孕龄(周)相应数值少 3
　　　➢ 另一种方法是宫高低于第 3 或第 10 百分位数
　　✧ 超声普查
　　　➢ 对于 FGR 高风险妊娠女性,晚期妊娠检查 1~2 次,超声评估胎儿、胎盘和羊水,发现宫高偏低时行超声检查
　　　➢ 对于一般、低危妊娠女性,发现宫高偏低时行超声检查

诊断

- 产前诊断
  - ◆ 英国皇家妇产科学院认为 EFW(胎儿体重)<第 10 百分位数或腹围<第 10 百分位数可以作为 FGR 标准
  - ◆ 美国妇产科医师协会认为 EFW<第 10 百分位数提示 FGR,提示需进一步评估,例如羊水评估和脐动脉多普勒血流检查
  - ◆ 分度
    - ✧ 轻度:EFW(胎儿体重)<第 10 百分位数
    - ✧ 中度:EFW(胎儿体重)第 3~10 百分位数
    - ✧ 重度:EFW(胎儿体重)<第 3 百分位数
- 生后诊断
  - ◆ 体重指数 PI[出生体重(g)×100]÷[身长(cm)]^3、身长(cm)/头围(cm)
    - ✧ 匀称型
      - ➢ 占 FGR 胎儿的 20%~30%
      - ➢ 胎龄<37 周时,PI>2.0
      - ➢ 胎龄≥37 周时,PI>2.2,身长/头围>1.36
    - ✧ 非匀称型
      - ➢ 占 FGR 胎儿的 70%~80%
      - ➢ 胎龄<37 周,PI<2.0
      - ➢ 胎龄≥37 周时,PI<2.2,身长/头围<1.36

辅助检查

- 血糖
- 血常规:Hb,FGR 可发生红细胞增多症和高黏滞综合征,血小板减少
- 胆红素
- 先天性感染实验室检查
- 畸形者应进行染色体分析
- 头颅影像学检查,可评估脑发育、脑梗死、是否存在钙化等
- 胎盘病理检

鉴别诊断

- SGA 婴儿生长正常
- FGR 病因鉴别
  - ◆ 先天性感染
  - ◆ 染色体异常
  - ◆ 畸形综合征

◆ 胎儿暴露致畸物质
◆ 母亲营养不良
◆ 母亲疾病(先兆子痫、糖尿病、结缔组织病、先天性心脏病)
◆ 胎盘、子宫等血流障碍
◆ 子宫畸形

治疗

● 产前管理
  ◆ 产前补充牛磺酸,促进脑发育
  ◆ 产前补充 N-乙酰基-5-甲氧基色胺,使髓鞘形成正常化、轴突得到修复
  ◆ 加强营养
  ◆ 避免产前感染及相关疾病
  ◆ 避免接触有毒有害物质,禁烟酒
● 出生后管理
  ◆ 重度 FGR 产房处理
    ✧ 通知儿科团队处理可能并发症:围产期窒息、新生儿脑病、胎粪吸入、低血糖、肺高压
    ✧ 生后立即将婴儿擦干并置于辐射台保暖中,以避免热量丢失;如有窒息,应立刻复苏
    ✧ NICU 监护
  ◆ 普通新生儿病房 FGR 足月儿
    ✧ 精确测量身长、体重和头围
    ✧ 准确评估胎龄
    ✧ 暖箱或辐射抢救台保暖维持适当温度
    ✧ 出生后 1~2h 开始监测血糖
    ✧ 早产或有出生窒息的 SGA 婴儿血钙监测
    ✧ 监测红细胞增多症
    ✧ 及早开始肠道喂养,喂养量应适合婴儿的体重
  ◆ 新生儿个体化发育与评估
  ◆ 针对神经功能障碍的康复训练
  ◆ 注意儿童期肥胖、2 型糖尿病及其他代谢性疾病,智力落后,成年心血管疾病等发生
● 进一步评估
  ◆ 对母亲病史和妊娠史进行详细评估
  ◆ 对胎盘行病理学检查是否存在梗死或感染
  ◆ 全面的体格检查,是否存在潜在染色体异常或外观畸形,必要时行遗传咨询及染色体检查

◆ 应考虑产前药物或毒物暴露（如酒精）
◆ 是否存在先天性感染

预后（与 AGA 婴儿相比）

- 围产期死亡率升高
- 儿童期及青春期严重受累 SGA 婴儿通常体重更轻、身高更矮
- 神经发育异常，学习困难，粗大运动及微小神经功能障碍，行为问题、生长障碍风险增加
- 成人冠状动脉性心脏病、高脂血症、高血压和慢性肾脏病发病率升高

预防

- 既往有 FGR 和子痫前期病史孕妇，孕 12~16 周始至 36 周予以低剂量阿司匹林
- 存在≥2 项高危因素的孕妇，高危因素包括：肥胖、年龄>40 岁、孕前高血压、孕前糖尿病、辅助生殖技术受孕、多胎妊娠、胎盘早剥、胎盘梗死，建议妊娠早期开始予以小剂量阿司匹林
- 吸烟、饮酒、毒品等母体因素导致的 FGR，积极治疗原发病

随访

- 属于以下情况的 FGR 患儿需更全面的神经发育评估
  ◆ 重度 FGR，出生体重小于同胎龄体重的第 3 百分位数
  ◆ NICU 住院期间生长不良，体重、身长和/或头围增加欠佳
  ◆ 有基础综合征和/或染色体异常的诊断
  ◆ 母体物质使用导致了 FGR
  ◆ 经口喂养困难
  ◆ 产前存在胎儿心血管和代谢恶化的征象：脐动脉舒张末期血流缺失或反向

（杨 旻　汪吉梅）

4. 辅助生殖（assisted reproductive technology，ART）

常用 ART 方法

- 人工授精
- 体外受精-胚胎移植
- 卵细胞质内单精子注射（ICSI）
- 植入前遗传学诊断

ART 母亲和婴儿妊娠结局（较自然妊娠婴儿）

- 母亲的妊娠期高血压、子痫前期、前置胎盘、胎盘早剥、妊娠期糖尿病或糖耐量异常、胆汁淤积综合征、贫血发生率增加
- 母体体内有高雄激素水平
- 多囊卵巢综合征（PCOS）发生率增加
- 多胎妊娠率高
- 选择性剖宫产
- 单胎 ART 妊娠，早产、低体重儿、小于胎龄儿、胎儿生长受限、出生缺陷发生率高
- NICU 住院率高
- 死产率和围产期死亡率增高

临床表现

- 早产
- 低体重儿
- 小于胎龄儿
- 出生缺陷
- 围产期死亡
- 新生儿呼吸窘迫综合征
- 颅内出血、早产儿脑白质软化
- 胎儿窘迫、胎盘早剥、脐带脱垂、新生儿窒息
- 胎儿凝血功能障碍，颅内出血、消化道出血

预后

- 大多研究认为儿童期的体格和生理发育并无明显异常
- 少部分研究认为部分辅助生殖新生儿有追赶生长的趋势
- 儿童生长发育落后可能与多胎妊娠有关，还可能和新生儿期疾病的不良结局有关
- 少部分研究认为辅助生殖受孕儿脑瘫的发生率略升高，与早产及多胎有关，是否与辅助生殖技术相关存在争议

预防

- 选择性减胎是减少妊娠胎儿数的补救措施
- 产前筛查可及时发现先天缺陷
- 出生后详细体检，加强监护

- 多学科（生殖医学、妇产科学、儿科学、保健科学、神经康复学）随访

（杨　旻　汪吉梅）

5. 高血压母亲婴儿（infant of hypertension mother）

妊娠高血压分类

- 慢性高血压（孕前高血压）
  - ◆ 妊娠前或妊娠 20 周以内发生
  - ◆ 收缩压≥140mmHg 和/或舒张压≥90mmHg
  - ◆ 无蛋白尿
  - ◆ 持续超过产后 84 天
- 妊娠高血压
  - ◆ 妊娠 20 周后发生高血压
  - ◆ 收缩压≥140mmHg 和/或舒张压≥90mmHg
  - ◆ 无蛋白尿
  - ◆ 产后 12 周内恢复正常
- 轻度子痫前期
  - ◆ 妊娠 20 周后出现
  - ◆ 收缩压≥140mmHg 和/或舒张压≥90mmHg
  - ◆ 蛋白尿>0.3g/d 或随机尿蛋白阳性
- 重度子痫前期：符合下列条件之一及以上者
  - ◆ 收缩压≥160mmHg 和/或舒张压≥110mmHg
  - ◆ 蛋白尿≥5g/d 随机尿蛋白（+++）
  - ◆ 羊水少、胎儿生长受限（FGR）
  - ◆ 转氨酶异常：谷丙转氨酶、谷草转氨酶升高
  - ◆ 肾功能异常
    - ✧ 尿蛋白>2.0g/d
    - ✧ 少尿 24h 尿量<400ml 或每小时尿量<17ml
    - ✧ 血肌酐>106μmol/L
  - ◆ 母亲症状（如持续性头痛、视觉障碍、持续性上腹痛、肺水肿）
  - ◆ HELLP 综合征（溶血、转氨酶增高、血小板减少）
  - ◆ 低蛋白血症伴腹水、胸腔积液或心包积液
- 慢性高血压并发子痫前期：符合以下条件之一
  - ◆ 慢性高血压且新诊断为蛋白尿
  - ◆ 妊娠前有蛋白尿，妊娠后尿蛋白定量明显增加
  - ◆ 慢性高血压出现血压进一步升高

- 子痫
  - 子痫前期+无其他原因解释的抽搐
  - 产前子痫较多
  - 表现为面部充血、口吐白沫、深昏迷;随后深部肌肉僵硬,很快发展为典型的全身高张阵挛惊厥、有节律的肌肉收缩和紧张,持续 1~1.5min,无呼吸,此后抽搐停止,呼吸恢复但患儿仍昏迷,最后意识恢复

对胎儿/新生儿的影响

- 子痫>重度子痫前期>慢性高血压并发子痫前期>慢性高血压>轻度子痫前期和妊娠高血压
- 胎盘功能不全:影响胎儿/新生儿各系统
  - 循环系统(心功能下降、持续性肺动脉高压)
  - 肝脏系统(肝功能损害)
  - 血液系统(中性粒细胞、血小板明显减少、红细胞增多症)
  - 内分泌系统(低血糖、低血钙、甲状腺功能减退)
  - 神经系统(新生儿缺氧缺血性脑病、颅内出血、脑室周围白质软化)
- 胎盘早剥
- 羊水胎粪污染
- 胎心异常
- 围产期缺氧
- 早产
- 死胎、死产
- 由于母亲或胎儿原因必须提前分娩,导致早产

胎儿/新生儿体征

- 羊水减少
- FGR,多为非匀称性
- 皮下脂肪减少
- 呼吸暂停、肌张力低下、胃肠道蠕动减少:可能与母亲使用 $MgSO_4$ 治疗有关
- 弥散性血管内凝血
- 高血压药物对胎儿/新生儿的影响
  - 增加先天畸形发生率(特别是心血管畸形、先天性心脏病发生率增加)

辅助检查

- 产前脐血流监测
- 胎盘病理检查
- 非特异性(新生儿)

◆ 血气分析
   ◇ 胎儿/新生儿代谢性酸中毒
◆ 血常规
   ◇ 有核红细胞增加
   ◇ 红细胞增多症
   ◇ 中性粒细胞减少症
   ◇ 血小板减少（发生率增加 4 倍以上）
◆ 血糖、血钙、血镁、胆红素监测
   ◇ 母亲使用 $MgSO_4$ 治疗导致高镁血症、低血压
● 特异性（新生儿）
  ◆ 无

鉴别诊断（和其他因素引起以下疾病的鉴别）

● 早产儿
● 胎儿生长受限
● 围产期窒息

管理

● 产前使用糖皮质激素促进胎肺成熟、$MgSO_4$ 防治子痫
● 支持治疗
● 无特异性治疗

随访

● 生长发育随访

并发症及预后

● 并发症
  ◆ 胎儿/新生儿窒息
  ◆ 胎盘早剥导致胎儿/新生儿失血
  ◆ 母亲使用 $MgSO_4$ 治疗，可导致新生儿呼吸暂停、肌张力低下、胃肠道蠕动减少
  ◆ 胎粪吸入综合征
  ◆ 由于中性粒细胞减少导致败血症
  ◆ 弥散性血管内凝血
● 预后
  ◆ 围产期死亡率（增加 2~4 倍）
  ◆ 发生早产、窒息、FGR、低血糖症、红细胞增多症、败血症、甲状腺功能减

退、中枢神经系统后遗症(脑瘫、运动、语言发育落后)的风险增加

(杨　旻　汪吉梅)

6. 糖尿病母亲婴儿(infant of diabetic mother)

母亲糖尿病分类

- 美国糖尿病协会
  - ◆ 1 型:青少年发病、胰岛素依赖
  - ◆ 2 型:成年期发病、胰岛素依赖
  - ◆ 3 型:妊娠期糖尿病(GDM)
- White 的分类方法
  - ◆ A. 隐性糖尿病,空腹血糖正常,但糖耐量试验异常
  - ◆ B. 临床糖尿病,发病年龄≥20 岁,病程<10 年,无血管病变
  - ◆ C. 临床糖尿病,发病年龄 10~19 岁,病程 10~19 年,无血管病变
  - ◆ D. 临床糖尿病,发病年龄<10 岁,病程≥20 年
  - ◆ E. 有盆腔血管钙化症
  - ◆ F. 伴糖尿病肾病,有蛋白尿
  - ◆ H. 有冠状动脉病变
  - ◆ R. 有增生性视网膜病变
  - ◆ T. 肾移植后

对胎儿/新生儿影响

- 母亲糖尿病分类及血糖控制程度
  - ◆ 控制越差并发症越多,特别是需要药物控制
- 胎儿
  - ◆ 胎儿病变/先天性异常
    - ◇ 妊娠前糖尿病症状明显者危险性增加 4~8 倍
    - ◇ 中枢神经系统:危险性增加 16 倍
      - ➤ 无脑儿、前脑无裂畸形、脑脊膜膨出
    - ◇ 先天性心脏病:危险性增加 18 倍
      - ➤ 最常见室间隔缺损和大动脉转位
      - ➤ 左心室双出口、永存动脉干、主动脉狭窄也显著增加
    - ◇ 肾脏:神经性膀胱、肾发育不良、肾缺如
    - ◇ 骨骼肌肉:骶尾部异常,返祖现象
    - ◇ 肢体异常:无足并趾畸形、足畸形
    - ◇ 外生殖器畸形、肛门畸形

- ◇ 消化系统:十二指肠闭锁、小左结肠综合征
- ◇ 耳畸形
- ◆ 生长发育异常
  - ◇ 巨大儿
    - ➢ 妊娠期糖尿病发生率 15%~50%
    - ➢ 妊娠前糖尿病发生率仅为 10%~14%
    - ➢ 与妊娠中晚期血糖的控制有关
    - ➢ 与产伤发生率增加有关
  - ◇ FGR:母亲糖尿病>10 年,或同时合并肾脏、视网膜或心脏疾病
  - ◇ 小于胎龄儿:发生率约 20%
- ◆ 糖尿病心肌病
  - ◇ 主要为室间隔肥大(30%)
  - ◇ 左室流出道梗阻
  - ◇ 常在 1 年后缓解
- ◆ 围产期死亡率增加 2 倍
- ● 新生儿
  - ◆ 代谢紊乱
    - ◇ 低血糖
      - ➢ 高峰时间:生后 30~90min
      - ➢ 通常没有任何症状,但可能持续时间长,治疗困难
      - ➢ 与出生前 6~12 周母亲的血糖控制及出生时母亲血糖有关
      - ➢ 但严格的血糖控制并没有降低低血糖发生率
    - ◇ 低钙血症
      - ➢ 50% 的 IDM 血钙<7mg/dl
      - ➢ 发病高峰出现在生后 24h
      - ➢ 通常没有任何症状,无症状者不需要治疗,可自行缓解
      - ➢ 临床出现嗜睡、烦躁、抽搐等表现
      - ➢ 如果存在治疗指征,应同时纠正低镁血症
    - ◇ 低镁血症:与母亲低镁血症和糖尿病严重度相关
  - ◆ 心脏/呼吸系统疾病
    - ◇ 由于低血糖、低钙血症和/或红细胞增多症导致的充血性心力衰竭(不伴心肌肥厚),较少见
    - ◇ 呼吸窘迫综合征(见呼吸系统疾病 3.新生儿呼吸窘迫综合征)
      - ➢ RDS 患病风险增加 5~6 倍
      - ➢ 胎龄 38.5周前都存在 RDS 增加的风险
  - ◆ 血液疾病
    - ◇ 红细胞增多症、高黏滞综合征:发生率约 30%

　　　　◇ 高胆红素血症：早产和红细胞增多症
　　◆ 产伤
　　　　◇ 肩难产：发生率 3%~9%，高于正常妊娠阴道分娩的 2~4 倍
　　　　◇ 臂丛神经损伤
　　◆ 围产期窒息
　　◆ 喂养困难：吸吮差、胃潴留
　　◆ 其他：小左结肠综合征、肾静脉血栓形成等，较少见

辅助检查

- 生后 2~4h 测定 Hct，如果处于正常临界值，生后 12h 复查
- 从出生到生后 6h，每 1~2h 测定血糖，直到血糖稳定
- 生后 12h 和 24h 测定血钙、血镁
- 密切监测胆红素变化
- 根据需要进行心电图、超声心动图检查

鉴别诊断

- 无

处理

- 预防
　　◆ 母亲筛查
　　　　◇ 妊娠早期对高危孕妇应进行糖耐量试验
　　　　　➢ 年龄>25 岁
　　　　　➢ 既往分娩巨大儿、不明原因的胎儿死亡
　　　　　➢ 既往妊娠期糖尿病
　　　　　➢ 2 型糖尿病或妊娠期糖尿病家族史、肥胖（>90kg）
　　　　◇ 普遍筛选：妊娠 26~28 周进行糖耐量试验
　　　　　➢ 糖耐量试验的 2h 或 3h 血糖值>135mg/dl，妊娠期间应进行严格血糖控制
- 新生儿处理
　　◆ 参见对本节：对胎儿和新生儿影响，根据发生的问题进行相应处理
- 特异性治疗：无

随访

- 根据新生儿期出现的并发症进行神经发育评估
- 根据出现的先天性异常进行相关随访

并发症及预后

- 巨大儿发生儿童期肥胖的风险增加
- 儿童期和成年后发生糖尿病的风险增加
- 远期预后取决于新生儿期发生的并发症

（杨 旻　汪吉梅）

7. 桥本甲状腺炎母亲婴儿（infant of mother with Hashimoto thyroiditis）

发病机制

- 遗传易感性和环境因素综合作用
- 自身免疫介导的甲状腺上皮细胞凋亡导致甲状腺破坏
- 分子模拟和旁观者激活，包括涉及 HLA 的甲状腺细胞表达，以及通过 Fas 配体与 Fas 间的相互作用引起的甲状腺细胞凋亡的激活

对胎儿/新生儿影响

- 妊娠早期母亲发生免疫性甲状腺炎可导致流产
- 新生儿和/或胎儿可能发生
  - 甲状腺功能减退（不常见，5%）：促甲状腺激素受体（TSHR）抑制抗体通过胎盘进入胎儿体内导致
  - 甲状腺功能亢进（更少见，见母亲患格雷夫斯病）

症状和体征

- 见遗传代谢性疾病 1. 先天性甲状腺功能减退

辅助检查

- 非特异性：胎儿甲状腺 B 超检查已成为评估胎儿甲状腺、诊断胎儿甲状腺肿或甲状腺功能障碍，以及帮助治疗的有用方法
- 特异性
  - FT_4 正常或降低，TSH 升高
  - TSH 受体封闭活性（TSH receptor blocking activity）超过平均值 3 个标准差

> 注：目前仍不清楚母亲治疗是否可以保护胎儿的神经系统

鉴别诊断

- 无

处理

- 如果怀疑胎儿/新生儿存在甲状腺功能减退,请儿科内分泌科医师会诊

特异性治疗

- 预防
  - ◆ 妊娠前或早期进行 TSH 筛查
  - ◆ 必要时母亲使用甲状腺素治疗
- 新生儿甲状腺功能减退治疗:给予左旋甲状腺素

随访

- FT_4,TSH,TSH 受体封闭活性

并发症和预后

- 数月后自发缓解
- 如果妊娠早期母亲 FT_4<第 10 个百分位和妊娠晚期母亲血中检测到抗甲状腺过氧化物酶抗体,可能发生认知功能障碍

（杨 旻　汪吉梅）

8. 格雷夫斯(Graves)病母亲婴儿(infant of mother with Graves disease)

对胎儿/新生儿的影响

- 甲状腺功能亢进(1%~12.5%):由促甲状腺素受体抗体(TSHR-Ab)导致
  - ◆ 与妊娠晚期母亲 TSHR-Ab 经胎盘传递有关,与母亲甲状腺功能状态无关
  - ◆ 妊娠期间 Graves 病或既往发生的 Graves 病均可导致胎儿/新生儿发病
  - ◆ 母亲血清促甲状腺素受体抗体(TSHR-Ab)5 倍以上,胎儿患病的风险显著增加
  - ◆ 母亲有 Graves 病史,推荐检测脐血 TSHR-Ab,可预测新生儿 Graves 病风险
  - ◆ 随着母体 TSHR-Ab 从婴儿的循环中消失,新生儿甲状腺功能亢进可在出生后 3~12 周内自行缓解
- 甲状腺功能减退:少见,多因为母亲应用治疗甲状腺功能亢进的药物或存在

TSH 受体封闭抗体(TSBAb)

- 胎儿/新生儿是否存在甲状腺功能亢进或减退,取决于母亲 TSHR-Ab 与抗甲状腺药物(若在使用)之间的平衡

症状和体征

- 胎儿甲状腺功能亢进:多发生于妊娠 20~24 周后
  - 胎儿心动过速(>160 次/min)
  - 生长发育迟缓
  - 甲状腺肿大
  - 骨龄超前
  - 颅缝早闭
  - 心力衰竭、胎儿水肿
  - 胎儿死亡伴胎儿甲状腺功能亢进(未进行治疗的母亲发生率 24%,治疗者为 5%~7%)
  - 早产(母亲没有治疗发生率 53%,治疗者 4%~11%)
- 新生儿甲状腺功能亢进
  - 见遗传代谢性疾病 2. 甲状腺功能亢进
- 如果母亲给予治疗或母亲存在 TSH 受体封闭抗体(TSBAb),症状出现可能延迟,生后 5~10 天出现症状

辅助检查

- 非特异性:无
- 特异性:新生儿 T_4、FT_4、TSH
  - 脐带血:可以反映胎儿甲状腺功能,也可以测定新生儿功能性 TSH 受体抗体
  - 如果存在胎儿甲状腺功能亢进,避免受母亲 TSH 受体刺激抗体滴度较高或母亲分娩时给予治疗的影响,应在生后 2~7 天测定
  - 通常生后 10~14 天测定

鉴别诊断

无

处理

- 保证足够的热量,维持生长发育
- 出现心脏症状和体征
  - 心动过速:普萘洛尔
    - 口服:0.25mg/kg,q.6h.,必要时逐渐增加,最大剂量 3.5mg/kg,q.6h.
    - 静脉输注:0.01mg/kg,10min 以上,q.6h.,必要时逐渐增加到最大剂量

0.15mg/kg, q.6h.

  - ◇ 毒副作用:低血糖、心动过缓、低血压
 - ◆ 严重心力衰竭
   - ◇ 地高辛
   - ◇ 泼尼松 2mg/(kg·d)
- ● 必要时镇静
- ● 母亲给予巯基硫氧嘧啶、卡比马唑

特异性治疗

- ● 胎儿
  - ◆ 如果母亲甲状腺功能正常:给予母亲巯基硫氧嘧啶和 T_4(维持母亲甲状腺功能正常)
  - ◆ 如果母亲甲状腺功能亢进:给予母亲巯基硫氧嘧啶
- ● 新生儿
  - ◆ 是否治疗取决于新生儿甲状腺功能
    - ◇ 正常:无须处理
    - ◇ 甲状腺功能亢进:见遗传代谢性疾病 2. 甲状腺功能亢进
    - ◇ 甲状腺功能减退:复测甲状腺功能,如果证实,给予甲状腺素治疗(见遗传代谢性疾病 1. 先天性甲状腺功能减退)
  - ◆ 如果需要治疗,请儿科内分泌医师会诊
  - ◆ 肿大的甲状腺可压迫气管峡部,导致阻塞。少见,需要外科处理
  - ◆ 必要时镇静

随访

- ● 见遗传代谢性疾病 1. 先天性甲状腺功能减退、2. 甲状腺功能亢进

并发症和预后

- ● 胎儿甲状腺功能亢进
  - ◆ 对胎儿影响:参见本节对胎儿/新生儿影响
  - ◆ 没有证据表明宫内暴露于抗甲状腺素药物可导致智力和发育缺陷
- ● 新生儿
  - ◆ 一般生后 8~20 周自发缓解,但可长达 48 周才缓解
  - ◆ 突然停用普萘洛尔可导致戒断综合征(激惹、心动过速、出汗、高血压)
  - ◆ 可导致颅缝早闭
  - ◆ 如果宫内即发生严重的甲状腺功能亢进,可能导致神经系统损害,如多动症、学习障碍等

(杨 旻   汪吉梅)

9. 系统性红斑狼疮母亲婴儿(infant of mother with SLE)

机制

- 多种因素导致机体免疫功能失调;遗传和激素起重要作用
- 广泛血管炎和结缔组织炎症
- 血中存在抗核抗体、抗 dsDNA 和抗 Sm 抗体
- 孕妇血中自身抗体在孕 12~16 周经胎盘进入胎儿血液循环,引起新生儿系统性红斑狼疮或新生儿狼疮样综合征(NLES)

对胎儿/新生儿影响

- 对母体影响
  - ◆ 反复流产、子痫前期
- 对胎儿/新生儿影响
  - ◆ 死胎、早产、低体重儿、胎儿生长受限、新生儿系统性红斑狼疮等
  - ◆ 围产儿患病率及死亡率增加
  - ◆ 新生儿先天性完全性心脏传导阻滞
  - ◆ 儿童学习障碍

临床表现

- 母体
  - ◆ 临床表现
    - ✧ 皮肤损害:面颊部皮疹、盘状红斑、光过敏
    - ✧ 关节炎、浆膜炎、口腔溃疡
    - ✧ 肾脏病变
    - ✧ 抽搐
    - ✧ 血液疾病
  - ◆ 诊断母亲系统性红斑狼疮(以下条件同时存在)
    - ✧ 同时存在或连续出现上述临床表现
    - ✧ 血清抗核抗体阳性
- 新生儿
  - ◆ 部分患儿出生时或出生后不久发病
  - ◆ 暂时性皮肤损害
    - ✧ 生后数小时或数天出现,持续数周后逐渐消退,1 岁左右完全消退,消退后不遗留痕迹

  - ❖ 皮疹多见额头及面部,其次为四肢和躯干,少数患儿全身广泛分布
  - ❖ 皮疹呈圆形或环形红斑,中央萎缩,边缘隆起,可有色素减退或色素沉着,常 6 个月自行消退,消退后不留瘢痕
- ◆ 血液系统异常
  - ❖ 溶血性贫血
  - ❖ 血小板减少
  - ❖ 白细胞减少
- ◆ 心脏损害:完全性房室传导阻滞、心动过缓、心力衰竭
- ◆ 其他:早产儿、小于胎龄儿、肝脾大、肝功能异常、高胆红素血症、胆汁淤积性黄疸、新生儿颅内出血

诊断

- 母亲有 SLE 和狼疮样疾病表现+新生儿有皮肤损害和/或先天性心脏传导阻滞考虑 NLE
- 若患儿抗 Ro 抗体和/或抗 La 抗体阳性,可确诊

鉴别诊断

- 先天性心脏传导阻滞
- 新生儿肝炎
- 新生儿巨细胞病毒感染
- 新生儿血小板减少症
- 湿疹

治疗

- 皮肤型 NLE 避免日光照射,皮疹可自行消失
- 伴有严重血液系统受累
  - ◆ 短疗程肾上腺皮质激素疗法
    - ❖ 泼尼松片 1.5~2mg/(kg·d)用药至临床症状缓解
    - ❖ 血沉、白细胞和血小板、网织红细胞、补体及尿蛋白基本正常后逐渐减量
  - ◆ 静脉冲击疗法
    - ❖ 甲泼尼龙 15~30mg/(kg·d),连续 3 天
    - ❖ 然后改泼尼松口服
  - ◆ IVIG 400mg/(kg·d),连续 3~5 天
- 伴有心脏受累:无有效治疗方法
  - ◆ 伴心肌炎可危及生命,需换血,尽快清除体内抗 Ro、抗 La 抗体
  - ◆ 少数心动过缓、心排血量过低者,可安装永久性起搏器

母乳喂养

- 对大多数 SLE 女性鼓励母乳喂养
- 母亲使用以下药物可以母乳喂养
  - ◆ 羟氯喹
  - ◆ 泼尼松
  - ◆ 环孢素
  - ◆ 硫唑嘌呤
  - ◆ 他克莫司
- 母亲使用以下药物尽可能配方奶喂养
  - ◆ 甲氨蝶呤
  - ◆ 吗替麦考酚酯
  - ◆ 环磷酰胺
  - ◆ 来氟米特
  - ◆ 小分子药物（如托法替布）

预防

- 所有 SLE 女性至少疾病静止期达 6 个月后再计划受孕
- 受孕时有活动性 SLE 是母体和产科不良结局高危因素
- 妊娠期间经肾病科、风湿、产科、新生儿科多科联合指导
- 妊娠期心电图、肝功能、肾功能、自身抗体、补体监测
- 低热、乏力、胸膜炎、皮疹的轻症患者可口服药物治疗（糖皮质激素、非甾体类消炎药等）
- 重症患者应用糖皮质激素和其他免疫抑制剂
- 长期定期随访
  - ◆ 每隔 1~2 个月进行全面检查
  - ◆ 根据病情调整用药剂量
  - ◆ 病情缓解可以逐渐减少或停止激素
- 按高危妊娠处理，常规胎儿监测
  - ◆ 超声评估
    - ◇ 早期妊娠确定预产期
    - ◇ 妊娠 18 周系统评估胎儿结构异常
    - ◇ 晚期妊娠评估胎儿生长情况和有无胎盘功能不全
  - ◆ 妊娠最后 4~6 周行无应激试验和/或生物物理评分
  - ◆ 抗 Ro/SSA 和/或抗 La/SSB 抗体阳性母亲：监测胎儿先天性心脏传导阻滞
- 减少系统性红斑狼疮诱发因素，预防复发，指导患者配合治疗，做好自我保护

- 需要产前干预时
  - ◆ 先行羊膜腔穿刺,抽羊水测 L/S 比值
  - ◆ 地塞米松 10mg 注入羊膜腔,促进胎儿肺成熟
  - ◆ L/S≥2,可及时终止妊娠

(杨 昊　汪吉梅)

10. 血友病母亲婴儿(infant of mother with haemophilia)

产前管理

- 家族中女性成员如果患有血友病,孕妇就可能怀有血友病胎儿
- 第一步是确定血友病类型,随后确定母亲的携带状态
  - ◆ 部分孕妇可能已经明确是携带者
    - ✧ 血友病男性的女儿
    - ✧ 曾经生育过血友病孩子
  - ◆ 高危家族史的携带者检查应在妊娠前进行检查

诊断

- 妊娠早、中期可以通过绒毛膜标本或胎儿血标本进行产前诊断,但一般仅在孕妇希望终止妊娠或明确胎儿已经受累的情况下进行这项检查

处理

- 遗传咨询
  - ◆ 孕育受累胎儿的风险
    - ✧ 如果胎儿为女孩,不会发生血友病,但可能为携带者
    - ✧ 男孩患血友病的概率为 50%
    - ✧ 如果没有确定为携带者,则男孩发病率可能为 25%
  - ◆ 诊断时机(产前还是产时)
  - ◆ 潜在的分娩问题(如孩子患血友病时采用阴道分娩的潜在风险)
- 女性血友病携带者的流产风险似乎不会升高
- 目前没有血友病胎儿宫内发生出血的报道,因此如果可能怀孕血友病胎儿,产前不需要特别的处理
- 妊娠期应至少检测 1 次凝血因子活性,如果偏低(<40%)则应复查
- 既往测定Ⅷ因子水平偏低妊娠期复查,以确定是否需要治疗
- 凝血因子活性水平偏低者接受有创操作时出血风险增加,必要时应补充凝血因子

分娩时管理

- 尽管血友病胎儿在分娩时或分娩后不久可能会发生出血,但没有证据支持需要剖宫产
- 应避免应用胎头吸引和产钳,可能会增加颅脑外伤和颅内出血的危险性
- 孕妇为携带者,孕育男性胎儿,在未确定胎儿是否患病时按照胎儿患有血友病处理
- 尽可能减少有创操作包括胎儿头皮电极监测和采血
- 如果胎儿为女性,不需要进一步检查
- 有血友病风险的臀位胎儿应行择期剖宫产
- 新生儿有临床出血征象时,应立即处理(详见下面的临床表现)
- 胎儿可能受累的患者在阴道试产时,应放宽第二产程延长或产程停滞时转为剖宫产的条件
- 如果男性胎儿,需要留取脐带血进行血友病检查
  - ◆ 因子Ⅷ、Ⅸ不能通过胎盘,脐带血检查相当准确
  - ◆ 正常新生儿因子Ⅷ的水平与成人相同,因此新生儿期即可诊断轻微的因子Ⅷ缺乏
  - ◆ 因子Ⅸ水平在胎儿和新生儿稍低,严重缺乏者可以通过脐带血诊断
  - ◆ 因子Ⅸ轻微缺乏者脐带血不能明确诊断,需要到6月龄时才可能明确诊断

出血危险性

- Vit K 肌内注射可用细针推注,并在注射后予以压迫
- 可由经验丰富的医务人员进行新生儿标准筛查中的足跟血检查,压迫止血时间应延长
- 尽管新生儿期发生出血的危险性较低,但是仍有 3%~4% 的中重度血友病新生儿发生颅内出血,有些甚至是致命的
- 其他部位出血包括头颅血肿、穿刺部位出血
- 男性新生儿应在确诊或排除血友病后再行包皮环切术
- 尽量避免包皮环切,如果需要做应先给予凝血因子输注

临床表现

- 颅内出血
  - ◆ 脑实质出血
  - ◆ 硬膜下出血
  - ◆ 出现烦躁不安、惊厥、局限性神经系统异常,瞳孔不等大,对光反射异常,意识障碍,中枢呼吸衰竭

- 颅外出血
  - ◆ 多见头颅血肿、帽状腱膜下出血
  - ◆ 皮肤瘀点、瘀斑
  - ◆ 肺、腹腔、消化道、关节、脐带出血,肌内注射或静脉穿刺的出血

诊断

- 新生儿血友病诊断
  - ◆ 筛查试验
    - ✧ APTT:明显延长伴或不伴 PT、TT 异常
    - ✧ 母亲为血友病携带者,无论 APTT 结果是否正常,应测定Ⅷ和Ⅸ因子
  - ◆ 确诊试验
    - ✧ 测定血浆 FⅧ:C 和 FⅧ抗原(FⅧ Ag)测定血友病 A
    - ✧ 测定血浆 FⅨ:C 和 FⅨ抗原(FⅨ Ag)测定血友病 B
    - ✧ 若患儿 FⅧ:C/FⅨ:C 或 FⅧ:Ag/FⅨ:Ag 同时减少,提示 FⅧ/FⅨ蛋白质合成或分泌减少
    - ✧ 若患儿 FⅧ:C/FⅨ:C 减低而 FⅧ:Ag/FⅨ:Ag 正常,提示 FⅧ/FⅨ相应的分子功能异常

治疗

- 女性新生儿或没有血友病的男性新生儿不需要任何治疗
- 局部止血
- 替代治疗
  - ◆ 如果男性新生儿存在中重度血友病(凝血因子Ⅷ或Ⅸ低于 5%),或怀疑存在中重度疾病,可以预防性给予凝血因子输注
  - ◆ 临床高度怀疑颅内出血或其他出血时,应在影像学结果出来前,先输注相应的凝血因子或新鲜冷冻血浆替代治疗
- 所有中重度血友病患儿出院前均需完善颅脑 B 超检查,怀疑硬膜下出血的还应完善颅内 MRI 检查

预防

- 父母均为血友病患者,或母亲为血友病携带者,行产前咨询及产前监测
- 确诊血友病或疑似血友病的新生儿需要接受常规的产科及新生儿科管理
- 明确诊断血友病及同时有产伤、器械助产、第二产程延长者等出血风险时,可进行短期预防性替代治疗
- 明确诊断血友病的早产儿出生后可给予短期预防性替代治疗

(杨 旻　汪吉梅)

11. 血小板减少母亲婴儿(infant of mother with thrombocytopenia)

妊娠期血小板减少的原因

- 妊娠相关血小板减少症(59%)
- 伴有严重的子痫前期、HELLP 综合征(22%)
- 妊娠合并免疫性血小板减少性紫癜(11%)
- 其他原因(8%)
  - 弥散性血管内凝血
  - 稀释性血小板减少
  - 妊娠期急性脂肪肝
  - 血栓性微血管病
    - 血栓性血小板减少性紫癜
    - 溶血性尿毒综合征
  - 非妊娠诱发的血小板减少的原因
    - 抗磷脂综合征
    - 系统性红斑狼疮
    - 药物
    - 感染
    - 遗传性因素
    - 癌症
- 总的发生率为 0.1%~0.2%

疾病概况

- 妊娠相关血小板减少症(妊娠期血小板减少症)
  - 良性自限性疾病
  - 一种排除性诊断
  - 占妊娠合并血小板减少性疾病 60%~70%
  - 轻度血小板减少(通常为 100 000~150 000/μl)
  - 最常见于分娩时,也可发生于妊娠期的任何时间
  - 出血和瘀斑无增加
  - 可能与血容量增加有关
  - 血小板减少程度轻,一般无症状,不引起新生儿血小板计数减少及出血
  - 血小板计数在产后 1~6 周可自行恢复
  - 既往妊娠过程中出现过轻度血小板减少

- 妊娠合并免疫性血小板减少性紫癜
  - 发生在妊娠的任何阶段,妊娠前可能就已诊断
  - 抗血小板抗体介导的血小板破坏过多
  - 抗血小板抗体检测的灵敏度和特异度均不高
  - 血小板减少程度变化较大
  - 多妊娠早期出现,血小板计数更低
  - 可致分娩过程中孕妇的颅内出血、产道裂伤、血肿
  - 新生儿出血
- 伴严重表现的子痫前期、HELLP综合征(见母体相关疾病篇 5.高血压母亲婴儿)

病理生理

- 妊娠相关血小板减少症
  - 妊娠期妇女生理性血容量增加
  - 血液稀释
  - 血液高凝状态
  - 血小板消耗增加
  - 与胎盘循环中血小板的收集和利用增加有关
- 妊娠合并特发性血小板减少性紫癜
  - 血小板结构抗原变化引起的自身抗体所致
  - 部分抗体可通过胎盘,引起胎儿血小板破坏,导致胎儿、新生儿血小板减少
- 子痫前期导致血小板减少
  - 全身血管痉挛
  - 血管内皮细胞损伤
  - 血小板黏附聚集消耗增加
  - 凝血相关的基因突变导致凝血机制异常

临床表现

- 妊娠期血小板减少症母亲的婴儿
  - 良性,血小板减少程度轻,不引起新生儿血小板减少及出血
- 妊娠合并特发性血小板减少性紫癜母亲婴儿
  - 结局好,但新生儿患血小板减少和出血的风险增加
  - 50% 患儿生后第一天血小板计数$<150×10^9/L$,其中 60% 患儿需要治疗
  - 个别有临床症状,但无严重出血
- 先兆子痫、HELLP综合征
  - 胎儿生长受限

诊断及鉴别诊断

- 妊娠期血小板减少症
  - 母亲血小板 $>70×10^9$/L
  - 血小板轻度减少且无临床症状
  - 孕前无血小板减少病史
  - 血小板减少多发生在妊娠中晚期
  - 不导致母亲、胎儿、新生儿出血
  - 血小板计数在产后 1~6 周自然恢复
- 特发性血小板减少性紫癜
  - 先天性血小板减少
  - 新生儿出生后不久出现出血现象
  - 母亲血小板计数正常，无出血倾向
  - 无其他可致血小板减少的疾病如感染、用药史
  - 补体结合试验
  - 一般库姆斯（Coombs）试验阴性

治疗

- 分娩管理
  - 重度血小板减少的妊娠
    - ◇ 尽可能不进行产钳助产和胎头吸引
    - ◇ 如需要优先选择产钳助产
  - 避免放置胎儿头皮电极
  - 何时分娩取决于胎儿状况、成熟度、血小板减少原因
- 以下情况新生儿出生后行血小板计数检查
  - 母亲存在免疫性血小板减少
  - 既往妊娠娩出的新生儿存在血小板减少
  - 新生儿有出血征象：皮肤瘀点、大瘀斑、头颅血肿、脐带或穿刺部位渗血
  - 21-三体综合征、18-三体综合征、13-三体综合征新生儿
  - 新生儿感染，如巨细胞病毒或风疹病毒感染
- 明确病因指导治疗
  - 妊娠期血小板减少症无须特殊治疗
  - 特发性血小板减少性紫癜
    - ◇ 新生儿出生后脐静脉穿刺获取脐血，行血小板计数
    - ◇ 测定脐血血小板异常的新生儿应密切观察，随访血小板计数，生后 2~5 天血小板计数降至最低
- 新生儿临床有出血或血小板 $<20×10^9$/L 使用 IVIG 1g/kg

- 发生威胁生命的出血时,输注血小板
- 需产科、麻醉科、新生儿科密切配合

(杨 旻 汪吉梅)

12. 巨细胞病毒感染母亲婴儿(infant of mother with CMV infection)

概述

- 孕妇原发性 CMV 感染宫内传播发生率
  - ◆ 妊娠早期:30%
  - ◆ 妊娠中期:34%~38%
  - ◆ 妊娠晚期:40%~70%
- 母亲在妊娠早期发生 CMV 感染,容易导致胎儿严重并发症
- 先天性 CMV 感染可导致新生儿多种出生缺陷
- 传播途径
  - ◆ 出生前感染:经胎盘或子宫颈感染,也称宫内感染
  - ◆ 出生时感染:分娩过程中胎儿吸入生殖道中 CMV 污染的分泌物
  - ◆ 出生后感染:接触母亲含有 CMV 的唾液、尿液、母乳
    - ◇ 母乳是早产儿 CMV 感染的重要途径

临床表现

- 宫内表现
  - ◆ 死胎、流产、早产
  - ◆ 脑室周围钙化
  - ◆ 脑室扩张
  - ◆ 脑部移行异常
  - ◆ 小头畸形
  - ◆ 胎儿肠管回声增强
  - ◆ 胎儿生长受限
  - ◆ 腹水和/或胸腔积液
  - ◆ 肝脾大
- 无症状性感染
  - ◆ 90% 先天性 CMV 感染的新生儿出生时无症状
  - ◆ 可在后期出现神经发育异常,以感音神经性耳聋最常见
  - ◆ 眼部异常:视网膜病变和斜视,很少影响视力
  - ◆ 脑部影像异常:脑室周围白质软化、脑室扩张、点状钙化

- 有症状性感染
  - ◆ 近 30% 严重感染患儿会死亡
  - ◆ 25% 出现远期后遗症
    - ◇ 65%~80% 存活者可并发严重的神经系统后遗症
    - ◇ 先天性听力丧失是先天性 CMV 感染最严重的后遗症
  - ◆ 先天性症状性 CMV 感染
    - ◇ 发病率为 0.2%~2.2%
    - ◇ 多系统多器官损伤
    - ◇ 中枢神经系统损害:脑室扩张、脑坏死、钙化、脑发育迟缓、抽搐、肌肉瘫痪、肌张力障碍、智力发育落后、小头畸形
    - ◇ 感音神经性耳聋:
      - ➢ 先天性有症状感染者的占 25%~50%
      - ➢ 先天性无症状感染者占 15%
      - ➢ 出生时 2/3 的耳聋患儿会逐渐加重,可持续至学龄期和成人
    - ◇ 发育落后:早产儿、低体重儿、小于胎龄儿、发育迟缓
    - ◇ 嗜睡和/或肌张力过低
    - ◇ 吸吮无力
    - ◇ 肝脏损害、黄疸、肝脾大、肝功能损害
    - ◇ 血液系统异常:轻到中度贫血、溶血性贫血、消化道出血
    - ◇ 肺炎
    - ◇ 其他:心肌炎、关节炎、膀胱炎、肾炎、胃肠炎、视网膜脉络膜炎
- 出生时及出生后 CMV 感染(见感染性疾病 8.巨细胞病毒感染)

辅助检查

- 非特异性
  - ◆ 肝功能、肾功能:肝脏转氨酶升高、肾功能异常
  - ◆ 血常规:血小板减少、粒细胞减少、贫血
  - ◆ 胆红素:血清直接和间接胆红素升高
- 影像学(头颅磁共振或者 B 超)
  - ◆ 最具特征性超声表现:脑室周围钙化
  - ◆ 纹状体豆状核血管病变
  - ◆ 白质病变
  - ◆ 大脑脑室扩张
  - ◆ 多小脑回、巨脑回和无脑回
  - ◆ 脑室周围白质软化和囊性变
  - ◆ 小脑延髓池增宽
- 听力检查

- 眼底检查
- 特异性检查
  - ◆ 产前
    - ◇ 羊水 PCR 检查阳性
      - ➤ 母亲感染发作 7 周后检查
      - ➤ 灵敏度：GA≤21 周为 30%；GA>21 周可达 100%
    - ◇ 胎儿颅脑超声正常者 80%~90% 无 CNS 后遗症
  - ◆ 产后
    - ◇ 尿和唾液培养阳性或 PCR 检查阳性（灵敏度 89%、特异度 96%），如果在生后 2 周内获得标本，可诊断先天性感染
    - ◇ CSF 培养分离出病毒少见
    - ◇ 胎盘病理学：巨细胞包涵体、局灶浸润伴浆细胞浸润，症状性感染多见，无症状性感染少见
    - ◇ 母亲抗 CMV IgG 阴性，可以除外新生儿先天性感染（新生儿经胎盘获得 IgG 可维持 4~9 个月）

诊断

- 母亲患巨细胞病毒感染+新生儿出现 CMV 疾病相关临床表现+新生儿实验室数据
- 实验室数据（四项之一）
  - ◆ 病毒分离阳性：尿培养、脑脊液、唾液进行病毒分离
  - ◆ 检测出病毒抗原：利用单克隆和多克隆抗体技术检测临床标本的 CMV 抗原
  - ◆ 检测出 CMV-DNA
  - ◆ 血中 CMV-IgM 阳性

鉴别诊断

- 先天性风疹综合征
- 新生儿单纯疱疹病毒感染
- 先天性弓形体病
- 先天性梅毒

治疗

- 抗病毒治疗
  - ◆ 有中枢神经系统累及的症状、CMV 感染的新生儿
  - ◆ 两个系统以上受损的患儿
    - ◇ 更昔洛韦［7.5mg/(kg·次)，q.12h.，疗程 6~12 周］

◇ 诱导［7.5mg/（kg·次），q.12h.，共14天］
◇ 维持（10mg/kg，q.o.d.，连用2~3个月）
◇ 监测血常规、肝功能、肾功能
◇ 停药：黄疸明显加重，肝功能恶化，血小板下降至≤$25×10^9$/L，粒细胞下降至≤$0.5×10^9$/L或减少至用药前水平的50%时立即停药
- 并发症的治疗
  - 有听力障碍者应早期干预，必要时可应用人工耳蜗
- 无症状CMV感染，出生后感染者，不建议治疗但需临床密切观察

预防

- 不推荐妊娠期间使用抗病毒药物治疗CMV感染
- 一般预防
  - 注意手部卫生
  - 使用CMV抗体阴性血制品或洗涤红细胞（去除白细胞组分）减少输血后感染
- 阻断母婴传播
  - 孕妇避免接触已知携带病毒者分泌物，注意手部卫生
  - 带病毒母乳的处理
    - ◇ 对于无症状足月儿，继续母乳喂养
    - ◇ 对于早产儿和低体重儿
      - ➢ 母乳在-20℃以下冻存至少24h后室温解冻
      - ➢ 再用巴氏灭菌法（62~72℃，5s）灭菌
  - 疫苗及药物预防：尚无明确疫苗能预防先天性CMV感染

（杨旻　汪吉梅）

13. 单纯疱疹病毒感染母亲婴儿（infant of mother with HSV infection）

（1）母亲产时生殖道感染单纯疱疹病毒（新生儿HSV感染最主要途径，占85%~90%）

- 对新生儿的影响
  - 阴道分娩感染率
    - ◇ 首次发作原发性生殖道HSV感染（无论Ⅰ型或Ⅱ型）：感染率50%
    - ◇ 首次发作非原发性生殖道HSV感染或既往感染HSV后首次感染另一型：感染率30%
    - ◇ 生殖道HSV感染复发：感染率<2%

> 注:没有临床病史和症状并不能除外首次 HSV 感染

- ◆ 先天性疱疹感染:临床表现多样(见感染性疾病 6. 单纯疱疹病毒感染)
  - ✧ 皮肤:瘢痕、色素沉着、色素沉着不足、皮肤囊泡
  - ✧ 黏膜:角质层发育不全
  - ✧ 眼:脉络膜视网膜炎、视网膜发育不良
  - ✧ 中枢神经系统:小头畸形
- ● 辅助检查
  - ◆ 非特异性
    - ✧ 无

特异性检查

- ✧ 新生儿无 HSV 感染的临床症状或 HSV 筛查阴性
  - ➢ 无
- ✧ 新生儿存在 HSV 感染的临床症状或 HSV 筛查试验阳性
  - ➢ 病毒分离、HSV-DNA 检测、HSV 抗原检测、病理学检测、血清学 HSV 抗体检测等
- ● 鉴别诊断
  - ◆ 新生儿脓疱病
  - ◆ 先天性梅毒
  - ◆ 新生儿巨细胞病毒感染
  - ◆ 新生儿化脓性脑膜炎
  - ◆ 水痘
- ● 处理
  - ◆ 预防
    - ✧ 对既往无生殖器 HSV 感染史,且妊娠期出现新发生殖器溃疡的孕妇
      - ➢ 阿昔洛韦,每次 400mg,1 天 3 次,持续 7~10 天,若 10 天后未完全治愈,可延长治疗时间
    - ✧ 对有生殖器疱疹的孕妇实施抗病毒治疗
      - ➢ 妊娠>36 周给予阿昔洛韦治疗,每次 400mg,1 天 3 次,直至分娩
    - ✧ 孕妇分娩时存在活动性生殖器病变:剖宫产
      - ➢ 分娩时出现前驱症状(灼痛或刺痛)或活动性生殖器病变的孕妇应在胎膜早破前进行剖宫产
      - ➢ 已经胎膜早破,若存在活动性病变或前驱症状,仍应进行剖宫产
      - ➢ 若女性有生殖器疱疹病史,但在分娩时无活动性病变,不建议常规剖宫产

      ❖ 减少与活动性口唇疱疹或牙龈炎人员接触

      ❖ 减少胎儿头皮电极使用

   ◆ 控制传播

      ❖ 用单独房间进行接触隔离

      ❖ 无证据表明需与母亲隔离

   ◆ 一般治疗

      ❖ 保持疱壁完整及病损处清洁、干燥

      ❖ 皮损局部用2%~3%过氧化氢溶液洗净或1∶5 000高锰酸钾溶液浸泡，干后涂炉甘石洗剂或含氧化锌的洗剂

      ❖ 口腔病损处予氯己定溶液或生理盐水清洗

      ❖ 眼部予生理盐水清洗分泌物

      ❖ 伴有细菌感染时予以抗生素治疗

   ◆ 特异性治疗（参见感染性疾病 6. 单纯疱疹病毒感染）

      ❖ 预防：新生儿无 HSV 感染的临床症状或 HSV 筛查阴性，不推荐用阿昔洛韦治疗

      ❖ 生后24~48h，新生儿存在HSV 感染的临床症状或HSV 筛查试验阳性：推荐治疗

● 随访

   ◆ 潜伏期

      ❖ 警惕新生儿HSV 感染的症状，可在生后 2 天~4 周出现症状

      ❖ 每周对眼、鼻咽部、口腔和皮肤分泌物进行 HSV 培养，连续 4 周

   ◆ 远期：没有感染的新生儿不需要，很少发生亚临床感染

● 并发症及预后

   ◆ 如果没有感染，无并发症或后遗症

   ◆ 再次妊娠新生儿感染的危险性：1∶2 000

（2）母亲口腔 HSV 感染

● 可能发生垂直传播或生后第一个月内的新生儿感染（见感染性疾病 6. 单纯疱疹病毒感染）

● Ⅰ型 HSV 和Ⅱ型 HSV 毒性一样，但少见

● 可给母亲一些建议，不推荐婴儿与母亲隔离

● 建议

   ◆ 接触婴儿前应洗手

   ◆ 护理婴儿时，应避免用手接触病变部位，或直接接触婴儿（如亲吻）直到病变结痂

● 如果没有乳腺病变，无母乳喂养禁忌

● 无须特殊检查、治疗和随访

(3) 母亲产前感染单纯疱疹病毒

- 垂直传播少见(见感染性疾病 6. 单纯疱疹病毒感染)
- 如果没有发生垂直传播,很少发生自然流产或早产
- 如果没有垂直传播的证据,不需要对婴儿进行隔离和评估
- 无须特殊检查、治疗和随访

(杨 旻　汪吉梅)

14. 带状疱疹病毒感染母亲婴儿(infant of mother with herpes zoster)

(1) 母亲产前发生带状疱疹

- 对胎儿和新生儿没有影响,生后无须任何处理

(2) 母亲产后发生带状疱疹

对胎儿/新生儿的影响

- 母亲对水痘-带状疱疹病毒有免疫力,抗体可被动转移到胎儿体内,新生儿期水痘-带状疱疹病毒感染少见
- 临床表现
  - ◆ 暴露后 10~28 天发病
  - ◆ 临床感染症状轻微
    - ◇ 发热
    - ◇ 反复皮疹:皮疹多样性,从斑丘疹,到水疱、脓疱或出血性皮疹
- 播散性水痘
  - ◆ 足月儿少见,孕周<28 周或 BW<1 000g 的新生儿多见
  - ◆ 肺炎、肝炎和脑膜脑炎常见

辅助检查

- 疱液抗原检测、病毒分离或 DNA 检测

鉴别诊断

- 新生儿单纯疱疹病毒感染:皮疹倾向聚集,而不是均匀分布
- 接触性皮炎
- 脓疱病:大疱疹而不是水疱,疱液混浊
- 任何水疱性皮肤疾病

处理

- 控制传播
  - 水痘-带状疱疹病毒不易感的医护人员护理暴露后的婴儿,隔离 8~28 天
  - 婴儿接触性隔离,单独房间且关门,层流负压比空调隔离效果好
  - 无症状的接触者:如果未给予水痘-带状疱疹免疫球蛋白(VZIG),隔离 8~21 天或隔离到出院
  - 非播散性:隔离最少 5 天,直到所有的病变结痂,或出院回家
  - 播散性:整个疾病期间均应该隔离

特异性治疗

- 预防
  - 孕周≥28 周
    - 如母亲有水痘病史或母亲血清学证实存在免疫,不需要 VZIG
    - 如母亲没有可靠的水痘病史或血清学测试提示母亲水痘-带状疱疹病毒易感
      - 给予 VZIG 125IU(1.25ml),肌内注射
      - VZIG 为冻干制剂,必须复溶后才可进行肌内注射
      - 生后 48h 内或接触后尽快给予 VZIG(国内无药,可用丙种球蛋白代替)
  - 孕周<28 周或 BW<1 000g
    - 不管母亲情况如何,生后 48h 内或接触后尽快给予 VZIG 62.5IU 肌内注射
- 治疗
  - 快速评估:疱液病毒培养、抗原检查等
  - 如果存在出血倾向,呼吸、中枢神经系统受累,或 DIC,或孕周<28 周,或 BW<1 000g
    - 阿昔洛韦:20mg/kg,q.8h.,静脉注射超过 1h,共 7~10 天
      - 保证足够水化,减少肾毒性
      - 伴肾损害或孕周<34 周,延长注射间隔时间
      - 副作用:静脉炎(稀释的解决方案)、血肌酐暂时性升高、结晶尿
    - 孕周≥28 周且症状较轻:不推荐用阿昔洛韦治疗

(杨　旻　汪吉梅)

15. 水痘母亲婴儿(infant of mother with varicellar)

概述
- 宫内感染水痘-带状疱疹病毒依据
  - 在新生儿体内检测到 VZV 的 DNA
  - 脐带血中存在 VZV 特异性 IgM 抗体
  - 婴儿超过 7 个月大仍存在针对 VZV 的 IgG 抗体
  - 婴儿早期出现带状疱疹的临床表现
- 根据 VZV 感染时间分为
  - 妊娠早中期感染:一般指胎龄<20 周
  - 母亲妊娠晚期,且在分娩前 21 天发病
  - 母亲分娩前 5 天内或分娩后 48h 内发病
  - 母亲分娩前 6~21 天或分娩后 48h 发病

(1) 妊娠早中期感染

对胎儿和新生儿的影响
- 先天性感染导致胎儿死亡少见
- 母亲症状严重可引起胎儿死亡或早产
- 胎儿先天性水痘综合征发病率 1%~2%(范围 0~9%)
  - 皮肤损害(60%~70%)
    - 瘢痕,色素沉着,形状为 Z 形,较为常见
    - 也可出现散发水疱或白色瘢痕
  - 眼睛异常(60%):脉络膜视网膜炎、小眼球、霍纳(Horner)综合征、白内障、眼球震颤
  - 神经异常(60%)
    - 皮质萎缩、精神发育迟缓、小头畸形、癫痫发作
    - 球麻痹(25%)导致的吞咽困难和声带麻痹
    - 腱反射减弱或缺如、四肢轻瘫
  - 肢体发育不良(预后不良标志):指/趾缺如、萎缩、足内翻、高足弓畸形(50%)
  - 早产或 FGR(50%)
  - 消化道异常(33%):胃食管反流、十二指肠狭窄、空肠扩张、小结肠、乙状结肠闭锁、肛门括约肌无力
  - 泌尿系统异常(30%):膀胱括约肌张力低下

辅助检查

- **母体感染**:可通过 PCR 检测胎儿血液或羊水中的 VZV DNA 联合超声检查胎儿畸形评估先天性水痘综合征的发生风险
  - ◆ 影像学和实验室检测结果正常,表明先天性水痘综合征风险较低
  - ◆ 超声检测正常+实验室检测到 VZV DNA,提示潜在风险,孕 22~24 周再行超声检查
    - ◇ 超声检查正常,先天性水痘综合征风险极低
    - ◇ 超声检测胎儿解剖结构,提示有先天性水痘综合征的胎儿畸形(小颅畸形、肢体发育不全、FGR),应告知胎儿可能发生水痘风险
- IgM 可以增加,但是水痘-带状疱疹病毒特异性 IgM 不一定增加
- 病毒分离非常困难
- 水痘-带状疱疹病毒特异性 IgG 存在超过 7 个月,或早期诊断水痘-带状疱疹病毒感染
- 可对水疱基底部皮肤碎屑进行 PCR 检测病毒 DNA 或免疫荧光法检测病毒抗原

鉴别诊断

- 其他宫内感染性疾病(TORCH 感染)

处理

- **传染控制**:没有水疱的水痘-带状疱疹病毒传播的危险性较大
- 特异性治疗
  - ◆ 预防
    - ◇ 对水痘-带状疱疹病毒易感的生育年龄的女性进行疫苗接种
    - ◇ 如果产前胎儿 B 超检查未发现明显畸形,一般不推荐终止妊娠
    - ◇ 产前应用 VZIG 或无环鸟苷的疗效不确定

随访

- 神经科、眼科、儿科、泌尿科等多学科随访

并发症及预后

- 精神发育迟滞
  - ◆ 40% 伴肢体发育异常
  - ◆ 不伴胎儿水痘综合征者,妊娠期水痘对智力没有影响
- 视觉障碍
- 继发于肢体异常的骨骼问题

- 大小便失禁
- 吞咽困难、吸入
- 早发型（<2岁）的带状疱疹（20%）：皮肤空泡状损害边界清楚，通常为单侧
- 再次妊娠一般不会复发
- 死亡：总病死率25%。伴肢体异常的病死率为40%，多继发于肺炎

（2）母亲妊娠晚期且在分娩前21天发病

对胎儿/新生儿的影响

- 胎儿和新生儿存在被传染的可能

症状和体征

- 胎儿/新生儿无临床症状和体征

辅助检查

- 抗VZG IgG持续存在8个月以上，提示胎儿感染

处理

- 无须特殊处理并发症及预后
- 胎儿感染可发生早发型带状疱疹
- 再次妊娠不会复发

（3）母亲分娩前5天内或分娩后48h内发病

对胎儿和新生儿的影响

- 先天性水痘（25%~50%）
- 胎儿和新生儿临床症状和体征
  - ◆ 潜伏期：母亲出现皮疹后的9~15天
  - ◆ 临床症状：可为轻微（少许皮肤水疱）、严重疾病或死亡，常伴有
    - ◇ 发热
    - ◇ 反复皮肤损害，从斑丘疹进展为水疱、脓疱和出血性皮疹
    - ◇ 肺炎（通常是死亡的原因）
    - ◇ 脑炎、无菌性脑膜炎、脊髓炎
    - ◇ 肝炎、多脏器受累
- 病情严重的危险因素
  - ◆ 缺少足够的时间使母亲抗VZV IgG通过胎盘转运到胎儿体内，胎儿或新生儿缺少保护性抗体

- ◆ 细胞免疫功能不成熟
- ◆ 母亲病毒血症严重,传播给胎儿的病毒量大

辅助检查

- 疱液中 VZV 抗原阳性、分离到 VZV 病毒、VZV DNA 检测阳性

鉴别诊断

- 新生儿疱疹性疾病

处理

- 控制传播
  - ◆ 母婴室
    - ✧ VZV 易感的医护人员尽量不接触婴儿
    - ✧ 接触后 8~21 天,血清学检测阴性的医护人员不能护理水痘患者
    - ✧ 暴露于 VZV 的婴儿应单独一个房间,关闭门窗,最好有层流
    - ✧ 暴露但是没有水痘感染的症状:如果没有给予 VZIG 应隔离 21 天,如果给予 VZIG,应隔离 28 天,或直到出院回家
    - ✧ 非播散性:至少隔离 5 天,直到所有病灶结痂或回家
    - ✧ 播散性:隔离整个疾病期间
  - ◆ 与母亲隔离
    - ✧ 直到新生儿应用 VZIG(水痘带状疱疹免疫球蛋白)
    - ✧ 给予 VZIG 后隔离时间专家意见存在争议
    - ✧ 如果选择隔离,应隔离到没有新的皮疹出现后 72h,且全部水疱均已经结痂(通常是斑丘疹后 5~7 天)
    - ✧ 如果婴儿已经感染,不需要与母亲隔离
- 特异性治疗
  - ◆ 预防:水痘-带状疱疹免疫球蛋白(VZIG)125IU 肌内注射,应在生后 48h 内或暴露后 48h 内给予
    - ✧ 应用 VZIG,感染率仍高达 50%,但疾病严重程度下降
  - ◆ 新生儿感染治疗
    - ✧ 快速进展为大型水疱,出血倾向、呼吸受累、中枢神经系统受累、播散性疾病
      - ➢ 阿昔洛韦:20mg/kg,q.8h.,静脉注射,超过 1h,共 7~10 天
        - ✦ 保证足够的水化,减轻肾毒性
        - ✦ 对存在肾损害或胎龄<34 周的早产儿,延长注射间隔时间
        - ✦ 副作用:静脉炎(按照说明书稀释阿昔洛韦)、暂时性血肌酐升高、结晶尿

     ◇ 没有上述表现的轻度疾病：不推荐使用阿昔洛韦

随访

- 治疗期间，应检测肾功能和肝功能和输液部位是否渗漏
- 远期：根据受累情况进行随访，如在神经科、眼科、骨科、泌尿外科等随访

并发症及预后

- 并发症：继发细菌感染（链球菌、葡萄球菌）
- 预后
  - ◆ 病死率（20%~30%）
  - ◆ 儿童期患带状疱疹的风险增加（相对危险度是 3~21）
  - ◆ 精神发育迟滞/脑瘫
- 再次妊娠不会复发

（4）母亲分娩前 6~21 天或分娩后 48h 内发病

对胎儿和新生儿的影响：取决于孕龄

- 胎龄≥28 周：水痘发生率（25%~50%）
- 胎龄<28 周
  - ◆ 分娩前 6~12 天：先天性水痘（母亲分娩前 5 天内或分娩后 48h 内发病）
  - ◆ 分娩 48h 后：播散性水痘-带状疱疹病毒感染（应与先天性水痘区别）

症状和体征

- 胎龄≥28 周：与儿童感染的症状和体征相同，但如果在分娩前感染，潜伏期短（6~16 天）
- 胎龄<28 周：先天性水痘

辅助检查

- 疱液 VZV 抗原阳性、分离到 VZV 病毒、VZV DNA 检测阳性

鉴别诊断

- 同先天性水痘

处理

- 胎龄≥28 周
  - ◆ 与儿童疾病治疗一样
  - ◆ 不推荐应用 VZIG

- 胎龄<28 周：与先天性水痘同样处理（母亲分娩前 5 天内或分娩后 48h 内发病）

特异性治疗

- 胎龄≥28 周：治疗同儿童期水痘
- 胎龄<28 周：治疗同先天性水痘

随访

- 胎龄≥28 周：同儿童期水痘
- 胎龄<28 周：同先天性水痘

并发症和预后

- 胎龄≥28 周：同儿童期水痘
- 胎龄<28 周：同先天性水痘

（杨　旻　汪吉梅）

16. 梅毒母亲婴儿（infant of mother with syphilis）

(1) 母亲患有（或不能除外）活动性梅毒

母亲病史

- 母亲的病史、血清学测定结果及是否治疗
- 仅凭梅毒血清学试验不能排除母亲存在活动性梅毒
- 如果存在以下情况之一，母亲可能存在（或不能除外）活动性梅毒
  - 母亲 RPR 或 VDRL 阳性
  - TPPA 或梅毒螺旋体荧光抗体吸收试验（FTA-ABS）阳性
  - 未治疗或疗程不足（下列情况均认为存在疗程不足或未治疗）
    - 治疗情况无记录
    - 未给予青霉素治疗
    - 青霉素疗程不足
    - RPR 抗体滴度下降幅度小于 4 倍或无记录
    - 分娩前 30 天内才进行治疗
  - 不管过去治疗情况如何，母亲定量 RPR 或 VDRL 抗体效价增加
  - 即使母亲梅毒血清学测试阴性，怀孕期间早期梅毒未治疗或疗程不足
  - 母亲近期性伴侣存在活动性梅毒且没有治疗或疗程不足

对胎儿/新生儿的影响

- 如果母亲存在梅毒且没有治疗或疗程不足
  - ◆ 梅毒性胎儿的死亡
    - ◇ 原发性梅毒发生率 3%
    - ◇ 播散性(继发性或Ⅱ期)梅毒发生率 20%
    - ◇ 早期潜伏期感染发生率 17%
    - ◇ 晚期潜伏期感染发生率 5%
  - ◆ 先天性感染伴或不伴早产
    - ◇ 先天性梅毒 26%
    - ◇ 播散性(继发性或Ⅱ期)梅毒 39%
    - ◇ 早期潜伏期感染发生率 33%
    - ◇ 晚期潜伏期感染发生率 8%

症状和体征

- 先天性梅毒死产
  - ◆ 羊水过多或水肿
  - ◆ 胎盘苍白、增厚、增大
  - ◆ 浸泡变软
  - ◆ 小疱或大水疱
- 先天性梅毒
  - ◆ 无症状,也可数月或数年后出现症状
  - ◆ 羊水过多或水肿
  - ◆ 胎盘苍白、增厚、增大
  - ◆ FGR
  - ◆ 肝大伴或不伴脾大(50%)
  - ◆ 全身淋巴结病变(50%)
  - ◆ 黏膜病变(15%~60%)
    - ◇ 顽固性鼻炎(鼻塞、张口呼吸或脓血性分泌物)、鼻前庭皮肤湿疹样溃疡
    - ◇ 喉炎伴失音
    - ◇ 黏膜白斑
    - ◇ 斑丘疹(通常呈椭圆形,粉红色或红色,累及手掌和脚底,逐渐变为褐色伴皮肤脱屑,多见于口周、臀部、手掌、足跖;口周病损呈放射性裂纹)
    - ◇ 梅毒性大疱
  - ◆ 间质性角膜炎

◆ 脉络膜视网膜炎、眼底检查可见"椒盐"(salt-and-pepper)状改变、青光眼、葡萄膜炎、白内障(少见)

◆ 肺炎伴呼吸窘迫或衰竭(少见)

◆ 骨损害：骨软骨炎、骨膜炎，假性瘫痪(出生时少见)

◆ 中枢神经系统梅毒：发热、呕吐、前囟隆起或紧张、惊厥(出生时少见，多于 3 个月后出现)

辅助检查

● 非特异性
  ◆ 血常规：白细胞、淋巴细胞升高或减少，血小板减少
  ◆ 库姆斯试验阴性的溶血性贫血
  ◆ 高间接和/或直接胆红素血症(33%)
  ◆ 肝功能异常
  ◆ 脑脊液细胞计数或蛋白质增加，VDRL 阳性
  ◆ 长骨或肋骨骨质疏松，骨膜炎或骨髓炎(60%~90%)

● 特异性：婴儿血优于脐带血
  ◆ RPR 或 VDRL 试验
    ◇ 梅毒螺旋体非特异性检查，假阳性率高
      ➢ 母亲恶性肿瘤
      ➢ 自身免疫病
      ➢ EBV感染和肝炎
    ◇ 先天性梅毒灵敏度 60%~90%，获得性梅毒灵敏度较高
  ◆ FTA-ABS 或 TP-PA 试验
    ◇ 梅毒螺旋体特异性检查，比梅毒螺旋体非特异性试验特异度高
      ➢ 并发莱姆病、雅司病等假阳性率较高
    ◇ 不管治疗与否，持续时间较长
    ◇ 单独存在不一定是先天性梅毒，抗体可通过胎盘进入胎儿体内
  ◆ 羊水、胎盘组织、胎儿和新生儿体液或组织暗视野荧光抗体、特殊染色或 PCR 方法检查到梅毒螺旋体

● 根据以下情况进行诊断
  ◆ 明确诊断
    ◇ 先天性梅毒
      ➢ 羊水中、胎盘组织、胎儿和新生儿体液或组织显微镜检查到梅毒螺旋体
      ➢ 定量 RPR 或 VDRL 滴度超过母亲的 4 倍(同一时间使用同样方法)或新生儿抗体滴度较以前增加 4 倍以上
  ◆ 疑似先天性梅毒

◇ 分娩时,母亲没有治疗或疗程不足
◇ 新生儿 TP-PA 和 FTA-ABS 阳性,且伴有下述任何情况
　　➢ 体格检查提示先天性梅毒
　　➢ 骨骼提示先天性梅毒
　　➢ CSF 细胞数>25×10^6/L,淋巴细胞增多,或蛋白质>150mg/dl(足月儿),早产儿>1 700mg/dl,除外其他原因引起
　　➢ CSF 中 VDRL 阳性
　　➢ 15 月龄时,FTA-ABS 或 TPPA 仍阳性
◆ 可能存在先天梅毒
　◇ 新生儿无症状,且 RPR 或 VDRL 滴度小于母亲滴度的 4 倍
　◇ 肝功能正常、脑脊液、骨骼检查正常

鉴别诊断

● 无

处理

● 一般支持措施
● 控制传播
　◆ 母婴室
　　◇ 严格遵守一般的预防措施
　　◇ 感染部位的接触隔离到治疗后 24h(黏膜白斑、鼻炎、大疱疹、晚期梅毒扁平湿疣)
　　◇ 不推荐与母亲隔离,可以通过洗手,以及病变部位的接触隔离预防
　　◇ 乳房存在病变时,禁忌母乳喂养,但治疗 24h 后即可母乳喂养
● 特异性治疗
　◆ 预防胎儿/新生儿感染
　　◇ 母亲进行必要的检查,监管和处理(病史、血型、体检、血清学)
　　　➢ 原发性、继发性、早期潜伏性母亲梅毒:分娩前 30 天母亲治疗记录。母亲给予青霉素 G 240 万 U,肌内注射,有时需要 1 周后重复(如母亲伴有 HIV 感染,需要每周 1 次,共 2 周);开始抗体滴度较高者,治疗后滴度下降幅度达 4 倍
　　　➢ 母亲晚发型梅毒(超过 1 年):母亲分娩前 30 天治疗记录。母亲给予青霉素 240 万 U,肌内注射,每周 1 次,共 3 次
　　◇ 神经性梅毒:母亲治疗记录。母亲给予青霉素(300~400)万 U,q.4h.,静脉注射 q.4h.,共 10~14 天或母亲用普鲁卡因青霉素 240 万 U,肌内注射 q.d.,加用丙磺舒 500mg,p.o.,q.i.d.,共 10~14 天,防止胎儿感染的失败率为 14%,继发性梅毒更高

◆ 新生儿处理
　　✧ 治疗前应进行 RPR(灵敏度>VDRL)和腰椎穿刺脑脊液 VDRL 检查
　　✧ 首选青霉素 5 万 U/(kg·次),静脉注射,共 10~14 天
　　　　➤ ≤1 周,q.12h.
　　　　➤ 1~4 周,q.8h.
　　　　➤ >4 周,q.6h.
　　✧ 替代治疗:普鲁卡因青霉素 5 万 U/(kg·次),肌内注射,共 10~14 天
　　✧ 再次治疗的指征
　　　　➤ 症状持续存在或复发
　　　　➤ 如果开始抗体效价较高,治疗后 1 年内滴度降低幅度小于 4 倍或 RPR/VDRL 滴度上升
　　✧ 毒副作用:新生儿称赫氏反应(Jarisch-Herxheimer reaction)少见,后期治疗更常见

随访

● 治疗期间或治疗后
　◆ 随访 RPR 1、2、3、6 个月
　　✧ 如 RPR 开始阴性,须随访到 6 个月仍阴性
　　✧ 如 RPR 开始阳性,直到 RPR 转阴,或连续两次抗体滴度下降幅度超过 4 倍以上
　　✧ 6 月龄:如开始 CSF 异常,6 月龄重复 CSF 检查
　　✧ 15 月龄 RPR 检查:如果阳性,证实先天性感染,但是先天性感染患儿 30%~50% 可能阴性
● 远期:如果 CNS 受累,应随访神经发育;眼睛受累应随访眼科;牙齿受累随访口腔科

并发症及预后

● 生后前 3 个月治疗者可以避免并发症的产生
● 脉络膜视网膜炎
● 2~3 月龄后出现口周和/或肛周扁平湿疣
● 2~3 月龄后出现肾病综合征
● 3~6 月龄出现急性梅毒性脑膜炎
● 2 岁后发生的晚期先天性梅毒
　◆ Hutchinson 三联症:锯齿形牙+神经性耳聋(第 8 对脑神经受损)+角膜炎(5~20 岁时发生器质性角膜炎)
　◆ 桑葚齿:第一白齿较小,其牙尖较低,且向中偏斜,形如桑葚
　◆ 高腭弓伴下颌前突

- ◆ 马鞍鼻
- ◆ 嘴、鼻子、肛门皲裂
- ◆ 前额突出
- ◆ 军刀胫骨
- ◆ Clutton 关节
- ◆ 慢性脑膜血管性梅毒(静止性脑积水、脑神经麻痹、发育迟缓、脑梗死伴偏瘫、癫痫发作),少见
- 如果母亲未治疗或疗程不足或复发,再次妊娠仍可导致胎儿或新生儿传染

(2) 母亲无活动性梅毒病史

概述

- 病史:母亲病史、血清学测定结果及是否治疗
- 单独的血清学测试不能排除母亲梅毒
- 如存在下列情况,一般考虑母亲无活动性梅毒
  - ◆ 母亲 FTA-ABS 或 TPPA 阳性,但是母亲疗程足够,且 RPR 或 VDRL 效价较低或阴性
  - ◆ 母亲 RPR 阳性或滴度较低,伴 FTA-ABS 阴性
- 伴发以下情况,患先天梅毒的风险增加
  - ◆ 未婚或孕妇较年轻
  - ◆ 产前检查少
  - ◆ 少数民族
  - ◆ 性伙伴较多
  - ◆ 母亲或母亲性伴侣滥用药物
  - ◆ 母亲或性伴侣有性传播疾病

> 注:生后 1 个月母亲 RPR 阴性,或新生儿 RPR 持续阴性或新生儿 RPR 滴度小于母亲滴度的 4 倍,基本可排除先天性梅毒

对胎儿/新生儿的影响

- 胎儿死于梅毒螺旋体感染和先天性感染的可能性小,但仍可能感染

辅助检查

- RPR,如果母亲检查较晚,应同时监测 VDRL
- 血常规和分类
- 如果 CBC 异常,应进行长骨 X 线和腰椎穿刺检查

鉴别诊断

- 无

处理

- 一般措施:支持治疗
- 特异性治疗
  - ◆ 体检、脑脊液、骨骼检查正常,RPR 或 VDRL 滴度小于母亲 4 倍,能保证正常随访者:不需要治疗,密切随访
  - ◆ 体检、脑脊液、骨骼检查正常,RPR 或 VDRL 滴度小于母亲 4 倍,但随访并不能并确定,青霉素 5 万 U/kg,i.m.,1 次
  - ◆ 先天性感染临床表现或 RPR 或 VDRL>母亲 4 倍:见本节母亲患有(或不能除外)活动性梅毒

随访

- 每 2~3 个月随访 1 次 RPR
- 如果 RPR 出生时阴性,应随访到 6 个月均阴性
- 如果 RPR 开始阳性,直到 RPR 转阴,或连续两次抗体滴度下降幅度超过 4 倍以上

并发症及预后

- 如果无先天性梅毒,没有并发症
- 患有先天性梅毒但未治疗:见本节内"母亲患有(或不能除外)活动性梅毒"

(杨 旻　汪吉梅)

17. 结核病母亲婴儿(infant of mother with tuberculosis infection)

概述

- 对胎儿和/或新生儿的影响与母亲是否存在活动性结核有关
- 所有家庭成员都应行 PPD 试验检测,PPD 试验的结果决定婴儿是否需要治疗
- 母亲存在活动性结核,所有婴儿均给予异烟肼治疗,根据新生儿 PPD 试验结果决定疗程
- 所有给予异烟肼治疗的新生儿应随访肝功能、生长发育等

母亲感染高危因素

- 到过疫区或结核高发区
- 结核密切接触史
- 酒精、药物成瘾、吸毒史
- HIV 感染者、流浪者等
- 淋巴瘤、糖尿病、慢性肾衰竭、营养不良
- 免疫抑制剂治疗

症状和体征

- 母亲症状
  - ◆ 体重减低、消瘦、发热、乏力、盗汗、嗜睡、月经不规则、月经过多
  - ◆ 肺结核(咳嗽、咳痰、咯血、胸痛)
  - ◆ 颈淋巴结结核
  - ◆ 泌尿生殖道结核
- 母亲体征:消瘦、贫血、肺部湿啰音
- 结核性乳腺炎:单一肿块伴或不伴窦道,非常少见。无论何时发生,都很少传染给婴儿
- 新生儿症状和体征:非特异性(见感染性疾病 10. 新生儿结核病)

对胎儿/新生儿影响

- 母亲存在活动性结核且未经治疗,可导致流产、早产
- 先天性结核
- 吸入或吞入含有结核菌的粉尘导致新生儿感染

辅助检查:根据母亲疾病情况

- 母亲一般情况良好且胸部 X 线正常
  - ◆ 不需要与母亲隔离
  - ◆ 所有家庭成员行 PPD 试验检测
  - ◆ 如果所有的结核接触家庭成员 PPD 均阴性,新生儿不需要进行其他检查
  - ◆ 新生儿不需要处理,注射卡介苗
- 母亲无症状但胸部 X 线异常
  - ◆ 与母亲隔离,直到证实母亲没有传染性
  - ◆ 所有家庭成员行 PPD 试验检测
  - ◆ 婴儿 4 月龄行 PPD 试验检测,随后按照常规来做
  - ◆ 如果所有的结核接触家庭成员 PPD 均阴性,婴儿无须任何治疗,注射卡介苗

- 母亲存在活动性结核
  - ◆ 与母亲隔离,直到婴儿开始服用异烟肼
  - ◆ 进行传染性病例报告
  - ◆ 婴儿给予异烟肼后,可以母乳喂养,之前不主张母乳喂养
  - ◆ 所有家庭成员行 PPD 试验检测
  - ◆ 婴儿进行先天性结核评估(见感染性疾病 10. 新生儿结核病)
    - ◇ 婴儿无症状,给予异烟肼治疗,直到母亲结核培养阴性 3 个月,婴儿检测 PPD 试验
    - ◇ 如果 PPD 阴性,停用异烟肼,分别于 6 月龄和 12 月龄复查 PPD
    - ◇ 如果 PPD 阳性,进行先天性结核评估
      - ➤ 如果无症状,继续给予异烟肼治疗,直到 9 月龄
      - ➤ 如果证实存在先天性结核,处理见感染性疾病 10. 新生儿结核病

鉴别诊断

- 母亲肺结核需要和肺癌、肺炎、肺脓肿、支气管扩张鉴别
- 母亲支气管淋巴结结核需要和纵隔淋巴瘤、结节病鉴别

处理

- 见辅助检查
- 特异性治疗:见感染性疾病 10. 新生儿结核病

随访

- 如果给予异烟肼治疗,应随访肝功能
- 随访体重,皮肤、巩膜是否黄染,肝脾淋巴结大小

预防

- 加强宣教,对孕前有结核病史或密切接触史者
  - ◆ 妊娠前行胸部 X 线检查
  - ◆ 结核活动期待抗结核治疗病灶稳定 1 年后,再妊娠
  - ◆ 若已妊娠,应在妊娠 8 周内行人工流产
- 加强产检

并发症及预后

- 40% 生后感染的婴儿不需要处理
- 患其他严重疾病的危险性显著增加

(杨 旻　汪吉梅)

18. HIV 感染母亲婴儿（infant of mother with HIV infection）

概述

- 传播方式
  - ◆ 宫内感染（妊娠晚期 25%~40%）
  - ◆ 分娩期间（60%~75%）
  - ◆ 新生儿生后母乳喂养也可感染
- 胎儿/新生儿感染的危险因素
  - ◆ 母亲 P24 抗原阳性
  - ◆ 母亲 CD4 计数<0.4×10^9/L
  - ◆ 母亲 HIV RNA 水平较高
  - ◆ 母亲静脉注射毒品
  - ◆ 母亲同时感染丙型病毒性肝炎
  - ◆ 母亲存在 HIV 症状
  - ◆ 胎膜早破>4h
  - ◆ 出生体重<2 500g
  - ◆ 早产
- 传染率（无母乳喂养的情况下）
  - ◆ 母亲未给予预防性治疗者：16%~25%
  - ◆ 母乳喂养者增加 1 倍
  - ◆ 分娩期间和新生儿期治疗者：10%
  - ◆ 新生儿预防性治疗者：10%
  - ◆ 产前、分娩时和新生儿均给予预防治疗者：<2%
- 国际艾滋病临床小组儿科病毒学委员会规定
  - ◆ HIV 感染母亲分娩的新生儿给予配方奶喂养，新生儿生后 48h HIV RNA 和/或 P24 抗原阳性：宫内感染
  - ◆ 新生儿生后 7 天内 HIV RNA 和/或 P24 抗原阴性但 7~90 天阳性：产时感染
  - ◆ HIV 感染母亲分娩的新生儿给予母乳喂养或混合喂养，生后 90 天内 HIV RNA 和/或 P24 抗原阴性，90~180 天转阳性：产后（母乳喂养）感染
  - ◆ 若 18 个月以上婴儿 HIV 抗体阴性，可完全排除 HIV 感染

对胎儿和新生儿的影响

- 流产

- 早产（19%）
- 畸形
- 胎儿/新生儿无典型临床表现
  - 生长发育迟缓或停止：生后 4~8 个月出现
  - 消耗综合征：体重下降 20%~40%
  - 间歇性或持续性低热和高热
  - 淋巴结病综合征：不明原因全身淋巴结肿大，无触痛；肝大、脾大；无痛性、对称性腮腺肿大
  - 肺孢子菌肺炎、淋巴细胞间质性肺炎、肺淋巴样增生
  - 反复细菌感染：急性细菌性肺炎、败血症、慢性化脓性中耳炎、脑膜炎等
  - 不明原因反复发作的慢性腹泻

辅助检查

- 非特异性：其他性传播疾病检查
- 特异性
  - 婴儿血清学检查没有诊断价值
  - HIV DNA 和 PCR 检查：垂直感染者
    - 不能用脐带血进行 HIV DNA 和 PCR 检查
    - 生后 48h 监测：20%~30% 阳性（提示宫内感染）
    - 生后 1 月龄时：95% 阳性
    - 生后 6 月龄时：100% 将阳性

> 注：配方奶喂养的婴儿 2 次以上 PCR 监测 HIV DNA 阴性（第 1 次阴性在 1 月龄后，最后 1 次阴性在 4 月龄后），可以除外宫内感染

鉴别诊断

- 其他性传播疾病
- 脓毒血症

处理

- HIV 阳性的育龄妇女应给予孕前咨询
- 控制感染
- 所有 HIV 阳性的育龄妇女均应接受抗病毒治疗
- 注重全面预防
- 禁忌母乳喂养

- 预防新生儿感染
  - 孕期 HIV 感染筛查
    - 第一次产前检查时所有孕妇进行 HIV 筛查
    - 既往未进行筛查的孕妇,在分娩时应进行快速筛查
  - 孕期证实存在 HIV 感染者应给予预防性治疗
    - 一线方案:替诺福韦、恩曲他滨和依非韦伦复合剂
    - 替代方案:替诺福韦替换为齐多夫定,依非韦伦替换为奈韦拉平
  - 孕晚期发现 HIV 感染
    - 优先选择含整合酶抑制剂的抗病毒治疗方案(洛匹那韦、利托那韦、阿扎那韦、利托那韦)
  - 胎膜破裂前进行剖宫产,新生儿是否治疗根据母亲血清 HIV 病毒量决定
- 新生儿管理
  - 高风险婴儿
    - 分娩前 4 周内病毒载量>1 000 拷贝/ml
    - 感染 HIV 的母亲至分娩时未接受过 ART 或接受 ART 的时间<4 周
    - 妊娠期间或母乳喂养期间获得 HIV 感染
    - 高风险婴儿治疗
      - 母乳喂养的婴儿生后 6~12h 内齐多夫定和奈韦拉平联合治疗,疗程 12 周
      - 非母乳喂养婴儿可以单用一种药物,疗程 6 周
      - 齐多夫定:BW≥2.5kg,15mg/d,q.12h.;BW<2.5kg,10mg/d,q.12h.
      - 奈韦拉平:BW≥2.5kg,15mg/d,每天 1 次;BW<2.5kg,10mg/d,每天 1 次
  - 低风险婴儿
    - 母乳喂养婴儿:齐多夫定或奈韦拉平治疗 6 周
    - 非母乳喂养婴儿:齐多夫定或奈韦拉平治疗 4~6 周
  - 出生 48h 内、6 周及 3 月龄进行 HIV 核酸检测,以便早期诊断
  - 出生 48h 内和生后 1、4、6 月龄 PCR 方法随访 HIV DNA。任何 1 次阳性都必须复测证实,如经证实,随后采用 PCR 进行 RNA 检查
  - 生后 12 和 18 月龄进行 HIV 抗体检测。核酸检测阴性而 18 月龄时抗体阳性的 HIV 暴露儿童应每隔 3~6 个月检测 HIV 抗体,直至抗体转阴
  - CBC:出生时,生后 4 和 6 周,2、3、4、6 月龄
  - 血清 BUN、Cr、肝功能:出生时、6 周和 3、4、6 月龄
  - 血免疫球蛋白检查:生后 4、6 月龄
  - T 细胞亚群:1、3、6 月龄
  - 尿 CMV 监测:出生时和生后 2 月龄
  - 生长和发育

并发症和预后

- 生后感染并发症少见
- 垂直传播
  - ◆ 增长延迟
  - ◆ 肺孢子菌肺炎,通常发生于 3~6 月龄(40% 没有进行预防治疗)
  - ◆ 间质性肺炎(50%)
  - ◆ 反复细菌感染
  - ◆ 消耗综合征(体重丢失、厌食伴或不伴腹泻)
  - ◆ 脑病
  - ◆ 白念珠菌食管炎或假丝酵母菌肺炎
  - ◆ 巨细胞病毒感染
  - ◆ 分枝杆菌感染(20% 的发生于疾病晚期)
  - ◆ 严重单纯疱疹病毒感染
  - ◆ 严重水痘
  - ◆ 隐孢子虫感染
  - ◆ 癌症,最常见的是非霍奇金淋巴瘤(儿童期发生率 2%)
  - ◆ 死亡(20% 发生在 12 岁以前)

(杨 旻 汪吉梅)

19. 甲型肝炎母亲婴儿(infant of mother with hepatitis A)

对胎儿和新生儿的影响

- 早产
- 胎膜早破
- 垂直传播
  - ◆ 妊娠或产后粪口传播。曾报道过 2 例妊娠较早阶段 HAV 宫内传播,均表现为胎儿水肿和胎粪性腹膜炎
  - ◆ 分娩前 2 周内或分娩后 1 周内母亲存在临床症状,传播的危险性较高
  - ◆ 母婴感染发生率不详,但少见
- 很少导致先天畸形、死产、流产或 FGR

症状和体征

- 暴露后 2~7 周可出现轻微不适
- HAV 感染的新生儿大多无症状,有症状者常有轻度肝炎,表现为喂养困难

和黄疸

- 其他传播途径:生后因输血、接触其他婴儿或医疗保健工作者传播

辅助检查

- 非特异性
  - ◆ 暴露后 2~7 周肝功能异常
- 特异性检查
  - ◆ 由于经胎盘由母体被动转运,抗 HAV IgG 阳性
  - ◆ 新生儿感染诊断需要:
    - ✧ 抗 HAV IgM 阳性,多为临床疾病的首发表现,持续 4~6 个月
    - ✧ 抗 HAV IgG 阳性>6 个月

鉴别诊断

- 其他病毒或原因导致的肝损伤

管理

- 控制传染
  - ◆ 婴儿室:生后 2 周内一般隔离措施,如果仍不能出院,需给予接触隔离
  - ◆ 不需要母婴隔离,应强调仔细洗手
  - ◆ 经母乳传播未见报道,可母乳喂养
- 特异性治疗
  - ◆ 预防:母亲分娩前 2 周或分娩后 1 周内有临床表现,胎儿出生后给予人免疫球蛋白 0.02ml/kg
  - ◆ 新生儿治疗:支持治疗

随访

- 随访抗 HAV IgG 到 6 月龄,可以证实或除外感染

并发症及预后

- 重型肝炎:少见

(杨旻　汪吉梅)

20. 乙型肝炎母亲婴儿（infant of mother with hepatitis B）

（1）妊娠中期患急性乙肝,妊娠晚期乙肝表面抗原阴性

对胎儿/新生儿影响

- 不会导致自然流产、先天性发育异常和 FGR
- 经胎盘传播（6%）
- 有关远期预后的资料很少
- 胎儿或新生儿无症状和体征

辅助检查

- 出生时查新生儿 HBsAg 和 HBsAb

> 注:由于 HBsAb 可以经胎盘传播,因此新生儿 HBsAb 多为阳性

鉴别诊断

- 无

处理

- 控制感染
  - ◆ 婴儿室一般护理措施
  - ◆ 不需要与母亲隔离
  - ◆ 没有明确母乳喂养禁忌
- 特异性治疗
  - ◆ 如果新生儿 HBsAg 阳性:进行慢性肝脏疾病评估和随访
  - ◆ 如果新生儿 HBsAg 阴性:无须特别处理,按照一般新生儿进行乙肝疫苗接种

随访

- 如果新生儿 HBsAg 阳性:进行慢性肝脏疾病评估和随访
- 如果新生儿 HBsAg 阴性:无须特别处理,按照一般新生儿进行乙肝疫苗接种

并发症及预后

- 如果新生儿 HBsAg 阳性:有关经胎盘传播预后资料较少
- 如果新生儿 HBsAg 阴性:良好

(2) 母亲妊娠晚期或分娩前两个月内患急性乙肝或母亲为慢性携带者(表面抗原持续阳性)

对胎儿和新生儿的影响

- 早产
- 宫内感染率<2%
- 分娩期间感染
  - ◆ 如果母亲有急性肝炎,新生儿感染率 75%
  - ◆ 如果母亲 HBeAg 携带者:新生儿感染率 70%~90%
  - ◆ 如果母亲 HBeAg 阴性的慢性携带者:新生儿感染率 5%~25%
- 不会导致自然流产、先天性发育异常和 FGR
- 新生儿和/或胎儿无体征和症状

辅助检查

- 非特异性
  - ◆ 无
- 特异性
  - ◆ HBsAg
    - ✧ 新生儿期阴性(也可能存在接种疫苗产生的暂时性阳性)
    - ✧ 生后数周至数月变为阳性
  - ◆ 诊断分娩期间感染需要
    - ✧ 生后 6 个月以内 HBsAg 阳性或 HBsAb 阳性超过 6 个月

鉴别诊断

- 无

处理

- 控制传播
  - ◆ 婴儿室一般护理措施
  - ◆ 不需要与母亲隔离
  - ◆ 没有明确母乳喂养禁忌,如果乳头出现裂痕及出血,应慎重或禁止母乳喂养

- 特异性治疗
  - ◆ 预防:不推荐妊娠后最后一个月对母亲进行抗病毒治疗,但对大三阳和存在肝功能损害表现的孕妇可能需要积极的抗病毒治疗,否则母婴传播的概率将会明显增加;但抗病毒治疗本身对胎儿的影响,目前,仍缺乏相关的证据支持,建议到当地肝病中心进行咨询治疗
  - ◆ 孕晚期实施 HBIG 注射阻断母婴传播目前不是常规措施,效果也存在疑问
  - ◆ 新生儿
    - ◇ 生后 12h 内给予 HBIG(100IU)
    - ◇ 乙肝疫苗肌内注射,同时给予 HBIG,但注射部位不同
    - ◇ 出生体重
      - ➢ ≥2kg:按计划进行乙肝疫苗接种
      - ➢ <2kg:出生时注射 1 次,随后 1、2、6 月龄各注射 1 次

随访

- 完成疫苗注射后 9~18 个月随访 HBsAg 和 HBsAb
  - ◆ 如果 HBsAb≥10mIU/ml,不需要进一步预防接种,必要时随访
  - ◆ 如果 HBsAb<10mIU/ml,重新进行全程预防接种,每次间隔 2 个月,完成后随访 HBsAb
  - ◆ 如果 HBsAg 阳性:进行慢性肝脏疾病评估和随访

并发症及预后

- 有效预防不会产生并发症
- 分娩期间获得的 HBV 感染
  - ◆ 慢性感染,生后 6~12 周转氨酶持续或间断性升高,HBsAg 持续阳性(90% 感染新生儿)
  - ◆ 生后 3~4 个月发生肝炎综合征,少见,但可急剧恶化,出现肝硬化和死亡
  - ◆ 原发性肝癌(40% 的慢性感染新生儿)
- 再次妊娠仍有垂直传播的可能

(3) 母亲乙肝病毒状态未知

对胎儿/新生儿的影响

- 不排除分娩期间感染
- 胎儿/新生儿无体征和症状

辅助检查

- 如果母亲 HBsAb 阳性,可以通过胎盘传播给胎儿,使胎儿/新生儿 HBsAb 阳性

鉴别诊断

- 无

处理

- 控制传播
  - 婴儿室一般护理措施
  - 不需要与母亲隔离
  - 没有明确母乳喂养禁忌
- 特异性治疗
  - 预防:产前所有孕龄妇女均应进行 HBsAb 筛查
  - 新生儿
    - 出生体重≥2kg
      - 由母亲 HBsAg 状态决定
      - 在等待乙肝检查结果时,应在出生后 12h 内注射乙肝疫苗
      - 如果母亲 HBsAg 阳性:HBIG 100IU,i.m.,最佳时间为 48h 内,最晚不超过 1 周
      - 全程乙肝疫苗接种
    - 出生体重<2kg 和早产儿
      - 由母亲 HBsAg 状态决定
      - 如果母亲 HBsAg 阳性或不能在生后 12h 内获得结果,生后 12h 内应同时给予乙肝疫苗和 HBIG 100IU
      - 全程乙肝疫苗接种:出生时注射 1 次,随后 1、2、6 月龄各注射 1 次

随访

- 如果母亲 HBsAg 阴性,无须随访
- 如果母亲 HBsAg 阳性:完成疫苗注射后 9~18 个月随访 HBsAg 和 HBsAb
  - 如果 HBsAb≥10mIU/ml,不需要进一步预防接种,必要时随访
  - 如果 HBsAb<10mIU/ml,重新进行全程预防接种,每次间隔 2 个月,完成后随访 HBsAb
  - 如果 HBsAg 阳性:进行慢性肝脏疾病评估和随访

并发症及预后

- 预防有效不会产生并发症
- 分娩期间获得的 HBV 感染
  - 慢性感染,生后 6~12 周出现转氨酶持续或间断性升高,HBsAg 持续阳性(90% 感染新生儿)

◆ 生后 3~4 个月出现肝炎综合征,少见,但可急剧恶化,出现肝硬化和死亡
◆ 原发性肝癌(40% 的慢性感染新生儿)
● 再次妊娠仍有垂直传播的可能

(4) 母亲乙肝病毒抗体阳性

对胎儿/新生儿影响

● 母亲免疫不存在垂直危险性
● 对胎儿/新生儿无影响
● 胎儿/新生儿无症状和体征
● 如果母亲 HBsAb 阳性,可以通过胎盘传播给胎儿,使胎儿/新生儿 HBsAb 阳性

处理

● 控制传染
　◆ 婴儿室一般护理措施
　◆ 不需要与母亲隔离
　◆ 无明确母乳喂养禁忌
　◆ 推荐进行乙肝疫苗接种

(杨 旻　汪吉梅)

21. 丙型肝炎母亲婴儿(infant of mother with hepatitis C)

(1) 母亲丙肝 IgG 抗体阳性,丙肝 RNA 阴性

● 概述
　◆ 国外资料显示,血清阳性者妊娠妇女约 1%~2%
● 对胎儿/新生儿的影响
　◆ 即使同时合并 HIV 病毒感染,垂直传播的风险也非常低
● 症状和体征
　◆ 无
● 辅助检查
　◆ 由于母体 HCV IgG 可以通过胎盘传递给胎儿,因此新生儿 HCV IgG 可阳性
● 鉴别诊断
　◆ 无
● 处理

◆ 无须特别处理
● 特异性治疗
    ◆ 无
● 随访
    ◆ 一般不需要

并发症及预后

◆ 无并发症,预后良好

(2) 母亲丙肝病毒 RNA 阳性,无论 IgG 状态如何

● 概述
    ◆ 母体垂直传播的风险约为 5%
    ◆ 新生儿期,儿童与儿童或成人与儿童间发生 HCV 传播的情况罕见
    ◆ 可通过血液传播,但随着血源中 HCV 几乎完全消除,新生儿输血获得性 HCV 感染可能性很小
● 危险因素
    ◆ HBV 或 HIV 感染
    ◆ 吸毒
    ◆ 输血或移植
    ◆ 皮肤反复直接接触血液制品
    ◆ 性伴侣存在慢性 HCV、HBV、HIV 等感染
    ◆ 慢性血液透析
    ◆ 人工穿孔如耳、鼻、唇等
    ◆ 侵入性产前检查
    ◆ 胎膜早破时间过长
● 临床症状和体征很难与 HBV 和 HAV 区分
    ◆ 无症状或轻症,起病隐匿;黄疸发生率<20%
    ◆ 成人感染:60%~70% 发展为慢性肝炎
● 对胎儿/新生儿的影响
    ◆ 胎盘和分娩期传播
        ✧ 暂时性:15%~20% 的婴儿
            ➢ HCV-RNA 和 HCV IgG 暂时性阳性(例如<12 个月)
            ➢ 单独的 HCV-RNA 阳性可能代表假阳性结果
            ➢ 单独阴性结果不能得出明确结论
        ✧ 持续性:3%~7% 的婴儿
            ➢ 危险性与母亲的病毒负荷量有关(当病毒拷贝数>10^6/ml 时,垂直传播的风险性显著增加)

> 母亲同时存在 HIV 感染,危险程度增加 4~5 倍
> *IL28B* 基因型是预测 HCV 感染会被清除还是会持续存在的重要因素
  - 诊断:HCV-RNA 或 HCV IgG 持续阳性超过 18 个月
  - 不会导致自然流产、先天性异常和 FGR
- 其他传染途径:血液制品输入
  - 胎儿/新生儿症状和体征:无
- 辅助检查
  - 非特异性:无
  - 特异性
    - 由于母体 HCV IgG 可以通过胎盘传递胎儿,因此新生儿 HCV IgG 可阳性。HCV IgG 阳性最终没有感染的婴儿比例如下
    - 3 月龄:94%~98%
    - 6 月龄:69%~82%
    - 9 月龄:32%~47%
    - 12 月龄:6%~18%
    - 15 月龄:0~4%
    - 18 月龄:0~1%
  - 新生儿期 HCV-RNA 可以阳性,也可以阴性
- 鉴别诊断
  - 无
- 处理
  - 控制传染
    - 育儿室:接触隔离
    - 没有证据表明需要与母亲隔离
    - 无母乳喂养禁忌,但要强调洗手。如果乳头出现裂痕及出血,应禁止母乳喂养
  - 特异性治疗
    - 预防:剖宫产分娩,但是没有达成共识
    - 新生儿一般不需要治疗
- 预防
  - 所有女性每次妊娠均应筛查 HCV
  - HCV 感染女性,避免破膜时间过长及侵入性产科操作
  - HCV 阳性孕妇的评估,包括 HCV RNA 水平和肝病分期
  - 女性使用含利巴韦林的治疗方案后,至少 6 个月内避免妊娠
- 随访
  - 随访 HCV IgG 和 HCV RNA 超过 18 个月

- ◇ HCV IgG 和 HCV RNA 均阴性提示未感染
- ◇ HCV RNA 阳性证实感染
- ◇ 如 HCV IgG 阳性,但 HCV RNA 阴性,每 6 个月复查 1 次,直到阴性
- ◇ 如果婴儿 HCV RNA 阳性,可以传播
- ◇ 一般无明显症状
- 并发症及预后
  - ◆ 慢性感染:80%
  - ◆ 无症状的慢性肝炎伴慢性感染:60%~80%
  - ◆ 20% 在儿童期清除感染
  - ◆ 成年人慢性感染中,慢性活动性肝硬化(15%~20%)和肝细胞肝癌伴肝硬化者(1%~4%)
  - ◆ 再次妊娠:再次妊娠垂直传播的危险性没有变化

（杨 旻　汪吉梅）

22. 丁型肝炎母亲婴儿(infant of mother with hepatitis D)

母亲高危因素

- 母亲急性或慢性乙型肝炎感染是先决条件
- 急性 HBV 感染者,表现为异常严重或迁延性肝炎
- 母亲吸毒
- 母亲来自特殊的移民区(意大利南部、部分东欧、部分南美洲、部分非洲)
- 丁型肝炎的垂直传播需要母亲高水平的乙型肝炎病毒复制(即 HBeAg 阳性)

对胎儿和/或新生儿影响

- 一般不会导致自发流产、先天性异常或 FGR
- 发病率低
- 婴儿单独 HDV 感染的结局仍不清楚
- 新生儿乙型肝炎免疫预防可以有效预防 HDV

辅助检查

- 抗 HDV IgG
  - ◆ 可能由于母亲抗体阳性,经胎盘传播
  - ◆ 持续阳性超过 6 个月应怀疑存在新生儿 HDV 感染

鉴别诊断

- 无

处理

- 控制传播
  - ◆ 婴儿室：一般隔离措施
  - ◆ 不需要与母亲隔离
  - ◆ 无证据表明禁忌母乳喂养
- 特异性治疗
  - ◆ 没有针对 HDV 的特异性治疗
- 乙型肝炎预防（见母体相关疾病篇 20. 乙型肝炎母亲婴儿），能有效预防 HDV 传播

随访

- 乙型肝炎病毒（见母体相关疾病篇 20. 乙型肝炎母亲婴儿）
- 如果感染者合并乙型肝炎病毒可仅随访抗 HDV IgG

并发症及预后

- 乙型肝炎并发症（见母体相关疾病篇 20. 乙型肝炎母亲婴儿）
- 成年人感染 HBV 和 HDV；暴发型肝炎较围产期获得 HBV 更常见

（杨 旻　汪吉梅）

23. 戊型肝炎母亲婴儿(infant of mother with hepatitis E)

（1）母亲妊娠晚期或围产期感染急性戊型肝炎

概述

- 较甲型肝炎少见
- 母亲戊型肝炎病毒 IgG 阳性，对胎儿或新生儿无影响
- HEV IgM 阳性母亲发生垂直传播最显著预测因子是病毒载量
- 垂直传播的诊断需要
  - ◆ HEV PCR 监测阳性或抗 HEV IgM 阳性
- 新生儿感染的诊断需要
  - ◆ HEV PCR 监测阳性、抗 HEV IgM 阳性或抗 HEV IgG 阳性超过 6 月龄

传播方式

- 垂直传播
  - ◆ 妊娠晚期母亲感染:经胎盘传播约为 46%
- 水平传播
  - ◆ 围产期母亲感染:分娩期间或产后粪-口传播
- 孕妇死亡率更高:暴发型肝炎死亡率为 10%

对胎儿/新生儿的影响

- 母亲暴发型肝炎可导致胎儿死亡或早产
- 经胎盘传播
  - ◆ 可以无症状,也可有肝炎表现:包括黄疸和血清 ALT 水平升高
  - ◆ 导致 FGR
  - ◆ 肝坏死导致死亡
- 分娩期间/产后
  - ◆ 新生儿期无症状
  - ◆ 6~8 周后出现临床肝炎

辅助检查

- 抗 HEV IgG 检测不稳定,应谨慎解读检测结果
- 经胎盘传播
  - ◆ 非特异性:转氨酶升高
  - ◆ 特异性:胎盘被动传播,抗 HEV IgG 可阳性
  - ◆ 垂直传播的诊断需要
    - ◇ 血清或粪便 HEV PCR 监测阳性或抗 HEV IgM 阳性
- 分娩期间/产后
  - ◆ 非特异性:新生儿期无
  - ◆ 特异性
  - ◆ 经胎盘被动传播,抗 HEV IgG 可阳性
- 新生儿感染的诊断需要
  - ◆ HEV PCR 监测阳性、抗 HEV IgM 阳性或抗 HEV IgG 阳性超过 6 月龄

鉴别诊断

- 无

处理

- 控制传播

- ◆ 婴儿室:新生儿接触隔离
  - ◆ 无证据表明与母亲隔离,应强调仔细洗手
  - ◆ 无母乳喂养禁忌
- 支持治疗
- 特异性治疗
  - ◆ 预防:无
  - ◆ 新生儿:没有

随访

- 如果抗 HEV IgM 和 HEV PCR 阴性,随访抗 HEV IgG 至少 6 个月,直到除外或证实分娩期或分娩后感染

并发症及预后

- 垂直传播
  - ◆ FGR
  - ◆ 肝坏死导致死亡
- 分娩期/产后
  - ◆ 新生儿期无并发症
  - ◆ 没有证据表明可导致慢性或暴发型肝炎

(2) 母亲戊型肝炎病毒 IgG 阳性

- 母亲存在免疫,没有传播的风险
- 对胎儿和新生儿没有影响
- 胎儿和新生儿无体征和症状
- 经胎盘被动传播,抗 HEV IgG 可阳性
- 无须治疗和随访
- 无远期并发症

(杨 旻　汪吉梅)

24. 庚型肝炎母亲婴儿(infant of mother with hepatitis G)

(1) 母亲 GBV-C/HGV RNA 阳性

概述

- 较丙型肝炎更常见

- 母亲 GBV-C/HGV RNA 滴度越高,传播的危险性越大
- 传染性与母亲丙型病毒肝炎血症或垂直传播无关
- 无须隔离和治疗
- 随访相当重要
- 持续感染常见(80%~95%)

母亲感染的危险因素

- 吸毒
- 丙型肝炎病毒感染

对胎儿/新生儿的影响

- 垂直传播:45%~80%
- 其他传播途径:输血
- 胎儿/新生儿无临床症状和体征

辅助检查

- 非特异性:无
- 特异性:新生儿期 GBV-C/HGB RNA 可能阳性,但很少超过 6 个月

处理

- 母婴室:一般措施
- 没有证据表明需要与母亲隔离
- 无母乳喂养禁忌
- 新生儿无需特异性治疗
- 预防:可剖宫产,但不推荐

随访

- 如果第一次检查阴性,3 月龄和 6 月龄时随访 GBV-C/HGV-RNA
- 如果第一次检查或者 3 月龄或 6 月龄检查 GBV-C/HGV RNA 阳性,每年随访 GBV-C/HGV RNA,GBV-C/抗 HGV E2 IgG 和转氨酶

并发症及预后

- 持续感染常见(80%~95%);血清 GBV-C/抗 HGV E2 转阴者少见
- 如果没有合并感染 HCV 或 HIV,临床症状和实验室检查阳性结果少见
- 再次妊娠仍可垂直传播

(2) 母亲抗 GBV-C/HGV IgG阳性

- 对胎儿/新生儿无影响
- 没有垂直传播的风险
- 胎儿/新生儿无临床症状和体征
- 由于经胎盘被动传播,新生儿 GBV-C/抗 HGV E2 IgG 阳性
- 无须隔离,可以母乳喂养
- 无须治疗
- 无远期并发症

（杨　旻　汪吉梅）

25. 吸食大麻母亲婴儿（infant of mother with marijuana）

概述

- 常规的产前药物咨询,发现母亲应用上述药物的灵敏度较低,约为 25%
- 整个妊娠期间反复进行阿片类药物应用的结构化面试(structured interview),可以发现约 60% 的病例,但临床操作困难

对胎儿/新生儿的影响

- 胎儿
  - ◆ 围产期死亡率或发病率未增加
  - ◆ 每天应用者,妊娠时间约减少 1 周,早产儿和 LBW 多见于大量应用者
  - ◆ 急产更为常见
  - ◆ 低 Apgar 评分
  - ◆ 胎盘早剥
  - ◆ 间接致畸效应:心脏、中枢神经系统缺陷,以及唐氏综合征等
- 新生儿
  - ◆ 多数对出生体重、身长和头围没有影响,有影响者剂量效应关系较弱,且与剂量和频率呈负相关,受影响者 8~12 个月恢复正常
  - ◆ 无明显异常体征,可出现肌张力低下
  - ◆ 轻微异常:大量应用者可能发生(如眼距过宽、严重内眦赘皮)
  - ◆ 行为异常
    - ✧ 肢体抖动、过度和长期惊跳(自发及受到刺激时),可持续存在 1 个月以上
    - ✧ 自主觉醒改变

◇ 哭声高尖
◇ 安静睡眠少
◇ 视觉及刺激反应的习惯化形成障碍
◇ 吸吮不良

辅助检查

- 非特异性
  - 其他违法药品的筛查
  - 血糖、电解液
  - 颅脑超声
- 特异性
  - 推荐对其基本代谢产物 TCH-COOH 进行筛查
  - 筛查实验特异度低、灵敏度高
  - 确诊实验液相色谱测试（灵敏度高、特异度高）
  - 母亲标本
    - ◇ 尿液或粪便监测窗口期 1~30 天，在生后 72h 70% 的代谢产物被排泄；大量应用，半衰期长，10 天内均可排泄
    - ◇ 熟练的母亲面试技巧和熟悉的母亲尿毒理学可以增加检出率
  - 新生儿
    - ◇ 尿液（出生后尽快收集标本）：仅能检查最近的暴露患儿，假阴性率高
    - ◇ 胎粪（生后 2 天内收集）：最有效的筛查方法
      - ➤ 母亲妊娠中晚期用药，灵敏度为 20%，对较少应用或间歇应用或标本暴露于室温超过 12~24h，假阴性率较高
      - ➤ 使用麻醉药可导致假阳性结果，病史和麻醉品编号很重要

鉴别诊断

- 抖动、哭声高尖的疾病（如低血糖、高钙血、新生儿戒断综合征、中枢神经系统异常）

处理

- 对有吸烟史、酗酒史和其他非法药物应用史的孕妇应仔细面谈
- 证实停用相关药物后才能母乳喂养
- 社会关怀
- 特异性治疗：无

并发症及预后

- 视觉发育延迟

- 粗大运动发展延迟
- 记忆力受损
- 注意缺陷障碍、多动、易冲动、控制力差
- 孤独症
- 执行功能受损
- 犯罪、攻击性行为、品行障碍

（杨　旻　汪吉梅）

26. 应用阿片类药物母亲婴儿（infant of mother used opioids）

概述

- 阿片类药物包括：海洛因、吗啡、度冷丁、美沙酮、二氢埃托啡
- 孕妇非法应用上述毒品或因医疗需要给予吗啡或美沙酮,均可对胎儿/新生儿造成影响

高危母亲

- 产前检查<3 次
- 违禁药物应用史
- 性病史
- HIV 病史
- 精神疾病史
- 不洁性生活、多个性伴侣史
- 频繁迁移,违法犯罪记录
- 家庭关怀缺失
- 反复流产
- 有不明原因胎儿死亡、心肌梗死或脑卒中病史

母亲病史

- 难以得到准确病史,常规的产前药物咨询仅能发现约为 10%~25% 的用药母亲

对孕妇、胎儿/新生儿的影响

- 胎儿
  - ◆ 胎盘早剥
  - ◆ 先兆子痫/子痫
  - ◆ 绒毛膜羊膜炎

- ◆ 死胎
- ◆ 早产
- ◆ FGR
- ◆ 宫内窒息
- ◆ 羊水胎粪污染
- 新生儿
  - ◆ 早产
  - ◆ 低体重
  - ◆ 头围小于正常
  - ◆ 身长短
  - ◆ 新生儿抑制
  - ◆ 坏死性小肠结肠炎、肠闭锁
  - ◆ 心肌缺血
  - ◆ 睡眠异常、震颤、肌张力高
  - ◆ 血小板减少(仅见于美沙酮暴露,少见)
  - ◆ 药物的直接影响
    - ✧ 新生儿戒断综合征(NAS)
      - ➢ 暴露的新生儿发病率 55%~94%,危险性与以下因素相关
        - ✦ 母亲用药时间
        - ✦ 妊娠后期母亲用药剂量
        - ✦ 最后一次的用药时间
        - ✦ 母亲/新生儿药物代谢和清除率
      - ➢ 早产儿症状相对较轻
      - ➢ 自然病程:生后 48~72h 发病,3~7 天达到高峰,1~2 周改善,8~16 周缓解
      - ➢ 美沙酮:症状出现较晚,可能数周后起病;持续数月,较海洛因戒断综合征持续时间长,抽搐发生更频繁

症状和体征

- 中枢神经系统过度兴奋:活动多、易怒、哭声高尖、嘶哑、震颤、惊跳、肌阵挛、肌张力增高、反射亢进
- 面部擦伤、受压部位擦伤(肘、膝)
- 吸吮手指、喷嚏、打嗝、打哈欠
- 鼻塞
- 面部充血、多汗、发热
- 皮肤花纹、体温降低
- 呼吸急促

- 吞咽不协调、流涎、喂养困难
- 食欲旺盛
- 呕吐
- 腹泻
- 体重不增
- 癫痫发作(少见)

辅助检查

- 非特异性
  - 性传播疾病筛查
  - 其他违禁用药的筛查
  - 早产及 FGR 病例所列筛查(见母体相关疾病篇 3.胎儿生长受限),窒息所列筛查(见中枢神经疾病 2.缺氧缺血性脑病)
  - 如有必要,应除外导致上述症状的其他原因
    - 母亲应用可卡因或苯丙胺
    - 中枢神经系统的出血
    - 甲状腺功能亢进等
- 特异性检查
  - 推荐进行阿片类物质和阿片代谢产物的筛查和确诊实验
  - 筛查:低特异度、高灵敏度,如放射免疫测定法
  - 确诊试验:高灵敏度、高特异度,如气相色谱-质谱
  - 母亲尿液标本
    - 检测窗口期取决于特定的阿片制剂,剂量和用药方式
      - 大多数鸦片类物质为 24~72h,假阴性率高
      - 长期、大剂量使用可延长到 10 天
      - 美沙酮:检测的窗口期增加
  - 新生儿
    - 尿液(出生后尽快收集标本):仅能检查最近的暴露(美沙酮除外),假阴性率高
    - 胎粪(生后 2 天内收集)
      - 最有效的筛查方法
      - 母亲妊娠中晚期用药,灵敏度和特异度均约为 80%
      - 使用麻醉药可导致假阳性结果,病史和麻醉品编号很重要

鉴别诊断

- FGR
- 缺氧缺血性脑病

- 导致激惹的其他原因:母亲应用可卡因或苯丙胺、甲状腺功能亢进、颅内出血

处理

- 非特异性
  - ◆ 早产、FGR、窒息等并发症的支持治疗
  - ◆ 社会关怀和随访
  - ◆ 新生儿戒断综合征(neonatal abstinence syndrome,NAS):包裹、抚触、协调手-口活动(安抚奶嘴)、安静幽暗环境(低刺激)
- NAS 特异性治疗
  - ◆ 用药指征
    - ✧ 严重激惹和震颤干扰喂养和睡眠
    - ✧ 食欲下降、腹泻、呕吐造成体重丢失过多和脱水
    - ✧ 中度到重度的呼吸急促干扰喂养
    - ✧ 发热
    - ✧ 惊厥
  - ◆ 治疗不能改变远期预后
  - ◆ 合适的 NAS 评分表(例如,Finnegan NAS 评分系统)可以指导药物剂量调整
  - ◆ 首选药物:阿片类酊剂 10mg/ml
    - ✧ 应用时 25 倍稀释(0.4mg/ml)
    - ✧ 开始 0.1ml/kg,q.4h.,喂奶前给予
    - ✧ 增加剂量至 0.1ml/kg,q.4h.,直至症状得到控制
  - ◆ 替代药物:口服吗啡
    - ✧ 开始 0.2mg/(kg·次)
    - ✧ 症状稳定后 3~5 天逐渐减量
    - ✧ 一旦达到最低剂量,迅速减量
  - ◆ 其他药物
    - ✧ 美沙酮(特别是需要长期给药时)
    - ✧ 止痛药因含有其他化学物质,仅做备选
    - ✧ 苯巴比妥(非特异性药物)

随访

- 治疗期间
  - ◆ 体检,体重增加,每日评分
- 长期
  - ◆ 神经发育

并发症及预后

- 早期并发症
  - ◆ 大多数婴儿良好
  - ◆ 早产儿湿肺、呼吸窘迫综合征、持续性肺动脉高压、吸入性肺炎发生率增加
  - ◆ 脱水、体重不增、喂养困难
  - ◆ 新生儿感染性传播性疾病、乙型肝炎、丙型肝炎、戊型肝炎和艾滋病风险增加
- 预后
  - ◆ 婴儿猝死发生率增加
  - ◆ 生长发育落后,头围影响最明显
  - ◆ 斜视、眼球震颤
  - ◆ 认知缺陷
  - ◆ 色觉异常
  - ◆ 精细运动协调能力差
  - ◆ 多动症、注意缺陷
  - ◆ 个性冲动、行为异常、不能适应常规教育方式
  - ◆ 语言发育延迟
  - ◆ 母婴感情建立延迟
  - ◆ 虐待儿童的发生率增加

（杨 旻　汪吉梅）

27. 酗酒母亲婴儿/胎儿酒精谱系疾病（fetal alcohol spectrum disease）

概述

- 妊娠期酒精暴露导致的胎儿一系列异常症状和体征统称,并非单一疾病,疾病谱包括
  - ◆ 没有可识别的影响
  - ◆ 酒精暴露有关的神经发育障碍（ARND）:中枢神经系统异常、神经发育缺陷不伴生长发育迟缓和不伴诊断胎儿酒精综合征（FAS）所需要的3个面部特征（见本节辅助检查）
  - ◆ 酒精暴露有关的出生缺陷（ARBD）:存在其他脏器发育异常,但无生长发育受限和不伴 FAS 诊断所需要的3个面部特征
  - ◆ 部分胎儿酒精综合征（FAS）:存在 FAS 诊断所必需的3个面部特征中的2个,且存在以下异常,即产前和/或产后生长发育迟缓;中枢神经系统结

构和/或功能异常

◆ FAS:面部畸形特征加上产前和/或产后生长发育迟缓;中枢神经系统结构和/或功能异常

病史

● 母亲高危因素
  ◆ 长期每天大量饮酒,≥6 次/d 或间断大量饮酒(偶尔≥5 次和≥4~5 次/月),FAS:50% 的风险

> 注:1 次=4 盎司葡萄酒或 12 盎司啤酒或 1 盎司 60%(v/v)白酒,1 盎司=28.350g

  ◆ 年龄≥30 岁:危险性增加 3~5 倍
  ◆ 家庭经济条件差
  ◆ 既往 FASD 患儿分娩史:危险性>75%
● 妊娠期间对新生儿/胎儿造成损害的饮酒量目前不确定
● 导致新生儿/胎儿损伤的酒精暴露量具有明显个体差异
● 新生儿期诊断较为困难,很多 2 岁后才明确诊断

症状和体征

● 下列症状和体征的任何一种(见本节辅助检查)
  ◆ 面部异常
    ◇ 眼裂短
    ◇ 鼻唇沟平坦、长、浅、平
    ◇ 上唇薄
    ◇ 小下颌、下颌后缩
    ◇ 鼻短上翘
    ◇ 上颌发育不良
    ◇ 上睑下垂、内眦赘皮、宽眼距
    ◇ 婴儿期面部多毛
    ◇ 小眼球
    ◇ 斜视、近视
    ◇ 唇腭裂
    ◇ 招风耳、听力损害
    ◇ 腭弓高
    ◇ 颈短、少许颈蹼
  ◆ FGR

◆ 中枢神经系统异常
　◇ 抖动、激惹(新生儿-婴儿乙醇撤药综合征)
　◇ 小头畸形
　　➤ 头围<第10百分位数,身高和体重正常
　　➤ 头围<第3百分位数伴生长受限
　◇ 积水型无脑儿
　◇ 脑积水
　◇ 皮质萎缩
　◇ 胼胝体缺如、异常
　◇ 小脑体积减小,特别是前蚓部减小
　◇ 基底节容积减小,特别是尾状核部位
　◇ 脑脊膜脊髓膨出
◆ 其他异常
　◇ 漏斗胸
　◇ 小阴唇发育不良
　◇ 房间隔缺损、室间隔缺损、法洛四联症、大动脉转位(TGA)
　◇ 先天性膈疝、脐疝、腹股沟疝
　◇ 肾缺如、肾发育不良、马蹄肾、肾盂积水、尿道下裂
　◇ 末节指/趾骨较小,指/趾甲发育不良
　◇ 颈椎异常
　◇ 肋骨异常
　◇ 手指弯曲变形
　◇ 髋关节发育不良
　◇ 肝外胆管闭锁
　◇ 胚胎瘤:成神经细胞瘤、神经节成神经细胞瘤、肾上腺肿瘤、肝胚细胞瘤、骶尾部畸胎瘤
　◇ 皮肤:血管瘤、皮下结节、掌纹异常

辅助检查

- 没有能确诊的辅助检查
- 没有能确诊的症状和特征
- 排除性诊断,特别是妊娠期酒精暴露史不清楚;此时,应诊断为产前酒精暴露史不详
- 仅有产前酒精暴露史不能确诊
- 如果确认整个妊娠期间戒酒,可排除诊断
- MRI评估中枢神经系统结构异常
- 根据需要进行心脏超声心动图、腹部超声检查、眼科检查

- 诊断标准
  - ◆ FAS:生长发育迟缓+面部畸形+中枢神经系统异常。具体如下:
    - ◇ 生长发育迟缓:产前和/或产后体重或身长<第 10 百分位数
    - ◇ 面部畸形:眼裂短、人中平浅、上唇薄:华盛顿大学唇-人中分类等级 4~5 级;眼裂短:长度小于同孕龄(GA)/年龄第 10 百分位数
    - ◇ 中枢神经系统的异常:小头畸形、脑结构异常、运动发育障碍、精细运动功能障碍、中枢神经系统功能缺陷(见本节并发症及预后)(标准测定低于平均值 1 个标准差以上)
  - ◆ 对不能满足 FAS 诊断标准的胎儿酒精暴露无诊断标准

鉴别诊断

- 参见威廉姆斯综合征、阿姆斯特丹型侏儒征(Cornelia de Lange syndrome)、迪格奥尔格(DiGeorge)综合征等
- 胎儿乙内酰脲综合征
- 杜博维兹综合征(Dubowitz syndrome)
- 违禁药物应用或被忽视、家庭不良环境或缺乏训练导致的功能性神经障碍
- 某些药物、化学品中毒:胎儿苯妥英钠或甲苯中毒

处理

- 早期诊断,培育良好的家庭环境,促进神经发育
- 对新生儿撤药综合征,可用苯巴比妥对症治疗
- 手术矫治部分畸形
- 特异性治疗:无
- 预防:孕妇和育龄女性禁止饮酒

随访

- 多学科:神经发育、眼科、耳鼻喉科、牙科等

并发症及预后

- 青春期以后特征性症状和体征逐渐消失
- 生长发育迟缓
- 认知障碍
  - ◆ <2s(25%)
  - ◆ <1s(3 个功能区域)
- 其他中枢神经系统功能障碍
  - ◆ 执行功能缺陷
  - ◆ 大运动和精细运动障碍

- ◆ 注意缺陷,冲动、控制力差
  - ◆ 适应和社交技能发育差
  - ◆ 记忆力障碍
  - ◆ 语言发育障碍
  - ◆ 协调性差
- 其他
  - ◆ 斜视
  - ◆ 近视
  - ◆ 牙釉质异常
  - ◆ 咽鼓管功能障碍
  - ◆ 牙齿畸形

（杨　旻　汪吉梅）

28. 吸烟母亲婴儿(infant of smoking mother)

发病机制

- 尼古丁作为发育神经毒素靶向烟碱型乙酰胆碱受体,可能干扰蛋白质代谢,降低脐血氨基酸
- 导致胎儿发生表观遗传变异,化学修饰遗传基因,包括胎儿成长、尼古丁成瘾、戒烟能力相关基因等
- 尼古丁及其代谢产物,收缩子宫和胎盘血管,使子宫和胎盘血流下降
- 吸烟产生的一氧化碳,穿过胎盘和胎儿形成碳氧血红蛋白,诱导胎儿缺氧
- 直接毒性作用

对胎儿和新生儿的影响

- 流产
- 早产
- 死产
- 婴儿猝死综合征
- FGR:每天 1 包烟,新生儿平均体重减少 200g
- 胎盘早剥
- 唇腭裂的发生率增加 2 倍

辅助检查

- 非特异性:早产及 FGR 相关的检查
- 特异性:测定血液中吡啶吡咯酮浓度,可以量化暴露的程度,仅用于科研

鉴别诊断

- 无

处理

- 早产及 FGR 支持治疗（见母体相关疾病篇 3. 胎儿生长受限）
- 生后避免被动吸烟
- 特异性治疗：无

随访

- 儿童期通常发育正常

并发症及预后

- 并发症
  - ◆ FGR
  - ◆ 早产及相关问题
- 预后
  - ◆ 婴儿猝死的风险增加
  - ◆ 有被动吸烟史者，发生哮喘的危险性增加

（杨　旻　汪吉梅）

29. 应用可卡因母亲婴儿（infants of mother exposed cocaine）

概述

- 可卡因的作用
  - ◆ 血管收缩
  - ◆ 降低胆碱酯酶
  - ◆ 增加去甲肾上腺素、5-羟色胺和多巴胺水平

母亲的危险因素

- ◆ 既往吸毒史
- ◆ 使用烟草、乙醇和其他非法药物
- ◆ 家庭经济条件差
- ◆ 多次怀孕和流产
- ◆ 营养不良

◆ 性传播疾病史、HIV
◆ 不洁性生活史
◆ 家庭成员有药物滥用史
◆ 精神疾病史

对孕妇、胎儿/新生儿的影响

- 与剂量、时间、有关，暴露时间越长，影响越大
- 吸烟、酗酒、其他非法使用药物和产前检查少可以起到协同作用，影响更大
- 自然流产发生率 25%~40%
- 死胎（5~10 倍增加）
- 胎膜早破（2~5 倍增加）
- 绒毛膜炎
- 胎盘早剥
- 子痫前期/子痫
- 胎儿窘迫，窒息
- 羊水胎粪污染（2 倍增加）
- 早产
- FGR
- 其他少见情况
    ◆ 肢体缺失综合征、血管破裂综合征、肠闭锁
    ◆ 中枢神经系统异常：脑梗死、囊肿、产前脑血管意外导致出血
    ◆ 先天性异常：泌尿生殖系统、心脏、眼睛

症状和体征

- 非特异性
- 早产
- 低体重儿
- 小头畸形
- 窒息、低 Apgar 评分
- 药物对胎儿和新生儿发育造成的影响，如可卡因中毒或戒断等
    ◆ 激惹、震颤、肌张力增高、姿势和运动异常（25%）
    ◆ 嗜睡
    ◆ 行为状态：协调能力差、应激反应增加和极度活跃
- 心动过速、高血压
- 脑血管意外的患儿可能发生呼吸暂停、癫痫发作、嗜睡
- 肠闭锁者出现胆汁性呕吐、腹胀

辅助检查

- 非特异性
  - ◆ 性传播疾病筛查
  - ◆ 其他违禁药物筛查
  - ◆ 早产、FGR 和窒息相关的检查
  - ◆ 除外导致上述症状和体征的其他原因:新生儿镇静剂戒断综合征、母亲应用苯丙胺、颅内出血、甲状腺功能亢进等
  - ◆ 头颅超声/MRI
  - ◆ 脑电图异常,中枢神经系统兴奋症状伴暴发尖波、棘波发放,可长达 6~12 个月
  - ◆ 脑干听觉诱发电位异常
  - ◆ 视觉诱发电位异常
  - ◆ 必要时进行肾脏超声检查
  - ◆ 必要时进行超声心动图、心电图检查
  - ◆ 必要时消化道造影检查
- 特异性
  - ◆ 推荐进行可卡因及其代谢物的筛查和确诊实验
  - ◆ 筛查:低特异度、高灵敏度,如放射免疫测定法
  - ◆ 确诊试验:高灵敏度、高特异度,如气相色谱-质谱
  - ◆ 母亲尿液标本
    - ◇ 检测窗口期 24~72h,假阴性率高
  - ◆ 新生儿
    - ◇ 尿液(出生后尽快收集标本):仅能检查最近的暴露,假阴性率高
    - ◇ 胎粪(生后 2 天内收集)
      - ➢ 最有效的筛查方法
      - ➢ 母亲妊娠中晚期用药,灵敏度为 90%,特异度均为 100%
      - ➢ 室温下标本放置>12~24h,灵敏度降低

鉴别诊断

- 导致 FGR 其他原因(见母体相关疾病篇 3.胎儿生长受限)
- 导致兴奋的其他原因(例如新生儿镇静剂突然中断、中枢神经系统异常、甲状腺功能亢进)
- 导致脑梗死的其他原因(见中枢神经系疾病 5.围产期脑梗死)
- 导致小头畸形的其他原因
- 导致高血压的其他原因(见症状篇 10.高血压)

处理

- 对有吸烟史、酗酒史和其他非法药物应用史的孕妇仔细面谈
- 对早产、FGR、窒息及其他并发症有关的合并症进行支持治疗
- 证实停用相关药物后才能母乳喂养
- 社会关怀
- 特异性治疗:无

随访

- 神经发育

并发症及预后

- 并发症
  - 与剂量、暴露时间和其他药物的使用有关
  - 男孩易受累
  - 早产、FGR 及窒息相关的并发症
  - 与脑血管意外有关的并发症
  - 肠闭锁
  - 其他性传播疾病,如 HIV 等传播给胎儿/新生儿
- 预后
  - 在 1~2 个月内赶超生长
  - 婴儿猝死的风险增加
  - 高血压可持续 18 个月
  - 肌张力过高可持续 18 个月
  - 原始反射和震颤可持续存在 24 个月
  - 持续异常的觉醒状态
  - 大运动和精细运动发育缺陷,平衡功能、手眼协调功能差
  - 语言发育延迟
  - 认知功能的平均分没有显著差异,但多数分数<75
  - 行为问题:注意力缺失综合征、注意力分散、攻击性(尤其是在男孩)、学习问题
  - 儿童虐待问题发生增加

（杨 旻　汪吉梅）

30. 应用甲基苯丙胺母亲婴儿(infant of mother exposed methamphetamine)

概述

- 包括冰毒、甲基苯丙胺
- 容易得到,应用广泛
- 易成瘾
- 廉价、长期应用,容易获得和制造
- 交感神经激动剂,子宫血流和胎盘灌注急剧减少

母亲的症状

- 欣快感、警觉性增加、信心增加
- 敌意、暴力行为、幻觉、偏执精神失常
- 厌食

对胎儿/新生儿影响

- 新生儿尾状核和丘脑体积减小
- FGR(体重头围减少):由于子宫血管收缩和/或食欲下降导致,对生长的影响
- 与妊娠期剂量和持续使用时间有关
- 吸烟可加重生长发育落后
- 产科并发症和早产发生率增加
- 许多婴儿表现为安静和孤僻(由于神经毒性导致)
- 戒断症状,如易怒(发生率49%,4%需要处理)

辅助检查

- 非特异性
  - ◆ 性传播疾病筛查
  - ◆ 对导致 FGR 的其他疾病的筛查
  - ◆ 尿液、胎粪其他违禁品筛检
  - ◆ 头颅超声、MRI
- 特异性:推荐进行苯丙胺、甲基苯丙胺及其代谢产物定量分析
  - ◆ 筛查:低特异度、高灵敏度,如放射免疫测定法
  - ◆ 确诊试验:高灵敏度、高特异度,如气相色谱-质谱
  - ◆ 母亲尿液标本
    - ◇ 检测窗口期为 1~4 天(取决于剂量和使用方法),假阴性率高

　　　　✧ 合法应用安非他明可导致假阳性,但妊娠期很少应用
　　　　✧ 熟练的母亲问诊技巧和熟悉母亲尿毒理学可以增加检出率
　　◆ 新生儿
　　　　✧ 尿液(出生后收集标本尽快)
　　　　　➢ 由于胎儿清除速度较慢,检测窗口期较母亲长,但仍然仅能检测最
　　　　　　 近暴露的患儿,假阴性率高
　　　　✧ 胎粪(生后 2 天内收集):最有效的筛查方法

> 注:资料较少,灵敏度和特异度与母亲病史有关

鉴别诊断

- 其他原因造成的 FGR
- 其他原因造成的激惹,如新生儿麻醉药戒断综合征、母亲吸食可卡因、CNS
  异常、甲状腺功能亢进

处理

- 仔细询问其他对胎儿/新生儿有害的药物或习惯:吸烟、酗酒、其他违禁药物
- 禁忌母乳喂养,除非停止使用含甲基苯丙胺类的物质
- 社会关怀
- 特异性治疗:无

随访

- 神经发育

并发症及预后

- 出现发育及行为问题危险性增加
- 大脑皮层容积减少(学龄期壳核、苍白球和海马 MRI 研究结果)
- 神经认知缺陷,如注意力缺乏和记忆力差、视觉-运动整合功能缺陷
- 攻击性行为和社会违法行为
- 数学、语言分数较低

　　　　　　　　　　　　　　　　　　　　　　　　　　(杨 旻　汪吉梅)

II.

症　状　篇

1. 新生儿脑病（neonatal encephalopathy）

定义

- 新生儿脑病:新生儿期出现的以神经功能障碍为主要临床表现的综合征
  - 意识状态改变伴或不伴惊厥
  - 可合并肌力、肌张力、姿势、原始反射异常
  - 多见于胎龄≥35周新生儿;早产儿神经功能发育不成熟,较难评估
- 缺氧缺血性脑病:存在围产期缺氧缺血事件伴有脑病表现可诊断为缺氧缺血性脑病
- 新生儿脑损伤:多基于影像学;泛指病理或影像学上存在脑损伤

病史

- 母亲病史
  - 母亲发热、胎膜早破、炎症指标增高,提示可能存在新生儿败血症和/或中枢神经系统感染
  - 母亲应用违禁药物或被给予成瘾性药物治疗,提示可能存在戒断综合征
  - 母亲妊娠期高血压、先兆子痫、糖尿病等提示宫内缺氧缺血
- 母亲TORCH筛查结果:提示存在宫内病毒感染
- 妊娠史
  - 胎盘子宫异常
  - 胎儿生长受限
  - 脐血流异常
  - 胎心监护异常(晚期减速、变异减速)
  - 产前超声、MRI异常
  - 辅助生殖技术助孕
- 分娩史
  - 第二产程延长
  - 生物物理学评分异常
  - 低Apgar评分
  - 出生后复苏
  - 产钳、胎头吸引助产
  - 试产失败紧急剖宫产
- 家族史
  - 脑病、脑瘫
  - 婴儿期死亡

- ◆ 遗传代谢性疾病
- ◆ 染色体异常
- ◆ 癫痫或癫痫综合征
- 发病时间
  - ◆ 出生24h以内：HIE、宫内感染、早发型败血症、产伤
  - ◆ 出生24~72h：败血症、中枢系统感染、脑发育畸形、产伤、戒断综合征
  - ◆ 出生72h以后：除以上疾病外，遗传代谢性疾病、胆红素脑病、各种综合征、癫痫和癫痫综合征
- 疾病相关的症状和体征
  - ◆ 外观畸形，其他脏器畸形：染色体异常或综合征疾病，如21-三体综合征
  - ◆ 体温异常、存在明显感染指标异常：败血症、中枢神经系统感染
  - ◆ 严重高胆红素血症、Rh溶血：高胆红素血症导致的神经系统功能障碍
  - ◆ 严重或难于控制的低血糖：低血糖脑损伤、高胰岛素血症、糖代谢异常，如半乳糖血症等
  - ◆ 肝脾大、肝功能异常：宫内感染、糖原贮积症、脂代谢异常、过氧化氢酶体疾病，如脑肝肾综合征
  - ◆ 肌力低下、肌张力低下、原始反射减弱、关节挛缩、神经肌肉疾病
  - ◆ 难以纠正的酸中毒：有机酸血症
  - ◆ 难以纠正的乳酸酸中毒：线粒体疾病、脂肪酸氧化障碍等
  - ◆ 血氨增高：尿素循环障碍、有机酸血症等

临床症状和体征

- 意识状态：正常、激惹、嗜睡、昏迷
- 哭声：正常、高尖、哭声弱、刺激无哭声
- 睁眼：睁眼、刺激后睁眼、强刺激无睁眼
- 自主活动状态：良好、需要刺激、刺激无活动
- 惊厥发作
- 原始反射：拥抱反射，吸吮反射，吞咽反射，减弱、消失或亢进
- 肌力、肌张力：正常、增高、减低
- 呼吸状态：正常、呼吸暂停
- 瞳孔：是否等大、扩大、缩小，是否存在对光反射

辅助检查

- 一线检查
  - ◆ 血气分析
  - ◆ 血常规+CRP
  - ◆ 病原学检测：血培养、脑脊液培养

- ◆ 血糖、血电解质
- ◆ 肝功能、肾功能、胆红素
- ◆ 凝血功能
- ◆ 腰椎穿刺进行脑脊液检查
- ◆ 血氨
- ◆ 乳酸
- 二线检查
  - ◆ 尿酮体
  - ◆ 血游离脂肪酸、丙酮酸、酮体
  - ◆ TORCH 筛查及相关病原的 DNA 检查
  - ◆ 甲状腺功能
  - ◆ 皮质醇
  - ◆ 血串联质谱、尿串联质谱、脑脊液氨基酸分析
- 影像学检查
  - ◆ 头颅 CT、B 超除外颅内出血
  - ◆ MRI 检查
- 电生理检查
  - ◆ 脑电生理：脑电图、振幅整合脑电图监测
  - ◆ 诱发电位
    - ◇ 视觉诱发电位
    - ◇ 听觉诱发电位
    - ◇ 躯体感觉诱发电位
- 组织氧监测
  - ◆ 脑氧
  - ◆ 肾氧
- 超声心动图
  - ◆ 评估心功能
  - ◆ 是否存在先天性心脏病
  - ◆ 指导血管活性药物应用

诊断和鉴别诊断

- HIE：明确的缺氧缺血事件考虑 HIE
  - ◆ 子宫胎盘破裂
  - ◆ 晚期减速
  - ◆ 脐带真结
  - ◆ 脐带脱垂
  - ◆ 存在窒息复苏

- ◆ 严重酸中毒
- ◆ 低 Apgar 评分
- 败血症:母亲 GBS 定植,新生儿白细胞增加,CRP 或 PCT 升高,血培养阳性
- 宫内病毒感染:母亲 TORCH 筛查阳性;新生儿肝脾大、血小板减少、肝功能异常、眼底病变等;颅内钙化;新生儿 TORCH 筛查阳性
- 颅内出血:难产史、产钳助产、胎头吸引助产、新生儿贫血、头颅血肿
- 脑梗死、脑肿瘤、脑实质出血:定位体征、单侧肢体活动异常、脑电图不对称异常
- 胆红素脑病:严重高胆红素血症、Rh 溶血、ABO 溶血、换血治疗、MRI 苍白球高信号
- 脊髓损伤:阴道分娩困难,上、下运动神经元均存在异常,感觉异常,尿潴留,便秘
- 神经肌肉疾病:胎动少、胎位不正、肌力肌张力低下、原始反射减弱(消失)、特殊姿势、吸吮吞咽困难
- 如果出现持续性、代谢性酸中毒,阴离子间隙增大,应关注乳酸
  - ◆ 如果乳酸很快恢复正常,存在酮症时应考虑有机酸血症
  - ◆ 如果乳酸持续增高、低血糖,则考虑脂肪酸氧化障碍或有机酸血症
  - ◆ 如果有机酸正常,考虑线粒体疾病、丙酮酸代谢紊乱、糖原贮积症
- 如果无持续性、代谢性或难以纠正的酸中毒,应关注血糖
  - ◆ 持续性低血糖伴尿酮体减少,游离脂肪酸升高提示脂肪酸氧化障碍或酮体生成障碍,血浆或血干滤纸片检测酰基肉碱可以提示诊断
  - ◆ 持续性低血糖伴低尿酮体、血浆游离脂肪酸升高提示高胰岛素血症

> 注:轻微血氨升高也可导致低血糖,正常足月儿 24h 内血氨轻微增高,早产儿血氨轻微升高

- 严重高氨血症提示尿素循环障碍或其他遗传代谢性疾病继发的血氨增高
- 如果无代谢酸中毒、低血糖或高氨血症,应考虑过氧化物酶体疾病或先天性糖基化疾病,常合并乳头内陷、不寻常的脂肪垫或小脑受累
- 难治性惊厥(见症状篇 2. 新生儿惊厥)
  - ◆ 大田原综合征
  - ◆ 早发型癫痫性脑病
  - ◆ 脑发育异常
  - ◆ Vit B_6 依赖性惊厥
  - ◆ 叶酸反应性惊厥
  - ◆ 非酮症高甘氨酸血症
  - ◆ 葡萄糖转运蛋白缺陷

◆ 过氧化氢酶缺陷
- 脑脊液氨基酸分析,除外神经递质异常性疾病

治疗

- 特异性治疗
  - ◆ 针对原发病进行治疗
  - ◆ HIE 或不能排除 HIE 的患儿可给予低温治疗
- 非特异性治疗(见中枢神经系疾病 2.缺氧缺血性脑病)
  - ◆ 维持正常的通气和氧合
  - ◆ 维持正常脑灌注(维持血压、降低颅内压)
  - ◆ 维持血糖在正常上限
  - ◆ 积极控制惊厥
  - ◆ 根据出量调整液体入量,维持轻度脱水状态
  - ◆ 维持血钙、血红蛋白正常

随访

- 需要定期进行神经功能评估
- 明确特殊疾病的患儿相关专科随访

远期预后

- 运动功能障碍
- 智力发育异常
- 行为发育异常
- 视觉功能障碍
- 听力损伤
- 喂养问题
- 语言发育障碍
- 孤独症
- 家庭氧疗或呼吸支持
- 反复肺部感染

(王　眄　程国强)

2. 新生儿惊厥(neonatal convulsion)

概述

- 中枢神经系统的异常放电,通常表现为刻板样肌肉活动或自律性节律改变

◆ 常伴有直接或间接影响中枢神经系统的疾病

  ◆ 新生儿常见急症之一,需要立即评估以确定病因和治疗

● 早产儿发病率较足月儿高

● 早产儿单纯电惊厥的发作高于足月儿

● 脑电图是诊断惊厥的金标准

分类

● 基于脑电图分类

  ◆ 临床发作

    ◇ 临床表现为惊厥发作

    ◇ 脑电图监测未见异常放电

    ◇ 这部分是否为真正惊厥存在争议

  ◆ 电-临床发作

    ◇ 临床表现为惊厥发作

    ◇ 同时存在脑电图异常放电

  ◆ 电发作(亚临床惊厥)

    ◇ 无惊厥临床发作

    ◇ 脑电图可见异常放电

    ◇ 多见于抗惊厥药物治疗、麻醉、应用肌松剂后

    ◇ 也可见于反应较差的患儿

● 临床发作分类

  ◆ 阵挛性:局灶性或多灶性

  ◆ 强直性:局灶性或多灶性

  ◆ 肌阵挛性:局灶性、多灶性或全身性

  ◆ 微小发作

    ◇ 异常眼部运动,如斜视、凝视眼球震颤等

    ◇ 面部肌肉异常运动

    ◇ 咀嚼肌异常活动

    ◇ 肢体异常活动

    ◇ 呼吸暂停

    ◇ 自主神经功能异常,如皮肤潮红、出汗等

    ◇ aEEG 异常者仅占 13%;因此称之为异常现象更合适

    ◇ 在新的癫痫分类中列为运动自动症

病史

● 母亲/妊娠史

  ◆ 母亲患糖尿病:低镁、低血糖、低钙血症

◆ 宫内生长发育迟缓：低血糖、低血钙
◆ 母亲 GBS 感染、单纯疱疹病毒感染、弓形体病：败血症、脑炎、脑膜炎
◆ 母亲应用麻醉剂或吸毒：戒断综合征
◆ 近亲婚配：遗传性疾病
● 分娩史
◆ 围产期、产后窒息：HIE、低血糖、低钙血症
◆ 助产或急产：蛛网膜下腔出血、硬膜下出血、脑室内出血、脑实质出血
◆ 胎膜早破、绒毛膜炎：败血症和/或脑膜炎
◆ 早产儿：脑室内出血
● 新生儿期起病的惊厥家族史
● 惊厥发生时间
● 出生时
◆ 母亲应用麻醉药：严重的强直性发作
◆ 麻醉剂意外注入新生儿：呼吸暂停、肌无力、窒息和惊厥
● 生后 24h 以内发生
◆ HIE
◆ 脑膜炎、败血症
◆ 硬膜下、蛛网膜下腔、脑室内出血（足月儿常见）
◆ 宫内感染
◆ 产伤：出血、脑静脉血栓形成
◆ 低血糖
◆ 低血钙
◆ Vit B_6 缺乏
◆ 戒断综合征、药物作用
◆ 误注射局麻药，发生毒性反应
● 生后 24~72h 发生
◆ 脑膜炎、感染
◆ 脑血管病变
◇ 早产儿：脑室内出血
◇ 足月儿：脑梗死、静脉栓塞
◆ 脑发育不良
◆ 一过性代谢性疾病：低血糖、低血钙、低血镁、低钠血症、高钠血症
● 生后 72h~1 周发生
◆ 上述各种原因
◆ 遗传代谢病
◇ 非酮症高甘氨酸血症
◇ 尿素循环障碍

◇ 有机酸血症

◇ Vit B$_6$ 依赖性惊厥

◆ 色素失调症

◆ 结节性硬化症

◆ 晚发性低钙血症

◆ 家族性新生儿惊厥

◆ 胆红素脑病

◆ 甲状旁腺功能减退

● 生后 1 周以后发生

◆ 上述各种症状

◆ 单纯疱疹病毒感染

◆ 过氧化酶缺陷

◆ GM1 神经节苷脂贮积症Ⅰ型

◆ 戈谢病 2 型

◆ 葡萄糖转运子 1 缺乏综合征,GLUT1-DS

◆ 果糖代谢异常

◆ 枫糖尿病

◆ 美沙酮戒断综合征

● 发病时间不确定

◆ 脑梗死、静脉窦血栓

◆ 其他发育缺陷

● 新生儿病史

◆ 谁发现的异常运动:照护者、医师、护士;医师发现的惊厥最为可靠

◆ 胎龄:早产还是足月

◆ 严重高胆红素血症及治疗病史

◆ 败血症症状和体征

◆ 惊厥发作部位发作类型、持续时间、治疗及治疗效果

◆ 惊厥发作伴随症状,如呕吐、腹泻、尖叫、异常意识状态

临床症状和体征

● 惊厥发作类型对病因诊断帮助不大

● 疾病相关的神经功能异常

◆ 与特定病因有关的体征

◇ HIE:意识改变、肌张力低下、原始反射减弱消失、多器官功能障碍

◇ 颅内出血:见中枢神经系统疾病 1.颅内出血

◇ 遗传代谢疾病:呕吐、昏迷、特殊气味、肌张力低下、代谢性酸中毒、低血糖、高乳酸、高血氨

  ◇ 先天性感染:肝脾大、皮疹、血小板减少、眼底色素沉着
  ◇ 新生儿撤药综合征:激惹、流涎、喂养困难、腹泻、严重可惊厥发作
- 重点关注
  - 皮肤色素沉着
  - 头围
  - 皮肤瘀斑、瘀点、水疱
  - 外观畸形

辅助检查

- 一线检查
  - CBC+CRP
  - 血培养
  - 血糖
  - 血电解质(钠、钾、钙、磷、镁)
  - 血气分析
  - 动脉乳酸
  - 血氨
- 二线检查
  - 怀疑中枢神经系统感染的患儿:腰椎穿刺,进行脑脊液检查
    - ◇ 细胞计数、蛋白质、葡萄糖
    - ◇ 特殊检查(如乳酸、氨基酸)
    - ◇ 病原学检查:涂片检菌、细菌培养、PCR 病毒检测(特别是单纯疱疹病毒、肠道病毒)
    - ◇ 有条件时进行脑脊液氨基酸分析
    - ◇ 有条件时进行宏基因组病原学检测
  - 根据特定的疾病进行相应检查,如 TORCH 筛查、血串联质谱分析和尿串联质谱分析
  - 尿中药物筛查:如果怀疑戒断综合征应检测
  - 氨茶碱浓度测定:如果婴儿正使用该药,且怀疑中毒时应进行检测
- 基因检测:病因不明且治疗较为困难的患儿
- 脑电图
  - 不能明确病因,但可以发现亚临床惊厥
  - 振幅整合脑电图(aEEG),操作简单、连续监测,准确率 70%~90%,需要结合原始脑电图阅读,可作为惊厥高危儿筛查工具
  - 惊厥发作时脑电图检查,最好应用全导联视频脑电图长程监测
    - ◇ 可证实异常运动或动作,是否为惊厥
    - ◇ 可证实是否存在新生儿惊厥,特别是给予抗惊厥治疗以后

◇ 有时可能需要进行 24h 连续脑电图监测

◇ 可评价抗惊厥治疗效果、指导临床治疗和评估预后

● 影像学检查,如头颅 B 超、CT、MRI、MRS

鉴别诊断

● 非惊厥发作

　◆ 抖动

　　◇ 惊跳、惊跳病

　　　➤ 惊跳发作时婴儿眼球运动正常

　　　➤ 紧握婴儿抖动的肢体,抖动停止

　　　➤ 肢体的运动比较精细(颤抖样,而不是惊厥的痉挛样发作)

　　　➤ 脑电图正常

　　◇ 良性颤抖发作:主要表现为上肢的颤抖和强直

　◆ 呼吸暂停发作

　◆ 肌阵挛发作

　　◇ 新生儿良性睡眠肌阵挛

　　　➤ 只在睡眠状态下才有节律性运动,清醒消失

　　　➤ 脑电图无异常放电

　　◇ 婴儿早期良性肌阵挛(少见):头部、颈部、四肢的肌肉痉挛和眨眼,类似惊厥发作

　◆ 肌张力异常

　　◇ 新生儿肌张力障碍/运动障碍:窒息、代谢性疾病或母体药物毒性

　　◇ 药物反应性肌张力障碍:发生于急性药物反应,如应用甲氧氯普胺、多潘立酮

　　◇ 角弓反张:多继发于脑膜刺激,如戈谢病、核黄疸、氨基酸尿症

　◆ 良性阵发性斜颈:发作性地头部倾斜到一边,易激惹和面色苍白

　◆ 眼动异常

　　◇ 新生儿斜视眼阵挛:眼睛的快速振动。常见于单纯疱疹病毒性脑炎或HIE

　　◇ 快速眼动(REM)相关的运动:快速的垂直或水平的眼球运动,同时伴有四肢抽动,可波及全身

　◆ 桑迪弗(Sandifer)综合征:胃食管反流(GE)患儿可有间歇性角弓反张姿势,四肢强直、惊跳,多继发于酸性物质反流到食管引起的疼痛,多发生在进食后 30min

　◆ 自动症

　　◇ 伸展、吮吸、划船样、游泳、骑自行车、间歇性口腔(口舌)运动、舌颤

　　◇ 脑电图多监测正常

- HIE
  - ◇ 生后 6~12h 发病
  - ◇ 最常见的病因,但要求和 HIE 其他病史一致
- 急性严重缺氧
- 颅内出血(见中枢神经系统疾病 3. 颅内出血)
- 脑梗死(见中枢神经系统疾病 5. 围产期脑梗死)
- 脑膜炎(见中枢神经系统疾病 6. 细菌性脑膜炎)
  - ◆ 细菌感染:惊厥可发生于任何时间
  - ◆ 先天性感染:惊厥多发生于 1 周内,单纯疱疹病毒感染多见于顺产婴儿,10 天以后发病常见
- 先天性大脑畸形:惊厥多发生于 1 周内
- 新生儿撤药综合征:激惹、流涎、喂养困难、腹泻、严重可惊厥发作
  - ◆ 多在生后 3 天内发病,使用美沙酮可稍迟
  - ◆ 以惊厥发作起病少见,但如分娩后给予纳洛酮,可发生在产房
  - ◆ 局部麻醉剂中毒(例如利多卡因):生后 6h 内发病:呼吸暂停、心动过缓、瞳孔对光反射消失
- 代谢异常
  - ◆ 低血糖、低血钙、低镁血症、低钠血症、高钠血症
  - ◆ 氨基酸和有机酸疾病:生后 1~5 天,有些发生于蛋白质摄入后
  - ◆ Vit B_6 依赖:生后即可发病
  - ◆ 线粒体疾病,如利氏(Leigh)病
- 癫痫综合征
  - ◆ 良性家族性新生儿惊厥、钾通道障碍性疾病:生后第 2 天或 3 天发病,持续通常不超过 15 天;染色体 20q13.3 或 8q24 异常
  - ◆ 良性特发性新生儿惊厥:多灶性、痉挛性发作、可伴呼吸暂停,生后 4~6 天发病
  - ◆ 早期肌阵挛脑病
    - ◇ 肌阵挛和强直发作
    - ◇ 可发生于宫内
    - ◇ 最常见原因为遗传代谢性疾病
  - ◆ 大田原综合征
    - ◇ 脑病、强直性痉挛发作
    - ◇ 可发作于宫内
    - ◇ 多由双侧中枢神经系统畸形或破坏导致
  - ◆ 婴儿恶性游走性部分癫痫发作:发生可分为三个阶段
    - ◇ ① 出生第 1 天出现的散发的局灶性癫痫
    - ◇ ② 癫痫发作更加频繁

◇ ③无癫痫发作
- 高血压脑病：高血压病史、肾脏疾病
- 遗传综合征
  - 神经皮肤综合征：结节硬化和色素失调症
  - 葡萄糖转运子 1 缺乏综合征（GLUT1-DS）：少见，葡萄糖通过血脑屏障转运障碍导致
  - 脑肝肾综合征：过氧化氢酶缺陷导致肝脏功能异常、肾脏功能异常，前囟增大
  - 史-莱-奥（Smith-Lemli-Opitz）综合征：小头-小颌-并趾综合征，肌张力低下

处理

- 即刻处理
  - ABC（保持气道通畅、维持正常呼吸功能、维持循环功能）
  - 监护：心率、呼吸、脉氧、血压、体温
- 可以即刻纠正的病因：代谢紊乱，如低血糖、低血钙、低钠高钠血症等
- 不能除外细菌性感染时应给予抗生素治疗
- 诊断性治疗
  - Vit B_6 50~100mg，i.v.，同时进行 EEG 监测
  - 叶酸 2.5mg，每天 2 次［初始剂量可 4mg/（kg·d）］
- 抗惊厥药物应用指征
  - 需要考虑病因、脑电图变化及是否影响生命体征
  - 目前没有充分证据支持何时用药
  - 世界卫生组织建议（2011 年）
    - ◇ 惊厥>3min
    - ◇ 短时间内反复发作（>3 次/h）
    - ◇ 所有的惊厥均应给予治疗
  - 有专家建议
    - ◇ 不明原因惊厥发作应给予抗惊厥治疗，不管发生持续时间或次数
- 抗惊厥药物的选择
  - 急性期
    - ◇ 首选：苯巴比妥，20mg/kg，缓慢静脉推注，如果没有控制，加用 20mg/kg，总负荷剂量 40mg/kg
    - ◇ 二线药物：一种药物不能控制惊厥的患儿，需要加用其他抗惊厥药物
      - ➤ 磷苯妥英/苯妥英钠：20mg/（kg·次），静脉推注
      - ➤ 咪达唑仑：0.05~0.15mg/kg，i.v.，至少 5min；1~6μg/（kg·min），持续静脉滴注

> ➢ 左乙拉西坦:负荷量 40~60mg/(kg·次),i.v.
> ➢ 劳拉西泮:0.05~0.1mg/kg,缓慢 i.v.

- ◆ 维持治疗
  - ✧ 苯巴比妥:3~5mg/(kg·d),负荷量后 12~24h 给予,q.12h.,i.v.、i.m.、p.o.,维持血清浓度 15~40μg/ml
  - ✧ 磷苯妥英/苯妥英钠:4~8mg/(kg·d),分 2~3 次给予,i.v. 或口服,第 1 周维持血浓度 6~15μg/ml,随后 10~20μg/ml;口服吸收率不确定

- ● 左乙拉西坦:10mg/(kg·d),分 2 次。每 3 天增加剂量 10mg/kg,直到 30mg/(kg·d)
  - ◆ 临床和/或脑电图停止发作可 72h 可停药观察
  - ◆ 根据脑电图、神经系统症状和体征制订疗程
    - ✧ 单一的抗惊厥药物不需要逐渐停药。应用 1 种以上的抗惊厥药物时,应逐一停药,最后停用苯巴比妥
    - ✧ 如果神经系统检查正常,则停用苯巴比妥;如果神经系统检查异常,进行 EEG 检查,如果脑电图无惊厥,停用苯巴比妥

- ● 特异性治疗
  - ◆ 治疗原发病

随访

- ● 监测抗惊厥药物浓度
- ● 神经评估:取决于引起惊厥的原因

并发症及预后

- ● 并发症
  - ◆ 抗惊厥药物治疗期间
    - ✧ 苯巴比妥:呼吸抑制、静脉炎
    - ✧ 苯妥英钠:静脉炎、外漏组织坏死、心律失常
    - ✧ 劳拉西泮:呼吸抑制、静脉炎、早产儿发生肌阵挛
    - ✧ 咪达唑仑:呼吸抑制、低血压(快速静脉推注)、早产儿发生肌阵挛(快速 i.v. 或中枢神经系统疾病)
- ● 预后
  - ◆ 存活率:与原发病有关
  - ◆ 癫痫、脑瘫、智力障碍与导致惊厥的原因有关
    - ✧ 晚发型低钙血症、良性家族性新生儿惊厥、良性特发性新生儿惊厥预后好
    - ✧ 低风险:早发性低钙血症伴惊厥者 50% 低风险,与原发病及疾病并发症有关

◇ 10%：惊厥由蛛网膜下腔出血导致者
◇ 50%：惊厥由 HIE、低血糖症、细菌性脑膜炎导致者
◇ 早期肌阵挛性脑病预后多不好
◇ 100%：惊厥由中枢神经系统的异常、早期婴儿癫痫性脑病导致者

（王　睁　程国强）

3. 新生儿肌力、肌张力低下（松软婴儿）（neonatal hypotonia/soft baby）

概述

- 神经系统疾病和非神经系统的全身性疾病均可导致新生儿肌力、肌张力低下
- 肌力、肌张力低下的基本原因
  - 中枢病变：上运动神经元（UMN）
  - 周围神经、肌肉病变：下运动神经元（LMN），如脊髓前角细胞（AHC）、外周神经、神经肌肉接头（NMJ）、肌肉病变
- 新生儿期中枢性病变导致的肌力低下较周围性常见

病史

- 母亲病史
  - 羊水量
    - ◇ 羊水量多提示存在吞咽问题
    - ◇ 羊水少提示宫内活动少，可导致强迫体位
  - 母亲糖尿病：低血糖、低钙血症
  - 母亲先兆子痫：高镁血症、低血糖、窒息
  - 母亲感染 GBS：败血症、中枢系统感染
  - 性传播疾病史：单纯疱疹病毒感染、弓形体病、梅毒
  - 母亲肌病面容、肌强直：强直性肌营养不良或其他先天性肌病
  - 母亲重症肌无力的病史：新生儿暂时性重症肌无力
  - 近亲婚配史：常染色体隐性遗传病
- 分娩病史
  - 围产期/产后窒息：HIE、低血糖、低钙血症
  - 阴道分娩助产或急产：脑实质出血、蛛网膜下腔、硬膜下出血、脑室内出血
  - 胎膜早破、绒毛膜炎：败血症
  - 胎动减少：非特异性，但提示下运动神经元（LMN）疾病

- ◆ 胎位异常（臀位）
- ◆ UMN 或 LMN 病变导致吞咽功能降低，羊水增加
- ◆ 母亲应用止痛剂、镇静剂、免疫抑制、抗抑郁药、镁麻醉剂
- 家族史：询问至少三代的家族史，有阳性家族史的患儿应画出家系图。提示为遗传性疾病导致的肌力肌张力异常
- 症状出现的时间有助于鉴别诊断

临床症状和体征

- 肌张力低下表现为
  - ◆ 关节被动运动时阻力减小
  - ◆ 关节活动范围大
  - ◆ 姿势异常
- 肌力减低
  - ◆ 仰卧时呈青蛙样姿势、髋关节外展、四肢伸展
  - ◆ 自发运动减少
  - ◆ 不能对抗重力
    - ✧ 腋下支撑婴儿：双腿伸展；肩胛带肌张力减退使得婴儿从检查者的手中滑落
    - ✧ 水平位托住婴儿：检查者用手托住婴儿的背部，婴儿的四肢及头部会无力地垂下
    - ✧ 手扶膝盖被动伸展双腿：无抵抗感
    - ✧ 将婴儿从仰卧位拉至坐位：头部后仰，当到达坐位时其头部仍然后仰
  - ◆ 吸吮吞咽困难
  - ◆ 喉中痰鸣、声嘶、喘鸣（喉部肌肉无力）
  - ◆ 呼吸表浅、膈膨升（膈肌无力）
  - ◆ 双侧面瘫
  - ◆ 发育落后
- 根据肌力减低部位确定解剖学病变部位
  - ◆ 肌力低下分布
    - ✧ 近端（肌肉）、远端（神经）
    - ✧ 不对称、对称
  - ◆ 腱反射消失：周围神经疾病或 AHC、肌病
  - ◆ 脑神经异常
    - ✧ 上睑下垂、眼外展肌异常：肌病或 NMJ 疾病
    - ✧ 肌肉颤抖：AHC 疾病
- 感觉异常（很难评估）：家族性自主神经异常、神经病变
- 疾病相关的症状和体征（除肌力减低外）

- ◆ HIE:惊厥、反射亢进、多器官功能障碍
- ◆ 颅内出血:见神经系统疾病 3. 颅内出血。蛛网膜下腔出血很少出现症状,除非存在脑实质出血;硬膜下出血无症状或抑制、有些表现为对侧偏瘫,如果出血侧瞳孔扩大需紧进行急神经外科会诊
- ◆ 低血糖:见症状篇 38. 低血糖
- ◆ 遗传代谢性疾病:呕吐、昏迷、特殊气味、惊厥、代谢性酸中毒、低血糖、高乳酸、高血氨
- ◆ 先天性感染:肝脾大、皮疹、血小板减少
- ◆ 先天性甲状腺功能减退:低体温、声音沙哑、黄疸时间延长
- ◆ 赖利-戴(Riley-Day)综合征(家族性自主神经失调症):角膜反射消失、腱反射消失、体温不稳定、皮肤花纹、舌乳头状突起消失;皮内注射组胺常无疼痛,无红晕反应,无汗
- ◆ 先天性肌病:呼吸频率、模式或膈肌运动异常
- ◆ 外伤性脊髓病:皮肤苍白、瘀斑、瘀点,或有创伤的证据
- ◆ 肉碱缺乏症、脂肪酸氧化功能障碍:心功能不全
- ◆ 史-莱-奥综合征:生殖器缺陷,包括性腺功能减退症、尿道下裂、小头畸形、惊厥
- ◆ 埃勒斯-当洛斯综合征、先天性多关节挛缩症:髋或其他关节挛缩或松弛

辅助检查

- 血电解质、葡萄糖
- 动脉血气、乳酸
- 血氨
- 血 CPK 增加:肌病可能,特别是先天性强直性肌营养不良。轻度上升提示先天性疾病,严重的 AHC 疾病

> 注:分娩特别是经阴道难产者,以及缺氧缺血患儿,CPK 增加可长达 1 周时间

- 腰椎穿刺脑脊液检查
  - ◆ 白细胞>20~30/mm^3(无红细胞):细菌或病毒感染

> 注:脑室内出血或损伤后白细胞会升高

  - ◆ 蛋白>200mg/dl,脑脊液其他检查结果正常:新生儿中枢神经系统病变

> 注:脑室内出血后显著升高

- ◆ 脑脊液乳酸：有助于 HIE 的预后判断，有助于进行细菌性脑膜炎和线粒体疾病诊断
- ◆ 脑脊液氨基酸，特别对非酮症高甘氨酸血症有诊断价值
- ◆ 病原学检查：细菌培养、PCR 病毒学检查
- DNA 检查
  - ◆ 怀疑强直性肌营养不良、普拉德-威利(Prader-Willi)综合征、脊髓性肌萎缩(SMA)、其他已知 DNA 异常疾病，应进行 DNA 测定
  - ◆ 可避免创伤性的检查方法［如肌电图(EMG)、肌肉活检］
- 滕喜龙试验或新斯的明试验：可诊断暂时性新生儿重症肌无力和一些先天性肌无力综合征
- 神经传导速度：运动神经传导速度(MNCV)和感觉神经传导速度(SNCV)
  - ◆ 新生儿少用，没有正常值
  - ◆ MNCV：与胎龄有关
  - ◆ 周围神经疾病最好的确诊方法
  - ◆ 通常脱髓鞘疾病比轴索变性神经病变传导速度低
  - ◆ MNCV 在正常范围的肌病：NMJ、AHC(但是，某些 AHC 可降低到正常的一半)
- 重复神经刺激(RPS)：重症肌无力的最佳诊断方法，对诊断肉毒中毒也有帮助
  - ◆ 重症肌无力患者随刺激频率增加，肌肉动作电位减低
  - ◆ 肉毒中毒或高镁血症时，随刺激频率增加肌肉动作电位增加
- 肌电图(EMG)
  - ◆ AHC 疾病
    - ◇ 静息时：纤颤电位、正锐波、束颤电位
    - ◇ 肌肉收缩时：运动单元电位降低
  - ◆ 周围神经疾病
    - ◇ 静息时：纤颤电位、正锐波
    - ◇ 肌肉收缩时：小运动单元电位降低
  - ◆ NMJ 疾病：多正常，偶有单一纤维检测表现惊跳
  - ◆ 肌病
    - ◇ 静息时：重症肌无力和强直性肌营养不良多正常
    - ◇ 肌肉收缩时：低振幅单元增加，但也可能是正常
- 肌肉活检
  - ◆ LMN 疾病最特征性检查
  - ◆ AHC 及周围神经疾病：肌纤维萎缩
  - ◆ 肌病
    - ◇ 发作时具有诊断性病理学特征

> 中央轴空病、线状体肌病、肌小管病变、先天性纤维型不相称性肌病、其他结构异常的先天性肌肉疾病
> 线粒体肌病(细胞色素 c 氧化酶缺陷、线粒体 DNA 缺失)
> 代谢性肌病(糖原和脂肪酸代谢障碍疾病)
  ◇ 发作时通过病理学不能诊断
  > 强直性营养不良
  > 先天性肌营养不良
  > 面肩肱型肌营养不良:出生时少有症状,发病后,耳聋和 Coats 病共存

- 神经活检:通常选择腓神经,有助于确定神经病变的类型,新生儿少用
- 神经影像学检查:可以评估是否存在中枢神经系统疾病
- EEG:异常可提示中枢神经系统疾病,可发现惊厥
- 眼底检查、听力检查
- 其他检查:根据特定疾病进行相应检查,如 TORCH 筛查、血串联质谱分析和尿串联质谱分析等

鉴别诊断

- 非神经性的全身性疾病:败血症、各种综合征、甲状腺功能减退、Vit C 缺乏、骨关节疾病或损伤等,原发病的症状和体征通常表现更明显
- 原发/继发性神经病变
  ◆ 上运动神经元疾病
    ◇ HIE:出生时最常见的肌张力低下原因,但须结合病史
    ◇ 颅内出血或局灶性脑梗死:局灶性或全身性肌张力低下,常伴惊厥
    ◇ 颅内感染:先天性感染出生时出现症状或与医院获得性感染导致脑炎脑膜炎同时发病
    ◇ 代谢障碍:与电解质紊乱、低血糖、高胆红素血症、有机酸血症、氨基酸代谢病同时发生
    ◇ 分娩期间给予止痛剂、镇静剂和麻醉药
    ◇ 大脑和小脑先天性异常
    ◇ 染色体异常(如普拉德-威利综合征、21-三体综合征等)
    ◇ 白质和灰质退行性病变:过氧化氢酶缺陷如脑肝肾综合征、肾上腺脑白质营养不良
    ◇ 外伤性脊髓损伤,特别是颈椎
  ◆ 脊髓前角细胞(AHC)疾病
    ◇ 脊髓性肌萎缩(SMA)Ⅰ型、韦德尼希-霍夫曼(Werdnig-Hoffmann)病:多在 2~4 个月出现症状,但出生时也可发病,甚至导致宫内关节挛缩
    ◇ 糖原贮积症Ⅱ型(蓬佩病):疾病症状出现前 0~1 个月先表现为心脏病

症状,与 AHC 累及相同的肌肉

    ◇ 脊髓灰质炎(小儿麻痹症):接种减毒活疫苗后 2~3 个月发病

  ◆ 周围神经疾病

    ◇ 产伤有关

      ➢ 臂丛神经损伤

      ➢ 产后神经损伤、压迫:正中神经(腕管综合征),桡神经(腕下垂),腓神经(足下垂)

    ◇ 慢性运动感觉多发性神经病变

      ➢ 先天性髓鞘发育不良神经病变

      ➢ 慢性炎症性脱髓鞘神经病变:出生时少见

      ➢ 亚细胞-细胞骨架疾病如巨大的轴突神经病变:新生儿期可发病

    ◇ 先天性感觉障碍,先天性和自主神经病变(无痛症):如遗传性感觉和自主神经障碍(HSAN)如先天性感觉神经病变伴无汗、赖利-戴(Riley-Day)综合征

      ➢ 婴儿期出现肌张力低下

      ➢ 新生期很难辨别感觉和自主神经障碍

    ◇ 急性多发性神经根炎(吉兰-巴雷综合征):新生儿期少见

● NMJ 疾病

  ◆ 母亲应用镁制剂导致高镁血症:出生时发病;氨基糖苷类药物可加重肌无力

  ◆ 重症肌无力

    ◇ 暂时性新生儿重症肌无力(母亲患重症肌无力):生后 12h 内可发病

    ◇ 先天性肌无力综合征(至少已报道 9 种类型,有些出生时发病)

  ◆ 婴儿肉毒中毒:出生后可发病

● 肌病

  ◆ 先天性强直性肌营养不良

  ◆ 面肩肱型肌营养不良

  ◆ 微小病变肌疾:出生时可出现症状

  ◆ 先天性肌肉疾病

    ◇ 中央轴空病(常见)

    ◇ 线状体肌病

    ◇ 肌小管病变(常见)

    ◇ 先天性纤维型不相称性肌病

    ◇ 其他结构异常的

  ◆ 线粒体肌病(细胞色素 C 氧化酶缺陷、线粒体 DNA 缺失)

  ◆ 代谢性肌病(糖原和脂肪酸代谢障碍疾病)

处理

- 即刻处理
  - ◆ ABC：保持气道通畅、维持正常呼吸功能、维持循环功能
  - ◆ 稳定后诊断性评估（家族史很重要）
- 部分患儿需要管饲喂养
- 存在胃食管反流的患儿需要加用抑酸剂
- 体位和康复治疗，需要康复科医师会诊
- 特异性治疗：取决于病因

随访

- 取决于病因
- 神经发育随访

并发症及预后

- 取决于病因

（王　晔　程国强）

4. 先天性多发性关节挛缩（congenital multiple arthrogryposis）

概述

- 特征：多处关节姿势固定、活动受限
- 发病率 1/3 000
- 30% 的患儿存在基因异常
- 远端关节较近端关节更易受累
- 上肢受累更常见
- 最常见的表现：马蹄内翻足、手腕弯曲畸形
- 受累关节皮肤及皮下组织可形成蹼状畸形
- 肌肉多萎缩
- 先天性髋脱位常见
- 多种疾病可导致类似表现
  - ◆ 宫内大脑皮质和脑干疾病
  - ◆ 前角细胞疾病（最常见）
  - ◆ 周围神经疾病（少见）
  - ◆ 神经肌肉接头疾病（少见）

◆ 肌病：占 25%~40%
◆ 关节或结缔组织的原发疾病
◆ 子宫内机械压迫

病史

● 发病时间：出生或宫内（产前 B 超可诊断）
● 家族史
  ◆ 至少追问 3 代以内家族史
  ◆ 其他家庭成员是否存在关节脱位、髋关节脱位和畸形足
  ◆ 近亲婚配史
  ◆ 既往流产史
  ◆ 染色体疾病史
● 母亲病史
  ◆ 胎动减少
  ◆ 羊水过多：吞咽困难
  ◆ 重症肌无力家族史
  ◆ 子宫异常包括大的子宫肌瘤
  ◆ 羊水少（胎儿活动空间减少）
  ◆ 孕妇感染史（风疹病毒、柯萨奇病毒、肠病毒）
  ◆ 母亲持续发热超过 39℃
  ◆ 接触致畸物如药物、酒精、箭毒、甲氨基酚和苯妥英钠

症状和体征

● 关节挛缩症状和体征
  ◆ 受累肢体呈梭状或圆柱形，皮下组织薄，皮肤无折痕
  ◆ 多对称发生，远端受累更严重，手脚畸形常见且严重
  ◆ 关节僵硬
  ◆ 关节脱位，特别是髋关节，偶尔也有膝关节脱位
  ◆ 下颌活动经常受限
  ◆ 肌肉萎缩
  ◆ 腱反射可能减弱或消失，感觉通常不受累
● 其他相关症状和体征
  ◆ 50% 患者表现为其他器官的先天性异常如颅面结构、肌肉骨骼系统或中枢神经系统
  ◆ 颅面畸形
    ◇ 颅缝早闭、不对称，小脑畸形
    ◇ 眼睛：小眼睛、角膜混浊、上睑下垂、斜视

- ◇ 高腭弓、腭裂、唇裂
- ◆ 呼吸系统
  - ◇ 气管、喉部裂和狭窄
  - ◇ 呼吸困难
  - ◇ 发育不全、肌肉无力或膈肌发育不全可能影响肺功能
- ◆ 肢体畸形:肢体缺失或异常、尺桡关节融合、并指畸形和手指缩短
- ◆ 皮肤血管异常:血管瘤、大理石样皮肤、远端肢体可能呈蓝色
- ◆ 心脏:先天性心脏病和心肌病
- ◆ 泌尿系统:肾脏、输尿管和膀胱结构异常
- ◆ 神经系统
  - ◇ 肌力、肌张力减低
  - ◇ 嗜睡、癫痫发作、智力迟钝
  - ◇ 腱反射异常:减弱、缺失、增强
  - ◇ 感觉异常
- ◆ 肌肉畸形:质地软,纤维、肌腱附着异常
- 结缔组织异常
  - ◆ 关节处翼状胬肉常见,活动受限
  - ◆ 皮肤增厚、松弛、皮下脂肪减少或增加
  - ◆ 腹股沟疝、脐疝或膈疝
  - ◆ 相关的皮肤缺损:头皮缺损、羊膜带综合征和指甲缺损
  - ◆ 胫骨前线性皮肤凹陷提示常染色体隐性遗传和复发的风险增加
- 超过 150 个综合征以多发关节挛缩为首发症状
- 疾病相关的症状和体征
  - ◆ 致命性先天性挛缩综合征 1 型(LCSS1):早期胎儿水肿和肌无力,Pena-Shokeir 表型,多发性翼状胬肉和骨折,基因异常为 9q34
  - ◆ 关节挛缩-肾功能不全-胆汁淤积综合征:神经源性多发性先天性关节挛缩;肾小管功能障碍;新生儿胆汁淤积,伴有胆管发育不全和低谷氨酰转肽酶活性;出生后 1 年内死亡。基因异常 15q26.1
  - ◆ 2 型致命性先天性挛缩综合征 2 型(LCCS2):妊娠期正常;关节挛缩和小颌;膀胱明显膨胀但无积水;翼状胬肉和骨折;基因异常为 12q13
  - ◆ 3 型致命性先天性挛缩综合征 3型(LCCS3):类似于 2 型,但无泌尿系统畸形,基因异常为 19p13

辅助检查

- 眼科:眼底检查是否存在异常
- 听力检查:评估是否存在听力障碍
- 吞咽功能评估

- 腰椎穿刺
  - ◆ 蛋白质浓度升高,其他正常,考虑多发性神经病变
- 血清酶学
  - ◆ CPK 及其同工酶
    - ✧ 阴道分娩:生后数日内可增加
    - ✧ 脊髓前角细胞、神经肌肉连接处病变:该酶正常
    - ✧ 肌病最好指标,但可正常(如肌强直营养不良和许多先天性疾病该酶正常)
- 神经传导速度
  - ◆ 周围神经疾病最好的诊断方法
  - ◆ 脊髓前角细胞病变、神经肌肉接头疾病和肌病传导速度正常(疾病后期除外)
  - ◆ 新生儿正常值较低
  - ◆ 多数脱髓鞘病变和髓鞘形成障碍传导速度异常(多发性硬化)
  - ◆ 轴索病变轻至中度抑制
- 肌电图描记
  - ◆ 脊髓前角细胞疾病
    - ✧ 纤颤电位(短周期、低振幅电位)、束状电位(高振幅、长周期电位)
    - ✧ 多相电位
    - ✧ 收缩时运动单位电位数量减少,但周期和振幅增加
  - ◆ 周围神经疾病
    - ✧ 静息时:自发纤颤电位
    - ✧ 没有肌纤维自发收缩
    - ✧ 肌肉收缩时运动单位电活动降低,但是振幅和间期没有改变,直到疾病后期
  - ◆ 肌病
    - ✧ 纤颤和束状电位一般不常见
    - ✧ 收缩时运动单位电位大小和振幅降低
    - ✧ 多相电位增加
  - ◆ 肌强直
    - ✧ 强直性肌营养不良的特点,但婴幼儿很难引出
  - ◆ 肌无力
    - ✧ 重复刺激运动单位电位的大小减少
- 肌肉活检
  - ◆ 最权威的评估方法
  - ◆ 下运动神经元以上或神经肌肉接头疾病正常
- 脑和脊髓:超声、CT、MRI 检查

- 根据特殊病因进行其他检查

鉴别诊断

- 主要原因
  - ◆ 大脑、脑干：小头畸形、神经元移行障碍、胎儿酒精综合征、巨细胞病毒感染、小脑(脑桥)发育不良、软脑膜血管瘤、脑结构破坏(空洞脑)、脑积水
  - ◆ 前角细胞疾病：发育不全、破坏、Moebius 综合征、颈脊髓萎缩、腰椎萎缩、脊髓脊膜膨出、骶尾部发育不良
  - ◆ 周围神经或神经根病变：神经纤维瘤、轴索性周围神经病变、多发性神经病变
  - ◆ 神经肌肉接头：暂时性或持续性重症肌无力
  - ◆ 肌病：先天性肌营养不良、先天性强直性肌营养不良、肌小管性肌病、中央轴突症(肌中央轴空病)、线粒体肌病、先天性纤维型不相称性肌病、糖原贮积病Ⅴ型
  - ◆ 原发性关节或结缔组织疾病：马方综合征
  - ◆ 机械性阻塞，如子宫异常、羊水少、羊膜带、双胎妊娠、异位妊娠

处理

- 即刻处理
  - ◆ ABC(保持气道通畅、维持正常呼吸功能、维持循环功能)
- 一般治疗
  - ◆ 病情稳定后进行诊断性评估
  - ◆ 被动伸展
  - ◆ 系列牵拉矫形
  - ◆ 手术治疗
- 特异性治疗：无

随访

- 多学科随访：在神经科、骨科、康复科、营养科等

并发症及预后

- 约 50% 四肢受累和中枢神经系统功能障碍的患者在出生后的第 1 年死亡

（王　睁　程国强）

5. 喉喘鸣（laryngeal stridor）

概述

- 狭窄气道的气流振荡引起的病理性呼吸音,出生时或出生后数周内出现
  - ◆ 吸气性喘鸣:胸腔外区域气道阻塞所致的喘鸣
  - ◆ 呼气性喘鸣:胸腔内区域气道梗阻
  - ◆ 双相喘鸣:固定性(而非动态性)中央气道阻塞
- 提示声门及声门上、下,或气管水平的大气道梗阻
- 病因差异较大
- 与鼾音或打鼾区别
  - ◆ 气道狭窄源自鼻部、鼻咽或口咽区
  - ◆ 鼾音:清醒时存在
  - ◆ 打鼾:睡眠时存在

病史

- 症状出现的时间
- 病程长短
- 伴随症状
  - ◆ 发热:会厌炎、扁桃体周围或咽后脓肿或细菌性气管炎
  - ◆ 咳嗽:喉、气管炎
  - ◆ 流涎:咽后脓肿和/或会厌炎
  - ◆ 喂养后:吞咽功能障碍、某些类型的食管气管瘘或胃食管反流
  - ◆ 音调改变:声带麻痹
- 间歇性、复发性喘鸣
- 诱发因素
- 病情进展
- 是否有产伤、围产期窒息史:伴哭声弱的患儿应考虑声带麻痹可能
- 有无气管插管史:既往手术、气管插管病史提示医源性声门下狭窄
- 胸部手术病史如动脉导管未闭(PDA)结扎术、膈疝修补术、食管气管瘘手术

临床特点

- 气道梗阻的部位
  - ◆ 声门上区:吸气相喘鸣
  - ◆ 声门区:双相喘鸣

- ◆ 声门下区:呼气相喘鸣
- ◆ 颈部气管:吸气相喘鸣
- ◆ 胸部气管:呼气相喘鸣
- ● 喘鸣的性质及时相
  - ◆ 吸气相喘鸣
  - ◆ 呼气相喘鸣
  - ◆ 双相喘鸣

常见疾病

- ● 合并面部或外观畸形
  - ◆ 阿诺德-基亚里(Arnold-Chiari)畸形
  - ◆ 唐氏综合征
  - ◆ CHARGE 综合征
  - ◆ 皮埃尔·罗班(Pierre-Robin)综合征
  - ◆ 腭心面综合征
- ● 无面部或外观畸形
  - ◆ 先天性喉软骨发育不良
    - ◇ 婴幼儿喉喘鸣最常见的病因
    - ◇ 80% 以上属轻度,12~18 个月后可自愈,无须药物治疗
    - ◇ 20% 的重度喉软化患儿存在呼吸问题、体重不增加及喂养困难
    - ◇ 严重者可行声门上成形术或气管切开术
    - ◇ 补充钙剂和 Vit D 存在争议
  - ◆ 喉炎与喉头水肿
    - ◇ 多为自限性
    - ◇ 多见于气管插管的新生儿
    - ◇ 上呼吸道感染
    - ◇ 糖皮质激素雾化或静脉治疗
  - ◆ 会厌或舌根囊肿
    - ◇ 压迫会厌使其后移
    - ◇ 部分患儿同时合并喉软化
    - ◇ 可单独先行囊肿切除
    - ◇ 囊肿切除与声门上成形术同时完成
  - ◆ 声带麻痹
    - ◇ 可能与神经损伤或心脏畸形有关
    - ◇ 3/4 的单侧喉麻痹和 1/2 的双侧喉麻痹可自愈
    - ◇ 80% 在随访期的前 6 个月自愈
    - ◇ 双侧声带麻痹伴明显呼吸困难者,采取手术治疗

- ➢ 传统的治疗方法是气管切开
- ➢ 目前主张采用微创手术治疗,包括杓状软骨切除术、杓状软骨固定术、声带外展移位固定术等
- ◆ 喉蹼
  - ✧ 分为声门上型、声门型和声门下型
  - ✧ 治疗原则首先恢复气道通畅,其次改善音质
  - ✧ 若无呼吸困难可暂缓手术,随访观察
  - ✧ 若出现明显的呼吸困难则需立刻手术治疗
  - ✧ 依据喉蹼类型、部位及范围选择,包括内镜下手术、球囊扩张等
- ◆ 喉囊肿、喉狭窄、喉裂
  - ✧ 喂养困难、生长迟滞
  - ✧ 喘息、喘鸣、呼吸窘迫
  - ✧ 呼吸音伴杂音
  - ✧ 误吸、胃食管反流
  - ✧ 反复肺部感染和/或声音嘶哑
  - ✧ 喉囊肿需要手术干预;严重的喉狭窄、喉裂需要外科干预
- ◆ 喉乳头状瘤(少见)
- ◆ 声门下狭窄
  - ✧ 多源于插管损伤或喉部创伤
  - ✧ 柔软的肉芽组织或黏液囊肿引起的狭窄可经内镜下手术切除
  - ✧ 重度声门下狭窄伴呼吸困难可采取喉气管重建术
- ◆ 声门下血管瘤
  - ✧ 在 2 岁后有自行消退的趋势(自然消退期)
  - ✧ 50% 伴发皮肤血管瘤
  - ✧ 若无明显喉梗阻时可观察或采用糖皮质激素、普奈洛尔等治疗
- ◆ 气管软化
  - ✧ 先天性或继发性(感染、插管损伤、BPD)
  - ✧ 气管软骨部分的固有缺陷导致膜性气管的比例增加所致
  - ✧ 随着气道口径增加和软骨发育,大多数患儿到 6~12 月龄时病情可自发改善
- ◆ 支气管囊肿
  - ✧ 新生儿期少见,儿童期多见
  - ✧ 突然增大可出现呼吸窘迫、发绀和喂养困难
- ◆ 肺动脉吊带
  - ✧ 需手术修复血管环和吊带有助于缓解气道梗阻
  - ✧ 术后常常并发气管软化
- ◆ 胸腔肿瘤内在或外在压迫

辅助检查

- 电子喉镜：动态观察会厌、声带和杓状软骨的运动，排除先天性畸形、占位性病变
- 电子支气管镜：直观评估声门下气管及支气管病变，尤其对占位性病变、声门下狭窄程度的评估
- X 线：颈部前后位和侧位片有助于发现声门下狭窄、喉部软组织肿瘤等
- 气道 CT 三维重建：有助于对整体气道形态，声门下狭窄的长度等进行评估
- CTA 及心脏彩超：评估是否存在血管环

治疗原则

- 解除梗阻、保持气道通畅
- 评估上气道通畅度、呼吸用力程度、是否存在低氧血症和呼吸乏力
- 对病情较平稳，无明显呼吸困难的患儿可积极寻找病因，对因治疗
- 对Ⅲ、Ⅳ度急性喉梗阻且短期内无法通过药物治疗缓解者，应及时行气管插管或气管切开术

（蔡岳鞠　周　伟）

6. 呼吸困难（respiratory distress）

概述

- 呼吸困难：表现为气促、吸气性和/或呼气性凹陷、呻吟、青紫等。病因包括
  - 呼吸系统疾病
    - 上呼吸道病变
    - 下呼吸道病变
    - 胸廓病变
    - 多存在
      - 低碳酸血症、低氧血症
      - 三凹征、呻吟、青紫常见
  - 循环系统疾病
    - 先天性心脏病患儿可出现青紫
    - 心力衰竭
    - 心肌病
    - 呼吸急促为主要表现
  - 中枢神经系统疾病
    - 各种原因导致的脑损伤

- ◇ 呼吸暂停或节律紊乱为主要表现
- ◆ 神经肌肉疾病,主要表现为
  - ◇ 呼吸表浅
  - ◇ 低氧血症
  - ◇ 高碳酸血症更明显
- ◆ 其他
  - ◇ 酸中毒:深大呼吸
  - ◇ 高氨血症:气促、呼吸性碱中毒
  - ◇ 低血糖:呼吸暂停
  - ◇ 电解质异常:呼吸暂停
  - ◇ 低钙血症:气促、喘鸣、呼吸暂停等
  - ◇ 遗传代谢性疾病

常见病因

- ● 呼吸系统疾病
  - ◆ 呼吸道阻塞性疾病
    - ◇ 后鼻孔闭锁:张口呼吸、哭闹时呼吸困难缓解
    - ◇ 喉蹼:喘鸣
    - ◇ 巨舌畸形:锁骨上窝凹陷、俯卧位改善、舌伸出口外
    - ◇ 小颌畸形:皮埃尔·罗班综合征、舌后坠、三凹征、俯卧位呼吸症状改善
    - ◇ 声门下狭窄:双相喘鸣、三凹征、高碳酸血症
    - ◇ 气管狭窄:吸气性喉鸣、三凹征、高碳酸血症
    - ◇ 声带麻痹:三凹征、呛咳、声音改变
    - ◇ 先天性腺样体肥大:少见,吸气性凹陷、鼾音
    - ◇ 咽部囊肿:吸气性凹陷、喘鸣、气促
    - ◇ 血管瘤:皮肤血管瘤
    - ◇ 喉痉挛:阵发性青紫、喘鸣
    - ◇ 喉软化:吸气性凹陷、气促、喘鸣
    - ◇ 支气管狭窄:喘鸣、吸气性凹陷、青紫、呼吸衰竭
    - ◇ 羊水或胎粪吸入:胎粪污染病史
    - ◇ 低温治疗相关的喘鸣:少见,亚低温治疗期间发生,病因不清
  - ◆ 肺部疾病
    - ◇ 呼吸窘迫综合征
    - ◇ 湿肺
    - ◇ 肺炎
    - ◇ 肺出血
    - ◇ 肺不张

- ◇ 肺气漏
- ◇ 支气管肺发育不良
- ◇ 先天性肺囊肿
- ◇ 先天性膈疝
- ◇ 膈膨升
- ◇ 乳糜胸、胸腔积液
- ◇ 肺气肿
- 血液和循环系统疾病
  - ◆ 先天性心脏病
  - ◆ 新生儿持续性肺动脉高压
  - ◆ 新生儿红细胞增多症
  - ◆ 严重贫血
  - ◆ 心功能不全
  - ◆ 心肌病
  - ◆ 早产儿 PDA
- 中枢神经系统疾病
  - ◆ 新生儿窒息
  - ◆ 新生儿脑病
    - ◇ 缺氧缺血性
    - ◇ 遗传代谢性疾病
    - ◇ 其他
  - ◆ 脑血管疾病
    - ◇ 颅内出血
    - ◇ 脑梗死
  - ◆ 产伤
  - ◆ 颅内感染
  - ◆ 中枢神经抑制：吗啡、苯巴比妥等

临床表现

- 低氧血症
- 代谢性和/或呼吸性酸中毒
- 呼吸急促
- 费力、点头、张口呼吸
- 鼻翼扇动
- 三凹征
- 青紫

诊断与鉴别诊断

- 病史
  - ◆ 妊娠分娩史:母亲孕期健康、分娩方式、胎盘情况、有无胎儿窘迫或出生时窒息史、羊水情况等
  - ◆ 呼吸困难开始的时间、变化及伴随症状
    - ◇ 生后即出现严重的呼吸困难和青紫:严重心肺畸形
    - ◇ 早产儿生后不久进行性加重的呼吸困难伴呻吟:NRDS
    - ◇ 有胎儿窘迫或出生窒息伴羊水胎粪污染,出生后有呼吸困难:MAS
    - ◇ 剖宫产儿生后出现呼吸困难:湿肺
    - ◇ 母亲产前有发热或胎膜早破>24h,生后有呼吸困难:感染性肺炎
    - ◇ 治疗过程中呼吸困难突然加重:发生气胸
- 体格检查
  - ◆ 呼吸频率、节律和深度
  - ◆ 呼吸是否通畅
  - ◆ 有无青紫及其程度
  - ◆ 有无呼吸窘迫
  - ◆ 胸廓形态
  - ◆ 胸部听诊呼吸音强弱、对称度及是否有啰音
  - ◆ 循环系统和神经系统相关检查
    - ◇ 鼻部通气不畅伴吸气时三凹征:后鼻孔闭锁
    - ◇ 点头呼吸、鼻翼扇动、三凹征:呼吸系统疾病
    - ◇ 呼吸不规则、浅表:中枢性呼吸衰竭
    - ◇ 呼吸困难伴青紫,吸氧能缓解:呼吸系统疾病
    - ◇ 青紫与呼吸困难不一致,吸氧不能缓解:先天性心脏病
    - ◇ 呼吸困难、一侧胸廓饱满伴呼吸音改变:气胸

辅助检查

- 胸部 X 线检查
- 血气分析
- CT 或 MRI 检查
- 纤维支气管镜检查
- 心脏超声
- 头颅 MRI 或超声检查

治疗原则

- 病因治疗

- 呼吸支持
- 其他对症支持治疗

（蔡岳鞠　周　伟）

7. 青紫（cyanosis）

病史

- 发作时间
  - ◆ 广义青紫定义为：生后 1min 仍持续青紫，可能存在 3 个方面的问题
    - ◇ 继发性或先天性肺部疾病，最常见
    - ◇ 持续胎儿循环（肺动脉高压伴右向左分流）
    - ◇ 先天性心脏病
    - ◇ 多种因素联合导致
  - ◆ 青紫突然发作
    - ◇ PDA 依赖性的先天性心脏病 PDA 突然关闭
    - ◇ 足月儿：惊厥发作
    - ◇ 早产儿：颅内出血
    - ◇ 气道痉挛
    - ◇ 吸入异物
  - ◆ 青紫也是呼吸暂停、心动过缓时常见症状，随呼吸暂停缓解而停止
- 母亲病史
  - ◆ 羊水减少，特别是孕龄<20 周：肺发育不良
  - ◆ 产前 GBS 培养阳性或存在绒毛膜羊膜炎：肺炎、败血症
  - ◆ 柯萨奇 B 病毒感染：心肌炎、肺炎
  - ◆ 羊水胎粪污染：MAS
  - ◆ 可导致心脏畸形的母亲疾病
    - ◇ 糖尿病
    - ◇ 酗酒
    - ◇ 应用锂和三甲双酮
    - ◇ 孕早期感染
  - ◆ 应评估与胎儿先天性心脏病有关的妊娠早期病史，如果存在，先天性心脏病发病的危险性增加
  - ◆ 母亲患红斑狼疮存在抗 Ro 或抗 La 抗体：胎儿患心脏传导阻滞的危险性为 5%
- 持续时间
  - ◆ 持续性和全身性：心肺疾病

- ◆ 间断性
  - ✧ 呼吸暂停和心动过缓
  - ✧ 低血糖
  - ✧ 惊厥发作
  - ✧ 心律失常

临床症状和体征

- ● 青紫分布范围
  - ◆ 周围性青紫
    - ✧ 多见于环境温度过低导致的外周血管收缩
    - ✧ 全身性疾病：心力衰竭、休克
    - ✧ 局部血流障碍：静脉血栓、血管受压
  - ◆ 中心性青紫
    - ✧ 各种呼吸系统疾病：新生儿窒息、RDS、肺炎、气胸、PPHN、呼吸道先天畸形等
    - ✧ 心血管疾病：各种青紫型先天性心脏病
  - ◆ 其他原因引起的青紫：高铁血红蛋白血症、新生儿红细胞增多症、中枢性呼吸衰竭
  - ◆ 差异性青紫（上肢正常/下肢低氧、上肢低氧/下肢正常）提示先天性心脏病
- ● 低血压
  - ◆ 任何危重症新生儿
  - ◆ BP 测定有助于判断临床病情变化，对诊断帮助不大
  - ◆ 上肢血压超过下肢血压 20mmHg，考虑主动脉弓狭窄或离断
  - ◆ 心动过速：非特异性，对疾病诊断帮助不大
  - ◆ 呼吸急促：非特异性，对疾病诊断帮助不大
  - ◆ 心律失常：室上性或室性心动过速，完全性房室传导阻滞等导致心功能不全
- ● 肺部症状和体征
  - ◆ 提示肺功能不全，与心肺疾病有关
  - ◆ 过度呼吸（深但无呼吸困难）：提示肺血流降低疾病、酸中毒、呼吸中枢兴奋
- ● 心血管症状和体征
  - ◆ 心脏搏动
    - ✧ 位置异常：右位心或心脏右移
    - ✧ 增强：右心室肥厚
  - ◆ 杂音
    - ✧ 可能无意义或有意义、可能持续或短暂

◇ 响度与缺损大小无关(TGA 可能无杂音)

◇ Ⅲ级以上杂音多提示存在先天性心脏病

◆ 心音

◇ 心音遥远:心包积液或心包积气

◇ 单一第二心音:肺动脉高压、某些类型的青紫型先天性心脏病,如 TGA (大动脉转位)和 PA(肺动脉闭锁)

◇ 宽而固定的分裂:心房间分流(如 ASD)或 Ebstein 综合征

◇ 第二心音增强:肺动脉高压

◆ 灌注、毛细血管再充盈时间:心输出量指标,毛细血管再充盈时间>3 秒为异常

◆ 肝大:非特异性的指标(静脉压力增高)

● 相关疾病的症状和体征

◆ 肺部疾病:见呼吸系统疾病 3. 新生儿呼吸窘迫综合征

◆ 呼吸暂停、心动过缓:自限性、反复发作的青紫

◆ 青紫性先天性心脏病或心力衰竭:存在心脏病的体征、症状

◆ 多发畸形:提示可能存在先天性心脏病或肺部畸形

辅助检查

● 经皮脉搏血氧仪

◆ 评估动脉血氧饱和度最好的方法

◆ 测量:同时测定导管前和导管后

◆ 低于 85% 为异常

◆ 灌注减少、运动、光线可以影响精确度

● 高氧试验

◆ 可以区别固定的右向左分流疾病和肺部疾病

◆ 给予 100% 氧,测定动脉血气,与吸氧前比较

◆ 肺部疾病:婴儿多数氧分压增加 20~30mmHg(或氧饱和度增加>10%)

◆ 固定的右向左分流疾病:不增长或增长较少

● 胸部 X 线

◆ 心影增大或形态异常:先天性心脏病或充血性心力衰竭

◆ 弥漫性肺渗出:原发性肺部疾病,但有时很难与继发于心力衰竭或静脉回流受阻导致的肺水肿区分

◆ 局部浸润影:对诊断没有帮助,水肿和房室增大可导致局部肺不张

◆ 肺部畸形:多数 X 线表现明显,但也可能无表现

◆ 右侧主动脉弓:血管环、先天性心脏病

◆ 评估血流量

◇ 原发性肺动脉高压:肺血流减少

◇ 先天性心脏病:肺血流增加或减少
- 心电图
  - 仅能明确是否存在心律失常
  - 电轴左移或右移可以缩小鉴别诊断范围
- 超声心动图
  - 先天性心脏病确诊方法
  - 主动脉弓畸形或肺静脉异位引流有时难诊断
  - 证实存在肺动脉高压
- 动脉血气
  - 有创检查
  - 监测氧合,不如经皮氧饱和度方便
  - 提供酸碱平衡状态资料
- 血红蛋白浓度
  - 如果存在贫血、氧饱和度更低时才可能会出现青紫
  - 红细胞增多症
    - ◇ 血黏度增加和肺血管阻力增加
    - ◇ 红细胞增多症皮肤紫红色,有时会误认为青紫
    - ◇ 氧饱和度轻度降低即可出现青紫
- 血糖浓度
  - 低血糖:青紫少见原因
- 心肺活动记录仪
  - 怀疑呼吸暂停的婴儿给予心肺图可以明确呼吸类型和量、可以对心率进行分析
- 血液颜色
  - 高铁血红蛋白血症患儿血液暴露于氧气中不会变红

诊断

- 推荐经皮氧饱和度测定用于新生儿青紫的监测
- 美国儿科学会建议用生后24h下肢经皮氧饱和度<95%作为进一步检查评估的指征
- 确定青紫为生理性或病理性
- 确定青紫为周围性或中心性
- 如为中心性青紫,需进一步寻找病因
- 周围性青紫应注意心力衰竭、休克等

鉴别诊断

- 先天性心脏病

- 肺部疾病
- 肺动脉高压
- 呼吸暂停
- 高铁血红蛋白血症
- 红细胞增多症
- 中枢神经系统疾病
- 低灌注、低血压

治疗原则

- 生理性青紫不需治疗
- 即刻处理
  - ABC：保持气道通畅、维持正常呼吸功能、维持循环功能
  - 自主呼吸良好：高氧试验
  - 呼吸窘迫：无创正压通气或气管插管机械通气（如果明确为先天性心脏病且没有肺功能不全症状可不予机械通气）
- 一般治疗
  - 维持血压
  - 如果怀疑或证实为导管依赖性先天性心脏病，给予前列腺素[5~100ng/(kg·min)]
- 特异性治疗
  - 根据病因进行治疗
  - 先天性心脏病：选择时机手术治疗
  - 威胁生命的持续肺高压：NO 吸入或 ECMO 治疗

（蔡岳鞠　周　伟）

8. 血气分析（blood gas analysis）

不同部位血液的正常值

- 动脉血气
  - pH：7.35~7.45
  - PCO_2：35~45mmHg（4.7~6.0kPa）
  - HCO_3^-：21~27mmol/L
- 外周静脉血气
  - 与动脉血比较
    - pH：低 0.03~0.04
    - PCO_2：高 3~8mmHg（0.4~1.1kPa）

　　◇ HCO_3^-：高 1~2mmol/L
- 中心静脉血气
  - ◆ 与动脉血比较
    - ◇ pH：低 0.03~0.05
    - ◇ PCO_2：高 4~5mmHg（0.5~0.7kPa）
    - ◇ HCO_3^-：大致相同

酸碱平衡紊乱

- 酸中毒：动脉血 pH 低于 7.35
  - ◆ 呼吸性酸中毒
    - ◇ 动脉 PCO_2 升高和动脉血 pH 偏低
  - ◆ 代谢性酸中毒
    - ◇ 血清 HCO_3^- 偏低和动脉血 pH 偏低
    - ◇ 血清阴离子间隙可能升高或正常
- 碱中毒：动脉血 pH 高于 7.45
  - ◆ 呼吸性碱中毒
    - ◇ 动脉 PCO_2 偏低和动脉血 pH 升高
  - ◆ 代谢性碱中毒
    - ◇ 血清 HCO_3^- 升高和动脉血 pH 升高
  - ◆ 混合性酸碱平衡紊乱
    - ◇ 同时存在 1 种以上酸碱平衡紊乱
    - ◇ 需结合病史、呼吸或肾脏代偿性反应及血清电解质和阴离子间隙综合分析

呼吸与肾脏代偿作用

- 呼吸代偿
  - ◆ 代谢性酸中毒时，呼吸代偿使 PCO_2 降低，血清 HCO_3^- 与 PCO_2 比值变化不大
  - ◆ 代谢性碱中毒时，呼吸代偿使 PCO_2 升高，血清 HCO_3^- 与 PCO_2 比值变化不大
- 肾脏代偿
  - ◆ 主要通过排 H^+ 泌 NH_3，回收 HCO_3^- 调节
    - ◇ 呼吸性酸中毒时，肾脏通过增加氢离子分泌来代偿（升高血清 HCO_3^- 浓度）
    - ◇ 呼吸性碱中毒时，肾脏通过减少氢离子分泌和尿中 HCO_3^- 丢失来代偿

血气分析各参数

- pH
  - 取决于血清中 HCO_3^- 与 PCO_2 比值
  - 动脉血正常值为 7.35~7.45
  - pH 在正常范围可能为正常或完全代偿的单纯性酸碱平衡紊乱
  - pH 超过正常范围可能为失代偿或部分代偿的单纯性酸碱平衡紊乱
  - 无论 pH 是否在正常范围，都有可能是混合性酸碱平衡紊乱
- PCO_2
  - $PaCO_2$ 增高说明通气不足，CO_2 潴留
  - 提示呼吸性酸中毒或代谢性碱中毒的呼吸代偿
  - 不能除外混合性酸碱平衡紊乱
  - $PaCO_2$ 降低说明通气过度，CO_2 排出过多
  - 提示呼吸性碱中毒或代谢性酸中毒的呼吸代偿
- PO_2
  - 正常 10.7~13.3kPa（80~100mmHg）
  - 新生儿出生时 PaO_2 很低，生后迅速上升至 8~12kPa（60~90mmHg）
- $P(A-a)O_2$（肺泡-动脉血氧分压差）
  - $P(A-a)O_2$ 升高伴 PaO_2 降低：肺部疾病所致氧合障碍
    - 心脏水平的右向左分流
    - 肺血管病变导致肺内动静脉解剖分流
    - 弥漫性间质性肺疾病、肺水肿、ARDS 等氧弥散障碍
    - V/Q 比例严重失调，如肺不张或肺栓塞
- $P(a/A)O_2$（动脉/肺泡氧分压比）
  - 动脉血氧分压与肺泡气氧分压比值，正常为 0.75~1.0
  - 主要反映氧弥散障碍、肺内分流及 V/Q 失衡
  - 比值越小，说明 V/Q 失衡及分流越严重
  - 比值越大，提示氧合状态越好
- SaO_2
  - 新生儿 SaO_2 通常为 90%~97%
  - 反映 Hb 结合氧的能力，主要取决于氧分压
- HCO_3^-，SB（标准碳酸氢盐）
  - 正常值为 22~26mmol/L
  - 增高：代谢性碱中毒或呼吸性酸中毒肾脏代偿
  - 降低：代谢性酸中毒或呼吸性碱中毒肾脏代偿
  - 混合性酸碱平衡紊乱
- HCO_3^-，AB（实际碳酸氢盐）

- ◆ 正常值 21~27mmol/L
- ◆ 受呼吸和代谢两方面影响
- ◆ AB=SB、两者皆正常:酸碱内环境稳定正常
- ◆ AB=SB、两者皆低于正常:提示失代偿性代谢性酸中毒
- ◆ AB=SB、两者皆高于正常:提示失代偿性代谢性碱中毒
- ◆ AB>SB:提示代谢性碱中毒或呼吸性酸中毒
- ◆ AB<SB:提示代谢性酸中毒或呼吸性碱中毒
- ● BE(剩余碱)或 BD(碱缺失)
  - ◆ 反映代谢性改变,不受呼吸影响
  - ◆ 正常值为−3~3mmol/L
  - ◆ 细胞外液 BE(BE-ECF)是反映代谢性因素较好的指标
  - ◆ 全血 BE(BE-B)受血红蛋白的影响,需用血红蛋白校正
- ● AG(阴离子间隙)
  - ◆ 细胞外液未测定的阴离子和阳离子的差值
  - ◆ 正常值为 8~16mmol/L
  - ◆ AG 20~30mmol/L 常为代谢性酸中毒
  - ◆ >30mmol/L 几乎都存在代谢性酸中毒

血气分析步骤

- ● 先根据 pH 变化判断是酸中毒或碱中毒
- ● 其次判断原发或继发(代偿)改变
  - ◆ 原发 HCO_3^- 升高,必有代偿的 $PaCO_2$ 升高
  - ◆ 原发 HCO_3^- 下降,必有代偿的 $PaCO_2$ 下降
  - ◆ 原发失衡决定了 pH 是偏碱还是偏酸
  - ◆ 单纯性酸碱失衡的 pH 是由原发失衡所决定的
- ● 区分是单纯性或混合性酸碱失衡
  - ◆ $PaCO_2$ 升高同时伴有 HCO_3^- 下降,肯定为呼吸性酸中毒合并代谢性酸中毒
  - ◆ $PaCO_2$ 下降同时伴有 HCO_3^- 升高,肯定为呼吸性碱中毒合并代谢性碱中毒
  - ◆ $PaCO_2$ 和 HCO_3^- 明显异常同伴 pH 正常,应考虑有混合性酸碱失衡存在
  - ◆ 进一步确诊可用单纯性酸碱失衡预计代偿公式(见呼吸系统常用数据图表)
- ● 注意三重酸碱失调(TABD)
  - ◆ 呼酸型:心肺疾病缺氧→乳酸性酸中毒+$PaCO_2$ 增加→混合性酸中毒+补碱过量(代酸+呼酸+代碱);或呼吸性酸中毒+利尿剂、钾、氯减少→代谢性碱中毒,血容量少→组织灌注不良→乳酸高→代谢性酸中毒(呼酸+代

碱+代酸)

- ◆ 呼碱型:低氧→酸中毒+呕吐(丢失氢及氯)→代谢性碱中毒+呼吸机治疗通气过度→呼吸性碱中毒(代酸+代碱+呼碱)

血气分析判读注意事项

- 评价酸碱失衡的指标较多,详细分析血气报告上的每一项指标对于一些复杂酸碱失衡诊断是有用的
- 临床上常用的方法是通过 pH、$PaCO_2$、HCO_3^-、BE 这 4 项主要指标进行分析
- $PaCO_2$ 作为判断呼吸性酸碱失衡的指标;而 HCO_3^- 及 BE 为代谢性失衡的指标
- 分清原发和继发(代偿)变化:一般来说,单纯性酸碱失衡的 pH 是由原发失衡所决定的,如 pH<7.35,提示原发失衡可能为酸中毒,pH>7.45,原发失衡可能为碱中毒
- 分清单纯性和混合性酸碱失衡:$PaCO_2$↑同时伴 HCO_3^-↓,必为呼酸并代酸,$PaCO_2$↓同时伴 HCO_3^-↑,必为呼碱并代碱
- $PaCO_2$ 和 HCO_3^- 同时增高或降低并 pH 正常,应考虑有混合性酸碱失衡的可能

(黄循斌 周 伟)

9. 低血压(hypotension)

概述

- 相关定义
  - ◆ 心输出量(cardiac output,CO):心脏每分钟输出量;由心率(heart rate,HR)和每搏输出量(stroke volume,SV)决定;CO=HR×SV
  - ◆ 外周血管阻力:左心室向体循环泵血时需要克服的阻力,由血管直径、血管长度和血液黏度决定
  - ◆ 血压=CO/外周血管阻力(SVR),受心输出量和血管阻力的影响
  - ◆ 平均动脉压(MAP)=(CO×SVR)+中心静脉压
  - ◆ 升高血压:通过扩容、血管活性药物和/或皮质类固醇等治疗使得血压升高
- 低血压定义
  - ◆ 不同研究及不同学者之间定义存在差异
  - ◆ 胎龄/日龄不同血压不同
  - ◆ 收缩压、舒张压和平均动脉压低于同年龄正常值的2个标准差。可区分收缩压降低、舒张压降低。仅用于诊断,对临床干预指导意义不大

◆ 平均动脉压低于胎龄值,该定义仅适合 GA<32 周、生后 3 天以内的早产儿

◆ 平均动脉压低于 30mmHg,部分学者作为 GA>30 周早产儿低血压干预界值

◆ 足月儿平均动脉压<40mmHg,部分学者作为足月儿低血压的干预界值

◆ 部分学者认为存在组织灌注不良的低血压需要干预

◆ 应关注血压变化趋势,血压不随日龄增加而增加,或者反而降低,即使监测的值在正常范围也要谨慎

> 注:低血压不等同于休克;低血压不等于组织灌注不足;低血压不等同于心输出量降低;并不是所有低血压都需要临床干预

血压测量方法

● 无创血压监测
  ◆ 多为脉冲振荡法
  ◆ 受觉醒状态、袖带大小、袖带捆绑松紧度影响
  ◆ 需要连续测定 2 次均降低才认为存在低血压
● 有创血压监测
  ◆ 需要外周动脉或脐动脉置管,操作复杂、并发症多
  ◆ 可连续监测、较为准确
  ◆ 测定值受置管和传感器位置、气泡、微血栓等影响;注意波形是否为正弦波
  ◆ 多用于存在灌注不良的危重新生儿或超早产儿监测

病史

● 血压测量方法
● 患儿日龄和胎龄
● 是否存在组织灌注不良的症状和体征及实验室检查
● 体重丢失、液体入量/出量、尿量
● 围产期窒息史
● 出血性疾病史
● 四肢血压
● 导管前后氧饱和度
● 发病时间
  ◆ 出生时或出生后不久
    ✧ 早产儿,特别是 GA<28 周

◇ 宫内感染
◇ 围产期窒息
◇ 胎-胎失血、胎-母失血、胎儿-胎盘失血、胎盘(脐带)破裂、胎盘早剥、脐带打结、脐带脱垂
◇ 产伤导致的出血:颅内出血、内脏出血
◆ 生后早期(1周以内)
◇ 复杂性危重型先天性心脏病
◇ 早发型败血症
◇ 遗传代谢性疾病
◇ 体液或电解质丢失过多
◇ 早产儿 PDA
◆ 与疾病发病时间相关联
◇ 败血症
◇ 各种原因导致的液体丢失:腹泻、呕吐、引流量(腹腔、胸腔、消化道、脑脊液)
◇ 各种原因导致的失血
◇ 导致心功能不全的疾病如心肌病、心肌炎、心律失常、左向右分流的先天性心脏病
◇ 疼痛刺激、应激
◇ 过敏(药物、食物)
◇ 坏死性小肠结肠炎
◇ 药物:应用表面活性物质后、应用前列腺素、苯巴比妥等
◇ 内分泌疾病:先天性肾上腺皮质增生症、早产儿和危重新生儿肾上腺皮质功能不全
◇ 静脉回流受阻:张力性气胸、高的平均气道压、胸腔内占位压迫、腹腔间隔综合征

症状和体征

● 无症状和体征
● 组织灌注不良的症状和体征
◆ 皮肤花纹、湿冷、低体温
◆ 毛细血管充盈时间延长(>3s)
◆ 尿量减少
◆ 呼吸急促
◆ 心动过速
◆ 乳酸增加
◆ 代谢性酸中毒

- ◆ 脉搏弱或消失(股动脉、足背动脉等)
- ● 失代偿性休克症状和体征(见循环系统疾病 1. 休克)
- ● 疾病相关的症状和体征
  - ◆ 失血:出血病史(肺出血、消化道出血、大量皮肤瘀斑等)、皮肤颜色苍白、血小板减少、凝血功能异常
  - ◆ 液体丢失:过度限液、利尿、消化道丢失液体过多、体重不增(降低)、呕吐、腹泻、电解质异常
  - ◆ 败血症:体温不升、反应差、食欲差、活动少、黄疸突然增加。革兰阴性杆菌常见
  - ◆ NEC:腹胀、肠鸣音减弱/消失、便血
  - ◆ 心律失常:听诊心律失常、心动过速,HR>200 次/min;心率减慢,HR<60 次/min。高钾、低钾血症、低钙血症病史、心电图确诊
  - ◆ 出生窒息:胎儿窘迫、胎心减慢、Apgar评分≤5 分、需要气管插管复苏、脐带血 pH<7.10、代谢性酸中毒
  - ◆ 危重先天性心脏病:青紫且吸氧不改善、导管前后存在氧饱和度差、四肢血压不一致、心脏杂音、X 线心影增大、严重酸中毒

> 注:所有低血压者均应监测四肢血压、导管前后氧饱和度和外周动脉搏动,除外左心室梗阻或主动脉弓问题

  - ◆ 早产儿颅内出血:突然苍白、Hb 显著下降、惊厥、嗜睡、肌力低下、肌张力低下、肌力增高、肌张力增高、前囟膨隆
  - ◆ 静脉回流障碍:高压力机械通气、气胸、间质性肺气肿、严重腹胀、腹腔占位
  - ◆ 遗传代谢疾病:严重酸中毒且不易纠正、高乳酸血症、低血糖、突然出现的多器官功能障碍

实验室评估

- ● 血常规+CRP:重点关注 Hb、血小板
- ● 血气分析:应关注 pH、PCO_2、PO_2、BE、游离钙、钾、钠、乳酸、血糖
- ● 血培养和肠道病毒、单纯疱疹病毒检测
- ● 血电解质、血糖、肝功能、肾功能
- ● 凝血功能
- ● 甲状腺功能:不能纠正的低血压应怀疑存在甲状腺功能减退
- ● Kleihauer-Betke 试验:可诊断胎母输血综合征
- ● 血清皮质醇测定:难以纠正的低血压或治疗前给予氢化可的松
- ● 血乳酸、丙酮酸、血串联质谱和尿串联质谱分析:考虑遗传代谢性疾病

影像学评估

- 胸片：评估心脏和肺的情况，排除有无气漏（间质性气肿、纵隔气肿）
- 头颅超声检查：疑似颅内出血的患儿
- 心电图（ECG）：怀疑心律失常或心肌病、心肌炎
- 超声心动图
    - 评估心肌功能和左心室输出量、是否存在结构畸形
    - 上腔静脉流量也可评估体循环血容量
    - 左心室输出量是评价平均动脉血压和指导低血压治疗的重要指标
- 中心静脉压力（CVP）测量
    - 正常值为 4~6（VLBW 早产儿）mmHg 和 5~8（新生儿）mmHg
    - 降低提示低血容量不足，通常需要进行扩容
    - 机械通气的患儿 CVP 价值有限
    - 心源性和梗阻性疾病时 CVP 价值可能较高
- 近红外光谱（NIRS）：可用于脑、肾脏和肠系膜等部位的检测，以评估氧输送

诊断和鉴别诊断

见循环系统疾病 1. 休克

管理

- 生命体征不稳定的患儿首先开放气道、维持通气和氧合功能、建立静脉通路
- 无症状低血压：氧合好、无酸中毒、尿量正常、灌注良好、毛细血管再充盈时间正常
    - 无论血压值如何，通常不需要积极治疗
    - 必须对患儿进行密切观察和重新评估
    - 最好进行心脏超声心功能评估
- 低血压干预时机
    - 平均动脉压持续低于胎龄值
    - 存在低血压且伴有体循环灌注不良的症状和体征
    - 纠正导致低血压的病因如低血糖、低血钙、低钠血症、心律失常等疾病后仍有低血压
- 快速评估积极处理可即刻干预的病因
    - 气胸：胸腔穿刺
    - 心包压塞：心包穿刺术
    - 低血糖：10% 葡萄糖静脉推注
    - 低血钙：10% 葡萄糖酸钙缓慢静脉推注，同时进行心电图监测
    - 快速性心律失常：三磷酸腺苷静脉推注、腺苷静脉推注、电复律、刺激迷

走神经
- ◆ 过敏性休克:肾上腺素
- ◆ 导管依赖性先天性心脏病:前列腺素(PGE_1)
- ◆ 明显容量丢失:快速扩容生理盐水 20ml/kg,0.5~1h
- 一般治疗
  - ◆ 呼吸支持
  - ◆ 酸中毒:碳酸氢钠
  - ◆ 纠正低血糖、低血钙、低钾血症、高钾血症
  - ◆ 感染:抗生素
- 不能确定低血压原因
  - ◆ 首先扩容:生理盐水 10ml/kg,30min 以上
    - ✧ 如果对治疗有反应:继续扩容
    - ✧ 如果对治疗无反应或恶化(考虑心源性休克):使用正性肌力药物(如多巴胺)
    - ✧ 扩容和正肌力药物均无效:可使用糖皮质激素
  - ◆ 血管活性药物应用
    - ✧ 多巴胺:较为常用,特别是感染导致低血压或者病因不清楚
      - ➢ 具有剂量依赖效应
      - ➢ 低剂量[<5μg/(kg·min)]:增加外周血管阻力作用较弱,可扩张肾血管,使尿量增加
      - ➢ 中剂量[5~10μg/(kg·min)]:增加心肌收缩力,增加心输出量,进而增高血压
      - ➢ 大剂量[10~20μg/(kg·min)]:外周血管收缩,增高血压,但并不能增加组织灌注
    - ✧ 多巴酚丁胺:二线药物,多用于多巴胺效果较差时
      - ➢ 通常与多巴胺联合使用
      - ➢ 剂量 5~20μg/(kg·min)

注:多巴酚丁胺可引起外周血管扩张

- ✧ 其他药物:用于多巴胺或多巴酚丁胺无效时
  - ➢ 肾上腺素:如果使用肾上腺素,停用多巴胺,剂量范围:0.1~1μg/(kg·min),从小剂量开始
  - ➢ 米力农:可增加心肌收缩力和心输出量,减轻右心室后负荷;0.2μg/(kg·min)开始,最大剂量为 0.75μg/(kg·min)
  - ➢ 去甲肾上腺素:暖休克时应用较多,一般从 0.05μg/(kg·min)开始
- ◆ 皮质激素

- ◇ 主要用于难治性低血压和肾上腺皮质功能不全
- ◇ 首剂 1mg/kg,维持量 0.5mg/kg,每 12h 1 次,共 4 剂
- ◇ 应用前应测定皮质醇
- ◆ 考虑甲状腺替代治疗,在甲状腺功能减退的情况下使用(可见于心源性休克时)
- 特异性治疗
  - ◆ 容量负荷不足
    - ◇ 静脉使用晶体液进行扩容
    - ◇ 晶体液扩容效果差时可给予胶体液:白蛋白 1g/kg
  - ◆ 严重出血(出血性休克),应进行输血治疗,维持 Hb>120g/L 或 Hct>40%
  - ◆ 先天性心脏病:尽快纠正心脏畸形

并发症

- 多与原发病有关

随访

- 治疗过程中密切监测血压
- 治疗过程中随访乳酸

(殷　荣)

10. 高血压(hypertension,HP)

定义

- 血压超过同胎龄、同日龄、同性别儿童均值的两个标准差或第 95 百分位
- 足月儿持续 BP>90/60mmHg 诊断为高血压;早产儿 BP>80/50mmHg
- 新生儿期后收缩压>110mmHg 考虑高血压

病史

- 家族史:既往存在婴幼儿期高血压病或高血压病家族史,遗传性疾病家族史
- 发病时间
  - ◆ 与病因有关
    - ◇ 医源性高血压(如液体过多、药物):与医疗活动同时发生
    - ◇ 肾血管性高血压:很少出生时发病(先天性肾脏畸形除外):发病时间与血管受损一致(如肾动脉或肾静脉血栓形成)
    - ◇ 肾脏疾病:先天性畸形如多囊肾等,出生时可发病;获得性肾疾病如急性肾小管坏死导致,高血压发病时间与原发病一致

- ✧ 主动脉弓缩窄：出生时高血压明显，主要是上肢高血压、下肢低血压
- ✧ 肺部疾病：重度支气管肺发育不良（BPD）患儿，与 BPD 严重度发生时间有关
- ✧ 神经源性高血压（如惊厥或颅内压增加）：高血压发病时间与原发病有关
- ✧ 内分泌疾病如先天性肾上腺皮质增生
  - ➢ 11β-羟化酶缺陷：出生时可发生高血压，但多数在新生儿期正常
  - ➢ 17α-羟化酶缺陷：婴儿期严重高血压
  - ➢ 11β-羟基类固醇脱氢酶缺乏：儿童早期发生严重高血压
  - ➢ 原发性高醛固酮血症：少见
  - ➢ 库欣（Cushing）病：少见
  - ➢ 先天性甲状腺功能亢进症：少见
  - ➢ 神经母细胞瘤、嗜铬细胞瘤、副神经节瘤
- ● 持续时间
  - ◆ 自限性
    - ✧ 医源性
    - ✧ 大部分肾血管性高血压
    - ✧ 神经源性高血压（原发病经过治疗的）
  - ◆ 复发性或永久
    - ✧ 未纠正的主动脉狭窄
    - ✧ 肾动脉闭锁或狭窄
    - ✧ 先天性肾畸形
    - ✧ 未治疗的内分泌病
- ● 母亲病史
  - ◆ 羊水少：先天性肾畸形
  - ◆ 不明原因的母亲心动过速：胎儿神经母细胞瘤、嗜铬细胞瘤
  - ◆ 母亲应用可卡因
  - ◆ 母亲 Graves 病
  - ◆ 产前超声诊断结果

症状和体征

- ● 高血压的临床体征、症状
  - ◆ 多数无症状
  - ◆ 心功能不全：少见；超声心动图常见轻微的左心室功能障碍
  - ◆ 生长发育障碍、喂养困难
  - ◆ 神经功能障碍：嗜睡、肌肉张力改变、惊厥和中风
  - ◆ 上肢高血压，下肢脉搏降低或触不到：主动脉狭窄

- 相关疾病的症状和体征
  - ◆ 任何原因的高血压都可以导致充血性心力衰竭
  - ◆ 药物导致高血压：类固醇、茶碱、肾上腺素(口服、局部应用、静脉注射或雾化)、可卡因、潘库溴氨和多沙普仑,都可以导致心动过速
  - ◆ 1/2 的受累婴儿可发现视网膜异常
  - ◆ 主动脉狭窄伴多种先天性心脏畸形可导致先天性肝纤维化(CHF)

  > 注：主动脉狭窄表现为上肢高血压,下肢脉搏降低或触不到

  - ◆ 先天性肾上腺皮质增生
    - ◇ 11β-羟化酶缺乏：高血压多变、女性男性化、生殖器和乳晕色素深
    - ◇ 17α-羟化酶缺陷：出生时女婴正常；男性表现为性征发育差,女性化表型
    - ◇ 11β-羟基类固醇脱氢酶缺乏：生长发育迟缓、烦渴、多尿、低钾血症
    - ◇ 高醛固酮血症：慢性低钾血症导致肾病(多尿和烦渴)
  - ◆ 肾脏增大：肾静脉血栓形成、囊性肾病,阻塞性肾病变合并肾积水、肾肿瘤
  - ◆ 其他肾疾病包括
    - ◇ 尿量增加或减少
    - ◇ 血尿或蛋白尿
    - ◇ BUN 和肌酐增加
  - ◆ 遗传综合征
    - ◇ 戈登(Gordon)综合征：常染色体显性遗传,高血钾、代谢性酸中毒,突变基因位于 1、17 和 22 号染色体
    - ◇ Liddle 综合征：常染色体显性遗传。严重高血压、低钾血症、代谢性碱中毒、低肾素血症
    - ◇ 威廉姆斯(Williams)综合征："小精灵样"面容,外周肺动脉、肾动脉狭窄,智力发育迟钝,高钙血症
    - ◇ 特纳(Turner)综合征：身材矮小、生殖器与第二性征不发育、智力落后、伴有主动脉弓狭窄的可发生高血压
    - ◇ 科凯恩(Cockayne)综合征：小头、纹状体小脑钙化、白质营养不良、身材矮小、视网膜萎缩和耳聋
  - ◆ 肿瘤相关
    - ◇ 肾母细胞瘤、神经母细胞瘤、畸胎瘤等可导致高血压
    - ◇ 嗜铬细胞瘤、副神经节瘤：发生于肾上腺的称为嗜铬细胞瘤,发生于肾上腺外的称为副神经节瘤。表现为高血压、烦躁、激惹、心动过速、高代谢状态、高血糖、多汗
  - ◆ 遗传代谢性疾病：甲基丙二酸血症可以高血压起病；部分遗传代谢性疾

病导致的肾损伤也存在高血压

辅助检查

- 如果体格检查和病史没有提示其他高血压原因,应考虑肾血管或肾脏疾病
  - ◆ 尿常规检查
  - ◆ 血电解质
  - ◆ 血钙
  - ◆ 血浆肾素活性、醛固酮测定
  - ◆ 肾 B 超
  - ◆ 心脏超声
  - ◆ 基因诊断:除外遗传性疾病
- 肾血管性高血压:应给予放射性核素扫描、多普勒测定肾血流量
- 肾积水或膀胱输尿管逆流,应做尿培养

鉴别诊断

- 医源性高血压
  - ◆ 钠、液体过多
  - ◆ 药物(参见本节病史和体格检查)
  - ◆ ECMO
  - ◆ 脐膨出和腹裂修补术后
  - ◆ 支气管肺发育不良
- 肾血管性高血压
  - ◆ 肾动脉血栓形成
  - ◆ 肾动脉狭窄或发育不良
  - ◆ 肾静脉血栓形成
  - ◆ 肾动脉受压
  - ◆ 肾动脉壁血肿
  - ◆ 婴儿型特发性动脉钙化
- 肾性高血压
  - ◆ 急性肾小管、髓质或皮质坏死
  - ◆ 肾脏肿瘤
  - ◆ 先天性肾脏畸形(肾小球未发育或发育不良、多囊肾、囊性肾病)
  - ◆ 主动脉弓缩窄
- 神经源性高血压(颅内压增加或惊厥)
- 内分泌高血压(先天性肾上腺皮质增生症、原发性醛固酮增多症、Cushing病、甲状腺功能亢进症、神经脊肿瘤、嗜铬细胞瘤、副神经节瘤)

处理

- 即刻处理
  - ◆ 应用合适的袖带准确测定血压证实存在持续高血压
  - ◆ 停止一切可能导致高血压的药物
  - ◆ 拔出脐动脉置管
- 一般处理
  - ◆ 治疗高血压的原发疾病(如液体量过多应该限制钠和水的摄入,应用利尿剂)
- 药物治疗
  - ◆ 需要治疗的收缩期和舒张期 BP 阈值仍存在争议
  - ◆ 轻度高血压(舒张压<80mmHg)可限制入量加用利尿剂
  - ◆ 中度高血压(舒张压≥80mmHg),先给予限液和利尿剂,如果 BP 仍增加,给予抗高血压药物
  - ◆ 慢性或亚急性高血压:最初治疗目标为血压降低到用药前的 75% 即可,过于迅速降低血压可能造成婴儿脑缺血、肾衰竭
  - ◆ 首选药:肼屈嗪(持续高血压患者,多与利尿剂合用)
    - ◇ 严重高血压,危及生命
    - ◇ 限制钠盐摄入,给予二氮嗪
    - ◇ 血管紧张素转换酶抑制剂(卡托普利、依那普利)
- 病因治疗,如主动脉狭窄矫正手术、肿瘤切除、肾脏畸形手术矫正

特异性治疗

无

随访

- 不明原因高血压需要定期在心血管内科随访
- 相关疾病导致的高血压,进行专科随访

并发症及预后

- 与原发病有关

(殷 荣)

11. 心力衰竭(heart failure)

病史

- 发病时间

◆ 胎儿期:常表现为胎儿水肿
  ◇ 心脏解剖结构异常:房室瓣膜反流(Ebstein 综合征或严重二尖瓣反流伴房室间隔缺损)、肺动脉瓣缺损伴或不伴法洛四联症
  ◇ 心律失常:心动过缓(<55 次/min)或心动过速
  ◇ 心肌病:心肌炎或心肌功能失常
  ◇ 严重贫血
  ◇ 动静脉瘘
  ◇ PDA过早关闭
◆ 新生儿或婴儿期
  ◇ 心脏解剖结构异常
    ➤ 左室流出道梗阻(主动脉瓣狭窄、严重主动脉狭窄或主动脉弓离断)
    ➤ 左心发育不良综合征
    ➤ 左心室流入道梗阻(三房心)
    ➤ 左向右分流、肺血管阻力降低(如室间隔缺损)
    ➤ 肺静脉异位引流(梗阻型)
    ➤ 房室瓣膜反流或肺动脉瓣缺如
  ◇ 心律失常:心动过缓(<55 次/min)或心动过速(>180 次/min)
  ◇ 先天性扩张型或肥厚型梗阻性心肌病
  ◇ 遗传代谢性疾病:脂肪酸氧化障碍、糖原贮积症、溶酶体病、呼吸链缺陷等
  ◇ 糖尿病母亲婴儿
  ◇ 高血压
  ◇ 心肌梗死
  ◇ 心肌炎(肠道病毒、TORCH 感染等病史)
  ◇ 严重贫血
  ◇ 容量负荷过多:液体量过多、抗利尿激素分泌过多、严重肾功能不全
  ◇ 动静脉瘘
  ◇ 败血症
  ◇ 电解质紊乱
  ◇ 低血糖
◆ 母亲病史
  ◇ 红斑狼疮母亲抗 La 或抗 Ro 抗体通过胎盘进入胎儿体内,5% 的胎儿合并心脏传导阻滞
  ◇ 母亲苯丙酮尿症(PKU)控制欠佳,发生先天性心脏病风险增加
  ◇ 柯萨奇病毒感染:新生儿心肌炎
  ◇ 导致先天性心脏病的其他母亲疾病

> 糖尿病
> 酗酒
> 应用锂和三甲双酮
> 先天性心脏病家族史

症状和体征

- 青紫
  - 周围性青紫
    - 多见于环境温度过低导致的外周血管收缩
    - 与心输出量减少、组织灌注不良关系不大
  - 中央性青紫
    - 口腔黏膜青紫,多见于氧饱和度降低(<70%~80%)导致的组织缺氧
    - 多为全身疾病
  - 差异性青紫(上肢正常/下肢低氧、上肢低氧/下肢正常),提示先天性心脏病
- 生命体征
  - 低血压
    - 可见于任何危重症新生儿
    - 血压测定有助于判断临床病情变化,对诊断帮助不大
    - 上肢血压超过下肢血压 20mmHg,考虑主动脉狭窄
    - 持续高血压可导致心力衰竭
  - 心动过速
    - 非特异性、对疾病诊断帮助不大
    - HR>250 次/min,提示可能存在室上性心动过速
  - 心动过缓:与缺氧、迷走神经兴奋(如插入鼻胃管)有关,先天性心脏传导阻滞少见
  - 呼吸急促:非特异性、对疾病诊断帮助不大
- 肺部体征
  - 任何原因导致的充血性心力衰竭都存在呼吸急促
  - 出现湿啰音和哮鸣音提示肺水肿
- 全身表现
  - 低灌注
  - 水肿
  - 肝大
- 心血管检查
  - 心脏搏动
    - 位置异常:右位心或心脏右移

◇ 增强：右心室肥厚
- ◆ 杂音
  - ◇ 可能无意义或有意义、可能持续或短暂
  - ◇ 响度与缺损大小无关（TGA 可能无杂音）
- ◆ 心音
  - ◇ 心音遥远：心包积液或心包积气
  - ◇ 充血性心力衰竭时多可听到第三和第四心音
  - ◇ 单一第二心音
    - ➢ 肺动脉高压
    - ➢ 某些类型的青紫性的先天性心脏病如 TGA 和 PA
  - ◇ 宽而固定的分裂：心房间分流（如 ASD）或 Ebstein 综合征
  - ◇ 第二心音增强：肺动脉高压
- ◆ 毛细血管再充盈时间：心输出量指标，毛细血管再充盈时间>3s 为异常
- ● 提示相关疾病的体征
  - ◆ 心脏结构异常：杂音、青紫不伴呼吸窘迫、心音异常
  - ◆ 多发畸形：综合征或遗传性疾病如
    - ◇ VACTERL 或 CHARGE 综合征
    - ◇ 溶酶体病：颜面部畸形、眼睛畸形、肝脾大和骨骼异常
  - ◆ 脑动静脉畸形：听诊血流杂音、惊厥、颅内出血或脑积水
  - ◆ 苍白：灌注不良、窒息或严重贫血
  - ◆ 肝功能异常/肝脏增大：肝动静脉瘘、门体分流

辅助检查

- ● 经皮脉搏血氧仪监测
  - ◆ 评估动脉氧饱和度最好的方法
  - ◆ 同时测定导管前和导管后
  - ◆ 低于 85% 为异常
  - ◆ 灌注减少、运动、光线可以影响精确度
- ● 高氧试验
  - ◆ 可以区别右向左分流心脏病和肺部疾病
  - ◆ 给予 100% 氧，测定动脉血气，与吸氧前比较
    - ◇ 肺部疾病婴儿多数氧分压增加 20~30mmHg（或氧饱和度增加>10%）
    - ◇ 氧分压不增加或变化较少提示右向左分流心脏病
- ● 胸部 X 线
  - ◆ 不同程度的心影增大（梗阻型完全性肺静脉异位引流心脏大小可正常）
  - ◆ 肺水肿
    - ◇ 梗阻性肺静脉异位引流

- ◇ 三房心
- ◇ 主动脉瓣狭窄伴左心发育不良综合征
- ◇ 左心发育不良综合征伴心房间分流受限
- 心电图
  - ◆ 仅能明确是否存在心律失常
  - ◆ 电轴左移或右移可以缩小鉴别诊断范围
- 超声心动图
  - ◆ 先天性心脏病确诊方法
  - ◆ 主动脉弓畸形或肺静脉异位引流有时难以诊断
  - ◆ 证实存在肺动脉高压
  - ◆ 评估心脏功能:射血分数、每搏输出量、上腔静脉充盈度
- 动脉血气
  - ◆ 有创检查
  - ◆ 监测氧合状态不如经皮氧饱和度方便
  - ◆ 提供酸碱平衡状态资料

> 注:糖原贮积症、脂肪酸氧化障碍、呼吸链缺陷疾病可导致代谢性酸中毒

- Hb 浓度
  - ◆ 如果存在贫血、更低的氧饱和度才出现青紫
  - ◆ 红细胞增多症:血黏度增加和肺血管阻力增加
    - ◇ 红细胞增多症皮肤紫红色,有时会误认为青紫
    - ◇ 氧饱和度轻度降低即可出现青紫
    - ◇ 少数红细胞增多症可导致充血性心力衰竭
- 血糖浓度:低血糖是充血性心力衰竭的少见原因,但一旦确诊治疗效果佳
- 如果怀疑代谢性疾病
  - ◆ 血清肉碱
  - ◆ 血氨基酸分析
  - ◆ 血乳酸、丙酮酸测定
  - ◆ 尿液有机酸测定
  - ◆ 尿还原糖
  - ◆ 肌电图
  - ◆ 皮肤、肌肉活检

> 注:糖原贮积症、脂肪酸氧化障碍、呼吸链缺陷疾病可导致代谢性酸中毒

- 血电解质测定
- 肾功能评估
- 生化检测：肌钙蛋白、心肌酶、脑钠肽或前体，可动态随访

鉴别诊断

- 先天性心脏病
- 代谢性疾病
- 心律失常
- 心肌炎
- 动静脉畸形
- 心肌病
- 严重贫血
- 红细胞增多症
- 低血糖
- 肾衰竭
- 动静脉畸形（脑动静脉畸形、肝脏动静脉畸形、肝脏门体分流）
- 液体负荷过多
- 早产儿 PDA

处理

- 即刻处理
  - ABC（保持气道通畅、维持正常呼吸功能、维持循环功能）
  - 自主呼吸良好：100% O_2（高氧试验）
  - 呼吸窘迫：经 CPAP 给予 100% O_2
  - 如果经 CPAP 给予 100% O_2 仍存在青紫，或存在肺通气不足的临床表现或实验室证据，给予气管插管机械通气（如明确为先天性心脏病且无肺功能不全症状可不予以机械通气）
- 一般治疗
  - 维持血压
  - 如果怀疑或证实为导管依赖性先天性心脏病，给予前列腺素[10~100ng/(kg·mim)]，根据血氧饱和度确定剂量，维持血氧饱和度 85% 左右即可
  - 必要时用碳酸氢钠纠正代谢性酸中毒
  - 限液：避免液体过多，较正常需要量减少 1/4~1/3[80~100ml/(kg·d)]
  - 利尿剂
    - 急性期：静脉应用袢利尿剂，如呋塞米
    - 慢性期：口服利尿剂，如噻嗪类利尿剂、醛固酮抑制剂（螺内酯等）
  - 增强心肌收缩力

    ◇ 正性心肌药物:地高辛、西地兰、多巴酚丁胺、多巴胺、肾上腺素

    ◇ 磷酸二酯酶抑制剂:米力农、西地那非

    ◇ 血管紧张素转换酶抑制剂:卡托普利、依那普利

    ◇ β受体拮抗剂或钙通道阻滞药:普萘洛尔、维拉帕米,用于限制性心肌病改善心室舒张功能

    ◇ 血管扩张剂:有争议,应在了解病因、监测心功能情况下应用

  ◆ 体外生命支持技术:主要用于可恢复的心肌病变或液体负荷过多

    ◇ 持续血液滤过:减少炎症因子风暴、过滤过多液体负荷

    ◇ ECMO:替代心脏和呼吸功能,等待心脏功能恢复

- 特异性治疗
  - ◆ 心脏解剖学异常导致的充血性心力衰竭需要纠正心脏畸形
  - ◆ 贫血患儿需要输注少量红细胞
  - ◆ 遗传代谢性疾病患儿需要纠正代谢紊乱
  - ◆ 心律失常患者需要采用药物或电除颤方法纠正
  - ◆ 先天性心肌病患者心脏移植

随访

- 根据原发病进行随访
- 服用利尿剂/强心药患儿心血管内科随访
- 注意利尿剂等药物导致的电解质紊乱
- 服用地高辛的患儿需要随访血药浓度

并发症及预后

- 与原发病有关

（殷　荣）

12. 非免疫性胎儿水肿(nonimmune hydrops fetalis,NIHF)

概述

- 定义:液体积聚在胎儿组织和腔隙中
- 液体积聚至少超过1个器官。常见部位:腹水、胸腔积液、心包积液、皮肤水肿(>5mm)、胎盘增厚(>6cm)、羊水过多

> 注:单一脏器液体积聚(例如胸腔积液)可能是胎儿水肿前期的临床表现之一,随后可发展为胎儿水肿

- 胎儿水肿：免疫性（例如 Rh 免疫）和非免疫性（NIHF）
- NIHF 占所有胎儿水肿病例的 90%
- 免疫性胎儿水肿发病率低

发病机制

- 胸腔和腹腔淋巴引流受阻：先天畸形、肿瘤
- 毛细血管通透性增加：如感染
- 静脉压升高：心力衰竭或静脉回流受阻
- 血浆胶体渗透压降低：肝脏、肾脏疾病
- 高输出量心力衰竭：各种原因导致的贫血
- 先天性腹腔积液
    - ◆ 液体积聚于腹腔
    - ◆ 可以是乳糜液、尿液、胆汁、胰腺分泌液、卵巢囊肿破裂、腹膜炎

病史

- 家族史：寻找与胎儿水肿相关的遗传性疾病
- 发病时间
    - ◆ 胎儿水肿：总是出生时就发现，但可在产前诊断
    - ◆ 腹水：出生时伴或不伴腹胀
    - ◆ 胸腔积液：出生时伴/或不伴呼吸困难
- 持续时间
    - ◆ 与病因有关，部分 NIHF 病例可自发缓解
    - ◆ 只有某些疾病对治疗有效，原发病治愈后可缓解
        - ✧ 可以手术的先天性心脏病
        - ✧ 快速性心律失常
        - ✧ 贫血导致的 NIHF
        - ✧ 感染性疾病
    - ◆ 腹水：可自发缓解（例如乳糜腹），大多数需要手术
    - ◆ 胸腔积液：乳糜胸常见，保守治疗时间较长，部分需要手术
    - ◆ 母亲病史：孕妇感染性疾病的暴露史
    - ◆ 羊水过多（75% 的病例）
    - ◆ 胎位不正（24% 的病例）
    - ◆ 早产
    - ◆ 子宫过大
    - ◆ 先兆子痫或类似症状：占 34%~50%
    - ◆ 抑制分娩药物，如羟氨苄麻黄碱、吲哚美辛
    - ◆ 胎儿窘迫

◆ 胎盘水肿、增大
◆ 胎动减少
◆ 母亲患有 Graves 病（胎儿心动过速可能）

临床症状和体征

- 早产
- 呼吸窘迫：胸膜腔积液可能会导致肺发育不良
- 全身水肿
- 心律失常
- 腹水：出生时可症状明显，腹胀可干扰呼吸
- 相关疾病的症状和体征
  ◆ 心脏疾病（结构缺陷或心律失常）导致 CHF（25%~40%）
    ✧ 房室间隔缺损、左心发育不良、主动脉狭窄、异位心、心肌病、房室畸形、Ebstein 综合征、肺动脉闭锁、心脏肿瘤（结节性硬化）
    ✧ 快速性和慢速性心律失常
      ➤ 室上性心动过速最常见
      ➤ 折返性心动过速［如沃-帕-怀综合征（Wolff-Parkinson-White）综合征］
      ➤ 心房扑动、长 QT 间期综合征
      ➤ 室性心动过速
      ➤ 在缺乏结构畸形的情况下，先天性心脏传导阻滞很少造成胎儿水肿
  ◆ 染色体的异常（占 15%）：特纳综合征常见、三体综合征
  ◆ 遗传性综合征和基因缺陷：多发性翼状胬肉综合征、先天性关节挛缩、先天性强直性肌营养不良、Pena-Shokeir 综合征和 Neu-Laxova 综合征
  ◆ 动静脉和静脉畸形：直径大于 4~5cm 的胎盘绒毛血管瘤常见；畸胎瘤、神经母细胞瘤、巨大的血管瘤、脐带动脉瘤、先天性门体静脉分流、动静脉瘘。主要导致高心输出量的心力衰竭
  ◆ 贫血（占 5%~10%）：α 地中海贫血、胎儿失血、胎胎输血综合征、葡萄糖-6-磷酸脱氢酶缺乏症、红细胞酶缺乏等
  ◆ 先天性感染（4%）：人类细小病毒 B19 感染、巨细胞病毒感染、弓形体病、柯萨奇病毒感染、梅毒感染、非洲锥虫病、单纯疱疹病毒感染、呼吸道合胞病毒感染、钩端螺旋体病
  ◆ 先天性肝脏疾病：妊娠相关的同族免疫性肝病、肝硬化坏死
  ◆ 芬兰型先天性肾病综合征
  ◆ 胸部疾病（8% 的病例）：先天性膈疝、先天性囊状腺瘤样畸形（CCAM）、肺隔离症、肺平滑肌肉瘤、肺错构瘤、淋巴管扩张

◆ 肿瘤:畸胎瘤(导致高输出量心力衰竭)、神经母细胞瘤(可能导致严重贫血,静脉阻塞或心律失常)、白血病、婴儿型血管内皮瘤

◆ 骨骼发育不良,其他畸形综合征(发病机制不确定):软骨发育不全、成骨不全、致死性的骨骼发育不良、短肋-多指综合征、窒息性胸骨发育不良、多发性翼状膜症候群,多发性关节挛缩综合征

◆ 胎盘原因:绒毛膜血管瘤(大量 A/V 分流)、动脉内膜炎、脐血管黏液瘤、脐静脉血栓形成、脐静脉扭转

◆ 先天性代谢性疾病(1%~2% 的病例):β-葡萄糖醛酸酶缺陷、戈谢病、GM1 神经节苷脂贮积症、唾液腺疾病、黏多糖贮积症 I H 型、其他黏多糖病、尼曼-皮克病、强直性肌营养不良

◆ 特发性:原因不明

◆ 腹水
  ◇ 乳糜腹常见:可伴发肠旋转不良和扭转
  ◇ 尿性腹水(占 25%):男:女为 5:1,后尿道瓣膜是常见病因,但可发生于任何梗阻性肾病
  ◇ 胆汁性腹水:由胆道系统破裂导致,常伴黄疸(间接和直接胆红素增加)
  ◇ 胰源性腹水:多无任何症状
  ◇ 卵巢囊肿破裂:可导致腹水或腹腔出血
  ◇ 胎粪性腹膜炎:肠梗阻或缺血性损伤

辅助检查

● 首先排除免疫性胎儿水肿

● 母亲检查
  ◆ 血常规+白细胞分类
  ◆ 血红蛋白电泳
  ◆ 血型和抗体筛查:针对 RBC 抗原的抗体筛查阳性提示免疫介导的胎儿贫血
  ◆ Kleihauer-Betke 试验:可诊断胎母输血综合征
  ◆ 血清学检查:TORCH 筛查、细小病毒、肠道病毒
  ◆ 葡萄糖-6-磷酸脱氢酶

● 胎儿检查
  ◆ 超声
    ◇ 胎儿水肿:全身皮肤增厚(>5mm),累及两个以上器官如腹水、胸腔积液、心包积液或胎盘增厚(>6cm)
  ◆ 超声心动图
  ◆ 核型分析、遗传基因微阵列分子检测或基因检测:羊膜腔穿刺、绒毛活检

术或胎儿血液取样
- ◆ 羊水穿刺检查
    - ◇ 病毒培养（CMV）
    - ◇ PCR 检查弓形体病
    - ◇ 甲胎蛋白
- ◆ 脐带血标本
    - ◇ 核型
    - ◇ CBC 和涂片
    - ◇ 血型和血红蛋白电泳
    - ◇ 酶学检查
- 新生儿
    - ◆ CBC 和涂片
    - ◆ 血型和血红蛋白电泳
    - ◆ 酶学检查
    - ◆ 骨骼影像学
    - ◆ 超声（心脏、胸、腹）
    - ◆ 遗传学评估：外观
    - ◆ 核型、基因检测
    - ◆ 遗传代谢病检查
    - ◆ 病原学检测：血培养、肠道病毒、细小病毒 B19、TORCH 筛查
    - ◆ 尸检
- 先天性腹腔积液
    - ◆ 胎儿
        - ◇ 如果没有胎儿水肿的任何证据：评估羊水量（除梗阻性肾病）
        - ◇ 如果羊水量正常：探查是否存在扩张的肠袢和钙化
    - ◆ 新生儿
        - ◇ 腹水穿刺检查：红细胞计数、白细胞计数、总蛋白质、甘油三酯、淀粉酶、尿素、总胆红素、直接胆红素、细菌培养
        - ◇ 血清 Na：70% 的婴儿观察到低钠血症
        - ◇ 如果存在梗阻性肾病，进一步评估尿路是否存在畸形
        - ◇ 如果怀疑胆汁性腹水：肝扫描

鉴别诊断

- 参见本节病史、临床症状和体征

治疗

- 即刻处理

- ◆ ABC(保持气道通畅、维持正常呼吸功能、维持循环功能)
- ◆ 纠正酸碱失衡
- ◆ 治疗 CHF(见充血性心力衰竭)
- ● 一般治疗
  - ◆ 一旦婴儿稳定,尽快寻找病因
- ● 特异性治疗
  - ◆ 胎儿水肿
    - ✧ 胎儿期干预(取决于病因)
      - ➢ 纠正胎儿贫血
      - ➢ 治疗心动过速
      - ➢ 胎胎输血综合征交通血管的消融
      - ➢ CCAM 胎儿手术
    - ✧ 新生儿(取决于病因)
      - ➢ 纠正贫血
      - ➢ 治疗心动过速治疗
  - ◆ 腹水
    - ✧ 乳糜腹:治疗方法包括重复胸腔穿刺、含中链甘油三酯配方乳
    - ✧ 病因治疗

随访

- ● 根据原发病进行相应随访
- ● 神经系统发育评估

并发症及预后

- ● 死亡率 40%~90%
- ● 预后取决于病因、发病时的孕周和是否有胸腔积液
- ● 水肿发生越早,预后越差,如妊娠 20 周前
- ● 预后:心动过速、孤立腹水或胸腔积液预后较好

（殷　荣）

13. 呕吐、胃潴留(vomiting、gastric stasis)

定义

- ● 目前没有统一的定义
- ● 出现下列情况应进行详细评估
  - ◆ 超过前次喂养量的 20%~30%

◆ 超过 10~15ml
  ◆ 胆汁性呕吐、潴留物
  ◆ 血性呕吐、潴留物

病史

- 生命体征:异常提示病理性状态,多为腹腔内病变或败血症
- 腹胀、腹部张力增高、腹壁红等提示病理性状态
- 腹部体征:腹胀、肠型、肠鸣音、腹壁红肿
- 肠鸣音消失提示肠梗阻
- 母亲产前使用药物:硫酸镁
- 目前使用的药物:茶碱类可延迟极低体重儿的胃排空
- 是否给予持续气道正压通气(CPAP),CPAP 的患儿如果肠道喂养,应保证胃管排气通畅
- 末次排便时间
- 腹围增加>2cm 异常

> 注:腹胀新生儿应每天测量腹围

- 呕吐/潴留量
- 呕吐/潴留物的颜色和性状
- 发病时间
- NEC 病史

呕吐/潴留物颜色和性状与疾病

- 胆汁性(绿色或深绿色)、淡黄色或黄色潴留物
  ◆ 外科因素导致(40%)
    ◇ 肠旋转不良伴中肠扭转:腹胀、腹膜炎、血性潴留、呕吐物
    ◇ 十二指肠闭锁:腹胀不明显、胎粪可排出正常
    ◇ 空肠闭锁:出生 24h 后出现症状,腹胀、呕吐、胃潴留、无胎粪、淡灰色少量胎粪
    ◇ 胎粪性肠梗阻:腹胀、呕吐、胃潴留、腹部 X 线检查显示钙化、腹膜炎
    ◇ 巨结肠:便秘伴腹胀,可伴胆汁样或黄色潴留物,以及呕吐
  ◆ 部分内科性呕吐(60%)
    ◇ 呕吐物多为淡黄色
    ◇ 胃管位置异常:胃管越过胃部、留置到十二指肠或空肠
    ◇ 坏死性小肠结肠炎(见消化系统疾病 2. 坏死性小肠结肠炎)
    ◇ 麻痹性肠梗阻:败血症、肺炎、尿路感染、低钾血症、母亲药物影响(尤

其是硫酸镁)、甲状腺功能减退、遗传代谢性疾病、PDA
  ❖ 早产:胃动力减弱,无肠梗阻或其他病理情况
  ❖ 胃食管反流和十二指肠胃反流:可出现胆汁样潴留物、呕吐
- 非胆汁性:白色、清亮、混浊、未消化的奶汁
  ◆ 喂养方式问题
    ❖ 喂养过快,潴留物为未消化的奶汁,多见于早产儿早期少量配方奶喂养
    ❖ 加奶过快
    ❖ 母乳喂养添加强化剂后
- 潴留物含半消化奶汁:可见于两餐间隔过短或奶量过多
    ❖ 胃排空延迟或奶量过多
    ❖ 添加维生素可使奶的渗透压增高,也可出现此类潴留物
  ◆ 配方奶不耐受
    ❖ 牛奶不耐受家族史
    ❖ 粪便 pH 呈酸性(<5.5),提示存在乳糖不耐受,多伴有腹泻
    ❖ 牛奶蛋白过敏:腹泻、大便潜血阳性、血便
    ❖ 便秘:腹部膨隆但腹软、48~72h 内未排便
    ❖ NEC 或 NEC 后肠狭窄
    ❖ 幽门狭窄:多于生后 3~4 周起病,表现为喷射性呕吐,呕吐物为非胆汁性
    ❖ 其他原因(见内科性呕吐部分)
- 血性呕吐、潴留物:见症状篇 14. 消化道出血
- 黄色、淡黄色呕吐物,以及潴留物
  ◆ 可能与肠梗阻有关,须警惕
  ◆ 初乳的颜色也为黄色,须辨别

发病时间与疾病

- 24h 左右发病,无明显腹胀
  ◆ 壶腹后十二指肠梗阻(闭锁、狭窄、压迫、环状胰腺)
  ◆ 胎儿小肠穿孔(肠扭转、胎粪性肠梗阻)
  ◆ 胃管过深
  ◆ 超早产儿
- 出生 24h 以后发病,多有腹胀
  ◆ 空回肠闭锁
  ◆ 肠旋转不良、肠扭转
  ◆ 胎粪性腹膜炎、胎粪性肠梗阻
  ◆ 巨结肠

- 与原发病的发病时间相关
  - ◆ 败血症
  - ◆ 小肠疝
  - ◆ 肠套叠、肠扭转
  - ◆ NEC

提示呕吐病因是严重疾病的警示征象包括

- 非特异性症状
  - ◆ 长时间呕吐
  - ◆ 严重嗜睡
  - ◆ 体重明显下降
- 胃肠道梗阻或胃肠道疾病的症状
  - ◆ 胆汁性呕吐
  - ◆ 3~6 周的婴儿出现喷射性呕吐
  - ◆ 呕血
  - ◆ 便血(直肠出血)
  - ◆ 明显的腹部膨隆及压痛
- 提示神经系统或全身性疾病的症状或体征
  - ◆ 新生儿或小婴儿囟门凸出
  - ◆ 头痛、体位变化引起呕吐,睡醒时呕吐和/或无恶心
  - ◆ 意识改变、癫痫发作、局灶性神经功能异常
  - ◆ 头部外伤史
  - ◆ 与表面疾病不相称的低血压,低钠血症,高钾血症

症状和体征

- 生命体征包括呼吸、心率、动脉血氧、血压、体温
- 体温不稳定或发热
- 腹部体征
  - ◆ 腹胀、腹围增加>2cm
  - ◆ 肠鸣音减弱或消失
  - ◆ 腹壁水肿、红肿、静脉显露
  - ◆ 腹股沟斜疝、脐疝
  - ◆ 腹部包块
- 肛门位置、肛瘘
- 其他畸形
  - ◆ 腹裂
  - ◆ 脐膨出

- ◆ 食管闭锁、食管气管瘘
- ◆ 脊柱畸形
- ◆ 巨大膀胱、肾积水

鉴别诊断

- 见本节呕吐/胃潴留物与疾病、发病时间与疾病

实验室检查

- 全血细胞计数和分类
- 如怀疑败血症,进行相关评估
- 血培养:怀疑败血症时需在应用抗生素前进行血培养
- 存在肠梗阻时需要测血钾,排除低钾血症
- 动脉血气分析:排除酸中毒
- 其他检查
  - ◆ 粪便 pH
  - ◆ 凝血功能评估:血性潴留物
- 影像学和其他检查
  - ◆ 腹部 X 线片
    - ◇ 潴留物为胆汁性,查体异常或潴留持续存在,需立即进行检查
    - ◇ X 线片可提示胃管位置是否正确并明确肠道充气情况
    - ◇ 明确有无异常的充气形态、肠壁积气、肠梗阻表现
    - ◇ 肠管扩张和气液平:腹部外科疾病
    - ◇ 十二指肠闭锁:双泡征
  - ◆ 左侧卧位摄片:有助于诊断消化道穿孔;腹部未充气可见于中肠扭转
  - ◆ 消化道造影:根据临床评估选择适当的造影检查
  - ◆ 腹部超声:评估占位病变、肝脾大、NEC、气腹、肠旋转不良等
- 其他检查
  - ◆ 胃食管反流闪烁扫描法:评估胃排空情况及有无反流
  - ◆ 内镜检查:评估有无溃疡

治疗

- 查体正常,无全身症状或其他异常表现
  - ◆ 早产儿可考虑继续喂养并密切观察
  - ◆ 足月儿可考虑完善腹部 X 线检查并密切观察
- 查体异常:生命体征异常,呼吸暂停,腹胀,触诊有肠型或异常,无大便,心动过缓,任何其他症状
  - ◆ 禁食

- ◆ 胃肠减压
- ◆ 静脉营养
- ◆ 完善全套检查
- ◆ 抗感染治疗
- ◆ 请外科会诊
- ● 根据呕吐物性质进行处理
  - ◆ 胆汁性呕吐/潴留
    - ✧ 鼻胃管位置异常:腹部 X 线片可以明确。重新放置或调整胃管位置
    - ✧ 早产儿生命体征正常,无腹部体征,可观察
    - ✧ 临床怀疑败血症:进行相应评估治疗、禁食
    - ✧ 怀疑外科疾病:禁食、胃肠减压、外科会诊
  - ◆ 非胆汁性呕吐
    - ✧ 潴留物为未消化的奶汁
      - ➢ 潴留量少,体格检查及生命体征正常,可以将潴留奶还入
      - ➢ 若胃潴留持续存在,查体正常,可尝试如下方法
        - ✦ 延长喂养间隔时间
        - ✦ 尝试减少每次奶量
        - ✦ 尝试持续胃管喂养
      - ➢ 若上述方法无效或潴留量增加,禁食并完善检查
    - ✧ 潴留物含半消化的奶汁
      - ➢ 大量黏液、胃液,弃去
      - ➢ 若查体及生命体征正常,可继续喂养
      - ➢ 避免过度喂养[总热量$<130kcal/(kg\cdot d)$]
      - ➢ 若潴留量增多或查体异常,需要重新评估
    - ✧ 配方奶不耐受
      - ➢ 明确乳糖不耐受时,给予无乳糖奶粉
      - ➢ 牛奶蛋白过敏:半水解或全水解配方奶
    - ✧ 便秘:可尝试刺激肛门。若失败,可给予甘油栓促排便
    - ✧ 感染:若怀疑感染,在完善实验室检查后给予广谱抗生素、禁食
    - ✧ 肾上腺性征综合征:激素或皮质激素替代治疗,维持体液和电解质平衡,必要时外科干预
  - ◆ 血性潴留物:见症状篇 14. 消化道出血
  - ◆ 非胆汁性的黄色潴留物
    - ✧ 全身查体,必要时行腹部 X 线检查
    - ✧ 若存在任何异常表现,需进一步完善相关检查以排除肠梗阻
    - ✧ 需密切随访患儿
- ● 特异性治疗

◆ 甲氧氯普胺：治疗胃食管反流、减少胃潴留量。甲氧氯普胺有一定效果，但必须权衡考虑副作用
◆ 红霉素
　✧ 目前无足够的证据推荐使用红霉素预防或治疗早产儿喂养相关问题
　✧ 生后 2 周内使用红霉素或使用时间超过 14 天可增加发生肥厚性幽门狭窄的风险

随访

● 无

预后和并发症

● 无

（徐　昕　庄德义）

14. 消化道出血（gastrointestinal hemorrhage）

概述

● 必须与假性出血（如吞下母亲血液）鉴别
● 支气管肺畸形咳血有时很难与胃肠道出血鉴别
● 血液经过胃液氧化变为咖啡色
● 超过 50% 患儿病因不明
● 母血吞入、肛裂是最常见的病因
● 胃或十二指肠溃疡导致的出血多存在血流动力学紊乱
● 呕血提示屈氏韧带以上新的出血
● 便血（褐色和鲜红色）提示结肠出血，但也可见于上消化道出血，肠蠕动较快或出血量较大者
● 肛裂导致的血便多为血丝附着大便表面
● 褐色便提示回盲瓣附近出血，少数来源于右侧结肠（肠蠕动较慢者）
● 凝血障碍很少导致胃肠道出血

病史

● 呕血、便血：量、性状
● 是否有其他部位出血
● 生命体征是否稳定
● 生后 Vit K 应用史
● 出血性疾病家族史

- 目前应用的药物
- 血细胞比容/血红蛋白值
- 发病时间
  - ◆ 母血吞入：生后 12~24h 出现呕血，偶有咳血
  - ◆ 新生儿出血性疾病
    - ◇ 早发型：生后 24h 以内发生，母亲服用抗惊厥药物或抗凝剂
    - ◇ 经典型：生后 1~7 天发病，多见于未注射 Vit K$_1$ 者
    - ◇ 迟发型：生后 1~3 个月发病，纯母乳性喂养、脂溶性维生素吸收困难
  - ◆ 胃及十二指肠溃疡：多见于危重新生儿，任何时间均可发病，但急性期多见
  - ◆ 导致胃黏膜损伤药物有吲哚美辛、布洛芬和地塞米松，发病与药物应用时间有关
  - ◆ 肠旋转不良：出生后即可有肠梗阻表现，扭转缺血后可导致胃肠道出血
  - ◆ 肠重复畸形
    - ◇ 新生儿期不常见
    - ◇ 最常见体征为肠梗阻或腹部肿块
    - ◇ 任何时候都可出现消化道出血
  - ◆ 梅克尔憩室
    - ◇ 发生率为 2%，通常无症状
    - ◇ 男性常见，发病率是女性两倍
    - ◇ 距离回盲瓣 60~70cm 处，长度约 5cm
  - ◆ 无痛直肠出血（甚至可能大出血），可发生于婴儿和儿童期任何时间
  - ◆ 先天性血管畸形如肝血管瘤
    - ◇ 婴儿早期出现消化道出血（25%）
    - ◇ 常伴发皮肤血管瘤，但某些情况下［奥斯勒-韦伯-朗迪（Osler-Weber-Rendu）病］胃肠道出血可先于皮肤血管瘤出现
  - ◆ NEC
    - ◇ 发生率与胎龄成反比
    - ◇ 多发生在肠道喂养后
    - ◇ 生后数日内少见
  - ◆ 先天性巨结肠有关的 NEC
    - ◇ 先天性巨结肠最常见合并症
    - ◇ 便秘、胎粪排出延迟、腹胀、喂养困难
    - ◇ 10%~30% 有胃肠道出血
  - ◆ 肠道感染：新生儿期少见
  - ◆ 牛奶蛋白过敏
    - ◇ 婴儿期血便、黏液便样腹泻，但也可在生后数日内发生

- ◆ 肛裂
  - ✧ 鲜红色血便,可以发生在任何时间
  - ✧ 量不多
  - ✧ 有时很难注意到(但频繁观察或检查可导致肛裂)
- 母亲病史
  - ◆ 分娩时血性羊水
  - ◆ 胎儿窘迫或围产期婴儿窒息:应激性溃疡
  - ◆ 口服抗凝剂或抗惊厥药物:早发型 Vit K 缺乏

临床症状和体征

- 休克症状和体征
- 没有血容量丢失导致的继发性休克时,应首先明确婴儿是否存在威胁生命的疾病如坏死性小肠结肠炎或肠旋转不良
- 存在肠梗阻体征:考虑肠旋转不良、先天性巨结肠
- 腹部肿块:肠重复畸形
- 腹膜炎体征:NEC 或肠旋转不良伴扭转
- 相关疾病的症状和体征
  - ◆ 创伤
    - ✧ 插鼻胃管
    - ✧ 气管插管
    - ✧ 用力吸痰
    - ✧ 肛表测量肛温
  - ◆ 伴有胃肠道血管畸形的综合征
    - ✧ 蓝色橡皮疱痣综合征(blue rubber bleb nevus syndrome)
    - ✧ 奥斯勒-韦伯-朗迪疾病
    - ✧ 血管骨肥大(Klippel-Trenaunay-Weber)综合征
    - ✧ 唐氏综合征
    - ✧ 巨结肠
    - ✧ 梅克尔憩室
  - ◆ 肠旋转不良:相关的其他消化道畸形包括脐膨出、腹裂、先天性膈疝和十二指肠闭锁
  - ◆ NEC:腹胀、呕吐、胃潴留、肠鸣音减弱(见消化系统疾病 2. 坏死性小肠结肠炎)
  - ◆ 炎性肠病:发热、长期腹泻、生长发育不良

辅助检查

- Apt-Downey 试验:鉴别母血吞入和新生儿出血

- ◆ 呕吐物 1 份加水 4 份,离心除去颗粒样杂质
- ◆ 上清液加 1% 的氢氧化钠,比例为 5:1
- ◆ 如果新生儿本身出血,为鲜红色
- ◆ 如果为母血,变为黄颜色
- 血常规+CRP+Ret
- 凝血功能检查:如果病史或查体提示凝血障碍
- 血生化检查:肝功能、肾功能、胆红素、血氨、血糖
- 血气分析+乳酸
- 血、大便培养:如果怀疑败血症或感染性肠道疾病
- 肠道病毒检测(大便和血标本)
- 鼻胃管洗胃:可区分血液来源于胃或十二指肠上段
- 腹部 X 线片:仰卧位、直立位、侧位
  - ◆ 有助于肠梗阻和 NEC 的诊断
- 可以给予内镜检查,但很少需要
- ^{99} 锝同位素扫描:可以识别梅克尔憩室或肠道畸形的异位黏膜,年龄越小越困难
- 下消化道出血:肠镜、黏膜活检

鉴别诊断

- 上消化道出血
  - ◆ 母血吞入
  - ◆ 应激性溃疡
  - ◆ 凝血功能异常
    - ◇ 败血症
    - ◇ 先天性凝血因子缺乏
    - ◇ Vit K 缺乏
    - ◇ 肝衰竭
    - ◇ NEC
  - ◆ 牛奶蛋白过敏
  - ◆ 创伤
  - ◆ 先天性消化道畸形
- 下消化道出血
  - ◆ 大量吞咽母血
  - ◆ 肛裂
  - ◆ 坏死性小肠结肠炎
  - ◆ 肠旋转不良合并中肠扭转
  - ◆ 先天性巨结肠合并小肠结肠炎

- ◆ 凝血功能异常
- ◆ 活动性、大量的上消化道出血
- ◆ 血管畸形
- ◆ 胃或十二指肠溃疡
- ◆ 肠重复畸形
- ◆ 梅克尔憩室
- ◆ 肠道感染
- ◆ 炎性肠病
- ◆ 血小板减少

处理

- ● 即刻处理
  - ◆ ABC（保持气道通畅、维持正常呼吸功能、维持循环功能）
  - ◆ 评估是否存在休克症状和体征，存在休克时
    - ◇ 扩容：立即给予晶体液（生理盐水）
    - ◇ 根据出血量和血细胞比容考虑是否输血
    - ◇ 必要时给予新鲜冷冻血浆和血小板
    - ◇ 必要时氧疗
- ● 一般治疗
  - ◆ 禁食
  - ◆ 胃肠减压（冰盐水灌洗效果不好，可能会导致低体温）
  - ◆ 纠正酸中毒
  - ◆ 纠正水、电解质失衡
- ● 急性消化道出血
  - ◆ 温热的 1/2 张生理盐水或等张生理盐水 5ml/kg 经鼻胃管洗胃至出血消失
  - ◆ 肾上腺素洗胃（1∶10 000）：肾上腺素 0.1ml，用 10ml 灭菌水稀释。主要用于温盐水洗胃无效的患儿
  - ◆ 内镜下止血：大量出血时可用，包括电凝术、激光光凝、热探头凝固、注射硬化剂和肾上腺素
  - ◆ 上消化道出血：给予 H_2 受体阻断剂、抑酸剂（保持胃 pH 为 5~6）
  - ◆ 少量的上消化道出血：若无活动性出血，血细胞比容正常，可观察

> 注：不用冷水洗胃（可迅速降低核心温度）。洗胃操作时间不应超过 10min

- ● 病因治疗

◆ 肝脏疾病导致的消化道出血
  ◇ 奥曲肽：剂量 1μg/kg 静脉推注，随后给予 1μg/(kg·h) 持续静脉滴注。若 12h 内出血停止，可降至原剂量的 50%。当降至初始剂量的 25% 时可停用
◆ 凝血功能障碍时给予：Vit K、血小板、新鲜冷冻血浆
◆ 外科疾病：外科手术治疗
◆ 先天性凝血因子缺陷
  ◇ 新鲜冷冻血浆
  ◇ 血友病：Ⅷ因子

特异性治疗

● 无

随访

● 无

并发症和预后

● 无

（徐　昕　庄德义）

15. 肠梗阻（intestinal obstruction）

概述

● 肠梗阻分为功能性（如败血症、高镁血症、低钾血症、颅内压升高、早产）和机械性
● 高位（十二指肠壶腹以上）：唾液分泌过多、非胆汁性呕吐、腹胀不明显，偶见上腹部膨隆
● 低位（十二指肠壶腹以下）：胆汁性呕吐、显著腹胀
● 病变近肛门时胎粪排出延迟或无胎粪排出
● 24h未排胎粪，提示结肠可能存在病变
● 胆汁性呕吐：应尽快查明病因，一般作为急腹症处理
● 非胆汁性持续呕吐通常与内科疾病或喂养有关
● 首次喂养前鼻胃管抽出 15ml 液体，提示可能存在肠梗阻

病史

● 母亲病史

- ◆ 产前超声检查提示肠道扩张
- ◆ 羊水过多：提示高位肠梗阻
- ◆ 糖尿病母亲：胎粪黏稠综合征、小左结肠综合征
- ◆ 妊娠期高血压：硫酸镁治疗（高镁血症）可导致胎粪黏稠综合征
- 发病时间
  - ◆ 胃扭转、幽门瓣膜或闭锁
    - ◇ 完全性肠梗阻，出生后不久发病，非胆汁性呕吐，可见胃型和胃蠕动波、腹胀不明显或上腹部局部膨隆
    - ◇ 不完全性肠梗阻症状出现时间不定，有些可在婴儿期发病
  - ◆ 肥厚性幽门狭窄：生后 3~6 周发病，非胆汁性呕吐，少数可生后 1 周内发病
  - ◆ 消化道乳酸凝块：喂养后 3~12 天发病
  - ◆ 胃穿孔：生后 2~7 天发病
  - ◆ 十二指肠闭锁：生后第 1 天发病，胆汁性呕吐，上腹胀
  - ◆ 肠旋转不良
    - ◇ 多在生后 1 个月内出现症状，胆汁性呕吐，偶发直肠出血、休克
    - ◇ 肠旋转不良无扭转者症状较轻（呕吐、生长发育迟缓、腹痛）

> 注：任何时候胆汁性呕吐都要排除肠旋转不良

  - ◆ 外部压迫（环状胰腺、肠重复畸形、腹膜后肿物）
    - ◇ 环状胰腺与十二指肠闭锁的症状和发病时间类似，两者可共存
    - ◇ 肠重复畸形出生后可无症状，但数周后多数发病
  - ◆ 空回肠闭锁（最常见）：生后 1~2 天内发病（胆汁性呕吐、腹胀、胎粪排出受阻）
  - ◆ 胎粪性肠梗阻
    - ◇ 单纯性胎粪性肠梗阻（约占 2/3）：生后 1~2 天内
    - ◇ 复杂性胎粪性肠梗阻（伴肠坏死、肠穿孔、腹膜炎、假性囊肿）：肠梗阻症状叠加腹膜炎症状和体征
  - ◆ 胎粪黏稠综合征/小左结肠综合征：生后数天内出现低位肠梗阻症状
  - ◆ 肛门闭锁：生后数日内表现为低位完全肠梗阻症状和体征
    - ◇ 部分患儿可见瘘管开口于会阴部，注意查体
    - ◇ 如果瘘管开口于尿道，可导致反复尿路感染
  - ◆ 先天性巨结肠
    - ◇ 胎粪排出延迟
    - ◇ 部分婴儿可以在生后数周内无症状
    - ◇ 生后数周内便秘，间断性肠梗阻症状，直肠检查或灌肠可缓解

- ◇ 完全性肠梗阻:生后数日内腹胀、胆汁性呕吐
- ◇ 不完全性肠梗阻:腹泻、坏死性小肠结肠炎、蛋白丢失性肠病、生长发育障碍
- ◇ 扩张的结肠可能压迫尿道,导致反复尿路感染
- 伴随症状
  - ◆ 伴发腹泻(伴或不伴发热)
    - ◇ 消化道本身感染特别是病毒性胃肠炎
    - ◇ 病情严重的患儿
      - ➢ 败血症
      - ➢ 感染性小肠炎、结肠炎
      - ➢ 阑尾炎或炎性肠病
      - ➢ 先天性巨结肠相关性小肠结肠炎
  - ◆ 伴发直肠出血(便血):NEC、感染性结肠炎、炎性肠病(IBD)、肠套叠
  - ◆ 伴有发热:细菌性或病毒性感染性疾病
  - ◆ 伴有神经系统症状和体征:脑病如 HIE、脑梗死、颅内出血、中枢神经系统感染等
  - ◆ 伴有发育迟缓、酸中毒、电解质紊乱等,可能存在遗传代谢性疾病,少见原因
  - ◆ 存在慢性或反复感染病史:有免疫缺陷、炎性肠病
  - ◆ 婴儿反复发作的肺炎:气管食管瘘

症状和体征

- 注意腹胀程度、位置
  - ◆ 高位肠梗阻:腹胀轻,局限于上腹部
  - ◆ 低位肠梗阻:腹胀重,全腹胀
- 唾液分泌增加:高肠梗阻
- 腹部压痛、红肿:胎粪性肠梗阻、NEC 或任何原因导致的肠穿孔
- 相关疾病的体征
  - ◆ 幽门狭窄
    - ◇ 男性多见(男女 4:1)
    - ◇ 第 1 胎多见
    - ◇ 血型 O 型和 B 型多见
  - ◆ 十二指肠闭锁
    - ◇ 30% 婴儿存在唐氏综合征
    - ◇ 合并肠旋转不良、先天性心脏病、气管食管瘘管、肾脏异常
    - ◇ 有 20% 存在环状胰腺(70% 的这些婴儿常合并其他畸形)
  - ◆ 肠旋转不良:多伴其他消化道畸形(脐膨出、腹裂、先天性膈疝和十二指

　　肠闭锁)
- ◆ 先天性肠闭锁:FGR
- ◆ 胎粪性腹膜炎:囊性纤维化(10%~15% 囊性纤维化患儿存在胎粪性腹膜炎)
- ◆ 胎粪黏稠综合征/小左结肠综合征
  - ◇ 50% 的患儿为糖尿病母亲婴儿
  - ◇ 合并败血症及高镁血症
  - ◇ 可有先天性巨结肠症状和体征
  - ◇ 14%~25%有囊性纤维化疾病
- ◆ 肛门闭锁
  - ◇ 50% 患儿存在其他畸形(隐睾、脊柱裂、单脐动脉、泄殖腔畸形、脐膨出、骶尾部发育不良)
  - ◇ 合并会阴部神经支配异常
  - ◇ VACTERL 综合征部分表现
- ◆ 先天性巨结肠
  - ◇ 80% 男性
  - ◇ 10% 有唐氏综合征
  - ◇ 合并神经脊异常(如神经母细胞瘤、嗜铬细胞瘤、神经纤维瘤)
  - ◇ 感音性耳聋和先天性低通气障碍综合征

辅助检查

- ● 实验室检查
  - ◆ 血常规+CRP
  - ◆ 肝功能、肾功能、电解质
  - ◆ 血培养
  - ◆ 大便培养+病毒学检查+乳糖
  - ◆ 血气分析
  - ◆ 大便 pH
  - ◆ 凝血功能
- ● 腹部 X 线片(仰卧位、立位、侧位)
  - ◆ 双泡征:十二指肠闭锁、环状胰腺。肠旋转不良偶见双泡征
  - ◆ 高位肠梗:小肠扩张
  - ◆ 低位肠梗阻:全肠道扩张
  - ◆ 腹膜钙化:产前肠穿孔、囊性纤维化、回肠闭锁
  - ◆ 胎粪性腹膜炎:远端小肠泡泡征
  - ◆ 气腹:肠穿孔
  - ◆ NEC:肠壁积气、肠壁增厚、门静脉积气

- 腹部 B 超
  - ◆ 有助于幽门狭窄诊断,偶尔需要上消化道钡餐
  - ◆ 疑似腹腔占位或肾脏畸形
  - ◆ 区分高位和低位肠梗阻
  - ◆ 气腹、腹腔积液
  - ◆ 肠旋转不良、肠套叠、腹腔脓肿、阑尾周围脓肿
- 上消化道造影
  - ◆ 有助于肠旋转不良诊断
- 钡灌肠
  - ◆ 胎粪性腹膜炎、先天性肠闭锁、胎粪黏稠综合征和先天性巨结肠
- 直肠活检:先天性巨结肠

鉴别诊断

见本节病史和辅助检查

处理

- 即刻处理
  - ◆ ABC(保持气道通畅、维持正常呼吸功能、维持循环功能)
- 一般处理
  - ◆ 禁食
  - ◆ 肠减压
  - ◆ 纠正酸中毒
  - ◆ 纠正水、电解质失衡
  - ◆ 补液、静脉营养
  - ◆ 儿科、外科咨询
  - ◆ 必要时应用抗生素

特异性治疗

- 无

随访

- 无

并发症及预后

- 无

(徐 昕 庄德义)

16. 腹部包块（abdominal mass）

概述

- 可触及，偶尔不能触及
- 产前超声检查可以部分诊断
- 超过 50% 的腹部包块起源于消化道

病史

- 发病时间
  - ◆ 产前超声发现胎儿腹部包块
  - ◆ 生后 1 周内触及腹部包块
- 母亲或分娩史
  - ◆ 羊水少：尿路梗阻或肾发育异常
  - ◆ 围产期窒息或分娩外伤：肾上腺出血
  - ◆ 难产史：肝脏出血、脾脏出血
- 疾病相关的病史
  - ◆ 希佩尔-林道（Von Hippel-Lindau）病：胰腺囊肿
  - ◆ 皮下蓝色结节：神经母细胞瘤
  - ◆ 羊水减少：尿路梗阻或肾脏病变
  - ◆ 皮肤血管瘤：其他部位血管瘤
  - ◆ 神经畸形：脑脊膜膨出
  - ◆ 黄疸：胆总管囊肿、胰腺囊肿
  - ◆ 红细胞增多症：肾静脉血栓形成
  - ◆ Mckusick-Kaufman 综合征（麦库斯克-考夫曼综合征）：阴道闭锁伴无肛、多指畸形、肾脏异常
  - ◆ 肠梗阻：肠重复畸形和子宫阴道积水
  - ◆ 尿路梗阻：子宫积水
  - ◆ 恶性偏身肥大：肝母细胞瘤

体征

- 明确肿块性质：位置、大小、边界、质地，单侧还是双侧、固定还是可移动等

辅助检查

- 血常规+CRP
- 凝血功能

- 肝功能、肾功能
- 腹部 X 线片：有助于鉴别软组织肿块、肠道肿块、钙化和脊椎异常
  - ◆ 钙化
    - ◇ 肾上腺出血
    - ◇ 神经母细胞瘤
    - ◇ 畸胎瘤（肝脏、腹膜后、盆腔）
- 腹部 B 超
- 疑似实体肿瘤
  - ◆ 甲胎蛋白
  - ◆ 绒毛膜促性腺激素
  - ◆ 尿香草扁桃酸（VMA）和高香草酸（HVA）
- 增强 CT 或磁共振检查
  - ◆ 明确肿块的性质、大小、毗邻关系

鉴别诊断

- 腹膜后
  - ◆ 泌尿道
    - ◇ 肾积水
      - ➢ 双侧：后尿道瓣膜、输尿管囊肿、腹肌发育缺陷综合征（Prune-Belly syndrome）、多囊肾病
      - ➢ 单侧：肾盂输尿管梗阻、膀胱输尿管梗阻
    - ◇ 多囊肾、肾发育异常
    - ◇ 中胚层肾脏肿瘤（最常见的肾脏肿瘤）
    - ◇ 肾母细胞瘤肿瘤（少见）
    - ◇ 肾静脉血栓：血尿、红细胞增多症、脐静脉置管史
  - ◆ 肾上腺
    - ◇ 出血：右侧常见，8%~10% 为双侧，需要与神经母细胞瘤出血鉴别
  - ◆ 神经母细胞瘤：新生儿最常见的恶性肿瘤
  - ◆ 囊肿
  - ◆ 假性囊肿
  - ◆ 畸胎瘤
    - ◇ 骶尾部常见，仅小部分表现为腹部包块
    - ◇ 10% 含有恶性组织
  - ◆ 胰腺囊肿
    - ◇ 希佩尔-林道（Von Hippel-Lindau）病：胰腺和肾囊肿，伴视网膜和小脑血管瘤
- 腹腔

◆ 肝脏
- ✧ 囊肿(少见),单个囊肿
- ✧ 肝脏良性肿瘤:血管肿瘤常见
  - ➢ 错构瘤:囊样、钙化
  - ➢ 血管内皮细胞瘤:大多无症状,可出现心力衰竭、贫血、血小板减少和凝血功能障碍(卡-梅综合征)
- ✧ 间质瘤:多为囊性
- ✧ 肝母细胞瘤:常见的恶性肿瘤
- ✧ 肝大(见症状篇 17.肝大)
- ✧ 肝脏血肿:多见于产伤
- ✧ 肝脏脓肿:败血症病史、治疗不理想、炎症指标持续增高

◆ 脾脏:囊肿
◆ 胆道系统:胆总管囊肿、胆囊积水
◆ 胃肠肿块
- ✧ 很少能够触及
- ✧ 囊性,表面光滑,活动度大(依据肿块大小)
- ✧ 肠重复畸形和肠系膜囊肿常见
- ✧ 恶性少见

◆ 生殖系统
- ✧ 子宫、阴道积水:提示处女膜或阴道横隔闭锁导致子宫或阴道内分泌物积聚
- ✧ 卵巢
  - ➢ 多数为无症状腹部肿块,但 25% 可发生扭转、破裂
  - ➢ 卵泡发育和副黄体囊肿(良性)
  - ➢ 畸胎瘤
  - ➢ 黄体及生发上皮的包含囊肿(少见)

● 脑脊膜膨出

处理

● 即刻处理
- ◆ 如果存在呼吸窘迫:ABC(保持气道通畅、维持正常呼吸功能、维持循环功能)
- ◆ 大多数要求外科手术干预
● 特异性治疗
- ◆ 取决于原发病
- ◆ 恶性肿瘤化疗、放疗、外科手术切除
- ◆ 肾脏畸形:外科手术

◆ 肝脓肿：抗生素、穿刺、外科手术切除

随访

● 取决于原发病

并发症及预后

● 取决于原发病
● 良性肿瘤或占位、预后良好
● 恶性肿瘤，与分化程度有关

（徐　昕　庄德义）

17. 肝大（hepatomegaly）

概述

● 触及肝脏不等同于肝大，也可能是肝脏下移
● 肝右肋缘下>3.5cm 提示肝大
● 生后 1 周内，正常肝跨度为 4.5~5cm
● 吸气时肝脏下移动 1~3cm
● 肝大的可能原因
    ◆ 炎症
    ◆ 代谢物过度累积
    ◆ 渗出
    ◆ 充血
    ◆ 阻塞
    ◆ 占位

病史

● 婴儿早期死亡、肝病或神经退行性病变家族史：遗传代谢性疾病
● 发病时间
    ◆ 胆道阻塞（新生儿晚期或婴儿期发病）：出生时无症状
    ◆ 充血性心力衰竭：与心力衰竭同时发生（见症状篇 11. 心力衰竭）
    ◆ 同族免疫性溶血：出生时，髓外造血体征
    ◆ 糖尿病母亲婴儿：出生可见肝大
    ◆ 先天性囊肿：宫内、出生存在
    ◆ 肠外营养：肠外营养开始后 2~6 周
    ◆ 败血症：与败血症同时发生

- 药物:与药物治疗同时或稍后发生。苯巴比妥、苯妥英钠、糖皮质激素导致脂肪变性,使肝大
- 病毒性肝炎/TORCH 感染
  - TORCH 感染:部分出生时肝大
  - 乙型肝炎:出生后 1~4 周(5% 为先天性感染)
  - 生后病毒感染如肠道病毒
- 转移性神经母细胞瘤(见神经母细胞瘤)
  - 常见的肝脏恶性肿瘤
  - 肝脏也是最常见的肿瘤转移部位、出生时肝大
  - 母亲绒毛膜癌:新生儿肝脏转移(少见)
- 肝脏血管畸形:出生后可发病
  - 毛细血管内皮瘤:肝大、血小板减少、凝血功能异常
  - 肝动静脉瘘:心力衰竭
  - 门体分流术:心力衰竭、门静脉压力增加
- 遗传代谢性疾病
  - α1-抗胰蛋白酶缺乏症
    - 10%的受累者基因型为 PiZZ,新生儿期出现症状,胆汁淤积、黄疸(+/−)、肝大(仅能存活 2~3 周)
  - 妊娠期自身免疫性肝病(既往称为新生儿血色病):出生时存在严重肝病临床表现
  - 酪氨酸血症:通常生后 3~4 个月发病(新生儿期发病很少)
  - 半乳糖血症:随乳糖摄入,新生儿出现症状,多并发大肠埃希菌败血症
  - 糖原贮积症Ib、Ia 型:新生儿期低血糖症、肝大
  - 黏多糖贮积症Ⅶ型:少数新生儿期出现症状
  - 寡糖贮积症(如岩藻糖苷贮积症):新生儿期可发病
  - 神经节苷脂贮积症:生后不久出现肝脾大(多在生后 3~6 个月)
  - 遗传性果糖不耐受症:新生儿果糖摄入很少,症状出现较晚
  - 酸性脂酶缺乏症:生后数周内发病
  - 脑肝肾综合征:出生时可发病
  - 囊性纤维化病:营养不良期发生脂肪变性,5% 新生儿发展为胆汁淤积
  - 尼曼-皮克(Niemann-Pick)病:
    - A 型:在宫内到 1 岁均可发病
    - C 型:多在新生儿期发病,直接胆红素增高、肝大、肝功能障碍
  - 戈谢病Ⅱ型:生后 1~3 个月肝大
  - 贝-维(Beckwith-Wiedemann)综合征:出生时发病
  - 黏脂质沉积症
    - 黏脂质沉积症Ⅰ型:婴儿期发病

> 黏脂质沉积症Ⅱ型:出生时发病
◇ 胆汁酸代谢障碍:新生儿期至 3 岁发病
- 饥饿和营养不良
- 巴德-基亚里(Budd-Chiari)综合征:婴儿期很少出现症状
  ◇ 继发于先天性膈疝伴肝静脉阻塞
  ◇ 血栓形成、红细胞增多症导致的肝静脉阻塞,腔静脉阻塞
  ◇ 先天性门静脉发育异常
- 肝母细胞瘤:新生儿期~3 岁
- 组织细胞增多症、噬血细胞性淋巴组织细胞增生症:新生儿期可出现症状
- 母亲疾病
  - 母亲糖尿病
  - Rh 溶血病髓外造血

体格检查

- 新生儿期肝大症状不典型,易漏诊,应仔细触诊
- 注意肝脏大小、边界、结节、质地等
- 确定是否存在脾大
  - 脾大:先天性感染或代谢性疾病
- 合并多种畸形或疑似先天性遗传代谢性疾病者:眼科检查
- 疾病相关的体征
  - 母亲糖尿病:低血糖、巨大儿、红细胞增多症、高胆红素血症、低钙血症、呼吸窘迫综合征
  - 胆道闭锁:肝外型患儿 10%~15% 的病例合并多脾、内脏移位
  - 同族免疫性溶血:胎儿水肿、贫血、严重黄疸
  - 肝血管畸形
    ◇ 胆汁淤积
    ◇ 肝大
    ◇ 肺动脉高压
    ◇ 心力衰竭
    ◇ 门静脉压力增加
  - TORCH 感染
    ◇ 小头畸形、脑积水
    ◇ 器官肿大
    ◇ 视网膜脉络膜炎
  - 肝母细胞瘤:贝-维综合征、偏身肥大
  - 贝-维综合征:巨大儿、巨舌、脐膨出、低血糖

- 转移性神经母细胞瘤:皮下蓝色结节
- 妊娠期同族免疫性肝病:重度肝衰竭、凝血障碍、腹水和低白蛋白血症
- 遗传代谢性疾病
  - α1-抗胰蛋白酶缺陷
  - 酪氨酸血症:肝硬化、近端肾小管功能障碍、低磷佝偻病和周围神经病变
  - 半乳糖血症:生长发育迟缓、呕吐、食欲下降、黄疸、白内障、大肠埃希菌败血症、范科尼(Fanconi)综合征
  - 糖原贮积症
    - Ⅰa型:洋娃娃脸、乳酸性酸中毒、低血糖、高脂血症
    - Ⅰb型:与Ⅰa一样,但伴中性粒细胞减少
  - 黏多糖贮积症Ⅶ型:胎儿水肿、肝脾大、声音嘶哑、面容丑陋、角膜混浊、腹股沟疝、脐疝、骨发育不良
  - 寡糖贮积症:面容丑陋、关节运动受限、肝脾大、角膜混浊和牙龈肥大
  - 神经节苷脂贮积症:面部和肌肤粗糙、前额突出、鼻梁低平、上颌发育畸形增生、上唇肥厚、耳位低、角膜混浊和樱桃红斑点
  - 遗传性果糖不耐受症:食欲下降、呕吐、低血糖和生长发育迟缓
  - 酸性脂酶缺乏症:营养不良、吸收不良、肾上腺钙化
  - 脑肝肾综合征:面部畸形、肌张力减退、惊厥、多囊肾、眼睛异常、骨骼异常
  - 囊性纤维化病
  - 尼曼-皮克(Niemann-Pick)病
    - A型:便秘、喂养困难
    - C类:肌张力减退和运动发育迟缓
  - 戈谢病Ⅱ型:胎儿水肿、鱼鳞病和火棉胶样婴儿
  - 脂沉积症
    - 黏脂质沉积症Ⅰ型:面部粗糙、角膜混浊和牙龈增生
    - 黏脂质沉积病Ⅱ型:胎儿水肿、腹水及骨异常

辅助检查

- CBC和分类
- 肝功能和胆红素
  - 总胆红素和直接胆红素
  - 转氨酶
  - γ-GT
  - 碱性磷酸酶
  - 白蛋白

- ◆ 凝血酶原时间
- ◆ 血氨
- ◆ 乳酸
- 如果直接胆红素增加伴脾大
  - ◆ TORCH 感染
  - ◆ 遗传代谢性疾病
- 如果直接胆红素增加不伴脾大
  - ◆ 腹部超声
    - ◇ 胆总管囊肿
    - ◇ 肝脏肿瘤
    - ◇ 肝脏血管畸形
  - ◆ 肝脏穿刺活检和超声
    - ◇ 新生儿肝炎
    - ◇ 胆道闭锁
    - ◇ 肠外营养
    - ◇ 肝毒性损伤
- 如果双相高胆红素增高或只有间接高胆红素增高
  - ◆ 肝脏超声，必要时行肝脏穿刺活检
    - ◇ 充血性心力衰竭
    - ◇ 药物和毒素
    - ◇ 溶血性贫血
- 如果没有高胆红素血症伴脾大
  - ◆ 腹部超声
    - ◇ 血管梗阻
    - ◇ 肝脏肿瘤
    - ◇ 代谢性疾病
- 如果没有高胆红素血症和脾大
  - ◆ 腹部超声
    - ◇ 原发性肿瘤和转移瘤
    - ◇ 糖尿病母亲婴儿
    - ◇ 营养不良
  - ◆ CT 或 MRI 可发现较小病变
- 如果怀疑遗传代谢性疾病，遗传学咨询疾病
- 妊娠期同族免疫性肝病：磁共振成像
- 肝脏增强 CT

鉴别诊断

- 见病史体格检查

管理

- 即刻处理
  - ◆ 纠正代谢障碍(低钙血症、低钾、代谢性酸中毒)
  - ◆ 治疗败血症
  - ◆ 纠正高氨血症
  - ◆ 纠正凝血功能异常
  - ◆ 人工肝替代治疗:新生儿资料较少
  - ◆ 肝移植

特异对性治疗

- 无

随访

- 根据原发病进行随访
- 肝脏科随访

并发症及预后

- 与原发病有关
- 与肝衰竭程度有关

（徐　昕　庄德义）

18. 高直接胆红素血症(conjugated hyperbilirubinemia)

定义

- 总胆红素<5.0mg/dl(85.5μmol/L),直接胆红素>1.0mg/dl(17.1μmol/L)
- 总胆红素≥5.0mg/dl(85.5μmol/L),直接胆红素/总胆红素>20%
- 直接胆红素>2.0mg/dl(34.2μmol/L)多数专家认为有临床意义

> 注:多数患儿直接胆红素浓度占总胆红素浓度超过50%

- 病因分类
  - ◆ 阻塞

◆ 感染
◆ 代谢/遗传
◆ 中毒
◆ 同种免疫

病史

- 大便颜色
- 全肠外营养及其时间
- 高胆红素血症治疗病史
- 用药情况
- 发病时间
    - ◆ 肝外胆管疾病
        - ◇ 肝外胆道闭锁:生后 2~6 周明显
        - ◇ 胆总管囊肿:产前超声可以发现,新生儿期出现症状较少
        - ◇ 胆管狭窄:同肝外胆道闭锁
        - ◇ 胆管穿孔:生后 3~8 周,伴呕吐、无胆汁大便、轻度胆汁淤积、腹胀(腹水)
        - ◇ 肿瘤
            - ➢ 少见,黄疸出现时间不定
            - ➢ 恶性肿瘤(60%~70%):神经母细胞瘤和肝母细胞瘤
            - ➢ 良性肿瘤:血管瘤、血管内皮瘤、错构瘤
        - ◇ 胆结石:时间不定,与发育畸形、溶血性疾病、囊肿性纤维化或药物治疗(呋塞米、TPN)有关
    - ◆ 肝内胆管疾病
        - ◇ 肝内胆管发育不良
            - ➢ 阿拉基(Alagille)综合征:生后 2~6 周黄疸明显;其他症状可早期出现
            - ➢ 非综合征性耳聋:发生时间不定,与原发病有关
        - ◇ 胆汁黏稠
            - ➢ 发病时间不定,与溶血性疾病和 TPN 有关
            - ➢ 宫内发生溶血出生时可存在胆汁淤积
        - ◇ 先天性肝内胆管囊状扩张症:又称卡罗利(Caroli)病,很少在新生儿期出现症状
        - ◇ 先天性肝纤维化
            - ➢ 年长儿童典型的表现是胃肠道出血
            - ➢ 多种综合征包括常染色体隐性遗传性多囊肾病
    - ◆ 肝细胞疾病

◇ 遗传代谢疾病
- ➢ 氨基酸代谢障碍
  - ✦ 酪氨酸血症:出生后 6 个月以内出现症状。肝衰竭、凝血功能障碍
  - ✦ 瓜氨酸血症Ⅱ型:出生体重低,发育迟缓,肝功能异常
- ➢ 脂肪代谢障碍
  - ✦ 酸性脂酶缺乏症:生后数周内出现症状。生长发育迟缓、呕吐、腹胀、肝脾大
  - ✦ 尼曼 - 皮克病:新生儿期可出现症状,肝脾大、黄疸
  - ✦ 戈谢病:生后 1~6 个月出现症状。肝脾大和神经功能障碍
- ➢ 碳水化合物代谢异常
  - ✦ 半乳糖血症:摄入乳糖后出现症状。呕吐、腹泻、白内障、肝、肾衰竭
  - ✦ 遗传性果糖不耐受症:不摄入果糖、蔗糖或山梨醇时无症状。临床症状包括生长发育迟缓、呕吐、腹泻、肝大、肾功能不全、出血、贫血
  - ✦ 糖原贮积症Ⅳ型:婴儿期出现症状。肝衰竭、偶尔肌无力
- ➢ 过氧化物酶缺乏症
  - ✦ 脑肝肾综合征:多在出生时就存在临床表现。肝大、胆汁淤积、前囟增大、肌张力低下、惊厥、严重发育迟缓
  - ✦ 肾上腺脑白质营养不良:婴儿期出现症状。肝功能不全、神经退行性病变、肾上腺皮质功能不全

◇ 内分泌疾病
- ➢ 垂体功能不全:高胆红素血症、低血糖、小阴茎

◇ 家族性胆红素排泄障碍
- ➢ 杜-约(Dubin-Johnson)综合征:任何时间均可发病,伴不同程度的直接胆红素升高
- ➢ 罗托(Rotor)综合征:任何时间均可发病,伴不同程度的直接胆红素升高
- ➢ Byler 病:致死性肝内胆汁淤积综合征。新生儿期发病,逐渐进展为淤胆性肝病、慢性肝衰竭
- ➢ Aagenaes 综合征:胆汁淤积伴下肢淋巴水肿
- ➢ 良性家族性肝内胆汁淤积:发作性黄疸、瘙痒和胆汁酸升高

◇ 线粒体疾病:新生儿或婴儿早期发病,直接胆红素升高、肝功能障碍、转氨酶升高、低血糖、凝血障碍和乳酸酸中毒
- ➢ 线粒体 DNA 耗竭综合征:3 型(肝脑型)、4b 型(线粒体神经胃肠脑病型)、6 型(Navajo 神经肝病)、7 型(肝脑型,又称婴儿型脊髓小脑共济失调)、9 型(脑肌病型,存在甲基丙二酸尿症)
- ➢ 婴儿暂时性肝衰竭,由 *TRMU* 基因突变引起

> 阿尔珀斯(Alpers)病、皮尔森(Pearson)骨髓-胰腺综合征和慢性腹泻-绒毛萎缩综合征:婴儿晚期或幼儿期发病
- 胆汁酸合成缺陷:生后不久起病,胆汁淤积、肝衰竭
- 蛋白质合成缺陷
  > 囊性纤维化:可在新生儿期发病。多种临床表现,胆汁淤积
  > α1-抗胰蛋白酶缺乏症:典型的表现为生后 4 个月内出现黄疸,国外 α1-抗胰蛋白酶缺乏症约占婴儿胆汁淤积的 5%~10%
- 感染
  > TORCH 感染:宫内发病,肝炎为主要表现
    + 弓形体病:40% 胆汁淤积,60% 肝大
    + 梅毒:生后 24h 内可发生胆汁淤积
    + 风疹:胆汁淤积 14%、肝脾大 60%
    + 巨细胞病毒:只有 10% 出现症状,但 2/3 的表现为胆汁淤积
  > 乙型肝炎:宫内获得性者多在生后 4~8 周发病
  > 单纯疱疹病毒:重型感染多在生后 24h 发病
  > 肠道病毒如柯萨奇病毒、埃克病毒:生后 1 周内发病,可发生肝炎
  > 细菌感染:败血症时出现胆汁淤积
- 医源性
  > 全静脉营养:TPN 治疗后 2~4 周发生胆汁淤积
  > 药物和毒素:与毒素、药物暴露有关
- 特发性新生儿肝炎:占新生儿胆汁淤积的 40%。黄疸、肝脾大
- 妊娠相关的同族免疫性肝病:出生时肝大、低血糖症、低凝血酶原、低蛋白血症,逐渐发展为肝衰竭
- 休克或低灌注
- 甲状腺功能减退:生后 2 周左右发病。食欲差、黄疸消退延迟、腹胀、便秘
- 关节挛缩、肾功能不全和胆汁淤积综合征(ARC 综合征):*VPS33B* 基因突变引起

● 母亲病史
  ◆ TORCH 感染、肠道病毒感染或单纯疱疹病毒定植病史

体征

● 胆汁淤积可出现在没有任何其他症状的新生儿或与多种临床表现同时存在
● 相关疾病的体征和症状
  ◆ 提示遗传代谢性疾病
    - 肝大(伴或不伴脾大)、重型肝衰竭
    - 低血糖、有机酸血症、乳酸血症、高血氨、凝血异常

- ❖ 反复呕吐、生长发育迟缓
- ❖ 智力发育迟缓、精神运动障碍
- ❖ 心脏功能异常,心衰、特殊气味、佝偻病、白内障等
- ◆ 提示 TORCH 感染
  - ❖ 胎儿生长受限
  - ❖ 肝脾大
  - ❖ 白内障
  - ❖ 视网膜病变
  - ❖ 小头畸形
  - ❖ 脑积水
  - ❖ 颅内钙化
  - ❖ 骨骼受累
- ◆ 特殊外貌特征
  - ❖ 阿拉日耶综合征:特殊面容、肺动脉发育不良、肺动脉狭窄、偶见法洛四联症、蝴蝶椎、角膜后胚胎环、肾管状空隙
  - ❖ Aagenaes 综合征:淋巴水肿
  - ❖ 脑肝肾综合征:特殊面容、乏力、惊厥、眼睛异常、肌张力低下、前囟增大
  - ❖ ARC 综合征:关节弯曲(多关节挛缩)、肾功能障碍和胆汁淤积
- ◆ 囊性纤维化:胎粪性肠梗阻、腹膜炎
- ◆ 肝外胆道闭锁:10%~25% 合并其他异常畸形。多累及心脏、胃肠道和泌尿生殖系统
- ◆ 神经系统受累
  - ❖ 尼曼-皮克病:年龄 2~3 岁
  - ❖ 脑肝肾综合征
  - ❖ 戈谢病
  - ❖ 败血症、脑膜炎、脑炎
- ◆ 肿瘤性疾病
- ◆ 肾脏受累
  - ❖ 先天性肝纤维化:肾囊肿
  - ❖ 半乳糖血症
  - ❖ 酪氨酸血症
  - ❖ 遗传性果糖不耐受症
- ◆ 垂体病变:低血糖、小阴茎
- ◆ 肝大
  - ❖ 酪氨酸血症
  - ❖ 先天性肝纤维化

- ◇ 糖原贮积症Ⅳ型
  - ◇ 酸性脂酶缺乏症
  - ◇ 尼曼-皮克病
  - ◇ 戈谢病
  - ◇ 先天性胆汁酸合成障碍
  - ◇ 妊娠相关的同族免疫性肝病
  - ◇ 半乳糖血症
  - ◇ 遗传性果糖不耐受症
  - ◇ α1-抗胰蛋白酶缺乏症
  - ◇ 胆道闭锁
  - ◇ 垂体功能低下
  - ◇ 特发性新生儿肝炎
  - ◇ 传染性肝炎
  - ◇ Byler 病
- ◆ 肝细胞损伤
  - ◇ 代谢和基因疾病
  - ◇ 围产期感染
  - ◇ 特发性新生儿肝炎
  - ◇ 长期 TPN 导致的胆汁淤积
  - ◇ 妊娠期同种免疫性肝病

辅助检查

- 血常规+CRP
- 血糖、血氨、血乳酸
- 电解质+肾功能
- 肝功能检查
  - ◆ 总和直接胆红素
  - ◆ 胆汁酸
  - ◆ 转氨酶
    - ◇ 碱性磷酸酶、γ-谷氨酰转肽酶
    - ◇ GPT、GOT
  - ◆ 肝脏合成功能
    - ◇ 凝血功能
    - ◇ 总蛋白质
    - ◇ 白蛋白
  - ◆ 大便颜色
- 腹部超声检查

◆ 最重要的一线检查方法
◆ 可以发现胆结石、胆总管囊肿、胆汁淤积、腹水
◆ 胆囊缺乏强烈提示胆道闭锁,但胆囊存在不能排除胆道闭锁
● 肝胆同位素扫描
　◆ 肝炎:吸收差、排泄延迟
　◆ 胆道闭锁:吸收正常、24h 排泄延迟或无排泄。胆汁排泄可除外胆道闭锁

> 注:没有排泄并不能证实一定存在胆道闭锁。严重胆汁淤积可能无排泄[如果婴儿为肝炎,同位素扫描前 5 天口服苯巴比妥 5mg/(kg·d),共 5 天,可增加胆红素排泄]

● 胆道造影
　◆ 经皮肝穿刺或手术室直接胆道造影
　◆ 可用于胆道闭锁的诊断以及胆道冲洗
● 肝脏活组织检查:手术时进行肝组织活检,也可行经皮肝穿刺活检
● 特殊疾病的检查
　◆ α1-抗胰蛋白酶缺乏:血清 α1-抗胰蛋白酶水平
　◆ 溶血性疾病:血常规、网织红细胞形态、库姆斯试验
　◆ 酪氨酸血症:血和尿氨基酸分析、尿有机酸检查
　◆ 半乳糖血症:尿还原糖检查
　◆ 甲状腺功能减退:甲状腺素和 TSH
　◆ 囊性纤维化:汗液氯化物检查
　◆ 妊娠期同种免疫性肝病:血清 Fe、总铁结合力血清转铁蛋白、磁共振成像
　◆ 先天性感染:血清学检查、病毒培养

鉴别诊断

● 参见病史和体征

处理

● 一般处理
　◆ 营养
　　◇ 提供足够的热量
　　◇ 中链脂肪酸饮食
　　◇ 补充脂溶性维生素
　◆ 瘙痒、黄色瘤
　　◇ 苯巴比妥
　　◇ 消胆胺

◆ 腹水：低钠饮食、利尿剂
◆ 肝衰竭：肝移植或人工肝
- 对有疾病表现且需要紧急治疗的患儿的诊断
  ◆ 败血症：如果存在败血症症状，应该进行细菌培养，给予经验性的抗生素治疗
  ◆ 尿路感染：给予适当的抗生素治疗
  ◆ 甲状腺功能减退：补充甲状腺素
  ◆ 遗传代谢性疾病：纠正代谢紊乱，如低血糖、高氨血症、纠正酸中毒。禁食、补液

特异性治疗

- 无

随访

- 无

并发症及预后

- 与原发病有关。严重肝衰竭多预后不良

（徐 昕　庄德义）

19. 高间接胆红素血症（unconjugated hyperbilirubinemia）

相关定义和概念

- 良性高胆红素血症：新生儿生后 2~3 天发生的一过性血清胆红素升高，几乎见于所有新生儿，也称为生理性黄疸

> 注：血清间接胆红素生理范围的准确定义及处理很复杂，需要基于多种因素考虑包括胎龄、日龄、出生体重、疾病状态、危险因素、脱水程度、营养状况等

- 胎龄（GA）≥35 周的婴儿
  ◆ 严重高胆红素血症：TB>新生儿小时胆红素列线图（Bhutani 曲线）的第 95 百分位数
  ◆ 重度高胆红素血症：TB>20mg/dl（342μmol/L），BIND 风险较高
  ◆ 危重高胆红素血症：TB>25mg/dl（428μmol/L），BIND 风险显著升高

- 胆红素诱导的神经功能障碍(BIND):游离胆红素跨过血脑屏障与脑组织结合引起的脑损伤
  - ◆ 急性胆红素脑病(ABE):胆红素神经毒性的急性表现
  - ◆ 慢性胆红素脑病(CBE):胆红素神经毒性的慢性永久性后遗症

病史

- 胎龄和日龄:有助于病因评估和干预阈值
- 喂养史:母乳喂养;脱水
- 家族史:黄疸、肝衰竭、贫血的家族史
- 症状出现时间
  - ◆ 良性高胆红素血症:生后 2 天左右
  - ◆ 溶血性疾病:如宫内发生溶血,生后即可出现黄疸(同族免疫性溶血);与溶血同时发生如败血症
  - ◆ 皮肤瘀斑、红细胞增多症:同良性高胆红素血症,但程度重或延迟消退
  - ◆ 母乳喂养性黄疸:同良性高胆红素血症,但程度重或延迟消退
  - ◆ 母乳性黄疸:母乳喂养,生后 1 周左右出现
  - ◆ 克纳(Crigler-Najjar)综合征:生后第 1 天
  - ◆ Lucey-Driscoll 综合征:生后 48h 以内
  - ◆ 吉尔伯特(Gilbert)综合征:生后 2 周左右
  - ◆ 幽门狭窄:同良性高胆红素血症,但程度重或延迟消退
  - ◆ 甲状腺功能减退:同良性高胆红素血症,但程度重或延迟消退
  - ◆ 葡萄糖-6-磷酸脱氢酶缺乏症杂合子无溶血:同良性高胆红素血症,但程度重或延迟消退
- 黄疸持续时间
  - ◆ 自限性
    - ✧ 良性高胆红素血症:可持续 1~2 周,时间与胎龄有关
    - ✧ 皮肤瘀斑/红细胞增多症
    - ✧ 葡萄糖-6-磷酸脱氢酶缺乏症纯合子型
    - ✧ 母乳喂养相关的黄疸
  - ◆ 持续时间延长
    - ✧ 甲状腺功能减退
    - ✧ 母乳性黄疸
    - ✧ 溶血:同族免疫性溶血、红细胞酶缺陷、红细胞膜缺陷等
    - ✧ Lucey-Driscoll 综合征
    - ✧ 肥厚性幽门狭窄
    - ✧ 肠道梗阻性疾病
  - ◆ 持续存在:克纳综合征

- 母亲病史
  - ◆ 既往妊娠中同族免疫性溶血病发生情况
  - ◆ 妊娠次数
    - ✧ 首次妊娠很少发生 Rh 溶血
    - ✧ 第 1 胎可发生 ABO 溶血病
  - ◆ 催产素：与高胆红素血症有关，原因不明
  - ◆ 母乳喂养

临床症状和体征

- 多数婴儿除黄疸外很少有其他症状和体征
- 黄疸：从头到脚逐渐加重，可大体目测血清胆红素值
  - ✧ 头部：(5.9 ± 0.3) mg/dl
  - ✧ 胸部：(8.9 ± 0.7) mg/dl
  - ✧ 膝盖：(11.8 ± 0.8) mg/dl
  - ✧ 脚踝：>15mg/dl
  - ✧ 光疗后目测不准确
- 呼吸暂停（早产儿更多见）
- 胆红素脑病临床症状和体征
  - ◆ 嗜睡：非特异性表现
  - ◆ 早产儿：病情危重但可以没有胆红素脑病的症状和体征
  - ◆ 足月儿
    - ✧ 急性胆红素脑病
      - ➤ 警告期：吸吮困难、肌张力减低、感觉迟缓
      - ➤ 痉挛期：发热、肌张力增加，逐渐出现角弓反张
      - ➤ 恢复期：肌张力增加或减低，哭声高尖
    - ✧ 慢性胆红素脑病：听力和视觉异常、手足徐动征、牙齿畸形
    - ✧ 胆红素诱导的神经功能障碍：除典型的胆红素脑病外，胆红素还可以引起其他形式的轻型神经系统损伤，表现为一个或多个系统功能障碍：认知、学习、运动障碍或孤立性耳聋或听觉障碍
- 相关疾病的症状和体征
  - ◆ 肝脾大
    - ✧ 宫内感染
    - ✧ 溶血性疾病
  - ◆ 幽门狭窄：呕吐，营养不良、碱中毒
  - ◆ 甲状腺功能减退症：95% 新生儿期无症状；偶可发生嗜睡、肌张力低下、眶周水肿、前囟增大、口周青紫、皮肤花纹、声嘶、便秘、低体温等
  - ◆ 血管内溶血：贫血、网织红细胞增高，可有肝脾大

- ◆ 血管外溶血:皮下血肿、广泛瘀伤、脑室内出血、头颅血肿、肺出血
- ◆ 败血症:体温不稳定、反应差、少吃、活动少等。直接胆红素也增高
- ◆ 红细胞增多症、血液黏滞:皮肤紫红色、可以有低血糖、呼吸急促、反应差
- ◆ 尿路感染:食欲差、体重不增、体温异常等,尿常规可见白细胞增加

辅助检查

- ● 测定血清总胆红素(TSB)
  - ◆ 常用的较为准确方法,间接胆红素增高为主
  - ◆ 光疗后经皮胆红素测定和目测不准确,需要测定 TSB
  - ◆ 根据 TCB 或目测胆红素情况有选择地进行 TSB 监测
  - ◆ 如果宫内发生溶血,出生时直接胆红素可增高
- ● 黄疸需要干预或 TSB 快速上升,但不能明确病因
  - ◆ 脐带血胆红素浓度>4mg/dl
  - ◆ 血清胆红素增加速度>0.5mg/h 或>5mg/d
  - ◆ 足月儿总胆红素>17mg/dl,早产儿>10mg/dl
  - ◆ 足月儿黄疸>10 天或早产儿>21 天
  - ◆ 需要完善以下检查
    - ✧ 血型和库姆斯试验:如果未留取脐血检测
    - ✧ 全血细胞分类计数及涂片:观察红细胞形态
    - ✧ 肝功能、肾功能
    - ✧ 网织红细胞
    - ✧ 葡萄糖-6-磷酸脱氢酶水平
    - ✧ 如果有条件可检测呼气末一氧化碳
    - ✧ 败血症实验室评估:CRP、血培养等
    - ✧ 尿常规和尿培养
    - ✧ 必要时行基因检测
- ● TSB 接近换血水平或对光疗无反应
  - ◆ 溶血性疾病
    - ✧ 同族免疫性溶血:Rh、ABO、少见血型
    - ✧ 红细胞本身缺陷:血涂片、酶学检查、血红蛋白电泳、红细胞渗透脆性实验
  - ◆ 非溶血性高间接胆红素血症:基因检测
  - ◆ 败血症症状和体征:血常规+CRP、血培养、尿培养
  - ◆ 白蛋白:白蛋白<3.0g/dl 可降低光疗阈值,计算胆红素/白蛋白(B/A)比值
- ● 黄疸持续时间≥3 周或婴儿处于疾病状态
  - ◆ 总胆红素和直接胆红素
  - ◆ 甲状腺功能筛查和半乳糖血症筛查

◆ 基因检测:遗传代谢性疾病或非溶血性高间接胆红素血症
- 严重高胆红素血症或存在可疑胆红素脑病的患儿
  ◆ MRI
  ◆ 脑电图
  ◆ 脑干听觉诱发电位

鉴别诊断

- 良性高胆红素血症
- 溶血性疾病
- 母乳喂养性黄疸
- 母乳性黄疸
- 甲状腺功能减退
- 幽门狭窄
- 肠道梗阻性病变
- Lucey-Driscoll 综合征
- 克纳综合征
- 葡萄糖-6-磷酸脱氢酶缺乏症
- 细菌或病毒感染
- 尿路感染

处理

- 即刻处理
  ◆ ABC(保持气道通畅、维持正常呼吸功能、维持循环功能)
  ◆ Rh 溶血病患儿可发生严重贫血、胎儿水肿、心力衰竭,需要紧急处理
  ◆ 仔细询问病史和体格检查,除外威胁生命的疾病如败血症、溶血性疾病
- 光疗
  ◆ 首选的治疗方法
  ◆ 胆红素值超过光疗水平应启动光疗
  ◆ 注意要点
    ◇ 尽量增加皮肤暴露面积(如果胆红素值较高,可以上面应用灯管、下面给予光疗毯),国内双面光疗是患儿直接睡在光疗箱内,可能会发生危险,如外伤、窒息等
    ◇ 钨灯也有效(注:钨灯产热量大,如果放置太近可能会造成烧伤)
    ◇ LED 灯效果好,产热低,应用逐渐增多
    ◇ 不能进行光疗时,日光也可以,但应避免烫伤
    ◇ 一般不需要连续光疗,可短时间内(15~30min)关掉而不影响效果,可母乳喂养

- ◇ 如果可测量光照强度,光剂量≥10μW/(cm² · nm)
- ◇ 光照强度和胆红素降低有剂量依赖效应,剂量达到 10μW/(cm² · nm),效果更好
  - ◆ 不良作用
    - ◇ 不显性失水增加
    - ◇ 大便次数增加
    - ◇ 青铜综合征
    - ◇ 发热、烧伤
- 换血
  - ◆ TSB 达到换血水平或临床存在胆红素脑病应给予换血治疗
- 光疗和换血指征
  - ◆ 早产儿

BW	光疗(TSB)	换血(TSB)
◇ <1 250g	5~7mg/dl	10~13mg/dl
◇ 1 250~1 499g	7~10mg/dl	13~16mg/dl
◇ 1 500~1 999g	10~12mg/dl	16~18mg/dl
◇ 2 000~2 500g	12~14mg/dl	18~20mg/dl

> 注:早产儿如果存在胆红素脑病的高危因素,应该按低值处理。高危因素包括:窒息、低氧血症、持续低体温、低蛋白血症(<2.5g/dl)、溶血、败血症或中枢神经系统抑制

  - ◆ 健康足月儿

时龄	光疗(TSB)	换血(TSB)
◇ 25~48h	15mg/dl	20mg/dl
◇ 49~72h	18mg/dl	25mg/dl
◇ >72h	20mg/dl	25mg/dl

  - ◆ 患病足月新生儿或证实存在溶血
    - ◇ 时龄<24h:TSB>10~14mg/dl,光疗;TSB>20mg/dl,换血
    - ◇ 时龄≥24h:TSB>15mg/dl,光疗;TSB>20mg/dl,换血

> 注:24h 以内出现黄疸的新生儿均应考虑存在某些疾病

- 药物治疗
  - ◆ 苯巴比妥
    - ◇ 可用于治疗克纳综合征Ⅱ型和吉尔伯特综合征
    - ◇ 通常不能用于紧急治疗

◆ 金属(锡和锌)卟啉：未被批准用于临床,不建议使用

◆ 白蛋白：给予 1g/kg 静脉输注,时间>2h,有争议,白蛋白<25g/L 可用

◆ 静脉注射丙种球蛋白

　◇ 用于 Rh 和 ABO 溶血病

　◇ 同族免疫性溶血病患儿光疗后血清胆红素继续上升,或者血清胆红素
　　在换血水平线上 2~3mg/dl 可以使用

　◇ 剂量为 0.5~1g/kg,时间>2h

　◇ 必要时 12h 后可重复给予

特异性治疗

● 无

并发症及预后

● 并发症：胆红素脑病
● 预后：换血水平以下的高间接胆红素血症预后良好

随访

● 所有患儿出院前都应该进行风险评估
● 胎龄≥35 周且出生体重≥2 500g 的健康新生儿的风险参考值如下
　◆ 出院时 TSB 在低风险区域：TSB≥第 95 百分位的风险为 0
　◆ 出院时 TSB 在低危~中危区域：TSB≥第 95 百分位的风险为 12%
　◆ 出院时 TSB 在中危~高危区域：TSB≥第 95 百分位的风险为 46 %
　◆ 出院时 TSB 在高危区域：TSB≥第 95 百分位的风险为 68%
● 高胆红素血症发生的出院前高危因素,应注意随访
　◆ 出院前 TSB 或经皮胆红素在中危~高危区域
　◆ 胎龄 37~38 周
　◆ 出院前黄疸
　◆ 既往同胞有高胆红素血症病史
　◆ 糖尿病母亲
　◆ 巨大儿
　◆ 母亲年龄≥25 岁
　◆ 男性
● 主要高危因素
　◆ 出院前 TSB 或经皮测胆红素在高危区域
　◆ 生后 24h 内发生黄疸,直接抗球蛋白试验证实的血型不合溶血病
　◆ 胎龄 35~36 周
　◆ 既往有同胞接受光疗

- ◆ 头颅血肿或明显皮肤淤青
- ◆ 单纯母乳喂养(尤其是看护不好,体重降低)
- 生后 48h 内出院的婴儿:出院后 24~72h 和 72~120h 随访
- 有发生高胆红素血症的危险因素:早期随访并增加随访频次
- 有高风险但不能保证随访者:延迟出院
- 随访计划
  - ◆ 生后 24h 内出院者:72h 到医疗机构随访
  - ◆ 24~48h 内出院者:96h 到医疗机构随访
  - ◆ 48~72h 内出院者:120h 到医疗机构随访
  - ◆ 随访评估,包括体重、摄入量、呕吐、大便性状、黄疸程度

(徐 昕　庄德义)

20. 吸吮、吞咽困难(dysphagia)

概述

- 新生儿吸吮和吞咽功能发育异常或与呼吸协调发生障碍引起经口喂养困难
- 可增加呼吸暂停、心动过缓、生长迟缓、血氧饱和度下降及误吸的风险
- 胎龄<34 周的正常早产儿多数不能经口喂养
- 可以是生理性的,多数为病理性的
- 部分患儿为功能性,约 6~9 月龄自发缓解

分类

- 吸吮困难
  - ◆ 吸吮无力或不能形成密闭的吸吮环境,不能将奶汁吸出
  - ◆ 患儿吞咽功能可正常,唾液吞咽正常,呛咳和喉中痰鸣少见
- 吞咽困难
  - ◆ 有足够的吸吮力,但不能将吸出奶汁推送入食管
  - ◆ 多不能吞咽唾液、存在喉鸣和呛咳
  - ◆ 分为口咽性吞咽困难和食管性吞咽困难
- 混合型:同时存在吸吮和吞咽困难
- 吸吮-吞咽-呼吸不协调
  - ◆ 吞咽时奶汁或食物进入呼吸道
  - ◆ 存在严重胃食管反流

病史

- 产前病史:羊水过多,胎儿生长受限

- 母亲疾病史：如糖尿病、高血压、药物应用
- 生产史：出生窒息、新生儿 Apgar 评分、产伤
- 出生时胎龄及就诊时的纠正胎龄
- 新生儿住院史
  - ◆ 气管插管和机械通气史
  - ◆ 脓毒症、脑室内出血
  - ◆ 心胸外科手术
  - ◆ 先天性甲状腺功能减退症或先天性代谢缺陷
- 误吸入症状：进食过程中出现肤色变化（青紫）、咳嗽、作呕、窒息、哭闹、呼吸模式改变、明显的危及生命的事件
- 出现与进食无关的其他症状
  - ◆ 持续性流涎（吞咽差）
  - ◆ 上呼吸道有异常杂声（解剖缺陷）
  - ◆ 头部控制差（肌张力减退）
- 生长情况，尤其是体重增长不良的证据

症状和体征

- 喂养困难
  - ◆ 吸吮差，不能正确衔乳
  - ◆ 乳汁蓄积口中，难以启动吞咽
  - ◆ 进食时间延长
  - ◆ 出现易激怒、哭闹或拱背等不适的征象
  - ◆ 进食中出现明显的、危及生命的事件
- 流涎
- 呼吸系统症状或体征
  - ◆ 慢性咳嗽
  - ◆ 呼吸音有杂音
  - ◆ 吸入性肺炎
  - ◆ 进食过程中出现呼吸窘迫的征象，如肤色变青或变暗，或呼吸频率增加
- 生长迟滞
  - ◆ 体重小于同年龄儿童 2 个以上标准差
  - ◆ 体重增长不满意
- 解剖学异常：面、颌、双唇、舌、硬腭、软腭、口咽和口腔黏膜结构异常
- 神经功能评估：意识状态、吸吮、觅食反射、拥抱反射、头颈部控制、肌力、肌张力

实验室检查

- 吞钡造影(VFSS):又称改良食管吞钡造影,评估口咽吞咽困难最常用的诊断性检查
- 上消化道透视:评估消化道是否存在解剖学结构异常
- 直接显像:采用鼻咽镜检查、直接喉镜或支气管镜检查,以排除气道解剖异常
- 胃食管反流的检查:食管多通道腔内阻抗 pH 监测
- 同位素显影:可以评估是否存在肺吸入
- 食管测压:可识别食管蠕动障碍及括约肌功能障碍

病因鉴别诊断

- 解剖异常
  - 颜面部出生缺陷如皮埃尔·罗班综合征
  - 颌、口、口腔及咽的先天性异常如唇腭裂、咽裂、咽蹼
  - 食管闭锁或气管食管瘘
  - 胃肠道畸形:脐膨出、腹裂、十二指肠闭锁或十二指肠蹼、食管裂孔疝、膈疝、肠旋转不良及肥厚性幽门狭窄
- 功能性异常
  - 食管原因:机械性或功能性梗阻、运动障碍、淤滞、蠕动迟缓或胃食管反流病
  - 非食管原因:食管受压(气管、左支气管、左心房增大或心胸手术后的并发症)
  - 少见原因:脓毒症及代谢性疾病,如氨基酸代谢紊乱、尿素循环障碍、半乳糖血症及先天性肾上腺皮质增生症
- 神经性原因
  - 中枢神经系统疾病
  - 先天性脑干病变,如第四脑室孔闭塞综合征(后颅窝畸形)
  - 脑性瘫痪
  - 新生儿脑病
  - 周围神经肌肉病变:脊髓性肌萎缩I型、先天性肌病、神经肌肉接头疾病
  - 导致肌力/肌张力异常的疾病或综合征:如普拉德-威利综合征和唐氏综合征
- 早产
  - 吸吮、吞咽与呼吸协调功能发育不成熟
  - 成熟过程也存在个体差异
  - 临床干预,如气管插管、管饲、肠道喂养、BPD

临床管理

- 喂养评估
  - ◆ 喂养前准备的评估：基于婴儿的矫正胎龄和临床状况进行，如 GA<32 周或机械通气患儿
  - ◆ 口腔准备就绪的标准：医学状况稳定如无呼吸窘迫和心血管不稳定、矫正胎龄>33 周、充分觉醒、存在非营养性吸吮模式（下颌骨和舌对安抚奶嘴形成正压）和吸吮动作
  - ◆ 新生儿喂养评估，包括营养性吸吮、咽的吞咽功能，以及吸吮、吞咽与呼吸的协调 3 个方面
- 治疗原则
  - ◆ 找出可纠正的病因，如唇裂或腭裂
  - ◆ 促进口腔运动技能，优化喂养，吞咽功能训练或康复
  - ◆ 通过其他喂养策略补充营养来保证婴儿充足的成长，如胃造口管饲
- 多学科团队管理
  - ◆ 营养师进行膳食评估并进行喂养调整
  - ◆ 职业及语言治疗师评估口部运动和吞咽功能，并制订喂养策略
  - ◆ 心理学家对母婴行为及母婴互动进行评价
  - ◆ 儿科医师协调和监督治疗团队，必要时随访
  - ◆ 在遇到特殊问题时需咨询的专家包括
    - ◇ 儿科胃肠科医师识别消化道疾病
    - ◇ 哺乳顾问处理母乳喂养问题
    - ◇ 呼吸科医师处理与 GERD 或吞咽困难相关的呼吸疾病
    - ◇ 耳鼻喉科医师处理气道和咽部病变
- 特异性治疗
  - ◆ 适应性喂养设备
    - ◇ 改变奶嘴的大小与质地，奶嘴孔的大小及奶瓶的可压缩性
    - ◇ 职业及语言治疗师可根据喂养评估结果或 VFSS 的结果指导使用特定适应性喂养设备的决策
  - ◆ 唇裂或腭裂：唇裂婴儿手术矫正前，使用大孔的软奶嘴（更容易压缩），也可以使用可挤压的奶瓶

随访及预后

- 多学科团队进行随访包括：康复科、神经科、营养科、耳鼻喉科等
- 预后取决于病因
  - ◆ 早产儿功能性吞咽困难预后良好
  - ◆ 解剖学异常的患儿能够通过手术解决，预后较好

◆ 部分功能性吞咽障碍可在生后 1 岁内好转,预后不良风险较低
◆ 神经功能异常患儿预后不良风险较高

（尹兆青　程国强）

21. 低钠血症（hyponatremia）

定义

- 血清钠<135mmol/L
- 早发型:生后 1 周内
- 晚发型:生后第 3~4 周

病史

- 惊厥发作
- 母亲分娩期间静脉输注液体过多或低钠血症、应用催产素
- 早产
- 药物:导致肾脏丢失电解质的药物
  ◆ 利尿剂
  ◆ 两性霉素 B
  ◆ 吲哚美辛
  ◆ 茶碱类
  ◆ 其他:胺碘酮、吗啡等
- 出入量（钠和水入量）
  ◆ 水摄入<水丢失（尿量+IWL+其他体液丢失）,但钠丢失更多,低渗性脱水
  ◆ 水摄入>水丢失（尿量+IWL+其他体液丢失）,导致水中毒,稀释性低钠血症
- 体重
  ◆ 热量摄入不足伴脱水导致体重减少
  ◆ 热量摄入不恰当伴水钠潴留导致体重增加
- 急性肾衰竭:少尿/无尿
- 胃肠道、胸膜腔、腹膜腔、脑脊液丢失过多
- 抗利尿激素分泌失调综合征（SIADH）:窒息、颅内出血、脑膜炎、气漏综合征、脑积水、正压通气、疼痛、药物（如鸦片制剂）等,可导致
- 肾上腺皮质功能不全:喂养困难、生长发育迟缓

症状和体征

- 监测和评估

◆ 体重丢失或增加:水肿或脱水
　　◇ 体重增加或水肿:稀释性低钠血症
　　◇ 体重丢失或脱水:细胞外液减少的低钠血症
◆ 核查液体摄入量和 24h 排出量
　　◇ 婴儿出量一般为入量的 1/3 量明显大于出量:液体潴留,稀释性低钠
　　　血症
◆ 评估尿量和尿比重
　　◇ 尿量减少,比重升高:SIADH
　　◇ 尿量增加,尿比重降低:液体过多
● 血清钠在 125~130mmol/L,一般不会出现中枢神经系统症状
　◆ 血清钠降低速度过快可导致中枢神经系统损伤
　◆ 低钠血症可导致:前囟膨隆、嗜睡、惊厥
● 水钠潴留,水肿(如肾衰竭、CHF)
● 疾病相关的症状和体征
　　◇ 生殖器色素沉着、休克:先天性肾上腺皮质增生
　　◇ 女性男性化:21-羟化酶或 3β-羟基类固醇脱氢酶缺乏
　　◇ 男性尿道下裂:3β-羟基类固醇脱氢酶缺乏
　　◇ 男性假两性畸形:先天性类脂质增生
　　◇ 脑性失盐综合征:常见于肿瘤、HIE、中枢神经系统感染
　　◇ 假性醛固酮减少症:Cheek-Perry 综合征,醛固酮受体缺乏,反复呕吐、
　　　腹泻,渴感减退或消失,生长发育落后

辅助检查

● 血、渗透压、电解质、尿素氮、肌酐、血浆蛋白、血糖
● 尿比重、尿钠、尿肌酐、尿渗透压,计算钠排出量和钠排泄分数
● 如果怀疑内分泌疾病:血浆肾素、醛固酮、皮质醇、ACTH、甲状腺功能评估
● 神经系统影像学评估

鉴别诊断

● 假性低钠血症
　◆ 通过化学发光法测定血钠:高脂血症可能导致假性高钠血症。诊断:血
　　浆渗透压>计算的渗透压
　◆ 高血糖、高蛋白血症
　◆ 标本来自输注低钠液的置管,可能会稀释。诊断:测定的血浆渗透压=计
　　算渗透压
● 脱水:体内钠丢失>体液丢失
　◆ 尿钠高(肾脏丢失)

- ✧ 肾功能不成熟(如早产儿)
- ✧ 过度利尿
- ✧ 渗透性利尿(例如糖尿)
- ✧ 肾上腺皮质功能不全
  - ➤ 先天性肾上腺皮质增生
  - ➤ 先天性/继发性肾上腺皮质功能不全
  - ➤ Addison 病
  - ➤ 醛固酮减少症
  - ➤ 假性醛固酮减少症
  - ➤ 垂体功能减退
  - ➤ 双侧肾上腺出血(如暴发型脑膜炎球菌败血症)
- ✧ 急性、慢性肾衰竭
- ✧ 肾小管酸中毒
- ✧ 尿路梗阻:钠经尿液丢失增加
- ✧ 巴特(Bartter)和范科尼综合征
- ✧ 血管病变引起的新生儿高血压:低盐综合征。如果存在脐动脉置管,需考虑肾血栓形成
- ✧ 脑性失盐综合征
- ◆ 尿钠低(肾外丢失)
  - ✧ 第三间隙丢失
  - ✧ 胃肠道丢失
  - ✧ 脑脊液引流
  - ✧ 腹水或胸腔积液引流
  - ✧ SIADH 伴钠缺乏
  - ✧ 辐射保温台
- ● 低钠血症伴细胞外液体增多(血容量过多):机体钠及体液总量增加
  - ◆ 先天性心脏病
  - ◆ 心功能不全
  - ◆ 神经肌肉麻痹伴液体潴留(如使用泮库溴铵)
  - ◆ 肾衰竭
  - ◆ 肝衰竭(肝硬化)
  - ◆ 肾病综合征
  - ◆ 坏死性小肠结肠炎(后期)
  - ◆ 吲哚美辛治疗(可引起水潴留)
- ● 低钠血症伴细胞外液体正常:机体总钠轻微下降或正常,体液总量增加
  - ◆ 静脉输液过多,自由水增加或给予稀释(低张)的配方奶
  - ◆ SIADH

◆ 内分泌疾病：甲状腺功能减退或肾上腺皮质功能减退症
◆ 药物引起的低钠血症：利尿剂、甘露醇、吲哚美辛

处理

● 假性低钠血症不需要处理
● 存在中枢神经系统的症状，紧急处理
● 惊厥、反复呼吸暂停
  ◇ 3%NaCl 1~3ml/kg（513mEq/L）：静脉推注，时间≥15min
  ◇ 按小时纠正：3% NaCl 2ml/（kg·h）［应按 2mmol/（L·h）提高血钠］，直至血钠>120mmol/L
  ◇ 24h 纠正：计算总的缺失量，半量在 12~24h 给予
  ◇ 抗惊厥：给予 3%NS 后仍有惊厥，给予抗惊厥药物

> 注：快速纠正（特别是慢性低钠血症或 24h 血清钠上升>8mEq/L）可以引起脑损伤（中枢脑桥髓鞘溶解症），需注意控制纠正血钠的速度。MRI 显示中枢脑桥部位圆形损伤

● 无症状或血清钠>125mEq/dl，则应在 24h 缓慢纠正［不超过 8mEq/（L·d）］
● 血容量不足
  ◆ 紧急处理：生理盐水扩容
  ◆ 纠正累计损失；补充继续丢失
  ◆ 减少利尿剂应用
  ◆ 治疗原发病
● 水中毒
  ◆ 限制水摄入
  ◆ 改变环境，增加不显性失水（IWL）
  ◆ 治疗原发病
● 水钠潴留
  ◆ 限制水、钠摄入
  ◆ 改变环境，增加 IWL
  ◆ 应用利尿剂
  ◆ 治疗原发病

特异性治疗

● 无

随访

- 治疗期间
  - ◆ 血钠:q.4~6h.(如果给予高渗 NaCl),逐渐过渡到 q.12~24h.
  - ◆ 监测出入量
  - ◆ 监测体重
  - ◆ 中枢神经系统症状
- 远期
  - ◆ 神经功能发育
  - ◆ 原发疾病随访

并发症及预后

- 并发症
  - ◆ 脑水肿
  - ◆ 严重脱水导致肾前性肾衰竭
  - ◆ 严重的水、钠潴留导致肺水肿
- 预后:取决于是否累及中枢神经系统和原发病

（葛萌萌　周文浩）

22. 高钠血症（hypernatremia）

定义

- 血清钠>150mmol/L,新生儿>145mmol/L 就应该处理

病史

- 液体计算错误
- 未计算药物、动脉置管等含钠液
- 输注高渗液或药物,如 $NaHCO_3$
- 早产儿远红外辐射保暖(不显性失水增加)
- 体液丢失过多(胃肠道、呕吐、腹泻、造瘘量)
- 多尿(如尿崩症)
- 脑损伤(严重 IVH、HIE、中枢神经系统感染等)
- 体重丢失过多
- 应用糖皮质激素、利尿剂、脱水剂等
- 生后纯母乳喂养,但母乳量不够
- 尿崩症家族史

体征

- 血清钠<150mmol/L，一般不会导致中枢神经系统症状
- 血清钠升高较快可导致中枢神经系统损伤
- 出现中枢神经系统并发症时发生惊厥
- 含钠高渗液或药物输注可导致水肿

辅助检查

- 尿渗透压、尿钠、尿肌酐、尿比重
- 血渗透压、血电解质、尿素氮、血肌酐
- 血糖、血白蛋白
- 有中枢神经系统症状者：头颅 B 超、CT 或 MRI

鉴别诊断

- 假性高钠血症：输注高渗液体（钠>150mmol/L）的置管内留取血标本
- 水摄入<水丢失
  - ◆ 不显性失水增加
  - ◆ 生后利尿期
  - ◆ 水摄入不足：生后纯母乳喂养，但母乳量不足
  - ◆ 肾浓缩障碍
    - ◇ 低钾血症
    - ◇ 高钙血症
    - ◇ 慢性肾衰竭
    - ◇ 阻塞性肾病变
    - ◇ 尿崩症：中枢性和肾性
- 脱水：体液丢失>钠丢失
  - ◆ 胃肠道液体丢失：呕吐、腹泻、胃管引流液、造瘘液
  - ◆ 发热
  - ◆ 皮肤屏障功能不全：不显性失水增加
  - ◆ 光疗
  - ◆ 高血糖
  - ◆ 药物：咖啡因/氨茶碱、甘露醇
- 钠摄入过多
  - ◆ 生后利尿
  - ◆ 纠正酸中毒给予高渗 $NaHCO_3$
  - ◆ 配方奶稀释不当

处理

- 过快纠正高钠血症会导致脑水肿
  - 纠正速度应该与高钠血症发展速度一致
  - 一般 24h 不超过 12mmol/L
- 水摄入<水丢失（体内钠正常）
  - 增加水摄入量
  - 改变环境，降低不显性失水量
  - 治疗潜在疾病
- 脱水：体液丢失>体内钠丢失
  - 血容量不足，紧急生理盐水扩容（20ml/kg）
  - 低张氯化钠溶液纠正水和钠丢失
  - 增加水和钠摄入量纠正继续丢失
  - 治疗原发病
- 钠过度摄入
  - 如果高钠血症或容量过多
    - 给予袢利尿剂
    - 自由水替代尿量
    - 监测血钠和中枢神经系统症状
  - 否则，限制钠的摄入
- 特异性治疗
  - 治疗原发病（如尿崩症）

随访

- 治疗期间
  - 血电解质
  - 出入量
  - 体重
  - 中枢神经系统
- 长期
  - 伴神经症状者随访中枢神经系统发育
  - 原发疾病随访

并发症及预后

- 并发症
  - 高钠血症
    - 颅内出血、硬膜下积液

       ✧ 血管内栓塞

       ✧ 严重脱水导致肾前性肾衰竭

       ✧ 钠摄入过多导致肺水肿

    ◆ 治疗期间

       ✧ 高钠血症快速纠正导致脑水肿（嗜睡、惊厥、前囟膨隆）

● 预后

    ◆ 中枢神经系统，取决于原发病和并发症

（葛萌萌　周文浩）

23. 低钾血症（hypokalemia）

定义

● 血浆 $K^+<3.0mmol/L$ 或血清 $K^+<3.5mmol/L$

> 注：多数采用自动分析仪测定血浆 K^+

● 分类

    ◆ 轻度：3.0~3.5mmol/L

    ◆ 中度：2.5~3.0mmol/L

    ◆ 严重：<2.5mmol/L

● 应用地高辛或并发高钙血症，对机体影响加重

● 如果存在溶血，不能排除低钾血症

病史

● 采血部位和情况：足跟血或毛细血管血可能溶血，导致测定不准确

● 钾的摄入量

● 先天性疾病常合并羊水过多

● 呕吐、腹泻、胃肠道引流

● 多尿

● 高胰岛素血症或胰岛素治疗

● 药物

    ◆ 袢利尿剂或噻嗪类利尿剂

    ◆ 两性霉素 B

    ◆ 儿茶酚胺

    ◆ 洋地黄制剂

● 生长发育落后

- 低镁血症

症状和体征

- 骨骼肌肉:无力、肌张力降低、感觉异常、瘫痪、膈肌麻痹
- 胃肠道:恶心、呕吐、腹泻、肠鸣音减弱、腹胀或肠梗阻
- 中枢神经系统(CNS):反应差
- 心血管:心律失常、循环功能不全
- 幽门肥厚的患儿腹部可触及包块
- 先天性肾上腺皮质增生症(参阅先天性肾上腺皮质增生症)
    - 11β-羟化酶缺陷:高血压和女性男性化
    - 17α-羟化酶缺陷:高血压和男性性征发育不良

辅助检查

- 非特异性
    - 必要时复查,明确是否存在低钾血症
    - 血清、尿电解质
    - 血气分析评估酸碱状态
- 特异性
    - 血清 Mg^{2+}
    - 心电图:P 波高尖,P-R 间期延长,QRS 电压降低增宽,ST 段低平,T波变宽、低平或倒置,出现 U 波
    - 如果怀疑内分泌疾病:血浆肾素、醛固酮、皮质醇、ACTH
    - 如果怀疑高胰岛素血症:胰岛素、C 肽
    - 怀疑肠梗阻:腹部超声包括幽门,腹部 X 线
    - 如果使用导致低血钾的药物:测定血药浓度,如地高辛等
- 基因检测:持续性顽固性低钾血症应考虑存在遗传性疾病如巴特综合征

鉴别诊断

- 假性低钾血症:钾可进入细胞白细胞内,白细胞升高($WBC>10×10^9/L$)的患儿,血标本如果在室温下放置时间过久,可导致假性低钾血症
- 注意是否存在钾摄入不足
- 钾再分配,体液钾总量没有变化,但钾进入细胞内
    - 碱中毒
    - 高胰岛素血症或给予胰岛素治疗
    - 药物相关:儿茶酚胺类、茶碱、咖啡因、维拉帕米、超剂量应用胰岛素
    - 低体温可使钾进入细胞内
- 钾丢失过多

◆ 胃肠道丢失
　　✧ 经过鼻胃管丢失液体(常见):经鼻饲管丢失的电解质未进行替代治疗或经回肠造瘘口丢失过多
　　✧ 腹泻:先天性失氯性腹泻、胃肠道瘘、短肠综合征
　　✧ 呕吐:婴儿肥厚性幽门狭窄伴呕吐
　　✧ 药物:降钾树脂引起粪便中钾的丢失
◆ 肾脏丢失
　　✧ 药物
　　　　➢ 利尿剂:长期使用噻嗪类或袢类利尿剂,最常见
　　　　➢ 激素和激素相关性药物
　　　　➢ 抗生素:大剂量的青霉素、氨苄西林、羧苄西林、万古霉素、两性霉素 B
　　✧ 肾小管损害和钾丢失
　　　　➢ 任何引起多尿的因素
　　　　➢ 肾小管丢失
　　　　　　✦ 肾小管酸中毒(RTA):1 型和 2 型
　　　　　　✦ 低镁血症:通过增加远端钾的分泌而增加钾的丢失
　　　　　　✦ 巴特综合征(少见)常染色体隐性。羊水过多、早产、低钾血症、高钙尿症、代谢性碱中毒、多尿
　　　　　　✦ 假性巴特综合征:没有原发的肾小管异常
　　　　　　✦ 先天性低钾血症伴高钙血症类似于巴特综合征
　　　　　　✦ 其他综合征:利德尔(Liddle)综合征、Gitelman 综合征和范科尼综合征
● 内分泌疾病或导致激素异常的疾病
　　◆ 盐皮质激素增加
　　　　✧ 先天性肾上腺皮质增生症(见遗传代谢性疾病 3. 先天性肾上腺皮质增生症)
　　　　　　✦ 11β-羟化酶缺陷:高血压和女性男性化,皮质醇降低,11-脱氧皮质酮增加,11-脱氧皮质醇增加,肾素和醛固酮降低
　　　　　　✦ 17α-羟化酶缺陷:高血压和男性性征发育不良,皮质醇降低,11-脱氧皮质酮增加,皮质酮增加,肾素和醛固酮降低
　　　　✧ 原发性醛固酮增多症(Conn syndrome):高血压、低钾血症和低肾素活性
　　　　✧ 库欣综合征:肾上腺皮质功能增强通常是由于功能性肾上腺皮质肿瘤引起,新生儿少见
　　　　✧ 盐皮质激素分泌过多综合征(AME):可能是先天性的,可以引起低钾血症

- ✧ 甲状腺功能亢进
- ◆ 继发性高醛固酮血症（低血浆肾素活性，高醛固酮）
  - ✧ 低血容量
  - ✧ 充血性心力衰竭
  - ✧ 严重肝硬化
  - ✧ 肾病综合征
  - ✧ 肾血管疾病
  - ✧ 分泌肾素的肿瘤
  - ✧ 主动脉缩窄
- ● 根据尿钾进行诊断
  - ◆ 高尿钾
    - ✧ 正常 pH
      - ➢ 利尿、利钠：生理性、急性肾小管坏死的利尿期
      - ➢ 应用两性霉素 B
      - ➢ 低镁血症
    - ✧ 低氯性碱中毒
      - ➢ 尿氯低：呕吐、胃肠引流、袢利尿剂、噻嗪类利尿剂、高碳酸血症
      - ➢ 尿氯高：袢利尿剂、噻嗪类利尿剂、严重体液丢失、11β-羟化酶缺陷、17α-羟化酶缺陷、胎儿期巴特综合征、继发性高醛固酮血症
    - ✧ 高氯性代谢性酸中毒
      - ➢ 肾小管性酸中毒 I、II、III 型（见泌尿系统疾病 1. 原发性肾小管酸中毒）
  - ◆ 低尿钾
    - ✧ 正常 pH：钾摄入不足
    - ✧ 低氯性代谢性碱中毒：呕吐、胃肠引流
    - ✧ 高氯性代谢性酸中毒：造瘘口丢失、腹泻

处理

- ● 假性低钾血症不需要处理
- ● 单独的钾再分配异常一般不需要特殊处理
- ● 威胁生命的心律失常或血钾≤2.5mmol/L
  - ◆ 静脉补钾需要心电监护，不要静脉推注

> 注：外周静脉输注，钾<40mmol/L；中心静脉输注，钾<80mmol/L

- ◆ 极端紧急的情况下考虑给予 0.5~1mmol/（kg·次），中心静脉给予，>1h，并且给予持续心电监护，最大滴速 1mmol/（kg·h）

- 症状性低钾血症但不危及生命:通过增加静脉补液中钾的量或在 24h 纠正,可按照公式:缺乏的钾(mmol/L)=(正常钾−测得的钾)×体重×0.3
- 轻度低钾血症:如果可经口喂养,给予口服氯化钾,2~3mmol/(kg·d)分 3~4 次;如果不能口服按照症状性低钾血症处理
- 任何原因导致的钾丢失过多均需要补充钾,包括补充钾的累计丢失,必要时补充钾的继续丢失,纠正体液丢失

> 注:应缓慢纠正,通常>24h。大剂量快速推注,可导致心搏骤停。应该每 4~6h 监测血钾水平直至完全纠正

- 特异性治疗
  - ◆ 摄入不足:补充钾累计损失,增加钾摄入量
  - ◆ 胃肠道丢失:治疗原发病如幽门肥厚手术治疗,增加钾摄入量
  - ◆ 水钠潴留:限制钠、水摄入
  - ◆ 袢利尿剂或噻嗪类利尿剂:可加用保钾利尿剂或停用药物,增加钾摄入量
  - ◆ 利尿/利钠(生理性、急性肾小管坏死利尿期):无特殊治疗
  - ◆ 两性霉素 B:必要时停用药物或增加钾摄入
  - ◆ 低镁血症:见症状篇 27. 低镁血症
  - ◆ 低钾伴碱中毒:治疗导致碱中毒的病因,纠正钾以前先纠正碱中毒
  - ◆ 如果有酸中毒,可给予乙酸钾或柠檬酸钾;治疗酸中毒可能加重低钾血症
  - ◆ 11β-羟化酶缺陷或 17α-羟化酶缺陷:皮质醇
  - ◆ 胎儿期巴特综合征:长期应用前列腺素 E 合成抑制剂
  - ◆ 继发性醛固酮增多症:原发病治疗
  - ◆ 肾小管性酸中毒Ⅰ、Ⅱ、Ⅲ型:长期给予 $NaHCO_3$ 和枸橼酸钾(参见肾小管酸中毒)

随访

- 治疗期间
  - ◆ 电解质、血气分析、心电图
  - ◆ 根据原发病进行必要的随访
- 长期
  - ◆ 低钾血症本身不需要长期随访
  - ◆ 根据原发病决定

并发症及预后

- 并发症
  - ◆ 窦性心动过缓、房性早搏、阵发性室上性心动过速、房室传导阻滞、心房颤动、多源性室性早搏、室性心动过速、心室颤动
  - ◆ 心肌坏死
  - ◆ 多尿导致脱水
  - ◆ 死亡
- 预后：与原发病有关

（葛萌萌　周文浩）

24. 高钾血症（hyperkalemia）

定义

- 足月儿和体重<1 500g 的早产儿：血浆钾>5.0mmol/L 或血清钾>5.5mmol/L
- 超低体重儿：血清钾>6.5mmol/L
- 多数新生儿采用单一值定义：血清钾>6mmol/L
  - ◆ 多数自动分析仪均是测定血浆 K^+
  - ◆ 血清 K^+<6.5mmol/L，对机体影响不显著，伴发低钙血症时对机体影响更大

病史

- 采集样本的方法：毛细血管或足底血，抽血不顺利可能导致溶血
- GA≤28 周
- 少尿、无尿
- 钾的摄入量
- 输血史
- 药物
  - ◆ 保钾利尿剂
  - ◆ 地高辛
  - ◆ 琥珀胆碱
- 先天性肾上腺皮质增生症（CAH）伴喂养困难、生长发育差（见遗传代谢性疾病 3. 先天性肾上腺皮质增生症）
- 存在酸中毒
- 心电图有无高钾血症的表现

症状和体征

- 高钾血症症状:主要表现为心律失常,血清 K$^+$>7.5mmol/L 发生率 60%
  - 血清钾 5.5~6.5mmol/L:T 波高尖、基底变窄
  - 血清钾 6.5~8mmol/L:T 波高尖,P-R 间期延长,P 波消失或下降,R 波增高,QRS 波增宽
  - 血清钾>8mmol/L:P 波消失,QRS 波宽大畸形,QRS 波逐渐增宽与 T 波融合
- 严重高钾血症,>8mmo/L:腹胀、肌张力低下、腱反射减弱
- 疾病相关的症状和体征
  - 急性肾衰竭:水肿、尿少
  - 双侧肾上腺出血:贫血、血小板减少、黄疸,并可触及双侧肾上腺肿块
  - 近端肾小管酸中毒Ⅳ型:代谢性酸中毒和高钾血症
  - 先天性肾上腺皮质增生症
    - 盐皮质激素缺乏时可存在脱水、休克、低钠血症、低血糖
    - CAH:生殖器色素沉着
    - 21-羟化酶缺乏:女性男性化
    - 3β-羟基类固醇脱氢酶缺乏:女性男性化、男性尿道下裂
  - 先天性类脂质性肾上腺增生症:男性假两性畸形
  - 巴特综合征:低钾性代谢性碱中毒
  - 严重高胆红素血症,特别是溶血导致的

辅助检查

- 快速检测
  - 正确采集静脉血标本:通常推荐在治疗前复查血清钾
  - 血清和尿电解质
  - 全血细胞计数及分类:除外败血症和溶血
  - 血清离子钙和总钙水平:低钙血症可加重高钾血症的影响
  - 血清 pH 及碳酸氢根:酸中毒可加重高钾血症
  - 尿素氮和血肌酐水平:可提示肾功能不全
- 进一步检测
  - 血清皮质醇,1-OH 孕酮、11β-羟化酶和 21-羟化酶水平,除外先天性肾上腺皮质增生症
  - 血清肾素、血管紧张素和醛固酮,除外醛固酮减少症
  - 影像及其他检查:如果怀疑 NEC,则查腹部 X 线片
  - 心电图可显示高钾血症的心电改变,并可以为治疗提供基线参考

鉴别诊断

- 假性高钾血症
  - ◆ 标本溶血
  - ◆ 严重血小板增加
  - ◆ 白细胞>50×10^9/L
  - ◆ 标本放置时间过久
  - ◆ 家族性假性高钾血症和遗传性球形红细胞增多症
- 真性高钾血症
  - ◆ 尿钾增高疾病
    - ✧ 钾分布异常（细胞内到细胞外）
      - ➣ 生后 1 周内的极早产儿
      - ➣ 琥珀胆碱
      - ➣ 地高辛中毒
      - ➣ 高渗透压
      - ➣ 严重酸中毒
      - ➣ 高血糖
      - ➣ 胰岛素水平降低：胰岛素促使钾进入细胞内,胰岛素不足可引起高钾血症
    - ✧ 钾摄入/产生过多
      - ➣ 补钾过多过快（少见）
      - ➣ 体内出血再吸收（包括胃肠道）：败血症、各种原因导致的溶血、大量出血、低渗液体输注、严重的血管内溶血（常见）
      - ➣ 双倍换血
      - ➣ 组织坏死过多：NEC、横纹肌溶解等
      - ➣ 含钾药物：吲哚美辛、血管紧张素转化酶抑制剂、β 受体阻滞剂、肝素、甲氧苄氨嘧啶、卡托普利和非甾体类抗炎药
  - ◆ 尿钾低：肾脏排钾障碍
    - ✧ 极早产儿利尿前期
    - ✧ 急性或慢性肾衰
    - ✧ 脱水导致肾灌注不足
    - ✧ 保钾利尿剂
    - ✧ 盐皮质激素缺乏：高血浆肾素、低醛固酮、高氯、代谢性酸中毒
      - ➣ 先天性肾上腺皮质增生：21-羟化酶缺乏、3β-羟基类固醇脱氢酶缺乏、先天性脂质增生
      - ➣ 双侧肾上腺出血,如暴发型脑膜炎球菌败血症
    - ✧ 先天性孤立的醛固酮缺乏症（少见）

◇ 假性醛固酮缺乏症Ⅰ型(非常少见)
◇ 遗传性疾病:家族性假性高钾血症、高血钾性周期性麻痹、肾小管缺陷等
◇ 集合管对醛固酮没有反应
  ➢ 血浆肾素增加、血浆醛固酮正常或增加
  ➢ 高氯血症、代谢性酸中毒(肾小管酸中毒Ⅳ型)
  ➢ 新生儿巴特综合征:常见特征为低钾性代谢性碱中毒

处理

● 重复 1 次检测证实高钾血症
● 记录心电图变化,如果存在变化,是危急值,需要即刻处理(参阅下面的心电图检查)
● 假性高钾血症:无处理,必要时随访
● 真性高钾血症
  ◆ 停止钾摄入包括静脉输液、口服补充、含钾药物
  ◆ 检查静脉输液中钾的含量确保无过量钾摄入
  ◆ 心电图检查
    ◇ 存在心电图异常,即刻处理
      ➢ 对抗心脏毒性
        ✦ 心律失常:1~2ml/kg 10% 葡萄糖酸钙缓慢静脉注射(见症状篇 26. 低钙血症)
        ✦ 无心律失常:积极治疗并存的低钙血症(见症状篇 26. 低钙血症)
        ✦ 纠正代谢性酸中毒
      ➢ 药物降低血清钾:碳酸氢钠、胰岛素+葡萄糖、β 受体激动剂
        ✦ 胰岛素:剂量为 0.1~0.2IU/(kg·h),联合葡萄糖 0.5g/(kg·h)
        ✦ 沙丁胺醇:0.1~0.5mg/kg,q.2~6h.,雾化吸入。疗效和安全性有待证实
        ✦ 碳酸氢钠:1~2mEq/kg,输注时间 10~30min(一般 5~10min)
    ◇ 不伴心电图异常
      ➢ 密切监护心电图
      ➢ 密切监测血清钾(如每 1~2h)直至稳定
      ➢ 阳离子交换树脂(聚苯乙烯磺酸钠)保留灌肠 q.6h.,剂量为 1g/(kg·次),每 6h1 次

注:高渗液可能会损害不成熟肠黏膜,会导致或加剧钠潴留,引起高钠血症

> ➤ 呋塞米：剂量 1mg/kg，q.12h.
> ➤ 沙丁胺醇吸入（有争议）
- ◆ 顽固性高钾血症
    - ✧ 推荐持续输注胰岛素和葡萄糖
    - ✧ 血液、腹膜透析
    - ✧ 血液滤过
- ◆ 治疗潜在疾病

特异性治疗

- 根据潜在性疾病选择治疗

随访

- 治疗期间：心电图、血钾、其他电解质
- 长期
    - ◆ 高钾血症本身不需要随访
    - ◆ 根据并发症和潜在疾病进行随访

并发症及预后

- 窦性心动过缓、心室颤动、死亡
- 预后：取决于潜在病因

（葛萌萌　周文浩）

25. 高钙血症（hypercalcemia）

定义

- 血清总钙（tCa）>2.75mmol/L（11mg/dl）
- 血清离子钙（iCa）>1.4mmol/L（5.6mg/dl）

病史

- 肠外营养含钙但未补充磷或低磷
- 围产期窒息及其并发症（皮下脂肪坏死、碱中毒、ECMO、亚低温治疗）
- 婴儿或母亲 Vit D、Vit A 摄入过多
- 母亲钙、磷疾病史及家族史

体征

- 多数无症状

- 生长发育落后
- 多尿或呕吐导致脱水
- 反应差、惊厥(少见)
- 高血压
- 带状角膜病变
- 血尿、肾钙化或结石
- 心率缓慢,短 QT 间期,高血压
- 疾病相关体征,如皮下脂肪坏死、威廉姆斯综合征(Williams syndrome)时,表现为智力障碍、先天性心脏病

辅助检查

- 基本检查
  - ◆ 血清或血浆 tCa 和 iCa、镁、磷(P)、碱性磷酸酶(总和骨碱性磷酸酶)、肌酐(Cr)、血气分析;q.12~24h. 监测,直到正常 2 次
  - ◆ 尿钙、磷、铬
- 特别检查
  - ◆ 血清或血浆、甲状腺功能、甲状旁腺素、Vit D 代谢产物
  - ◆ 尿氨基酸
  - ◆ X 线:手、胸部(心脏畸形)、腹部(肾钙化)
  - ◆ 心电图(QT 间期缩短)
  - ◆ 肾脏超声:肾钙化、结石
  - ◆ 眼科检查
- 特殊检查
  - ◆ 血甲状旁腺激素(PTH)相关肽
  - ◆ 视网膜肿瘤筛查
  - ◆ 父母血清和尿钙磷筛查,有家族史需要进行分子生物学筛查(如 Ca 敏感性受体抑制基因突变)
  - ◆ 基因检测

鉴别诊断

- 症状鉴别诊断
  - ◆ 任何导致嗜睡、拒乳、呕吐、生长发育迟缓的疾病
- 病因鉴别诊断
  - ◆ 磷摄入不足
    - ✧ 肠外营养含钙但未补充磷或低磷
    - ✧ VLBW 婴儿母乳喂养或与胎龄不相适应的配方乳喂养
  - ◆ 甲状旁腺功能有关的疾病

- ◇ 遗传性原发性甲状旁腺功能亢进
    - ➤ Ca 敏感性受体抑制基因突变:家族性低钙尿症性高钙血症、严重新生儿甲状旁腺功能亢进
    - ➤ PTH 受体突变
- ◇ 继发性甲状旁腺功能亢进
    - ➤ 母亲:低钙血症、肾小管性酸中毒
    - ➤ 新生儿:肾小管性酸中毒
- ◇ 甲状旁腺激素相关肽:分泌性肿瘤
- ◆ Vit D
    - ◇ 摄入过多
        - ➤ 母亲:Vit D 奶制品
        - ➤ 新生儿:大剂量 Vit D 预防、牛奶制品含 Vit D 过多
    - ◇ 1,25-$(OH)_2$ Vit D 增加:皮下脂肪坏死、组织细胞疾病
- ◆ 降钙素反应障碍
- ◆ 先天性甲状腺功能减退
- ◆ 医源性
    - ◇ Vit A、D 过量
    - ◇ ECMO 治疗
    - ◇ 低温治疗
    - ◇ 噻嗪类利尿剂
    - ◇ 钙摄入过量
- ◆ 病因未明
    - ◇ 特发性婴儿高钙血症(见威廉姆斯综合征)
    - ◇ 严重的婴儿低碱性磷酸酶缺乏症
    - ◇ 4q 微缺失
    - ◇ 蓝色尿布综合征
    - ◇ 先天性乳糖酶缺乏、蔗糖酶-异麦芽糖酶缺乏症、双糖酶缺乏症;糖原贮积症Ⅱ型、Ⅰa型
    - ◇ 远端肾小管酸中毒
    - ◇ 干骺端软骨发育异常

处理

- ● 病因治疗:尽可能祛除病因,如停止使用 Vit D 和 A,以及钙剂
- ● 急性期
    - ◆ 静脉给予生理盐水(20ml/kg)增加细胞外流,同时给予袢利尿剂(呋塞米 2mg/kg)
    - ◆ 必要时 q.4~6h. 重复

- ◆ 监测液体平衡、血钙、镁、钠、钾、磷和渗透压,q.6~12h.重复
- ◆ 长期利尿需要补充镁和钾
- ◆ 营养支持,但应尽可能使用低钙牛奶或肠外营养
- ◆ 伴低血磷,磷<1mmol/L(3mg/dl)
  - ✧ 口服磷酸盐,0.5~1mmol/(kg·d)[15~30mg/(kg·d)]元素磷,分4次,可使钙磷正常
  - ✧ 禁食婴儿应用含磷的肠外营养[1~1.5mmol/100ml(31~46mg/100ml)]
- ◆ 新生儿皮下、滴鼻、肌内注射重组人降钙素资料有限(4~8IU/kg,q.6h.),应用双膦酸盐类化合物资料也较少(口服磷酸二钠25mg,b.i.d.;帕米磷酸钠0.5mg/kg,i.v.),同时给予口服糖皮质激素[泼尼松0.5~1mg/(kg·d)]
- ◆ 症状严重且药物治疗无效者,可给予腹膜透析或血液透析,应用低钙透析液
- ◆ 临床稳定后可行甲状旁腺部分切除
- ● 维持治疗
  - ◆ 根据病因而定
  - ◆ 低钙不含Vit D的婴儿配方乳
  - ◆ 减少日光照射,降低内源性Vit D合成可能会有效

随访

- ● 随访治疗效果
  - ◆ 高镁血症症状消失
  - ◆ 原发病影响及治疗效果
- ● 家族性疾病,遗传咨询

并发症及预后

- ● 急性:水电解质失衡
- ● 慢性
  - ◆ 肾钙化
  - ◆ 过度限制Vit D和钙摄入导致生长发育迟缓、低钙血症和骨密度减低

(葛萌萌　周文浩)

26. 低钙血症(hypocalcemia)

定义

- ● 根据胎龄和出生体重
  - ◆ 足月儿或体重≥1 500g:<2mmol/L(8mg/dl)或离子钙浓度<1.0mmol/L

（4.0mg/dl）。

◆ 体重<1 500g：<1.75mmol/L（7mg/dl）或离子钙<0.8mmol/L（3.6mg/dl）

> 注：离子钙值与测定方法有关

● 早期低钙血症：出生后 1 周内发病
● 晚期低钙血症：发生于出生第 2 周以后

病史

● 新生儿病史
    ◆ 早产
    ◆ 围产期窒息
    ◆ 先天性心脏缺损［迪格奥尔格（DiGeorge）综合征］
    ◆ 配方乳喂养
    ◆ 冬天北半球出生婴儿
    ◆ 药物：应用含磷灌肠剂、利尿剂
    ◆ 胎儿生长受限
    ◆ 输血史、换血：枸橼酸盐形成枸橼酸钙
    ◆ 光疗：导致轻度低钙血症
    ◆ 应用碳酸氢钠：导致游离钙降低
    ◆ 碱中毒：导致游离钙降低
    ◆ 严重腹泻
● 母体并发症
    ◆ 糖尿病
    ◆ 甲状旁腺功能亢进
    ◆ Vit D 或镁缺乏（饮食、阳光暴露、吸收不良等问题）
    ◆ 抗惊厥药物、非法使用毒品
● 家族史：钙异常或内分泌病，特别是母亲（如母亲高钙血症）

症状和体征

● 大多数无症状
● 周围和中枢神经系统
    ◆ 心动过缓、呼吸暂停
    ◆ 神经肌肉兴奋
        ◇ 惊跳、惊厥
        ◇ 敲击面神经、肌肉抽搐（低钙击面征）
        ◇ 手足搐搦（新生儿少见）

♦ 喉痉挛(新生儿少见)

♦ 气管痉挛、喘鸣(少见)

♦ 幽门痉挛引起呕吐(少见)

- 与原发疾病有关的体征:糖尿病母亲婴儿、出生窒息、先天性心脏缺陷等

辅助检查

- 基本检查
  - ◆ 血清或血浆,总钙(tCa)、游离钙(iCa)、镁、磷(P)、白蛋白(与总 Ca 平行变化)、血肌酐(Cr)、血气分析(酸碱状态影响 iCa)
  - ◆ 随访血 tCa 和游离钙(iCa)q.12~24h.,直到正常
  - ◆ 尿钙、镁、磷、铬
  - ◆ 血清或血浆,甲状旁腺激素、Vit D代谢物测定
  - ◆ 心电图:QT 间隔延长
  - ◆ 心脏超声检查,诊断不典型迪格奥尔格综合征

> 注:血清或血浆甲状旁腺激素、Vit D 代谢物测定应与钙同时监测

- 其他检查
  - ◆ 血糖、EEG、脑影像学检查,惊厥或怀疑败血症者腰椎穿刺
  - ◆ 胸部 X 线(观察胸腺和心脏的轮廓、肺血管纹理)
  - ◆ 对外源性 PTH 反应:包括尿环磷酸腺苷酸
  - ◆ 必要时父母亲血清和尿钙磷筛查
  - ◆ 胎粪、尿违禁药物检查
- 持续性低钙血症
  - ◆ 如怀疑迪格奥尔格综合征,FISH 染色体检查 22q11
  - ◆ 其他分子遗传学检查(如钙敏感受体突变)
  - ◆ 全外显子检查

鉴别诊断

- 症状和体征鉴别诊断
  - ◆ 低血糖
  - ◆ 低镁血症
  - ◆ 颅内出血
  - ◆ 败血症、脑膜炎
  - ◆ 撤药综合征
  - ◆ 新生儿惊厥

- ◆ 惊跳病
- ● 病因学鉴别诊断
  - ◆ 母亲
    - ✧ 胰岛素依赖型糖尿病
    - ✧ 甲状旁腺功能亢进
    - ✧ Vit D 或镁缺乏
    - ✧ 应用抗惊厥药物(不确定)
    - ✧ 麻醉使用(不确定)
  - ◆ 分娩期间:出生窒息
  - ◆ 婴儿
    - ✧ 婴儿内在因素
      - ➢ 早产
      - ➢ 钙镁吸收不良
      - ➢ 甲状旁腺激素:合成或分泌障碍,调节障碍或靶器官无反应
      - ➢ Ca 敏感受体突变
      - ➢ 降钙素分泌增加
      - ➢ Vit D 缺乏或 $1,25-(OH)D$ 的生成减少
      - ➢ 破骨细胞活性障碍:恶性骨硬化病
    - ✧ 婴儿外在因素
      - ➢ 饮食:钙摄入不足、磷过多
      - ➢ 含磷制剂灌肠
      - ➢ 换血(枸盐酸抗凝)
      - ➢ 严重腹泻
      - ➢ 快速静脉输注脂肪乳剂
      - ➢ 光疗
      - ➢ 给予碱性液体

处理

- ● 早期低钙血症没有症状,无须治疗即可恢复
- ● 预防
  - ◆ 尽量减少低钙血症危险因素
  - ◆ 根据胎龄选择合适的配方奶早期喂养
  - ◆ 肠外营养加钙剂:葡萄糖酸钙的剂量是 $500mg/(kg \cdot d)$,其中钙元素是 $50mg/(kg \cdot d)$
  - ◆ 胃肠外连续输注钙剂超过 48h,则必须根据血清磷浓度检测值补磷
- ● 有症状者
  - ◆ 10~20mg/kg 元素钙(10% 葡萄糖酸钙或 10% CaCl 每毫升分别提供 9mg

　和 27mg 的元素钙）

- ◆ 加入葡萄糖液中缓慢输注,输注时间为 5~10min
- ◆ 最好给予心电监护,输注的同时监测心率和输注部位的反应
- ◆ 如果无效,间隔 10min 可重复用药
- ◆ 如果存在低镁血症,给予相应治疗
- ◆ 紧急处理后,应该在静脉输液中加入维持量的葡萄糖酸钙
  - ✧ 症状缓解或游离钙正常后
  - ✧ 口服钙制剂,也可给予 10% 葡萄糖酸钙 500mg/(kg·d),分 4~6 次口服
  - ✧ 新生儿慎用碳酸钙
  - ✧ 给予含钙的配方乳或合适奶制品喂养
- ● 无症状者
  - ◆ 口服 50~75mg/kg 元素钙,直到离子钙正常,然后减半,口服 2 天,停止
  - ◆ 配方乳喂养婴儿:可给予数周的低磷配方奶
  - ◆ 某些疾病有时可能需要长期 Ca 和 Vit D 治疗
- ● 治疗原发性疾病
  - ◆ 病因治疗:低镁血症、高磷血症和 Vit D 缺乏症

随访

- ● 治疗后症状缓解情况
  - ◆ 症状性低钙血症的疗效
  - ◆ 原发性疾病治疗情况
- ● 家庭筛查和遗传学咨询

并发症及预后

- ● 急性:主要与治疗相关;下列措施可减少并发症
  - ◆ 钙剂输注时给予连续心电监护
  - ◆ 不要通过动脉置管输注(导致动脉痉挛)
  - ◆ 输注前必须证实血管没有渗出
  - ◆ 甲状旁腺激素缺乏或无功能:肾钙化和肾结石的危险增加
- ● 近期
  - ◆ 取决于临床症状(如惊厥、呼吸暂停、青紫、心动过缓、低血压等)
  - ◆ 高血磷存在的情况下,积极补钙治疗可导致钙沉积,组织钙化;如果存在高血磷,应治疗
- ● 远期
  - ◆ 与原发病有关(如迪格奥尔格综合征有关的神经发育延迟和心血管异常)

（葛萌萌　周文浩）

27. 低镁血症(hypomagnesemia)

定义

- 血清镁正常值:0.6~1.1mmol/L(1.6~2.8mg/dl)
- 血清镁<0.6mmol/L(<1.6mg/dl)定义为低镁血症
- 一般血清镁低于0.5mmol/L(1.2mg/dl)才出现临床症状

病史

- 母亲因素:糖尿病、甲状旁腺功能亢进、镁摄入不足、子痫前期
- 早产儿
- SGA
- 低钙血症
- 甲状旁腺功能减退
- 换血治疗
- 葡萄糖、钠和液体摄入量:细胞外液增加和/或渗透性利尿
- 长期应用袢利尿剂
- 小肠广泛切除
- 肠造瘘引流量过多
- 慢性腹泻
- 肾小管疾病
- 肾钙质沉着
- 镁吸收不良家族史

症状和体征

- 激惹、反射亢进、手足搐搦、惊厥(与低钙血症难鉴别)
- 呼吸暂停
- 低钾血症
- 心电图改变:PR间期延长、QRS波增宽,严重者可导致室性心律失常
- 原发病症状(例如糖尿病母亲婴儿)

> 注:临床症状可被误认为低钙血症。补钙治疗后症状仍持续存在,需考虑低镁血症

- 疾病相关的症状
    - ◆ Gitelman综合征

◇ 常染色体隐性肾脏疾病

◇ 低钙、低镁、低钾代谢性碱中毒

辅助检查

- 基本检查
  - 血清镁、总钙、离子钙（Ca）、磷、血糖（q.12-24h.，共 2 天）
  - 血肌酐（Cr）
  - 胎粪、尿液毒物检查毒
- 特异性
  - 甲状旁腺激素
  - 消化道引流液检查（镁、钾、锌）
  - 其他检查（如母亲血清 Mg 和钙）
  - 心电图检查
- 顽固性低镁血症完善基因检测

鉴别诊断

- 症状鉴别诊断
  - 低血糖
  - 低钙血症
  - 颅内出血或感染
  - 脓毒症
  - 戒断综合征
- 病因鉴别诊断
  - 摄入减少
    - ◇ 母亲
      - ➢ 镁摄入不足
      - ➢ 母亲胰岛素依赖型糖尿病
    - ◇ 婴儿
      - ➢ FGR
      - ➢ 广泛小肠切除
      - ➢ 镁吸收不良（散发和家族性的）
  - 镁丢失增加
    - ◇ 肠瘘或腹泻等
    - ◇ 肝胆疾病
    - ◇ 肾小管重吸收减少
      - ➢ 原发性
      - ➢ 继发于细胞外液增加、渗透性利尿、袢利尿剂、氨基糖苷类抗生素

- ◆ 其他
  - ◇ 磷摄入过多
  - ◇ 母亲甲状旁腺功能亢进
- ◆ 遗传性低镁血症
  - ◇ Gitelman 综合征
  - ◇ Na^+-K^+-ATP 酶突变或其他

处理

- 早期配方乳喂养或肠外营养
- 有症状者
  - ◆ 静脉给予元素镁,0.1~0.2mmol(2.5~5mg)(50% 硫酸镁 0.05~0.1ml/kg)10~15min 以上
  - ◆ 根据临床症状改善可重复,q.8~12h.
  - ◆ 如果无静脉通路,也可肌内注射同样剂量
  - ◆ 如果临床需要也可口服给予(见下文)
- 无症状者
  - ◆ 口服 50% 硫酸镁 0.2ml/(kg·d),稀释 4~6 倍以便可以分次给予,以便吸收最好,不良反应最少
  - ◆ 新生儿期应用其他镁制剂的资料较少
- 治疗原发病
- 慢性肠道丢失者可同时缺乏钾和锌,需要同时治疗

随访

- 疗效评估
  - ◆ 低镁血症症状
  - ◆ 原发病治疗情况
- 家族成员筛查和遗传学咨询

并发症及预后

- 急性:与治疗有关,以下措施可减少不良反应
  - ◆ 治疗期间连续 ECG 监测
  - ◆ 用药前注意静脉通路是否渗漏
- 近期:与临床表现如惊厥、呼吸暂停等有关
- 远期:与原发病有关

(葛萌萌　周文浩)

28. 高镁血症(hypermagnesemia)

定义

- 血清镁>1.1mmol/L(2.6mg/dl)［正常值为 0.6~1.0mmol/L(1.6~2.4mg/dl)］

病史

- 母亲分娩期间给予镁制剂
- 肾功能不全(急性或慢性)
- 肾功能不全者给予镁制剂(早产及围产期窒息)
- 镁摄入过多
  - 肠道外营养镁含量过高或输注过快
  - 含镁抑酸剂或硫酸镁灌肠
  - 过量的硫酸镁应用于低镁血症新生儿

症状和体征

- 肌张力减退、反射减弱、惊厥
- 呼吸抑制、通气不足、呼吸暂停
- 心血管
  - 心动过缓、低血压、足月儿血清镁<2mmol/L(4.8mg/dl)很少发生
  - 镁毒性所致心脏骤停(>7.5mmol/L)
- 吸吮力弱、喂养不耐受、胃肠蠕动减弱、肠鸣音增多、胃肠扩张与胎粪排出延迟
- 胎粪阻塞综合征、小肠穿孔
- 尿潴留

辅助检查

- 基本检查
  - 血清镁、总钙、离子钙、磷、血糖、血肌酐(Cr)。q.12~24h.,直到正常
  - 尿钙、镁、磷、铬作为基础值
- 其他检查
  - 如果存在心律不齐伴或不伴低血压:心电监护、胸部 X 线

鉴别诊断

- 症状鉴别诊断
  - 神经肌肉疾病［见症状篇 3. 新生儿肌力、肌张力低下(松软婴儿)］

- 病因鉴别诊断
  - ◆ 镁摄入增加
    - ✧ 母亲应用硫酸镁
    - ✧ 新生儿:硫酸镁治疗、肠外营养含镁量过高、含镁抑酸剂或硫酸镁灌肠
  - ◆ 镁排泄减少
    - ✧ 早产
    - ✧ 窒息
    - ✧ 慢性肾衰竭

处理

- 支持治疗:维持心肺功能、营养和液体
- 有症状者
  - ◆ 发现并移除镁过量的来源
  - ◆ 静脉水化:当出现临床症状时维持静脉水化
  - ◆ 静脉给予 10~20mg/kg 元素钙,加入葡萄糖液或生理盐水中缓慢输注,连续心电监护
    - ✧ 10% 葡萄糖酸钙可提供 9mg/ml 元素钙
    - ✧ 10% 氯化钙可提供 27mg/ml 元素钙
  - ◆ 利尿剂:(呋塞米 2mg/kg),同时保证足够液量
  - ◆ 换血
  - ◆ 难以纠正者可腹膜透析或血液透析
  - ◆ 尽可能治疗原发病(如停止使用含镁抑酸剂)

随访

- 随访治疗效果
- 高镁血症症状消失
- 原发病影响及治疗效果

并发症及预后

- 心肺、CNS 抑制
- 甲状旁腺功能和 1,25-二羟维生素 D 抑制导致低钙血症
- 如果肾功能正常且原发病治愈,可自发缓解

（葛萌萌　周文浩）

29. 代谢性酸中毒（metabolic acidosis）

相关概念

- 酸血症：动脉血 pH 降低（<7.35）。可由代谢性和/或呼吸性酸中毒引起
- 呼吸性酸中毒：动脉血二氧化碳分压（$PaCO_2$）升高导致 pH 降低
- 代谢性酸中毒：氢离子（H^+）浓度增加和/或碳酸氢根（HCO_3）浓度降低（<22mmol/L）
  - ◆ 急性（数分钟至数日）
  - ◆ 慢性（持续数周至数月）

> 注：血 pH 正常不能除外高乳酸血症

- 阴离子间隙=$(Na^+ + K^+) - (HCO_3^- + Cl^-)$。$K^+$一般不计算在内，溶血影响较大
  - ◆ 阴离子间隙<8mmol/L：正常
  - ◆ 阴离子间隙>16mmol/L：有机酸中毒
  - ◆ 阴离子间隙 8~16mmol/L：不能提示诊断，伴或不伴有机酸中毒均有可能
- 阴离子间隙增加的原因
  - ◆ 未测定的阴离子浓度增加
  - ◆ 未测定阳离子浓度降低（新生儿少见）
- 代谢性酸中毒分为阴离子间隙正常和阴离子间隙增加的酸中毒
  - ◆ 阴离子间隙正常，常见原因为肾功能发育不成熟、腹泻或肾小管性酸中毒
  - ◆ 阴离子间隙增加，常见原因为乳酸酸中毒、遗传性代谢病导致的有机酸中毒
  - ◆ 脱水或肾衰竭的婴儿，阴离子间隙中度升高
- 乳酸正常值<2mmol/L 或 18mg/dl
- 丙酮酸正常值<0.1mmol/L
- 乳酸/丙酮酸（L/P）正常比值<25，反应胞浆氧化还原状态指数
- β-羟丁酸/乙酰乙酸（BOHB/ACAC）正常比值≤3.3，反映线粒体氧化还原状态指数

病史

- 家族史：既往诊断或疑诊遗传代谢性疾病、不明原因婴儿期死亡病史、惊厥家族史
- 发病时间

◆ 乳酸酸中毒
  ◇ 采血部位和顺利程度、采血后检测时间:挤压、外周循环不好的毛细血管血标本、延迟检测都可导致假性乳酸增高
  ◇ 继发性
    ➤ 组织供氧减少
      ✦ 窒息、缺氧缺血、休克、低体温、败血症、NEC、PDA、先天性心脏病
      ✦ 继发于遗传性代谢病(有机酸代谢障碍、脂肪酸氧化障碍、尿素循环障碍)导致的缺氧缺血
      ✦ 乳酸增高与原发病的发病时间有关
  ◇ 原发性
    ➤ 糖异生、糖原分解、丙酮酸代谢障碍
      ✦ 1,6-二磷酸果糖酶缺乏:禁食后发作;进食果糖一般不会导致危象
      ✦ 遗传性果糖不耐受症:平时无症状,进食果糖或含有果糖的食品发病
      ✦ 糖原贮积症Ⅰ型:新生儿期出现症状
      ✦ 糖原贮积症Ⅲ型:婴儿期发病
      ✦ 丙酮酸羧化酶缺陷:可表现为严重新生儿脑病、乳酸酸中毒、高氨血症
      ✦ 丙酮酸脱氢酶复合体缺陷:严重缺陷新生儿期可出现症状(酶活性 <20%)
      ✦ 三羧酸循环障碍疾病:新生儿期发病者少见,但可表现为严重酸中毒
    ➤ 呼吸链缺陷
      ✦ 细胞核 DNA 突变
        良性婴儿线粒体肌病,伴或不伴心肌病:出生即可发病
        致死性婴儿线粒体肌病:严重者生后第一天即可发病
        巴特综合征:新生儿期发病
      ✦ 线粒体 DNA 突变
        —Leigh 综合征:多在新生儿后发病
        —皮尔森骨髓-胰腺综合征:新生儿期可发病
    ➤ 有机酸:多数发病早,少数发病延迟
      ✦ 异戊血症:生后 2~4 天发病
      ✦ 甲基丙二酸尿症:生后 2~4 天发病
      ✦ 丙酸血症:生后 2~4 天发病
      ✦ 枫糖浆尿病:生后 2~4 天发病

- ✦ 全羧化酶合成酶缺乏症：生后 1 周内发病
- ✦ 3-羟基 -3-甲基 -戊二酰辅酶 A 裂解酶缺陷：30% 新生儿期发病
- ✦ 戊二酸血症Ⅱ型：生后 24h 内发病
- ✦ 钼辅助因子缺陷（亚硫酸盐氧化酶）：生后数天内发病
- ➢ 脂肪酸氧化障碍
  - ✦ 中链乙酰 -CoA 脱氢酶缺乏：母乳喂养后发病（相对于禁食而言）
- ➢ 酮体合成酶缺乏
  - ✦ 3-羟基 -3-甲基 -戊二酸血症：新生儿期发病
- ➢ 酮体分解障碍：新生儿期发病
  - ✦ β-酮硫解酶缺乏症
  - ✦ 琥珀酰辅酶 A-3 酮酸辅酶 A 转移酶缺陷
- ➢ 肾小管性酸中毒
  - ✦ 新生儿期可发病
- ◆ 母亲疾病
  - ✧ HELLP 综合征：长链乙酰辅酶 A 脱氢酶缺乏
- ● 阴离子间隙正常的代谢性酸中毒
  - ◆ 消化道丢失：呕吐、腹泻、鼻胃管引流、造瘘口量较多。与原发病时间一致
  - ◆ 肾脏丢失
    - ✧ 肾小管酸中毒。出生时可发病
    - ✧ 肾功能不全：与肾损伤同时发生，可发生阴离子间隙增高的酸中毒
  - ◆ 稀释性代谢性酸中毒（也称低氯性酸中毒）
    - ✧ 大量输注生理盐水或持续性静脉营养
    - ✧ 多在生后 1 周左右发生
    - ✧ 多存在低氯血症，血清氯/钠比值（<0.75）

症状和体征

- ● 仔细体检：包括视网膜检查，很多疾病可累及视网膜
- ● 呼吸急促和呼吸增强
- ● 神经系统表现：反应差、嗜睡、肌无力、严重者昏迷惊厥
- ● 高钾血症表现（少见）
- ● 长期慢性代谢性酸中毒：肾结石和肾钙沉着症、生长发育障碍
- ● 提示相关疾病的症状和体征（酸中毒以外）
  - ◆ 糖异生、糖原分解、丙酮酸代谢障碍缺陷
    - ✧ 1,6-二磷酸果糖酶缺乏：禁食后出现酮症、乳酸酸中毒、低血糖
    - ✧ 糖原贮积症Ⅰ型：肝大、低血糖症、酮症、高甘油三酯血症、高尿酸血症和中性粒细胞减少（Ⅰb 型）

◇ 糖原贮积症Ⅲ型:低血糖和肝脏疾病

◆ 丙酮酸脱氢酶复合体缺陷:大脑半球和基底节囊性病变;脑萎缩;面部畸形;神经元迁移障;胼胝体发育不良

◆ 呼吸链障碍

　　◇ 细胞核 DNA 突变

　　　　➤ 良性婴儿线粒体肌病,肌张力减退、喂养困难、呼吸窘迫、伴或不伴原发性心肌病

　　　　➤ 致死性婴儿线粒体肌病:肌张力减低、生长发育障碍

　　　　➤ 巴特综合征:死于扩张型心肌病、白内障和中性粒细胞减少

　　◇ 线粒体 DNA 突变

　　　　➤ Leigh 疾病:视神经萎缩、肌张力低下、斜视、惊厥、肌病、肾小管功能障碍、小头畸形、心肌病、肝功能障碍

　　　　➤ 皮尔森(Pearson)综合征(骨髓-胰腺综合征):铁粒幼细胞贫血、胰腺外分泌功能不全、血小板减少症、中性粒细胞减少症;部分患儿可能发展线粒体脑肌病(Kearns-Sayre syndrome)

　　　　➤ 线粒体 DNA 耗竭综合征:急性肝衰竭、肾脏疾病和肌张力低下

◆ 有机酸尿症

　　◇ 甲基丙二酸血症、异戊酸血症、丙酸血症:昏迷、酮症酸中毒、低血糖症、高血氨、异常肉碱代谢、乳酸中毒、中性粒细胞减少、血小板减少或全血细胞减少

　　◇ 枫糖尿病:酮症酸中毒、低血糖症、嗜睡、惊厥、昏迷、尿液枫糖浆气味

　　◇ 全羧化酶合成酶缺乏症:呼吸暂停、嗜睡、昏迷、特殊气味、高血氨

　　◇ 戊二酸血症Ⅱ型:肌张力减退、肝大、肾脏肿大、摇椅足、前腹壁缺损、外生殖器异常

　　◇ 3-羟基-3-甲基-戊二酰辅酶 A 裂解酶缺陷:低酮性低血糖、有机酸中毒、肌张力减退、昏迷、呼吸急促和呕吐

　　◇ 钼辅因子缺乏(亚硫酸盐氧化酶):呕吐、惊厥、眼睛异常、皮疹

◆ 脂肪酸氧化障碍

　　◇ 中链乙酰-CoA 脱氢酶缺乏:低血糖、酸中毒、高血氨、二羧基酸尿症、心功能不全

　　◇ 酮体生成障碍:非酮症酸中毒、惊厥、肌张力减退和低血糖

◆ 肾小管性酸中毒(RTA)

　　◇ 近端 RTA:原发或继发性

　　◇ 远端 RTA:感觉神经性耳聋

辅助检查

● 除外假性高乳酸血症

◆ 复查
◆ 一般增高不明显（多<5mmol/L）
◆ 临床状况好
- 基本检查
  ◆ 血气分析
  ◆ 血电解质全套
  ◆ 肝功能、肾功能
  ◆ 血钙、镁、磷
- 低氧血症或休克导致的代谢性酸中毒
  ◆ 不需要进一步检查，原发病治疗后酸中毒纠正
- 持续代谢性酸中毒
  ◆ 动脉血气分析
  ◆ 血常规和 CRP
  ◆ 血电解质
  ◆ 血乳酸
  ◆ 脑脊液乳酸
  ◆ 血糖
  ◆ 血丙酮酸
  ◆ 血氨
  ◆ 血氨基酸（血串联质谱）
  ◆ 尿液有机酸（尿串联质谱）
  ◆ 血清 β-羟基丁酸和乙酰乙酸
  ◆ 尿液 pH、尿酮
  ◆ 尿液还原糖测定
  ◆ 基因检测

鉴别诊断

- pH>7.35 伴碳酸氢盐增加：呼吸性碱中毒肾脏代偿
- 碳酸氢根降低伴 pH<7.35 代谢性酸中毒，计算血阴离子间隙
  ◆ 阴离子间隙正常
    ✧ 消化道疾病或经消化道丢失
    ✧ 肾小管性酸中毒（Ⅰ和Ⅱ型）
  ◆ 阴离子间隙增高
    ✧ 多尿，血糖增高：糖尿病酮症酸中毒
    ✧ 组织灌注差、乳酸增加：休克
    ✧ 乳酸和/或丙酮酸增加、神经系统症状、心血管症状：遗传代谢性疾病
    ✧ 肌酐 BUN 增加：肾功能不全

- 遗传代谢病相关的鉴别诊断
  - 代谢性酸中毒,乳酸正常
    - 如果血糖正常且酮体阳性
      - 酮体分解障碍
      - 有机酸血症
    - 如果血糖正常且酮体阴性
      - 肾小管性酸中毒
    - 如果低血糖且酮体阳性
      - 有机酸血症
      - 对禁食正常适应过程
    - 如果低血糖且酮体阴性
      - 脂肪酸氧化缺陷
      - 酮体生成缺陷
  - 代谢性酸中毒伴乳酸酸中毒
    - 如果尿有机酸异常
      - 脂肪酸氧化缺陷
      - 有机酸血症
    - 如果尿有机酸正常
      - 评估乳酸/丙酮酸(L/P)比值
      - 如果 L/P 比值增加,评估 BOHB/ACAC 比值
        - 如果 BOHB/ACAC 比值增加:呼吸链障碍
        - 如果 BOHB/ACAC 比值降低或正常:三羧酸循环异常、丙酮酸羧化酶缺陷
      - 如果 L/P 正常,评估血糖和 BOHB/ACAC 比值
  - 如果血糖正常,无酮体:丙酮酸脱氢酶复合体缺乏
  - 如果低血糖,伴或不伴酮体:糖异生障碍

处理

- 即刻处理
  - 如果呼吸/循环功能不稳定,开始 ABC(保持气道通畅、维持正常呼吸功能、维持循环功能)
- 治疗原发病,不论何种原因导致的酸中毒,原发病的治疗是基础
  - 脓毒性休克
  - 肾小管性酸中毒
  - 有机酸血症:饮食替代治疗
  - 先天性心脏病:外科手术干预
- 一般治疗

- ◆ 代谢性酸中毒,非代谢性疾病导致
  - ✧ 保证足够 O_2 供应(有时需要循环系统和呼吸支持)
  - ✧ 早产儿慢性代谢性酸中毒,可加醋酸钠静脉输注(代替氯化钠)
  - ✧ 碳酸氢钠(0.5~2mEq/kg),必要时重复
- ◆ 代谢性酸中毒:怀疑代谢性疾病
  - ✧ 给予碳酸氢钠或 THAM 积极纠正代谢性酸中
  - ✧ 禁止蛋白质的摄入,直到除外诊断
  - ✧ 禁食
  - ✧ 静脉补液
  - ✧ 维持血糖正常
  - ✧ 大剂量维生素治疗
  - ✧ 饮食控制
- ● 特异性治疗
  - ◆ 碳酸氢钠纠正酸中毒,但一直存在争议
    - ✧ 应用指征
      - ➤ 严重酸中毒(pH<7.1)
      - ➤ 肾脏酸排泄受损(RTA、急性肾损伤或慢性肾脏疾病)患儿血液 pH<7.2
      - ➤ 需要尿液碱化
    - ✧ 用法用量
      - ➤ 紧急情况:缓慢推注 1mEq/kg 的 5% 的碳酸氢钠溶液
      - ➤ 非紧急情况
        - ✦ 估算的碳酸氢根缺乏量 =(目标碳酸氢根 − 当前碳酸氢根)× 体重(kg)×(0.6~0.8)
        - ✦ 估算量的一半,2~4h 输注
        - ✦ 剩余的一半量,6~24h 输注
        - ✦ 碳酸氢钠缺乏量过大(>3mEq/kg)时要延长输注时间
      - ➤ 纠酸后进行血气分析、离子钙测定和血清电解质测定
      - ➤ 维持治疗:补充累计丢失量和生理需要量
    - ✧ 注意事项
      - ➤ 存在下列情况时,建议治疗前静脉补钙
        - ✦ 校正后钙水平 <8mg/dl
        - ✦ 离子钙 <1mmol/L
      - ➤ 注意补充碳酸氢钠可导致游离钙降低
      - ➤ 碳酸氢钠过量会导致高渗和高钠血症
      - ➤ 快速纠正代谢性酸中毒可导致低钾血症
  - ◆ 肾替代治疗

> ➤ 药物无法治疗的威胁生命的严重代谢性酸中毒,特别是伴随高钾血症等其他电解质异常者

随访

- 近期:酸中毒治疗前后需要定期随访血气、电解质、血钙
- 远期:根据原发病进行随访

并发症及预后

- 与病因有关
- 早产儿肾功能不全导致酸中毒:自限性、预后良好

（葛萌萌　周文浩）

30. 新生儿贫血(anemia)

定义

- 血红蛋白低于同年龄 2 个准差(胎龄 34 周以上:静脉血<130g/L 或末梢血<145g/L)
- 生理性贫血
  - ◆ 所有新生儿生后均出现 Hb 下降,称为生理性贫血
  - ◆ 足月儿 8~10 周 Hb 降到最低;早产儿 6~8 周降到最低
  - ◆ 早产儿降低更显著
  - ◆ 无临床症状和体征
- 贫血导致氧不能满足组织需要时,称为病理性贫血,临床表现多为非特异性症状和体征
- 贫血三个基本原因
  - ◆ 出血(内部/外部:包括过度采集血标本)
  - ◆ 红细胞破坏增加:溶血、机械破坏
  - ◆ 生成减少

病史

- 脐带夹闭时间(早与晚)以及婴儿相对于胎盘位置
  - ◆ 可影响新生儿循环血量和血红蛋白浓度
  - ◆ 通常延迟夹闭 1min,新生儿可以获得脐带血 30~50ml
  - ◆ 婴儿位置高于胎盘可导致 20~30ml/min 的血液丢失,反之,可以减少 20ml 左右的血液丢失
- 围产期病史

- ◆ 胎-母失血：产伤、羊水穿刺或绒毛膜活检术
- ◆ 胎-胎输血：单卵双胎
- ◆ 前置胎盘/胎盘早剥
- ◆ 胎盘血栓形成
- 脐带问题
  - ◆ 脐带过短
  - ◆ 坏死性炎症
  - ◆ 急产
  - ◆ 脐带扭转/脐带打结
  - ◆ 脐带脱垂
- 帽状腱膜下出血
  - ◆ 分娩困难助产
  - ◆ 胎头吸引
- 体内出血：产伤导致肝脏、脾脏出血、大量皮肤瘀斑。疾病导致肺出血、消化道出血和颅内出血
  - ◆ 难产病史：臀围产、肩难产、产钳助产、胎头吸引等
  - ◆ 早产
  - ◆ 产程延长
  - ◆ 胎儿血小板减少（同族免疫性血小板减少）
  - ◆ 凝血功能异常
- 母婴血型：血型不相容可能导致同组免疫性溶血性贫血
- 母亲应用药物导致 G-6-PD 缺乏症溶血的药物，造成胎儿或新生儿溶血
  - ◆ 磺胺类药物
  - ◆ 抗疟疾药物
- 高胆红素血症

临床症状和体征

- 评估面色苍白的程度、心血管和呼吸功能稳定性
  - ◆ 急性出血：中/重出血患儿心血管功能不稳定（低血压，心动过速）
  - ◆ 慢性失血：一般无症状，可触及肝脾肿大
  - ◆ 呼吸增快
- 胎儿水肿多伴有呼吸窘迫和心力衰竭（显示胎儿贫血）
- 髓外造血体征（肝脾肿大），提示胎儿贫血。注意肝脾肿大也可能为先天性感染
- 高胆红素血症：内出血或溶血
- 体重增长不满意、气促
- 疾病相关的临床症状和体征，有些可能在新生儿期没有表现

- ◆ 范科尼贫血
  - ◇ FGR
  - ◇ 桡骨、拇指异常
  - ◇ 小头畸形、小眼球
  - ◇ 咖啡牛奶斑
  - ◇ 泌尿生殖系统异常
- ◆ Diamond-Blackfan 综合征（先天性纯红细胞再生障碍性贫血）：斜眼、乳头内缩、颈蹼、手指或肋骨异常
- ◆ 骨硬化病（大理石骨症，原发性脆骨硬化症）
  - ◇ 肝脾肿大
  - ◇ 易发生骨折
  - ◇ 颅神经异常（颅神经受压有关）
- ◆ TORCH 感染
  - ◇ 小头畸形/脑积水
  - ◇ 肝脾肿大
  - ◇ 视网膜脉络膜炎
- ◆ Aase 综合征：拇指异常
- ◆ 皮尔森综合征
  - ◇ 代谢性酸中毒
  - ◇ 胰腺功能障碍
- ◆ 甲基丙二酸血症
  - ◇ 酸中毒
  - ◇ 粒细胞减少伴血小板减少
  - ◇ 可见血氨增高
  - ◇ 同型半胱氨酸增加

辅助检查

- ● 血常规
  - ◆ 急性出血后即刻检查 Hb 可正常
  - ◆ 溶血可伴或不伴中性粒细胞增多
  - ◆ 血小板减少提示 DIC、先天性感染或骨髓造血异常
- ● 网织红细胞计数
- ● 外周血涂片
- ● 溶血相关的实验室检查
  - ◆ 血型和 Coombs 试验
  - ◆ 红细胞渗透脆性测试
  - ◆ G-6-PD 测定和其他酶学检查

◆ K-J 小体

◆ 血红蛋白电泳

● 根据病史和体格检查进行其他检查如：TORCH、细小病毒 B19、凝血功能检查、肝脏和肾脏功能、甲胎球蛋白、Kleihauer-Betke 试验、骨髓检查等

诊断方案

● 如果网织红细胞计数低，考虑红细胞生成障碍：

◆ Diamond-Blackfan 综合征

◆ 新生儿暂时性红细胞生成障碍

◆ 新生儿先天性纯红细胞再生障碍性贫血

◆ 先天性的再生障碍性贫血或 Aase 综合征

◆ 获得性红细胞生成障碍性贫血如宫内细小病毒感染

◆ 转钴胺素Ⅱ缺乏

◆ 皮尔森综合征

◆ 骨髓浸润和移植

● 如果网织红细胞数正常或增高(>5%~10%)，考虑溶血或失血性贫血

◆ Coombs 实验

✧ Coombs 阳性表明免疫性溶血性贫血

✧ Coombs 阴性提示非免疫性溶血或失血，进行外周血涂片检查

◆ 外周血涂片

✧ 小细胞低色素性贫血

➢ α-地中海贫血、γ-地中海贫血

➢ 继发于慢性胎-母或胎-胎失血导致的缺铁性贫血

✧ 大细胞性贫血：叶酸、维生素 B_{12} 缺乏或代谢异常

✧ 正常细胞正常色素贫血：急性出血、全身疾病、红细胞自身缺陷或生成不良性贫血

➢ 无黄疸：急性失血

➢ 迅速出现黄疸：先天性红细胞酶缺陷、感染、药物、半乳糖血症等

✧ RBC 形态异常

➢ 遗传性球形红细胞增多症

➢ 遗传性椭圆形红细胞增多症

➢ 遗传性口形红细胞增多症

➢ 异形红细胞增多症

➢ 红细胞碎片：提示微血管性溶血性贫血

✧ 有核红细胞增加

➢ 宫内出现贫血

➢ 失血伴休克

- ➢ 围产期窒息
- ➢ 脓毒血症

鉴别诊断

- ● 出血
  - ◆ 可以分为急性和慢性
    - ✧ 产前
      - ➢ 胎-母失血：50%~75% 妊娠有不同程度胎母失血，严重出血发生率为妊娠千分之一
      - ➢ 胎-胎输血：单羊膜腔（单羊膜腔妊娠的 5%~30%），血红蛋白浓度双胎之间相差>50g/L
      - ➢ 产科检查导致的出血：羊膜腔穿刺、经皮脐带抽血
    - ✧ 分娩期间
      - ➢ 胎盘早剥
      - ➢ 前置胎盘
      - ➢ 脐带破裂、帆状胎盘、脐带血肿
      - ➢ 脐带扭转/打结
      - ➢ 脐带脱垂
    - ✧ 产后出血：产伤、解剖学畸形和凝血功能障碍
      - ➢ 脑室内出血、硬膜下出血、帽状腱膜下出血、头颅血中（参见相关章节）
      - ➢ 肺出血
      - ➢ 器官损伤出血：肝、脾、肾上腺、肾
      - ➢ 医源性失血
      - ➢ 胃肠道出血
      - ➢ 大量皮肤瘀斑
      - ➢ 凝血功能障碍
- ● 溶血
  - ◆ 同族免疫性溶血性疾病（参见相关章节）
  - ◆ 先天性红细胞自身缺陷
    - ✧ 红细胞形态异常
      - ➢ 遗传球形红细胞增多症：新生儿期可出现贫血和黄疸，少数可发生宫内溶血，导致胎儿水肿，部分婴儿无症状
      - ➢ 其他红细胞形态异常，可导致不同程度的贫血。新生儿期少见
        - ✓ 遗传性椭圆形红细胞增多症
        - ✓ 异性红细胞增多症
        - ✓ 遗传性椭圆形红细胞增多症

　　　　✓ 遗传性口形红细胞增多症
　　◇ 红细胞酶缺陷
　　　➤ G-6PD 缺乏：暴露于氧化剂、感染、应急等发生溶血危险性增加
　　　➤ 丙酮酸激酶缺乏：婴儿早期发生严重贫血（少数宫内发生严重溶血）
　　　➤ 己糖激酶缺乏：不同程度贫血
　　　➤ 葡糖磷酸异构酶缺乏：婴儿早期严重贫血（少数宫内发生严重溶血）
　　◇ 血红蛋白病：α和γ-地中海贫血：症状变化大，从无症状到严重胎儿水肿均可见，胎儿可突发性死亡
- 感染
　　◇ TORCH 感染，红细胞生成障碍更多见
　　◇ 败血症
　　◇ 细小病毒 B19：可能会导致严重的贫血、新生儿严重水肿。红细胞生成障碍更常见
　　◇ 先天性疟疾
- 微血管性溶血性贫血：DIC、卡梅综合征等
- 多因素
　　◇ 半乳糖血症
　　◇ 甲基丙二酸血症
　　◇ 药物引起的溶血：丙戊酸钠
　　◇ 输血反应
- 红细胞生成减少
　- 早产儿贫血：生后 3~12 周
　- 范科尼贫血：生后 1 年内很少出现症状（多因为其他异常考虑该病）
　- 先天再生障碍性贫血：生后数月内逐渐发生贫血
　- 骨硬化病：新生儿期逐渐发生贫血
　- 先天性纯红细胞再生障碍性贫血（Diamond-Blackfan 综合征）：新生儿期出现症状，伴巨幼红细胞性贫血
　- Aase 综合征：先天性再生障碍性贫血
　- 皮尔森综合征：铁粒幼红细胞贫血
　- 先天性白血病
　- 铁幼粒细胞性贫血
　- 无转铁蛋白血症
　- TOCRCH 感染
　- 再生障碍性危象

处理

- 即刻处理
  - 扩容：严重血容量不足时给予生理盐水或 5% 的白蛋白

> 注：慢性严重贫血患者扩容应特别小心，正确的处理是每次少量输注浓缩红细胞，可以多次输注

  - 血气分析，纠正酸碱失衡
- 单纯输血
  - 输血前应获得血标本进行病因诊断
  - 输血指征
    - 急性失血性贫血
    - 补充进行性失血
    - 维持有效的带氧能力。无统一的输血标准，可参考下面内容
  - 急性失血
    - 超过血容量 20%，输注少浆血，15~20ml/kg
    - 超过血容量 10%，根据组织是否存在酸中毒、血流动力学是否稳定决定是否输注少浆血
  - 慢性贫血或严重贫血伴心功能衰竭
    - 输少浆血或部分换血，每次输血量少
    - 延长输血时间，可一天多次
    - 不建议快速大量给予输血，可加重心力衰竭
  - 无症状的婴儿，不需要氧气且无进行性血液丢失
    - Hb>70g/L（Hct>20%），很少需要输血
  - 早产儿输血建议
    - 根据生后日龄简单评估
      - 出生后第 1 周
        - 需要呼吸支持 <11.5g/L
        - 不需要呼吸支持 <10g/L
      - 出生后第 2 周
        - 需要呼吸支持 <10g/L
        - 不需要呼吸支持 <8.5g/L
      - 出生后第 3 周
        - 需要呼吸支持 <8.5g/L
        - 不需要呼吸支持 <7.5g/L
    - 根据呼吸支持决定是否输血

> ➤ 危重新生儿需要机械通气（FiO_2>40%）:维持 Hct>40%
> ➤ 需要机械通气新生儿（FiO_2<40%）或应用 CPAP 者,维持 Hct>30%
> ➤ 婴儿需要氧,但不需要其他呼吸支持者:维持 Hct>25%
> ➤ 无症状的早产儿/绝对网织红细胞计数 $10/mm^3$:维持 Hct>20%

◆ 下列情况 Hct≥30% 仍存在争议,请示主治医生或根据当地医院常规执行

  ✧ 生长发育迟缓
  ✧ 给予茶碱类药物后,呼吸暂停和心动过缓发生率增加
  ✧ 乳酸浓度增加
  ✧ 体征、症状符合贫血者
  ✧ 心动过速,安静时>180 次/min
  ✧ 呼吸急促:>60 次/min
  ✧ 外科手术

● 补充营养

  ◆ 铁剂,常在以下情况下使用
    ✧ 大量胎-母输血、慢性胎-胎输血的供血者
    ✧ 体外丢失出血增加
    ✧ 早产<34 周

  ◆ 叶酸:尤其在血清水平<0.5ng/ml 时
    ✧ 早产儿、体重<1 500g 或胎龄<34 周
    ✧ 慢性溶血性贫血或存在"红细胞生成应激"时
    ✧ 接受苯妥英钠等抑制叶酸护维生素 B_{12} 代谢的药物

  ◆ Vit E:早产胎龄<34 周,除非母乳喂养者

● 预防

  ◆ 延迟脐带结扎:出生后稳定的早产或足月儿均应延迟结扎 60~90 秒
  ◆ 减少医源性失血
  ◆ 可应用促红细胞生成素的情况:贫血存在时间较长,需要减少输血次数者,但是仍然存在争议
    ✧ 早期:始于生后第 1 或 2 天,每周 1 200~1 400μg/kg,将重组人促红细胞生成素（r HuEPO）加入肠外营养液中;同时补充铁剂,1mg/(kg·d)
    ✧ 晚期:每周 500~700U/kg,分 3~5 次皮下注射。口服铁剂 3mg/(kg·d),分 3 次。达到全肠内喂养时,铁剂加量至 6mg/(kg·d)

  ◆ 补充营养素
    ✧ 元素铁:1~2mg/(kg·d),始于生后 2 个月,连续治疗至 1 岁
    ✧ 叶酸:早产儿 1~2mg/(kg·d),足月儿 50μg/d
    ✧ Vit E:25U/d,直至矫正胎龄 4 个月

● 特异性治疗:多数情况下贫血是继发的,应对原发病进行治疗,如宫内感染、

败血症等

随访

- ◆ 早产儿应在新生儿门诊随访血常规
- ◆ 存在血液系统疾病应联合血液科医生随访

并发症及预后

- ◆ 与病因、严重程度、发生速度有关

（张　鹏　程国强）

31. 血小板减少（thrombocytopenia）

概述

- 早产儿血小板略低,但与年长儿童范围相同[（150~450）×10⁹/L]
- 血小板<150×10⁹/L 定义为异常
- 可分为轻度（100~149）×10⁹/L、中度（50~99）×10⁹/L 和重度<50 ×10⁹/L
- 健康新生儿血小板也可在（100~150）×10⁹/L,一般不会有临床出血
- 血小板减少:颅内出血的危险因素
- 患病新生儿约 20% 可发生血小板减少
- 血小板减少的原因
  - ◆ 生成减少
  - ◆ 破坏增加
  - ◆ 消耗增加
  - ◆ 局部聚集
  - ◆ 以上因素同时存在
- 60% 的新生儿血小板减少找不到具体原因

病史

- 血小板减少症家族史或同胞颅内出血病史
- 母亲药物摄入史,如服用抗惊厥药、阿司匹林等
- 感染性疾病史
- 既往出血病史
- 仔细检查胎盘:除外恶性葡萄糖、血管栓塞、胎盘早剥等
- 母亲妊娠高血压、糖尿病
- 宫内发育迟缓
- 母亲血清学检查（TORCH）

临床症状和体征

- 婴儿表现危重,考虑败血症或代谢疾病
- 存在先天性感染的表现
- 多种畸形:考虑遗传综合征
- 婴儿良好:同族免疫性血小板减少(NAIT)
- 全身性紫癜最常见,尤其见于轻微外伤/静脉压升高者。血小板通常<50×10^9/L
- 胃肠道出血,黏膜出血或其他部位自发性出血,血小板通常<20×10^9/L
- 颅内出血通常见于严重血小板减少,血小板通常<10×10^9/L
- 大片状瘀斑和肌肉出血多见于凝血功能异常而非血小板减少
- 针尖大小出血点成批出现于头部和胸部,多由分娩时静脉压暂时升高所致,血小板计数正常
- 相关疾病的症状和体征
  - ◆ NAIT(同族免疫性血小板减少)
    - ✧ 10%~15% 的受累婴儿发生颅内出血,其中约 1/2 发生在宫内
    - ✧ 80% 存在皮肤出血点
    - ✧ 其他出血占 6.5%
  - ◆ 自身免疫性血小板减少
    - ✧ 出血(包括颅内出血)的发生率<3%
    - ✧ 母亲患自身免疫性疾病导致的血小板减少:完全性房室传导阻滞
  - ◆ TAR 综合征
    - ✧ 桡骨缺如
    - ✧ 尺骨发育异常
    - ✧ 先天性心脏病(33%)
  - ◆ 范科尼贫血
    - ✧ 桡侧发育畸形:拇指缺如或畸形、第一掌骨发育不全或多余拇指
    - ✧ 身材矮小(产前即可发生)
    - ✧ 小头畸形
    - ✧ 眼睛异常
    - ✧ 肾和输尿管异常
    - ✧ 棕色皮肤色素沉着
    - ✧ 全血细胞减少(儿童期多见)
    - ✧ 染色体破坏增加
    - ✧ 易转化为白血病、骨髓增生异常综合征
  - ◆ 先天性巨核细胞增生不良性血小板减少:1/2 的婴儿发展为再生障碍性贫血(平均年龄为 3.5 岁)

- ◆ 染色体的异常：13 和 18-三体综合征
- ◆ Wiskott-Aldrich 综合征
  - ✧ 湿疹
  - ✧ 严重的出血倾向：胃肠道出血
- ◆ TORCH 感染
  - ✧ 贫血、白细胞减少
  - ✧ 肝脾肿大、黄疸
  - ✧ 头颅/眼睛异常
  - ✧ 各种皮疹

鉴别诊断

- 新生儿同种免疫性血小板减少（NAIT）
  - ◆ 母亲抗血小板抗体经胎盘转运到胎儿体内
  - ◆ 血小板破坏增加导致新生儿血小板减少
  - ◆ 由于母亲和胎儿血小板抗原不相容导致
    - ✧ 人类血小板抗原超过 15 种
    - ✧ 特定的种族存在特定的血小板抗原
    - ✧ HPA-1a：最常见的导致同族免疫性血小板减少的抗原，高加索人多见。随后妊娠中血小板减少的风险依赖于父亲的同源染色体
      - ➢ 父亲纯合子 HPA-1a：100% 的影响
      - ➢ 父亲杂合 HPA-1a：50% 的影响
    - ✧ HPA-4：最常见于亚洲人群
  - ◆ 发病率：1/2 000~1/1 000 活产儿
  - ◆ 首次妊娠即可受累
  - ◆ 妊娠早期即可发生血小板减少
  - ◆ 出生时 80% 血小板 $<50×10^9$/L 血小板通常 $<20×10^9$/L
  - ◆ 如果同胞中存在产前（颅内出血）病史，发生严重血小板减少风险增加
- 其他原因导致的免疫血小板减少
  - ◆ 母亲疾病
    - ✧ 特发性血小板减少性紫癜（ITP）
    - ✧ 系统性红斑狼疮或其他自身免疫性疾病患者
    - ✧ 淋巴组织疾病
    - ✧ 甲状腺疾病：桥本甲状腺炎、Graves 病等
  - ◆ 母亲应用药物
    - ✧ 奎宁
    - ✧ 噻嗪类利尿剂
    - ✧ 肼屈嗪

　　　　◇ 甲苯磺丁脲
　　◆ 母体抗体被动地转移到胎儿
　　　　◇ 母亲血小板数目可正常
　　　　◇ ITP 母亲新生儿血小板减少发病率 13%~56%（严重新生儿血小板减少为 5%~20%）
　　　　◇ 生后 2~3 天血小板减少达到最低点
　　　　◇ 多为轻度，很少需要处理
　　◆ 新生儿自身免疫性血小板减少（新生儿特发性血小板减少性紫癜）
　　◆ 母亲疾病或妊娠相关并发症：多数血小板>50×10^9/L，1 周左右好转
　　　　◇ 慢性宫内缺氧
　　　　◇ 妊高症、HELLP 综合征、子痫前期
　　　　◇ 妊娠糖尿病
　　　　◇ 绒毛膜血管瘤
　　　　◇ 胎盘血管血栓
　　　　◇ 胎盘早剥
● 感染
　　◆ 先天性感染或早发型败血症，出生时或生后不久即可血小板减少
　　◆ 细菌感染
　　　　◇ 55%~65% 血小板<10×10^9/L
　　　　◇ 血小板的破坏加速导致，但多无 DIC 表现
　　　　◇ 出血少见
　　　　◇ 败血症的临床表现
　　◆ 病毒感染
　　　　◇ 血小板减少是由破坏增加、生成减少导致
　　　　◇ TORCH 均可引起血小板减少（特别是 CMV）
　　　　◇ 其他病毒感染
　　　　　　➢ 细小病毒 B19
　　　　　　➢ EB 病毒
　　　　　　➢ 腺病毒
　　　　　　➢ 肠道病毒
● 先天性综合征
　　◆ 血小板减少伴桡骨缺如（TAR）
　　　　◇ 常染色体隐性遗传，生成减少导致，对促血小板生成素无反应
　　　　◇ 严重血小板减少
　　　　◇ 约 60% 出生或生后 1 周内发病
　　　　◇ 90% 在 4 个月内发病
　　　　◇ 病毒感染、牛奶过敏或不耐受可加重血小板减少

◇ 生后 4 月龄内死亡率较高

◇ 学龄期可缓解

◆ 范科尼贫血

◇ 常染色体隐性遗传

◇ 桡侧列发育畸形：拇指缺如或畸形、第一掌骨发育不全

◇ 新生儿期可仅表现为血小板减少，儿童期表现为全血性细胞减少（平均年龄 5~7 岁）

◆ 先天性巨核细胞增生不良性血小板减少

◇ 50% 的受累新生儿生后第一周内出现症状

◇ 多为严重的血小板减少

◇ 骨髓穿刺检查巨核细胞减少

◆ 家族性巨核细胞减少症

◇ 先天性血小板减少，血小板容积增加

◆ 染色体的异常

◇ 13、18 和 21-三体：胎儿期可发病

◇ 特纳综合征：胎儿期可发病

◇ Wiskott-Aldrich 综合征：婴儿期发病，但新生儿期发病者并不少见

◇ 努南综合征：血小板减少伴骨髓增生异常或凝血功能异常

◆ 遗传代谢性疾病：可在出生时发病

◇ 甲基丙二酸血症

◇ 非酮症高甘氨酸血症

◇ 异戊酸血症

◇ 羧化酶合成酶缺乏

◆ 其他疾病

◇ DIC

◇ NEC

◇ 卡-梅综合征

◇ 巨大的血管瘤伴血小板减少

◇ 窒息

◇ 肝素导致的血小板减少

◇ 血栓形成

◇ 肾静脉血栓形成

◇ ECMO

◇ 心房血栓形成

◇ 中心静脉置管：微血栓形成

辅助检查

- 血常规+CRP
- 大多数血小板减少是自限性的,无需特出检查和评估
- 持续血小板减少
  - ◆ 出现以下情况提示血小板破坏增加
    - ◇ 外周血涂片可见大血小板
    - ◇ 输注血小板后上升不理想或很快再次下降
    - ◇ 血小板血型测定:有助于 NAIT 的诊断
    - ◇ 母亲抗血小板抗体测定
  - ◆ 具有疾病表现的新生儿
    - ◇ TORCH、血尿 CMV DNA
    - ◇ 血常规+CRP、血培养、尿培养
    - ◇ 凝血功能
    - ◇ 遗传代谢性疾病筛查
  - ◆ 上述描述的先天性原因可进行特定基因检测、骨髓穿刺
  - ◆ 颅内出血高危儿行头颅 B 超
  - ◆ 怀疑脏内出血的患儿应进行 B 超检查

处理

- 即刻处理
  - ◆ 确定败血是否为血小板减少的原因,给予抗生素和支持治疗
  - ◆ 如果存在出血,可给予抗凝血治疗、输注血浆
- 一般处理
  - ◆ 治疗导致血小板减少的原发病(例如败血症、CMV)
  - ◆ 药物导致的血小板减少,停用药物
  - ◆ 如果贫血明显,输注红细胞
  - ◆ 母亲血小板<5/mm³,剖腹产
  - ◆ 怀疑中心静脉置管导致的微血栓,必要时拔除置管
  - ◆ 证实存在静脉或动脉血栓患儿,给予抗凝或溶栓治疗(可参阅新生儿血栓形成)
- 特异治疗
  - ◆ 输注血小板
    - ◇ 适应证仍有争议
    - ◇ 输注量:10~20ml/kg/标准血小板悬液,输注时间 1~2 小时
    - ◇ 保持血小板数目>75×10⁹/L
      - ➤ 有持续出血

> ➤ 婴儿需要手术
> ➤ ECMO 的婴儿
- ❖ 颅内出血危险的早产儿保持血小板数目$>50\times10^9$/L
- ❖ 无症状血小板减少婴儿保持血小板数目$>25\times10^9$/L

> 注:NAIT 的婴儿可接受随机血小板输注。如果存在出血,除非已经明确诊断,应给予洗涤的射线照射的母亲血小板

- ◆ 静脉注射免疫球蛋白(IVIG:1g/kg)
  - ❖ NAIT 或自身免疫性血小板减少症血小板$<50\times10^9$/L
- ◆ 糖皮质激素[甲基强的松龙 2mg/(kg·d)]
  - ❖ 用于免疫因素导致的血小板减少,特别是血小板$<50\times10^9$/L(可与 IVIG 联合应用)

随访

- 根据原发病进行随访

并发症及预后

- 与原发病有关
- 多数为自限性的,如果不发生颅内出血,预后良好的

（张 鹏 程国强）

32. 中性粒细胞减少(neutropenia)

概述

- 定义:中性粒细胞绝对值(中性粒细胞计数)低于该年龄范围的下限
  - ◆ 足月儿和晚期早产儿,中性粒细胞计数应$>1.5\times10^9$/L
  - ◆ 在 VLBW,中性粒细胞计数应$>1.0\times10^9$/L
- 分度
  - ◆ 轻度:中性粒细胞计数为$(1.0\sim1.5)\times10^9$/L
  - ◆ 中度:中性粒细胞计数为$(0.5\sim1.0)\times10^9$/L
  - ◆ 重度:中性粒细胞计数$<0.5\times10^9$/L
- 中性粒细胞计数与感染风险
  - ◆ 中性粒细胞计数$>1.0\times10^9$/L,不会增加感染风险
  - ◆ 中性粒细胞计数$<0.5\times10^9$/L,感染风险明显增加
  - ◆ 中性粒细胞计数在$(0.5\sim1.0)\times10^9$/L,感染风险可能增加

- 中性粒细胞减少的病因：生成减少、消耗或破坏增加

病史

- 发病时间
  - 生成减少
    - 母亲妊娠期高血压：出生后发病，持续 3~5 天
    - 胎-胎输血的供血者：出生后发病，持续 8~10 天
    - Rh 溶血性疾病：出生后发病，持续 3~5 天
    - 药物和化学制剂：与药物使用同时或稍后发生
      - 直接抑制中性粒细胞生成的药物：吲哚美辛、氯霉素、磺胺类药物、半合成青霉素和 H_2 受体阻断剂
    - 科斯特曼（Kostmann）综合征：出生时严重中性粒细胞减少
    - 周期性中性粒细胞减少症：每个周期约（21±3）天，常伴网织红细胞和血小板减少
    - 施瓦赫曼-戴蒙德（Shwachman-Diamond）综合征：婴儿期发病
    - 网状组织发育不良：出生时表现为严重中性粒细胞减少和淋巴细胞减少
    - 新生儿再生障碍性贫血：出生时全血细胞减少
    - 慢性特发性嗜中性粒细胞减少症：出生时发病，早产儿常见
    - 与代谢性疾病有关的中性粒细胞减少症：生后数日内发病
      - 高甘氨酸血症
      - 异戊酸血症
      - 甲基丙二酸血症
    - TORCH 感染：出生时发病
  - 消耗增加
    - 细菌或真菌败血症（有效治疗后 48~72h 缓解）
    - 自身免疫性：母亲存在自身免疫性中性粒细胞减少症，出生时发病
    - 同种免疫性中性粒细胞减少症：出生时发病，可以持续 2~4 周
    - 药物和化学制剂：布洛芬、氨基比林、苯妥英钠、丙硫氧嘧啶、肼屈嗪、普鲁卡因酰胺、奎宁、氯黄丙脲、左旋咪唑
- 母亲疾病：可在出生时存在，多持续 1 周左右恢复，无其他疾病临床表现
  - 妊娠高血压
  - 自身免疫性中性粒细胞减少症
  - 药物：许多药物与中性粒细胞减少有关
  - 系统性红斑狼疮等自身免疫性疾病

临床症状及体格检查

- 婴儿危重：考虑败血症或代谢疾病
- 存在胎儿水肿，严重黄疸，考虑 Rh 溶血性疾病
- 反复中耳炎、呼吸道感染、蜂窝组织炎及皮肤感染：葡萄球菌及链球菌多见
- 先天性感染的表现
- 相关疾病的症状和体征
  - ◆ 施瓦赫曼-戴蒙德综合征：脂肪泻、生长发育迟缓、湿疹、干骺端软骨发育不良、胰腺功能不全
  - ◆ 网状组织发育不良：淋巴结缺如
  - ◆ 科斯特曼综合征：生后数月内出现单核细胞增多症、嗜酸性细胞增多症、频发发热、化脓性感染
  - ◆ 白细胞异常色素减退综合征（Chediak-Higashi syndrome）：眼皮肤白化病、周围神经病及白细胞中含大颗粒
  - ◆ 自身免疫性淋巴增殖综合征：显著脾大
  - ◆ 格里塞利（Griscelli）综合征、赫尔曼斯基-普德拉克（Hermansky-Pudlak）综合征及 p14 缺陷（MAPBP 相关蛋白基因突变）：眼皮肤白化病
  - ◆ WHIM 综合征：疣、低丙种球蛋白、感染及先天性骨髓粒细胞缺乏综合征
  - ◆ monoMAC 综合征：核细胞减少、轻度慢性中性粒细胞减少及反复分枝杆菌感染
  - ◆ 糖原贮积症（GSD）Ⅰb 型：低血糖、生长迟滞及肝大
  - ◆ 软骨毛发发育不良综合征：短肢身材矮小和毛发发育不良
  - ◆ 巴思（Barth）综合征：骨骼肌病和扩张型心肌病
  - ◆ 科恩（Cohen）综合征：肌张力过低、小头畸形及智力障碍
  - ◆ 葡萄糖-6-磷酸酶催化亚基 3（G6PC3）缺陷：心脏和泌尿生殖系畸形及神经系统病变
  - ◆ 代谢性疾病：有机酸血症（甲基丙二酸等），偶见全血细胞减少
  - ◆ 全血细胞减少
    - ✧ 新生儿再生障碍性贫血
    - ✧ 网状组织发育不良
    - ✧ 同种免疫性
  - ◆ 胎儿水肿：Rh 溶血性疾病
  - ◆ TORCH 感染
    - ✧ 小头畸形、脑积水
    - ✧ 脏器肿大
    - ✧ 视网膜炎

辅助检查

- 多数为自限性的,病因明确(败血症或妊娠高血压)
- 败血症导致的中性粒细胞减少多在 48~72h 恢复
- 妊娠高血压导致的中性粒细胞减少多持续 3~5 天
- 超过 5 天的持续中性粒细胞减少应及评估,寻找病因
- 持续的中性粒细胞减少:严重中性粒细胞减少($<500/mm^3$)持续超过 1 周
  - ◆ CBC 和血涂片评估粒细胞形态
  - ◆ 婴儿持续中性粒细胞减少应每周检查 2 次,持续 6 周,除外周期性中性粒细胞减少
  - ◆ 母亲中性粒细胞计数:排除自身免疫性的中性粒细胞减少
  - ◆ 如果母亲中性粒细胞数正常:确定父母亲中性粒细胞抗原类型,检查抗中性粒细胞抗体
  - ◆ 骨髓检查:价值较小。检查结果取决于采集的骨髓标本所处的中性粒细胞减少周期
    - ✧ 重度先天性中性粒细胞减少(SCN):典型表现为骨髓增生程度正常或稍微降低,伴早期髓系"停滞"在早幼粒细胞、中幼粒细胞阶段
    - ✧ SDS、GSD 1b 型、WHIM 综合征、科恩病及赫尔曼斯基-普德拉克综合征 2 型的骨髓检查结果不具特征性,但通常为低增生伴髓系前体细胞减少
  - ◆ 基因检测
    - ✧ SCN:ELANE、HAX1、WASP、G6PC3 和粒细胞集落刺激因子受体基因突变
    - ✧ WHIM 综合征:CXCR4 趋化因子受体基因突变
    - ✧ MonoMac 综合征、Emberger 综合征(原发性淋巴水肿伴脊髓发育不良):GATA2 缺陷

> 注:骨髓检查很少提供确切的诊断,但是可以确定减少的机制(生成减少或消耗增加)

鉴别诊断

- 见病史和辅助检查

处理

- 即刻处理
  - ◆ 确定是否存在败血症,提供支持治疗(抗生素和液体治疗)

- 一般治疗
  - 如果绝对中性粒细胞计数持续<0.5×10^9/L,预防性给予抗生素(氨苄西林)直到计数>1.0×10^9/L
- rG-CSF
  - 如果绝对中性粒细胞计数持续<0.5×10^9/L,持续 2~3 天,或中性粒细胞计数在(0.5~0.999)×10^9/L,持续 5~7 天
  - 下述情况可能有效
    - 科斯特曼综合征
    - 施瓦赫曼-戴蒙德综合征
    - 周期性
    - 同种免疫
    - 慢性特发性

> 注:败血症的患儿给予 rG-CSF 无效

- 造血干细胞移植:所有 SCN 患者,尤其是 G-CSF 剂量要求高[>8~10μg/(kg·d)],不耐受 G-CSF 或 G-CSF 治疗后仍持续感染的患者
- 败血症的患儿给予静脉丙种球蛋白有效

特异性治疗

- 可根据病因进行治疗

随访

- 持续中性粒细胞减少建议血液科、免疫科随访

并发症及预后

- 持续的先天性中性粒细胞减少预后不良
- G-CSF 治疗可改善预后
- 继发性中性粒细胞减少与原发病严重程度有关

(张 鹏 程国强)

33. 多尿(polyuria)

定义

- 尿量>5ml/(kg·h)。尿量>4ml/(kg·h)就要引起重视
- 溶质性(渗透性)利尿:大量溶质如葡萄糖、钠等无法被肾小管重吸收。尿液

呈高渗或等渗
- 水利尿:肾脏对水的重新收障碍,水过多排出,尿液呈低渗,如尿崩症

病史

- 家族史:尿崩症、糖尿病等可有家族史
- 多尿发生的时间和速度:肾性尿崩可在生后1周发病而中枢性尿崩多在1岁发病
- 胎龄和生后日龄:早产儿肾浓缩功能不全,可出现多尿,多发生在生后2~4天
- 24h出量和入量包括钠和葡萄糖的摄入量:液体量过多,可导致多尿
- 药物使用史:利尿剂、甘露醇、咖啡因
- 脑损伤病史如中枢神经系统感染、颅内出血、脑梗死等
- 肾功能不全病史:肾衰竭恢复期需要排除过多的尿素氮,导致渗透性利尿
- 尿路梗阻患儿解除梗阻后
- 生长发育情况,特别是体重
- 液体摄入量是否过多,是否给予大量生理盐水或高钠溶液
- 高代谢状态如应用皮质激素、静脉高氨基酸等导致尿素氮增加

症状和体征

- 尿量增多,特别是夜间尿量
- 烦躁、多饮
- 体重不增或下降
- 皮肤弹性差、前囟凹陷
- 发热
- 疾病相关的症状和体征
  - ◆ 暂时性高血糖:葡萄糖摄入量多、早产儿、血糖高、尿糖阳性
  - ◆ DEND综合征:严重发育迟缓、癫痫、肌无力和畸形面容、新生儿期糖尿病
  - ◆ 继发性中枢性尿崩症:脑损伤的证据和病因,如HIE、严重颅内出血、脑积水、中枢神经系统感染等。血清钠增加、发热、脱水症状
  - ◆ 肾性尿崩症:多尿、夜尿及多饮、血清钠增高、发热
    - ◇ 血管升压素V2受体基因突变:X连锁遗传、男性发病
    - ◇ 水通道蛋白-2基因突变:常染色体显性或隐性遗传
  - ◆ 巴尔得-别德尔(Bardet-Biedl)综合征:常染色体隐性遗传病、肥胖、男性生殖腺发育不全、精神发育迟滞、视网膜营养不良、多指畸形、肾脏畸形(特别是肾盏畸形)、高血压,以及随时间推移进展的慢性肾脏病
  - ◆ 巴特综合征:常染色体隐性遗传性疾病、羊水多、低钾血症、高尿钾、代谢性碱中毒、低氯血症、血压正常。一过性或间断性多尿
  - ◆ 先天性肾上腺皮质增生症:性发育异常、低钠血症、高钾血症、低血糖症等。

多尿多为一过性,以夜尿增多为主

- ◆ 严重低钾血症:钾丢失的证据、乏力、心律失常
- ◆ 肾衰竭:导致肾脏损伤的原发病、尿少、尿素氮肌酐增加

实验室检查

- 精确记录尿量,必要时留置导尿管,记录 24h 尿量
- 血糖和尿糖
- 血电解质、肝功能、肾功能、血渗透压
- 尿常规、尿电解质、尿渗透压、尿肌酐、尿素氮
- 肾脏影像学检查
- 基因检测
- 垂体加压素实验:新生儿不进行此实验检查
- 限水试验:新生儿期不进行此项目检查

诊断和鉴别诊断

- 溶质性利尿
  - ◆ 早产儿肾功能不成熟
  - ◆ 应用甘露醇、呋塞米
  - ◆ 高血糖、尿糖增加
  - ◆ 肾衰竭利尿期
  - ◆ 巴特综合征
- 水利尿
  - ◆ 继发性中枢性尿崩症
  - ◆ 原发性尿崩症
    - ✧ 肾性尿崩症
    - ✧ 中枢性
  - ◆ 原发性烦渴症:原发或下丘脑继发性损伤。新生儿少见

治疗

- 特异性治疗
  - ◆ 肾性尿崩症
    - ✧ 噻嗪类利尿剂,如氢氯噻嗪,2~4mg/(kg·24h)
    - ✧ 非甾体抗炎药,如服吲哚美辛,0.75~1.2mg/(kg·d)
  - ◆ 中枢性尿崩症
    - ✧ 去氨加压素(DDAVP):口服 0.05~0.1mg,每天 2~3 次。鼻喷雾剂每喷 10μg
    - ✧ 鞣酸加压素注射液:初次使用从 0.1ml 开始,掌握注射 1 次能控制多

尿症状 4 天左右为宜(大多为 0.3ml)。用前必须充分摇匀,深部肌内注射

- 非特异性治疗
  - ◆ 补充液体量避免脱水
  - ◆ 注意补充电解质维持平衡
  - ◆ 纠正酸中毒
  - ◆ 积极治疗原发病

随访

- 治疗期间随访血学分析、血电解质、肌酐和 BUN
- 远期根据原发病进行随访

并发症和预后

- 与原发病有关

(王来栓)

34. 少尿(oliguria)

定义

- 尿量<1ml/(kg·h),持续 24h,称为少尿
- 尿量<0.5ml/(kg·h)称为无尿

病史

- 肾脏疾病家族史
- 胎儿期病史
  - ◆ 胎儿 B 超肾脏检查结果
  - ◆ 羊水量:是否存在羊水过少
  - ◆ 母亲用药史,如非甾体类抗炎药、血管转换酶抑制剂等
- 新生儿病史
  - ◆ 胎龄和日龄
  - ◆ 液体摄入量和出量
  - ◆ 血尿或血尿病史
  - ◆ 是否存在窒息等缺氧缺血病史
  - ◆ 导致肾功能损伤的疾病,如感染、各种原因导致休克、先天性心脏病等
  - ◆ 导致抗利尿激素分泌异常的因素,如应激、手术、严重脑损伤、严重肺部疾病

◆ 是否存在肾畸形
◆ PDA 及其治疗情况
◆ 是否可以触及膀胱或下腹部肿块
◆ 留置导尿管,导尿管是否有尿排出
◆ 患儿血压情况,包括高血压和低血压
◆ 镇静剂、抗惊厥药物、肌松剂

症状和体征

● 脱水状态:体重不增、皮肤干燥弹性差、前囟凹陷、液体摄入少
● 充血性心力衰竭症状/体征:水肿、体重增加过快、气促、心动过速、肝大
● 腹部查体:膀胱扩张(膀胱出口梗阻)、腹部肿块或腹水(阻塞的尿道破裂)
● 肾脏疾病的特殊表现,如 Potter 综合征(低位耳、内眦褶皱)、面部缺乏立体感(扁平)
● 单脐动脉、尿道下裂、先天性肛门直肠畸形、脊柱畸形、耳部异常和食管闭锁
● 后尿道瓣膜可见尿液性腹水
● 外周组织灌注不良、休克症状和体征
● 高血压、低血压
● 先天性病毒感染,特别是梅毒和 CMV 感染症状和体征
● 疾病相关的症状和体征
  ◆ 腹肌发育缺陷综合征:既往称梅干腹综合征,由腹壁肌肉缺损、尿路异常、双侧隐睾构成三联征。因为腹壁松弛和皮肤皱褶,外形像"梅脯",故既往称"梅干腹"
  ◆ 常染色体隐性遗传多囊肾病:产前超声肾脏囊样病变、羊水过少导致肺发育不全、位置性肢体畸形及面部特征性表现,逐渐进展的肝脏受累表现为胆汁淤积、肝大、门静脉高压
  ◆ 肾血管栓塞:血尿,肾脏肿大,超声科发现肾静脉、动脉血栓
  ◆ 先天性肾病综合征:常染色体隐性遗传。出生后出现大量蛋白尿、低蛋白血症、严重水肿和高脂血症
  ◆ Potter 综合征:面部畸形(鼻梁扁平、低位耳、小下颌)、手足畸形(杵状指/趾)、关节僵硬、肺发育不全、脊柱裂。肾脏囊样发育障碍或肾缺失畸形,女性子宫和阴道缺如,男性直肠和肛门异常
  ◆ 处女膜闭锁(女孩):子宫阴道积水、无尿、双侧肾积水
  ◆ 肾前性:容量衰竭症状(心动过速和低血压)
  ◆ 肾性:水肿、充血性心力衰竭、高血压,查体触摸到肾脏提示囊性肾病、肾积水或肿瘤
  ◆ 肾后性:尿流细、膀胱增大、尿液滴漏、破裂后尿液性腹水

实验室评估

- 血电解质、肝功能、肾功能、血渗透压、蛋白质及其分类、血脂分析
- 血清肌酐水平用于定义 ARF/AKI
  - ◆ 血肌酐持续升高或值≥1.5mg/dl,可诊断为急性肾衰竭
  - ◆ 无 ARF/AKI:血肌酐无变化或较以前最低值升高<0.3mg/dl
  - ◆ ARF/AKI 1 期:血肌酐升高>0.3mg/dl 或高于以前最低值的 1.5~2 倍
  - ◆ ARF/AKI 2 期:血肌酐高于以前最低值的 2~3 倍
  - ◆ ARF/AKI 3 期:
    - ◇ 血肌酐升高>2.5mg/dl
    - ◇ 或高于以前最低值的 3 倍
    - ◇ 或需要透析治疗
  - ◆ 血 BUN 升高和 BUN/Cr>20,见于肾前性少尿
  - ◆ BUN/Cr 比值 15~20,见于肾性损伤
  - ◆ 肾衰竭时可见电解质异常,特别是钾(高钾血症)
- 尿液电解质、肌酐、尿素氮、渗透压、尿蛋白、尿微量蛋白
  - ◆ 渗透压、尿钠、尿肌酐/血清肌酐值、钠排泄分数及肾衰指数,可以协助评估肾衰竭是肾前性还是肾性
- 尿常规、红细胞、白细胞、管型。尿液白细胞增多提示尿路感染
  - ◆ 红细胞、管型细胞和蛋白尿提示肾脏疾病
  - ◆ 肾小球肾炎可见红细胞管型
  - ◆ 蛋白尿提示肾小球疾病
  - ◆ 上皮细胞管型和颗粒管型提示急性肾小管坏死
- 尿培养:阳性提示尿路感染
- 血常规和分类、血急性相反应蛋白、血沉
- 血病原学检测、血 TORCH 筛查
- 血气分析:可分析 pH、乳酸、电解质、酸中毒等
  - ◆ 脓毒症等任何引起低血容量、低灌注或低血压的情况,可导致代谢性酸中毒
- 尿中性粒细胞明胶酶相关脂蛋白水平
- 放射学和其他检查
  - ◆ 肾脏和腹部 B 超和多普勒血流检测
    - ◇ 可以除外尿道梗阻
    - ◇ 评价其他肾脏和先天异常或血管异常
    - ◇ 肾脏多普勒血流检测可诊断肾血管血栓
  - ◆ 腹部 X 线检查:可发现腹水和腹腔肿块,脊柱裂或骶骨缺如提示神经源性膀胱

◆ 排泄性尿路造影。如果怀疑膀胱出口梗阻,可有助于诊断引起梗阻的下尿道疾病,也可以除外膀胱输尿管反流

◆ 放射性核素检查:有助于梗阻诊断

◆ 肾脏氧饱和度监测:采用近红外光谱分析仪连续监测肾脏氧饱和度,目前处于临床研究阶段

诊断和鉴别诊断

● 生后早期纯母乳喂养(奶量不足)
  ◆ 轻度脱水,生后 2 天内婴儿尿量减少
  ◆ 与母乳喂养不足有关
  ◆ 实验室检查正常或轻微异常
● 肾前性肾衰竭(最常见)
  ◆ 休克和低血压
  ◆ 脓毒症。26% 的脓毒症休克患儿可发生肾衰竭
  ◆ 脱水
  ◆ 出血(围产期或生后)
  ◆ NEC
  ◆ RDS
  ◆ 胃肠道丢失
  ◆ 心脏因素如充血性心力衰竭、PDA、先天性心脏病
  ◆ 药物包括吲哚美辛、NSAIDS、氨基糖苷类药物、ACE 抑制剂、两性霉素、拟肾上腺素药(苯肾上腺素滴眼液)、血管紧张素酶抑制剂(卡托普利)
  ◆ 丢失到第三间隙
  ◆ 红细胞增多症
  ◆ 低白蛋白血症
  ◆ 需要 ECMO 治疗的婴儿可能发生液体超负荷和肾血流量降低
● 肾脏疾病
  ◆ 急性肾小管坏死
  ◆ 肾畸形
  ◆ 脓毒血症或肾脏感染
  ◆ 肾血管病变
  ◆ 肾毒性药物
  ◆ 内源性毒性物质(少见)
● 肾后因素
  ◆ 后尿道瓣膜,可并发膀胱破裂双侧输尿管梗阻
  ◆ 全身真菌感染伴双侧肾盂输尿管真菌栓形成(真菌球可导致的梗阻)
  ◆ 隐匿性肾盂输尿管连接处梗阻

- ◆ 神经源性膀胱:见于脊髓脊膜膨出,药物,如泮库溴铵或深度镇静
- ◆ 药物:阿昔洛韦和磺胺类药物可在肾小管或尿道内沉淀引起阻塞
- ◆ 孤立肾患儿任何原因导致的梗阻
- ◆ 输管狭窄、尿道口狭窄(男性多见)
- ◆ 外源性压迫(如骶尾部畸胎瘤)
- ◆ 膀胱自发性破裂伴无尿性肾功能不全
- ◆ 处女膜闭锁(女孩)。可导致子宫阴道积水、无尿、双侧肾积水
- 抗利尿激素分泌异常
  - ◆ 低钠血症,血钠<135mmol/L
  - ◆ 血浆渗透压降低伴尿渗透压升高:血浆渗透压<280mOsm/(kg·H$_2$O),尿渗透压大于血浆渗透压
  - ◆ 尿钠>20mmol/dl
  - ◆ 临床上无脱水,可以有水肿

治疗

- 特异性治疗
  - ◆ 无
- 病因治疗
  - ◆ 轻度脱水患儿仅增加液量(静脉输注)或喂养量即可
  - ◆ 治疗潜在疾病,如脓毒症、NEC、RDS、休克、先天性心脏病、PDA 等
  - ◆ 液体复苏恢复肾灌注:生理盐水 10~20ml/kg,0.5~1h 给予
  - ◆ 维持足够的血容量、替代累计损失量
  - ◆ 多巴胺:小剂量多巴胺 1~3μg/(kg·min)可以改善肾灌注,增加尿量,多用于缺氧缺血导致的肾脏损伤
  - ◆ 呋塞米:如果尿量减少且存在容量负荷过多可以应用呋塞米,1~2mg/(kg·次)
  - ◆ 后尿道梗阻:留置导尿管,可以评估是否有尿液产生及帮助排除下尿道梗阻
  - ◆ 肾静脉、动脉血栓:肝衰竭,低分子量肝素抗凝治疗,链激酶、尿激酶溶栓治疗
  - ◆ 尿路感染:抗感染治疗
- 诊断和治疗性液体输注
  - ◆ 无心力衰竭和容量负荷过多
  - ◆ 生理盐水 10~20ml/kg,i.v.,1~2h 内输入
  - ◆ 如果没有反应,可以重复 1 次
    - ◇ 如果尿量增加>1ml/(kg·h)提示肾前性原因
    - ◇ 如果对治疗没有反应提示肾脏疾病

- 非特异性治疗
  - ◆ 肾衰竭患儿限制液体摄入,仅补充不显性失水和尿量
  - ◆ 监测血钠、钾、钙、磷及酸碱平衡状态
  - ◆ 限制蛋白质摄入
  - ◆ 停止或严格限制钾摄入
  - ◆ 严格限制磷的摄入
  - ◆ 停用任何对肾脏损伤的药物,如果必须使用应减少剂量
  - ◆ 详细评估出入量:每 12h 监测 1 次体重
  - ◆ 肾脏科医师会诊,尿道畸形需泌尿外科会诊
- 肾脏替代治疗(RRT):
  - ◆ 腹膜透析(新生儿优先选择)
  - ◆ 血液透析、血液滤过(单独使用或联合透析)等治疗措施
  - ◆ ECMO 治疗的患儿发生 ARF 或液体负荷过多也可进行 RRT
  - ◆ 肾脏替代治疗的指征
    - ✧ 严重高钾血症
    - ✧ 严重酸中毒
    - ✧ 严重低钠血症、严重低钙血症、高磷血症
    - ✧ 尿毒症
    - ✧ 严重容量超负荷

随访

原发病进行随访

(王来栓)

35. 血尿(hematuria)

定义

- 离心尿标本每高倍镜视野(HPF)下红细胞≥5 个

病史

- 母亲病史
  - ◆ 糖尿病病史:肾静脉血栓的风险较高
  - ◆ 妊娠高血压:肾静脉血栓的风险较高
  - ◆ 自身免疫性疾病,如 SLE:血小板减少、高凝状态导致血栓
  - ◆ 胎盘病理存在血栓或功能不全:血栓形成风险较高
  - ◆ 母亲存在血栓形成倾向

◆ 产前超声存在泌尿系统畸形
- 新生儿病史
  ◆ 体重变化、是否存在脱水，严重脱水可导致肾功能障碍和血栓
  ◆ 泌尿道有创操作如留置导尿管、膀胱穿刺等
  ◆ 脐动脉置管：发生血尿考虑主动脉或肾动脉血栓栓塞
  ◆ 婴儿尿量是否正常
  ◆ 是否已给予 Vit K，需考虑有无新生儿出血性疾病
  ◆ 有无其他部位出血：存在其他部位出血多为全身心疾病的一部分
  ◆ 血尿持续时间，一过性还是持续存在

症状和体征

- 肉眼血尿或镜下血尿
- 血尿颜色：鲜红色、洗肉水样、酱油样
- 其他部位出血：瘀斑、瘀点、消化道出血
- 腹部包块：包块提示可能存在尿路梗阻、泌尿系统肿瘤、肾静脉血栓
- 尿量、水肿、体重过度增加
- 高血压
- 疾病相关症状和体征
  ◆ 急性肾小管坏死：少尿、水肿，肌酐和 BUN 增加
  ◆ 泌尿系统畸形：产前 B 超异常、反复尿路感染、腹部包块
  ◆ 泌尿系统感染：发热、体温不稳定、食欲差、呕吐、黄疸、呼吸暂停、喂养不耐受等
  ◆ 泌尿系统肿瘤：腹部包块、贫血、血小板减少
  ◆ 血液系统疾病：其他部位出血，凝血功能异常或血小板异常
  ◆ 创伤：存在膀胱穿刺或置管，以及肾盂引流管等有创操作
  ◆ 假月经：女孩，一过性。多在生后 1 周内，一般情况好

实验室检查

- 尿液分析：明确"红色"尿液是否为红细胞尿
  ◆ 肾性疾病可出现异形红细胞，如肾小球肾炎
  ◆ 细菌或白细胞提示存在感染
- 血气分析：观察是否存在酸中毒
- 血清电解质：钙、镁、磷
- 血常规+CRP：血小板是否正常、有无贫血、炎症指标是否增加
- 尿培养：导尿管导尿或膀胱穿刺尿液标本送检
- 血尿素氮和肌酐：评估肾功能，生后 72h 内受母体肾功能影响
- 尿微量蛋白：评估肾小球功能

- 血胱抑素 C：可评估肾小球滤过率（GFR）
- 尿中性粒细胞凝胶脂酶：评估肾小管功能
- 凝血功能检测
  - 凝血功能异常伴血小板减少：肾静脉血栓
  - PT 和 APTT 异常：DIC 或新生儿出血性疾病
- 影像学和其他检查
  - 超声：上泌尿道扩张、泌尿道畸形、肾静脉血栓或肿瘤
  - CT、MRI：评估肿瘤、血栓
  - 同位素显像：可评估肾实质功能

诊断和鉴别诊断

- 非血尿的病因
  - 胆色素、卟啉或尿酸盐结晶：红色尿，尿常规无红细胞、一般情况好
  - 非泌尿系统疾病导致的出血
    - 阴道流血（假月经）
    - 直肠出血
    - 包皮环切后出血
    - 严重尿布皮疹导致的皮肤破溃
  - 肌红蛋白尿或血红蛋白尿：尿液呈暗红色，潜血试验阳性，镜检无红细胞
- 血管内血栓
  - 肾静脉或动脉血栓
  - 脐静脉置管和/或脐静脉置管输注高渗液体
  - 脐动脉置管伴或不伴血栓
  - 糖尿病母亲婴儿
  - 青紫型先天性心脏病
- 肾性
  - 肾皮质或髓质坏死
  - 急性肾小管坏死
  - 新生儿肾小球肾炎（多由梅毒引起）
  - 间质性肾炎（药物引起）
  - 常染色体隐性遗传多囊肾病
  - 多囊性肾发育不良
  - 先天性肾病综合征
- 泌尿道
  - 任何梗阻或解剖异常
    - 后尿道瓣膜
    - 肾盂输尿管连接部梗阻

- ✧ 膀胱输尿管反流
- ✧ 输尿管脱垂
  - ◆ 肾钙盐沉着症、尿石症(长时间使用呋塞米)
- 感染
  - ◆ 全身感染:败血症、病毒、真菌等可导致血尿
  - ◆ 泌尿系统感染
- 肿瘤:新生儿不常见,包括横纹肌肉瘤、神经母细胞瘤、肾母细胞瘤、血管瘤、先天性中胚层肾瘤
- 血液因素:凝血功能障碍、新生儿出血性疾病、弥散性血管内凝血(DIC)、凝血因子缺乏、严重的血小板减少症

治疗

- 病因治疗
  - ◆ 创伤:减少分娩时创伤或对泌尿道的损伤
  - ◆ 泌尿道感染:选用合适的抗生素治疗
  - ◆ 肾静脉血栓:静脉水化治疗,可考虑血管重建或溶栓治疗
  - ◆ 梗阻:膀胱流出道梗阻,留置导尿管;请泌尿科会诊
  - ◆ 肿瘤:需要手术治疗。请小儿肿瘤科会诊
  - ◆ 血液:纠正凝血功能异常
  - ◆ 肾性:支持治疗,治疗特异性病因。限制液体摄入,补充不显性失水。可能需要肾脏替代治疗(腹透或肾移植)
- 大部分病例为一过性,无须特殊治疗可自行缓解
- 持续性血尿需要请泌尿科和肾内科会诊
- 特异性治疗
  - ◆ 无

随访和预后

- 泌尿科或泌尿外科随访
- 大多数预后良好
  - ◆ 与病因有关
  - ◆ 严重肾衰竭预后差
  - ◆ 肿瘤性疾病预后差

(王来栓)

36. 肾钙盐沉着症、肾结石（nephrocalcinosis、nephrolithiasis）

概述

- 肾钙盐沉着症：钙盐在肾实质（包括肾小管上皮和间质肾组织）中沉积
- 足月儿定义：尿钙/肌酐比值>0.15mg/mg
- 早产儿钙排泄的正常值仍存在争议
  - 尿钙/肌酐比值较足月儿高（第50百分位为0.29mg/mg）
  - 早产儿肾钙盐沉着症比肾结石更常见
- 多数肾钙盐沉着症合并高钙尿症

病史

- 肾结石阳性家族史
- 长时间应用利尿剂
- Vit D和钙补充量
- 胎龄
- 皮下脂肪坏死
- 高钙血症病史
- 发病时间
  - 新生儿甲状旁腺功能亢进和远端肾小管酸中毒：宫内可发生肾钙化
  - 高钙尿症的遗传性疾病：婴儿期可有症状，但多数临床表现与肾钙盐沉着症和高钙尿症无关
    - 远端肾小管酸中毒I型：代谢性酸中毒相关症状
    - 先天性多发性关节挛缩：多合并肾脏和肝脏畸形（超过150种合并关节挛缩的综合征，首发症状为关节畸形）
    - 巴特综合征：高钙尿症可能是其临床表现
    - 婴儿低磷酸酯酶症：出生时严重佝偻病表现
    - 甲状旁腺功能亢进：原发性和继发性均可导致弥漫性骨质钙化障碍和肾钙化
    - 威廉姆斯综合征
    - 特发性婴儿高钙血症
    - 乳糖酶缺乏症
    - 登特（Dent）病和眼脑肾综合征
  - 继发性高钙尿症：通常无症状，肾脏B超检查发现肾钙化
    - 钙摄入量增加伴或不伴高钙血症

- ➢ 钙摄入过多
- ➢ 快速钙输注
- ➢ Vit D 摄入过多
- ➢ 低磷
- ✧ 肾小管重吸收减少
  - ➢ 螺旋内酯类利尿剂、呋塞米
  - ➢ 渗透性利尿(高血糖、甘露醇)
  - ➢ 家族性低磷酸盐血症
  - ➢ 细胞外液增加
  - ➢ 甲基嘌呤类药物
- ✧ 增加钙磷沉积的因素
  - ➢ 尿量少
  - ➢ 碱性尿
  - ➢ 抑制钙沉积的因素缺乏(柠檬酸、无机磷、镁)
- ◆ 肾结石:多因素
  - ✧ Ⅰ型原发性高草酸尿症:新生儿期很少出现症状,多在婴儿期出现症状(厌食、生长发育迟缓、呕吐、腹泻、发烧)
  - ✧ 胱氨酸尿症:最早生后 6 个月出现症状,表现为多尿、烦渴、食欲减退、生长发育迟缓、脱水
  - ✧ Gitelman 综合征(包括巴特综合征的变异型,高前列腺素尿肾小管综合征):高钙尿和低钾血症;草酸盐结石危险性增加,有时可合并低钙血症
  - ✧ TPN:草酸分泌增加
  - ✧ Vit B_6 缺乏:可能会导致高草酸尿
  - ✧ 类固醇激素治疗:增加钙排泄
- ● 母亲病史
  - ◆ 母亲低钙血症:新生儿慢性继发性甲状旁腺功能亢进

临床症状和体征

- ● 继发于高钙尿症的早产儿肾钙化多数无症状,肾功能正常
- ● 肾结石通常会导致 GFR 降低和远端肾小管功能障碍

辅助检查

- ● 肾脏 B 超:可以明确诊断
- ● 血钙:高钙血症可导致高钙尿症
- ● 尿钙/肌酐比值:6 月龄以下婴儿尿钙/肌酐比值>0.8mg/mg(2.25mmol/mmol)
- ● 血清电解质

- ◆ 低钾血症伴代谢性酸中毒提示远端 RTA
- ◆ 低钾血症伴代谢性碱中毒提示巴特综合征
- 血清 Vit D 或甲状旁腺素水平:有助于诊断 Vit D 过多症或甲状旁腺功能亢进症
- 尿液分析:通常无特异性
  - ◆ 远端 RTA:尿 pH>5.3 而血清碳酸氢盐浓度较低
  - ◆ 尿比重较低:肾脏尿浓缩能力受损,提示巴特综合征
- 如果初步评估不能确诊,则需进一步实验室检查,包括
  - ◆ 尿阴离子间隙:血阴离子间隙正常的代谢性酸中毒,尿阴离子间隙阳性提示远端 RTA
  - ◆ 尿草酸盐水平:尿草酸盐升高提示 I 型原发性高草酸尿症
  - ◆ 血清碱性磷酸酶水平:低磷酸酯酶症患者的血清碱性磷酸酶水平较低
  - ◆ 基因检测:遗传性疾病如远端 RTA、巴特综合征或威廉姆斯综合征
- 肾钙盐沉着症高危儿生后 2~4 周应常规肾脏 B 超筛查
  - ◆ <1 500g 早产儿
  - ◆ 长期应用利尿剂者

鉴别诊断

- 参见症状和辅助检查

处理

- 继发于高钙尿症的肾钙盐沉着症
  - ◆ 停用或减量增加钙排泄的药物
  - ◆ 应用利尿剂的患儿,可以考虑加用噻嗪类利尿剂
  - ◆ 保持尿流动速率,避免脱水
  - ◆ 防止磷消耗
  - ◆ 枸橼酸钠、枸橼酸钾或口服磷酸盐,仍存在争议
- 特异性治疗:无

随访:

- 每年进行 1 次肾脏超声检查。后续评估取决于肾钙盐沉着症的进展或缓解情况
- 每次门诊随访时,均应评估其肾功能(血清肌酐)和尿钙/肌酐比值

并发症及预后

- 肾钙化多见于早产儿,为自限性疾病
- 可能会影响患儿的肾功能和生长情况

- 上述所列的遗传性疾病可导致复发性、长期肾结石存在

（王来栓）

37. 急性肾损伤、肾衰竭（acute kidney injury、renal failure）

定义

- 既往称为急性肾功能障碍,目前更多称为急性肾损伤
- 血清尿素氮>20mg/dl,肌酐>1.5mg/dl
  - ◆ 出生时血清肌酐水平受母体血肌酐水平影响较大
  - ◆ 血清尿素氮可>30mg/dl,但肌酐正常
    - ✧ 生后第 1 天
    - ✧ 给予高浓度氨基酸静脉营养
  - ◆ 早产儿血尿素氮通常<10mg/dl
- 肌酐升高超过基础值的 50%
- 尿量<0.5~1.0ml/(kg·h),超过 6h
- 肾小球滤过率(GFR)降低到同胎龄正常值的 50% 以下(最好的定义)
- 分类
  - ◆ 无尿型:无尿或尿量<0.5ml/(kg·h),持续超过 24~48h
  - ◆ 少尿型:尿量<1.0ml/kg
  - ◆ 非少尿型:正常尿量或多尿

病史

- 发病时间
  - ◆ 肾前性肾衰竭:与出血、低血容量、低心输出量或败血症同时发生
  - ◆ 肾性肾衰竭:发病时间和临床表现与病因有关
    - ✧ 产前(羊水减少)或出生发病
      - ➢ 双侧肾未发育或发育不良
      - ➢ 严重多囊性肾发育不良
      - ➢ 肾小管发育不良
      - ➢ 严重的非多囊性肾发育不良
    - ✧ 常染色体隐性遗传、常染色体显性遗传,多囊性肾脏疾病:发病时间不定,但在新生儿早期可导致威胁生命的严重疾病如严重呼吸窘迫、肾衰竭(常染色体隐性疾病更常见)
    - ✧ 无症状的腹部肿块(染色体显性遗传疾病多见)
  - ◆ 阻塞性肾脏疾病

◇ 严重损害：婴儿期出现肾衰竭，可导致肾脏发育不良

◇ 轻度病变：可无症状

- 母亲病史
  - ◆ 胎儿失血
    - ◇ 胎胎输血综合征
    - ◇ 胎母输血综合征
    - ◇ 脐带穿刺术
    - ◇ 羊膜腔穿刺
    - ◇ 母亲特发性血小板减少性紫癜（ITP）
    - ◇ 出生时产伤
    - ◇ 脐带创伤
    - ◇ 胎盘破裂、前置胎盘
  - ◆ 羊水减少：提示产前发病的肾衰竭
  - ◆ 妊娠期应用血管紧张素转换酶抑制剂：肾小管发育不良、下尿路梗阻进行性加重
  - ◆ 胎儿肾积水
  - ◆ 死胎（40% 存在双侧肾未发育）
  - ◆ 导致肾脏畸形药物：可卡因、吲哚美辛、铅、非那西丁、水杨酸、华法林
- 新生儿病史
  - ◆ 疾病史：如出血、脱水、感染性休克、充血性心力衰竭、动脉导管未闭（PDA）、坏死性小肠结肠炎（NEC），可导致肾前性肾衰竭
  - ◆ 药物史
    - ◇ 导致新生儿肾脏血流减少的药物：吲哚美辛、布洛芬、血管紧张素转换酶抑制剂
    - ◇ 肾毒性物质：氨基糖苷类药物、NSAIDs 类药物、两性霉素 B、造影剂、阿昔洛韦
  - ◆ 尿液变化
    - ◇ 血尿：肾实质损伤或肾脏血栓
    - ◇ 少尿：脱水、肾实质损害、后尿路梗阻
  - ◆ 高血压：新生儿高血压常见原因是肾脏疾病

临床症状和体征

- 少尿
- 高血压
- 相关疾病症状和体征
  - ◆ 围产期、新生儿期出血：症状和体征与出血部位有关
    - ◇ 最常见的部位：颅内、肺、胃肠道和肾上腺

- 羊水减少:胎儿尿量减少(但不能提示特别病因)
  - ◇ 面容丑陋,耳位低且耳郭螺旋折叠,小下颏,鼻梁低
  - ◇ 弓状腿
  - ◇ 马蹄足
  - ◇ 羊膜结节
  - ◇ 肺发育不良
- 腹肌发育缺陷综合征
  - ◇ 前腹壁肌肉缺失或皱褶
  - ◇ 隐睾
  - ◇ 羊水减少
  - ◇ 括约肌、膀胱、输尿管平滑肌缺失
  - ◇ 可能存在后尿道瓣膜或下尿路梗阻
  - ◇ 程度不等的肾脏异常
  - ◇ 下尿路梗阻预后更差
- 多囊肾
  - ◇ 肾小球和肾盏之间没有连续性
  - ◇ 对侧肾脏可能是正常、缺如、多囊性、发育不良、异位或积水
  - ◇ 新生儿最常见腹部肿块
- 肾发育不良
  - ◇ 常染色体隐性遗传
    - ➤ 肢端-肾-下颌(acro-renal-mandibular)综合征:先天性缺指和下颌发育不良
    - ➤ 眼脑肾(Lowe)综合征:先天性白内障、智能低下及肾小管酸中毒
    - ➤ MURCS综合征:米勒管、肾脏、颈椎缺陷
    - ➤ C-三角头畸形(C-trigonocephaly):三角头畸形、并指/趾、耳朵异常、关节脱位
    - ➤ Fraser(弗雷泽)综合征:隐眼、耳畸形、并指和生殖器畸形
    - ➤ 肾上腺生殖器:21-羟化酶缺乏
    - ➤ Pena-Shokeir综合征:生长发育迟缓、小头畸形、鼻梁高、大耳、肌张力低下、关节屈曲挛缩
    - ➤ 埃利伟(Ellis-van Creveld)综合征:Acromelic侏儒症、多指/趾畸形、指甲和牙齿发育不良、心脏畸形、软骨发育不全
    - ➤ Ivemark综合征:脾未发育或发育不良、青紫性先天性心脏病、左肺三叶、肠旋转不良
    - ➤ Neu-Laxova综合征:FGR、小头畸形、面部异常、短颈、关节挛缩和CNS畸形
  - ◇ 常染色体显性遗传

> 肢端、肾脏畸形综合征(Acrorenal 综合征):桡骨和肾脏畸形
> 先天性缺指/趾-外胚层发育不全-唇/腭裂 综合征
> 泪腺-耳-牙-指/趾综合征(lacrimo-auricular-dento-digital):鼻泪管阻塞、杯状耳、牙釉质发育不全和指/趾畸形
> LEOPARD 综合征(小儿豹皮综合征):L(黑痣)、E(心电图异常)、O(两眼距离过远)、P(肺动脉狭窄)、A(生殖器异常)、R(生长迟缓)、D(耳聋)
> CHARGE 综合征(见相关章节)
> VACTERL 综合征(见相关章节)
> Sorsby 综合征:黄斑缺失和短指

✧ 相关畸形
  > 肺发育不良
  > 单一脐动脉
  > 食管闭锁、十二指肠、肛门、结肠闭锁
  > 梅克尔憩室
  > 内生殖器异常

✧ 肾发育不全(囊性或非囊性)
  > 70% 非囊性肾发育不良存在其他尿路畸形(膀胱输尿管反流常见)
  > 单侧或双侧肾发育异常
  > 相关畸形:心血管、胃肠道、脊柱侧弯(单侧肾发育不良)、先天性髋脱位(单侧肾发育不良)、特纳综合征(单侧肾发育不良)

✧ 肾发育异常
  > 9 和 13-三体综合征
  > 腹肌发育缺陷综合征:不同程度的肾脏异常
  > 后尿道瓣膜:不同程度的肾脏异常
  > 鳃裂-耳-肾综合征(branchio-oto-renal)综合征:丹迪-沃克(Dandy-Walker)综合征、角膜混浊、唇腭裂、膈疝和指/趾异常,有关的特征性异常,单侧或双侧肾发育不良
  > 先天性缺指/趾-外胚层发育不全-唇/腭裂综合征、范科尼综合征:全血细胞减少、桡骨缺如、色素沉着,合并肾脏异常发育不良或异常
  > 血小板减少伴桡骨缺失综合征
  > 弗雷泽综合征:伴肾囊性发育不全或缺如
  > Fryns 综合征:丹迪-沃克综合征、角膜混浊、唇腭裂、肺发育不良、膈疝、指/趾发育不良伴肾囊性发育不良
  > Pallister-Hall 综合征(下丘脑错构瘤和多指/趾畸形):垂体下丘脑错构瘤伴垂体功能不全,肛门闭锁,多指伴肾发育不良、缺如或异位
  > 4p 部分单体综合征:4p16.1 染色体异常,智力低下、发育缓慢、鼻梁

　　　　异常、唇裂、人中短
　　　➤ VACTERL 综合征:合并肾功能异常
　　◈ 多囊肾
　　　➤ 常染色体隐性遗传多囊肾病(ARPKD):婴儿期腹部肿块、羊水减少
　　　　(Potter 综合征面容和肺发育不良)、高血压、无菌脓尿、尿浓缩障碍、
　　　　肝纤维化、胆道发育不良
　　　➤ 常染色体显性遗传多囊肾病:临床表现多样,无症状到严重疾病
　　　　(ARPKD)
　　　➤ 结节性硬化症:纤维血管瘤、惊厥、精神缺陷、心脏肿瘤
　　　➤ Roberts(罗伯茨)综合征:短肢畸形综合征、唇腭裂、生殖器肥大
　　　➤ 轴后型多趾畸形综合征:小眼球、脑膜膨出、囊性肾、两性畸形和肝
　　　　脏纤维化
　　　➤ Goldston 综合征:肾囊肿、肝纤维化、丹迪-沃克综合征
　　　➤ Jeuene 综合征(热纳综合征):呼吸窘迫、成骨不全、短肋骨、小胸廓、
　　　　小骨盆、锥形骨骺、钳柄锁骨、短肢体、肾囊性疾病、肝纤维化
　　　➤ Ⅱ型戊二酸血症:早产、肌张力低下、肝大、肾大、肾囊性发育不良
　　　➤ 脑肝肾综合征(cerebrohepatorenal syndrome):肝功能障碍、黄疸(以
　　　　直接胆红素升高为主)、肾功能异常、肌张力低下、肌力低下、前囟增大
　　　➤ 散发性肾小球囊肿性肾病:类似于遗传性多囊肾、肾脏可大可小
　　　➤ 家族性肾小球囊肿性肾病:婴儿期出现慢性肾衰竭,可伴下颌前突
　　◈ 肾未发育
　　　➤ 肾单位增加的巨肾、合并肾小管发育不良:迟发羊水减少、大的无
　　　　功能肾、颅骨发育不良伴骨缝增宽
　　　➤ Perlman(帕尔曼)综合征:羊水过多、巨大儿、双侧巨肾、肾母细胞
　　　　瘤、内脏肥大

辅助检查

- 尿常规检查
  - ◆ 蛋白质浓度<5~10mg/dl
  - ◆ WBC 计数<2~3/HP
  - ◆ 红细胞计数<5/HP
  - ◆ 无细胞管型:肾实质疾病或脱水
  - ◆ 红细胞管型:肾小球肾炎
  - ◆ 血尿:深静脉血栓形成、肿瘤或 DIC
  - ◆ 脓尿或菌尿:尿路感染
- 肾脏功能评价
  - ◆ 评估肾小球滤过率(GFR)

- ✧ 血 BUN
  - ➢ 生后 1 周内<20mg/dl
  - ➢ 增高提示脱水，蛋白质摄入过多
  - ➢ 肾脏功能异常
- ✧ 血肌酐
  - ➢ 生后前 3 天受母亲影响较大
  - ➢ 足月儿：<1mg/dl（平均 0.5mg/dl）
  - ➢ 胎龄 25~28 周早产儿：生后 8 周内可>1mg/dl
  - ➢ 胎龄 29~34 周早产儿：生后 4 周内可>1mg/dl
- ✧ 生后 1 周，可以用肌酐-身长方法估算 GFR（急性肾衰竭时不精确）
  - ➢ 足月儿：GFR= 0.45×身长（cm）/血肌酐浓度
  - ➢ 胎龄<34 周：GFR=0.34×身长（cm）/血肌酐浓度
  - ➢ 足月儿 GFR 平均值：约 40ml/（mim·1.73m^2）（生后迅速增加）
  - ➢ 胎龄 25~28 周早产儿平均 GFR：0~10ml/（mim·1.73m^2）
- ◆ 肾小管功能评价
  - ✧ 钠排泄分数 FENa=［UNa×SCr/（SNa×UCr）］×100
  - ✧ 少尿时 FENa>3%：肾性肾衰竭；早产儿可>3%
- 血气分析、肝功能、血电解质
- 血常规+CRP：败血症或肾静脉血栓形成时血小板减少
- 生化标志物
  - ◆ 血清和尿胱抑素 C 水平：可计算肾小球滤过率
  - ◆ 血浆和尿中性粒细胞明胶酶相关脂蛋白（NGAL）水平
  - ◆ 血清和尿 IL-18 水平
  - ◆ 尿白蛋白-肌酐比（ACR）
- 肾脏超声
  - ◆ 最好的筛查试验、可评价肾脏大小和质地
  - ◆ 可识别肾积水和囊性肾病
  - ◆ 可发现泌尿系统发育畸形
- 腹部影像学检查：可发现脊柱裂或骶骨缺失，肠襻移位提示存在占位性肿块
- 多普勒血流测定
  - ◆ 评估肾动脉、静脉血栓
- 放射性核素扫描
  - ◆ 有无异常肾脏，确定肾脏位置、大小、是否存在异常血液流分布
  - ◆ 评价单肾对总体肾功能的贡献
- 静脉肾盂造影
  - ◆ 较少用，因为需要暴露于大剂量的放射线
- 排泄性膀胱尿路造影

◆ 怀疑膀胱输尿管反流或尿路感染时所必需的检查
- 动脉血压:评估是否存在高血压

鉴别诊断

- 严重血容量不足
  - ◆ 胎儿出血
  - ◆ 新生儿出血
  - ◆ 败血症休克
  - ◆ 腹膜炎
  - ◆ 脱水
    - ✧ BW<1 000g早产儿体液丢失过多
    - ✧ 过度使用利尿剂
    - ✧ 过度限制液体
    - ✧ 肾脏或胃肠道丢失增加
- 肾脏灌注不足
  - ◆ 围产期窒息
  - ◆ 血流动力学变化
    - ✧ 充血性心力衰竭
    - ✧ 高平均气道压(静脉回流障碍)
    - ✧ 气胸
    - ✧ PDA
    - ✧ 心脏手术
  - ◆ 红细胞增多症、高黏滞血症
  - ◆ 药物
    - ✧ 吲哚美辛
    - ✧ 妥拉唑啉
    - ✧ 卡托普利
- 肾后性肾衰
  - ◆ 先天性畸形
    - ✧ 包皮闭锁
    - ✧ 尿道狭窄
    - ✧ 后尿道瓣膜
    - ✧ 严重膀胱输尿管反流
    - ✧ 输尿管囊肿
    - ✧ 巨输尿管、巨结肠
    - ✧ 腹肌发育缺陷综合征
    - ✧ 肾盂输尿管交界处阻塞

- ◆ 外部压迫
  - ◇ 骶尾部畸胎瘤
  - ◇ 会阴部积液
- ◆ 肾脏本身梗阻
  - ◇ 肾脏结石
  - ◇ 真菌球
- ◆ 神经源性膀胱
  - ◇ 脑脊膜膨出
  - ◇ 脊髓栓系
- ◆ 导尿管或尿道阻塞
- ◆ 肌松剂、大量镇静剂
- ● 肾性肾衰竭
  - ◆ 急性肾小管坏死
  - ◆ 先天性畸形
    - ◇ 双肾未发育
    - ◇ 肾发育不良
    - ◇ 多囊肾
    - ◇ 肾小球发育成熟受阻
    - ◇ 肾发育不全：膀胱输尿管反流、胎儿酒精综合征、4p 部分单体综合征
    - ◇ 肾小管发育不良
  - ◆ 感染
    - ◇ 先天性感染(梅毒、弓形体病)
    - ◇ 肾盂肾炎
  - ◆ 肾血管
    - ◇ 肾动脉栓塞
    - ◇ 肾静脉血栓形成
    - ◇ DIC
  - ◆ 肾毒性损伤
    - ◇ 吲哚美辛
    - ◇ 氨基糖苷类
    - ◇ 两性霉素 B
    - ◇ 造影剂
  - ◆ 肾脏梗阻
    - ◇ 尿酸盐肾病
    - ◇ 肌红蛋白尿
    - ◇ 血红蛋白尿

管理

- 一般治疗
  - ◆ 确保 BP、灌注正常
  - ◆ 留置导尿管,除外可能的下尿路梗阻
  - ◆ 扩容试验:NS 20ml/kg,2h 内输注,如果尿量仍少,给予呋塞米 1mg/kg
  - ◆ 肾性肾衰竭:小剂量多巴胺[2~4μg/(kg·min)]
  - ◆ 严格评估出入量、监测体重
  - ◆ 密切监测血钠、血钾水平:根据需要,谨慎补充丢失量,高钾血症可能会致命
  - ◆ 限制蛋白质摄入,<2g/(kg·d),保证足够的非蛋白质热量摄入
  - ◆ 持续无尿、少尿
    - ◇ 限制入液量:不显性失水(IWL)+尿量
    - ◇ 无电解质液体,除非钠丢失较多
    - ◇ 监测血清钠、钾、钙、磷,至少每天 1 次,纠正电解质紊乱
    - ◇ 每班监测血糖 1 次;维持糖速在 4~8mg/(kg·mim)
    - ◇ 提供专为肾衰患者应用的必需氨基酸[1g/(kg·d)]、葡萄糖、脂肪乳剂
    - ◇ 纠正酸中毒
  - ◆ 治疗高血压
  - ◆ 避免肾毒性药物、密切监控药物浓度
  - ◆ 纠正代谢性酸中毒
  - ◆ 注意钙磷补充:低钙血症和高磷血症常同时存在
    - ◇ 高磷血症:磷酸盐结合剂如氢氧化铝 50~150mg/(kg·d)口服
    - ◇ 低钙血症:补充葡萄糖酸钙
- 肾前性肾衰竭
  - ◆ 提供足够的容量以增加和恢复肾脏灌注,同时针对潜在病因进行治疗
- 肾后性肾衰竭:急诊处理通过建立旁路绕过梗阻部位
  - ◆ 留置导尿管
  - ◆ 经皮肾穿刺引流
  - ◆ 外科手术修复
  - ◆ 预防尿路感染
  - ◆ 儿童泌尿外科医师会诊
- 肾脏疾病相关性肾衰竭
  - ◆ 停用或调整肾毒性药物的剂量
  - ◆ 利尿剂:呋塞米 1~2mg/(kg·次)
  - ◆ 小剂量多巴胺
  - ◆ 替代治疗

- 肾脏替代治疗(见治疗篇 16. 连续性肾脏替代治疗)
- 特异性治疗
  - ◆ 无

随访

- 无

并发症及预后

- 先天性异常或获得性疾病导致的急性肾衰竭病死率:50%
- 先天性畸形导致的肾衰竭,多数可能发展为慢性肾衰竭
- 慢性高血压
- 生长发育落后
- 酸中毒

(王来栓)

38. 低血糖(hypoglycemia)

定义

- 特定的血糖值或范围不能作为低血糖的定义
- 目前没有一致的诊断标准
- 多数专家接受的定义:血浆葡萄糖≤50mg/dl(2.6mmol/L)。也是低血糖的干预值

发病机制

- 葡萄糖供应不足
  - ◆ 糖原储备不足
  - ◆ 葡萄糖生成(即糖原分解或糖异生作用)受损
- 葡萄糖消耗增加
  - ◆ 胰岛素分泌过多(高胰岛素血症)
  - ◆ 其他原因

病史

- 低血糖发生的时间
  - ◆ 糖尿病母亲婴儿:生后 30~90min(但通常没有任何症状)
  - ◆ 早产儿:出生后即可发生
  - ◆ 高胰岛素血症:生后 24~48h,可存在惊厥、肌张力减退(出生后数小时内

可发生低血糖)
- ◆ 体温过低:与低温同时发生
- ◆ 窒息:出生后数小时
- ◆ 感染:与败血症和感染同时发生
- ◆ FGR:生后第 1 天内出现,但可持续存在数天
- ◆ 高黏滞血症:生后第 1 天,多与红细胞增多症同时出现
- ◆ 先天性遗传代谢性疾病:发病时间变化大,与摄入量、疾病严重程度有关
- ◆ 垂体功能不全:生后 1h 内
- ● 持续时间
  - ◆ 暂时性:仅限于新生儿早期,相关因素包括
    - ◇ 母亲因素
      - ➢ 分娩期间葡萄糖的供给减少
      - ➢ 药物,如羟苄麻黄碱、沙丁胺醇、普萘洛尔
      - ➢ 妊娠糖尿病
      - ➢ FGR
    - ◇ 新生儿问题
      - ➢ 原发性(宫外适应障碍)
      - ➢ 早产儿
      - ➢ 窒息
      - ➢ 感染
      - ➢ 低体温
      - ➢ 高黏滞血症、红细胞增多症
      - ➢ 胎儿红细胞增多症
      - ➢ 医源性(脐动脉导管位置异常)
      - ➢ 先天性心脏畸形
      - ➢ 外源性胰岛素应用
  - ◆ 持续或反复
    - ◇ 高胰岛素血症
    - ◇ 内分泌病症
    - ◇ 遗传代谢性疾病
    - ◇ 葡萄糖转运缺陷
- ● 母亲的历史
  - ◆ 母亲糖尿病
  - ◆ FGR
  - ◆ 药物:口服降糖药物、羟苄麻黄碱、普萘洛尔
  - ◆ 母亲分娩时使用了葡萄糖

症状和体征

- 低血糖的临床症状和体征
  - ◆ 哭声异常
  - ◆ 呼吸暂停、青紫发作
  - ◆ 喂养困难
  - ◆ 呻吟、呼吸急促
  - ◆ 低体温
  - ◆ 肌张力、肌力低下
  - ◆ 激惹、惊厥
  - ◆ 惊跳、震颤
  - ◆ 嗜睡
  - ◆ 出汗
  - ◆ 心动过速
- 疾病相关症状和体征（除低血糖外）
  - ◆ 糖尿病母亲婴儿：巨大儿、产伤、肥厚型心肌病、高胆红素血症、低钙血症、红细胞增多症、肾静脉血栓形成、小左结肠综合征
  - ◆ 高胰岛素血症婴儿：LGA
  - ◆ 贝-维综合征：LGA、红细胞增多、巨舌、脐膨出、内脏器官增大、先天性心脏病、耳凹、耳皱褶
  - ◆ 垂体功能不全：男性多见，产前生长发育正常，体检可见小下颌、阴囊发育不良、唇腭裂、鼻中隔发育不良、乳头间隔增加、眼距过宽
  - ◆ 半乳糖血症：黄疸、肝大、呕吐、惊厥、喂养困难、大肠埃希菌败血症
  - ◆ 糖原贮积症（GSD）
    - ◇ Ⅰ型：血浆游离脂肪酸、酮体增加；肝大、乳酸中毒、高甘油三酯血症、高尿酸血症、中性粒细胞减少症（Ⅰb型）
    - ◇ Ⅲ型：肝大
  - ◆ 糖异生障碍
    - ◇ 遗传性果糖不耐受症：进食含有蔗糖或果糖的食品后出现黄疸（转氨酶升高）、肝大、呕吐、嗜睡、易怒、惊厥
    - ◇ 果糖-1,6-二磷酸酶缺乏：进食含有蔗糖或果糖的食品后出现休克、惊厥、高乳酸血症
    - ◇ 丙酮酸羧化酶缺乏：严重酸中毒、高血氨、高赖氨酸血症、高瓜氨酸血症
  - ◆ 有机酸血症
    - ◇ 异戊酸血症：呕吐、酸中毒、惊厥、中性粒细胞减少症、血小板减少、臭汗脚味

- ◇ 枫糖浆尿病：食欲差、呕吐、昏迷、张力过高导致肌肉僵硬、枫糖浆气味
- ◇ 甲基丙二酸血症：酮体、酸中毒、高血氨、中性粒细胞减少、血小板减少、昏迷
- ◇ 丙酸血症：食欲差、呕吐、酸中毒、惊厥、酮体、血小板减少、中性粒细胞减少、高血氨
- ◇ 多种羧化酶缺乏症：呼吸困难(呼吸急促和呼吸暂停)、肌张力低下、惊厥、呕吐、代谢性酸中毒、酮体、"猫"尿味、高血氨少见
- ◆ 酮体生成障碍：30% 新生儿期发病
  - ◇ 3-羟-3-甲基戊二酸血症：高血氨、酸中毒、肝功能异常
- ◆ 脂肪酸氧化障碍
  - ◇ 长链脂肪酸氧化障碍更易在新生儿期出现症状(心肌病、高血氨)

辅助检查

- ● 血浆葡萄糖
  - ◆ 对高危人群进行血糖监测
    - ◇ 早产儿
    - ◇ LGA/SGA
    - ◇ 糖尿病母亲婴儿
    - ◇ 围产期应激婴儿
      - ➢ 出生窒息、缺血
      - ➢ 母亲子痫前期、子痫或高血压
      - ➢ 胎粪吸入综合征
      - ➢ 胎儿红细胞增多症
    - ◇ 过期产儿
    - ◇ 要重症治疗的婴儿
    - ◇ 母亲接受 β 肾上腺素或口服降糖药治疗的婴儿
    - ◇ 有遗传性低血糖的家族史
    - ◇ 与低血糖症有关的先天性综合征(例如贝-维综合征、歌舞伎面谱综合征)
  - ◆ 筛查方法
    - ◇ 使用即时检测血糖仪来测定毛细血管血糖值(纸片法)
    - ◇ 血糖值异常时检测静脉血血糖
    - ◇ 应及时干预，不需要等待静脉血糖值结果
    - ◇ 静脉血应及时筛查，不要放置
    - ◇ 全血测得的血糖浓度比用血浆测得的浓度大约低 15%
  - ◆ 筛查时机和频率
    - ◇ 只要发生符合低血糖的症状，就应测定血糖浓度

　　　　◇ 低血糖高危儿,出生后 1h 内进行首次喂养,然后进行血糖筛查
　　　　◇ 如果首次喂养延迟,应在出生后 90~120min 内测定血糖浓度
　　　　◇ 生后 24~48h 应每 3~6h 测 1 次喂养前血糖浓度
　　　　◇ 高危婴儿肠道喂养后,应在餐前复测,直到全肠道喂养,葡萄糖水平稳定在正常范围
　　　　◇ TPN(含高浓度葡萄糖)突然中断时,应及时监测葡萄糖
　　◆ 低危人群不需要常规监测
- 反复、持续低血糖
  - 发生低血糖时应测定以下血液指标:血清胰岛素、皮质醇、生长激素及氨基酸、游离脂肪酸、甲状腺功能、丙酮酸、尿酮体、C 肽等
  - 在低血糖缓解后进行这些检测,对确定病因没有帮助
  - 测定尿液中的酮体、还原物质及有机酸
  - 推荐咨询儿科内分泌医师
  - 基因检测:遗传性疾病诊断
  - 18F-氟多巴正电子发射层析成像(18F-DOPA PET/CT):术前定位病灶,有助于外科切除
  - 胰腺超声、计算机断层扫描(CT):寻找腺瘤
- 神经损伤评估
  - MRI
  - 脑电图
  - 视觉诱发电位

鉴别诊断

- 特发性:宫外环境适应障碍
- 糖尿病母亲婴儿
- 窒息
- 感染
- 低体温
- 高黏滞血症
- 胎儿红细胞增多症
- 医源性
- 先天性心脏病
- 高胰岛素血症
  - 胰岛母细胞增生症、腺瘤
  - 贝-维综合征
- 内分泌疾病
  - 脑垂体和肾上腺皮质功能不全

- 遗传代谢性疾病（见本节症状和体征）
- 葡萄糖转运障碍
- 高胰岛素血症相关的低血糖诊断
  - 血浆胰岛素>2μIU/ml
  - 血浆游离脂肪酸<1.5mmol/L
  - 血浆 β-羟基丁酸<2μmol/L
  - 胰高血糖素激发试验
    - 胰高血糖素 0.03mg/kg，静脉输注>25~40mg/dl，血糖升高

处理

- 即刻处理
  - ABC（保持气道通畅、维持正常呼吸功能、维持循环功能）
- AAP 指南建议以下低血糖应给予治疗及目标血糖值
  - 任何日龄的有症状的婴儿，血糖<40mg/dl
  - 无症状婴儿（出生 4h 内），血糖<40mg/dl
  - 无症状婴儿（4~24h），血糖<45mg/dl
  - AAP 指南推荐喂养前的目标血糖值应≥45mg/dl
  - 胎龄<34 周的早产儿：目标血糖值>45mg/dl
  - 高胰岛素血症婴儿：目标血糖值>60mg/dl
- 静脉给予葡萄糖输注的指征
  - 有症状的婴儿
  - 严重低血糖：血浆葡萄糖浓度低于 20~25mg/dl（1.1~1.4mmol/L）
  - 喂养后存在持续性低血糖：血浆葡萄糖浓度低于 40mg/dl（2.2mmol/L）
  - 不能进食或不能耐受肠道营养且血浆葡萄糖浓度低于 40mg/dl（2.2mmol/L）
- 一般处理
  - 无症状性低血糖
    - 需要干预的血糖浓度
      - 出生 24h 内低于 40mg/dl（2.2mmol/L）
      - 出生 24h 以后低于 50mg/dl（2.8mmol/L）
    - 处理
      - 可以耐受肠内喂养者：开始喂养、逐步增加喂养量，喂养 30min 后复查血糖
      - 不能耐受肠道喂养：需要静脉应用葡萄糖，参见下面有症状的低血糖
  - 有症状性低血糖
    - 给予 10% 葡萄糖 2ml/kg，静脉推注 1~2min，随后 6mg/(kg·min)输注
    - 提高葡萄糖输注浓度，每次增加 1~2mg/(kg·min)，q.1~2h. 监测血糖，

稳定后 q.3~4h.
- ◇ 适当的时候开始肠内营养
- ◆ 顽固性低血糖
  - ◇ 低血糖发作时完善相关检查
  - ◇ 禁食、10% 葡萄糖 6~8mg/(kg·min)持续静脉输注
  - ◇ 保留中心静脉置管
  - ◇ 可逐渐提高葡萄糖输注速率,最高可达 16mg/(kg·min)
  - ◇ 糖速>12mmg/(kg·min),症状仍然存在或血葡萄糖<50mg/dl,氢化可的松 5mg/(kg·min),i.v.
  - ◇ 静脉应用皮质激素后仍存在低血糖,应给予胰高血糖素 20~200μg/kg,最大剂量为 1mg
  - ◇ 二氮嗪和生长抑素新生儿应用经验较少,一般用于生后 1 个月的婴儿
  - ◇ 药物治疗效果不理想,需要进行 PET-CT 检查,行胰腺部分切除术

特异性治疗

- ● 无

随访

- ● 根据原发病进行随访
- ● 顽固性、反复性低血糖需要内分泌科随访

并发症及预后

- ● 无症状的低血糖预后良好
- ● 远期神经发育不良与症状持续时间和原发疾病有关
- ● 新生儿期惊厥发作者预后不好

(胡黎园)

39. 高血糖(hyperglycemia)

定义

- ● 全血糖>125mg/dl(6.9mmol/L)或血浆葡萄糖>150mg/dl(8.3mmol/L)
- ● 也有将足月儿全血血糖>125mg/dl,早产儿血糖>150mg/ml 定义为高血糖
- ● 血浆葡萄糖浓度每增加 18mg/dl,血浆渗透压增加 1mOsmol/L
- ● 血糖浓度<197mg/dl(11mmol/L)时,极少出现糖尿且无显著渗透性利尿
- ● 血糖浓度>180mg/dl(10mmol/L),应特别关注

病史

- 糖尿病家族史
- 葡萄糖的摄入量
- 升高血糖的药物:血管活性药物、咖啡因、氨茶碱、糖皮质激素
- 感染、败血症的症状和体征
- 应激状态:如手术等
- 患儿尿量增加
- 胎龄和日龄
- 症状出现时间
  - ◆ 极早产儿葡萄糖输注不耐受
    - ✧ 应激:败血症、脑室内出血
    - ✧ 药物:糖皮质激素、氨茶碱或咖啡因
    - ✧ 葡萄糖输注速率过高[VLBW 婴儿可能不耐受 4mg/(kg·min) 以上的糖速]
  - ◆ 新生儿糖尿病:生后第 1 个月
- 高血糖持续时间
  - ◆ 自限性
    - ✧ 暂时性新生儿糖尿病(0~50%,可持续数天至数年)
    - ✧ 极早产儿葡萄糖耐受不良
    - ✧ 快速葡萄糖输注
    - ✧ 感染、败血症
    - ✧ 应激:疼痛、手术、缺氧缺血
    - ✧ 药物:咖啡因、氨茶碱、皮质激素、β 受体激动剂
  - ◆ 复发性或持续性
    - ✧ 新生儿糖尿病
    - ✧ 沃尔科特-拉里森综合征:表现为幼年糖尿病伴骨骼异常,生长延迟
    - ✧ 胰腺发育不良
- 母亲病史
  - ◆ 真性新生儿糖尿病:FGR
  - ◆ 暂时性新生儿糖尿病(自限性,可反复):FGR

临床症状和体征

- 高血糖症状
  - ◆ 血糖<200mg/dl(11.1mmol/L),多数婴儿无症状
  - ◆ 渗透性利尿(少见)
  - ◆ 脱水(少见)

◆ 高渗透状态导致的脑室内出血
◆ 体重不增或减少
- 疾病相关的症状和体征
  ◆ 极早产儿葡萄糖耐受不良与胎龄成反比
  ◆ 沃尔科特-拉里森（Wolcott-Rallison）综合征：多伴骨骺异常或发育不良
  ◆ 胰腺发育不良：先天性心脏病
  ◆ Leprechaunism 综合征：FGR、大阴茎、乳腺增生、高胰岛素血症、胰岛素抵抗
  ◆ DEND 综合征：发育迟缓、癫痫、新生儿糖尿病
  ◆ X 连锁多内分泌腺病肠病伴免疫失调综合征（IPEX 综合征）：免疫失调-多内分泌腺病-肠病-X 连锁综合征

辅助检查

- 血糖监测
- 血常规+CRP：除外感染
- 血清电解质：高血糖渗透性利尿可能导致电解质紊乱
- 血气分析：是否存在缺氧、酸中毒
- 尿糖：即使血浆葡萄糖<180mg/dl，尿糖也可以阳性
- 血浆葡萄糖>180mg/dl（不要在输注葡萄糖的血管中采集标本）
- 血清酮体和胰岛素
- C-肽
  ◆ 新生儿糖尿病低或监测不到
  ◆ 应激早产儿胰岛素水平正常
- 持续性高血糖患儿进行基因检测
  ◆ 常见基因突变：*KCNJ11*、*ABCC8*
  ◆ 其他基因：*RfX6*、*IPF-1*、*EIF2AK3*、*GCK*、*FOXP3*、*PTF1A*、*GLIS3* 和 *Ins2* 基因
  ◆ 沃尔科特-拉里森（Wolcott-Rallison）综合征：*EIF2AK3* 基因突变
  ◆ IPEX 综合征：*FOXP3* 基因突变

鉴别诊断

- 假性高血糖
  ◆ 标本来自输注葡萄糖的静脉置管或使用葡萄糖冲管
  ◆ 床旁纸片测定的血糖假性增高
- 葡萄糖摄入过多：计算错误，或超过患儿需要量
- 葡萄糖代谢能力差
  ◆ 极早产儿葡萄糖耐受不良
  ◆ 败血症

◆ 应激

- 葡萄糖稳态受损:胰岛素抵抗
  - ◆ 极早产儿
  - ◆ 小于胎龄儿
  - ◆ 超低体重儿(出生体重<1 000g)
- 应激:窒息、手术、颅内出血、败血症
- 药物:激素、咖啡因、氨茶碱、血管活性药物
- 脓毒血症(细菌、真菌)
- 高渗配方奶:渗透压高、葡萄糖不耐受
- 脂肪输注:可以升高血糖
- 暂时性、真性新生儿糖尿病
- 沃尔科特-拉里森综合征
- 胰腺发育不良
- Leprechaunism 综合征
- DEND 综合征

处理

- 即刻处理
  - ◆ 复测血糖,证实确实存在高血糖
  - ◆ 是否存在败血症或其他应激情况,尽可能给予处理
  - ◆ 是否存在快速葡萄糖输注或过多输注葡萄糖:如果有,则减慢或停止葡萄糖输注量
  - ◆ 是否存在升高血糖的药物,如果有,且不必需用,可停用
- 除外假性的高血糖
- 积极治疗原发病
- 药物导致的高血糖
  - ◆ 使用咖啡因治疗,检查血清茶碱浓度
  - ◆ 血管活性药物:如果可能,尽可能调整剂量或停药
  - ◆ 激素类:不需要停用。必须使用时,应减量或减少用药次数
- 一般治疗
  - ◆ 血糖<200mg/dl 一般不需要处理
  - ◆ 血糖≥200mg/dl
    - ◇ VLBW 可以降低葡萄糖输注速率至 4~6mg/(kg·min)或降低静脉脂肪乳输注速率
    - ◇ 尽可能停用增加血糖的药物
    - ◇ 如果多尿应监测尿量、血电解质
  - ◆ 血糖持续性>250mg/dl(上述提到的治疗措施无效),给予胰岛素,0.01~

0.1IU/(kg·h),i.v.,每小时监测血糖,根据监测结果调整胰岛素剂量,维持血糖在 150~180mg/dl

- 胰岛素应用
  - ◆ 加入生理盐水:将正规胰岛素(100IU/ml)稀释至 0.1IU/ml 后使用
  - ◆ 单次快速输注,剂量 0.05~0.1IU/kg,15min 内输注完毕。30min 后监测血糖。可每 3~4h 给予 1 次
  - ◆ 连续 3 次推注后,血糖仍较高,应给予胰岛素持续滴注
    - ✧ 初始速度为 0.01~0.05IU/(kg·h),以较小增量逐渐增加至最大速度 0.1IU/(kg·h)
    - ✧ 维持葡萄糖水平为 150~180mg/dl(8.3~10mmol/L)
    - ✧ 用于输注的塑料管应使用胰岛素预处理至少 20min
    - ✧ 开始输注的 30min~1h 内,以及对葡萄糖或胰岛素的输注速率进行任何调整后,应监测血糖浓度
  - ◆ 避免发生低血糖,一般血糖降低到 180mg/dl(10mmol/L),停用胰岛素
- 特异性治疗
  - ◆ 无

随访

- 真性糖尿病患儿需要长期内分泌科医师随访

并发症及预后

- 近期预后
  - ◆ 脑室内出血(IVH)、脑室周围白质软化(PVL)
  - ◆ ROP
- 远期预后
  - ◆ 与原发病有关
  - ◆ 暂时性高血糖一般预后良好
  - ◆ 糖尿病相关的并发症

(胡黎园)

40. 快速恢复的不明原因事件(brief resolved unexplained event,BRUE)

相关概念

- 险死性婴儿猝死综合征(near-miss SIDS)
  - ◆ 容易与婴儿猝死综合征(SIDS)关联,现已弃用

- 摇篮死（aborted crib deaths）
  - ◆ 容易与 SIDS 关联，现已弃用
- 疑似威胁生命事件（apparent life-threatening event，ALTE）
  - ◆ 文献中应用较多
  - ◆ 术语范围宽泛，包括多种多样的事件和预后
  - ◆ 包括时间更长的事件或能用潜在疾病解释的事件
  - ◆ 造成观察者（照护者或医护人员）感到恐惧的一个或多个事件
    - ◇ 呼吸暂停
    - ◇ 皮肤颜色改变
    - ◇ 肌张力变化
    - ◇ 窒息或呕吐
  - ◆ 有逐渐被 BRUE 取代的趋势
- 快速恢复的不明原因事件（BRUE）
  - ◆ 经过充分评估仍不能明确病因的事件
  - ◆ 发生于 1 岁以内
  - ◆ 突然发作，非常短暂（<1min），迅速缓解
  - ◆ 主要指临床医师对事件的判断包括
    - ◇ 发绀或苍白
    - ◇ 呼吸消失、减少或不规则
    - ◇ 肌张力显著改变（张力过高或张力过低）
    - ◇ 意识水平改变
- 婴儿猝死综合征（sudden infant death syndrome，SIDS）
  - ◆ 1 岁以下婴儿突然死亡
  - ◆ 全面病例调查后死因仍不明确
    - ◇ 全面尸检
    - ◇ 检查死亡现场
    - ◇ 回顾临床病史
  - ◆ 强调在做出 SIDS 诊断前要进行全面评估
- 婴儿意外猝死（sudden unexpected infant death，SUID）
  - ◆ 所有意料之外的婴儿死亡
  - ◆ SUID 可进一步分为原因明确的 SUID 和不明原因的 SUID
  - ◆ 不明原因的 SUID 即指 SIDS

分类

- 低危型：BRUE 婴儿如果满足以下所有条件，视为低危型
  - ◆ 足月儿>60 日龄
  - ◆ 早产儿出生时胎龄≥32 周且目前矫正胎龄≥45 周

- ◆ 仅发生过 1 次 BRUE
- ◆ BRUE 的持续时间<1min
- ◆ 无需由受过培训的医护人员进行心肺复苏
- ◆ 无令人担心的病史特征
  - ◇ 儿童虐待
  - ◇ 呼吸系统疾病或暴露史
  - ◇ 近期受伤史
  - ◇ 事件发生前几天的其他症状如发热、易激怒、腹泻或摄入量减少
  - ◇ 目前使用或可获得的药物
  - ◇ 呕吐或嗜睡发作史
  - ◇ 发育迟缓或先天性异常
  - ◇ BRUE 家族史或有同胞不明原因猝死
- ◆ 无令人担心的体征
  - ◇ 出血、瘀斑(特别是在头皮、躯干、颜面或耳朵部位)
  - ◇ 前囟膨隆、神志改变
  - ◇ 体温异常
  - ◇ 中毒表现
  - ◇ 呼吸窘迫
  - ◇ 心脏杂音、奔马律、脉搏减弱
  - ◇ 肝脾大
  - ◇ 腹部膨隆或呕吐
- ● 非低危型
  - ◆ 不符合低危条件者

病史

- ● 既往史
  - ◆ 过去类似事件发作史
    - ◇ 详细描述发作事件,发生时间、地点,以及谁在现场
  - ◆ 是否有任何已知的健康问题或其他引起关注的症状
  - ◆ 药物治疗
    - ◇ 在事件发生前 1 天,是否给婴儿服用过任何药物
    - ◇ 家里有什么药物
    - ◇ 婴儿是否误服药物或毒药
  - ◆ 出生史
    - ◇ 足月、早产
    - ◇ 窒息复苏史
    - ◇ 母婴同室期间情况

- ◆ 家族史
  - ◇ 家庭中兄弟姐妹或其他孩子是否有类似事件发作
  - ◇ 婴儿期死亡
  - ◇ 其他医疗问题
- ◆ 社会史
  - ◇ 父母或其他家庭成员吸烟、吸毒或酗酒史
  - ◇ 虐待儿童记录
- 照护者和参与患儿急救的人员对事件的详细描述
  - ◆ 意识状态
    - ◇ 婴儿处于睡眠状态、觉醒或哭吵
    - ◇ 睡觉姿势和位置(如单独睡在婴儿床上还是和父母一起睡在床上)
  - ◆ 呼吸状态
    - ◇ 呼吸暂停、呼吸急促、呼吸表浅
    - ◇ 婴儿在活动中是否挣扎或窒息
  - ◆ 皮肤颜色
    - ◇ 发绀、苍白、灰暗、红润、青紫
    - ◇ 颜色变化部位:整个身体、四肢、面部、口腔周围或嘴唇
  - ◆ 肌张力:松软、强直、阵挛发作
  - ◆ 眼睛:睁眼、闭眼、凝视、眼球震颤、眼球凸出
  - ◆ 咽喉部声音:婴儿是否发出任何声音,如咳嗽、窒息、喘鸣、哭泣或喘气
  - ◆ 发生的时间与进食或呕吐有什么关系
    - ◇ 呕吐
    - ◇ 与呕吐同时发生,还是随后发生
  - ◆ 持续时间:事件持续了多少秒或分钟
  - ◆ 观察者:在活动之前和期间有谁在场
- 干预病史
  - ◆ 无干预
  - ◆ 轻微刺激
  - ◆ 剧烈刺激,如果有,是否进行剧烈的摇晃
  - ◆ 口对口人工呼吸
  - ◆ 由训练有素的人员进行心肺复苏
  - ◆ 干预的持续时间

体格检查

- 仔细体格检查,特别注意神经系统、呼吸系统和心脏的异常
- 测量身高、体重和头围,并与同年龄、性别的标准值比较
- 监测生命体征

- 检查有无创伤（瘀斑、系带撕裂、球结膜下出血、视网膜出血、前囟膨隆）
- 神经系统检查
- 针对呼吸窘迫或上气道梗阻进行评估，包括面部畸形评估
- 心脏检查，包括杂音、奔马律、脉搏减弱或肝大

警示标志

- 存在以下警示表现时，表明紧急事件很可能具有医学意义并且有特定病理原因
  - 评估时已存在症状如中毒表现、嗜睡、不明原因的反复呕吐或呼吸窘迫
  - 根据照护者的详细描述，在事件发作期间出现显著生理损伤
    - 全身持续性发绀或意识丧失
    - 需要受过培训的人员实施心肺复苏（CRP）
  - 瘀斑或任何其他创伤证据
  - 有既往类似事件史
    - 发生在过去 24h 内
    - 事件在短时间聚集出现
  - 同胞有类似事件发作或发生意外死亡
  - 怀疑有儿童虐待的病史
  - 畸形、先天性异常和/或已知的综合征
- 存在这些警示表现的婴儿
  - 应该入院观察
  - 进行心脏呼吸（cardiorespiratory，CR）监测
  - 根据病史进行具体评估

实验室评估

- 主要针对非低危型 BRUE
- 一般评估
  - 脉搏氧饱和度监测至少 4h
  - 血常规+CRP
  - 胸片
  - 心电图
  - 血糖、碳酸氢盐、静脉血气、乳酸
  - 呼吸道病毒系列检测包括 RSV
  - 百日咳杆菌检测
  - 新生儿疾病筛查性测验结果（如遗传性代谢病）
- 针对特定疾病的评估
  - 呼吸道感染：病原学评估特别是 RSV 和百日咳

◆ 儿童虐待:眼底检查、神经影像学检查、社会调查
◆ 胃食管反流、吞咽功能障碍:见消化系统疾病 3. 胃食管反流
◆ 癫痫或中枢神经系统疾病
● 根据主诉症状对其他疾病进行诊断性检查
　　◆ 体温异常、中毒症状、呼吸窘迫、低氧血症或聚集发作的急性事件
　　　◇ 呼吸道感染评估
　　　◇ 败血症评估
　　　◇ 胸腹部 X 线
　　◆ 睡眠期间发生的事件
　　　◇ 胃食管反流:24h pH 监测等
　　　◇ 惊厥发作:脑电图、神经影像学、腰椎穿刺
　　　◇ 早产儿
　　　◇ 睡眠相关的呼吸障碍:多导睡眠生理监测
　　◆ 低血糖、代谢性酸中毒、呕吐或嗜睡
　　　◇ 血、尿串联质谱,血酮体,游离脂肪酸,基因检测
　　◆ 发绀发作、心脏检查异常或心电图异常
　　　◇ 超声心动图、心电图

鉴别诊断

● 正常,只是误解为异常
　　◆ 在进食或反胃期间短暂地窒息、呕吐或咳嗽
　　◆ 周期性呼吸
● 感染性疾病
　　◆ 呼吸道感染、肺炎
　　◆ 败血症
　　◆ 中枢神经系统感染
　　◆ 泌尿系统感染
● 儿童虐待
● 消化系统问题
　　◆ 胃食管反流
　　◆ 吞咽、吸吮困难
　　◆ 解剖、功能异常
● 中枢神经系统疾病
　　◆ 癫痫
　　◆ 颅脑发育畸形
　　◆ 神经肌肉疾病
　　◆ 各种原因导致的脑损伤

- 心肺疾病
  - ◆ 中枢性、阻塞性呼吸暂停
  - ◆ 气道梗阻或发育异常
  - ◆ 心律失常
  - ◆ 先天性心脏病
- 遗传代谢性疾病
- 其他
  - ◆ 急性胃肠梗阻(肠套叠、肠扭转)
  - ◆ 毒性物质摄入(如药物导致血糖降低或镇静剂)、一氧化碳中毒
  - ◆ 中枢呼吸控制障碍(如低通气综合征)

管理

- 急性期处理
  - ◆ 如果存在严重情况应按照 ABC 处理(保持气道通畅、维持正常呼吸功能、维持循环功能)
- 低危型
  - ◆ 至少观察 24h，识别出需要进一步评估的婴儿
  - ◆ 生命体征观察
  - ◆ 完善一般评估
  - ◆ 应对照护者宣教有关 BRUE 的内容，以及具有这些特征的婴儿风险较低
  - ◆ 提供 CPR 培训资源
- 不符合低危型标准婴儿的处理
  - ◆ 住院观察
  - ◆ 完善一般评估
  - ◆ 其他评估参见实验室评估
  - ◆ 根据可能的病因进行相应治疗
- 家庭监护
  - ◆ 可进行心率、氧饱和度监测
  - ◆ 没有证实有益
  - ◆ 下列患儿可以进行家庭监测
    - ◇ 呼吸暂停和心动过缓反复发作的早产儿
    - ◇ 气道不稳定或慢性肺部疾病的婴儿

预后

- 复发风险为 10%~25%
  - ◆ 发育不成熟
  - ◆ 入院前多次事件发作病史

◆ 病毒性呼吸道感染
- 死亡总体风险<1%,需要心肺复苏者死亡率增高;儿童虐待死亡率也较高
- 目前无证据表明 ALTE 与 SIDS 存在关联

（程国强）

III.

疾　病　篇

一、中枢神经系统疾病

1. 围产期窒息（asphyxia）

相关定义

- 围产期窒息：临分娩（围产期）和分娩时（产时）气体交换受损或血流不充分导致持续低氧血症和高碳酸血症
- 低氧血症：血氧水平异常低，但并不代表组织缺氧，也不是窒息
- 缺氧：机体组织供氧不足
- 缺血：器官供血减少或完全中断，影响向器官的氧运输（缺氧）和底物运输

明确围产期缺氧缺血性事件（胎龄≥35 周）

- 脐带脱垂
- 子宫破裂
- 胎盘早剥
- 羊水栓塞
- 胎儿急性失血
  - 前置胎盘
  - 急性脐带失血
  - 胎儿母体出血
  - 急性产妇出血
- 任何能导致产妇心输出量和/或胎儿血流量突然减少的情况

病史

- 没有任何病史或症状/体征可以单独诊断窒息
- 不能根据任何影像学检查结果诊断窒息
- 胎儿窘迫
  - 胎儿心率变异减少或消失
  - 迟发性减速，较长时间胎儿心动过缓
  - 生物物理学评分较低
  - 胎儿头皮血 pH<7.2
- 羊水胎粪污染
- 明确的缺氧缺血事件
- 出生时需要复苏

- 脐带血 pH<7.1 和 BD>12mmol/L
- 5min Apgar 评分<5 分

临床症状和体征

- 神经系统
  - ◆ 意识状态改变（兴奋、嗜睡、昏迷）
  - ◆ 肌力、肌张力异常（肌张力、肌力低下，早产儿以下肢为主，足月儿以上肢为主，偶有偏瘫）
  - ◆ 惊跳、激惹或惊厥（临床或亚临床惊厥、呼吸暂停）
  - ◆ 原始反射：减弱、增强（吸吮、拥抱、握持反射）
  - ◆ 姿势异常
  - ◆ 自主神经功能异常
    - ◇ 瞳孔：不等大、散大、缩小、对光反射减弱或消失
    - ◇ 心率：增快、减慢、心律失常
    - ◇ 呼吸：急促、呼吸暂停
- 肾脏：少尿、无尿、蛋白尿、血尿、电解质紊乱、酸碱失衡、低钠血症、高钾血症、低钙血症
- 消化系统：缺血性损伤导致喂养不耐受、NEC
- 肝功能：转氨酶升高、直接胆红素增加
- 呼吸系统：急性呼吸窘迫综合征、中枢性呼吸衰竭、肺动脉高压、MAS
- 循环系统：低血压、休克、心律失常、心肌损伤
- 内分泌和代谢：低血糖、高血糖、低钠血症、高钠血症、尿崩症、低钙血症
- 血液系统：血小板减少、有核红细胞增多、凝血功能异常

辅助检查

- 神经功能障碍
  - ◆ 生后早期脑电图或 aEEG 监测
  - ◆ 生后 24h 头颅 B 超
  - ◆ CT 或 MRI（4~7 天）；弥散加权 MRI 生后 24h 内即可异常
  - ◆ MRS：高乳酸峰，N-乙酰天冬氨酸减少提示预后不良风险较高
  - ◆ 腰椎穿刺：存在惊厥、嗜睡、昏迷者腰椎穿刺除外其他疾病
  - ◆ 血氨基酸：昏迷或惊厥者
- 静脉和动脉血气评估酸碱平衡状态
- 血乳酸、血氨
- 血清钠、钾、钙、镁、磷、BUN 和肌酐
- 血 ALT、AST、总胆红素和直接胆红素、同型半胱氨酸、蛋白电泳
- 纸片法血糖监测：出生后 0.5~2h 首次检查，随后第 1 天内 q.4~6h.，随后可

6~8h 1 次,监测至少 72h 或连续血糖监测
- 血小板计数(至少 1 次)、凝血功能监测
- 心脏功能评估
  - 超声心动图
  - 心电图
  - 心肌损伤标志物:肌钙蛋白、心房利尿钠肽、肌酸激酶
- 感染评估
  - 血液和体表微生物培养
  - 血常规和分类、CRP
  - TORCH 筛查
  - 有条件且怀疑存在感染进行腰椎穿刺脑脊液检查
- 没有明确缺氧缺血事件需要进行遗传代谢性疾病筛查

> 注:监测的频率取决于异常的程度

诊断和鉴别诊断

- ACOG 根据下列标准定义窒息:3 条必须同时具备(为重度窒息标准)
  - 脐带血 pH<7.0
  - 5min Apgar 评分<3 分
  - 存在神经系统症状和多器官功能障碍
- 我国窒息诊断标准(2013 年制定):以下(2)~(4)为必要条件,(1)为参考指标
  - (1) 产前具有可能导致窒息的高危因素
  - (2) 1 或 5min Apgar 评分≤7 分,仍未建立有效自主呼吸
  - (3) 脐动脉血 pH<7.15
  - (4) 排除其他引起低 Apgar 评分的病因
- 窒息分类
  - 轻度窒息:无缺氧缺血性脏器损伤
  - 重度窒息:有缺氧缺血性脏器损伤
- 窒息对各器官损害诊断标准
  - 2 个或 2 个以上器官损害称为新生儿窒息后多器官损害
    - 脑病症状:需符合 HIE、颅内出血诊断(参阅 HIE)
    - 肺损害:具备以下 1 条即可诊断
      - 急性肺损伤:$PaO_2/FiO_2<300$ 提示急性肺损伤
      - 持续性肺动脉高压
      - 肺出血
      - 呼吸衰竭:$FiO_2>60\%$ 时,$PaO_2<50mmHg$ 和/或急性期 $PaCO_2>60mmHg$、

pH<7.25

> 需要呼吸支持:如无创和有创正压通气

❖ 心脏损害:满足第 1 条中至少 1 项,加上第 2~4 条之一即可诊断

> 临床特征

✦ 心率减慢(<100 次 /min)、心音低钝

✦ 循环不良表现:如面色苍白、指端发绀、毛细血管再充盈时间>3s(前胸)

✦ 严重时出现心力衰竭、心律失常

> 血清肌酸激酶同工酶≥40IU/L 或心脏肌钙蛋白 T≥0.1ng/ml

> 心电图:Ⅱ导联或 V_5 导联有 ST-T 改变且持续>2 天

> 超声心动图:右心扩大,三尖瓣反流,心肌收缩力降低[EF<55%、FS<25%、CO<100ml/(kg·min)、Cl<2.5]

❖ 肾损害:凡符合(1)~(4)之一均可诊断

> (1)临床有少尿、无尿,尿量<1ml/(kg·h)持续 24~48h

> (2)血尿素氮>7.14mmol/L,肌酐>100μmol/L

> (3)血 β_2 微球蛋白升高反映肾小球滤过率下降,尿 β_2 微球蛋白升高反映肾小管重吸收功能障碍

> (4)多普勒超声肾血流检测:表现为左、右肾动脉主干收缩期血流灌注阻力增大、血流速度较慢,提示血流灌注量减少

❖ 胃肠道损害:只满足第 1 条不可诊断,满足第 2、3 条中任意一条即可诊断

> 喂养不耐受和胃潴留

> 腹胀、呕吐咖啡样物、便血、肠鸣音减弱或完全消失

> X 射线呈现肠胀气、肠袢僵硬、肠间隙增宽、肠壁积气、肠梗阻或穿孔等

❖ 肝损害:生后 1 周内血清丙氨酸转移酶>100IU/L 定义为肝损害

❖ 血液系统损害:满足以下 1 条

> 血小板减少<10×10⁹/L

> 凝血功能异常:超过正常值 1.5 倍

> 出血

评估和处理

● 即刻处理

◆ ABCD(保持气道通畅、维持正常呼吸功能、维持循环功能、药物复苏),参见治疗篇 1. 新生儿复苏

● 监护

◆ 常规床旁监测包括:脑电图,持续测量心率、血压、呼吸频率和脉搏血氧

　　饱和度
- ◆ 有条件时可以开展近红外光谱来评估脑氧合状态
- ◆ 尿量评估：每 6h 1 次
- ◆ 血糖、液量、血电解质评估
- ◆ 体温管理
- ● 一般处理
  - ◆ 监测出入量
  - ◆ 限制液体：60ml/（kg·d），目前主张根据体液丢失情况决定补液量，并不特别强调限液。如果尿量减少或无尿，且水肿，应该根据不显性失水量+尿量决定补液量，避免液体过多
  - ◆ 尿量正常后开始补钾
  - ◆ 静脉输注葡萄糖［4~6mg/（kg·min）］，维持血糖在正常高限（5~6mmol/L）
  - ◆ 如果存在严重酸中毒病史，可给予碱性液体纠正酸中毒，较轻酸中毒可自行恢复或给予 10ml/kg 生理盐水扩容
  - ◆ 禁食 48~72h。目前认为如果肠鸣音正常，已经排出胎粪，可给予肠道喂养，母乳为最优选择，可给予微量喂养
  - ◆ 维持血压和灌注（避免低血压或高血压），可酌情使用扩容、血管活性药物等
  - ◆ 避免低碳酸血症和高碳酸血症（最佳范围 40~55mmHg），维持正常氧合
  - ◆ 避免体温升高
  - ◆ 不能除外感染的患儿给予抗生素治疗
  - ◆ 对出血患儿输注血浆等
- ● 支持和对症处理（见疾病篇 2. 缺氧缺血性脑病）
- ● 特异性治疗
  - ◆ 亚低温治疗（全身和头部低温）可以减轻脑损伤，安全性较高

随访

- ● 如果首次检查提示异常，3 月龄时复查 CT 或 MRI
- ● 如果 EEG 异常，应在 1、3、6 月龄随访
- ● 按高危新生儿随访（体格发育、头围、运动发育、认知功能发育、听力/视觉发育、语言行为发育等）

并发症及预后

- ● 神经功能发育与新生儿期 HIE 严重程度有关；HIE 患儿死亡或后遗症（脑瘫和智力发育迟缓）发生率为 25%
- ● 发生癫痫的风险增加 2~5 倍
- ● 异常神经功能持续时间越久，远期预后不良的风险越高

- EEG 和脑功能成像可以为评价预后提供参考信息
- 其他器官功能障碍持续存在的可能性很小

（尹兆青　王来栓）

2. 缺氧缺血性脑病（hypoxic ischemic encephalopathy，HIE）

概述

- HIE：围产期缺氧缺血导致的以神经系统表现为主的临床综合征
- 应特别注意 HIE 诊断扩大化
  - ◆ 新生儿窒息不能等同于 HIE
  - ◆ 不能简单地将低 Apgar 评分归结为窒息或 HIE
  - ◆ 不能仅仅依靠影像学诊断 HIE：只是反映存在脑损伤，但并不能明确病因
  - ◆ 脑电生理在脑病预后评估中具有重要价值，但不能明确病因
- 发病率 1.0%~1.5%。胎龄<36 周为 9%；胎龄≥36 周为 0.5%

病史

- 产前
  - ◆ 母亲糖尿病
  - ◆ 妊娠期高血压
  - ◆ 胎盘功能不全
  - ◆ FGR
  - ◆ 母亲低血压
  - ◆ 早产
  - ◆ 胎儿畸形
  - ◆ 生物物理学评分
  - ◆ GBS 状态
  - ◆ 药物使用史：违禁药物、抗惊厥药物等
- 分娩
  - ◆ 母亲出血（前置胎盘、胎盘破裂等）
  - ◆ 母亲低血压、休克
  - ◆ 脐带脱垂、打结/扭转、破裂
  - ◆ 子宫破裂
  - ◆ 羊水栓塞
  - ◆ 急产、难产、助产、产程延长
  - ◆ 创伤分娩

- ◆ Apgar 评分、复苏过程
- ◆ 胎心监护情况
- ◆ 感染
- ● 产后
  - ◆ 严重肺部疾病
  - ◆ 先天性心脏病
  - ◆ 败血症
  - ◆ 心血管功能障碍

临床症状和体征

- ● 多数宫内缺氧缺血并不导致明显的神经损伤和神经发育不良
- ● 严重宫内缺氧缺血出生时婴儿可表现为急性脑病或脑病恢复期
- ● 分娩期间缺氧缺血,出生后不久即可发生神经系统损伤症状
- ● 临床表现严重度不同,与缺氧缺血持续时间和严重程度有关
- ● HIE 临床表现是一个动态过程,需要进行动态评估,特别是生后 12h 以内
- ● 早期临床动态评估结合脑电生理监测有助于筛查出更多适合低温治疗的患儿
- ● HIE 临床分度
  - ◆ 轻度 HIE
    - ✧ 意识状态:兴奋、激惹
    - ✧ 原始反射:正常、活跃
    - ✧ 肌张力、肌力:正常、增高
    - ✧ 惊厥发作:无
    - ✧ 呼吸衰竭:无
    - ✧ 瞳孔:无异常,对光反射存在
    - ✧ 轻度只是早期的临床分度,早期轻度 HIE 患儿可进展为中重度
    - ✧ 轻度 HIE 的患儿可导致远期不良神经结局
    - ✧ 生后评估正常或轻度 HIE 需要动态评估
  - ◆ 中重度 HIE
    - ✧ 意识状态:嗜睡或昏迷。重度 HIE 昏迷常见
    - ✧ 肌张力:增高、低下。重度 HIE 早期多表现低下,后期增高
    - ✧ 自发运动减少
    - ✧ 原始反射减弱或消失:重度 HIE 多消失
    - ✧ 脑神经麻痹:多见于重度 HIE
    - ✧ 惊厥
      - ➢ 分娩期间发生缺氧缺血:生后 12~24h 发生惊厥
      - ➢ 可继发于低血糖

> 5min Apgar 评分≤5 分、产房需要气管插管、脐带动脉血 pH≤7.0 与惊厥发作显著有关
◇ 呼吸状态：中枢性或周围性呼吸衰竭。重度 HIE 更常见
◇ 瞳孔：扩大，对光反射减弱或消失
◇ 病程
> 中度 HIE 一般可在 7 天左右恢复。不恢复者发生不良结局的风险增加。不良预后发生率 20%~40%
> 重度 HIE 多需要 2 周以上逐渐稳定。不良预后发生率 50%~70%
- 80% 以上的 HIE 存在神经系统以外的缺氧缺血损伤
  ◆ 心血管
    ◇ 三尖瓣关闭不全
    ◇ 低血压
    ◇ 心肌功能障碍
    ◇ 充血性心力衰竭
    ◇ 心肌坏死
    ◇ 心律失常：严重者可发生室性心律失常、室上性心动过速
  ◆ 肾脏
    ◇ 急性肾衰竭
    ◇ 抗利尿激素分泌异常综合征
    ◇ 急性肾小管或皮质坏死
  ◆ 肝脏
    ◇ 转氨酶升高
    ◇ 高血氨
    ◇ 间接和/或直接胆红素升高
    ◇ 凝血因子减少
  ◆ 坏死性小肠结肠炎
  ◆ 呼吸系统
    ◇ 呼吸窘迫综合征
    ◇ 持续肺动脉高压
    ◇ 胎粪吸入综合征
  ◆ 血液系统
    ◇ 血小板减少
    ◇ 弥散性血管内凝血
    ◇ 贫血：多存在其他原因导致的出血
  ◆ 代谢紊乱
    ◇ 乳酸性酸中毒
    ◇ 低血糖

◇ 低钙血症

◇ 低镁血症

◇ 急性肾衰竭或抗利尿激素分泌异常合并低钠血症

◇ 脑性低钠、高钠血症

辅助检查

- 生化检查
  - ◆ 血常规+CRP，评估 Hb、血小板和炎症指标
  - ◆ 病原学评估：血培养、TORCH 筛查、肠道病毒
  - ◆ 动脉血气
  - ◆ 血糖监测：第 1 个 24h，q.4h.；24~72h，每天 q.6~8h.；复温期间，q.2h.。低血糖和高血糖干预后 1h 监测
  - ◆ 动脉乳酸
  - ◆ 血电解质、血肌酐、肝功能
  - ◆ 凝血功能监测
  - ◆ 谷草转氨酶
  - ◆ 脑特异性肌酸激酶 BB（CK-BB，肌酸激酶同工酶）
  - ◆ 次黄嘌呤
  - ◆ 促红细胞生成素、β-内啡肽
  - ◆ 脑脊液（较少做）
    - ◇ 乳酸盐、乳酸脱氢酶
    - ◇ 羟基丁酸脱氢酶
    - ◇ 神经元特异性烯醇化酶
    - ◇ 纤维蛋白原降解产物
- 脑影像学研究
  - ◆ 头颅 B 超
    - ◇ 可明确脑室内出血和 PVL
    - ◇ 很难区分缺血和出血性病变
    - ◇ 对皮层损伤不敏感、可能会漏诊
  - ◆ CT
    - ◇ CT 正常预后多正常或轻微脑功能障碍
    - ◇ 广泛弥散性低密度影提示新生儿死亡和严重神经发育不良
    - ◇ 局灶性、多灶性和广泛的缺血性损伤
    - ◇ 缺氧缺血事件后数周弥散性皮质损伤才比较明显
    - ◇ 脑实质、脑室内、蛛网膜下腔、小脑出血
    - ◇ 基底结下丘脑病变和选择性的神经元损伤，MRI 检查更可靠
  - ◆ MRI

- ◇ 对局灶性、多灶性缺血损伤较为敏感
- ◇ 弥散加权 MRI 对检查缺血病变更敏感
- ◇ 轻中度缺血导致的基底节区损伤
- ◇ 严重缺氧缺血多导致双侧损伤,主要位于下丘脑腹外侧核、豆状核、海马和中央前回皮层
- ◇ 更严重缺氧缺血可导致弥漫的皮质损伤
- ◇ MRI 对检测早产儿 PVL,特别是非囊性 PVL 比超声更敏感
  - ◆ 磁共振波谱(MRS)
    - ◇ NAA/胆碱比值降低、乳酸峰值升高、乳酸/胆碱比值升高,间接提示
    - ◇ 乳酸/胆碱比值升高伴基底节和丘脑异常提示预后不良
    - ◇ 无机磷增加(31P):24~72h 增加,随后数天内恢复正常
  - ◆ MRI 和 MRS 变化时间
    - ◇ 生后 24h 内:乳酸峰增加
    - ◇ 24~72h:NAA/ 胆碱比值降低和弥散加权 MRI 信号异常
    - ◇ 72h:T_2 高信号
    - ◇ 1~3 周:广泛萎缩,囊性变
    - ◇ 生后 7~10 天 MRI 可能出现假阴性结果。最好的检查时间是生后 4~7 天,或 2 周以后
- ● 脑电生理
  - ◆ 全导联脑电图
    - ◇ 可以诊断新生儿惊厥
    - ◇ 低电压活动(5~15μV)、脑电静止(< 5μV)和暴发抑制提示预后不良
      - ➤ 早期脑电图异常有助于筛选合适的患儿进行早期干预
        - ✦ 24h 以内:相对低电压(<25μV)、慢 θ 和 δ 波
        - ✦ >24h:暴发波或多灶性低频率(1~1.5Hz)电惊厥
        - ✦ 临床和脑电图在 5 天内恢复正常预后良好
        - ✦ 周期脑电静止、暴发抑制、暴发频率<6s、暴发抑制>7 天预后不良
  - ◆ 振幅整合脑电图(aEEG)
    - ◇ 惊厥的检测相对不敏感,但比常规脑电图更容易阅读
    - ◇ 正常上边界电压>10μV、下边界电压>5μV
    - ◇ 中度异常:上边界电压>10μV、下边界电压<5μV
    - ◇ 严重异常:上边界电压、下边界电压<5μV,暴发抑制
    - ◇ 重度异常持续超过 3h 多提示预后不良
- ● Sarnat 和 Sarnat 分级:病情监测和严重度评估
- ● 其他检查
  - ◆ 诱发电位检查:躯体感觉诱发电位(SEP)、视觉诱发电位(VEP)、听觉诱发

电位（AEP）

◇ SEP 和 VEP 正常预后良好

◇ VEP 异常≥1 周,新生儿期死亡率高,后遗症发生率高

◇ SEP 持续双侧异常≥1 周,预后不良

◆ 脑干听觉诱发电位对诊断有益,但是不如 SEP 和 VEP 可以评价预后

◆ 近红外线光谱分析:显示脑氧合

◇ 尽管窒息后氧利用降低,但脑血管氧的输送增加,脑静脉氧饱和度增加

◆ 经颅多普勒超声（TCD）

◇ 脑血流速率增加或出现舒张期逆向血流提示预后不良的风险增加

诊断和鉴别诊断

● 诊断标准

◆ 美国妇产科医师协会 HIE 的诊断标准:必须全部满足以下 4 条

◇ 出生时脐动脉血 pH<7.0

◇ Apgar 评分 0~3 分持续 5min 以上

◇ 意识、肌张力、反射改变和惊厥等中枢神经系统症状/体征

◇ 生后短期内出现多脏器或系统(心血管、胃、肠、肺、血液或肾脏)功能障碍

◆ 中华医学会儿科学分会新生儿学组（2005 年）

◇ 有明确的胎儿窒迫的产科病史及严重的胎儿窒迫表现(胎心<100 次/min,持续 5min 以上和/或羊水Ⅲ度污染),或分娩时有明显窒息史

◇ 出生时有重度窒息,指 1min Apgar 评分≤3 分,并延续至 5min 时仍≤5 分;或出生时脐动脉血气 pH≤7

◇ 生后不久出现神经系统症状,并持续 24h 以上

◇ 排除电解质紊乱、颅内出血和产伤等原因引起的抽搐,以及宫内感染、遗传代谢性疾病和其他先天性疾病引起的脑损伤

◇ 同时具备以上 4 条者可确诊,第 4 条暂时不能确定者可作为拟诊病例;本诊断标准仅适用于足月新生儿 HIE 的诊断

● 鉴别诊断

◆ 需要和导致新生儿脑病的其他病因鉴别。参阅症状篇 1. 新生儿脑病

处理

● 早期识别缺氧缺血高危儿,早期预防避免导致 HIE

● 采用标准化的神经系统功能评估,动态评估早期筛查适合低温治疗的患儿

● 支持治疗

◆ 优化通气和氧合

◇ 采用吸氧、机械通气方式维持氧分压：50~70mmHg，PCO_2 45~55mmHg
◇ 维持 pH 7.25~7.35
◇ 避免低碳酸血症（<35mmHg）和高碳酸血症（>60mmHg）
◇ 避免高氧血症
◇ 存在 PPHN 的患儿在无禁忌证的情况下应给予 NO 吸入

◆ 维持正常的血压、维持心输出量
　◇ 在有条件的医院建议进行功能超声检查
　◇ 存在低血压的患儿首选生理盐水 10ml/kg 扩容，时间 30min~1h。扩容期间密切监护
　◇ 病情加重时停止扩容，给予血管活性药物，可选择多巴酚丁胺或多巴胺
　◇ 扩容有效，没有完全正常可继续给予生理盐水 10ml/kg 扩容
　◇ 存在明显失血的患儿可给予浓缩红细胞，维持 Hb>120g/L
　◇ 存在低钙血症的患儿，需要补充钙剂
　◇ 严重心律失常者需要抗心律失常治疗
　◇ 低温治疗的患儿心率<80 次 /min，需要将目标温度调高 0.5℃

◆ 纠正酸中毒
　◇ 多数可自行恢复
　◇ pH<7.10 或 BD>12mmol/L，可酌情给予碳酸氢钠
　◇ 一般在 24h 内纠正，不建议过快纠正酸中毒
　◇ 存在呼吸性酸中毒的患儿不需要给予碳酸氢钠，需调整呼吸机参数
　◇ 纠正酸中毒过程中注意高钠血症

◆ 维持血糖 5~8mmol/L

◆ 避免高黏滞血症

◆ 控制惊厥（见症状篇 2. 新生儿惊厥）

◆ 必要时限制液体（不推荐给予糖皮质激素和利尿剂）
　◇ 严格监控出入量，根据出量调整液体入量
　◇ 少尿或无尿的患儿给予不显性失水量+ 尿量
　◇ 尿量正常的患儿不需要严格限液
　◇ 不能以牺牲血压为代价限液
　◇ 不推荐应用甘露醇和呋塞米

● 血液系统
　◇ 存在出血倾向或出血的患儿需要给予新鲜冷冻血浆
　◇ 凝血功能超过正常值 1.5 倍需要处理

● 神经保护治疗
　◆ 亚低温：生后 6h 内开始治疗，持续 72h
　　◇ 选择性头部降温伴轻度全身低温与全身低温的安全性和效果均可

靠,可以显著降低死亡和不良预后的发生率
- ◆ 其他神经保护策略没有证实有效
- 特异性治疗
  - ◆ 无

并发症及预后

- 大部分存活的 HIE 无严重伤残
- 生后 1~2 周神经学检查正常,多预后良好
- 总的危险性
  - ◆ 病死率为 12.5%
  - ◆ 神经障碍发病率为 14%
  - ◆ 死亡或神经性障碍发病率为 25%
- 神经后遗症风险增加
  - ◆ Apgar 评分 20min 0~3 分
  - ◆ 多器官功能障碍,尤其是少尿>36h
  - ◆ 严重神经系统症状(参见 Sarnat 和 Sarnat 分级)
    - ◇ 轻度:大多数预后良好
    - ◇ 中度:判断预后较为困难,如果临床症状和体征超过 5 天,预后多不良
    - ◇ 计算、阅读和/或拼写困难,无残疾的存活者可能存在注意力和短期记忆缺陷
    - ◇ 重度:死亡危险性高(0~80%)或严重残疾(智力落后、脑瘫、皮质盲、癫痫、听力多正常)
  - ◆ 惊厥,特别发生于生后 12h 内,且难于控制者
  - ◆ 生后 24~72h MRI 异常
  - ◆ MRS
    - ◇ 乳酸升高,乳酸 /NAA 升高
    - ◇ P31 升高
  - ◆ 脑电图异常的严重度和持续时间
    - ◇ 生后第 1 天仅呈现为正常或轻度异常脑电图,预后较好
    - ◇ 脑电图 7 天内恢复正常大多预后较好
    - ◇ 中到重度异常脑电图者预后不良
    - ◇ 任何时间出现暴发抑制、等电压脑电图或异常持续 12 天以上预后不良
  - ◆ 脑干功能持续异常远期预后多不良
  - ◆ SEP、VEP 和 AEP 异常超过 7 天
  - ◆ 生后 1~3 天多普勒超声脑血流量增加

◆ 胎儿多普勒超声脑血流阻力指数降低
◆ 3 月龄发生小头畸形提示神经发育预后差
◆ 视神经萎缩提示视力损伤严重

（尹兆青　王来栓）

3. 颅内出血（intracranial hemorrhage,ICH）

（1）蛛网膜下腔出血

概述

- 血液积聚在蛛网膜和软脑膜之间
- 蛛网膜下腔的脑桥静脉破裂,蛛网膜下腔的软脑膜动脉破裂少见
- 原发性多见,也可以继发于脑室内出血、大脑或小脑出血
- 早产儿和足月儿均可发生
- 原发性多为自限性
- 是新生儿的第二大常见 ICH

病史

- 助产,包括产钳和胎头吸引（足月儿）
- 缺氧缺血性损伤（早产儿）
- 血管畸形破裂:动静脉畸形

临床症状和体征

- 无或轻微临床症状
- 生后 24h 内惊厥,特别是足月儿,发作间期婴儿情况良好
- 部分患儿惊厥发生在生后 2~4 天
- 大量蛛网膜下腔出血导致神经功能快速恶化,嗜睡昏迷

辅助检查

- 血常规和白细胞分类:重点关注 Hb、血小板
- 凝血功能
- 均匀一致的血性脑积液、红细胞和蛋白质升高
- CT:上矢状窦出血
- 头颅超声:相对不敏感
- 脑电图:惊厥或疑似惊厥发作

鉴别诊断

- 其他颅内出血导致神经症状:脑室内出血、小脑出血、硬膜下出血
- 中枢神经系统肿瘤

处理

- 抗惊厥治疗
- 纠正凝血功能异常
- 维持水电解质平衡
    - ◆ 大量出血:血容量不足
    - ◆ 抗利尿激素分泌异常:水钠潴留
- 特异性治疗
    - ◆ 无

随访

- 急性期神经功能随访
- 监测头围
- 必要时进行影像学随访

并发症及预后

- 蛛网膜下腔出血多来源于静脉、自限性:大多数婴儿预后良好
- 惊厥的足月儿 90% 发育正常
- 脑积水:很少发生,严重病例粘连导致第四脑室流出道受阻,可发生脑积水
- 大量蛛网膜下腔出血可导致死亡

(2) 硬脑膜下出血

概述

- 血液聚积在硬脑膜和蛛网膜之间,并累及硬脑膜下腔的脑桥静脉撕裂
- 最常受累的血管
    - ◆ 脑桥静脉
    - ◆ 硬脑膜撕裂(大脑镰、小脑幕及相关静脉)
- 血液聚积导致颅内压(ICP)增高的相关症状
- 残留血肿可进展为慢性硬脑膜下血肿,发生硬脑膜下积液和颅内压增高
- 足月儿多见

病史

- 分娩史：难产、助产
- 早产儿或足月儿
  - ◆ 臀位产
  - ◆ 面或额先露

临床症状和体征

- 无症状：50% 足月儿无症状
- 部分可隐匿进展，后期发生硬脑膜下血肿、积液和颅内高压
- 出血对侧上下肢不对称性的肌张力低下
- 同侧第三对脑神经受损（特异性较强）
- 可伴发骨折（少见）
- 头部严重变形
- 臀位分娩多见
- 神经系统的症状与血管破裂位置、颅后窝或脑凸面和出血量有关
  - ◆ 脑幕撕裂伤
    - ✧ 足月儿常见
    - ✧ 出生后急性神经功能障碍
    - ✧ 意识状态差
    - ✧ 局灶性惊厥
    - ✧ 运动不对称、偏瘫
    - ✧ 眼睛向病灶侧斜视
    - ✧ 颈部抵抗
    - ✧ 出血量较大时呼吸障碍
  - ◆ 颅后窝硬脑膜下出血
    - ✧ 随着出血缓慢增加，生后 24h 到 3~4 天逐渐出现症状
    - ✧ 颅内压升高症状：前囟膨隆、烦躁不安或昏睡
    - ✧ 脑干症状：呼吸异常、眼球运动异常、面瘫
    - ✧ 惊厥
  - ◆ 硬脑膜下大脑凸面：典型的为单侧，3 种临床类型
    - ✧ 无或轻微临床症状，易激惹
    - ✧ 生后 24~48h 局部神经症状（偏瘫、眼球向对侧偏移、惊厥）
    - ✧ 数月后慢性硬脑膜下积液导致头围增大，透光试验阳性

辅助检查

- CBC

- 凝血功能
- 血清胆红素(可导致黄疸)
- 不推荐腰椎穿刺,可导致脑疝
- 头颅 CT
- 颅后窝出血,MRI 敏感性更高
- 头颅超声:诊断硬膜下出血不可靠
- 颅骨平片排除骨折

鉴别诊断

- 其他颅内出血导致神经症状:脑室内出血、小脑出血、蛛网膜下腔出血

处理

- 严密观察神经系统症状
- 控制惊厥
- 可同时发生缺氧缺血性脑损伤
- 纠正凝血功能异常
- 特异性治疗
  - ◆ 必要时进行外科手术治疗

随访

- 神经系统症状出现变化时,应随访 CT 或 MRI
- 如果惊厥发作,应随访脑电图
- 远期:神经发育

并发症及预后

- 早期死亡
- 轻微神经功能障碍
- 存活者可发生脑积水
- 并发症危险因素
  - ◆ 早产
  - ◆ 出生窒息
  - ◆ 休克
  - ◆ 缺氧缺血性脑病
  - ◆ 感染
  - ◆ 出血量
- 出血量少者,50% 以上神经发育正常

(3) 帽状腱膜下出血

概述

- 帽状腱膜下层软组织内小血管和/或导血管破裂出血引起
- 多由产伤导致：胎头吸引更常见
- 出血量可突然增加，导致低血容量休克
- 足月儿常见

病史，临床症状和体征

- 少见
- 出血位于帽状腱膜下，从额部扩展到枕部
- 头部肿块扩展到颈部前额部，坚实或有波动感
- 边界不清，按压可有噼啪声
- 出生后出血量逐渐增加
- 可能量非常巨大

辅助检查

- 非特异性
  - ◆ 如出血量大或存在其他部位出血
  - ◆ 凝血功能检查
  - ◆ 血常规
  - ◆ D-二聚体
  - ◆ 血气分析
- 头颅 X 线除外颅底骨折、鼓室积血
- 头颅 CT（很少需要）、除外其他部位出血

鉴别诊断

- 头皮水肿
- 头颅血肿

处理

- ABC（保持气道通畅、维持正常呼吸功能、维持循环功能）
- 评估并纠正休克
- 维持水电解质平衡
- 贫血患儿输注浓缩红细胞
- 纠正凝血功能异常和严重低血容量

注:禁止穿刺抽吸

随访

- 无并发症者不需要随访

并发症及预后

- 并发症
  - ◆ 严重低血容量
  - ◆ 高胆红素血症
  - ◆ 贫血
  - ◆ 头骨骨折
- 2~3 周自然吸收

(4) 小脑出血

病史

- 早产儿多见
- 足月儿臀位分娩
- 头颅变形,枕骨骨折
- 缺氧缺血性脑病
- 早产儿严重呼吸窘迫
- 机械通气

临床症状和体征

- 无症状,头颅超声、MRI 检查发现
- 生后 1~3 周出现症状,多在生后第 2 天出现临床表现
- 呼吸暂停、心动过缓、Hct 下降,临床逐渐恶化
- 嗜睡或昏迷
- 脑神经异常
- 角弓反张

辅助检查

- 血常规:Hb 和血小板
- 凝血功能
- CT、MRI
- 头颅超声可发现部分病例(可通过后囟)

鉴别诊断

- 其他形式的颅内出血

处理

- 神经外科会诊
- 根据出血量和临床表现决定采取保守治疗或外科治疗
- 支持治疗:维持呼吸功能、循环功能、液体疗法等
- 必要时输注红细胞纠正贫血
- 纠正凝血功能异常
- 无特异性治疗

随访

- 神经发育
- 头颅 B 超或 CT

并发症及预后

- 早产儿严重小脑出血预后较差
  - ◆ 严重认知和运动障碍
  - ◆ 脑积水
- 足月儿:意向性震颤、辨距不良、共济失调、肌张力低下

(5) 脑实质出血

概述

- 足月儿
  - ◆ 产科和分娩合并症
  - ◆ 血管发育异常(并不少见)
- 早产儿
  - ◆ 呼吸支持或循环支持
  - ◆ 与胎龄有关,也与检查方法有关
    - ◇ 神经病理研究 BW<1 500g 的发生率为 15%~25%
    - ◇ 头颅 B 超研究 VLBW 发生率约为 2.8%,BW<750g 的发生率为 8.7%
    - ◇ MRI:胎龄<34 周早产儿发生率约为 10%
    - ◇ BW<750g,发生率为 8.7%

高危因素

- 大脑半球或小脑原发性出血
- 静脉梗死
- 脑室内出血和蛛网膜下腔出血,主要见于早产儿
- 后颅窝的外伤,主要见于足月儿

临床症状和体征

- 单侧局灶性多见
- 发于右侧
- 颅内出血的一般症状
- 无法解释的运动激惹、呼吸功能恶化
- 呼吸暂停和呼吸不规则

辅助检查

- 血常规+CRP
- 凝血功能
- CT 和 MRI 优于头颅 B 超
- 脑电生理检查

处理

- 即刻处理:ABC(保持气道通畅、维持正常呼吸功能、维持循环功能)
- 存在休克的患儿纠正休克
- 凝血功能异常输注新鲜冷冻血浆
- 应用 Vit K_1
- 维持水电解质平衡
- 严重患者可外科干预

随访

- 定期随访血常规
- 随访头颅影像学
- 神经发育评估

并发症和预后

- 筛查发现的无症状患儿通常预后较好
- 并发症包括
  - ◆ 脑积水
  - ◆ 脑软化

- ◆ 运动功能障碍
- ◆ 行为发育异常
- ◆ 智力障碍
- ◆ 视觉和听觉功能异常
- ◆ 癫痫

（王来栓）

4. 脑室周围-脑室内出血（periventricular-intraventricular hemorrhage，PIVH）

概述

- ● 多发生于早产儿，胎龄越小发生率越高
- ● 可以蔓延到脑室内和脑实质，在超声或 MRI 表现为 PIVH
- ● 早发型是指生后<72h 诊断的脑室周围-脑室内出血
- ● 晚发型是指生后 72h 诊断的脑室周围-脑室内出血
- ● 生后 3~4 天为该病的危险期
- ● 胎龄<32 周早产儿，发生率大约为 10%
  - ◆ BW<1 500g 发生率约为 20%
  - ◆ BW<1 000g 发生率约为 45%
- ● 在发达国家的发生率于 20 世纪 90 年代后逐渐降低
  - ◆ BW<1 500g 由 40%~60% 降低到 20% 左右
  - ◆ 可能与产前应用激素、产后应用表面活性物质等有关
- ● 早产儿颅内出血最常见的部位为脑室周围区域

分级

- ● Ⅰ级：生发基质出血（GMH）
- ● Ⅱ级：脑室内出血不伴脑室扩张
- ● Ⅲ级：脑室内出血伴脑室扩张，出血超过脑室容积的 50%
- ● Ⅳ：伴有脑实质出血或脑室周围静脉梗死

病史

- ● 足月儿
  - ◆ 缺氧缺血
  - ◆ 25% 没有明确的发病因素
  - ◆ 少数患儿：出血性梗死、血管破裂、凝血异常、肿瘤
  - ◆ 严重感染史

- ◆ 产伤史
- ◆ 急产、助产
- 早产儿
  - ◆ 出血的发生率与胎龄显著相关
  - ◆ 生发基质、脑室内出血发病率为 20%~40%
  - ◆ 发病日龄
    - ◇ 50% 的 PIVH 发生于生后第 1 天
    - ◇ 90% 的 PIVH 发生在生后 4 天以内
  - ◆ 脑实质出血性梗死发生率为 0~15%
  - ◆ 脓毒血症
  - ◆ 窒息史
  - ◆ 分娩方式

高危因素

- 产前因素
  - ◆ 母体绒毛膜羊膜炎
  - ◆ 母体药物
    - ◇ 产前类固醇治疗可减少 PIVH 发生
    - ◇ 阿司匹林可能增加 PIVH 发生
  - ◆ 产前窒息
  - ◆ 妊娠期高血压
  - ◆ 胎儿炎症反应综合征
- 分娩因素
  - ◆ 窒息
  - ◆ 产房内正压通气复苏
  - ◆ 未进行延迟脐带结扎
  - ◆ 低体温
- 新生儿因素
  - ◆ 早产
  - ◆ 未用 Vit K$_1$
  - ◆ 呼吸因素
    - ◇ 呼吸窘迫伴低碳酸血症、高碳酸血症、缺氧,和/或酸血症发作
    - ◇ 机械通气
    - ◇ 较高的气道平均压:静脉回流障碍
    - ◇ 人机对抗
    - ◇ 气胸
    - ◇ 胸部叩击

　　　　◇ 不适当的气管内吸引
　　◆ 循环因素
　　　　◇ 低血压、血压波动
　　　　◇ 低血容量
　　　　◇ 休克
　　　　◇ PDA 及其手术结扎
　　　　◇ 换血、部分换血
　　◆ 水电解因素
　　　　◇ 液体量过多
　　　　◇ 低钠血症、高钠血症
　　　　◇ 快速输注液体,包括扩容
　　　　◇ 高渗液体输注,如碳酸氢盐治疗
　　◆ 其他
　　　　◇ 出生后转运
　　　　◇ 疼痛刺激
　　　　◇ 低体温
　　　　◇ 血凝障碍和血小板减少
　　　　◇ 扩瞳、眼科检查
　　　　◇ 惊厥发作
● 遗传因素
　　◆ 凝血因子相关基因突变
　　◆ 胶原基因
　　◆ 炎症因子相关基因突变

临床症状和体征

● 足月儿
　　◆ 惊厥发作:局灶性和/或多灶性发作占 65%
　　◆ 易激惹
　　◆ 呼吸暂停、发热
　　◆ 前囟膨隆、呕吐、颅内压增加
● 早产儿(临床表现多样)
　　◆ 无症状,占 25%~50%。常规颅脑超声筛查发现
　　◆ 进展性:进展经过几小时到数天,最常见,非特异性症状和体征
　　　　◇ 意识水平改变
　　　　◇ 肌张力减退
　　　　◇ 自发性和诱发性运动减少
　　　　◇ 眼睛位置和运动的微小变化

◇ 呼吸功能紊乱
◆ 急剧恶化:少见,进展经过几分钟到几小时
   ◇ 昏睡或昏迷
   ◇ 呼吸不规则、通气不足或呼吸暂停
   ◇ 去大脑姿势
   ◇ 全身性癫痫发作,尤其是强直发作
   ◇ 肌力、肌张力低下
   ◇ 脑神经异常,包括瞳孔对光反射消失
   ◇ 其他急剧恶化表现的特征:前囟隆起、低血压、心动过缓、红细胞比容下降、代谢性酸中毒、抗利尿激素分泌不当

实验室检查

- 头颅超声
  - ◆ 对所有胎龄<32 周或体重<1 500g 的婴儿都应常规进行超声筛查
  - ◆ 第 1 次筛查应在生后 1 周内进行
    - ◇ 第 1 次筛查正常,纠正胎龄 36 周再次筛查
    - ◇ 第 1 次筛查异常,应每周进行 1 次随访,直到纠正胎龄 36 周
    - ◇ Ⅲ~Ⅵ度 IVH 应每周随访 2 次
  - ◆ 下列情况应随时进行检查
    - ◇ 婴儿具有异常临床体征
    - ◇ 极严重疾病
    - ◇ Hb 突然下降
    - ◇ 病情突然恶化
- CT:少用,足月儿可进行检查。除外其他部位出血
- CBC
- 足月儿或伴发其他部位出血者进行凝血功能检查
- 腰椎穿刺:少用

鉴别诊断

- 其他类型的颅内出血(见蛛网膜下腔出血、硬脑膜下出血、小脑出血)

管理

- 预防大于治疗
- 产前
  - ◆ 预防早产
  - ◆ 产前给予合适剂量、种类的糖皮质激素,优先选择倍他米松
  - ◆ 产前应用硫酸镁

- ◆ 对存在胎膜早破的早产儿给予抗生素
- ◆ 宫内转运
- 产房
  - ◆ 在具有Ⅲ级 NICU 的医院分娩
  - ◆ 由具有复苏经验的新生儿医师团队进行复苏
  - ◆ 维持体温在 36℃以上
  - ◆ 延迟脐带结扎
  - ◆ 心肺功能稳定对存在呼吸问题的患儿早期应用表面活性物质
  - ◆ 专业团队转运
- 新生儿期
  - ◆ 优化呼吸管理
    - ◇ 注意用氧监护,避免高氧和低氧血症
    - ◇ 避免低碳酸血症,慎用允许性高碳酸血症
    - ◇ 需要时尽可能早期应用咖啡因
    - ◇ 减少 BPD 发生,减少机械通气时间(保护性通气策略)
    - ◇ 早期应用表面活性物质
    - ◇ 尽可能应用无创呼吸支持
    - ◇ 尽可能应用同步呼吸
    - ◇ 最小的潮气量
    - ◇ 合适的 PIP 和 PEEP
    - ◇ 尽早撤离呼吸支持
    - ◇ 不需要常规吸引
    - ◇ 避免胸部理疗
    - ◇ 不常规应用镇静剂和肌松剂
  - ◆ 维持循环功能稳定
    - ◇ 监测血压和心功能
    - ◇ 谨慎扩容,扩容时间>30min
    - ◇ 对没有明显血容量丢失的患儿扩容量不超过 2 次,总量不超过 30ml/kg
    - ◇ 慎用碳酸氢钠纠酸,如果需要,则要输注 30min 以上
    - ◇ 慎用血管活性药物
  - ◆ 水电解质平衡
    - ◇ 注意避免液体负荷过多
    - ◇ 监测电解质,避免高钠血症或低钠血症
    - ◇ 监测血糖,避免高血糖或低血糖
  - ◆ 慎用血制品
  - ◆ 减轻炎症反应

    ◇ 避免或减轻应激和疼痛反应

    ◇ 新生儿个体化发育支持护理（NIDCAP）

    ◇ 有创操作应给予镇痛，选择非药物镇痛

    ◇ 术后常规给予镇痛管理

    ◇ 必要时选择吗啡或芬太尼镇痛

    ◇ 72h 内尽可能避免腰椎穿刺

  ◆ 保持头部处于正中位，可抬高 30°

- 支持治疗
  - ◆ ABC（保持气道通畅、维持正常呼吸功能、维持循环功能）
  - ◆ 维持动脉灌注，以避免低血压或高血压，以及维持脑血流量
  - ◆ 保证充足的氧合与通气，尤其避免低碳酸血症、高碳酸血症及酸中毒
  - ◆ 提供适量的补液、代谢及营养支持
  - ◆ 控制惊厥
  - ◆ 腰椎穿刺放液：目前无充分证据支持
- 特异性治疗
  - ◆ 无

随访

- 短期：如果第 4 天或第 7 天证实存在出血，每周随访 1 次头颅超声，观察出血进展或吸收情况。有无 PVL 和出血后脑积水发生
- 长期随访：神经发育

并发症和预后

- 20%~40%IVH 在生后 1 周内进展
- 足月儿
  - ◆ 50% 正常
  - ◆ 严重神经功能障碍：0~40%
  - ◆ 需要分流的出血后脑积水：0~50%
  - ◆ 病死率：5%
- 早产儿
  - ◆ 急性进展性颅内压增加伴大量脑室内出血
  - ◆ 脑室扩大：0~35%。静止或自然缓解率：65%
  - ◆ 出血后脑积水
  - ◆ 严重神经功能缺陷
    - ◇ I/II级 IVH 危险性增加不显著
    - ◇ III/IV级发生率：65%~80%
  - ◆ 发生 PVL，脑瘫的发生率显著增加

◆ 病死率 10%

（王来栓）

5. 围产期脑梗死（perinatal cerebral infarction）

相关定义

● 围产期脑梗死:妊娠 20 周~生后 28 天由血管源性脑损伤引起的急性神经系统综合征
● 时间分类:基于神经影像检查结果和临床特征,可分为以下 3 类
  ◆ 胎儿脑卒中
    ✧ 出生前发病,放射学特征证实
    ✧ 临床表现为新生儿期的慢性静止性神经功能障碍
  ◆ 新生儿脑卒中
    ✧ 出生时至生后 28 日发病,可由临床和放射学特征证实存在
    ✧ 临床表现为新生儿期急性脑病,通常为癫痫发作和精神状态改变
  ◆ 假定的围产期缺血性脑卒中(presumed perinatal ischemic stroke,PPIS)
    ✧ 根据临床和影像学表现推测发病的确切时间为围产期
    ✧ 无急性新生儿脑病史,出生后 1 年内出现慢性静止性局灶性神经功能障碍
    ✧ 影像学检查表现为动脉供血区的梗死、脑室周围静脉梗死、动脉缺血性脑梗死(AIS)
● 主要临床-解剖学分型包括
  ◆ 动脉缺血性脑卒中,梗死部位与动脉阻塞区相符。常见约占 70%
  ◆ 出血性脑卒中,包括脑实质、蛛网膜下腔或脑室内出血。约占 20%
  ◆ 脑静脉窦血栓形成(cerebral sinovenous thrombosis,CSVT),是脑梗死和出血性梗死的病因
  ◆ 脑室周围静脉梗死,包括脑室周围白质的急性或慢性局灶性梗死,与动脉分布区不符。约占 10%
  ◆ 动脉缺血性脑卒中、出血性脑卒中和脑静脉栓塞形成分别占 70%、20% 和 10%

(1) 动脉缺血性脑卒中(AIS)

概述

  ◆ 根据受累动脉的分布表现为局部性缺血性脑损伤
  ◆ 发生率高达 1/1 000 活产儿

◆ 最常见病因为血栓栓塞

◆ 多种危险因素可导致动脉缺血性脑梗死

高危因素

● 围产期高危因素

  ◆ 母亲感染、绒毛膜炎

  ◆ 脐带、胎盘异常

  ◆ 妊娠并发症:先兆子痫、羊水过少、胎胎输血综合征一胎宫内死亡

  ◆ 分娩并发症:胎膜早破、胎盘破裂、窒息

  ◆ 产伤:动脉破裂、动脉受压

  ◆ 母亲或胎儿凝血功能障碍

  ◆ 母亲应用可卡因

  ◆ 母亲自身免疫性疾病

  ◆ 胎儿心脏疾病

  ◆ 母亲不孕病史

● 新生儿高危因素

  ◆ 先天性心脏病

  ◆ 心脏外科手术、心导管

  ◆ 凝血功能障碍疾病

  ◆ 感染、脑膜炎

  ◆ 红细胞增多症

  ◆ 高渗性脱水

  ◆ 动脉或静脉置管

  ◆ 血管病变

  ◆ 遗传代谢性疾病

  ◆ 体外膜肺氧合

  ◆ 低 Apgar 评分

● 血栓形成倾向

  ◆ 蛋白 C 缺乏

  ◆ 抗磷脂抗体、狼疮抗凝物

  ◆ 脂蛋白(a)升高

  ◆ V因子 Leiden 突变(factor V Leiden mutation)

  ◆ 抗凝血酶Ⅲ缺乏

  ◆ 凝血酶原基因突变

MTHFR(5,10-亚甲基四氢叶酸还原酶)基因检测 TT 型

  ◆ 蛋白 S 缺乏

临床症状和体征

- 无症状:0~40%
- 惊厥:局灶性或多灶性,最常见的症状
- 呼吸暂停
- 嗜睡
- 肌无力(单侧或偏瘫)
- 喂养困难
- 低 Apgar 评分、胎儿抑制(围产期脑梗死)
- 轻偏瘫

脑分水岭梗死

- 相应动脉分布区域缺血性脑损伤
- 多由体循环、大动脉缺血、低血压引起
- 临床症状和体征同动脉性脑梗死

(2)静脉性脑梗死(CSVT)

概述

- 包括 2 类
    - ◆ 静脉窦血栓形成
    - ◆ 脑室周围静脉梗塞
- 脑缺血和/或出血性脑损伤导致的静脉血栓
- 发生率高达 0.5/1 000 活产儿
- 静脉性血栓形成多发生在浅表部位:上矢状窦和横窦最常受累,多见于炎症反应
- 脑室周围静脉梗塞多见早产儿脑室周围白质,常伴脑室内或脑实质出血
- 意识障碍和惊厥较 AIS 常见

高危因素

- 胎儿期
    - ◆ 胎儿感染:败血症、脑膜炎
    - ◆ 母亲并发症:感染、糖尿病、高血压
    - ◆ 胎儿炎症反应综合征
    - ◆ 分娩并发症;压力变化、产伤、静脉窦撕裂
- 新生儿期
    - ◆ 早产儿

◆ 导致早产儿 IVH 高危因素
◆ 凝血功能障碍
◆ DIC
◆ 红细胞增多症
◆ 脱水
◆ 窒息
◆ 先天性心脏病
◆ 体外膜肺氧合

临床症状和体征

- 无症状
- 惊厥发作(局灶性或多灶性),常见
- 呼吸暂停
- 嗜睡
- 肌力低下
- 喂养困难
- 颅内压增加(广泛的血栓形成)

(3) 出血性脑梗死(hemorrhagic cerebral infarction)

概述

- 由非创伤性颅内出血引起的急性神经综合征
  - ◆ 动脉或静脉缺血性梗死时的出血性转化
  - ◆ 血管异常(血管畸形和血管瘤)或出血素质引起的原发性脑实质内出血
  - ◆ 脑室周围出血性梗死在早产儿中尤为常见
- 围产期出血性脑卒中的患病率为 6.2/100 000
- 单侧病变多见

高危因素

- 血小板减少
- 血管畸形(海绵状血管瘤、动脉瘤、动静脉瘘)
- 缺氧缺血
- 胎儿窘迫
- 急诊剖宫产
- 过期产
- 凝血功能异常
- ECMO

- 主动脉缩窄伴或不伴高血压
- 静脉血栓形成
- Vit K 缺乏

临床症状和体征

- 脑病症状（常见）
- 癫痫发作
- 局灶性肌无力
- 疾病相关的症状和体征
  - ◆ 动脉瘤：少见，脑实质内血肿较大，多伴蛛网膜下腔出血、脑室内出血。颅内压急性升高，严重脑病症状，惊厥多为局灶性。大脑中动脉常见、其次为椎基底动脉、大脑前动脉
  - ◆ 动静脉畸形：少见，大脑大静脉最常见，多发生心力衰竭，临床症状与出血的部位和程度，以及占位效应和脑积水所致的继发性损伤的程度有关
  - ◆ 新生儿同种免疫性血小板减少症：胎儿、新生儿血小板减少。颅内出血可能发生在出生前或分娩过程中。其他部位出血
  - ◆ 脑室周围出血性梗死：早产儿，Ⅲ~Ⅵ度 IVH，非对称性

实验室检查

- 诊断
  - ◆ MRI 和弥散加权成像
    - ◇ 对 AIS 灵敏度高和特异性强
    - ◇ MRA：动脉血管成像发现动脉异常、阻塞
    - ◇ MRV：静脉成像发现 CSVT
  - ◆ CT
    - ◇ 对急性脑梗死不如 MRI 敏感
    - ◇ 增强 CT 可以发现静脉窦栓塞
  - ◆ 头颅超声对诊断急性期脑梗死不敏感
  - ◆ EEG 和 aEEG：发现亚临床惊厥
- 明确病因
  - ◆ 血常规和 CRP
  - ◆ 凝血功能检查
  - ◆ 母亲是否存在抗核抗体、狼疮抗凝物和抗心磷脂抗体
  - ◆ 父母双方及新生儿的蛋白 S、蛋白 C 和抗凝血酶Ⅲ浓度
  - ◆ 母体血清中同型半胱氨酸浓度
  - ◆ 胎盘病理检查
  - ◆ 感染性疾病检查

◆ 超声心动图寻找栓子来源
◆ 遗传代谢性疾病筛查
◆ 基因检测(父母及婴儿)

鉴别诊断

- 非缺血性先天性脑发育异常
- 感染:败血症、脑膜炎、脑脓肿
- 惊厥的鉴别诊断(见症状篇 2.新生儿惊厥)

处理

- 即刻处理
  - ◆ ABC(保持气道通畅、维持正常呼吸功能、维持循环功能)
  - ◆ 控制惊厥
- 对症处理
  - ◆ 出血性脑梗死存在低血容量需要扩容
  - ◆ 出血性脑梗死存在贫血需要输注浓缩红细胞
  - ◆ 血小板减少患儿:输注血小板
  - ◆ 凝血功能异常患儿:输注凝血因子或新鲜冷冻血浆
  - ◆ 存在脱水的患儿:给予液体疗法
  - ◆ 纠正存在的电解质失衡和低血糖、低血钙
  - ◆ 疑似感染的患儿:给予抗生素治疗
- 特异性治疗
  - ◆ 动脉缺血性脑梗死(AIS)
    - ◇ 不推荐给新生儿应用溶栓药物
    - ◇ 抗凝治疗仍存在争议,没有前瞻性研究
    - ◇ 目前下列情况推荐治疗
      - ➢ 已经证实的心脏栓子导致的 AIS 给予肝素或低分子量肝素治疗 3 个月
      - ➢ 复发性动脉缺血性脑卒中新生儿,ACCP 建议应用抗凝药或阿司匹林治疗
      - ➢ 严重易栓症、多发性脑梗死或全身性栓塞的新生儿,可考虑采用 LMWH 或普通肝素进行抗凝治疗
    - ◇ 其他原因或原因未明者,不应用阿司匹林和抗凝治疗
    - ◇ 对 MTHFR 基因突变患儿,用叶酸和 Vit B 治疗
  - ◆ CSVT
    - ◇ 对不伴有大面积的缺血性梗死或颅内出血者,初始可以给予肝素或低分子量肝素治疗,随后采用 LMWH 进行至少 6 周。6 周时评估血管再通情况

> 若血管再通完全,则停用抗凝药
> 若不完全,则继续采用抗凝药再治疗 6 周(共 3 个月),然后停药
- ✧ 对于有明显出血的 CSVT 新生儿采取支持治疗,并在 5~7 天时应用放射学监测血栓形成情况,若此时发现血栓延续,则予以抗凝治疗
- ◆ 脑内出血的处理
  - ✧ 纠正明显较低的血小板计数
  - ✧ 对凝血因子缺乏的新生儿补充相应的凝血因子
  - ✧ 对 Vit K 依赖性凝血障碍的新生儿给予 Vit K
  - ✧ 对发生脑积水的患儿进行脑室引流,随后脑积水若持续存在,则进行分流
  - ✧ 外科干预消除脑实质内出血,存在争议。明显颅内高压或脑疝的患儿可进行外科干预,降低升高的颅内压

随访

- ● 惊厥控制
- ● 复发的危险因素与病因有关
- ● 随访影像学,观察梗死变化或静脉栓塞扩展情况
- ● 神经发育情况

并发症和预后

- ● 取决于
  - ◆ 梗死的大小:大面积梗塞并发症和预后差
  - ◆ 位置:基底节区受累,特别是双侧的,预后较差
  - ◆ 脑电图背景电活动异常及持续时间
  - ◆ 病因
  - ◆ 是否合并颅内出血
  - ◆ 并发症
- ● 预后
  - ◆ 癫痫
  - ◆ 偏瘫或运动异常,一般 3~8 个月后随运动功能发育逐渐明显
  - ◆ 精神发育迟缓、语言发育迟缓
  - ◆ 认知障碍
  - ◆ 行为异常
  - ◆ 听力或视觉障碍
  - ◆ 语言发育障碍
  - ◆ 吞咽功能障碍

（王来栓）

6. 细菌性脑膜炎(bacterial meningitis)

概述

- 新生儿期细菌性脑膜炎较其他任何年龄段的发病率偏高
- 病死率从 20 世纪 70 年代的将近 50% 降低至目前的 10 %~15%，并发症发生率降低不明显
- 5%~10% 的早发型吉兰-巴雷综合征(GBS)感染婴儿发生脑膜炎
- 25% 的晚发型 GBS 感染婴儿发生脑膜炎
- 危险因素
  - 低体重儿
  - 早产儿
  - 胎膜早破
  - 脓毒性或创伤性分娩
  - 胎儿缺氧
  - 母亲围产期感染
  - 半乳糖血症
  - 泌尿道异常

病史

- 脑膜炎的危险因素同败血症一致(见感染性疾病 1. 早发型败血症、2. 晚发型败血症;呼吸系统疾病 7. 感染性肺炎)
- 多数情况下脑膜炎由分娩期间或分娩后菌血症导致
- 易导致中枢神经系统感染的致病菌
  - 无乳链球(GBS)
  - 李斯特菌
  - 大肠埃希菌
  - 脑膜炎奈瑟菌、肺炎链球菌和流感嗜血杆菌(少见)

临床症状和体征

- 非特异性表现
- 与典型败血症相同
- 只有 15% 患儿表现出颈强直
- 中枢神经系统症状
  - 惊厥(常见):40%~50%
  - 易激惹性(常见):60%

- ◆ 嗜睡、肌张力低下、震颤
- ● 其他
  - ◆ 喂养不良、呕吐：50%
  - ◆ 呼吸窘迫（呼吸急促、呼噜音、鼻翼扇动、三凹征和呼吸音减低）：35%~50%
  - ◆ 呼吸暂停：10%~30%
  - ◆ 腹泻：20%

实验室检查

- ● 细菌培养（怀疑败血症、脑膜炎）
  - ◆ <72h：血液和脑脊液培养
  - ◆ ≥72h：血液、脑脊液、尿培养
- ● 腰椎穿刺：见操作篇 8. 腰椎穿刺
  - ◆ 指征
    - ◇ 血培养阳性
    - ◇ 神经系统症状和体征（惊厥、嗜睡、肌张力异常等）持续存在
    - ◇ 败血症症状和体征，抗菌治疗效果不理想者
  - ◆ 治疗 48h 后应该复查腰椎穿刺，观察脑脊液改变情况

> 注：治疗 72h 后，革兰染色阴性杆菌脑膜炎，细菌培养仍可能阳性，只有生命体征稳定或没有明显出血倾向的新生儿才可进行腰椎穿刺

- ◆ 脑膜炎患儿脑脊液检查结果
  - ◇ 穿刺损伤后血性脑脊液，根据 WBC/RBC 计算的结果不精确，需要 12~24h 再次进行腰椎穿刺
  - ◇ 脑脊液应尽快送检，如果不能立即进行检查，应放置于 4℃冷藏
  - ◇ 病原学检查
    - ➢ 细菌培养阳性或涂片检菌发现细菌
    - ➢ PCR 检测 DNA 或 RNA
    - ➢ 宏基因组测序：诊断或病原学不明，治疗无效
    - ➢ 脑脊液其他检测项目
  - ◇ 细胞学：主要观察白细胞
    - ➢ <20 个不考虑脑膜炎
    - ➢ 20~30 个可以考虑脑膜炎
    - ➢ >30 个提示脑膜炎
    - ➢ 未治疗的细菌性脑膜炎白细胞数多在数百以上

- ➢ 分类意义不大,未经治疗的患儿以多核细胞为主,治疗后的患儿不确定
  - ✧ 脑脊液蛋白
    - ➢ 除外穿刺损伤和颅内出血
    - ➢ 足月儿:>100mg/dl,考虑异常
    - ➢ 早产儿:与胎龄成反比,一般认为>150mg/dl 考虑异常
    - ➢ <1 000g 的早产儿:有时蛋白 150~200mg/dl 可以考虑正常
    - ➢ 蛋白持续增高预后不良风险增加
  - ✧ 脑脊液葡萄糖
    - ➢ 无颅内出血,不存在低血糖的情况下应>50mg/dl
    - ➢ 早产儿<20mg/dl(1.1mmol/L)
    - ➢ 足月儿<30mg/dl(1.7mmol/L)
    - ➢ 其他情况下应为血糖的 2/3

> 注:颅内出血后数天,脑脊液检查结果类似脑膜炎的结果,以多核细胞为主,蛋白增加,葡萄糖降低

  - ✧ 其他
    - ➢ 尽可能地进行单纯疱疹病毒 DNA 检测
    - ➢ 尽可能地进行 CMV 检查
    - ➢ 顽固性惊厥患儿进行脑脊液氨基酸分析
    - ➢ 脑脊液乳酸,最好同时监测外周血乳酸
    - ➢ 脑脊液 CRP 和 PCT,可区分无菌性脑膜炎和细菌性脑膜炎
- 神经影像学检查:CT、MRI
  - ◆ 电生理监测
  - ◆ 脑电图
  - ◆ 听觉诱发电位
  - ◆ 视觉诱发电位

鉴别诊断

- 代谢紊乱(低血糖、低血钙、低镁血症、遗传代谢性疾病等)
- 中枢神经系统损伤和发育异常
- 先天性感染(TORCH 感染)
- 病毒性脑炎或脑膜脑炎
- 肿瘤
- 颅内出血
- 癫痫和癫痫综合征

管理

- 即刻处理
  - ◆ ABC（保持气道通畅、维持正常呼吸功能、维持循环功能）
- 一般治疗
  - ◆ 纠正酸碱平衡紊乱
  - ◆ 建立静脉通路
  - ◆ 纠正低血糖
  - ◆ 控制惊厥
  - ◆ 降低颅内压：小剂量甘露醇
  - ◆ 存在菌血症时，拔出中心置管
    - ◇ 表皮葡萄球菌菌血症通过中心静脉给予敏感抗生素可以治疗
    - ◇ 金黄色葡萄球菌、假丝酵母菌和革兰阴性菌，不拔出中心置管很难清除
- 特异性治疗
  - ◆ 抗菌治疗
    - ◇ 经验性治疗（见感染性疾病 1. 早发型败血症、2. 晚发型败血症）
      - ➢ 尽早开始治疗，不需要等待脑脊液结果
      - ➢ 根据当地 NICU 常见致病菌选择敏感性抗生素
      - ➢ 大多数患儿通过静脉用药可以成功治疗，一般不需要鞘内注射药物
      - ➢ 初始抗菌素治疗必须覆盖革兰阳性和阴性病原体
      - ➢ 早发型败血症证实存在脑膜炎：青霉素类+ 第三代头孢
      - ➢ 院内感染可以选用万古霉素、第四代头孢或美罗培南等
      - ➢ 使用万古霉素超过 72h 必须监测血药浓度，谷浓度<10μg/ml
      - ➢ 真菌感染选用氟康唑胶囊
    - ◇ 获得细菌药敏后根据药敏结果选择抗生素
  - ◆ 抗菌治疗疗程
    - ◇ 脑脊液培养阳性：抗生素治疗的持续时间取决于致病菌和临床病程
      - ➢ 单纯性 GBS 脑膜炎或其他革兰阳性菌：14 天
      - ➢ 复杂病程 GBS 脑膜炎：根据临床和脑脊液及其他影像学评估决定疗程
      - ➢ 大肠埃希菌或其他革兰阴性菌：至少 21 天
      - ➢ 存在脑室炎、脑脓肿或多区域脑梗死患儿延长疗程，有时会长达6~8 周
    - ◇ 脑脊液培养阴性：疗程需个体化
      - ➢ 疑似但未确诊：48~72h 的脑脊液培养阴性后停用抗生素

➢ 脑脊液细胞增多和菌血症
  ✦ 按照脑膜炎治疗剂量
  ✦ 革兰阳性菌连用 10 天
  ✦ 革兰阴性菌连用 14 天
◈ 推迟脑脊液评估的新生儿
  ➢ 持续按脑膜炎治疗剂量,直到能够进行腰椎穿刺检查
  ➢ 疗程取决于脑脊液评估和血培养结果
    ✦ 脑脊液细胞增多且血培养阳性:治疗参阅本节抗菌治疗疗程中
      脑脊液培养阳性部分
    ✦ 脑脊液细胞增多而血培养阴性:根据临床评估个体化调整
    ✦ 脑脊液检查正常且血和脑脊液培养阴性:48~72h 停止抗生素
      治疗

- 辅助治疗
  - 地塞米松:未证实有确切疗效,慎重使用
  - 免疫球蛋白:无证据支持有效

随访

- 48~72h 随访腰椎穿刺
- 存在并发症的患儿需要定期随访 MRI
- 脑电图异常需要定期随访
- 神经发育评估包括视觉和听觉

并发症和预后

- 并发症
  - 抗利尿激素分泌异常综合征
  - 脑积水
  - 脑脓肿
  - 脑梗死
  - 脑室管膜炎
  - 中枢性低钠血症
  - 中枢性高钠血症
  - 硬膜下积液、脓肿
- 预后
  - 13% 死亡
  - 17% 中度或重度残疾

（王来栓）

7. 先天性肌病（congenital myopathy）

概述

- 异质性原发性肌肉疾病
- 出生时存在，可延迟至婴儿期后期或儿童期出现症状
- 临床少见
- 常见疾病
  - ◆ 线状体肌病
  - ◆ 中央轴空病
  - ◆ 肌管性肌病
  - ◆ 先天性肌纤维类型不均

病史

- 见症状篇 3. 新生儿肌力、肌张力低下（松软婴儿）

临床症状和体征

- 出生时或婴儿期出现临床症状
- 严重程度差异较大
- 肌张力过低、肌无力
  - ◆ 累及全身，近端肢体肌、上肢带肌、下肢带肌更严重
  - ◆ 部分可远端肌肉、轴肌、呼吸肌、面肌无力
  - ◆ 肌无力通常保持稳定或随着时间而缓慢进展
  - ◆ 严重病例可累及呼吸肌和延髓肌
  - ◆ 上睑下垂
  - ◆ 肌病面容：长头症，面部狭长及高腭弓
- 深部肌腱反射减弱
- 运动发育指标延迟
- 智力正常

常见先天性肌病临床特征

- 线状体肌病
  - ◆ 常染色体隐性遗传
  - ◆ 肌肉中存在特征性杆状小体，在纵切面上呈线状
  - ◆ 临床症状轻重差异较大
    - ◇ 重度

> ➤ 严重全身性肌无力,面肌、延髓肌和呼吸肌受累,眼肌不受累
>
> ➤ 生后第 1 年死于呼吸衰竭
>
> ✧ 轻度
>
> > ➤ 儿童或成人多见,面肌无力和膈肌损害程度较轻
> >
> > ➤ 进展缓慢或静止
>
> ◆ 面肌、颈部和躯干屈肌、足背屈肌和足趾伸肌受累最重
>
> ◆ 远端肢体和肢带肌较近端肢体肌更严重
>
> ◆ 进行性心肌病,心力衰竭
>
> ◆ 其他非典型特点有关节挛缩、中枢神经系统受累和骨折

- 中央轴空病
  - ◆ 常染色体显性和隐性遗传
  - ◆ 肌肉受累程度不一,可无明显异常,也可以为重度
    - ✧ 肌张力减退和肌无力,近端肢体更明显
    - ✧ 面肌受累较轻,无上睑下垂、眼外肌无力、吞咽和呼吸困难
  - ◆ 腱反射存在,重症减弱
  - ◆ 骨关节异常多见:先天性髋关节脱位、脊柱侧后凸、关节挛缩和足畸形
  - ◆ 恶性高热
  - ◆ 多数病情进展缓慢或静止
- 多轴空病(minicore disease, MD)
  - ◆ 常染色体隐性遗传
  - ◆ 肌纤维中存在较短的特征性轴空病变(微小轴空)
  - ◆ 临床表现差异较大,分 4 个亚类
    - ✧ 经典类型(最常见,占大约 75%)
      - ➤ 出生时或儿童早期发病
      - ➤ 新生儿以肌张力减退,轴肌、近端肌无力受累为主
      - ➤ 运动发育延迟
      - ➤ 喂养困难和生长发育迟滞
      - ➤ 脊柱侧凸(平均发病年龄 8.5 岁)和呼吸系统损害
      - ➤ 心脏病变:心肌病和右心衰竭
      - ➤ 不同程度的脊柱强直
    - ✧ 中度类型
      - ➤ 手部肌无力伴关节活动过度
      - ➤ 远端腿部相对不受累
      - ➤ 脊柱侧凸和呼吸系统受累较轻
    - ✧ 产前类型,存在先天性多发性关节挛缩
      - ➤ 羊水过多和胎动较差
      - ➤ 全身性关节挛缩

- ◇ 眼肌麻痹类型
  - ➢ 新生儿期或婴儿早期发病
  - ➢ 主要累及眼外肌,向上凝视和侧向凝视时最为明显
  - ➢ 轴肌和近端肌无力也常见
  - ➢ 全身性韧带过度松弛
  - ➢ 中度呼吸功能中度受损
- 肌管性肌病
  - ◆ 遗传模式
    - ◇ 常染色体隐性遗传
    - ◇ X 连锁隐性遗传
    - ◇ 常染色体显性遗传
  - ◆ 肌肉活检可见特征性的大中央核的肌纤维(类似肌管,即早期胎儿肌纤维)
  - ◆ X 连锁性肌管性肌病
    - ◇ 临床常见,病情重、男性
    - ◇ 产前羊水过多(由吞咽损害引起)和胎动减少。许多婴儿在出生时无法建立有效的呼吸。严重张力减退和骨骼肌无力
    - ◇ 呼吸衰竭:呼吸肌损害
    - ◇ 面肌无力、上睑下垂和眼外肌无力
    - ◇ 喂养困难:延髓功能损害
    - ◇ 认知功能正常
    - ◇ 生殖器发育异常少见(外生殖器、性别不清,或重度尿道下裂)
    - ◇ 杂合子型女性携带者可能出现上、下肢带肌及面肌无力
  - ◆ 常染色体显性或隐性遗传(少见)
    - ◇ 轻度肌无力和张力过低
    - ◇ 新生儿期症状不典型
    - ◇ 男女均可发病
  - ◆ 其他临床亚组
    - ◇ 染色体显性遗传
      - ➢ 以迟发性和缓慢进展为特征的经典类型
      - ➢ 另一种类型与经典类型相似,但伴有弥漫性肌肉肥大
    - ◇ 常染色体隐性遗传和散在发病
      - ➢ 早发性伴眼肌麻痹
      - ➢ 早发性不伴眼肌麻痹
      - ➢ 迟发性不伴眼肌麻痹
- 先天性肌纤维类型不均
  - ◆ 肌活检发现较小的 1 型纤维,但无其他先天性肌病中可见的结构性变化

- ◆ 产前评估
  - ◇ 足部畸形
  - ◇ 羊水过多
  - ◇ 胎动减少
- ◆ 全身性张力减退(四肢、颈部、躯干和面部肌肉的无力)
- ◆ 眼肌麻痹少见
- ◆ 畸形特点:面部瘦长、高腭弓和多发性关节挛缩
- ◆ 肌肉骨骼异常:先天性髋关节脱位、斜颈、足畸形、脊柱侧凸
- ◆ 多数患儿会随年龄增加症状有所改善
- 早发性肌病、反射消失、呼吸窘迫和吞咽困难(EMARDD)
  - ◆ 常染色体隐性遗传
  - ◆ 膈肌麻痹引起的呼吸窘迫
  - ◆ 肌无力和张力减退主要累及上肢
  - ◆ 吞咽困难
  - ◆ 反射消失
  - ◆ 呼吸机依赖,多死于呼吸衰竭
  - ◆ 肌电图显示有肌病性特点,而神经传导速度是正常的
  - ◆ 肌肉活检发现的异常包括较小的、不完全融合的肌纤维,伴每个肌纤维细胞核数量减少
- 其他肌病:可在新生儿期出现症状
  - ◆ 自噬性空泡性肌病
  - ◆ Cap 肌病(帽状体肌病)
  - ◆ 先天性疾病伴肌细胞生成停止
  - ◆ 肌球蛋白贮积型(透明小体)肌病
  - ◆ 斑马体肌病
  - ◆ *SCN4A* 基因相关的先天性肌病

辅助检查

- 肌酸激酶:多数正常或轻度升高
- 超声:肌肉超声动态实时观察,便于随访
- MIR 检查
- 肌电图检查:动作电位幅度小和持续时间短
- 眼底检查
- 心脏超声检查
- 肌肉活检
  - ◆ 杆状体肌病
    - ◇ 杆状小体:Gomori 三色染色法可见蓝绿色肌纤维背景下呈红色

◇ 较小的 1 型纤维占优势
◆ 中央轴空病
　　◇ 病变主要在 1 型纤维
　　◇ 变性肌原纤维中央或靠周边出现氧化酶活性缺乏区
　　◇ 糖原染色和磷酸化酶反应缺乏
◆ 多微轴空病
　　◇ 非特异性表现
　　◇ 1 型纤维占优势,并有萎缩性表现
　　◇ 光镜检有微小轴空
　　◇ 电镜可发现线粒体和氧化酶减少
◆ 肌管性肌病
　　◇ 肌纤维内有一个或多个位于中心的细胞核(肌核),伴周围空白区域
　　◇ 1 型纤维占优势,并且 1 型纤维萎缩是常见的。氧化染色可见肌质网的放射状分布
◆ 先天性肌纤维类型不均
　　◇ 1 型纤维比例增加和其尺寸较小
　　◇ 1 型纤维占总量 55% 以上,并且其平均直径比 2 型纤维的平均直径至少小 12%
● 分子诊断
◆ 杆状体肌病
　　◇ 轻度:染色体 2q21.1-q22 上的 NEB 多见
　　◇ 重度:*ACTA1* 基因缺陷
　　◇ 其他少见:*TPM3*、*TNNT1*、*TPM2*、*CFL2*、*NEFL*、*LMOD3*、*KBTBD13*、*KLHL40*、*KLHL41*
◆ 中央轴空病
　　◇ 染色体 19q13.1 上编码 ryanodine 受体(ryanodine receptor,RYR1)的基因突变
　　◇ *RYR1* 基因的突变也可能是其他几种类型的先天性肌病的原因,包括多微轴空病、肌管性肌病和先天性肌纤维型不均
◆ 多微轴空病
　　◇ 硒蛋白 N1(selenoprotein N1,SEPN1)或骨骼肌 *RYR1* 突变
　　◇ SEPN1 相关性肌病正越来越多地被用于描述与 *SEPN1* 突变相关的若干重叠肌病,这些重叠肌病伴有多微轴空病、先天性纤维型不相称性肌病
◆ 肌管性肌病
　　◇ 染色体 Xq28。具有 *MTM1* 基因突变
　　◇ 其他基因:*DNM2*、*MTM1*、*RYR1*、*BIN1* 和 *TTN* 基因突变引起

◆ 先天性肌纤维类型不均
　　◇ 多个基因病变：*TPM3*、*ACTA1*、*SEPN1*、*RYR1*、*MAP3K20*（*ZAK*）

鉴别诊断

● 见症状篇 3.新生儿肌力、肌张力低下（松软婴儿）

处理

● 矫形治疗,物理治疗,包括拉伸运动、佩戴矫形器
● 关节挛缩及脊柱侧弯:外科手术矫正
● 喂养和营养问题:吞咽训练或鼻饲、胃造瘘术
● 呼吸支持:睡眠呼吸监测和呼吸功能监测
● 呼吸训练、肺部物理治疗
● 机械通气支持

　　　　　　　　　　　　　　　　　　　　　　　　（王来栓）

8. 先天性肌营养不良（congenital muscular dystrophy，CMD）

概述

● 既往定义:出生时即有肌张力低和无力,且肌活检发现符合肌营养不良
● 多个 CMD 基因型,临床症状差异较大,部分轻微
　　◆ 目前定义:出生后 2 年内发病的肌营养不良
● 新生儿期部分患儿出现关节挛缩
● 血清 CK 浓度常升高
● 肌活检典型特征
　　◆ 广泛纤维化
　　◆ 肌纤维的变性和再生
　　◆ 脂肪和结缔组织增生
● 病程进展非常缓慢,部分为静止型

分类

● 经典 CMD
　　◆ Merosin 阴性 CMD
　　　　◇ 原发性 merosin 缺乏
　　　　◇ 继发性 merosin 缺乏
　　◆ Merosin 阳性 CMD

      ◇ 没有鉴别特征的经典 CMD

      ◇ 硒蛋白 N1 基因突变相关的脊柱强直综合征

      ◇ 远端关节过伸的 CMD（乌尔里希型）

      ◇ 精神发育迟缓或感觉异常的 CMD

- 综合征型 CMD：既往称为伴有中枢神经系统异常的 CMD

    ◆ 福山型先天性肌营养不良

    ◆ 肌肉-眼-脑（muscle-eye-brain）病

    ◆ Walker-Warburg 综合征

病史

- 神经肌肉疾病家族史
- 婴儿早期死亡病史
- 产前病史
  - ◆ 羊水过多
  - ◆ 胎动减少
  - ◆ 胎先露异常（常为臀位）
- 分娩时
  - ◆ 并发产伤
  - ◆ 围产期抑制
- 新生儿
  - ◆ 髋关节或其他关节挛缩或松弛
  - ◆ 喂养、吞咽困难
  - ◆ 哭声弱
  - ◆ 呼吸困难、呼吸支持
  - ◆ 肌病面容：鱼唇嘴、颊部凹陷、面部瘦长、高腭弓
  - ◆ 肌力、肌张力低下
  - ◆ 生长发育落后

临床症状和体征

- 肌力、肌张力低下，仰卧位青蛙状，原始反射较弱、消失
- 可伴有面部畸形
- 哭声弱
- 吸吮、喂养、吞咽困难，生长发育迟缓
- 喉中痰鸣、气促、呼吸表浅
- 多发性关节挛缩
- 心功能不全症状和体征
- 疾病类型相关的症状和体征

- ◆ Merosin 蛋白缺乏
  - ❖ 白色人种多见
  - ❖ 不伴结构性中枢神经系统异常的大脑半球脱髓鞘病变
  - ❖ 肌酸激酶(CK)水平较高
  - ❖ 编码层粘连蛋白 α-2 链(LAMA2)的染色体 6q22-23 基因变异
  - ❖ 肌活检抗 Merosin 抗体染色显示该蛋白减少或缺失
- ◆ 乌尔里希(Ullrich)型先天性肌营养不良和贝特莱姆(Bethlem)肌病
  - ❖ 多个近端关节挛缩
  - ❖ 远端关节过伸
  - ❖ 10 岁前运动和呼吸功能进行性下降
  - ❖ Ⅵ型胶原基因(COL6A1、COL6A2 和 COL6A3)隐性(多见)或显性(少见)突变
  - ❖ 贝特莱姆肌病症状较轻
    - ➤ 近端肌无力和屈曲挛缩,主要累及远端关节
    - ➤ 膝关节、髋关节、肘关节、肩关节和颈关节较少累及
- ◆ 福山(Fukuyama)型先天性肌营养不良
  - ❖ 常染色体隐性遗传
  - ❖ 肌张力减退、全身性肌无力
  - ❖ 小头畸形
  - ❖ 眼受累仅局限于不伴结构改变的单纯近视
  - ❖ 惊厥发作
  - ❖ 严重的发育迟缓
  - ❖ 严重扩张型心肌病
  - ❖ 血清 CK 水平升高
  - ❖ 脑电图异常,可见癫痫样活动
  - ❖ 脑部 CT 或 MRI
    - ➤ 皮质发育不良,特定病变为颞叶和枕叶的巨脑回和多小脑回
    - ➤ 白质一过性 T_2 高信号
    - ➤ 脑桥发育不良和小脑囊肿
    - ➤ 突变基因(FKTN 基因)位于染色体 9q31-33
- ◆ Walker-Warburg 综合征(脑-眼发育不良,WWS)
  - ❖ 眼发育不良
    - ➤ 白内障
    - ➤ 视神经发育不良
    - ➤ 角膜混浊
    - ➤ 视网膜发育不良或视网膜脱离
  - ❖ 神经系统

> 脑积水
> 其他畸形：丹迪-沃克囊肿，后部脑膨出
◇ 血清 CK 浓度轻至中度升高，
◇ 肌电图为肌源性改变
◇ MRI 检查
> 白质低密度
> 小脑和脑桥发育不良
> 脑室扩大（伴或不伴脑积水）
> 鹅卵石样脑畸形（又称为Ⅱ型无脑回畸形）的皮质异常发育
◇ 中位生存期只有 4 个月
◇ 突变基因包括：*POMT1*、*POMT2*、*FKTN*、*FKRP*、*POMGNT1*、*LARGE*、*ISPD*、*GTDC2* 及 *DAG1* 基因

◆ 肌肉-眼-脑病
◇ 症状相对轻微
◇ 肌张力减退，5 岁时运动功能减退并发生挛缩和痉挛
◇ 常见癫痫发作
◇ 并且认知损害通常严重
◇ 婴儿期开始的严重进行性近视
◇ 逐渐发生的视网膜苍白、视网膜电图低平及视网膜变性相关的视觉障碍
◇ 大部分患者的视觉诱发电位出现延迟和巨大电位（>50μV）
◇ 生长发育迟缓
◇ 血清 CK 水平升高
◇ 肌电图显示肌源性损害
◇ 脑电图结果始终异常
◇ 脑部 MRI
> 无脑回畸形，严重程度较 WWS 轻
> 脑干扁平状
> 也可见脑室扩张和白质低密度
◇ 肌活检常显示营养不良性改变，虽然这些改变可能极轻微
◇ 免疫组织化学显示抗肌萎缩蛋白和其他抗肌萎缩相关蛋白正常，但α-肌营养不良蛋白聚糖缺失除外
◇ *POMGNT1*、*FKRP*、*POMT2*，*POMT1*、*FKTN* 和 *LARGE* 基因突变引起

诊断

● 头颅 MRI：结构性病变或白质异常
● 眼部检查：

- 分子遗传学检测(采用二代测序技术较好)等评估
- 分子遗传学检测结果阴性,肌活检组织学及免疫染色检查
- 血清 CK 水平:多数升高
- 肌电图监测:基因诊断明确可以不进行检查

鉴别诊断

- 见症状篇 3. 新生儿肌力、肌张力低下(松软婴儿)

处理

- 即刻处理
  - ◆ 开放气道,维持正常呼吸和循环功能
- 一般治疗
  - ◆ 多器官并发症较为常见,重点是监测和多学科护理
  - ◆ 至少 1 年 1 次 CMD 监测,对其监测推荐包括
    - ◇ 心脏评估:定期行心电图和超声心动图
    - ◇ 肺功能检测:坐位和仰卧位行
    - ◇ 多导睡眠图检查:有睡眠障碍或肺功能小于预测值 65% 的患儿
    - ◇ 营养和生长发育测量
    - ◇ 评估吞咽功能和延髓肌无力
    - ◇ 关节活动度及骨科评估
  - ◆ 一般治疗原则包括
    - ◇ 采取措施控制体重避免肥胖
    - ◇ 物理治疗改善活动避免挛缩
    - ◇ 使用机械辅助装置以增加活动和步行能力
    - ◇ 手术治疗骨科并发症
    - ◇ 如有益,则使用辅助咳嗽、无创通气或气管造口术,以及机械通气
    - ◇ 社会和情感支持
- 特异性治疗
  - ◆ 无

随访

- 多学科随访
- 评估内容参考一般治疗部分

并发症和预后

- 见症状篇 3. 新生儿肌力、肌张力低下(松软婴儿)

(张 鹏 王来栓)

9. 先天性强直性肌营养不良(congenital myotonic dystrophy)

概述

- 多数由症状轻微或无症状的母亲遗传而来
- 常染色体显性遗传
- 机制
  - ◆ 由 MD 基因 3′ 非编码区的 CTG 三核苷酸重复序列(CTG)的动态突变所致
  - ◆ 正常等位基因 CTG 重复数为 5~37
  - ◆ 轻症患者重复数为 50~100,随重复数目增多,症状越严重

病史

- 胎动减少
- 羊水增多
- 非免疫性胎儿水肿
- 55% 早产
- 母亲子宫收缩乏力,21% 需要产钳或胎头吸引助产

临床症状和体征

- 双侧面瘫
- 口张开、三角形或帐篷形
- 不能闭眼
- 畸形足、马蹄内翻足
- 多数患儿肌张力低下、反射消失
- 吸吮困难
- 吞咽困难
- 呼吸功能不全
- 膈膨升
- 肋骨薄
- 无肌强直
- EMG 上无肌强直放电

辅助检查

- 仔细检查母亲肌力和肌张力,可与母亲进行握手感觉
- 基因分析:强直性肌营养不良的 DNA 分析

- 新生儿期肌肉萎缩,肌电图(EMG)、肌肉活检诊断价值有限

鉴别诊断

- 见症状篇 3. 新生儿肌力、肌张力低下(松软婴儿)

处理

- 支持治疗
- 管饲
- 多呼吸道吸引,避免窒息
- 儿童神经病学评价
- 父母遗传学咨询、遗传度评估
- 畸形足:整形外科或骨科处理
- 特异性治疗:无

随访

- 如果喂养困难持续存在,管饲喂养
- 多呼吸道吸引,避免窒息和吸入性肺炎
- 早期干预
- 心理支持
- 呼吸、神经、胃肠道、遗传门诊随访

并发症及预后

- 新生儿期主要为呼吸问题
- 婴儿病死率为 25%,多发生在新生儿期,死亡原因主要为呼吸衰竭
- 存活婴儿呼吸窘迫症状多改善
- 足月儿生后 8~12 周,吸吮、吞咽困难多数恢复,但早产儿可持续更长时间
- 肌力低下逐步改善
- 2~3 岁后出现肌强直的临床和肌电图特征
- 运动功能发育迟缓,多在 3 岁后才会走路
- 多关节挛缩
- 由于平滑肌收缩功能差,慢性便秘
- 对肌松药,镇静、镇痛药敏感,手术后应密切观察
- 50% 发生精神发育迟缓
- 心脏传导和节律异常,成人偶发阿-斯(Adams-Stokes)综合征(心源性脑缺血综合征)(70% ECG 异常)
- 成人白内障

(张　鹏　王来栓)

10. 脊髓性肌萎缩(spinal muscular atrophy, SMA)

概述

- 定义:脊髓前角细胞和低位脑干运动神经核变性,导致进行性肌无力和肌萎缩
- 常见的类型为常染色体隐性遗传
  - 染色体 5q13.2 上的 *SMN1* 基因发生双等位基因缺失或突变引起不同类型的 5q-SMA
  - 最常见的突变是外显子 7 缺失
- SMN 蛋白及其表型的表达差异在一定程度上与 *SMN2* 基因有关
- 罕见的非 5q 型 SMA,如 X 连锁婴儿型 SMA,具有遗传和临床异质性
- 发病率为 4~10 例 /100 000 活产儿
- SMA 是导致婴儿死亡最常见的单基因病因

分类

- 0 型 SMA
  - 出生前发病
  - 妊娠晚期胎动减少或无胎动
  - 羊水过多、胎儿生长受限
  - 出生时有重度肌无力和肌张力过低,伴反射消失
  - 可有双侧面瘫
  - 可伴发先天性心脏缺损
  - 多发性关节挛缩
  - 肺发育异常、呼吸衰竭导致 1 月龄前死亡
  - *SMN2* 基因通常仅有 1 个拷贝
- 1 型 SMA(韦德尼希-霍夫曼病)
  - 出生后 6 个月内起病
  - 症状出现前可表现正常
  - 严重的对称性弛缓性麻痹
  - 永远无法独坐
  - 面部表情正常,眼球运动正常
  - 哭声低微,吮吸及吞咽反射弱,分泌物滞留,舌肌肌束颤动
  - 反常呼吸,钟形胸
  - 呼吸肌无力可导致进行性呼吸衰竭
  - 不会累及心肌

◆ 不进行支持治疗多于 2 岁前死于呼吸衰竭

◆ 通常有 2 个或 3 个拷贝

● 2 型 SMA[中间型,杜博维兹(Dubowitz)综合征]

　　◆ 3~15 月龄时发病

　　◆ 部分患儿可在无辅助下坐立,但延迟出现

　　◆ 永远不能独站和行走

　　◆ 肌无力主要累及近端,下肢重于上肢,细微震颤样肌阵挛

　　◆ 脸部和眼部肌肉不受累

　　◆ 舌肌萎缩伴肌束颤动、吞咽困难

　　◆ 呼吸肌无力、限制性肺病、呼吸功能不全

　　◆ 进行性脊柱侧凸

　　◆ 部分可发生关节挛缩和颌部僵硬

　　◆ 通常有 3 个拷贝

● 3 型 SMA[青少年型;库格尔贝格-韦兰德(Kugelberg-Welander)病]

　　◆ 18 月龄至成人期之间起病

　　◆ 可独立行走

　　◆ 近端肌无力表现,下肢重于上肢

　　◆ 疾病进展后丧失独站或行走能力,逐渐依赖轮椅

　　◆ 足畸形

　　◆ 寿命正常

　　◆ 通常有 3 个或 4 个拷贝

● 4 型 SMA(晚发型)

　　◆ 少见

　　◆ 起病年龄不定,根据起病年龄区分 3 型,下述定义为 4 型 SMA

　　　◇ 30 岁以后或青少年期发病

　　　◇ 症状最轻型,可达到所有运动发育里程碑

　　　◇ 寿命正常

　　◆ 基因通常有 4~8 个拷贝

病史

● 产前病史

　　◆ 胎动减少

　　◆ 羊水多

　　◆ 臀位产

　　◆ 呼吸复苏史

● 新生儿病史

　　◆ 不明原因呼吸衰竭

◆ 关节挛缩
◆ 喉中痰鸣
◆ 吞咽困难、吸吮无力
◆ 生长发育迟缓
◆ 近端肌无力

临床症状和体征

● 进行性肌无力和肌萎缩
● 以近端肌无力为主
● 下肢受累比上肢更严重
● 深部腱反射显著减弱或消失
● 运动发育里程碑落后或倒退
● 限制性、进行性呼吸功能不全(0 和 1 型多见)
● 不影响认知功能

辅助检查

● 产前超声检查
● 产前羊水穿刺或绒毛膜活检仅有基因检测
● 神经影像学(CT、MRI):除外中枢性疾病,如 HIE、严重颅内出血等
● 肌电图
　　◆ 异常的自发纤颤电位和正尖波
　　◆ 动作电位的平均持续时间和振幅增加,多相性
● 肌肉活检
　　◆ 大组的 1 型和 2 型圆形萎缩肌纤维散布于 1 型肥大纤维束间
● 脑电图:正常
● 分子诊断:父母及新生儿基因检测

鉴别诊断

● 婴儿型脊髓性肌萎缩
　　◆ 少见,先天性肌张力低下、反射消失、先天性挛缩和/或骨折
　　◆ 泛素活化酶 1 基因(即 *UBA1* 或 *UBE1* 基因)突变
● 脊髓性肌萎缩伴呼吸窘迫 1 型
　　◆ 常染色体隐性遗传
　　◆ 1~6 月龄出现膈肌麻痹和呼吸衰竭
　　◆ 胎儿生长迟缓及早产的发生率较高
　　◆ X 线膈膨升
　　◆ 免疫球蛋白 μ 结合蛋白 2 双等位基因突变

- 先天性肌无力综合征
  - 眼肌麻痹、上睑下垂
  - 延髓肌无力和呼吸肌无力
  - 波动性的全身性肌张力过低、肌无力
  - 危及生命的呼吸暂停发作
  - 出生时即可存在关节弯曲
- 先天性肌病（见中枢神经系疾病 7. 先天性肌病）
- 先天性肌强直性营养不良（见中枢神经系疾病 9. 先天性强直性肌营养不良）
- 缺氧缺血性脊髓病
  - 肌张力过低或弛缓性麻痹
  - 反射减退或消失
  - 通常存在脑病
  - 癫痫发作或其他终末器官损伤
- 创伤性脊髓病：少见
  - 致弛缓性麻痹（可能不对称）及反射消失
  - 创伤的证据如瘀斑或骨折
  - 无脑损伤应神志清醒，无脑神经异常
  - 针刺面部会引起面部痛苦表情，但颈部以下没有反应
  - 脊髓病变平面以下无汗
  - 多系统受累疾病糖原贮积症Ⅱ型
  - 普拉德-威利综合征
  - 脑肝肾综合征

处理

- 即刻处理
  - 维持气道开放，维持正常通气和循环
- 支持治疗
  - 基线评估：营养和喂养需求、呼吸功能、睡眠情况、日常活动及骨状态。后续至少每 6 个月进行 1 次评估，严重的个体则 3 个月 1 次
  - 呼吸系统
    - 气道分泌物的清除：体位引流、手法辅助咳嗽和/或应用机械性呼吸技术设备等，人工或机械性胸部物理治疗
    - 呼吸支持：包括有创机械通气、无创经鼻通气、气管切开和常规呼吸机支持
  - 营养和胃肠道
    - 胃食管反流、胃排空延迟和便秘

◇ 改变食物搭配进而改善食物摄入和预防误吸

◇ 1 型可早期行胃造瘘术

◆ 骨和骨骼肌

◇ 物理治疗可能有所帮助

◇ 脊柱支架可用于延缓肌无力引起的进行性脊柱侧凸的发展

◇ 必要时手术修复脊柱侧凸

- 特异性治疗:基因修饰治疗

◆ 指征:不依赖呼吸机的 SMA 婴儿和极年幼儿童(<2 岁)

◆ 价格较贵

◆ 国内正在进行临床试验研究

◇ 诺西那生(nusinersen):鞘内注射,最初在 8 周内给予 4 次负荷剂量,此后每 4 个月给予 1 次维持剂量

◇ 索伐瑞韦(onasemnogene abeparvovec):一次性静脉输注

◇ 利司扑兰(risdiplam):使用注射器,每日经口给予

并发症

- 呼吸系统

◆ 反复发作肺炎

◆ 胃食管反流

◆ 呼吸衰竭

◆ 家庭氧疗、呼吸支持

- 生长发育迟缓
- 需要胃造口术
- 骨骼畸形

随访和预后

- 多学科随访:康复、神经、呼吸、消化
- 遗传咨询
- 0 和 1 型预后不良,早期死亡率高

（张　鹏　王来栓）

11. 重症肌无力(myasthenia gravis,MG)

概述

- 由神经肌肉接头疾病所致,包括

◆ 新生儿一过性重症肌无力

- ◆ 先天性 MG
- ◆ 镁或氨基糖苷类水平升高
- ◆ 婴儿肉毒中毒
- 肌肉易疲劳和肌无力
- 大多是暂时性的,先天性疾病有时可以是永久性的

先天性肌无力类型

- 原发性乙酰胆碱受体(AChR)缺乏(常见)
  - ◆ AChR 亚单位基因(*CHRNA*、*CHRNB*、*CHRND* 或 *CHRNE*)隐性突变
  - ◆ 大多数突变发生在 ε 亚单位(*CHRNE*)
- *RAPSN* 突变,导致 AChR 群集受损
- *COLQ* 突变,导致终板乙酰胆碱酯酶缺乏
- *DOK7* 突变,导致异常突触成熟和维护
- 伴 AChR 通道开放时间缩短的快通道综合征
  - ◆ AChR 亚单位基因(*CHRNA*、*CHRNB*、*CHRND* 或 *CHRNE*)突变所致
- 伴 AChR 通道开放时间延长的慢通道综合征
  - ◆ AChR 亚单位基因(*CHRNA*、*CHRNB*、*CHRND* 或 *CHRNE*)突变所致

病史

- 母亲重症肌无力(MG)
  - ◆ 10%~20% 的婴儿因存在乙酰胆碱受体抗体,发生暂时性的重症肌无力
  - ◆ 如果既往同胞兄妹发生重症肌无力,有 75% 的复发率
  - ◆ 有症状的新生儿,抗胎儿/抗成人乙酰胆碱受体抗体比值较高
- 先天性肌无力综合征(MS):常染色体隐性遗传较常染色体显性遗传多见
- 一过性和先天性重症肌无力均可发生胎动减少,羊水过多、出生抑制和/或窒息
- 母亲应用 $MgSO_4$
- 与蜂蜜、玉米糖浆(15% 暴露)有关的婴儿肉毒杆菌中毒
- 发病时间
  - ◆ 暂时性 MG:80% 生后 24h 内发病
  - ◆ 先天性 MS:出生至 1 月龄
  - ◆ 高镁血症:分娩时
  - ◆ 婴儿肉毒中毒:2 周~6 个月

临床症状和体征

- 肌张力减退,多严重
- 肌无力

- ◆ 活动后加重
- ◆ 吸吮、吞咽、口腔分泌物增多,哭声弱
- ◆ 上睑下垂、斜视(先天性 MS>新生儿一过性重症肌无力)
- ◆ 先天性 MS 症状波动
- ◆ 肉毒杆菌中毒可导致肌无力发生
- 呼吸抑制,多严重,可发生呼吸暂停和青紫
- 肌腱反射正常
- 关节挛缩少见

辅助检查

- 母亲:肌电图(EMG)、anti-ACh 受体抗体
- 滕喜龙试验
  - ◆ 新生儿一过性重症肌无力和部分先天性 MS(家族性婴儿型重症肌无力、先天性乙酰胆碱受体缺乏)滕喜龙试验阳性(症状改善)
  - ◆ 部分先天性 MS(慢通道综合征、终板胆碱酯酶缺失型先天性肌无力综合征)滕喜龙试验阴性
  - ◆ 试验需要应用量化指标来评价(例如吸吮和吞咽)
  - ◆ 长效新斯的明
- 肌电图
  - ◆ 一过性 MG 和先天性 MS,重复刺激后反应降低
  - ◆ 婴儿肉毒中毒反应增加
- 肌活检:可以诊断先天性 MS,但是需要详细超微结构观察帮助分类(如突触前型、突触后型、突触型或混合型)
- 代谢疾病检查:血乳酸、丙酮酸、左旋肉碱、糖、酮体、镁;粪便肉毒杆菌毒素检测
- LP、MRI、CPK 检查多正常

鉴别诊断

- 见症状篇 3. 新生儿肌力、肌张力低下(松软婴儿)

处理

- 出生后密切监测临床表现,临床表现多变,可早期出现或突然恶化
- 支持治疗:必要时呼吸支持;多吸引、管饲
- 早期特异性诊断,给予遗传咨询及预后评估
- 物理、职业和矫形等联合治疗减少关节挛缩
- 氨基糖苷类药物可以加重症状,在可能的情况下尽量应用其他药物

特异性治疗

- 胆碱酯酶抑制剂：可用于新生儿暂时性 MG 和部分先天性 MS（见辅助检查）
- 新斯的明：0.04mg/kg，i.m.，喂奶前 20min 给予；肠道内给药为肠道外给药的 10 倍（通过 NG 管）
- 对受体缺乏症的婴儿，二氢吡啶可增加终端乙酰胆碱释放
- 严重的新生儿一过性 MG 可以换血、丙种球蛋白滴注

随访

- 物理和矫形等联合治疗减少关节挛缩

并发症及预后

- 新生儿一过性重症肌无力：症状持续时间平均 18 天（5 天~2 个月）
- 先天性肌无力综合征
  - ◆ 多预后良好，但差异较大
  - ◆ 可导致运动发育延迟
  - ◆ 可发生较为严重的暴发性恶化
  - ◆ 可能需要治疗到成年
- 婴儿肉毒中毒：自限性的，但可能需要长时间支持治疗（数周至数月）
- 高镁血症：出生后迅速从尿中排泄，症状恢复快

（张　鹏　王来栓）

12. 影像学评估（imaging evaluation）

(1) 头颅超声（cranial ultrasound）

概述

- 识别大的脑的结构异常、颅内出血和缺血性脑损伤
- 非损伤性，可以床旁操作，快速的神经影像学评估方法
- 通过前囟或后囟作为检查窗可以对颅内结构进行成像
- 需要超声科医师、新生儿医师或有经验的儿科医师一起对超声成像的结果进行解读

如何进行头颅超声检查

- 由于操作时压迫前囟，因此应该对生命体征进行监测
- 早产儿使用 7.5Hz 探头，足月儿可以用 5Hz 探头

- 使用酒精或合适的清洁液清洁探头
- 超声胶状物均匀地涂抹于探头的换能器,覆盖其全部
- 探头放置于被检查者的前囟或后囟
- 记录婴儿的详细资料
- 调节亮度,如果太低,可能会漏掉某些病变,如果太高,很难区分病变和正常组织
- 调节局部深度能够探到侧脑室水平
- 至少对两个平面进行扫描,发现有无病变
  - ◆ 矢状面扫描
    - ✧ 将探头置于前囟表面,扫描平面与头部长轴平行。首先将探头从正中开始逐渐偏向右侧观察右侧脑室和脑实质,并记录右侧。再偏向左侧观察左侧脑室和脑实质,并记录左侧
    - ✧ 正中矢状切面
      - ➢ 显示脑正中线上解剖结构,包括胼胝体、透明隔腔、Vergae 腔、第三脑室、第四脑室、中脑导水管、脑干、小脑、小脑延髓池
      - ➢ 彩色多普勒血流图显示大脑前动脉、大脑大静脉及直窦
      - ➢ 脉冲多普勒测量大脑前动脉收缩期峰值血流速度、舒张末期血流速度及阻力指数,大脑大静脉及直窦血流速度
    - ✧ 侧脑室旁矢状切面:显示大部分侧脑室结构(内含脉络丛)、脑室周围白质
    - ✧ 脑岛旁矢状切面:显示位于颞叶内侧面的脑岛
  - ◆ 冠状面扫描
    - ✧ 将换能器旋转 90°,使扫描平面与头部横轴平行,先将扫查方向偏向前侧,再通过颅脑中部逐渐向后侧扫描
    - ✧ 大脑额叶至侧脑室前角切面:扫查从眼眶开始,深达颅底部,显示额叶
    - ✧ 侧脑室前角切面
      - ➢ 显示大脑正中裂
      - ➢ 彩色多普勒血流图显示大脑中动脉(外侧裂段)
      - ➢ 脉冲多普勒测量双侧大脑中动脉(外侧裂段)收缩期峰值血流速度、舒张末期血流速度及阻力指数
    - ✧ 侧脑室-室间孔切面:显示脉络丛自侧脑室至第三脑室、大脑正中裂、扣带回沟、胼胝体、透明隔腔、基底核和大脑外侧裂
    - ✧ 侧脑室-室间孔偏后切面:即侧脑室与第三脑室相通处,显示第三脑室顶和丘脑尾状核沟的脉络丛、丘脑、脑桥及延髓
    - ✧ 四叠体池和小脑切面:显示小脑蚓部、小脑延髓池
    - ✧ 侧脑室三角区切面:显示胼胝体压部、脉络丛"八字形"高回声、侧脑

　　　　室旁的脑白质
　　　　❖ 脑枕叶切面：显示顶叶、枕叶和大脑后正中裂
　　　　❖ 蛛网膜下腔间隙切面：使用高频线阵探头显示浅部额叶、脑周及侧脑
　　　　　　室前角
- 扩展的扫描
  - ◆ 经颞窗扫描
    - ❖ 较高层面显示丘脑基底核区域的一部分
    - ❖ 较低层面显示中脑水平大脑脚
    - ❖ 彩色多普勒血流图显示前方的颅底动脉环
    - ❖ 脉冲多普勒测量大脑中动脉（水平段）收缩期峰值血流速度、舒张末
      期血流速度以及阻力指数
  - ◆ 经乳突囟扫描
    - ❖ 经乳突囟探查主要用于显示脑干、第四脑室、小脑蚓部和小脑半球
  - ◆ 经后囟扫描
    - ❖ 经后囟扫查可显示脑后部的结构，弥补经前囟扫查的不足
- 必须对整个脑部进行观察
- 对在标准平面上扫描的图像进行储存
- 操作完成后清洁探头和被检查者头部
- 打印储存的标准扫描平面的图像
- 书写报告，主要描述检查中所看到的影像

颅脑超声检查适应证

- 头围增大
- 颅缝早闭
- 先天性畸形
- 颅内出血
- 缺氧缺血性脑损伤
- 脑室扩张或脑积水
- 先天性或获得性颅内感染
- 脑外伤
- 颅内占位性病变
- 采用亚低温治疗、体外膜肺氧合支持或应用其他生命支持的患儿
- 存在中枢神经系统疾病症状或体征的患儿如癫痫、面部畸形、巨颅、小头畸
  形和胎儿生长受限
- 异常情况，包括产前异常状况的随访和监测
- 必要的术前检查
- 禁忌证

◆ 颅脑超声检查无绝对禁忌证

颅脑超声的描述

- 精确描述所看到的影像,而不是采用模糊的分级标准进行描述
- 描述出血的部位:如室管膜下、脑室内或脑实质等。脑室内出血还要描述出血位于脑室内的位置,如右侧、侧脑室前角等
- 脑实质出血回声比脉络膜回声更强
- 如果存在脑室扩张,应该进行描述,测定右侧和左侧侧脑室的宽度(侧脑室指数)
- 描述囊肿的大小和部位
- 侧脑室指数(宽度):可以观察到室间孔的冠状切面测定侧脑室最大水平宽度

> 注:脑室扩大可能存在脑积水或脑萎缩,不一定存在头围增大。脑积水是指脑室系统压力增加导致的头围增大

颅脑超声测量

- 主要用于测量脑室的大小及其变化
- 侧脑室前角内径:在前囟冠状面侧脑室前角切面,测量前角中 1/2 处的垂直内径
- 侧脑室体部内径:在前囟旁矢状切面,丘脑尾状核沟处测量体部的垂直内径
- 第三脑室横径:在前囟冠状面第三脑室切面,测量其最大横径
- 丘-枕距:前囟旁矢状切面显示整个侧脑室结构,测量丘脑后缘至枕角的最大距离

(2) 计算机断层扫描(CT)

- 快速(5min 以内)
- 对出血和骨骼病变诊断价值较大
- 不如 MRI 清晰显示更详细的颅脑影像
- 接触放射线剂量较大
- 高密度:亮的部位,出血、骨骼和造影剂等
- 低密度:暗的部位,水肿
- 增强 CT 可以更好观察血管区域和脓肿

(3) 磁共振检查(MRI)

- 操作时间长(一般需要 15~30min)

- 颅脑影像资料更详细,层次更分明
- 不接触射线,但需要镇静
- T_1:解剖学成像,白质高信号,灰质低信号,脑脊液黑色低信号
- T_2:水成像,白质低信号,灰质高信号,脑脊液白色高信号,水肿高信号
- DW:弥散加权,显示水的弥散,缺血或梗死部位水肿区域显示为高信号
- FLAIR:可以更好地显示脑脊液变化
- 正常脑内结构 MRI 信号

	皮层	髓鞘化	白质	脑脊液	颅骨	脂肪
T_1WI	高	高	低	低	低	高
T_2WI	低	低	高	高	低	高

- 常见病变 MRI 信号

	出血	梗塞	水肿	囊腔
T_1WI	高	低	低	低
T_2WI	低	高	高	高

有时决定做 CT 或 MRI 比较困难,决定之前应考虑以下问题

- 怀疑该患儿存在什么疾病
- 对哪种检查方法更敏感
  - 如颅内出血应该选择 CT
  - 而脑梗死、脑发育畸形等选择 MRI
- 患儿可以耐受的检查时间
- 患儿病情是否稳定,患儿是否安静
  - 应用呼吸机的患儿目前国内很难进行 MRI 检查
- 放射科医师对哪种影像学的诊断更具有经验

(王来栓)

13. 脑电图(electroencephalogram)

监测设备

- 全导联视频脑电图
- 振幅整合脑电图

电极选择

- 按照 10-20 国际标准导联放置电极
- 盘状电极优先,也可以应用针状电极
- 优先选择电极帽,也可以用外科头套代替

- 至少 8 通道
- 需要放置参考电极帮助去除伪差
  - ◆ 心电图（ECG）
  - ◆ 肌电图（EMG）
  - ◆ 眼电图（EOG）
  - ◆ 呼吸和血氧信号

脑电图监测操作流程

- 打开脑电图采集系统
- 穿新生儿病房专用服装，短袖最好，或一次性隔离衣，注意手卫生（用洗手液、水、酒精消毒液洗手）
- 用消毒好的敷料，涂上磨砂膏
- 根据解剖位置放置电极并连接信号放大器
- 用导电凝胶膏填充杯盘状电极，把电极放在保温箱里，将左侧与右侧分开
- 轻柔地将电极帽或网帽套在新生儿头上，并将网纱或电极帽边缘折叠到患儿前额。根据患儿的体位，先放置最难定位的电极，尽量不转动患儿头部
- 将所有电极安装在头部相应位置。每个电极放置的部位都应该用磨砂膏轻轻摩擦。电极安放时尽量避开皮肤破损区域；如果调整电极放置的位置应详细记录。11 个活动电极按 10-20 国际标准导联放置：Fp1、Fp2、C3、C4、T3、T4、O1、O2、Fz、Cz 和 Pz 参考电极通常放在额中线和中央中线之间位置。接地电极可放在头部或四肢
- 将所有电极线穿过网帽顶部，然后集中在一起，尽量避免电极线之间交叉
- 将网帽轻轻向头的上方提起，确保检查时不会滑落
- 放置呼吸传感器、心电图电极、肌电图电极等
- 关闭患儿暖箱门
- 用水、酒精溶液再次清洁手部，然后回到电脑前
- 输入患儿信息，设置导联，开始记录；根据院内感染防控要求，电极全部安装好以后再返回电脑
- 检查阻抗：必须低于 10kΩ，特别是接地和参考电极。如有必要，纠正电极位点的安放位置
- 开始调节视频
- 开启监护录像
- 监测正在进行的脑电记录：如果脑电图技术人员在监测期间需要接触患儿或电极，在打开暖箱之前，应使用水、酒精溶液进行手部消毒
- 检查结束：取下盘状电极、EMG、EEG、ECG、EOG、呼吸传感器及网帽
- 用生理盐水浸泡盐水垫，清洁脑电图电极的每个位置并擦干
- 通知护理人员脑电监测完成

- 用消毒湿巾清洁移动脑电系统,用特定的洗涤剂溶液清洁电极组件

脑电图监测指征

- 异常阵发性事件的鉴别诊断
  - 痉挛
  - 肌阵挛
  - 局灶性阵挛或强直运动
  - 刻板动作(游泳、划船、拳击、骑自行车、咀嚼)
  - 过度吸吮、咂嘴
  - 反常行为(异常尖叫、面无表情、凝视、眼球过度震颤、行为突然中断)
  - 肌张力异常(过高、减退)
  - 自主神经功能紊乱(不明原因的高血压、过度呼吸暂停、危及生命的事件、阵发性心动过速、严重的心动过缓、脸色苍白、面颊阵发性潮红)
  - 监测抗癫痫药物治疗,撤药期间或停药后有无复发
- 新生儿脑病严重度和预后评估
  - 各种原因导致的新生儿脑病(嗜睡、反应差、原始反射异常、肌张力异常、惊厥)
  - 中枢神经系统感染
  - 颅内出血
  - 胆红素脑病
  - 新生儿脑卒中
  - 累及中枢神经系统的遗传性疾病和/或综合征
  - 小头畸形
  - 影像学上存在脑损伤或发育畸形
  - 中枢神经系统肿瘤
- 脑损伤高危儿监测
  - 缺氧缺血:急性胎儿窘迫、心肺复苏后、严重的心肺功能衰竭、低血容量、低血压、血液动力学紊乱、胎胎输血综合征、需要早期手术的先天性心脏病
  - 外伤/创伤:创伤分娩、产妇创伤
  - 感染:胎膜早破、母亲证实存在临床或病理学绒毛膜羊膜炎、经证实的母体-胎儿感染、严重晚发性脓毒症
  - 炎症和毒素:双胞胎的一胎宫内死亡、单胎存活,坏死性筋膜炎,坏死性小肠结肠炎
  - 严重胎儿生长受限、发育迟缓
  - 遗传代谢性疾病
  - 严重高胆红素血症

- ◆ 严重电解质紊乱:低血糖、高血糖、低血钙、低镁血症、低钠血症、高钠血症、胎儿水肿
- ◆ 治疗相关:血浆置换(CRRT)、体外膜肺氧合(ECMO)
- ◆ 围手术期监测
- 早产儿脑发育评估

常见波形

- α 波:频率为 8~13.9Hz,波幅为 25~75μV
  - ◆ 波幅与年龄有关
    - ◇ 婴幼儿期较高,成年后逐渐下降至 50μV 左右
  - ◆ 枕部明显,由枕部向前逐渐成熟出现
  - ◆ 闭眼时增高,睁眼时抑制
- β 波:频率为 14~30Hz,波幅为 5~20μV。被检查者紧张,以及应用地西泮、苯巴比妥治疗时,β 波增多
- θ 波:频率为 4~7.9Hz,为婴幼儿及新生儿主要的节律性活动波
- δ 波:频率为 0.5~3.9Hz
  - ◆ 新生儿及 3 个月以内婴儿主要的脑电活动波
  - ◆ 入睡时 δ 波增多,过度换气时呈高幅 δ 波明显增多

异常波形

- 棘波:周期为 20~70ms
  - ◆ 2 个或 2 个以上棘波相连称为多棘波
  - ◆ 呈多棘波出现时常为癫痫大发作的强直期
- 尖波:周期为 70~200ms,见于癫痫等
- 棘慢波
  - ◆ 一个棘波与慢波连起来的综合波
  - ◆ 可见于各种发作类型癫痫患儿
  - ◆ 不同频率的棘慢波临床意义不同
    - ◇ 3Hz 棘慢波见于典型失神发作
    - ◇ 0.5~2.5Hz 棘慢波见于伦诺克斯-加斯托(Lennox-Gastaut)综合征等
    - ◇ 3.5~6Hz 多棘慢波见于青少年肌阵挛性癫痫
- 尖慢波:是尖波与慢波相结合的综合波,意义与棘慢波相同
- 高峰节律紊乱:呈大量高幅的尖波、尖慢波、棘波、棘慢波和多棘慢波阵发性,以及持续性发放,见于婴儿痉挛与大田原综合征
- 正常节律的抑制:波幅减低,清醒与睡眠时均可见到,双侧对比时更为明显,被抑制侧多存有病变
- 慢波:θ 波与 δ 波统称为慢波

◆ 成人在安静清醒状态下出现慢波多为异常
◆ 儿童应根据年龄和具体情况鉴别
◆ 年龄越小，EEG 慢波越多，随着年龄增长，慢波逐渐减少

脑电图解读

- 正常足月儿脑电图：从背景活动、阵发性活动和睡眠周期来分析
  ◆ 背景活动：通常为不规则的低幅（15~50μV，多为 20μV 以下）δ 波与重叠在其上的 7~30Hz 极低幅（5μV 左右）的快波和半节律性 α 波组成的混合性节律
  ◆ 动态睡眠（AS）
    ◇ 孕龄 32 周时出现连续的脑电活动，为最早建立的睡眠阶段
    ◇ 低振幅，混合频率
    ◇ 快（8~30Hz）和慢（0.3~1.0Hz）节律兼有
    ◇ 枕区最为明显
  ◆ 静态睡眠（QS）
    ◇ 最早出现在孕龄 34 周前后，36 周时非常明显
    ◇ 与 AS 的连续性脑电活动相比，其不同点为
      ➢ 主要表现为波形交替，可持续存在到足月后 1 月龄
      ➢ 第 2 种波形是 1~2Hz 高幅慢活动
      ➢ 电活动暴发由许多不同的成分组成
        ✦ 1~3Hz 慢波；低幅 θ 波和一过性尖波等
        ✦ 持续时间可达 5s
- 正常早产儿脑电图
  ◆ 早产儿生后 EEG 呈快速发展过程，随孕龄的增长出现睡眠状态分化、背景波变化、刺激反应增加、枕部优势改变等
  ◆ 随胎龄和纠正胎龄增加，连续性逐渐增加，暴发间期逐渐缩短、波幅减低
  ◆ δ 刷：早产儿 EEG 不成熟的重要标志
    ◇ 慢的 δ 波（0.3~1Hz）叠加快波活动（10~20Hz）
    ◇ 图形像刷子上的毛
    ◇ 不要误认为惊厥
    ◇ 通常在足月时完全消失
  ◆ 早产儿枕区尖锐 θ 波
    ◇ 5~6Hz 电活动，波形尖锐
    ◇ 枕区最为明显，足月时消失
  ◆ 早产儿颞区 θ 波
    ◇ 频率约 4~5Hz θ 波，波形尖锐

- ◇ 颞区最明显,足月时消失
- 脑电图背景活动异常及分度
  - ◆ 正常
  - ◆ 暂时或持续不成熟
  - ◆ 轻度异常
    - ◇ 不连续部分有轻微过多不连续
    - ◇ 相对于年龄有轻微过多不同步
    - ◇ 临床与脑电图睡眠状态一致性较差
    - ◇ 轻度缺乏与 CA 相符的背景节律(如早产儿枕区尖锐 θ 波,早产儿颞区 θ 波,δ 刷)
    - ◇ 轻微局灶性异常(如颞区或中央区有过多的尖波,局灶性电压衰减)
  - ◆ 中度异常
    - ◇ 不连续部分有中度过多不连续
    - ◇ 相对于 CA 有中度过多两侧不同步
    - ◇ 缺乏与 CA 相符的背景节律
    - ◇ 有明确的局灶性异常(持续的局灶异常或背景活动局灶性抑制,如刷状活动)
    - ◇ 持续低电压(电压广泛降低,无论在何种状态,电压都<25μV)
  - ◆ 重度异常
    - ◇ 相对于 CA 有过多不连续,尽管仍保留一些与 CA 相当的背景活动波形
    - ◇ 暴发抑制型
    - ◇ 大脑半球间明显不同步
    - ◇ 极度低电压(<5μV)
    - ◇ 抑制和未分化
    - ◇ 等电位型

注:EEG 出现暴发抑制、极度低电压和等电位型提示预后不良

(王来栓)

14. 振幅整合脑电图(amplitude integrates EEG, aEEG)

概述

- 单通道或双通道的脑电生理监测方法,电压趋势图
- 操作简便、床旁连续监测、受环境影响小、图形直观易分析

aEEG 背景活动

- 背景活动的类型是指 aEEG 图形上电活动的主要类型
- 连续性正常电压(C):连续性活动
  - 下边界(最小振幅)在 7~10μV
  - 上边界(最小振幅)在 10~25μV
  - 足月儿称为连续正常电压(CNV)
- 不连续性(DC):不连续性活动
  - 下边界可变,但主要低于 5μV
  - 上边界高于 10μV
- 连续性低电压(CLV):连续性活动
  - 下边界极低,在 5μV 上下或低于 5μV
  - 上边界低于 10μV
- 暴发抑制(BS):不连续性活动
  - 上、下边界恒定在 0~5μV,暴发波振幅高于 25μV
    - BS(+):暴发波次数≥100 次 /h
    - BS(-):暴发波次数<100 次 /h
- 电静止、平坦波(FT):上、下边界<5μV;无暴发波

睡眠-觉醒周期

- 平滑的周期性变化,主要指下边界
- 宽带代表安静睡眠时较为不连续的背景活动(足月儿的交替图形)
- 窄带代表觉醒或活动睡眠时较为连续的背景活动
- 分类
  - 无 SWC:aEEG 背景活动无正弦样变化
  - 不成熟 SWC:下边界有一些周期性的变化,但发育不完全,与正常年龄相匹配的资料相比,发育不完全
  - 成熟 SWC:不连续和连续的背景活动之间有明显可识别的正弦样变化,周期时间≥20min

惊厥发作

- 典型表现为上边界和下边界同时抬高
- 也可表现为下边界的短暂升高,上边界不变
- 癫痫持续状态表现为锯齿样图形
- 分类
  - 单次惊厥发作
  - 反复惊厥发作(30min 以内 3 次以上惊厥发作)

◆ 癫痫持续状态
  ◇ 惊厥持续发作 30min 以上
  ◇ 癫痫发作占监测时间的 50% 以上
  ◇ aEEG 表现为锯齿状形式、锯齿波

aEEG 监测指征

● 见中枢神经系统疾病 13.脑电图

aEEG 操作

● 电极放置
  ◆ 电极放置位置按照 10-20 国际标准导联仅 1 个参考电极时放在前额正中
  ◆ 2 个参考电极时则另一个放在头顶部中心 Cz 位置
  ◆ 单导(单通道)aEEG:首选双侧顶骨 P3-P4 或中央区 C3-C4 部位
  ◆ 双导(双通道)aEEG:F3-P3 和 F4-P4 或 C3-P3 和 C3-P4
  ◆ 多导(多通道)aEEG:C3、C4、O1、O2、Fp1、Fp2、T3、T4 等位置
  ◆ 特殊情况:避开皮肤损伤处和影响操作的关键部位,但要注意双侧对称
● 其他
  ◆ 建议 aEEG 检查同期应用视频监测
  ◆ 无视频监测,对监测过程中患儿出现的特殊事件,如可疑惊厥发作、呼吸暂停、喂奶、检查、治疗等操作,应记录发生时间及同期患儿表现
  ◆ aEEG 操作人员在监测过程中
    ◇ 定时巡视
    ◇ 确保电极固定良好,阻抗≤20kΩ
    ◇ 及时记录患儿在监测过程中发生的特殊事件

监测时间

● 对于有脑损伤高危因素的新生儿,生后 6h 内即开始首次检查
● 对于无高危因素,但临床出现脑病症状的,应尽快给予 aEEG 监测
● 监测时间不少于 2~4h
● 存在睡眠觉醒周期(简称"睡眠周期")的需记录至少一个完整的睡眠周期
● 对需持续监测病情变化的患儿,可延长监测时间

正常足月儿 aEEG 特点

● 背景活动为连续图形
● 下边界电压>5μV(范围 6.5~11μV)
● 上边界电压均>15μV(范围 30~48μV)

- 存在明显的睡眠觉醒周期
- 上下边界和睡眠觉醒周期不受胎龄影响

足月儿 aEEG 异常判断

- 正常:连续正常电压
- 轻度异常:不连续电压或连续电压合并癫痫样惊厥活动,其余波形均正常
- 重度异常:连续低电压、暴发抑制和电静止、癫痫持续状态

早产儿 aEEG 特点

- 随胎龄和纠正胎龄的增加逐渐成熟
- 连续性和周期性出现的频率逐渐增加
- 下边界电压逐渐增加,带宽逐渐变窄
- 早产儿脑发育成熟度评分系统
  - ◆ 连续性
    - ◇ 0 分:不连续低电压,下边界振幅<3μV,上边界振幅 15~30μV
    - ◇ 1 分:不连续高电压,下边界振幅 3~5μV,上边界振幅 20~40μV
    - ◇ 2 分:连续性 aEEG,下边界振幅>5μV,上边界振幅>10μV
  - ◆ 周期性
    - ◇ 0 分:无周期性,无正弦波样变化
    - ◇ 1 分:首次出现正弦波样变化
    - ◇ 2 分:有些周期性,但不明确
    - ◇ 3 分:明确周期性,但中断
    - ◇ 4 分:明确周期性,无中断
    - ◇ 5 分:规则、成熟周期,清晰明显的正弦样变化,周期时程≥20min
  - ◆ 下边界振幅
    - ◇ 0 分:重度抑制(<3μV)
    - ◇ 1 分:部分抑制(3~5μV)
    - ◇ 2 分:无抑制(>5μV)
  - ◆ 带宽
    - ◇ 0 分:抑制,低跨度(≤15μV)和下边界为低电压(5μV)
    - ◇ 1 分:很不成熟,高跨度(>20μV)或中等跨度(15~20μV)和下边界为低电压(5μV)
    - ◇ 2 分:不成熟,高跨度(>20μV)和下边界为高电压(>5μV)
    - ◇ 3 分:成熟中,中等跨度(15~20μV)和下边界为高电压(>5μV)
    - ◇ 4 分:成熟,低跨度(<15μV)和下边界为高电压(>5μV)

(王来栓)

15. 神经系统体格检查(physical examination of nervous system)

影响神经系统检查结果的因素

- 胎龄、纠正胎龄
- 药物镇静、感觉缺失
- 低体温、低温治疗
- 觉醒状态
- 医师的经验

神经系统检查内容

- 一般评估,包括确定脉搏、血压、体温、觉醒水平,以及检查皮肤、头部和脊柱
- 运动功能
- 脑神经(cranial nerve,CN)
- 反射(腱反射、浅反射和发育性反射)
- 感觉检查
- 行为评估

一般评估重点内容

- 睡眠-觉醒状态
  - ◆ 安静睡眠(相当于大龄婴儿的非快动眼睡眠相)
  - ◆ 活动睡眠(相当于大龄婴儿的快动眼睡眠相)
  - ◆ 觉醒、困倦(睁眼,且无大幅运动)
  - ◆ 警觉
  - ◆ 哭闹
- 觉醒水平
  - ◆ 正常:婴儿觉醒,对唤醒和伤害性刺激反应正常
  - ◆ 浅度昏睡(嗜睡):婴儿表现为困乏,对唤醒和伤害性刺激的反应轻度减弱
  - ◆ 中度昏睡:婴儿无反应,对唤醒和伤害性刺激的反应中度减弱
  - ◆ 深度昏睡:婴儿无反应,表现为无觉醒反应且对伤害性刺激的反应明显减弱
  - ◆ 昏迷:婴儿无反应,表现为对觉醒和伤害性刺激均无反应
- 头颅检查
  - ◆ 头围:卷尺在前方应置于鼻根部上,在后方应跨过枕外隆凸。测量最大距离

◆ 头形、血肿、水肿:分娩正常变形、出生后颅骨不对称持续超过 2~3 周,提示异常

◆ 囟门、骨缝:婴儿坐位安静时检查

◆ 颅骨透照试验:在暗室里将一个带黑边的亮光源放在头皮表面。增大提示脑积水

◆ 听诊:在眼球和前囟处听到不对称的收缩期-舒张期杂音,提示盖伦(Galen)静脉畸形

◆ 面部血管瘤累及三叉神经眼支和上颌支分布区域,提示斯德奇-韦伯(Sturge-Weber)综合征

◆ 先天性脑异常可伴有面部畸形,如眼距过窄、眼距增宽、低耳位、睑裂窄、唇裂和/或腭裂

◆ 口轮匝肌萎缩或发育不全可能伴发于先天性肌病,表现为上唇呈倒 U 形外观

● 关节弯曲(多个关节周围挛缩)可能与先天性重症肌无力、肌病或前角细胞病相关

● 脊柱检查:是否侧弯、有无脑脊膜膨出、骶尾部凹陷

● 瘀点合并肝脾大可能提示先天性巨细胞病毒感染

● 皮肤色素减退斑可能与结节性硬化症有关

运动评估重点内容

● 被动肌张力、姿势,应在觉醒且安静状态下,头部处于中线位置时评估
  ◆ 正常姿势与纠正胎龄有关
    ✧ 矫正胎龄≤28 周:婴儿四肢均被动伸展
    ✧ 矫正胎龄 32 周:膝关节开始轻微屈曲,髋关节屈曲伴上肢伸展
    ✧ 矫正胎龄 34 周:膝关节和髋关节屈曲增加伴上肢伸展
    ✧ 矫正胎龄 36 周:四肢微屈
    ✧ 矫正胎龄 40 周(足月儿):四肢有力屈曲
  ◆ 被动肌张力评估
    ✧ 腘窝角:髋部贴着床面时膝关节伸展范围
      ➢ 矫正胎龄 28 周时腘窝角约为 150°
      ➢ 矫正胎龄 40 周的足月儿腘窝角≤80°
    ✧ 围巾征:测量肩内收范围
      ➢ 矫正胎龄 28 周,肩关节可内收,肘部可触及对侧肩部
      ➢ 矫正胎龄 40 周,肩关节被动内收幅度减小,肘部仅可达中线
● 肌肉主动运动功能评估
  ◆ 对称性:左右是否对称、上肢下肢是否对称、是否存在单一肢体活动异常

◆ 踏步反应：扶住其保持垂直体位并让其双足接触平整表面，婴儿双下肢出现缓慢交替的屈曲和伸展踏步运动
◆ 垂直悬吊：测量新生儿肩胛带的力量
   ◇ 检查者将手放在婴儿手臂下方并环绕胸部抱起婴儿，使其保持直立位，双脚悬空
◆ 腹部悬吊：测量婴儿躯干和颈部的力量
   ◇ 检查者将手放在婴儿胸部下方，让其在空中保持悬浮俯卧位
◆ 头部控制：婴儿从仰卧位拉到坐位时，观察头和躯干是否处于一条线上
◆ 肌张力减退
   ◇ 仰卧时呈青蛙样，髋关节外展，四肢异常伸展
   ◇ 自发运动减少
   ◇ 观察到以下情况时也可提示肌力减退
      ➢ 垂直悬吊：婴儿从检查者的手中下滑，双下肢伸展
      ➢ 腹部悬吊：婴儿表现得软弱无力，四肢伸展且头部下垂
      ➢ 头部控制：拉坐时头部后仰，且到达坐位时头部仍然后仰
   ◇ 肌张力减退伴腱反射活跃：CNS 功能障碍
   ◇ 肌张力减退伴腱反射减弱：神经肌肉性病因
◆ 肌张力增高
   ◇ 痉挛型
      ➢ 肢体远端最为明显
      ➢ 被动屈伸肢体时，感觉有"折刀"样阻力
   ◇ 强直型
      ➢ 关节全部运动范围的运动阻力增加
      ➢ 可能累及肢体近端或远端
   ◇ 有弯曲"铅管"或"齿轮"的感觉
   ◇ 角弓反张：由迷路-脑干-脊髓运动投射的大脑皮质抑制降低所致

脑神经评估

● 嗅神经和副神经：很少检测，嗅觉缺失提示无嗅脑畸形
● 视神经评估：视觉反应随矫正胎龄增长而成熟
  ◆ 矫正胎龄 26 周：婴儿均会对光照眨眼
  ◆ 矫正胎龄 32 周：婴儿开始出现注视征象
  ◆ 矫正胎龄 34 周：大多数婴儿可以注目追踪蓬松的红色毛球
  ◆ 矫正胎龄 37 周：婴儿会将眼睛望向柔和的光线
  ◆ 眼底检查：间接眼底镜检查较为可行
  ◆ 瞳孔对光反射：纠正胎龄 35 周时可引出
● 动眼、滑车和外展神经

◆ 观察自发眼球运动
◆ 观察头眼反射
◆ 头眼反射可在矫正胎龄 25 周时进行
     ◇ 将头和颈部从一侧移动到另一侧,导致眼球偏向对侧
     ◇ 双眼向对侧共轭偏移证实眼内收(动眼神经)和外展(外展神经)功能正常

● 异常眼球运动:以下异常的眼球运动可能与神经系统疾病有关
  ◆ 自发、水平、单向、跳动式眼球运动突然发作和停止,可能与对侧额叶癫痫发作有关
  ◆ 双眼向一侧强直性水平偏斜,可能提示偏斜朝向侧大脑半球存在 CNS 病变
  ◆ 由脑干顶盖前区功能障碍导致的强直性向下凝视偏斜,可能提示颅内压升高
  ◆ 双眼在不同水平面上,提示代谢性脑干功能障碍,最常见于缺氧缺血性脑病
  ◆ 昏迷患儿单侧瞳孔散大且反应差,是同侧钩回疝的标志
  ◆ 一侧上肢肌张力低下、无活动,且同侧瞳孔收缩,提示累及 $C_8 \sim T_1$ 臂丛神经损伤

● 三叉神经:面部触觉刺激可用于评估三叉神经,包括角膜反射
● 面神经:周围性面神经损伤,患侧眼睑不能闭合,鼻唇沟变浅,可能吸吮无力,唾液或奶汁会从患侧流出
● 听神经:给予声音刺激(铃声、拨浪鼓声、说话声)观察婴儿反应。安静环境中始终没有反应提示可能为听力损失
● 吸吮、吞咽:三叉神经、面神经、舌咽神经、迷走神经和舌下神经的分支调节;吸吮和吞咽的肌肉功能
● 舌下神经:舌肌萎缩和肌束震颤提示舌下神经核变性,见于 I 型脊髓性肌萎缩患者,舌偏向一侧通常提示同侧舌下神经麻痹

神经反射

● 腱反射:通常在纠正胎龄 33 周以后可引出
  ◆ 下颌:让婴儿微张口,轻扣颏部,可致下颌轻微闭合
  ◆ 肱二头肌:使婴儿肘部屈曲,在肘前窝处轻轻叩击肱二头肌肌腱,可致肘部屈曲
  ◆ 肱桡肌(旋后肌):在前臂桡侧轻轻叩击腕上方,可致肘部屈曲
  ◆ 膝关节(髌骨):在髌骨下轻轻叩击股四头肌肌腱,可致膝关节伸展
  ◆ 下运动神经元损伤通常可引起腱反射减弱甚至消失
  ◆ 上运动神经元损伤后会引起腱反射过度

◆ 不同水平的腱反射幅度不一致有助于定位脊髓损伤水平
- 浅反射
  - ◆ 腹壁反射：由腹部中线向周围轻划，腹壁收缩。腹壁反射缺失可能提示同侧椎体束损伤
  - ◆ 提睾反射：由前向后轻划大腿内侧皮肤，肉膜肌收缩，同侧阴囊收缩和睾丸上升，引发提睾反射。提睾反射缺失或不对称可能提示皮质脊髓束异常
  - ◆ 肛门反射：轻划肛周区域可导致肛周肌肉收缩，引出肛门反射。肛门反射缺失可能提示脊髓病变
  - ◆ 角膜反射：未引出提示面神经损伤
  - ◆ 巴宾斯基反射：用带钝性尖头的物体轻划足底外侧表面可引出
    - ◇ 正常新生儿可阳性
    - ◇ 某一侧持续存在巴宾斯基反射，对侧存在跖屈肌反射，可能提示皮质脊髓束病变
- 发育性反射
  - ◆ 拥抱反射：胎龄 32 周时开始出现，37 周时明确，3~6 月龄时消失
  - ◆ 踏步反射：该反射在胎龄 32 周时开始出现，1~2 月龄时消失
  - ◆ 抓握反射（手掌和足底）：在胎龄 32 周完全确立，3 月龄时消失
  - ◆ 非对称性颈强直反射：头颈部转向侧上下肢伸展，而对侧上肢屈曲（击剑姿势）
  - ◆ 该反射是由对迷路-脑干-脊髓通路（促进肢体伸展）的大脑皮质抑制降低所致
  - ◆ 加兰特（Galant）反射（躯干弯曲）：婴儿置于腹部悬吊位，从胸段向腰段轻划其脊柱旁区域。婴儿的躯干和髋部向刺激侧的运动
  - ◆ 以下情况表明发育性反射异常：新生儿期缺失该反射；不对称（提示偏瘫或单瘫）；持续时间超过正常情况下反射应消失的年龄

感觉

- 感觉评估很难，通常不作为新生儿神经系统检查的一部分进行
- 口周触觉可通过觅食反射来评估
- 脊髓损伤患者在损伤平面以下可能会有躯干或颈部针刺感觉缺失

行为评估

- 新生儿行为评估是检测更高级的大脑皮质功能。可通过多种新生儿行为评估工具，包括新生儿行为评定量表（Neonatal Behavioral Assessment Scale，NBAS）进行评估

（王来栓）

16. 神经系统其他评估方法

神经传导测定

- 主要用来评价神经病变,通过放置在神经通路走行线路上皮肤电极记录神经电生理的振幅、潜伏期和传导速度
- 肌电图
  - 主要用来评估肌肉疾病,针状电极插入一组肌肉中,记录活动电位

肌肉活检

- 有创检查,神经肌肉疾病的最后检查方法。最好生后数月再进行该项检查,更容易获得正确的结果。但是如果肌肉活检的结果决定了治疗方法或该患儿不能存活,应在新生儿期进行肌肉活检
- 取材部位多为腹股沟区,取材后快速液氮冷冻进行组织学检查,另外一部分放在冰上进行生化检查

诱发电位检查

- 是评价脑功能状态的一种神经电生理检查方法,与脑电图比较。诱发电原理是给予一定刺激后,诱发并记录特定的神经传导通路的电活动
- 常用的诱发电位检查方法分为视觉诱发电位、脑干听觉诱发电位和体感诱发电位
- 临床评价方法是分析诱发电位各个波的潜伏期及波幅,通过其与正常均值的偏差来判断诱发电位是否正常
  - 视觉诱发电位
    - 评估视觉通路完整性检查方法
    - 新生儿多采用闪光视觉诱发电位检查
    - 潜伏期和波幅与孕周呈负相关,即胎龄越大,潜伏期越短
    - 35 周以上新生儿 VEP 趋于稳定
    - 可以用来评估早产儿脑发育程度
    - 可评估严重 HIE、脑梗死、中枢神经系统感染、脑发育不良等
  - 听觉诱发电位
    - 评估特定的声音传导通路检查方法,记录对声音刺激的电反应
    - 可以反映耳蜗神经核到听觉皮层不同部位神经元的电活动
    - 胎龄越小,潜伏期越长、波幅低、听阈高
    - 可以评估早产儿脑发育
    - 评估 HIE 严重度和预后

✧ 严重高胆红素血症、中枢神经系统感染、脑发育不良、脑梗死、严重反复低血糖患儿应进行评估

（王来栓）

二、呼吸系统疾病

1. 呼吸系统先天畸形（congenital dysplasia of the respiratory system）

主要包括

- 先天性喉喘鸣
- 皮埃尔-罗班综合征
- 喉囊肿
- 气管支气管软化症
- 先天性气管狭窄
- 先天性大叶性肺气肿
- 肺发育不良
- 先天性膈疝
- 肺囊性病
    - ◆ 先天性囊性腺瘤样畸形
    - ◆ 先天性支气管囊肿
    - ◆ 先天性肺囊肿
    - ◆ 肺隔离症

先天性喉喘鸣

- 病因
    - ◆ 喉软骨软化、喉部组织松弛
- 临床症状与体征
    - ◆ 吸气性喉喘鸣
    - ◆ 伴胸骨上窝、肋间及剑突下部凹陷
    - ◆ 多数患儿症状呈间歇性，哭闹、活动时喘鸣明显，安静或睡眠时可无症状
    - ◆ 重症者症状为持续性，哭闹或入睡后更明显
    - ◆ 有些患儿症状与体位有关，仰卧时明显，侧卧、俯卧时减轻
    - ◆ 呼吸道感染时症状加剧
- 直接喉镜检查

- ◆ 吸气时可见会厌和勺会厌皱襞向喉内卷曲使喉入口呈裂隙状
- ◆ 抬起会厌,喉鸣声可消失
- 诊断
  - ◆ 根据病史、喘鸣开始时间、性质及与体位关系,结合直接喉镜检查可作出诊断
- 鉴别诊断
  - ◆ 先天性发育异常:喉蹼、喉囊肿、气管蹼、气管软骨软化、气管狭窄、气管憩室、小颌畸形
  - ◆ 后天性喉部疾病:喉部异物、肿物
- 治疗
  - ◆ 一般随年龄增长,症状可缓解
  - ◆ 轻症如无呼吸困难、不影响进食,无须特殊处理
  - ◆ 重症给予无创正压通气甚至气管插管机械通气
  - ◆ 给予足量 Vit D 和钙剂

皮埃尔-罗班(Pierre-Robin)综合征

- 病因
  - ◆ 胚胎发育障碍性的常染色体显性遗传病
  - ◆ 机制不明
- 临床症状与体征
  - ◆ 下颌短小:典型的呈"鸟状面容"
  - ◆ 舌后坠:可导致吸气性呼吸困难,伴喉喘鸣
  - ◆ 多数伴有腭裂:常发生哺乳困难、窒息、青紫
  - ◆ 可伴有其他畸形:如先天性心脏病、眼异常、肢体畸形、脑发育异常
- 诊断
  - ◆ 临床表现
  - ◆ 基因检测
- 治疗原则
  - ◆ 加强喂养,部分患儿需要鼻饲
  - ◆ 通畅呼吸道,俯卧位可部分缓解
  - ◆ 手术治疗

喉囊肿

- 临床症状与体征
  - ◆ 喘鸣,吸气性或呼气性
  - ◆ 哭声弱、尖而嘶哑
  - ◆ 呼吸困难、呼吸暂停、发绀

- 诊断
  - ◆ 纤维喉镜检查
  - ◆ 颈部 CT 检查
- 治疗
  - ◆ 手术切除

气管支气管软化症

- 病因
  - ◆ 原发性
    - ◇ 软骨发育不成熟或软骨缺乏造成
    - ◇ 可能伴发多发软骨炎、软骨软化症等
    - ◇ 部分患儿合并气管食管瘘和食管闭锁
  - ◆ 继发性
    - ◇ 长期插管
    - ◇ 气管切开术
    - ◇ 严重的气管支气管炎
    - ◇ 重度支气管肺发育不良
    - ◇ 气管外压迫
- 临床症状与体征
  - ◆ 反复呼吸暂停是气管支气管软化最严重的临床症状
  - ◆ 顽固性咳嗽
  - ◆ 持续或反复喘息(呼气性喘鸣)
  - ◆ 轻中度软化以咳嗽和喘息为主
  - ◆ 重度软化以反复感染、肺不张、呼吸困难为主要表现
- 诊断
  - ◆ 纤维支气管镜检查是诊断气管支气管软化的金标准
  - ◆ 国内诊断气管支气管软化的分度标准
    - ◇ 轻度:呼气相气管直径内陷≥1/3
    - ◇ 中度:呼气相气管直径内陷≥1/2
    - ◇ 重度:呼气相气管直径内陷≥4/5 接近闭合,看不到圆形管腔
  - ◆ 国外诊断气管支气管软化的标准
    - ◇ 呼气相气管直径内陷≥1/2
  - ◆ CT、MRI 等无创影像学检查
- 鉴别诊断
  - ◆ 支气管异物
  - ◆ 反复呼吸道感染
- 治疗

◆ 绝大多数原发性气管支气管软化不需特殊治疗,多在 2 岁左右症状逐渐消失
◆ 保守治疗:控制感染、吸氧、促进排痰
◆ 病因治疗
◆ 持续气道正压通气或气管插管机械通气
◆ 气道内支架植入
◆ 手术治疗
  ✧ 手术指征
    ➢ 反复肺部感染
    ➢ 间断呼吸道梗阻
    ➢ 拔管困难
    ➢ 反射性呼吸暂停
    ➢ 其他治疗手段无效
  ✧ 手术方式
    ➢ 气管切开
    ➢ 气管切除术
    ➢ 气管成形术
    ➢ 主动脉固定术

先天性气管狭窄

● 病因
  ◆ 气管由完全性的气管软骨环形成,缺少膜性结构
  ◆ 气管受血管环或其他因素压迫
● 临床症状与体征
  ◆ 临床表现取决于狭窄的程度
  ◆ 气促
  ◆ 气喘
  ◆ 咳嗽
  ◆ 阵发性或持续性呼吸困难(以吸气性呼吸困难为主)
  ◆ 发绀
  ◆ 三凹征
  ◆ 哭闹或感染时加重
● 诊断
  ◆ 纤维支气管镜检查是诊断先天性气管狭窄的金标准
  ◆ CT 检查及三维重建可提供气管周围复杂的血管及邻近脏器的解剖结构,有取代纤维支气管镜检查的趋势
● 治疗

- ◆ 轻度狭窄一般无需治疗
- ◆ 严重狭窄有呼吸困难、青紫、喘鸣,需手术治疗
  - ✧ 自体气管组织重建
  - ✧ 非气管组织气管成形术
  - ✧ 气管移植

先天性大叶性肺气肿

- ● 病因
  - ◆ 主要原因为支气管软骨不发育或发育不良
- ● 临床症状与体征
  - ◆ 呼吸困难
  - ◆ 呼吸窘迫
  - ◆ 喘息或喘鸣
  - ◆ 青紫或持续性发绀
  - ◆ 咳嗽
  - ◆ 易出现进食和喂养困难
  - ◆ 胸廓不对称,患侧胸廓稍隆起
  - ◆ 三凹征
  - ◆ 气管和心脏向健侧移位
  - ◆ 呼吸音减弱,可有哮鸣音和啰音
- ● 诊断
  - ◆ 根据临床表现和 X 线检查结果可以做出诊断
  - ◆ 复杂病例需做 CT 检查
- ● 鉴别诊断
  - ◆ 张力性气胸
  - ◆ 支气管异物
  - ◆ 肺囊性腺瘤样畸形
  - ◆ 血管及肿物外部压迫支气管
- ● 治疗
  - ◆ 手术治疗,切除气肿的肺叶

肺发育不良

- ● 病因
  - ◆ 可能与遗传、宫内病毒感染、母亲 Vit A 缺乏、羊水过少、胸腔占位病变等有关
- ● 分类
  - ◆ 肺未发生

- ◆ 肺未发育
- ◆ 肺发育不良
- 临床症状与体征
  - ◆ 轻者新生儿期可无症状,但易反复上呼吸道感染
  - ◆ 重者生后不久即呼吸困难、青紫、呼吸衰竭
  - ◆ 患侧呼吸运动减弱,呼吸音减弱,心音移向患侧
  - ◆ 右侧肺发育不良常伴有心血管畸形,也可伴有胃肠道、肾、脑、骨骼畸形
- 胸部 X 线检查
  - ◆ 患肺体积小,肺纹理稀少,横膈升高,纵隔向患侧移位
- 诊断
  - ◆ 依据临床表现和 X 线检查结果可作出诊断
- 治疗
  - ◆ 对症治疗

先天性膈疝

- 见消化系统疾病 5. 先天性膈疝

肺囊性病

- 临床症状与体征
  - ◆ 呼吸急促
  - ◆ 发绀
  - ◆ 呼吸窘迫
  - ◆ 反复呼吸道感染
  - ◆ 可有发热、咳嗽
  - ◆ 也可无症状
- 影像学检查
  - ◆ 先天性囊性腺瘤样畸形
    - ◇ X 线:肺内肿块伴有大小不等透光区,病变向同侧胸腔扩展,可压迫纵隔移位,或疝入对侧胸腔
    - ◇ CT:病变区透亮度增加,纵隔移位及不同程度占位效应
  - ◆ 先天性支气管囊肿
    - ◇ X 线:纵隔型囊肿表现为纵隔内界限清楚、密度均匀的圆形或卵圆形肿块;肺内型液体囊肿表现为位于肺内的圆形或卵圆形的,单房或多房性肿块,界限清晰,密度均匀,周围肺组织无浸润
    - ◇ CT:可观察囊肿的数目、分布、大小、CT 值,可与实性肿瘤鉴别
  - ◆ 先天性肺囊肿
    - ◇ X 线:可见单个或多个圆形或类圆形实影,边缘清晰,密度均匀,若含

有气体,则可见圆形空腔,囊内无肺纹理

  ◇ CT:含气囊肿表现为边缘光整的圆形或是椭圆形,而没有纹理的透亮区。含液囊肿表现为圆形高密度影,边界清晰、锐利;液气囊肿的 CT 表现为液气平面征象

- 肺隔离症

  ◇ X 线:囊肿型见一个或多个囊腔,周围有炎症浸润,与支气管相通者囊内有液平,与支气管不相通者,囊肿边缘光滑,周围肺野清晰;肿块型可分为圆形、卵圆形或三角形分叶团块,边缘清晰。X 线断层可见逗点状或条索状异常动脉与病变区相连

  ◇ CT、MRI 增强:可显示异常动脉分支位置、数目、大小及静脉回流,以及病变与周围组织的关系

- 治疗原则

  - 先天性囊性腺瘤样畸形

    ◇ 手术治疗

      ➢ 肺叶切除术:经典手术方式

      ➢ 全肺切除术:病变累及一侧全肺

  - 先天性支气管囊肿

    ◇ 手术治疗

      ➢ 张力性含气囊肿:急诊手术

      ➢ 囊肿合并感染:先抗感染、充分排痰引流、早期手术

      ➢ 双侧广泛病变:手术禁忌

      ➢ 疑诊本病忌做胸椎穿刺以防感染扩散,防止形成脓胸或张力性气胸

  - 先天性肺囊肿

    ◇ 手术治疗

      ➢ 肺叶切除或肺段切除

      ➢ 病灶较局限的可行单一囊肿切除或肺楔形切除

  - 肺隔离症

    ◇ 手术切除

    ◇ 无症状可观察,但有恶变报道,最好手术切除

（蔡岳鞠　周 伟）

2. 后鼻孔闭锁(choanal atresia)

概述

- 流行病学:发生率为 1∶7 000 活产儿

- 男:女 = 1:2
- 90% 为骨骼闭锁
- 0~50% 的后鼻孔闭锁的新生儿出生时不存在经口呼吸

病史

- 出生后发生严重呼吸窘迫
- 周期性呼吸窘迫,哭吵缓解
- 吸吮时青紫

临床症状和体征

- 青紫、严重吸凹、呼吸音缺如
- 6 号鼻胃管无法通过鼻腔、导管通过鼻腔进口咽
- 20%~50% 存在其他先天性异常
  - 最常见为 CHARGE 综合征(参阅染色体异常和综合征性疾病 12. CHARGE 综合征)
  - 先天性心脏病
  - 腮弓畸形
  - 耳朵异常
  - 小头畸形
  - 小下颌
  - 腭裂
  - 鼻咽部畸形
  - 下颌骨发育不全

辅助检查

- 电子喉镜检查
- CT 扫描(充分吸引鼻腔后)
- 超声心动图
- 合并其他畸形者,染色体检查

鉴别诊断

- 羊水、胎粪、不适当的面罩加压通气技术、肌张力减低等导致的气道梗阻更为常见
- 肺发育不良、肺炎导致的严重肺顺应性降低
- 鼻梨状孔狭窄导致前鼻腔梗阻
- 鼻咽部梗阻
  - 脑膨出

◆ 肿瘤
- 喉梗阻:软化和喉蹼

处理

- 即刻处理
  - ◆ 建立气道:经口气道、经口气管插管
- 一般处理
  - ◆ 复苏
  - ◆ 经鼻饲喂养
  - ◆ 伴其他畸形者遗传咨询
- 特异性治疗
  - ◆ 五官科咨询、选择性手术治疗

随访

- 耳鼻喉科随访,听力筛查

并发症及预后

- 并发症
  - ◆ 窒息
  - ◆ 术后感染
  - ◆ 术后狭窄
- 预后
  - ◆ 良好:复苏及时,与其他畸形有关
  - ◆ 差:合并 CHARGE 综合征时,生长发育和精神发育迟滞
  - ◆ 多需要外科整形修复

（朱海涛　沈　淳）

3. 新生儿呼吸窘迫综合征

病史

- 产前未使用激素时,发病率如下
  - ◆ <28 周,60%
  - ◆ 28~<30 周,40%
  - ◆ 30~<34 周,15%
  - ◆ ≥34 周,5%
- 产前给予激素以后发病率:0~50%

- 早产儿
- 剖宫产儿
- 糖尿病母亲新生儿
- 围产期窒息
- 重度 Rh 溶血

临床症状和体征

- 早产儿 RDS 常表现为出生后数小时进行性加重的呼吸窘迫：呼吸急促、鼻翼扇动、发绀、呻吟、吸凹、矛盾呼吸和呼吸音减低等
- 剖宫产儿 RDS 有些生后第 1 天呼吸困难并不严重，但生后第 2 天或第 3 天呼吸困难突然加重，且常合并重度 PPHN
- PS 蛋白缺陷所致 RDS 生后数小时即发生严重呼吸困难，进行性加重，依赖 PS 的治疗

辅助检查

- 非特异性
  - 血气分析：低氧血症（+/-）、代谢性酸中毒、呼吸性酸中毒
  - 胸部 X 线：毛玻璃样、透亮度减低、支气管充气征、白肺
- 特异性
  - 血常规+CRP
  - 血糖
  - 血培养
  - 心脏超声

鉴别诊断（见症状篇 6. 呼吸困难章节）

- B 族溶血性链球菌感染
- 重症湿肺
- 感染性肺炎
- PPHN

处理

- 一般治疗
  - 呼吸支持（见治疗篇 8. 呼吸支持）
    - 无创呼吸支持
    - 有创机械通气，参见相应章节
    - 体外膜肺氧合：严重呼吸衰竭机械通气无效时
  - 适当限液，纠正酸中毒

- ◆ 保持 Hct>35%
- ◆ 维持心输出量是必要的(见循环系统疾病 1. 休克)
- ◆ 并发症治疗
- ◆ 给予抗生素治疗,直到除外感染(见感染性疾病 1. 早发型败血症、呼吸系统疾病;7. 感染性肺炎,)
- ● 特异性治疗(见治疗篇 7. 肺表面活性物质应用)
  - ◆ 预防:预防早产和产前母亲给予类固醇激素
  - ◆ 治疗:气管内给予表面活性物质
    - ◇ 早用效果好
    - ◇ 适应证
      - ➢ 预防性用药:高危新生儿出生后应给予
        - ✦ 减少 NRDS 发病率和严重程度,减少气漏和病死率
        - ✦ 但不能减少支气管肺发育不良发生率
        - ✦ 缺点:需要气管插管
      - ➢ 抢救性用药:需要机械通气的婴儿,见治疗篇 8. 呼吸支持
        - ✦ 降低 NRDS 严重度、减少气漏和死亡
        - ✦ 但不降低支气管肺发育不良发生率
        - ✦ 制剂:猪肺磷脂注射液和注射用牛肺表面活性剂
        - ✦ 两种药物疗效类似,具体根据药物说明书应用

随访

- ● 治疗期间:给予表面活性物质 30min 内,密切监控通气功能改善和氧饱和度
- ● 根据临床改善情况、体格检查、血氧饱和度和血气分析值调整呼吸机参数,随时复查胸部 X 线
- ● 远期:是否发生支气管肺发育不良

并发症及预后

- ● 并发症
  - ◆ 气漏:间质性肺气肿、纵隔气肿、气胸、心包积气和气腹等
  - ◆ 肺出血
  - ◆ 新生儿持续性肺动脉高压
  - ◆ PDA
  - ◆ 死亡
  - ◆ 支气管肺发育不良
- ● 预后
  - ◆ 自然病程
    - ◇ 无表面活性物质:24~48h 恶化,5~7 天缓解

◇ 给予表面活性物质：显著改善，常常在用药 30min 内病情好转

◇ 如果病情恶化，可以重复给予

◆ 远期：与早产的程度和并发症有关

（蔡岳鞠　周　伟）

4. 胎粪吸入综合征（meconium aspiration syndrome，MAS）

病史

- 羊水胎粪污染
- 较黏稠的胎粪污染，危险性显著增加（至少 5~20 倍）
- 胎儿窘迫：胎心异常、生物物理学评分异常
- 多见于足月儿或过期产儿，过期产儿更多见
- 可有羊水减少

临床症状和体征

- 呼吸困难（呼吸浅快、呻吟、鼻翼扇动、吸凹）
- 青紫
- 过期产儿可表现为：皮肤脱皮、消瘦
- 胎粪污染或严重黄染：指甲、皮肤、脐带
- 出生初期常有神经系统抑制表现
- 从气管内吸出胎粪污染羊水
- 桶状胸
- 听诊可闻及啰音

辅助检查

- 胸部 X 线片
  - ◆ 肺斑片状影伴肺气肿
  - ◆ 过度通气
  - ◆ 结节影
  - ◆ 气胸、纵隔气肿
  - ◆ 血管纹理减少
  - ◆ 肺不张、肺萎陷
  - ◆ 湿肺征象
- 动脉血气
  - ◆ 低氧血症

- ◆ 高碳酸血症
  - ◆ 混合性、代谢性、呼吸性酸中毒
- 氧饱和度（脉搏血氧仪）
  - ◆ 经常低
  - ◆ 重者导管前后相差>10%，参见呼吸系统疾病 6. 新生儿持续性肺动脉高压
- CBC+CRP
  - ◆ 白细胞多升高且伴核左移
  - ◆ 有核红细胞增加
  - ◆ CRP 可增加
- 其他
  - ◆ 如果病史、症状和体征与围产期窒息、PPHN 一致，进行相应评估

鉴别诊断

- 新生儿肺炎
- 败血症、肺水肿
- 大量羊水、血性物质吸入
- 先天性心脏疾病
- 急性呼吸窘迫综合征（ARDS）
- 宫外环境适应障碍
- 严重湿肺导致的 PPHN

处理

- 氧疗
  - ◆ 维持氧饱和度 90% 以上，或 PaO_2 50~80mmHg
  - ◆ 监测氧合指数（OI）来确定氧疗效果及是否需要进一步治疗
  - ◆ 氧合指数（OI）=$MAP \times FiO_2 \times 100/PaO_2$
- nCPAP
  - ◆ 目前不主张应用 CPAP，因为可能导致气漏综合征
  - ◆ 不能进行有创通气患儿，FiO_2>0.4 时可尝试应用 nCPAP 治疗
- 机械通气
  - ◆ 当 PaO_2<50mmHg，$PaCO_2$>60mmHg 时常是机械通气的指征
  - ◆ 多采用患者触发的通气（A/C、PC、SIMV）
  - ◆ 常用相对较高的吸气峰压，足够的呼气时间；初期可用较慢的频率
  - ◆ 容量保证通气模式可能减少肺损伤
  - ◆ 可以给予过度通气、碱中毒（见呼吸系统疾病 6. 新生儿持续性肺动脉高压），目前不常用
  - ◆ 多数专家建议给予轻度低通气最大限度地减少机械通气支持和机械通

气导致的容量肺损伤

- ◆ 没有随机对照试验证实哪一种机械通气更优越
- ◆ 撤机时应该缓慢调低呼吸机参数设置
- 镇静
  - ◆ 是否应用镇静剂,视有无人机对抗而定
- 表面活性物质
  - ◆ OI≥15~20,应给予肺表面活性物质,有人认为更低的 OI 也可以给药
  - ◆ 剂量为一般剂量的 1.5 倍
  - ◆ 多数应用 2~3 次后才有效
  - ◆ 表面活性物质气管内灌洗,目前证据不足,可在支气管镜下进行局部表面活性物质灌洗
- 高频振荡通气
  - ◆ 理论上 HFOV 治疗 MAS 优于常频机械通气
  - ◆ 存在气漏时考虑给予 HFOV
  - ◆ 常频机械通气时,OI≥10~15,考虑 HFOV
- 静脉给予激素
  - ◆ 没有证据支持应用
- 吸入一氧化氮
  - ◆ 参见呼吸系统疾病 6. 新生儿持续性肺动脉高压
- 体外膜肺氧合(ECMO)
  - ◆ 见治疗篇 10. 体外膜肺氧合
- 保护其他器官避免损伤
- 特异性治疗
  - ◆ 无

随访

- 神经发育,特别是伴围产期窒息者
- 肺部并发症
  - ◆ 参见 PPHN

并发症及预后

- 病死率<5%
- 远期:多数肺部生物力学改变(阻力增加、顺应性减少)
- MAS 需要机械通气的婴儿,气道反应性疾病、肺炎的发生率在生后前几年并没有显著增加
- 脑瘫、癫痫发作、认知延迟、孤独症

(蔡岳鞠 周 伟)

5. 新生儿湿肺（wet lung of newborn）

概述

- 又称暂时性呼吸增快症
- 肺内液体吸收障碍引起的良性自限性疾病
- 特征为肺残气量正常，总肺容量增加
- 多见于剖宫产出生的晚期早产儿

病史和影响因素

- 主要发生于足月儿和晚期早产儿
- 分娩方式
  - ◆ 剖宫产婴儿
  - ◆ 急产婴儿
  - ◆ 在家出生
- 孕妇在产程中使用大量麻醉镇静剂
- 动脉导管未闭
- 低蛋白血症
- 糖尿病母亲婴儿
- 任何原因导致的脐带受压
- 围产期窒息
- 吸入羊水
- 结扎脐带过迟

临床症状和体征

- 生后立即或数小时内出现呼吸急促
- 部分患儿可出现呻吟、口吐泡沫
- 重症出现发绀、鼻翼扇动、吸气性三凹征、血氧饱和度下降
- 肺部呼吸音减低或出现粗湿啰音
- 轻症者症状持续数小时逐渐减轻，一般出生后 24~72h 症状消失。重症者症状可持续数天，常并发 RDS、持续性肺动脉高压等

辅助检查

- 血清电解质，包括钙、血糖
- CBC+CRP，如果考虑败血症应进行随访
- 连续监测导管前和后脉搏血氧饱和度

- 血气分析：重症可有低氧血症、高碳酸血症、呼吸性和代谢性酸中毒
- 胸部 X 线检查
  - ◆ 肺泡积液征：肺野斑片状、面纱或云雾状密度增深，有的呈小结节影、毛玻璃样
  - ◆ 间质积液：网状条纹影
  - ◆ 叶间胸膜和胸膜腔积液
  - ◆ 肺纹理增加、边缘清楚
  - ◆ 肺气肿征：透光度增加

鉴别诊断

- 新生儿呼吸窘迫综合征
- 胎粪吸入综合征
- 感染性肺炎
- 气漏综合征

治疗

- 即刻处理
  - ◆ ABC（保持气道通畅、维持正常呼吸功能、维持循环功能）
  - ◆ 根据氧饱和度监测情况，供氧，维持氧饱和度在 90%~95%
  - ◆ 由于存在呼吸窘迫，第 1 天多禁食
  - ◆ CBC、血气、血培养
  - ◆ 胸部 X 线
- 一般治疗
  - ◆ 呼吸支持：根据患儿情况采取不同方式，如吸氧、无创正压通气（nCPAP、NIPPV）或气管插管机械通气等
    - ◇ 加速肺液运转
    - ◇ 稳定气道，减少阻塞
  - ◆ 建立静脉通路补液和给予药物
  - ◆ 如果存在败血症可能，给予抗生素治疗
  - ◆ 适当限制液体量，保证足够热量和营养
  - ◆ 保持适当体温
  - ◆ 其他对症治疗

随访

- 无

并发症及预后

- 预后良好
- 24~72h 缓解
- 很少发生气胸等
- 无远期并发症
- 与儿童哮喘无关联

（蔡岳鞠　周　伟）

6. 新生儿持续性肺动脉高压（persistent pulmonary hypertension of newborn，PPHN）

病因和高危因素

- 羊水胎粪污染
- 羊水少（可能导致肺发育不良）
- 产房需要复苏
- FGR
- 感染证据（母亲绒毛膜羊膜炎）
- 围产期窒息
- 肺实质性疾病（MAS、RDS、肺炎、败血症、肺动脉阻塞等）
- 严重湿肺
- 肺泡毛细血管发育不良
- 红细胞增多症、高黏滞血症
- 过期产
- 母亲产前使用非甾体类抗炎药物
- 心功能不全
- 遗传性肺表面活性物质蛋白 B 基因缺乏、*ABCA3* 基因突变等
- 先天性畸形
  - ◆ 先天性膈疝（CDH）
  - ◆ 先天性囊性腺瘤样畸形（CCAM）
  - ◆ 肺发育不良
  - ◆ 先天性心脏病

临床症状和体征

- 多见于足月儿、过期产儿和晚期早产儿
- 明显发绀，吸氧后一般不能缓解

- 如有肺部原发性疾病,可出现呼吸窘迫的症状和体征
- 心脏听诊可在左或右下胸骨缘闻及三尖瓣反流所致收缩期杂音
- 因肺动脉压增高而出现第二心音增强
- 导管前和导管后氧饱和度存在差异

辅助检查

- 胸部 X 线检查(发现原发病、明确 PPHN 病因)
  - 肺血管发育不良,特别原发性 PPHN
  - 严重过度通气、弥漫肺浸润(胎粪吸入综合征或宫内感染性肺炎)
  - 颗粒状、毛玻璃影多为呼吸窘迫综合征
  - 胸腔内出现胃肠道充气或纵隔移向对侧,提示 CDH
  - 气胸或纵隔气肿
  - 胸腔积液或胎儿水肿
  - 湿肺
  - 先天性囊性腺瘤样畸形(CCAM)
- 动脉血气
  - 严重低氧血症
  - $PaCO_2$ 相对正常或高碳酸血症
  - 代谢性酸中毒
  - 导管前、后 PaO_2 差值超过 20~25mmHg,伴有导管水平的右向左分流;如果分流水平在卵圆孔,差别不显著
  - 氧合明显不稳定(同样的呼吸机参数下 PaO_2 值改变明显)
- 经皮氧饱和度(脉搏血氧监护仪)
  - 经常低
  - 导管前后 SaO_2 差值超过 10~15mmHg,伴有导管水平的右向左分流;如果分流水平在卵圆孔,差别不显著
  - 氧合明显不稳定(同样的呼吸机参数下 SaO_2 值改变明显)
- 高氧和高通气试验(因可能造成肺损伤和影响脑血流,目前已很少应用)
  - 给予 100% 氧气吸入后 10~15min,采集动脉血气(有人建议应该用气管插管机械通气进行高氧试验)
    - 如果是实质肺病、PaO_2 应该>100mmHg,除非伴有 V/Q 比例失调
    - 如果存在器质性心脏病、PaO_2 变化少
    - 如果存在 PPHN,PaO_2 可以轻度增加或不变;如果同时给予过度通气,同时吸入 100% O_2 10~15min,$PaCO_2$ 减少 25~30mmHg 和 pH≥7.50,氧分压突然升高提示 PPHN

注:有专家认为即使短时间的过度通气也是不允许的

- 超声心动图
  - ◆ 除外结构异常的先天性心脏病（完全肺静脉异位引流很难除外）
  - ◆ 评估肺动脉压（通过评价三尖瓣反流压差间接推断）
  - ◆ 评估动脉导管血流速度和方向
  - ◆ 评估心房水平的反流
  - ◆ 评估心脏功能和心输出量
- 脑钠肽或氨基末端脑钠肽前体
  - ◆ 血浆脑钠肽水平正常一般<100ng/L，PPHN时显著增高
  - ◆ 脑钠肽水平与氧合指数具有较好的相关性
  - ◆ 可作为 PPHN 的鉴别诊断、判断是否需要一氧化氮吸入治疗，以及疗效评价的快速监测指标
- CBC+CRP
  - ◆ 检查血红蛋白、红细胞比容除外红细胞增多症
  - ◆ WBC 升高伴核左移，除外肺炎、败血症、MAS、气胸等
  - ◆ 有核红细胞增加提示宫内缺氧
  - ◆ 出生后不久淋巴细胞增加提示宫内缺氧
- 其他
  - ◆ 病因不清楚患儿应进行分子诊断（基因诊断）
  - ◆ 死亡病例应尸检进行病理学评估，可能存在肺发育异常，如毛细血管-肺泡发育不良
  - ◆ 评价窒息、MAS、肺炎等其他潜在病因

诊断与鉴别诊断

- 通过病史、体格检查，结合动脉导管开口前、后动脉血氧分压差可临床诊断
- 在适当通气情况下，任何新生儿早期表现为严重低氧血症且与肺实质性疾病的严重程度或胸部 X 线表现不成比例并除外气胸或先天性心脏病时，应考虑 PPHN 可能
- 典型的 PPHN 起病很少超过生后 1 周、经 2 周常规治疗或经 ECMO 应用无效时，应考虑肺泡毛细血管发育不良、肺表面活性物质蛋白缺乏、*ABCA3* 基因缺陷等所并发的 PPHN
- 超声诊断新生儿肺动脉高压的标准
  - ◆ 肺动脉收缩压（sPAP）>35mmHg或>2/3 体循环收缩压
  - ◆ 存在心房或动脉导管水平的右向左分流
- 鉴别诊断
  - ◆ 严重肺实质疾病（伴或不伴 PPHN）
  - ◆ 先天性心脏病鉴别
  - ◆ 门-腔静脉分流

◆ 肝动静脉分流

治疗

- 产前和产时
  - ◆ 鉴别高危儿
    - ✧ 结构异常
    - ✧ 感染的证据
    - ✧ 过期产
    - ✧ 胎儿心率异常
  - ◆ 产房
    - ✧ 积极复苏
    - ✧ 避免低体温、低血糖症、严重低血容量、酸中毒
- 产后管理
  - ◆ 治疗原则
    - ✧ 呼吸支持和维持最佳肺容量
    - ✧ 维持正常心功能
    - ✧ 纠正严重酸中毒，使 PPHN 急性期 pH>7.25，7.30~7.40 最佳
    - ✧ 肺血管扩张剂的使用
    - ✧ ECMO 的应用
  - ◆ 具体治疗措施
    - ✧ 治疗原发病
    - ✧ 处理气胸、胸腔积液等其他导致肺扩张受限的疾病
    - ✧ 减少刺激
      - ➢ 避免噪声，可考虑用耳塞
      - ➢ 给予面罩吸氧
      - ➢ 尽量减少治疗和操作（如静脉穿刺等）
    - ✧ 维持正常体循环压力和心输出量
      - ➢ 推荐体循环收缩压 50~70mmHg，平均压 45~55mmHg
      - ➢ 补充血容量：生理盐水、血浆、白蛋白等
      - ➢ 正性肌力药物
    - ✧ 呼吸管理
      - ➢ 维持氧饱和度 95% 以上，或 PaO_2 50~80mmHg
      - ➢ 分析氧指数（OI），确定什么时候应用更高级治疗
      - ➢ 无创呼吸支持
        - ✦ 一般氧疗（少用）
        - ✦ 不能开展有创呼吸支持时给予高流量鼻导管吸氧或 nCPAP
      - ➢ 常频机械通气

✦ 选择合适的 PEEP 和 MAP、相对低的 PIP 和潮气量

✦ 呼吸机初调值:FiO_2 0.80~1.00, 呼吸频率 50~70 次 /min, PIP 15~25cmH_2O, PEEP 3~4cmH_2O, 吸气时间 0.3~0.4s

➢ 高频振荡通气

✦ HFOV 与常频通气比较效果类似或可能更好

✦ HFOV 更易导致过度通气

✦ 存在气漏时考虑 HFOV

✦ 常频通气, PIP>25cmH_2O 或潮气量>6ml/kg, 才能维持 $PaCO_2$<60mmHg 或 OI≥10~15, 可考虑 HFOV

➢ 应用最小通气设置, 减少肺损伤

➢ 没有证据证实哪一种机械通气更优越

➢ 撤机时应缓慢改变呼吸机参数

➢ 机械通气时可给予镇静剂, 但要避免抑制自主呼吸

◇ 表面活性剂

➢ 存在肺实质性疾病如 RDS、MAS、先天性肺炎等

➢ 对于非实质性疾病者, PS 一般无效

➢ OI≥15~20, 应给予肺表面活性物质, 有人认为更低的 OI 也可以给药

➢ 剂量为一般剂量的 1.5 倍

◇ 吸入一氧化氮

➢ 选择性肺血管扩张剂

➢ 初始剂量 20ppm, 1~4h

➢ 维持浓度:5~10ppm, 1~5 天

➢ 长期维持:2~5ppm, >5 天

➢ NO 的撤离

✦ 氧合改善, PaO_2 维持在≥60mmHg(SaO_2≥0.90)并持续超过 60min

✦ 先将 FiO_2 降至≤0.60

✦ 逐渐撤离 NO, 可每 4h 降低 5ppm

✦ 降低到 5ppm 时, 每 2~4h 降 1ppm

✦ 降至 1ppm 再撤离

✦ 如停用后出现 SpO_2 下降>10%, 可提高 FiO_2 0.1~0.2 补偿

➢ 疗效:FiO_2 下降>0.3, SpO_2>85%, PaO_2>50mmHg, PaO_2/FiO_2 较基础值增加>20mmHg

➢ 治疗失败(满足任何一项)

✦ NO 吸入后 OI 下降<25% 或 FiO_2 下降<0.1

✦ 吸入时间已超过 30min 而 PaO_2 仍低于 5.33kPa(40mmHg)

✦ 超过 60min 仍低于 8.00kPa(60mmHg)

> iNO 联合高频振荡通气效果更好
- ✧ 其他血管扩张剂
  - ✦ 美国 FDA 未批准任何药物用于治疗 PPHN
  - ✦ 西地那非:常用口服 0.5~1.0mg/kg,每 6h 1 次
  - ✦ 硫酸镁:静脉滴注;疗效不确定
  - ✦ 前列环素:常用伊洛前列素雾化吸入,1~2μg/kg,每 2~4h 1 次,吸入时间 10~15min
  - ✦ 波生坦:内皮素受体拮抗剂;口服剂量每次 1~2mg/kg,每天 2 次;无足够证据支持
  - ✦ 米力农:磷酸二酯酶-3 抑制剂;负荷量 50~75μg/kg 静脉滴注 30~60min,再以 0.5~0.75μg/(kg·min)维持,有体循环低血压时不用负荷量;对于胎龄<30 周的早产儿,负荷量 135μg/kg 静脉滴注 3h,即给以 0.2μg/(kg·min)维持
- ✧ 体外膜肺氧合(ECMO):见治疗篇 10. 体外膜肺氧合

随访

- ● 早期(出院后 1~2 个月)
  - ◆ 每周 1 次门诊随访,稳定后改为 2~4 周 1 次
  - ◆ 评估氧合及喂养,根据病情及时调整药物及提供喂养指导,必要时进行吞咽训练
  - ◆ 眼科、听力及神经系统检查及评估
  - ◆ 每月 1 次超声心动图检查评估肺动脉压力及心功能
- ● 中期(出院后 3~6 个月)
  - ◆ 追踪生长情况,评估神经发育(3 月龄及 6 月龄做贝利婴儿发展量表)
  - ◆ 必要时指引到神经康复科进行康复治疗
  - ◆ 追踪听力及视力
  - ◆ 每 3 个月复查超声心动图
- ● 中远期(出院后 7~36 个月)
  - ◆ 追踪生长发育,分别在 1 岁及 2 岁半再行贝利婴儿发展量表筛查
  - ◆ 继续治疗前期存在的并发症
  - ◆ 每半年复查超声心动图
- ● 并发症
  - ◆ 10%~20% 的病死率
  - ◆ 慢性肺病发生率为 5%~10%
  - ◆ 神经发育异常发生率为 20%~40%。
  - ◆ 脑瘫、癫痫发作、认知延迟、耳聋、孤独症等

(蔡岳鞠　周伟)

7. 感染性肺炎（pneumonia）

分类

- 宫内感染性肺炎（先天性肺炎）
- 分娩过程中感染性肺炎
- 出生后感染性肺炎
    - ◆ 社区获得性感染
    - ◆ 医源性感染

病因

- 细菌感染：B 族溶血性链球菌、大肠埃希菌、金黄色葡萄球菌、表皮葡萄球菌、肺炎克雷伯菌、铜绿假单胞菌、厌氧菌等
- 病毒感染：呼吸道合胞病毒、腺病毒、巨细胞病毒等
- 真菌感染：最常见假丝酵母菌
- 其他病原体：支原体、衣原体、解脲脲原体、弓形虫或梅毒等

临床表现

- 宫内感染性肺炎
    - ◆ 出生时常有窒息史，复苏后呼吸快、呻吟、呼吸暂停、体温异常、黄疸等
    - ◆ 常无咳嗽
    - ◆ 肺部可有啰音，可有发绀
    - ◆ 严重病例发生呼吸衰竭、心力衰竭、DIC、休克、肺出血、PPHN 等
    - ◆ 部分宫内病毒感染者可有小头畸形、颅内钙化灶
    - ◆ 常合并血源性感染
- 分娩过程中感染性肺炎
    - ◆ 分娩时感染须经过一定潜伏期才发病
    - ◆ 临床表现与出生后感染性肺炎类似
    - ◆ 多合并败血症
- 出生后感染性肺炎
    - ◆ 呼吸系统表现可有鼻塞、流涕、咳嗽、气促、喘憋、呼吸暂停、呼吸窘迫、发绀、鼻翼扇动、三凹征、肺部啰音等
    - ◆ 其他表现包括发热、喂养困难、腹部膨隆、黄疸、呕吐、循环衰竭等

肺部 X 线表现

- 宫内感染性肺炎

- ◆ 以间质性肺炎为主
- ◆ 双肺满布小片状或线状模糊影,从肺门向周围呈扇形扩展
- ◆ 支气管壁增厚
- ◆ 有时呈颗粒影伴支气管充气影及肺气肿,肋间肺膨出
- 分娩过程中或出生后感染性肺炎
  - ◆ 两肺广泛点状浸润影
  - ◆ 片状、大小不一、不对称的浸润影,常伴肺气肿、肺不张、偶见大叶实变伴脓胸、脓气胸、肺脓肿、肺大疱
  - ◆ 两肺弥漫性模糊影,阴影密度深浅不一,以细菌性感染较多见
  - ◆ 两肺门旁及内带肺野间质索条影,可伴散在的肺部浸润及明显肺气肿,以及纵隔疝,以病毒感染较多见

实验室检查

- 血常规
- 血 C 反应蛋白、降钙素原检测
- 咽拭子、痰培养
- 血、呼吸道分泌物的病原菌抗原检测、PCR 检测
- 血特异性抗原、抗体检测

诊断

- 诊断基于临床、放射学和微生物学检查的综合结果
- 病史及体格检查
- 胸片:可确认肺炎的临床诊断
- 病原学:血液、脑脊液、呼吸道分泌物

治疗

- 抗感染治疗
  - ◆ 初始经验性治疗
  - ◆ 根据病原学检查结果和药敏试验调整抗感染药物
- 必要的辅助供氧、无创正压通气或气管插管机械通气
- 其他对症治疗
  - ◆ 慎用镇咳药物
  - ◆ 有喘息者可给予雾化治疗
  - ◆ 分泌物多者:翻身、拍背、吸痰

预后

- 新生儿肺炎的预后取决于疾病的严重程度、患儿胎龄、基础疾病,以及微

生物
- 病死率增加与早产、先已存在的慢性肺疾病或免疫缺陷有关
- 足月新生儿肺炎多数恢复良好,没有长期后遗症

(蔡岳鞠　周　伟)

8. 间质性肺疾病(interstitial lung disease,ILD)

概述

- 又称为弥漫性肺疾病(diffuse lung disease,DLD)
- 涉及肺泡腔和/或肺间质的一类异质性疾病
- 可引起一系列急、慢性呼吸系统表现
- 新生儿期发病少见,多在婴儿期发病
- 病因较难确诊,分子诊断技术的开展,确诊病例增多

分类

- 根据发病年龄
  - 婴儿期更常见的疾病
    - 原发性弥漫性肺发育障碍
      - 先天性肺泡发育不良
      - 肺泡毛细血管发育不良伴肺静脉错位
    - 肺发育障碍性疾病
      - 支气管肺发育不良
      - 胸腔占位性病变引起的肺发育异常
      - 染色体相关或先心病相关间质性肺疾病
    - 特发性 DLD
      - 婴儿神经内分泌细胞增生症
      - 肺间质糖原贮积病
    - 表面活性物质功能缺陷和相关异常性 DLD
      - 遗传性表面活性物质代谢病引起的肺泡蛋白沉积症
      - 先天性代谢缺陷引起的肺泡蛋白沉积症
      - 遗传性肺泡蛋白沉积症
  - 非婴儿期特有的疾病
- 根据病因
  - 肺特异性病变的 DLD
  - 全身性疾病相关 DLD

临床特点

- ◆ 出生后很快发生不明原因严重呼吸窘迫/难治性低氧血症/持续性肺动脉高压
- ◆ 通常在出生后短期内死亡
- ◆ 多数伴心血管、胃肠道、泌尿生殖系统畸形等多发肺外表现
- ◆ 没有确定的产前诊断方法
- ◆ 多数在孕期可能表现为完全正常

治疗及预后

- ● 多数无特殊治疗,预后较差,病死率较高
- ● 以下情况应考虑 ILD
  - ◆ 足月儿早期不明原因出现
    - ◇ 呼吸窘迫
    - ◇ 难治性低氧血症
    - ◇ 持续肺动脉高压
  - ◆ 生后不明原因迅速死亡
- ● 早期识别,尽早明确疾病进展方向和预后

（蔡岳鞠　周　伟）

9. 早产儿呼吸暂停（apnea of premature，AOP）

定义（满足任何一项）

- ● 呼吸停止时间≥20s
- ● 呼吸停止时间<20s 但伴有
  - ◆ 心率减慢<100 次/min
  - ◆ 出现青紫、血氧饱和度降低

病因和分类

- ● 原发性呼吸暂停
  - ◆ 呼吸暂停发病率与孕龄成反比
    - ◇ 常见于胎龄<34 周、出生体重<1 800g 的早产儿
    - ◇ 胎龄越小,呼吸中枢发育越不成熟,呼吸暂停发生率越高
  - ◆ 生后 2~7 天发病,由于呼吸支持增加,发病时间可以延迟
  - ◆ 大多数发生在活动睡眠期
  - ◆ 排除其他引起呼吸暂停的原因即可诊断

- 继发性呼吸暂停
  - 多见于足月儿,也可见于早产儿
  - 神经系统疾病及功能紊乱:HIE、颅内出血、脑积水致颅内压增高、惊厥等
  - 神经肌肉疾病:先天性肌病或神经疾病、吸吮与吞咽或呼吸不协调
  - 呼吸系统疾病:气道阻塞、膈肌或声带麻痹、气胸、NRDS 等
  - 消化系统疾病:胃食管反流、喂养不耐受、NEC 等
  - 循环系统疾病:心力衰竭、严重先天性心脏病、PDA、低血压、血容量不足
  - 血液系统疾病:贫血、红细胞增多症
  - 感染:肺炎、败血症、脑膜炎
  - 母亲用镇静剂:麻醉药、吗啡类、硫酸镁
  - 产时窒息:低氧血症、酸中毒、脑干抑制
  - 迷走神经反射:继发于插入鼻饲管、喂养、吸痰、颈部过度屈曲、颈部过度伸展
  - 代谢和电解质紊乱:低血糖症、低钠血症、高钠血症、高钾血症、低钙血症
  - 体温不稳定:发热、低体温、体温波动
  - 纠正胎龄 50~60 周的早产儿,全身麻醉后也可能发生呼吸暂停

呼吸暂停的类型

- 中枢性呼吸暂停:缺乏呼吸动作,约占 40%
- 阻塞性呼吸暂停:存在呼吸动作,但无气流进入气道,约占 10%
- 混合性呼吸暂停,约占呼吸暂停的 50%

呼吸暂停分度

- Ⅰ级:AOP 发作在无任何干预措施下可自行恢复
- Ⅱ级:发作时需用氧气(常用鼻导管)给以鼻前部吹气刺激,在 10s 内恢复
- Ⅲ级:经上述方法处理无效,需经刺激足底、摩擦背部等,在 30s 内恢复
- Ⅳ级:经上述方法处理无效,需行正压通气者

呼吸暂停的监测

- 肺阻抗图技术:阻抗式的呼吸暂停监测仪
- 心肺监护仪或经皮脉搏血氧饱和度监测
- 亲自观察婴儿呼吸动作

诊断和鉴别诊断

- 周期性呼吸
  - 呼吸停止(常为 5~10s)和恢复
  - 常无心率和皮肤颜色改变

◆ 早产儿和早期足月儿的一种正常呼吸形态
◆ 多不需要临床干预可自行缓解
◆ 常发生于安静睡眠期
- 间歇性低氧血症
  ◆ 短暂的、周期性的血氧饱和度从正常基线下降(通常下降>10%),再恢复到正常基线的过程
- 原发性呼吸暂停:需除外其他原因
- 继发性呼吸暂停:需进一步明确病因。可选做下列辅助检查
  ◆ CBC、CRP
  ◆ 血培养、腰椎穿刺
  ◆ 血糖
  ◆ 血清电解质(包括钙和镁)
  ◆ 动脉血气
  ◆ 颅脑影像学检查
  ◆ 脑电图
  ◆ 心电图
  ◆ 胸及腹部 X 线检查

鉴别诊断

- 见本节病因和分类

处理

- 一般治疗
  ◆ 心肺和脉搏血氧仪监护所有婴儿直到 34 周、4~7 天无青紫或心动过缓发作
  ◆ 合适的温度管理(见治疗篇 5. 体温管理)
  ◆ 注意体位,避免上呼吸道受压
  ◆ 目标氧饱和度 90%~95%
  ◆ 如果 Hct<25% 输注浓缩红细胞
  ◆ 触觉刺激
- 药物治疗
  ◆ 除外其他原因导致的呼吸暂停
  ◆ 相对适应证
    ◇ 频繁发作的呼吸暂停、发作时间长伴显著心动过缓或低氧血症
    ◇ 需要正压通气才能恢复
  ◆ 甲基黄嘌呤类药物
    ◇ 枸橼酸咖啡因

> 首剂负荷量:20mg/kg,静脉滴注。24h 后维持量:5~10mg/kg,q.24h.,静脉滴注或口服
> 副作用比氨茶碱少,治疗量与中毒剂量间差距大,不需要监测药物浓度
> 不良反应:心动过速、呼吸急促、激惹、震颤
> 肝脏功能障碍的患儿监测药物浓度
  ◇ 氨茶碱
    > 首剂负荷量:5mg/kg,静脉滴注。12h 后维持量:2~3mg/kg,q.8~12h.,静脉滴注或口服
    > 有效血药浓度:5~15μg/L
    > 有可能加重胃食管反流
    > 不良反应:喂养不耐受、心动过速、呼吸急促、激惹、震颤、惊厥发作
  ◆ 多沙普仑(少用)
    ◇ 适应证:仅应用于对甲基黄嘌呤治疗抵抗的患儿
    ◇ 剂量:1~2.5mg/(kg·h)持续点滴,如有效,可减量至 0.5~0.8mg/(kg·h)
    ◇ 禁忌:生后第 1 周或高胆红素(伴发 IVH 或核黄疸)
    ◇ 副作用:腹胀、喂养不耐受等,中度高血压,高脂血症,激惹
● 正压通气:药物治疗无效的频繁发作的呼吸暂停应予以正压通气
  ◆ 无创正压通气:nCPAP、NIPPV
  ◆ 气管插管机械通气

并发症及预后

● 很难区分早产本身和呼吸暂停对患儿的影响
● 伴严重心动过缓,HR<80 次 /min,可导致脑缺氧缺血
● 出院前仍然存在呼吸暂停者,2 岁时神经发育较差

随访

● 心肺和脉搏血氧仪监护所有的婴儿直到 34 周、停药 4~7 天无青紫或心动过缓发作
● 住院时间较长的早产儿可以监护到纠正胎龄 43~44 周

（蔡岳鞠　周 伟）

10. 支气管肺发育不良（broncho-pulmonary dysplasia，BPD）

支气管肺发育不良（BPD）定义和分级

- 2001 年美国国家儿童健康和人类发展研究所（NICHD）的 BPD 定义和诊断标准
  - ◆ 对出生胎龄<32 周者，评估时间点为 PMA 36 周或出院时；对出生胎龄≥32 周者，评估时间点为生后第 28~56 天之间或出院时
  - ◆ 评估时患儿已用氧（>21%）至少 28 天，加上评估时氧依赖程度分别进行 BPD 分级

    - ◇ BPD 分级　出生胎龄<32 周　　　　　　　出生胎龄≥32 周
    - ◇ 轻度 BPD　PMA 36 周或出院时不需要氧疗　生后第 28~56 天之间或出院时不需要氧疗
    - ◇ 中度 BPD　PMA 36 周或出院时需用氧，浓度<30%　生后第 28~56 天之间或出院时需用氧，浓度<30%
    - ◇ 重度 BPD　PMA 36 周或出院时需用氧，浓度≥30%和/或需正压通气　生后第 28~56 天之间或出院时需用氧，浓度≥30%和/或需正压通气

- 2018 年 NICHD 更新标准
  - ◆ 胎龄<32 周的 BPD 早产儿，有持续的间质性肺病，影像学证实的间质性肺病，在 PMA 36 周时为维持 SaO_2 在 90%~95% 需要以下 FiO_2 连续 3 天或更长时间

表 1　2018NICHD BPD 临床诊断和分级标准　　　　单位:%

分级	侵入性 IPPV*	N-CPAP，NIPPV，鼻导管≥3L/min	鼻导管 1~<3L/min	头罩 O_2	鼻导管<1L/min
Ⅰ		21	22~29	22~29	22~70
Ⅱ	21	22~29	≥30	≥30	>70
Ⅲ	>21	≥30			
ⅢA	由于持续的间质性肺病和呼吸衰竭，且不能归为其他发病（如NEC、IVH、变更照护、败血症反复等）导致的早期死亡（生后<14d和PMA36周期间）				

注：*IPPV 除外因原发气道疾病或中枢性呼吸衰竭行呼吸机治疗；IPPV，有创正压通气；N-CPAP，经鼻持续气道正压通气；表中数值均为氧浓度。

病因和危险因素

- 产前因素（FGR、异常血管信号通路、绒毛膜羊膜炎等）
- 早产和低出生体重（50%~60% 极早产儿、90% 出生体重<1 250g）
- 易感性和遗传倾向
- 吸入高浓度氧
- 机械通气（气压伤、容量伤等）
- 宫内和出生后肺部感染（生后解脲支原体呼吸道定植、CMV 感染）
- 动脉导管开放
- 营养不良
- 胶体或晶体液输注过多
- 哮喘或过敏性呼吸道疾病家族史

BPD 的预防

- 预防早产
  - ◆ 孕酮
  - ◆ 胎膜早破孕妇给予抗生素
  - ◆ 产前应用糖皮质激素
- 出生后尽早建立并维持功能残气量（针对极早产儿和超早产儿，PEEP 或 CPAP 初始压力可设置为 5~6cmH₂O）
- RDS 阶段的呼吸管理
  - ◆ 补充 PS：优先采用采用 LISA 或 MIST 给药
  - ◆ 无创呼吸支持：NIPPV、nCPAP、BiPAP、nHFV、HFNC
  - ◆ 需要时早期应用咖啡因
  - ◆ 机械通气
    - ◇ 在保证足够呼吸支持的同时尽量避免或减少机械通气相关肺损伤
    - ◇ 目标潮气量通气（volume targeted ventilation，VTV）
    - ◇ 小 VT（4~6ml/kg）、短 Ti（0.3~0.4s）、高 F（30~60 次 /min），并提供足够的 PEEP（5~8cmH₂O），同时注意避免肺过度膨胀
    - ◇ 直接选择高频振荡通气
    - ◇ 尽可能减少有创通气时间
- 合理用氧
  - ◆ 在复苏过程中和生后最初一周内尽量避免用高浓度氧；以后需要用氧时，应注意用最低吸入氧浓度维持 SPO₂ 在 90%~94%，应监测吸入氧浓度
  - ◆ 推荐使用空氧混合仪控制复苏时起始 FiO₂ 为 0.21~0.30；对于胎龄<28 周的初始 FiO₂ 为 0.30；28~31 周的初始 FiO₂ 为 0.21~0.30；对于胎龄≥32 周的初始 FiO₂ 为 0.21

◆ 复苏中,在逐渐调整吸入气氧浓度达到目标血氧饱和度同时,还应考虑出生后血氧饱和度动态变化规律

● BPD 发展阶段的呼吸管理
  ◆ 应尽早改为无创呼吸支持
  ◆ 动态评估肺部病理及呼吸力学

● 早期感染的防治
  ◆ 及时诊断与治疗早发败血症
  ◆ 合理应用抗菌药物,避免不必要的广谱抗菌药物长时间暴露
  ◆ 监测解脲支原体和衣原体变化

已确诊 BPD 的管理

● 呼吸管理
  ◆ BPD 常伴有生长迟缓、肺动脉高压(PH)、气管支气管软化、胃食管反流、反复微吸入、气道高反应性等
  ◆ 若患儿呼吸机支持下仍存在明显的呼吸窘迫、氧饱和度反复下降、不能耐受吸痰、给予充足营养后仍生长缓慢,提示患儿应继续机械通气并尽可能用最低参数维持
  ◆ 对于肺部病变不均一的 BPD 患儿,呼吸机参数设置宜采用"大潮气量(正常潮气量的 1.5~2 倍或 10~12ml/kg)、长吸气时间(0.5~0.8s)和低呼吸频率(10~25 次 /min)"的设置
  ◆ PEEP 一般设置为 6~8cmH$_2$O,但肺泡募集困难和/或存在气管支气管软化、CO$_2$ 潴留明显者可能需要 10~15cmH$_2$O 甚至更高,可通过滴定寻找合适的 PEEP
  ◆ 常用的通气模式为 SIMV 叠加 PSV 或 SIMV 叠加 PSV 和 VG
  ◆ 建议将氧饱和度维持在 0.92~0.95
  ◆ pH≥7.3 的前提下,PaCO$_2$ 在 55~65mmHg 可以接受
  ◆ 长期气管插管的患儿应考虑气管切开。气管切开有助于建立稳定的气道,减少呼吸做功,减少镇静剂应用,更利于神经发育

● 间歇性低氧发作的管理
  ◆ 间歇性低氧发作原因
    ✧ 气管软化塌陷
    ✧ 支气管痉挛
    ✧ 肺动脉高压加剧
    ✧ 气道内分泌物阻塞
    ✧ 胃食管反流等
  ◆ 表现为高碳酸血症和不同程度的低氧血症
  ◆ 发作通常短暂

- 处理
  - 减少刺激
  - 清理呼吸道、调整呼吸支持参数
  - 给予支气管扩张剂等
  - 胃食管反流治疗上不主张使用抗酸药,严重反流可尝试经幽门置管至远端十二指肠或空肠进行喂养,若 1~2 周没有明显效果,考虑行胃造瘘术联合胃底折叠术
- 支气管软化
  - 高碳酸血症和低氧血症,但 CO_2 潴留与低氧血症不成比例
  - 发作通常短暂
  - CPAP 效果好
  - 纤维支气管镜或肺功能检查可以帮助确诊扩张软化的支气管所需要的 CPAP 压力
  - 处理:寻找合适的 PEEP
- 药物治疗
  - 枸橼酸咖啡因
    - 作用:提高拔管成功率,缩短机械通气时间;减轻肺部炎症;抑制 TGF-β 信号传导,减轻其对肺分支过程的阻碍;促进肺表面物质合成与分泌
    - 用法:首剂负荷量每天 20mg/kg,以后每天 5~10mg/kg 维持,可酌情使用至 PMA 34 周
  - 利尿剂
    - 目前仍无可靠证据证实利尿剂可降低 BPD 发生率
    - 出现下列情况可短期使用利尿剂(短期使用可改善肺功能)
      - 生后 1 周出现呼吸机依赖,有早期 BPD 表现
      - 病程中因输入液量过多致病情突然恶化
      - 需增加热量、加大输液量时
    - 呋塞米常用剂量为每次 0.5~1.0mg/kg,静脉推注
    - 氢氯噻嗪和螺内酯的剂量均为 1~2mg/(kg·d),分 2 次口服
    - 首选呋塞米,每周用 2~3 天,至能停氧
  - 吸入性支气管扩张剂
    - 阵发性喘憋发作时支气管扩张剂吸入有助于使喘憋缓解;但支气管扩张剂并不能预防 BPD、缩短 BPD 机械通气时间、降低病死率或再入院率
    - 临床常用沙丁胺醇气雾剂。用有贮雾化器装置的沙丁胺醇计量吸入器(MDI)或 0.5% 喷雾剂(5mg/ml),0.02~0.04ml/kg,渐增量至总量 0.1ml(2ml 生理盐水),q.6~8h.。机械通气时可将贮雾装置的沙丁胺醇 MDI

　　　连接在机械通气内导管的近端雾化吸入
- ◆ 糖皮质激素
  - ✧ 常用地塞米松,但应用时机、剂量、疗程均未达成共识
  - ✧ DART 方案:起始剂量 0.15mg/(kg·d),连用 3 天;减量至 0.1mg/(kg·d),连用 3 天;再减量至 0.05mg/(kg·d),连用 2 天;最后减量至 0.02mg/(kg·d),连用 2 天。一个疗程为 10 天,累计应用地塞米松剂量为 0.89mg/kg
  - ✧ 吸入糖皮质激素用药方式为定量喷雾器及雾化吸入。目前仍不清楚对严重 BPD 的治疗效果及是否可改善 BPD 的长期预后
  - ✧ 有研究提示生后 1 周内给予氢化可的松可降低 BPD 发生率,并不影响神经发育结局,目前证据不充分
  - ✧ 表面活性物质联合糖皮质激素治疗也有研究提示可预防 BPD 发生,目前证据不足
- ● 循环管理
  - ◆ PDA 的处理
    - ✧ 早产儿若存在血流动力学改变的 PDA(hsPDA),尤其持续超过 1 周者,BPD 风险显著增加
    - ✧ hsPDA 的干预包括药物治疗(非甾体类抗炎药,吲哚美辛和布洛芬)和手术结扎
    - ✧ hsPDA 经 2 个疗程药物治疗后仍无法关闭,或存在药物治疗禁忌证者考虑手术结扎
  - ◆ BPD 相关肺高压(PH)
    - ✧ 供氧,避免反复发作或持续性低氧血症,维持目标 SO_2 0.92~0.95
    - ✧ 急性 PH 危象时可予 NO 吸入,初始浓度 10~20ppm,待稳定后渐降低 NO 浓度至撤离。患儿稳定后联合应用西地那非有助 NO 成功撤离
    - ✧ 西地那非:常用初始口服剂量 0.3~0.5mg/kg,q.8h.,渐增加至 2mg/kg,q.6h.或 q.8h.(婴儿最大剂量每天不超过 30mg)
    - ✧ 波生坦:初始口服剂量为 0.5~1mg/kg,q.12h.,可在 2~4 周后增加至 2mg/kg,q.12h.
    - ✧ 曲前列尼尔:开始剂量 2ng/(kg·min),静脉或皮下注射,每 4~6h 逐渐增至 20ng/(kg·min),若耐受良好,剂量还可逐渐增加
- ● 营养支持
  - ◆ 病情不稳定阶段一般需要 120~130kcal/(kg·d)的能量摄入
  - ◆ 无证据表明限制液量对 BPD 治疗有效,液体量可控制在 130~150ml/(kg·d)
  - ◆ 肠内营养首选强化母乳,其次为早产儿配方乳
  - ◆ 足够的呼吸支持对于改善 sBPD 的营养状况十分重要

◆ 尽早开始补充足量的钙、磷和 Vit D,并注意监测
◆ BPD 患儿可发生 "口腔厌恶"。长时间气管插管引起上腭沟形成、呼吸吞咽不协调、胃食管反流或气管支气管软化等,也是不能顺利建立经口喂养的常见原因。对于这部分患儿,应尽早开始康复性训练
● 干细胞治疗
◆ 目前干细胞治疗 BPD 已进入 I 期临床研究阶段

出院后随访与管理

● 监测体重、头围、身高等生长指标,监测血液生化代谢指标
● 接受家庭氧疗的患儿,通常需要 SpO_2 监测,氧饱和度应维持在 0.92 以上
● 每 2~4 个月行心脏超声检查,若出院前已经诊断 PH,可适当增加检查频次
● 定期进行神经发育评估
● 各种营养补充剂和药物剂量的调整
● 出院后随访方式和频率
◆ 以 NICU 医师为主的多科协作的随访团队
◆ 随访至少 3 年:校正月龄 6 个月内,每月随访 1 次;校正月龄 6~12 个月,每 2 个月随访 1 次;12 个月后每半年随访 1 次

并发症及预后

● 神经发育不良的危险性增加
● 肺源性心脏病的风险增加
● 病死率增加
● BPD 出院后病死率在 0~10%
● 幸存者可能存在肺功能异常

(蔡岳鞠　周　伟)

11. 张力性气胸(tension pneumothorax)

病因和高危因素

● 生后窒息的复苏操作
● 早产儿 RDS
● 足月儿胎粪、羊水等吸入
● 肺炎
● 肺发育畸形
● 机械通气

- 无创呼吸支持
- 直接的机械损伤:如喉镜、气管插管、吸引管、胃管放置不当等

症状和体征

- 原有呼吸系统疾病突然恶化
- 呼吸急促
- 面色苍白或发绀
- 代谢性酸中毒
- 突然心动过缓、心动过速
- 收缩压突然增加,随后脉压差缩小和低血压
- 胸部不对称(患侧膨隆)
- 腹胀(膈肌下移)
- 受累侧呼吸音减低
- 心音移向对侧

辅助检查

- 胸部透光试验
- 胸部 X 线检查
  - 仰卧状态下后前位和水平侧位 X 线检查对诊断有决定性意义
  - 患侧肺可有脏层与壁层胸膜分离的透亮区
  - 横膈平坦、纵隔向对侧移位
  - 同侧肺叶萎陷(早产儿严重 RDS,肺萎陷可表现不明显)
  - 受累侧肺压缩
  - 当纵隔侧胸膜因气胸超过中线、凸入对侧时,可见心影上明显的曲线阴影
- 胸腔穿刺诊断

鉴别诊断

- 心包积气
  - 急性发作
  - 血压下降,脉搏弱、缺如
  - 心音遥远、听不到
  - 透光试验可能阳性
  - 胸部 X 线:月晕征
  - 处理:心包穿刺
- 纵隔积气
  - 可无症状,除非同时合并气胸

◆ 可出现呼吸困难,但不会突然恶化

◆ 胸部 X 线:帆船征

◆ 不需要处理,多自愈,但通常会发展为气胸或心包积气

- 先天性肺气肿(见肺发育畸形)

◆ 气陷导致单个肺叶过度通气(多为左上)

◆ 起病较轻

◆ 透光试验可阳性

◆ 处理:有症状者手术切除

- 肺不张伴代偿性肺过度通气

◆ 胸部 X 线:代偿性肺气肿类似气胸

◆ 病情轻

◆ 透光试验可阳性

◆ 治疗:物理治疗扩张萎缩肺,代偿性肺气肿部位向下

治疗

- 支持治疗
- 呼吸机治疗的调整

◆ 尽可能用较小的气道压力

◆ 高频振荡通气

- 特异性治疗

◆ 立即胸腔穿刺,随后放置引流管(见呼吸系统疾病 1. 呼吸系统先天畸形)

随访

- 进行胸部 X 线检查,随访观察气胸吸收情况

并发症及预后

- 并发症

◆ 由于静脉回流减少,导致休克

◆ 呼吸、循环衰竭和死亡

◆ 脑室内出血风险增加

- 预后:与快速、有效处理有关,远期预后与病因有关

(蔡岳鞠　周　伟)

三、循环系统疾病

1. 休克(shock)

概述

- 病因复杂
- 病情进展快,早期症状隐匿,早期识别困难
- 失代偿性休克治疗困难,死亡率高
- 低血压不等于休克,休克早期低血压不明显,出现低血压多为失代偿期
- 休克病因
  - ◆ 低血容量性:由于循环血量不足,导致心输出量(CO)减少
  - ◆ 分布性:由于液体从血管内向血管外间隙的异常分布
  - ◆ 心源性:心功能不全(心力衰竭),导致 CO 减少
- 休克分类
  - ◆ 根据代偿情况
    - ✧ 代偿性休克
      - ➢ 可维持重要器官的灌注
      - ➢ 患儿出现心动过速、苍白和四肢冷
      - ➢ 血压多正常
    - ✧ 失代偿性休克
      - ➢ 重要器官的灌注受损
      - ➢ 代谢性酸中毒、呼吸增快、血压下降和尿量减少
      - ➢ 患儿重要器官严重不可逆损伤,导致死亡
  - ◆ 根据血流动力学特征
    - ✧ 暖休克(休克早期):四肢温暖、血管张力消失、外周血管扩张、心动过速、水冲脉、体循环血流增加、血压下降
    - ✧ 冷休克(休克晚期):四肢寒冷且有瘀斑、毛细血管再充盈时间延长(>3s)、外周脉搏弱、血管张力增加、血管收缩、体循环血流减少、血压降低

病史

- 出生窒息史:导致心功能障碍,可发生心源性休克
- 胎盘和脐带异常:失血导致低血容量休克
- 阴道出血:失血导致低血容量休克

- 母亲应用镇痛、麻醉或降压药物:血液再分布
- 母亲存在绒毛膜羊膜炎:败血症导致脓毒性休克
- 胎儿水肿:再分布性休克、心源性休克(先天性心脏病、心律失常)
- 母亲有系统性红斑狼疮或干燥综合征病史:心源性休克
- 少尿[<1.0ml/(kg·h)]
- 代谢性酸中毒
- 呼吸暂停或呼吸窘迫

临床症状和体征

- 基本表现
  - 循环灌注不足
    - 四肢冰凉
    - 肢端发绀和皮肤苍白
    - 花纹(躯干部)
    - 毛细血管再充盈时间>4s
    - 少尿
  - 心率异常
    - 早期心率增快
    - 晚期心率减慢
    - 心率变异性是脓毒性休克的早期体征
  - 平均动脉压降低,脉压增宽或缩小。早期表现为脉压变小
  - 神经系统改变:激惹、淡漠、嗜睡。晚期表现为肌张力减低、自主运动减少、腱反射减弱,以及原始反射减弱或消失
- 其他表现
  - 呼吸系统
    - 气促
    - 呼吸窘迫
    - 呼吸衰竭
    - 低氧血症和青紫
    - 周期性呼吸和呼吸暂停
  - 消化系统
    - 喂养困难
    - 胃潴留、呕吐
    - 腹胀、NEC
    - 便血、呕血
    - 胆红素增加
    - 肝大

◆ 血液系统
  ✧ 皮肤出血点
  ✧ 其他部位出血

辅助检查

● 实验室检查
  ◆ 血常规+CRP：评估感染和出血
  ◆ 静脉血 Hct：如果 Hct<30% 且没有明显出血情况，母亲血进行 Kleihauer-Betke 试验；急性失血 Hct 可能正常
  ◆ 血葡萄糖、钙离子、磷、镁、电解质
  ◆ 血、尿培养。必要时行腰椎穿刺检查
  ◆ 动脉血气
  ◆ 动脉乳酸
  ◆ 凝血功能
  ◆ 肝功能、肾功能
  ◆ 甲状腺功能（顽固性）
  ◆ 皮质醇（顽固性）
  ◆ 病毒学检查
  ◆ 遗传代谢性疾病筛查（顽固性）
● 影像学及其他评估
  ◆ 胸片（如果出现腹部体征，腹部正侧位片）
  ◆ 中心静脉压力测定：正常值为 4~6mmHg（VLBW 早产儿）和 5~8mmHg（新生儿）
  ◆ 如果 HR>220 次 /min 或<100 次 /min，进行心电图检查
  ◆ 超声心动图
  ◆ 疑似颅内出血的患儿特别是早产儿应进行头颅超声检查
  ◆ 有条件时给予近红外光谱分析评估脑氧合和血流动力学

鉴别诊断

● 低血容量：苍白、无心脏或肝增大
  ◆ 真正体液丢失
    ✧ 体内或体外出血
    ✧ 医源性失血
    ✧ 不显性失水增加
    ✧ 多尿型肾衰竭
    ✧ 过度利尿
    ✧ 肾上腺皮质功能不全

　　　　◇ 第三间隙
　　◆ 功能性，由于静脉血回流障碍所致
　　　　◇ 气胸，特别是张力性气胸、大叶性肺气肿
　　　　◇ 胸腔内压力过大：肺过度膨胀、肿块等
　　　　◇ 腹腔压力增加：腹胀和腹水
　　　　◇ 纵隔巨大占位
● 分布异常（NEC、感染等）
　　◆ 败血症
　　◆ NEC
　　◆ 过敏性：少见
　　◆ 神经源性：少见；出生窒息偶发
　　◆ 肾上腺性休克：多见先天性肾上腺皮质增生症
● 心源性（肝大、心脏扩大和/或心肌功能受损）
　　◆ 心律失常
　　◆ 心肌病
　　◆ 先天性心脏病
　　◆ 电解质异常
　　◆ 新生儿窒息
　　◆ 败血症
　　◆ 糖原贮积症
　　◆ 遗传代谢病
　　◆ 持续性肺动脉高压
　　◆ 血流动力学紊乱的 PDA

处理

● 初始治疗：维持正常通气和氧合，尽快恢复组织灌注，积极寻找病因进行干预
　　◆ 维持正常通气和氧合功能：吸氧、机械通气、指征可适当放宽
　　◆ 建立血管通路，一般需要 2 条静脉通路
　　◆ 留置动脉置管监测血压
　　◆ 必要时留置导尿管精确记录尿量
● 液体复苏：初始给予等张晶体液。明显贫血或失血患儿可给予浓缩红细胞
　　◆ 低血容量休克
　　　　◇ 生理盐水 20ml/kg，15~30min 快速给予
　　　　◇ 必要时可反复给予，最大量可给予 60ml/kg
　　◆ 脓毒性/分布性休克
　　　　◇ 生理盐水 10~20ml/kg，30~60min 给予

- ➢ 有效可再次给予 10~20ml/kg
- ➢ 如果扩容 1 次无效或加重,不再扩容,应给予血管活性药物
- ◆ 不明原因休克
  - ✧ 生理盐水 20ml/kg,60min 给予
    - ➢ 有效可再次给予 10~20ml/kg
    - ➢ 如果无效或加重,应给予血管活性药物
- ◆ 心源性休克:原则上不应进行扩容和液体复苏
- ◆ 超早产儿:应谨慎补液,避免发生 IVH
- ◆ 如果 Hct<40% 或苍白
  - ✧ 心源性休克的可能性较小:输注少浆血 10~20ml/kg,30~60min 给予
  - ✧ 可能为心源性休克:部分交换输血,使 Hct>40%
- ◆ 如果 Hct≥40%,无面色苍白,且心源性休克可能性较小:扩容,NS、林格液或其他胶体液,20ml/kg,30~60min
- 积极用抗生素治疗:脓毒症是新生儿休克最常见的原因
  - ◆ 所有休克患儿在病因明确前都要进行积极抗生素治疗
  - ◆ 如果不能除外单纯疱疹病毒感染,应给予阿昔洛韦治疗
- 积极治疗合并症和原发病
  - ◆ 低血糖
  - ◆ 电解质紊乱(包括钙、磷、镁)
  - ◆ 体温过低
  - ◆ 气胸、其他气漏
  - ◆ 胸腔内压力过高
  - ◆ 心律失常、心动过缓,HR<60 次/min
  - ◆ 腹压增加
  - ◆ 红细胞增多症
  - ◆ PDA 依赖性先天性心脏病给予前列腺素
  - ◆ 纠正酸中毒
  - ◆ 凝血功能障碍
  - ◆ 先天性甲状腺功能减退
- 持续目标导向治疗
  - ◆ 持续评估液体状态,必要时进一步补液
  - ◆ 给予血管活性药物,以维持 CO 和/或改善血管张力
  - ◆ 对于难治性休克和/或疑似肾上腺皮质功能减退症的新生儿,给予氢化可的松
  - ◆ 针对疑似基础病因进行干预
  - ◆ 目标:恢复组织灌注,以生理参数改善为导向
    - ✧ 心率改善

> ➢ 心动过速(心率>180 次 /min)的患者心率减慢
> ➢ 心动过缓(心率<90 次 /min)的患者心率增加
  - ✧ 外周灌注改善
    - ➢ 四肢远端的肤色改善及变暖
    - ➢ 毛细血管再充盈时间减少
  - ✧ 血压恢复正常
    - ➢ 目标是以数小时升高 5~10mmHg 的速率
    - ➢ 将血压升到休克发生前的水平
    - ➢ 早产儿血压升高速度过快,发生 IVH 风险升高
  - ✧ 纠正代谢性酸中毒
    - ➢ 血 pH 升高
    - ➢ 血清、血浆碳酸氢盐水平增加
    - ➢ 血清、血浆乳酸水平下降
  - ✧ 神经功能状态改善
- ◆ 监测
  - ✧ 持续的心率和脉搏血氧监测
  - ✧ 血压监测(经动脉导管持续监测、每 15~30min 进行 1 次袖带无创血压测量)
  - ✧ 每 1~2h 1 次临床观察和评估,以检查灌注变化
  - ✧ 每 3~4h 1 次血气监测
  - ✧ 至少每 4h 记录 1 次尿量
  - ✧ 监测血糖
  - ✧ 每天监测凝血功能
  - ✧ 每天测量数次电解质水平、全血细胞计数及凝血功能
- 如果可能为心源性休克,或对扩容没有反应,强烈建议
  - ◆ 中央静脉导管测定中心静脉压
    - ✧ 确保导管顶端和换能器位置适当,测定时暂时性停用 PEEP
    - ✧ 如果 CVP≤8mmHg,可重复扩容
    - ✧ 如果 CVP>8mmHg,加用血管活性药物
    - ✧ 如果患儿不能耐受停用 PEEP、存在难于处理的气漏或腹腔压力增加,给予 10ml/kg 扩容试验
      - ➢ 如果 CVP 没有增加>5mmHg,继续谨慎扩容
      - ➢ 如果 CVP 增加≥5mmHg,且血容量减少依据不足,停止扩容,给予血管活性药物或正性肌力药物
- 血管活性药物
  - ◆ 指征
    - ✧ 液体复苏后无改善

> ❖ 心源性休克处理了可逆性病因后仍有持续心室功能不全
- ◆ 药物
  - ❖ 多巴胺, 开始 2~5μg/(kg·min), 如果效果欠佳, 可每隔 20min 逐渐增加 5μg/(kg·min), 最大量 10μg/(kg·min)
  - ❖ 多巴酚丁胺: 如果多巴胺不能升高血压, 建议使用多巴酚丁胺作为二线药物。5μg/(kg·min), 如果临床改善不明显, 可每隔 20min 逐渐增加 5μg/(kg·min), 最大量 10μg/(kg·min)

  > 注: 多巴酚丁胺可引起外周血管扩张

  - ❖ 其他药物: 对多巴胺或多巴酚丁胺治疗无反应时使用
    - ➢ 肾上腺素: 开始剂量 0.05μg/(kg·min), 根据临床情况逐渐增加剂量, 最大量 1.0μg/(kg·min), 注意高血糖和肾脏或肠系膜局部缺血。如果使用肾上腺素, 则应停用多巴胺
    - ➢ 米力农: 负荷量 0.75μg/kg, 静脉滴注 3h 以上, 维持量 0.25μg/(kg·min), 注意 BP, 如果血压下降超过 10%, 扩容。没有证据支持在 VLBW 早产儿中使用
    - ➢ 加压素: 开始剂量 0.002IU/(kg·min), 根据临床情况逐渐增加剂量, 最大量 0.008IU/(kg·min), 注意体液潴留
    - ➢ 吸入性一氧化氮、米力农和/或西地那非可根据情况使用
  - ❖ VLBW 早产儿心源性休克且有心肌功能障碍
    - ➢ 首选多巴酚丁胺药物
    - ➢ 其次考虑与小剂量多巴胺联合使用
    - ➢ 如果低血压持续, 使用肾上腺素(停止多巴胺)
- ● 其他治疗措施
  - ◆ 如果给予多巴胺、多巴酚丁胺, 临床改善不明显, 可给予氢化可的松 2.5mg/kg, 一般 4~6h 起效, 必要时可 q4~6h 给予, 疗程一般 48h
  - ◆ 甲状腺激素: 在甲状腺功能减退的情况下应用
  - ◆ ECMO 治疗
- ● 特异性治疗
  - ◆ 根据疾病及相应的失衡进行处理

随访

- ● 治疗期间
  - ◆ 对需要即刻处理的指标进行评估, 如乳酸、酸中毒、尿量和血压
  - ◆ 休克恢复后监测肝脏、心脏大小等
  - ◆ 对于早产儿, 避免容量快速增加导致的高血压(平均动脉压力>45mmHg)

或在 30min 内平均动脉压增加超过 15mmHg，降低脑室内出血的风险
- ◆ 头颅超声
- ◆ 如果给予血管活性药物后，血管过度收缩（如毛细血管再充盈增加过快，尿量减少，肾或肠系膜血流减少），应给予减轻后负荷的药物，如硝酸甘油或米力农
- ● 长期
  - ◆ 神经发育

并发症及预后

- ● 并发症：发生频率和严重度与受累器官严重性、恢复时间等有关
  - ◆ 心力衰竭
  - ◆ 肺水肿
  - ◆ DIC
  - ◆ 器官缺血、梗死
    - ◇ 急性肾小管坏死
    - ◇ NEC
    - ◇ 肝病
    - ◇ 脑病、癫痫发作
    - ◇ PVL、脱髓鞘病变
  - ◆ 三尖瓣闭锁不全、心肌病
  - ◆ 再灌注损伤
  - ◆ 颅内出血
  - ◆ 心肌病
- ● 预后取决于休克的原因、严重度、持续时间、受累器官等

（殷　荣）

2. 动脉导管未闭（patent ductus arteriosus，PDA）

概述

- ● 出生后关闭
  - ◆ 足月儿：多在生后 24~72h 功能性关闭
  - ◆ 早产儿：功能性关闭多推迟
- ● PDA 的发生率与胎龄和出生体重成反比
  - ◆ 胎龄 24~25 周：发生率 79%
  - ◆ 胎龄 26~27 周：发生率 69%
  - ◆ 胎龄 30~31 周：发生率 38%

- ◆ 胎龄 32~33 周：发生率 17%
- 呼吸窘迫综合征患儿 PDA 关闭延迟
  - ◆ 健康早产儿：90% 生后第 4 天自发关闭
  - ◆ RDS 患儿：40% 生后第 4 天自发关闭
- 产前皮质激素降低 PDA 发病率
- 目前有关 PDA 治疗时机、药物选择等仍存在较大争议，但更多倾向于保守治疗
- 早产儿 PDA 关闭后可再次开放，复发率为 23%。胎龄越小再开放率越高

病史

- 高危因素
  - ◆ 早产
  - ◆ ARDS 给予表面活性物质治疗
  - ◆ 窒息
  - ◆ 液体负荷过多
- 低危因素
  - ◆ 产前激素
  - ◆ 胎膜早破
  - ◆ 胎儿生长受限
- 心动过缓、呼吸暂停
- RDS 好转后加重、不能脱离呼吸支持治疗
- 氧饱和度不稳定
- 喂养不耐受
- 体重增加过快

临床症状和体征

- 心脏杂音
  - ◆ 多为收缩期杂音，胸骨左缘上部较为明显
  - ◆ 第 1 周很少出现连续性杂音
  - ◆ 生后第 1 周 20%~50% 血流动力学有临床意义的 PDA 无杂音
- 心前区搏动（比较敏感的体征，但特异性差）
- 水冲脉，可触到手掌脉动、脉压差增加
- 充血性心力衰竭（CHF）
- 低血压：主要是平均动脉压和舒张压降低，导致脉压差增加
- 体循环血流灌注减少（如代谢性酸中毒、血清肌酐增加、少尿）
- IVH
- NEC

- BPD
- 呼吸支持和/或氧气支持的时间延长
- 住院时间延长

血流动力学有临床意义的 PDA 临床评估

- 无症状
- 轻度
  - ◆ 氧合困难（OI<6）
  - ◆ 偶尔出现 SaO_2 下降、心动过速或呼吸暂停
  - ◆ 需要呼吸支持或机械通气（MAP<8cmH$_2$O）
  - ◆ 喂养不耐受（胃潴留>30% 奶量）
  - ◆ X 线肺部血管影增加
- 重度
  - ◆ C1：具备任何一项
    - ◇ 严重的肺出血伴 OI>15
    - ◇ 平均气道压（MAP）>12cmH$_2$O 且 FiO$_2$>0.5
    - ◇ 低输出量综合征或快速进展的心肺功能衰竭需要 2 种以上的血管活性药物
  - ◆ C2：具备任何一项
    - ◇ 呼吸状态恶化（OI>15 或 MAP>12cmH$_2$O 且 FiO$_2$>0.5）
    - ◇ GA<26 周伴的 hsPDA，且存在药物治疗的禁忌证
    - ◇ 低心排出量综合征或心肺功能衰竭需要 1 种以上的血管活性药物
    - ◇ 存在 NEC 和大的 PDA，临床状态不稳定
  - ◆ C3：具备任何一项
    - ◇ 不能拔管或撤掉呼吸支持
    - ◇ 与心力衰竭有关的生长迟缓

血流动力学有临床意义的 PDA 的超声心动图评估

- 中等量分流（A+B和/或C）
  - ◆ A. PDA 直径：1.5~3.0mm 且分流不受限 V$_{max}$<2m/s
  - ◆ B. 肺血多：至少以下 2 项
    - ◇ La/Ao（左房与主动脉根部比值）：1.5~2.0
    - ◇ IVRT（等容舒张期时间）45~55ms
    - ◇ E/A：1.0
    - ◇ LVO（左心室输出量）：300~400ml/（kg·min）
  - ◆ C. 体循环低灌注：至少存在以下 2 个血管的舒张期血流消失
    - ◇ 腹主动脉

- ◇ 腹腔动脉
- ◇ 大脑中动脉
- ● 大的分流（A+B+C）
  - ◆ A. PDA 直径>3.0mm 且分流不受限 V_{max}<2m/s
  - ◆ B. 肺血流增加：至少以下 2 项
    - ◇ La/Ao：>2.0
    - ◇ IVRT<45ms
    - ◇ E/A>1.0
    - ◇ LVO>400ml/（kg·min）
  - ◆ C 体循环灌注减少：至少存在以下 2 个血管的舒张期血流逆流
    - ◇ 腹主动脉
    - ◇ 腹腔动脉
    - ◇ 大脑中动脉

辅助检查

- ● 超声心动图
  - ◆ 可除外是否存在右向左分流和导管依赖性的先天性心脏病
  - ◆ 可评估有临床意义的 PDA
- ● 胸部 X 线：特异度和灵敏度均较差
  - ◆ 心影增大或正常
  - ◆ 很难与肺部疾病鉴别
- ● 心电图：价值有限

> 注：依靠临床和影像学不能可靠识别 PDA

- ● 所有需要机械通气的 RDS 早产儿均应在生后 4~7 天给予心脏超声检查
- ● 心房利尿钠肽或前体：存在血流动力学异常的 PDA 可显著升高，动态随访意义更大

鉴别诊断

- ● 早产儿外周肺动脉血流杂音
- ● PDA 为先天性心脏病一部分
- ● 导致心脏杂音的任何疾病

处理

- ● 呼吸支持：吸氧、必要时给予 CPAP 或机械通气，维持 PEEP 6cmH$_2$O 以上
- ● 避免液体摄入过多：110~130ml/kg

- 纠正贫血,维持 Hct 在 35% 以上
- 维持中性环境温度
- 充血性心力衰竭治疗(见症状篇 11. 心力衰竭)
- 不建议使用袢利尿剂,会刺激肾脏合成前列腺素 E_2
- 特异性治疗
  - ◆ GA<28 周的早产儿 PDA 预防性关闭的指征仍不统一
  - ◆ GA≥28 周,且不需要机械通气的早产儿,多数认为不需要关闭

> 注:右向左分流的 PDA 不能关闭

  - ◆ 有临床意义的 PDA 需要关闭(推荐)
    - ✧ GA<28 周或需要辅助通气:生后 3~7 天超声心动图
      - ➤ 如果 PDA 开放且存在临床症状,药物关闭
        - ✦ 不能撤离呼吸机
        - ✦ 呼吸恶化
        - ✦ CHF
        - ✦ 体循环灌注不良
      - ➤ 如果 PDA 无症状,观察
      - ➤ GA≥28 周,且生后 2~3 天进行超声检查
      - ➤ 体征阳性且可能存在临床意义的 PDA 应关闭
  - ◆ 无症状 PDA(不推荐)
    - ✧ 胎龄<28 周或者需要辅助通气,生后 3~7 天超声心动图
    - ✧ 如果导管开放,可给予药物关闭
      - ➤ 降低症状性 PDA 的发病率
      - ➤ 降低供氧时间
      - ➤ 对病死率、BPD、NEC、ROP 和远期神经发育的结果没有影响
  - ◆ 预防性关闭(不推荐)
    - ✧ GA<28 周,或者需要机械通气者生后 12h 内给药
      - ➤ 减少需要手术关闭的 PDA
      - ➤ 降低Ⅲ和Ⅳ级 IVH 的发生率
      - ➤ 对病死率、BPD、NEC、ROP 和远期神经发育的结果没有影响
        - ✦ 药物关闭 PDA
  - ◆ 药物治疗期间没有开始肠道喂养的暂不开奶
  - ◆ 已经进行肠道喂养的暂不加奶
  - ◆ 但目前存在争议,有些单位评估后仍可进行肠道喂养或增加奶量
  - ◆ 吲哚美辛
    - ✧ 禁忌证

- ➤ 血 Cr>180 或尿量<0.5ml/(kg·h)
- ➤ 血小板计数<50×10^9/L 或活动性出血
- ➤ 怀疑、证实 NEC
- ❖ 标准给药方案(推荐)
  - ➤ 日龄<48h,不管出生体重:首剂 0.2mg/kg;第 2 和第 3 剂 0.1mg/kg
  - ➤ 日龄 2~7 天,BW<1 250g:首剂 0.2mg/kg;第 2 和第 3 剂 0.1mg/kg
  - ➤ 日龄 2~7 天,BW≥1 250g:首剂 0.2mg/kg;第 2 和第 3 剂 0.2mg/kg
  - ➤ 日龄>7 天,不管出生体重:首剂 0.2mg/kg;第 2 和第 3 剂 0.2mg/kg
  - ➤ 给药间隔为 12~24h,在 30min 内静脉滴注
  - ➤ 如果少尿,推迟或取消随后的给药
  - ➤ 如果动脉导管仍然存在,可给予第 2 个疗程的吲哚美辛
  - ➤ 如果 2 个疗程的吲哚美辛不能关闭 PDA,且仍有关闭指征,应手术结扎
  - ➤ 标准给药方案疗效
    - ✦ 与血药浓度有关
    - ✦ 体重越低、PDA 越大,效果越差
    - ✦ 应用表面活性物质的早产儿,一个疗程关闭率为 35%~75%,两个疗程关闭率为 60%~90%,再开放率为 10%~25%
- ❖ 长疗程低剂量给药方案(不推荐)
  - ➤ 0.1mg/kg,q.24h.,5~7 天
  - ➤ 疗效不优于标准方案
  - ➤ 与标准方案比较,没有降低病死率和并发症发生率
  - ➤ 与标准方案比较,更成熟的早产儿降低了 PDA 再开放的发生率
  - ➤ 连续、长时间给药方案的资料较少
- ❖ 不良反应
  - ➤ 暂时性肾功能损害
    - ✦ 肌酐升高,尿量减少。继发性低钠血症,高钾血症
    - ✦ 多在 72h 恢复
    - ✦ 最常见的可识别的不良反应
    - ✦ 治疗窗较窄:关闭 PDA 的血药浓度接近导致肾功能障碍的浓度
    - ✦ 与血浆药物浓度无关
    - ✦ 不推荐预防性给予呋塞米或多巴胺
  - ➤ 胃肠道出血
  - ➤ 肠系膜血液流量降低
  - ➤ 自发性肠穿孔,特别同时应用类固醇激素的
  - ➤ 脑皮层血流、氧合和对二氧化碳反应降低,但远期神经发育无显著差异

- ➢ 血小板聚集功能降低
  - ➢ 低血糖
- ◆ 药物治疗:布洛芬
  - ◇ 禁忌证同吲哚美辛
  - ◇ 标准给药方案
    - ➢ 首剂 10mg/kg,第 2、3 剂 5mg/kg,分别于首剂后 24h 和 48h 给予
    - ➢ 口服或静脉滴注 15min 以上
    - ➢ 如果少尿,推迟或取消随后的给药
    - ➢ 如果 PDA 未关闭,可给予第二个疗程的布洛芬或给予吲哚美辛或对乙酰氨基酚
    - ➢ 疗效与吲哚美辛类似
    - ➢ 不良反应
      - ✦ 少尿和肌酐升高的程度较吲哚美辛轻
      - ✦ 对肠系膜血液流无影响,NEC 发生率低
      - ✦ 脑皮层血流量或组织氧合指数无影响
      - ✦ 机械通气时间更短
  - ◇ 大剂量给药方案(不推荐)
    - ➢ 首剂 15~20mg/kg,第 2 次和第 3 次为 7.5~10mg/kg,间隔 24h
  - ◇ 不良反应
    - ➢ 暂时性肾损害:尿量减少、血肌酐升高、继发性低钠血症
    - ➢ 肺动脉高压、iNO 治疗有效
    - ➢ 胆红素与白蛋白分离,增加胆红素脑病危险
    - ➢ 丁胺卡那霉素半衰期增加
    - ➢ 没有远期预后的结果
    - ➢ 自发性肠穿孔,尤其超低体重儿
- ◆ 药物治疗:对乙酰氨基酚
  - ◇ 对乙酰氨基酚的每日剂量为 15mg/kg,q.6h.,用药 2~7 天
  - ◇ 目前主要用于布洛芬或吲哚美辛不能关闭的 PDA
  - ◇ 不作为一线用药
- ● 手术结扎
  - ◆ 吲哚美辛、布洛芬治疗失败或存在禁忌证
  - ◆ 为了避免胸腔引流,多采用胸膜外手术路径
  - ◆ 不良反应:经验丰富的临床中心很少发生不良反应
    - ◇ 全身麻醉
    - ◇ 误扎肺动脉或主动脉
    - ◇ 出血
    - ◇ 乳糜胸

◇ 喉返神经损伤
- 经皮经导管闭塞:疗效不确定,仅限于有丰富导管经验的团队,体重<1 250g 放置导管较为困难

随访

- 尿量
- 血电解质、血肌酐
- PDA 的临床体征和症状
- 药物治疗后 24~48h 复查心脏超声
  ◆ 吲哚美辛治疗后,20% 的患儿存在残留的导管分流,但无症状
    ◇ 与布洛芬比较的资料较少
  ◆ 存在残余分流的患儿,90% 临床上动脉导管会再开放
  ◆ 即使无残余分流,胎龄较小的早产儿再开放的发生率也较高
    ◇ 胎龄 24~25 周,26% 复发率
    ◇ 胎龄 26 周,14% 复发率

并发症及预后

- 并发症
  ◆ PDA 开放
    ◇ 加重呼吸窘迫综合征
    ◇ 肺出血
  ◆ 心动过缓、呼吸暂停加重
  ◆ CHF
  ◆ 脑、肠系膜和肾灌注减少
    ◇ 代谢性酸中毒
    ◇ 肾功能损害
    ◇ 脑室内出血
    ◇ NEC
  ◆ 与治疗有关的并发症(参见本节特异性治疗)
  ◆ 没有证实 PDA 与慢性肺病有关
- 预后
  ◆ 自发关闭
  ◆ 远期预后和孕龄及其相关并发症有关

（殷　荣）

3. 心律失常（arrhythmia）

病史

- 药物史：地高辛、利尿剂、氨茶碱
- 腹泻、呕吐等导致电解质紊乱的病史
- 心律失常家族史
- 激惹、食欲下降、精神萎靡
- 胎儿心律不规则、心动过缓、心动过速等
- 心律失常持续时间：一过性、阵发性、持续存在
- 心率多少

临床症状和体征

- 心率异常
  - ◆ 心动过速
  - ◆ 不规则心律
  - ◆ 心动过缓
- 皮肤颜色改变
  - ◆ 苍白：由于心输出量降低引起
  - ◆ 发绀
    - ◇ 中央性青紫：多由先天性心脏病导致
    - ◇ 周围性青紫：多由心输出量降低引起
- 呼吸窘迫、气促、呼吸暂停
- 灌注不良
  - ◆ 脉搏减弱
  - ◆ 毛细血管再充盈时间延长
  - ◆ 四肢冰凉
- 听诊
  - ◆ 杂音
  - ◆ 奔马律
  - ◆ 心律不齐
- 肝大

辅助检查

- EKG：12 导联心电图，心电监护不可靠
  - ◆ 获得心电图结果后应即刻进行治疗，不需要等待其他检查结果

- 其他检查
  - ◆ 胸部 X 线
  - ◆ 超声心动图
  - ◆ 动脉血气
  - ◆ 血电解质、离子化钙、镁
  - ◆ 疑似遗传代谢性疾病:血串联质谱分析和尿串联质谱分析
  - ◆ 分子诊断:难治性反复发作,有家族史的患儿

心律失常病因诊断

- 心率异常
  - ◆ 心动过速
    - ◇ 良性原因:冷热应激、疼痛刺激、哭闹、药物(茶碱类、肾上腺素、胰高血糖素)
    - ◇ 病理原因
      - ➢ 常见:发热、休克、低氧血症、贫血、脓毒症、动脉导管未闭及 CHF
      - ➢ 少见:甲状腺功能亢进、代谢性疾病、心脏节律异常及高氨血症
  - ◆ 心动过缓:一过性常见,多无临床意义。<70 次 /min 应高度警惕
    - ◇ 良性因素:排便、呕吐或排尿过程中,胃管喂养,吸引,药物如洋地黄类、阿托品、输注钙剂,母亲分娩前 24h 应用 β 受体激动剂
    - ◇ 病理因素
      - ➢ 常见:低氧血症、呼吸暂停、惊厥、气道梗阻、气漏(如气胸)、CHF、颅内出血、严重酸中毒及严重低体温
      - ➢ 少见:高钾血症、心源性心律失常、肺出血、膈疝、甲状腺功能减退及脑积水
- 节律异常
  - ◆ 良性节律异常
    - ◇ 房性早搏:需除外先天性心脏病、病毒感染、缺氧缺血导致心肌损伤
    - ◇ 单源性室性早搏:需除外先天性心脏病、病毒感染、缺氧缺血导致心肌损伤
    - ◇ 良性心动过缓:少见,同上心动过缓原因
  - ◆ 病理性节律异常
    - ◇ 心脏疾病:先天性心脏病、心肌炎、缺氧缺血心肌损伤、心肌发育异常、心脏传导系统发育异常
      - ➢ 阵发性室上性心动过速(SVT):是新生儿最常见的心脏节律异常
      - ➢ 房性扑动
      - ➢ 房性颤动:比 SVT 或心房扑动少见
      - ➢ 预激综合征(WPW):当心率很快时难以辨别

> ➢ 异位搏动
> ➢ 室性心动过速
> ➢ 有临床症状的房室(AV)传导阻滞
- ✧ 继发于心脏外疾病
  - ➢ 脓毒症(通常为心动过速)
  - ➢ 中枢神经系统病变(通常为心动过缓)
  - ➢ 内分泌系统疾病:低血糖、甲状腺功能亢进、甲状腺功能减退
  - ➢ 药物毒性:地高辛(低钾血症、碱中毒、高钙血症及低镁血症可增强药物毒性)、氨茶碱(在新生儿重症监护室中已很少使用)
  - ➢ 电解质紊乱:如血钾、血钠、血镁或血钙异常
  - ➢ 遗传代谢性疾病:脂肪酸氧化障碍、糖原贮积症
  - ➢ 其他:代谢性酸中毒或碱中毒、肾上腺功能不全

常见心律失常的心电图特征

- 阵发性室上性心动过速
  - ◆ 心室率 180~300 次 /min
  - ◆ 活动或哭闹时心率不变
  - ◆ 异常 P 波
  - ◆ 相对固定的 PR 间期
- 心房扑动
  - ◆ 心房率 220~400 次 /min
  - ◆ V1~V3 导联锯齿波,但房室比例为 2∶1 下传或心室率增快时难以分辨
  - ◆ QRS 波形通常正常
- 心房颤动
  - ◆ 不规则房性波形,大小形状变化明显
  - ◆ 心房率 350~600 次 /min
  - ◆ QRS 波形正常,但室性搏动不规则
- 预激综合征
  - ◆ 短 PR 间期
  - ◆ 宽大 QRS 波
  - ◆ 出现 δ 波
- 室性心动过速:室性早搏心率为 120~200 次 /min,并伴有宽大 QRS 波
- 异位搏动:异常 P 波及宽大 QRS 波
- 房室传导阻滞
  - ◆ 一度房室传导阻滞
    - ✧ PR 间期延长(正常范围为 0.08~0.12s)
    - ✧ 正常窦性心律

◇ 正常 QRS 波
- ◆ 二度房室传导阻滞
  - ◇ 莫氏 I 型
    - ➤ PR 间期逐渐延长直至出现室性搏动脱落（文氏型）
    - ➤ QRS 波形正常
  - ◇ 莫氏 II 型：PR 间期固定伴心室漏博或 P 波未下传
- ◆ 三度房室传导阻滞
  - ◇ 心房搏动规则
  - ◇ 心室率较慢
  - ◇ 完全性房室搏动分离
  - ◇ 心房率随着活动增多或哭闹而增快，心室率通常保持不变
- ◆ 高钾血症
  - ◇ 高耸的 T 波
  - ◇ 宽大的 QRS 波形
  - ◇ 平坦且增宽的 P 波
  - ◇ 心室颤动及晚期停搏
- ◆ 低钾血症
  - ◇ QT 间期及 PR 间期延长
  - ◇ ST 段压低
  - ◇ T 波扁平

鉴别诊断

- QRS 波正常的心动过速
  - ◆ 室上性心动过速
  - ◆ 心房扑动
  - ◆ 心房颤动
- QRS 波宽大的心动过速
  - ◆ 室上性心动过速伴室内差异性传导
  - ◆ 室性心动过速：新生儿可以存在正常或变窄的 QRS 波
- 慢速性心律失常
  - ◆ 房室传导阻滞：多与母亲存在抗心肌抗体有关
  - ◆ 窦性心动过缓
- 不规则心律
  - ◆ 房性早搏
  - ◆ 室性早搏
  - ◆ 心律紊乱

处理

- 即刻处理
  - ◆ ABC（保持气道通畅、维持正常呼吸功能、维持循环功能）
  - ◆ 心电图证实存在心律失常
  - ◆ 结合临床区分是良性还是病理性心律失常
- 非特异性治疗
  - ◆ 良性心律失常：多为自限性、应密切观察
  - ◆ 药物相关的心律失常：监测血药浓度、减量或暂停相关药物
  - ◆ 存在电解质紊乱的患儿，应纠正相应电解质异常
  - ◆ 纠正酸中毒、低氧血症
  - ◆ 积极治疗导致心律失常的原发性疾病
- 特异性治疗
  - ◆ 快速性心律失常
    - ✧ 急诊处理
      - ➤ 对于血流动力学不稳定的新生儿快速性心律失常，在气管插管前和建立静脉通路前即刻给予直流电复律
      - ➤ 如果病情稳定，可先尝试迷走神经刺激（冰块或冰冷毛巾置于患儿面部数秒）
      - ➤ 腺苷可终止 SVT。暂时性阻断房室结传导，而对心房颤动波形没有影响，可以作为心房颤动的诊断性治疗
      - ➤ 如果腺苷无效，常用的治疗快速性心律失常（SVT、AF）的一线药物为地高辛，总量为 20~30μg/kg，分为 3 次 24h 内给予。早产儿用量适当减少
      - ➤ 耐地高辛的 SVT 可给予普鲁卡因酰胺；有时也可以应用 β 受体阻断剂、索他洛尔、氟卡尼和胺碘酮
      - ➤ 心律失常缓解后，随访心电图除外是否存在预激综合征（Wolff-Parkinson-White syndrome，WPW）
    - ✧ 维持治疗
      - ➤ SVT、AF 预防：地高辛维持剂量 6~8μg/（kg·d），b.i.d.，i.v.；或 8~10μg/（kg·d），b.i.d.，p.o.。如果存在预激综合征，应给予 β 受体阻断剂
      - ➤ VT：利多卡因
      - ➤ 如果存在其他疾病，应给予相应治疗，如电解质异常、先天性心脏病、心脏肿瘤等
  - ◆ 慢速性心律失常
    - ✧ 一、二度房室传导阻滞无须处理
    - ✧ 三度房室传导阻滞导致的长期心动过缓，多数新生儿可以耐受，不需

要即刻处理

> 心率>70 次/min 需要：如果患儿无症状，继续观察。一般不会发生问题
> 心率<50 次/min：患儿通常需要紧急安装临时起搏器，后续需要安装永久性起搏器
> 心率 50~70 次/min：需要评估脏器灌注情况
- ◇ 危重新生儿死亡前常出现窦性心动过缓
- ◇ 紧急处置可应用阿托品、异丙肾上腺素、临时心内起搏器等
- ◆ 心律不齐
  - ◇ 单发的室上性早搏、室性早搏，即使发作频繁，一般也不需要治疗
  - ◇ 稳定的新生儿可以监测心律

随访

- 住院期间
  - ◆ 经常给予 ECGs
  - ◆ 心电监护
- 门诊
  - ◆ 早期随访
  - ◆ 心电图、动态心电监测
  - ◆ 应注意非特异性症状，如激惹等。必要时给予相应检查
  - ◆ 对诊断困难或复杂的患儿应进行电生理检查
- 维持治疗期间
  - ◆ 取决于心律失常的病因
  - ◆ 快速性心律失常一般需要治疗 3~12 个月，如果没有突然发作，可以停药

并发症和预后

- 新生儿心房颤动：预后良好，大多数新生儿期后不再复发
- SVT：预后良好
  - ◆ 在大多数情况下均能良好控制
  - ◆ 有些会突然发作
  - ◆ WPW 可持续存在
- 95% 的 SVT 病人射频消融治疗有效（儿童期）
- 心动过缓：由先天性慢性的房室传导阻滞，最终需要安装起搏器
- 突然死亡
  - ◆ 儿童心律失常的少见并发症
  - ◆ 可发生于先天性慢性房室传导阻滞和 VT 的儿童

（殷　荣）

4. 大血管转位(transposition of the great vessel)

定义

- 大血管心室起源异常:主动脉起源于右心室,而肺动脉起源于左心室

病史

- 胎儿心脏超声可以产前诊断
- 胎儿心脏超声发现左右心房间血液交通受限时,出生后应紧急给予心房球囊撕裂术(BAS)

> 注:BAS 必须由介入心脏科医师操作,因此这些婴儿应在能够进行此项操作的医院分娩

- 多数轻度呼吸窘迫
- 不同程度的青紫,与呼吸窘迫的程度不一致,多数较为严重的患者,不伴有室间隔缺损,且心房间分流受限,需要出生后紧急处理(BAS)
- 如果青紫较轻,出生时可能不会想到 TGA,会漏诊;随着肺动脉阻力增加,肺血流量减少,呼吸窘迫的症状会逐渐加重

临床症状和体征

- 青紫
  - ◆ 差异性青紫:TGA 伴肺动脉高压或主动脉缩窄,下肢氧饱和度比上肢饱和度高,与 PDA 相反
- 杂音不明显,胸骨左缘可以听到喷射性杂音(如果存在肺动脉瓣狭窄)
- 婴儿期出现充血性心衰的症状

辅助检查

- 血气分析:即使给予 100% 氧,仍存在低氧血症,但不能确诊青紫型先天性心脏病
- 胸部 X 线:上纵隔狭窄
- 心电图:QRS 轴右偏,但不具诊断价值
- 超声心动图:可以明确诊断
  - ◆ 大血管转位、平行
  - ◆ 肺动脉起源于左心室

> 注:室间隔缺损、心房间分流、肺动脉瓣狭窄、冠状动脉起源

鉴别诊断

- 导致新生儿青紫的各种原因(见症状篇 7. 青紫)

处理

- 即刻处理
  - ◆ ABC(保持气道通畅、维持正常呼吸功能、维持循环功能)
  - ◆ PGE_1 维持动脉导管开放,增加肺血流量和左房压力,使体循环和肺循环血液更多地混合
  - ◆ 如果存在严重青紫,心房间分流受限,紧急行球囊撕裂术(BAS)

> 注:部分医师认为不管是否存在心房间分流受限,都需给予 BAS

  - ◆ 如无导管依赖性,BAS 后停用 PGE_1(如严重的肺动脉瓣狭窄或主动脉狭窄)
- 特异性治疗
  - ◆ 无并发症的 TGA:新生儿期可进行动脉调转手术(arterial switch operation,ASO)
  - ◆ TGA 伴肺动脉瓣狭窄:若 SpO_2 低于 70%,伴有酸中毒,需先给予布莱洛克-陶西格(Blalock-Taussig)分流术后,再给予动脉调转手术
  - ◆ 如存在主动脉瓣下狭窄,给予达穆斯-凯-斯坦塞尔(Damus-Kaye-Stansel)动脉转位术
  - ◆ 未明确诊断的 TGA,且后期出现症状者,在进行 ASO 之前,首先需要修正左心室

随访

- 即刻:心电图、肌钙蛋白监测
- 长期
  - ◆ 监测增长、喂养、营养补充
  - ◆ 心脏评估和神经发育

并发症及预后

- 并发症
  - ◆ ASO 后

      ✧ 即刻：冠状动脉继发损伤和断裂导致心肌缺血

      ✧ 晚期：重建的主动脉根部扩张、肺动脉分支狭窄、主动脉瓣反流、冠状动脉狭窄、三尖瓣功能障碍

      ✧ 拉斯泰利（Rastelli）手术后：主动脉瓣下梗阻、外管道梗阻

- 预后
  - ◆ 病死率
    - ✧ ASO 后病死率<5%
    - ✧ 5 年生存率>90%
  - ◆ 神经发育
    - ✧ 智商多正常
    - ✧ 神经功能障碍：25%（多数较轻）
    - ✧ 注意力、言语、学习和行为问题更为常见；50% 存在一个或多个发育问题
    - ✧ 术前低氧血症、酸中毒、术中体外循环时间较长者预后差

（闫宪刚）

5. 法洛四联症（tetralogy of Fallot）

主要畸形

- 较大的室间隔缺损
- 主动脉骑跨
- 右心室肥厚
- 右心室流出道（right ventricular outflow tract，RVOT）不同程度的梗阻
- 病死率：占全部先天性心脏病的 6.8%

病史

- 胎儿超声可助于产前诊断
- 新生儿或婴儿早期表现
  - ◆ RVOT 中度至重度梗阻：青紫
  - ◆ RVOT 轻度梗阻、肺血增多，可出现心力衰竭症状（见症状篇 11. 心力衰竭）
  - ◆ 青紫发作：RVOT 梗阻增加（RVOT 痉挛所致）导致的急性缺氧

临床症状和体征

- 不同程度的发绀：严重度依赖于 RVOT 梗阻程度
- 心前区搏动：主要位于右侧

- S_2 单一、亢进
- 左上胸骨缘收缩期喷射性杂音
  - ◆ 轻度梗阻,杂音较响
  - ◆ 青紫发作时,杂音消失或减弱
- 伴发充血性心力衰竭时,由于肺血流增加,可出现粉红色泡沫样痰(见症状篇 11. 心力衰竭)
- 伴发青紫发作时
  - ◆ 急性恶化,青紫加重
  - ◆ 呼吸窘迫
  - ◆ 激惹或意识丧失
  - ◆ 杂音减少或消失
  - ◆ 可以发展为惊厥发作、中风甚至死亡

辅助检查

- CBC:婴儿可能出现红细胞增多或缺铁性贫血
- 胸部 X 线
  - ◆ 靴形心:左心边界凹陷和心尖上翘
  - ◆ 中到重度的肺动脉瓣狭窄:肺血流减少、肺血管纹理减少
  - ◆ 轻度肺动脉瓣狭窄:肺血流增加、肺血管影增加、心影增大
  - ◆ 右位主动脉弓(25%)
- 心电图
  - ◆ 青紫型 TOF:电轴右偏、右心室肥大
  - ◆ 非青紫 TOF:QRS 轴正常、双室肥大
- 超声心动图
  - ◆ 较大的室间隔缺损
  - ◆ 主动脉骑跨,右心室漏斗部狭窄
  - ◆ 肺动脉瓣狭窄,肺动脉瓣发育不良,瓣口狭小,常伴左右肺动脉狭窄
  - ◆ 冠状动脉解剖:常伴圆锥支横跨右心室流出道
  - ◆ 升主动脉常增粗
  - ◆ 有时伴头臂动脉分支异常走行或伴右锁骨下动脉迷走
- 遗传学:FISH 染色体检查 22q11,进行染色体分析

鉴别诊断

- 各种原因发绀在新生时期(见症状篇 7. 青紫)

处理

- 一般措施

- ◆ 监测氧饱和度:特别是严重青紫发作时
- ◆ 心力衰竭的处理:地高辛和利尿剂
- ◆ 预防亚急性细菌性心内膜炎
- ● 严重青紫发作
  - ◆ 胸膝位
  - ◆ 给予吗啡
  - ◆ 面罩供氧
  - ◆ 纠正代谢性酸中毒
  - ◆ 给予去甲肾上腺素
- ● 特异性治疗
  - ◆ 根据肺血流阻塞严重程度决定处理方法和时间
    - ◇ 若新生儿期青紫严重,开始可给予布莱洛克-陶西格分流术姑息治疗、4~6 个月时进行完全修复治疗
    - ◇ 也可在新生儿期一期手术治疗
  - ◆ 完全矫正治疗
    - ◇ 补片修补关闭室间隔缺损
    - ◇ 切除漏斗部狭窄的肌束,疏通右心室流出道
    - ◇ 肺动脉瓣发育不良时,给予剪除,置入带瓣管道,重建肺动脉-右心室连接

随访

- ● 手术前:监测皮肤青紫程度和生长发育
- ● 手术后
  - ◆ 定期随访心电图、超声心动图
  - ◆ 动态心电、运动试验
- ● 神经发育

并发症及预后

- ● 并发症
  - ◆ 青紫发作时可能导致惊厥发作、中风甚至死亡
  - ◆ 手术后即刻
    - ◇ 右心室舒张功能不全、顺应性降低
    - ◇ 心动过速:房室结或室性
    - ◇ 完全性心脏传导阻滞
    - ◇ 残余室间隔缺损
    - ◇ 残余 RVOT 梗阻
  - ◆ 远期

- ✧ 突然死亡和心律失常
- ✧ 进行性肺动脉瓣功能不全伴右心房右心室扩张,需要给予肺动脉瓣置换术
- 预后
  - ◆ 新生儿期进行根治术总体预后良好
    - ✧ 围手术期的病死率低(<1%)
    - ✧ 远期存活率也较高

(闫宪刚)

6. 房间隔缺损(atrial septal defect,ASD)

分类

- 除卵圆孔外,心房间存在任何缺损都称为房间隔缺损
- 根据相对于卵圆窝的位置,房间隔缺损主要分为以下类型
  - ◆ 继发孔缺损:卵圆窝部位缺损
  - ◆ 原发孔缺损:卵圆窝底部缺损,常合并二尖瓣异常
  - ◆ 静脉窦型:卵圆窝后部或上方缺损,靠近上腔静脉常合并右肺静脉连接异常

病史

- 大多数无症状,很难早期发现
- 大房间隔缺损病例,儿童期可出现症状,表现为活动后气急和乏力等;反复下呼吸道感染和生长发育落后少见
- 超声产前诊断较为困难,但可发现部分患儿

临床症状和体征

- 新生儿期无症状
- 多数在 1~2 岁常规体检时,发现心脏杂音,心脏超声诊断
- 中到大房间隔缺损儿童期典型体征如下
  - ◆ 心前区搏动
  - ◆ S_2 增宽分裂
  - ◆ 上部肋间隙柔和的收缩期杂音
  - ◆ 胸骨左缘下部舒张中期杂音
  - ◆ 随着肺动脉高压发生,左向右分流减少或停止,S_2 分裂消失,P_2 亢进,收缩期杂音较短,舒张期杂音消失

辅助检查

- 胸部 X 线:新生儿时期可正常;以后可轻度到中度增大,肺血管纹理多。如果出现肺血管疾病,肺纹理减少
- 心电图:QRS 轴右偏,右心前区导联 rSR 波,右心室肥大
- 超声心动图
  - 继发孔房间隔缺损大小不一,差异较大
  - 左向右心房水平分流的证据
  - 右心室右心房扩张,右心室右心房容量负荷过多(新生儿期少见)
  - 主肺动脉扩张
  - 多普勒显示经肺动脉瓣血流增加

鉴别诊断

- 其他可以导致右心扩张病变(见完全型和部分型肺静脉异位引流)

处理

- 大房间隔缺损:(Qp∶Qs>1.5∶1),2~4 岁择期手术关闭,防止肺部血管疾病的发生
- 也可以通过导管关闭或堵塞

随访

- 1 岁以后自发性关闭可能性变小
- 外科手术前:应随访生长发育和心肺功能
- 手术修补后:如果堵塞或补片关闭者,需要预防亚急性细菌性心内膜炎治疗 6 个月

并发症及预后

- 生后 10 年内 ASD 通常无症状
- 随着年龄增长,发生肺血管疾病的风险增加
- 随着年龄和右心室增大,房性心律失常风险增加
- 40 岁后可发生充血性心脏衰竭
- 手术:病死率<1%

(闫宪刚)

7. 肺动脉闭锁(pulmonary artery atresia)

(1) 肺动脉闭锁伴室间隔缺损

病史

- 产前诊断:胎儿超声可部分诊断
- 出生后可以表现为完全正常、轻度、中度和重度发绀
- 轻、中和严重的呼吸困难
- 可有喂养困难

临床症状和体征

- 青紫:轻度、中度和重度
- 呼吸急促伴或不伴呼吸窘迫
- 心前区搏动增强
- 右心室增大
- S_2 单一,伴或不伴奔马律
- 伴或不伴胸骨左缘下部柔软收缩期杂音
- 伴或不伴胸骨左缘上部柔软连续性杂音
- 伴或不伴背部柔软的连续性杂音
- 伴或不伴肝大
- 伴或不伴心力衰竭

辅助检查

- CBC
- 血钠、钾、钙、血清尿素氮、肌酐水平
- 动脉血气
- 胸部 X 线:心脏大小正常,右心室轮廓增大,肺动脉影消失,肺野清晰,肺血流减少,右位主动脉弓(30%)
- 心电图:电轴正常(范围:+60~+140),或右偏,右心室肥大
- 超声心动图
  - ◆ 诊断特征
    - ✧ 肺动脉瓣闭锁,肺动脉瓣无血流通过
    - ✧ 伴或不伴漏斗闭锁
    - ✧ 伴或不伴主肺动脉发育不良或闭锁
    - ✧ 肺动脉分支正常、发育不良、退化、缺如

      ◇ 膜部室间隔缺损伴主动脉骑跨

      ◇ 肥大的漏斗部间隔头部排列紊乱

      ◇ 右心室肥大

    ◆ 其他特征

      ◇ 肺动脉血流供应来自 PDA

      ◇ 伴或不伴大的主-肺动脉侧支循环（MAPCA）

      ◇ 伴或不伴右位主动脉弓

      ◇ 房间隔缺损大小、分流量

● 心导管：选择性侧支循环血管显影

    ◆ 显示肺段的血流来源

      ◇ 是否来自肺动脉

      ◇ 是否通过大的主-肺动脉侧支循环提供

> 注：这是外科手术前重要的诊断资料；分为三种亚型（参见特异性治疗部分）

● FISH 染色体检查 22 染色体微缺失

鉴别诊断

● 新生儿青紫鉴别诊断（见症状篇 7. 青紫）

● 新生儿心力衰竭病因（见症状篇 11. 心力衰竭）

处理

● 即刻：ABC（保持气道通畅、维持正常呼吸功能、维持循环功能）

● 一般治疗

    ◆ 给予 PGE_1 维持导管开放

    ◆ 补液，必要时静脉营养

    ◆ 避免液体过多

    ◆ 监测尿量

    ◆ 避免酸中毒

    ◆ 保持正常血钾水平

    ◆ 控制心力衰竭（见症状篇 11. 心力衰竭）

● 特异性治疗：手术

    ◆ 亚型 A（存在原发的肺动脉，PDA 供血，无 MAPCA）

      ◇ 新生儿期一期修补术，修补室间隔缺损，建立肺动脉和右心室连接

    ◆ 亚型 B（原发肺动脉小，MAPCA 存在）

      ◇ 对单一 MAPCA，施行分期修补术，最后进行心内室间隔缺损修复

- ◇ 一期修补术：双侧单源化主肺侧支血管，人工管道重建肺动脉与右心室连接，延迟心内修补
  - ◆ 亚型 C（原发肺动脉缺如、MAPCA 单独供给肺动脉）
    - ◇ 通过 MAPCA 单源化，通过人工材料创建肺动脉主干和共汇，再连接到右心室，然后关闭室间隔缺损
  - ◆ 晚期外科手术干预：修复室间隔缺损，长大后外管道更换或肺动脉瓣置入
- 经心导管干预治疗
  - ◆ 三个亚型间的过渡类型或在重建肺循环恢复过程中，以下手术有时有可应用到：肺动脉血管成形术、MAPCA 血管成形术、经皮冠状动脉支架置入术、经皮冠状动脉扩张术、栓塞多余的 MAPCA

随访

- 监测生长发育、喂养
- 外科术后婴儿期，心脏科密切随访
  - ◆ 评估肺动脉残余狭窄和右心室流出道狭窄的进展
  - ◆ 心电图
  - ◆ 心脏超声
  - ◆ 必要时心导管术评估肺动脉压程度，决定室间隔缺损关闭时间
- 神经发育
- 预防亚急性细菌性心内膜炎

并发症及预后

- 并发症：肺动脉吻合口狭窄、右心室流出道过度膨胀、右心室流出道狭窄、残余室间隔缺损、右心室流出道梗阻、右心室扩张、右心室功能障碍
- 经心导管或外科再干预发生率较高：协作方法是必需的
- 双心室修补、肺动脉循环完全重建者约 60%~70%，亚型 C 中较少

（2）肺动脉闭锁不伴室间隔缺损

发病率

- 占先天性心脏病的 0.7%

病史

- 可经产前胎儿超声诊断
- 肺动脉狭窄不伴室间隔缺损存在青紫，如果未能确诊，一旦 PDA 关闭，病情迅速恶化

临床症状和体征

- 通常为足月,伴中央型青紫
- 低氧饱和度
- 伴或不伴心动过速
- 单一 S_2、胸骨左缘下部收缩期杂音(三尖瓣逆流),胸骨左缘上部(1~2)/6 连续性杂音(PDA)
- 心房间分流受到限制,出现严重肝大

辅助检查

- ABG
- 动脉血乳酸可监测心输出量情况
- 胸部 X 线:轻度到中度心脏增大,肺血管纹理减少
- 心电图:QRS 轴+30~+90,右心室电压降低,左心室优势或肥大,右心房扩大
- 超声心动图:肺动脉瓣闭锁,无血流通过;分支肺动脉多是正常。右心室不同程度发育不良,右心室三部分同时存在或部分缺如。不同程度的三尖瓣反流。三尖瓣发育程度差异大。右心房扩张。多存在房间隔缺损,右向左分流
- 血管造影术:评估右心室大小、除外或证明心室-冠状动脉间交通和右心室依赖的冠状动脉循环(RVDCC)

鉴别诊断

- 各种原因导致的青紫性疾病(见症状篇 7. 青紫部分)

处理

- 即刻处理
  - ◆ ABC(保持气道通畅、维持正常呼吸功能、维持循环功能)
  - ◆ PGE_1 维持 PDA 开放
- 特异性治疗
  - ◆ 取决于有或没有 RVDCC 和右心室大小
    - ✧ 没有 RVDCC(冠脉循环不是右心室依赖型)和右心室三部分存在,可以行右心室减压
      - ➢ 开始经皮肺动脉瓣穿孔术,随后球囊肺动脉瓣成形术建立肺动脉血流,促进右心室发育
      - ➢ PGE_1 停用后,监测氧饱和度直到 PDA 关闭
        - ✓ PDA 关闭,如果氧饱和度保持在 70%,门诊密切随访,数周和数月后氧饱和度改善

      ✓ 如果停用 PGE_1,氧饱和度下降,重新给予 PGE_1,2~3 周后再次减量;如果氧饱和度再次下降,右心室减压,扩大右心室流出道,同时行改良布莱洛克-陶西格分流

      ✓ 数月后,随着氧饱和度改善经皮封堵关闭布莱洛克-陶西格分流

    ➤ 随后的治疗取决于右心室发育情况

      ✓ 如果右心室发育良好,且可承担整个心室输出量,随后关闭室间隔缺损

      ✓ 如果右心室发育不好,上腔静脉直接连接到肺动脉,下腔静脉回流到右心室

  ◇ 如果 RVDCC 存在或右心室发育极差,没有发育潜力

    ➤ 由于存在冠状动脉血流灌注不足,禁行右心室减压术

    ➤ 开始给予布莱洛克-陶西格分流,随后分期进行上腔静脉-肺动脉吻合

◆ 冠状动脉狭窄/闭锁:心脏移植

随访

- 监测氧饱和度
- 监测右心室发育

预后及并发症

- 右心室流出道穿孔、心包压塞、心律失常
- 可能不成功,有时需要外科手术
- 外科手术后并发症:体肺分流量过多可导致低心排出量综合征
- 多数患儿可以双室循环
- 肺动脉瓣功能不全通常无临床意义

（闫宪刚）

8. 肺动脉瓣狭窄（pulmonary stenosis）

- 右心室流出道先天性梗阻,多发生在瓣膜水平

病史

- 胎儿心脏超声可产前诊断
- 极重度者出生后青紫

临床症状和体征

- 极重度者可有青紫
- 喷射性咔嗒音、单一 S_2
- 喷射收缩期杂音:梗阻越严重、右向左分流越大,通过肺动脉瓣的血流越少,杂音越轻

辅助检查

- 动脉血气
- 胸部 X 线
  - ◆ 正常到轻度增大的心影,除非发生右心室衰竭
  - ◆ 严重狭窄肺血管纹理减少
  - ◆ 狭窄后扩张导致肺动脉段凸出
  - ◆ 心尖圆钝
- 心电图:右心房和右心室肥大,电轴右偏
- 心脏超声:右心室、右心房增大。可了解肺动脉瓣狭窄的性质、部位及程度。多普勒超声于肺动脉内可检出收缩期湍流频谱

鉴别诊断

- 新生儿期发生青紫的各种疾病(见症状篇 7. 青紫)

处理

- 极重度者出现青紫,需应用 PGE_1 保持导管开放
- 轻中度者,无青紫者,不影响右心功能,可随访至儿童期再干预
- 特异性治疗
  - ◆ 新生儿期出现青紫的极重度者,需经右心室流出道行肺动脉瓣球囊扩张术(成功率高)
  - ◆ 术后停止 PGE_1
  - ◆ 如果停用 PGE_1 后,氧饱和度下降,重新给予 PGE_1,2~3 周后考虑停药
  - ◆ 如果第 2 次停用 PGE_1 失败,应给予体-肺动脉分流

随访

- 监控生长发育、氧饱和度
- 亚急性细菌性心内膜炎(SBE)预防

并发症及预后

- 肺动脉发育良好(典型的)、预后良好(即多普勒压力梯度<36mmHg,85% 患

儿不需要进一步干预）
- 肺动脉瓣发育异常者,65% 患儿预后良好

（闫宪刚）

9. 完全型肺静脉异位引流(total anomalous pulmonary venous drainage)

(1) 非梗阻性完全型肺静脉异位引流

病史

- 出生时通常没有任何症状
- 出生 1 个月后逐渐出现临床表现
- 初始症状主要是呼吸急促和食欲缺乏,6 月龄表现为生长发育迟缓、反复下呼吸道感染和心肺功能不全

临床症状和体征

- 营养不良
- 轻度青紫
- 呼吸急促、心动过速
- 右心房和右心室增大
- 常表现出肺血流增多的症状,第二心音明显分裂,肺动脉收缩期杂音胸骨左缘第 2~3 肋间闻及 2/6 吹风样杂音,三尖瓣舒张期杂音
- 肝大

辅助检查

- ABG、CBC、肝脏和肾脏功能检查
- 胸部 X 线
  - 心脏增大
  - 肺血管纹理增加
  - 肺动脉边界凸出
  - 心上型 TAPVR 其回流通过垂直静脉进入左无名静脉,再入右上腔静脉,再回流到右心房,心影为 "8" 字形或 "雪人" 征
- 心电图:右心房肥大、电轴右偏、右心室肥大
- 超声心电图
  - 右心房和右心室增大
  - 右心房右心室容量负荷增加

- ◆ 肺动脉扩张
- ◆ 左心房和左心室小,容量负荷少
- ◆ 不能探及肺静脉和左心房连接

鉴别诊断

- 导致右心室容量负荷增加的疾病:继发孔型房间隔缺损、冠状静脉型房间隔缺损

处理

- 一般处理:抗心衰治疗(见症状篇 11. 心力衰竭)
- 特异性治疗:手术矫正肺静脉引流异常

随访

- 监测肺静脉血流速度和心功能状态,排除再梗阻

并发症及预后

- 围手术期肺动脉高压危象
- 总体病死率较低
- 肺静脉再梗阻
- 晚期并发症:房性心律失常(见循环系统疾病 3. 心律失常)

(2) 梗阻型完全型肺静脉异位引流

全部四个肺静脉均存在异位引流,且伴梗阻

病史

- 新生儿期出现显著中央性青紫
- 呼吸窘迫
- 出生后肺动脉压力就增高,并引起大量的右向左分流,一旦出现症状,快速进展为心肺功能不全

临床症状和体征

- 严重的中央性青紫
- 心前区搏动不明显
- S_2 分裂、肺血管成分为主
- 通常无杂音
- 肺部啰音
- 肝大

辅助检查

- ABG
- CBC、血电解质、血肌酐、肝功能
- 胸部 X 线
  - ◆ 心影正常
  - ◆ 肺血管纹理显著、肺静脉充血、肺水肿
- 心电图:右心室肥大
- 超声心动图
  - ◆ 右心房扩大
  - ◆ 右心室扩大
  - ◆ 室间隔矛盾运动
  - ◆ 肺动脉扩张
  - ◆ 卵圆孔未闭、房间隔缺损伴右向左分流
  - ◆ 多普勒通过三尖瓣反流证实存在右心室压力增加
  - ◆ 肺静脉
    - ✧ 没有发现肺静脉连接左心房
    - ✧ 可见肺静脉在左心房后部融合成共同肺静脉干后,异常走行
    - ✧ 垂直静脉和体静脉(上腔静脉、无名静脉、下腔静脉)连接处血流加速和涡流

鉴别诊断

- 新生儿持续性肺动脉高压
- 呼吸窘迫综合征
- 败血症
- 肺炎

管理

- TAPVR 伴梗阻需要急诊手术治疗,药物处理和生命支持等治疗措施很难使病情彻底稳定
- ABC(保持气道通畅、维持正常呼吸功能、维持循环功能)、气管插管
- 通气困难
- 适当使用收缩血管药物
- 纠正酸中毒
- 随访 ABG、乳酸
- 特异性治疗
  - ◆ 急诊手术矫正

◇ 肺静脉在解剖上矫正回流到左心房

◇ 关闭房间交通

随访

- 监测血流速度和心功能状态,排除有无再梗阻可能
- 神经发育

并发症及预后

- 术后死亡率<10%
- 术后并发症:吻合口狭窄或出血、肺高压危象、右心室功能障碍
- 肺静脉梗阻发生率为 10%~20%
- 晚期并发症:心房心律失常

(闫宪刚)

10. 三尖瓣闭锁(tricuspid atresia)

病史

- 可通过胎儿超声进行产前诊断
- 生后青紫,肺动脉血流梗阻不同,青紫程度不同

临床症状和体征

- 青紫
- 室间隔缺损,胸骨左缘收缩期杂音
- 喷射性收缩期杂音(肺动脉瓣狭窄)
- 如果肺动脉血流(pulmonary blood flow,PBF)不受限制,逐渐发生充血性心力衰竭
- 如果合并主动脉狭窄,下肢动脉搏动减弱,上下肢血压存在差别
- 心房间分流受限,出现肝大

辅助检查

- 胸部 X 线
  - ◆ 正常或轻度心影增大
  - ◆ 右心房增大
  - ◆ 如肺动脉狭窄或闭锁,肺血管纹理减少;如果 PBF 不受限制,肺血管纹理增加
- 心电图:电轴左偏、右心房增大

- 超声心动图
  - ◆ 三尖瓣瓣膜闭锁
  - ◆ 常合并室间隔缺损,一般位于较高位置、靠近右室流出道
  - ◆ 明确房间隔缺损大小和分流
  - ◆ 伴或不伴肺动脉瓣狭窄或肺动脉闭锁
  - ◆ 伴或不伴大动脉转位
  - ◆ 伴或不伴主动脉弓狭窄、主动脉瓣下狭窄

鉴别诊断

- 各种原因导致的青紫(见症状篇 7. 青紫)

处理

- ABC(保持气道通畅、维持正常呼吸功能、维持循环功能)
- 存在肺动脉瓣狭窄、闭锁或主动脉狭窄,PGE_1 保持导管开放,行主-肺动脉分流
- 如果心房间分流受限,房间隔球囊撕裂术,改善心房间分流
- 如果 PBF 不受限制,治疗充血性心力衰竭
- 特异性治疗
  - ◆ 姑息性手术,增加心房间分流
  - ◆ 如果 PBF 受限(肺动脉瓣狭窄、肺动脉瓣闭锁或室间隔缺损较小)
    - ◇ 减状手术:主-肺动脉分流
    - ◇ 腔-肺分流术:6 月龄左右行双向上腔静脉-肺动脉吻合
    - ◇ Fontan 手术:3~4 岁的时候,行全腔静脉-肺动脉吻合
  - ◆ 如果三尖瓣闭锁合并主动脉瓣狭窄:开始给予达穆斯-凯-斯坦塞尔动脉转位术,主肺动脉-主动脉吻合
  - ◆ 如果三尖瓣闭锁伴主动脉弓狭窄或离断,行主动脉弓成形术

随访

- 监测生长发育
- 心脏功能监测
- 神经发育监测

并发症及预后

- 生存
  - ◆ 5 年生存率:70%
  - ◆ 10 年生存率:65%

（闫宪刚）

11. 三尖瓣下移畸形(Ebstein anomaly of the tricuspid valve)(埃布斯坦综合征)

概述

- 三尖瓣异常,隔叶和后叶下移(向心尖方向)进入右心室
- 后果
  - ◆ 右室的右房化→功能右室的容积减少
  - ◆ 右房收缩不协调,血液淤积于右房,进一步加重三尖瓣反流
  - ◆ 三尖瓣瓣叶之间的错位→三尖瓣反流(程度取决于错位程度)
  - ◆ 大量三尖瓣反流,造成心房水平右向左分流增多,导致肺动脉血流明显减少,出现功能性肺动脉狭窄或闭锁
- 婴儿期少见疾病(<1% 的先天性心脏病)
  - ◆ 具体发病率不详,因为轻度畸形者往往无临床表现
  - ◆ 心脏超声的普及,越来越多的 Ebstein 畸形被发现
  - ◆ 约占先天性心脏病的 0.5%
  - ◆ 白色人种多见
  - ◆ 无性别差异

病史

- 胎儿心脏超声可诊断
- 症状严重程度与畸形严重程度、三尖瓣反流程度(TR)和相关畸形、肺动脉狭窄或闭锁有关
- 轻度三尖瓣下移可无症状

临床症状和体征

- 婴儿期临床表现
  - ◆ 不同程度的青紫
    - ◇ 卵圆孔未闭/房间隔缺损导致的右向左分流、右心室流出道前向血流减少
    - ◇ 若有充足的肺血流灌注,生后肺血管阻力(PVR)可下降,青紫可不明显
- 心力衰竭:(见症状篇 11. 心力衰竭)
- 心脏杂音:胸骨下段左缘全收缩期杂音(三尖瓣反流),严重度与三尖瓣反流程度有关
- 心律失常:由于传导系统异常通道引起 20%~30% 患儿发生阵发性心动过速,或 WPW 综合征

- 其他症状
  - 第四心音：S_1 和 S_2 分裂；S_3 和 S_4 更明显
  - 胸骨下段左缘舒张中期隆隆样杂音

辅助检查

- 如果严重青紫：动脉血气
- 动脉血乳酸评估心输出量
- 胸部 X 线
  - 轻度三尖瓣下移：正常心胸比和正常肺血管纹理
  - 中到重度三尖瓣下移：右心房扩大导致心影增大（心影显著增大的青紫新生儿应考虑三尖瓣下移畸形）
  - 肺血管纹理减少
- 心电图：右心房扩大、右束支传导阻滞、室上性心动过速、WPW 综合征
- 超声心动图
  - 右心房（右心室）扩大
  - 不同程度的三尖瓣反流
  - 三尖瓣错位，前瓣多发育冗长，隔瓣和后瓣发育不良
  - 三尖瓣关闭的延迟
  - 心房水平分流
  - 右房、右室室壁运动的异常
  - 合并畸形（最近报道 39%）：肺动脉狭窄、闭锁，ASD 等
- 动态心电监护监测心律失常

鉴别诊断

- 其他原因导致的新生儿青紫

处理

- 一般处理
  - 轻度病例密切随访，监测青紫程度、心力衰竭和心动过速是否加重
  - 中到重度，新生儿期显著青紫
    - 区分功能性和解剖性肺动脉狭窄、闭锁（PA/PS）
      - 解剖 PA/PS：PGE_1 维持导管开放，保证肺动脉血流
      - 功能性 PA：iNO 减少 PVR；PVR 下降后，停止 iNO 吸入；在吸入 NO 的情况下至少维持血氧饱和度在 70% 以上。数周后血氧饱和度多改善
      - 如果心房间分流受限，可给予球囊房间隔撕裂术，维持左心室前负荷
  - 充血性心力衰竭的治疗（见症状篇 11. 心力衰竭）

◆ 抗心律失常治疗（见循环系统疾病 3. 心律失常）

特异性治疗

- 解剖学上肺血液受限（PS/PA）：给予体肺循环分流的姑息性手术
- 新生儿期严重三尖瓣反流，病情较重可能需要以下手术
   ✧ 三尖瓣成形术：经典术式：Danielson 房化右室折叠术和 Carpentier 房化右室折叠术后，行三尖瓣成形术，最终得到双心室循环
   ✧ 姑息性 Starnes 手术：人造补片关闭三尖瓣，切除房间隔组织、扩大房间隔缺损、缩小右心房至正常容积，改良的布莱洛克-陶西格分流。最终分期到单心室循环
- 严重患儿可给予心脏移植
- 外科或经导管的射频消融治疗旁路传导性心律失常

随访

- 手术前：新生儿密切监测青紫、CHF 和活动耐受情况

并发症及预后

- 三尖瓣位置严重异常或严重反流预后差
- 未手术治疗：生后第 1 年 10%~20% 的病死率
- 统计学上生存率：1 年生存率为 67%，10 年生存率为 59%
- 三尖瓣膜替换或修补的患儿，10~18 年的生存率为 83%~92%
- 80% 术后患儿至 15 岁左右不需要再次手术

（闫宪刚）

12. 室间隔缺损（ventricular septal defect）

病史

- 部分患儿通过胎儿超声可产前诊断
- 小型室间隔缺损往往没有明显临床症状，中到大型室间隔缺损通常 4~6 周出现临床症状
   ◆ 婴儿喂养困难、多汗
   ◆ 喂养时呼吸急促或呼吸窘迫
   ◆ 生长发育迟缓

临床症状和体征

- 体重增长慢，低于同龄儿百分位

- 呼吸急促,可有呼吸窘迫
- 四肢脉搏均等,四肢血压无差异
- 心前区搏动增强
- 可有奔马律
- 肺动脉 S_2 亢进(提示肺动脉高压)
- 胸骨左缘第 3、4 肋间全收缩期杂音,(2~3)/6
- 可有心尖区隆隆样舒张期杂音,(1~2)/6
- 充血性心力衰竭:肺部啰音、心动过速、肝大

辅助检查

- CBC
- 血清钠、钾、钙、尿素氮、肌酐和动脉血气
- 胸部 X 线:轻到中度心影增大,左心房和左心室增大,肺血管纹理增加
- 心电图
  - ◆ 左心室或双心室肥大(+/−),左心房肥大
  - ◆ 右心室肥大提示肺动脉高压
- 超声心动图诊断
  - ◆ 识别室间隔缺损缺损的大小、位置
  - ◆ 是否合并其他畸形
  - ◆ 评估肺动脉压力
- 心导管术,目前很少用

鉴别诊断

- 导致心力衰竭的所有原因

处理

- 即刻处理
  - ◆ ABC(保持气道通畅、维持正常呼吸功能、维持循环功能),同时注意甄别是否有其他合并畸形,比如主动脉弓中断或缩窄
- 一般治疗
  - ◆ 避免液量过多,监测尿量
  - ◆ 心力衰竭治疗
    - ◇ 利尿剂和地高辛
    - ◇ 减少后负荷(依那普利)
  - ◆ 营养支持,必要时管饲,监测生长发育
  - ◆ 避免酸中毒、维持血钾
  - ◆ 避免贫血

- ◆ SBE 预防
- ● 特异性治疗
  - ◆ 室间隔缺损的手术适应证
    - ✧ 缺损大,心功能不全难控制
    - ✧ 肺动脉高压征象
  - ◆ 姑息性手术:肺动脉结扎控制肺动脉血流,已极少应用,仅用于多发肌部缺损(瑞士奶酪型缺损)

随访

- ● 手术前
  - ◆ 监测生长发育、喂养、营养、必要时管饲
  - ◆ CHF 症状是否控制
  - ◆ 心电图:若有右心室肥大,进一步超声心动图评估肺动脉压力
  - ◆ 超声心动图
    - ✧ 室间隔缺损的大小,随年龄增长可变小或自然关闭
    - ✧ 主动脉瓣脱垂、主动脉瓣反流
- ● 长期
  - ◆ 神经发育评估

并发症及预后

- ● 并发症
  - ◆ 术前
    - ✧ 肺动脉高压
    - ✧ 主动脉瓣脱垂、主动脉瓣反流
  - ◆ 手术后
    - ✧ 暂时性完全性心脏传导阻滞,提示后期可能发生完全性的心脏传导阻滞
    - ✧ 残余分流如果较大,可能需要再次干预
- ● 预后
  - ◆ 围产期死亡率为 0~2%
  - ◆ 10 年生存率接近 100%

(闫宪刚)

13. 永存动脉干(persistent truncus arteriosus)

病史

- ● 胎儿心脏超声可产前诊断

- 多在新生儿期出现症状
  - ◆ 开始轻度青紫
  - ◆ 肺血管阻力减小和肺血流增加,青紫减轻
  - ◆ 随着肺血流量增加,呼吸功增加、食欲下降和生长发育迟缓
  - ◆ 较早发生心功能不全或心力衰竭

临床症状和体征

- 青紫,生后随肺动脉压力降低,生后数周内青紫可减轻
- 充血性心力衰竭:心动过速、呼吸急促
- 外周脉搏强
- 心前区搏动增强
- S_1 正常;单一 S_2,喷射性喀喇音
- 左胸骨下缘全收缩期杂音,心尖部舒张期杂音(二尖瓣血流增加)
- 左胸骨上缘早期舒张期杂音

辅助检查

- ABG、肝功能、肾功能,CBC
- FISH 染色体检查 22q11 缺失
- 胸部 X 线:肺血管纹理增加,心影增大
- 心电图:双心室肥大、ST 段改变、冠状动脉盗血
- 心脏超声
  - ◆ 单一大血管起源于心底部、只有一组半月瓣骑跨在室间隔上、伴有大的室间隔缺损
  - ◆ 只有一组半月瓣,三瓣 60%,四瓣 25%,二瓣仅 5%,常有增厚和变形而反流肺动脉的起源(Van Praagh 分类法)
    - ◇ 1 型:约占 50% 从动脉干上发出较短的主肺动脉,主肺动脉再分出左右肺动脉
    - ◇ 2 型:约占 21% 主肺动脉缺如,左右肺动脉直接从动脉干后壁或侧面发出,其开口可分开或毗邻
    - ◇ 3 型:约占 8%,仅有单一肺动脉分支起自动脉干佛氏窦上方,供应同侧肺叶,另一肺动脉起自主动脉弓或降主动脉或体肺侧支
    - ◇ 4 型:约占 12%,升主动脉发育不全,肺动脉主干显著扩张,粗大的动脉导管连接肺动脉分支和降主动脉。伴主动脉弓缩窄或中断

鉴别诊断

- 所有导致新生儿心力衰竭的原因
- 大的室间隔缺损

- 完全性肺静脉异位引流

处理

- 一般治疗
  - ◆ ABC（保持气道通畅、维持正常呼吸功能、维持循环功能）
  - ◆ 抗心力衰竭治疗地高辛、利尿剂等（见症状篇 11. 心力衰竭）
- 特异性治疗
  - ◆ 新生儿期手术基本修复
    - ◇ 补片关闭室间隔缺损
    - ◇ 主肺动脉或分支肺动脉从动脉干分离，结扎并切断动脉导管
    - ◇ 在右心室流出道合适的位置重建右室到肺动脉的连续性，一般用同种异体带瓣管道或人造血管

随访

- 监测生长发育
- 半月瓣反流和外管道是否梗阻的监测

并发症及预后

- 并发症
  - ◆ 切口漏
  - ◆ 右心室功能障碍
  - ◆ 肺动脉高压
  - ◆ 动脉干瓣膜关闭不全
  - ◆ 长期
    - ◇ 进展性动脉干瓣膜关闭不全
    - ◇ 外管道梗阻者，需要更换
- 预后
  - ◆ 未手术治疗的三尖瓣闭锁自然病程：1 岁内多因充血性心力衰竭死亡
  - ◆ 手术病死率 5%
  - ◆ 下列情况远期生存率更好
    - ◇ 如果早期手术（<2 月龄）动脉干瓣膜功能良好

（闫宪刚）

14. 主动脉弓缩窄(aortic stenosis)

概述

- 位于降主动脉峡部,即左锁骨下动脉起始处和动脉导管韧带附近处
- 发病率占先天性心脏病的 6%~8%
- 可以单独存在也可以并发其他畸形(复杂型的,如主动脉瓣闭锁、主动脉弓发育不良、PDA、VSD、三尖瓣狭窄、主动脉瓣下狭窄、Shone 综合征、TGA)
- 特纳综合征患者中 35% 可累及主动脉弓

病史

- 重度主动脉缩窄者,新生儿期存在充血性心力衰竭或休克(如果动脉导管关闭),轻中度主动脉缩窄可无临床症状

临床症状和体征

- 新生儿期出现休克状态,可表现为充血性心力衰竭
- 呼吸急促、心动过速、上肢 BP> 下肢 BP(如果心输出量低,可能不存在血压差别)、可有低血压、下肢比上肢氧饱和度更低
- 吸凹、肺部可闻及啰音
- 心前区搏动、RV 抬举性搏动、S_1 正常、肺动脉高压时 S_2 增强、充血性心力衰竭时奔马律、可闻及喷射性分裂音(提示双瓣叶性主动脉瓣)、胸骨上缘左侧和左肩胛间区收缩期杂音;末梢灌注不良、下肢脉搏弱
- 充血性心力衰竭时肝大

辅助检查

- 动脉的血气
- 动脉血乳酸
- BUN/ 肌酐
- 肝功能
- 胸部 X 线:心脏影增大、肺静脉充血、肺水肿
- 心电图:新生儿期通常正常
- 超声心动图

鉴别诊断

- 严重主动脉狭窄
- 左心发育不良综合征

- 败血症
- 非心源性休克（见休克）

处理

- 一般方法
  - ◆ ABC（保持气道通畅、维持正常呼吸功能、维持循环功能）
  - ◆ 液体复苏
  - ◆ 纠正代谢性酸中毒
  - ◆ 重度极重度主动脉缩窄需要 PGE$_1$ 维持导管开放，保证下半身血液灌注
  - ◆ 血管活性药物支持
  - ◆ 监测动脉血气和乳酸、监测心输出量、监测狭窄后灌注
- 特异性治疗
  - ◆ 侧胸切口，外科切除狭窄段，端端吻合
  - ◆ 正中切口，切除长段狭窄、发育不良的主动脉弓和其他需要修补的心脏畸形
  - ◆ 其他外科手术方法：主动脉缩窄段扩大和补片缝补术、锁骨下动脉-降主动脉吻合术

随访

- 10% 可发生再狭窄，监测上肢和下肢血压，注意有无头晕等上半身高血压征象
  - ◆ 可给予经皮球囊血管扩张术
- 由于可能发生持续性高血压，应监测血压

并发症及预后

- 简单的主动脉狭窄，手术病死率为 0
- 复杂手术病死率为 5%~15%
- 术后并发症：再狭窄、术后高血压、喉返神经麻痹、膈神经麻痹、乳糜胸

（闫宪刚）

15. 左心发育不良综合征（hypoplastic left heart syndrome）

病史

- 心脏左半结构发育不良
- 占先天性心脏病的 3.8%

- 胎儿超声心动图产前诊断
- 母婴同室，HLHS 可能会误诊
- 未诊断的 HLHS，生后 10 天出现症状（因动脉导管关闭）：喂养困难、激惹、食欲下降、苍白、尿量减少，快速进展到休克状态

临床症状和体征

- 休克状态
- 生命体征：呼吸急促、心动过速、低血压
- 呼吸：呼吸窘迫、吸凹、啰音
- 心血管：正常 S_1、单 S_2、柔软收缩期喷射性杂音、舒张中期杂音，末梢搏动弱或缺如，灌注不良
- 肝大

辅助检查

- 血气分析
  - ◆ 动脉血乳酸可以评估心输出量是否充足
- 肝功能、肾功能
- 胸部 X 线：心脏可扩大、可有肺水肿、肺血管纹理增加
- 心电图：右心室肥厚、左心电压缺如
- 心脏超声
  - ◆ LV 发育不良、二尖瓣狭窄、二尖瓣闭锁、主动脉瓣狭窄、主动脉闭锁、升主动脉发育不良、主动脉弓严重发育不良
  - ◆ 心房分流受限或房间隔完整
  - ◆ 右心房、右心室和肺动脉增大
  - ◆ PDA 右向左分流，逆向灌注主动脉弓

鉴别诊断

- 参见主动脉和严重肺动脉瓣狭窄
- 其他原因造成的休克（见循环系统疾病 1. 休克）

管理

- 即刻处理：ABC（保持气道通畅、维持正常呼吸功能、维持循环功能）
- 一般治疗
  - ◆ PGE_1：初始 $0.05\mu g/(kg\cdot min)$，维持下半身血液灌注
  - ◆ 液体复苏、纠正代谢性酸中毒
  - ◆ 多巴酚丁胺和多巴胺支持治疗
  - ◆ 如果房间隔完整或分流受限，球囊撕裂增加心房水平的分流

- 手术前
  - ◆ 平衡 Qp(肺血流量)和 Qs(体循环量)
  - ◆ 选择性插管和机械通气提高 PVR
- 特异性治疗
  - ◆ 姑息手术:生理性矫治手术,本质是单心室循环,称诺伍德(Norwood)手术
    - ◇ 第一个阶段:Ⅰ期诺伍德手术
    - ◇ 建立和扩大房间交通,切断缝扎动脉导管,横断肺动脉,近端肺动脉与升主动脉侧侧吻合,建立改良布莱洛克-陶西格分流术,近年来有采用 Sano 法,即以人造血管右心室和肺动脉间连接取代改良布莱洛克-陶西格分流术
    - ◇ 第二阶段:Ⅱ期诺伍德手术
    - ◇ 拆除改良布莱洛克-陶西格分流术,施行上腔静脉和右肺动脉端侧吻合即双向腔肺分流手术。也有采用双向上腔静脉肺动脉吻合术(Hemi-Fontan operation),即建立上腔静脉与右肺动脉的端侧吻合
    - ◇ 第三个阶段:Ⅲ期诺伍德手术
    - ◇ 施行全腔静脉肺动脉吻合术。包括心内板障法或心外管道法
  - ◆ 心脏移植
  - ◆ 临终关怀治疗(争议越来越大)

随访

- 监测氧饱和度,喂养和生长
- 密切随访心脏情况:定期常规心电图和超声评估右心室功能、分流是否通畅、房室和体循环瓣膜、主动脉缩窄侧支循环情况
- 药物治疗:利尿剂、地高辛、血管紧张素转换酶抑制剂
- SBE 预防
- RSV 流行季节预防 RSV 感染
- 第二和第三期手术前心导管检查评估侧支循环
- 神经发育评估

并发症及预后

- 第一期姑息手术后并发症
  - ◆ 体肺分流阻塞
  - ◆ 右心室功能受损
  - ◆ 主动脉瓣膜反流
  - ◆ 残余主动脉狭窄
  - ◆ 食欲下降、生长发育迟缓、再入院

- 存活率
  - ◆ 姑息性第一期术后
    - ✧ 没有高危因素者：90%
    - ✧ 出生体重<2.5kg，肺静脉回流受阻、其他先天性异常、诺伍德手术后2~3周：50%
  - ◆ 第二期术后：98% 以上
  - ◆ 第三期术后：98% 以上
  - ◆ 如果进行心脏移植
    - ✧ 等待供体心脏期间：30%~50% 死亡率
    - ✧ 5 年生存率与姑息性手术一致
- 神经发育的结果
  - ◆ 智商<70（18%）
  - ◆ 1/3 需要特殊教育
  - ◆ 脑瘫（17%）
  - ◆ 精细和粗大运动障碍（50%）
  - ◆ 注意缺陷问题（50%）
- 第 2 和第 3 个 10 年的早期部分病例可能需要心脏移植

（闫宪刚）

四、消化系统疾病

1. 腹泻（diarrhea）

概述

- 定义
  - ◆ 大便量超过 20g/（kg·d）
  - ◆ 造口儿童排出量超过 30g/（kg·d）
- 新生儿期多表现为稀水便，可迅速导致脱水
- 腹泻也可以为全身性感染的表现
- 多为自限性疾病
- 腹泻最常见原因包括：液体过多且碳水化合物不吸收、肠道感染、炎症、药物
  - ◆ 感染或食物蛋白不耐受为主要原因
- 如果腹泻生后数日起病，且持续超过 2 周或为重度，考虑少见病因
  - ◆ 先天性肠道解剖结构异常
  - ◆ 先天性腹泻与肠病（congenital diarrhea and enteropathy，CODE）

    ◇ 肠腔上皮营养转运障碍

    ◇ 肠腔上皮电解质转运障碍

    ◇ 肠腔上皮细胞酶和代谢异常

    ◇ 肠道上皮极性及细胞信号转导异常

    ◇ 肠道内分泌细胞异常

    ◇ 免疫功能异常相关肠病腹泻

- 新生儿易发生肠病,原因如下
  - ◆ 缺乏保护性肠道菌群
  - ◆ 胃酸产生减少
  - ◆ 分泌性 IgA 缺乏

腹泻分类

- 按照时程分类
  - ◆ 急性腹泻:<2 周
  - ◆ 慢性腹泻:≥2 周
- 按大便性质分类
  - ◆ 水样泻
  - ◆ 脂肪泻
  - ◆ 血便
- 传统分类
  - ◆ 渗透性腹泻(如乳糖不耐受)
    - ◇ 消化的物质不能被吸收或进食无法消化
    - ◇ 存在肠道疾病不能消化吸收,导致腹泻
      - ➤ 未吸收的溶质,导致水、电解质进入肠腔
      - ➤ 新鲜粪便为等渗,280~300mOsm
      - ➤ 渗透腹泻粪便渗透压<280mOsm,渗透压差值(血渗透压-粪便渗透压)>160mOsm
      - ➤ 不能吸收的物质停止摄入,腹泻停止
  - ◆ 分泌性腹泻(如先天性氯化物腹泻)
    - ◇ 白天和夜晚均可发生腹泻
    - ◇ 机制为分泌过多的氯
    - ◇ 渗透压差小(<20mOsm)
    - ◇ 无肠内摄入量,但腹泻持续超过 24~48h 提示分泌性腹泻
  - ◆ 混合性腹泻

病史

- 发生时间和严重程度

◆ 先天性腹泻与肠病
    ◇ 新生儿早期发病,严重腹泻多伴有水电解质紊乱和酸中毒
    ◇ 羊水过多、多系统疾病(如畸形、其他先天性异常、免疫缺陷)
    ◇ 近亲婚配或腹泻病家族史
● 诱发因素及相关特征
  ◆ 感染
    ◇ 可以发生在任何时间,症状突发
    ◇ 有接触病患史
    ◇ 可伴有发热或呕吐
    ◇ 急性腹泻,多在 2 周内缓解
    ◇ 免疫功能受损者,可持续 2 周以上
    ◇ 母乳喂养儿细菌感染少见
    ◇ 常见致病菌:大肠埃希菌、沙门菌、痢疾志贺菌、弯曲菌、梭状芽孢杆菌、霍乱弧菌、耶尔森菌、轮状病毒、肠病毒、寄生虫和真菌
  ◆ 感染后肠病:急性感染后黏膜损伤伴吸收不良而导致的持续性腹泻
  ◆ 食物诱导:食物蛋白诱导的过敏性直肠结肠炎(FPIAP)
    ◇ 小婴儿常见原因
    ◇ 摄入牛奶蛋白或添加固体食物后 1~4 周内发病
    ◇ 诱发蛋白多为母乳蛋白或牛奶配方奶中的牛奶蛋白,大豆蛋白少见
    ◇ 无其他健康问题
    ◇ 呕吐、腹泻、体重减轻
      ➤ 急性情况:脱水和嗜睡
      ➤ 慢性情况:体重减轻和生长迟滞
  ◆ 早产或疾病:NEC 可表现为水样泻或血性腹泻、腹部膨隆、喂养不耐受
  ◆ 短肠综合征
    ◇ 原发病:如 NEC、肠闭锁或其他先天性肠畸形等
    ◇ 外科手术:进行肠切除术
  ◆ 抗素:广谱或长时间使用抗生素
● 母亲的病史
  ◆ 母亲存在感染性腹泻
● 大便性质
  ◆ 水样便:液体含量高,大便基本不成形,可误认为尿液
  ◆ 脂肪便:气味难闻,体积大或"蓬松",颜色苍白,和/或随机大便脂肪试验阳性
  ◆ 血便:大量鲜红色血液或黑便,应评估血管或消化道出血,以及细菌感染
● 慢性腹泻
  ◆ 碳水化合物吸收不良

◇ 获得性不耐受较原发性多见

◇ 发病时间与碳水化合物摄入时间一致

➤ 乳糖酶缺乏

➤ 蔗糖酶-异麦芽糖酶缺乏症

➤ 葡萄糖-半乳糖吸收不良

◆ 脂肪紊乱

◇ 无或低 β 脂蛋白血症：严重脂肪吸收不良，出生后即存在生长发育障碍

◇ 乳糜微粒潴留性疾病：脂肪泻，出生后即存在生长发育障碍

◇ 酸性脂酶缺乏症：生后数周内发病，表现为呕吐、腹胀、腹泻

◇ 肠道淋巴管扩张：原发性或继发性，腹泻、蛋白丢失性肠病

◆ 电解质和微量矿物质

◇ 先天性失氯化物腹泻：生后数周内严重腹泻，大量水、电解质丢失

◇ 先天性失钠腹泻：类似于先天性氯化物腹泻，但存在酸中毒

◇ 肠病性肢端皮炎：生后 3 周左右可出现严重腹泻

◇ 门克斯（Menkes）病

◆ 原发性胆汁酸吸收不良：婴儿早期腹泻、脂肪泻

◆ 先天性肠上皮细胞疾病

◇ 微绒毛包涵体病：生后早期即出现腹泻

◇ 簇绒肠病：生后数周内持续腹泻

◆ 先天性巨结肠：结肠炎伴腹泻，有血便

◆ 获得性疾病

◇ 短肠综合征：肠道切除后

◇ NEC 伴狭窄，导致溢出性腹泻

◆ 胰腺分泌异常

◇ 囊性纤维化：一般 4~6 周后出现腹泻

◇ 施瓦赫曼-戴蒙德综合征：生后 6 个月内可发病

◆ 过度喂养：可以发生在任何时间

◆ 免疫缺陷：原发性或继发性，腹泻是常见的临床表现之一

◆ 内分泌疾病

◇ 甲状腺功能亢进症：甲状腺激素刺激受体通过胎盘进入胎儿体内导致

◇ 如果母亲存在未治疗的甲状腺功能亢进，新生儿出生后即可发病

◆ 炎症性的过敏反应疾病

◇ 牛奶或豆蛋白不耐受：生后 5 个月内出现症状，血便多见

◆ 炎性肠病：发热、腹泻、营养不良、血便

临床症状和体征

● 评估脱水的程度

- 评估生长发育
- 肠梗阻或腹膜炎症状和体征
- 相关疾病的症状和体征
  - 碳水化合物吸收不良
    - 获得性不耐受较原发性多见
    - 发病时间与碳水化合物摄入时间一致
      - 乳糖酶缺乏
      - 蔗糖酶-异麦芽糖酶缺乏症
      - 葡萄糖-半乳糖吸收不良
  - 脂肪紊乱
    - 无或低 β 脂蛋白血症:严重脂肪吸收不良,出生后即存在生长发育障碍
    - 乳糜微粒潴留性疾病:脂肪泻,出生后即存在生长发育障碍
    - 酸性脂酶缺乏症:生后数周内发病,表现为呕吐、腹胀、腹泻
    - 肠道淋巴管扩张:原发性或继发性,腹泻、蛋白丢失性肠病
  - 电解质和微量矿物质缺乏
    - 先天性失氯化物腹泻:生后数周内严重腹泻,大量水、电解质丢失
    - 先天性失钠腹泻:类似于先天性氯化物腹泻,但存在酸中毒
    - 肢端皮炎性肠病:生后 3 周左右可出现严重腹泻
    - 门克斯(Menkes)病
  - 原发性胆汁酸吸收不良:婴儿早期腹泻、脂肪泻
  - 先天性肠上皮细胞病变
    - 微绒毛包涵体病:生后早期即出现腹泻
    - 先天性簇绒肠病:生后数周内持续腹泻
  - 获得性疾病
    - 短肠综合征:肠道切除后
    - NEC 伴狭窄,导致溢出性腹泻
  - 先天性短肠综合征
    - 罕见,出生后数日内发病
    - 多种营养素吸收不良性腹泻
    - 肠管扩张但无腹部膨隆,伴有胆汁性呕吐和生长迟滞
    - 影像学检查通常显示类似于假性肠梗阻,并可见小肠异常缩短
  - 胰腺分泌异常
    - 囊性纤维化:一般 4~6 周后出现腹泻,胎粪性肠梗阻、腹膜炎、胆汁淤积
    - 施瓦赫曼-戴蒙德综合征:生后 6 个月内可发病,中性粒细胞减少症、复发性感染、骨异常

◆ 过度喂养：可以发生在任何时间

◆ 免疫缺陷：原发性或继发性，腹泻是常见的临床表现之一

◆ 内分泌疾病

    ◇ 甲状腺功能亢进症：甲状腺激素刺激受体通过胎盘进入胎儿体内导致。激惹、体温高、尿量多、充血性心力衰竭、淋巴结病变

    ◇ 如果母亲存在未治疗的甲状腺功能亢进，新生儿出生后即可发病

◆ 炎症性的过敏反应疾病

    ◇ 牛奶或豆蛋白不耐受：生后 5 个月内出现症状，血便多见

◆ 炎性肠病：发热、腹泻、营养不良、血便

◆ 先天性巨结肠（见消化系统疾病 6. 先天性巨结肠）

◆ 肠旋转不良伴间歇性肠扭转：肠梗阻症状和呕吐，偶尔出现腹泻，可能为血性腹泻

◆ 假性肠梗阻：弥漫性肠扩张、腹部膨隆、呕吐和便秘，偶有腹泻。X 线肠管极度扩张和肠旋转不良

◆ 巨膀胱-小结肠-肠蠕动不良综合征：假性肠梗阻伴有无阻塞的膀胱扩张

◆ 存在湿疹性皮炎：X 连锁多内分泌腺病肠病伴免疫失调综合征

临床和实验室评估

● 禁食试验

  ◆ 操作流程

    ◇ 记录正常喂养时的腹泻量

    ◇ 开始至少 24h 的禁食试验

    ◇ 并评估大便量和大便电解质

  ◆ 禁食后腹泻量不变或变化极小：电解质转运相关腹泻（分泌性腹泻）

  ◆ 禁食期间腹泻量显著减少：膳食诱导性腹泻（渗透性腹泻）

  ◆ 腹泻量不变、减少或结果不确定：微绒毛包涵体病、先天性簇绒肠病

● 血液学检测

  ◆ 全血细胞计数和分类

    ◇ 低血红蛋白提示失血等导致的缺铁性贫血

    ◇ 白细胞增多提示感染性腹泻

    ◇ 总淋巴细胞计数低下提示 T、B 淋巴细胞缺乏

  ◆ 电解质和微量元素（Na^+、K^+、Cl^-、HCO_3^-和葡萄糖）

  ◆ 血气分析

    ◇ 最常见的电解质异常：低钾血症性代谢性酸中毒（低 K^+ 和 HCO_3^-降低）

    ◇ 先天性失氯性腹泻：表现为低氯性代谢性碱中毒

    ◇ 米切尔-莱利（Mitchell-Riley）综合征（*RFX6* 突变）：低氯性代谢性碱中毒，婴儿期伴有高血糖

◆ 全身炎症反应标志物如 CRP 或 ESR
　◇ 急性或慢性炎症性疾病升高，如炎性肠病
　◇ X 连锁多内分泌腺病肠病伴免疫失调综合征（IPEX）
◆ 肝功能测定：胆汁淤积性肝病因胆汁酸不足导致慢性腹泻
　◇ 肠外营养
　◇ 发-肝-肠综合征：肝功能异常、卷发、外观畸形、严重腹泻
　◇ 家族性嗜血性淋巴组织细胞增生症
◆ 白蛋白：蛋白丢失性肠病降低
◆ 脂肪泻、大便脂肪筛查阳性、血脂异常或存在囊性纤维化的临床特征怀疑脂肪吸收不良，则进行
　◇ 血脂全套检测（甘油三酯、胆固醇、HDL、LDL）：LDL 水平极低提示无 β 脂蛋白血症，甘油三酯和胆固醇升高提示胆汁淤积性肝病
　◇ 脂溶性维生素（Vit A、25-OH Vit D、Vit E）：SBS 和脂肪转运和代谢紊乱（如无 β 脂蛋白血症）、胰腺外分泌功能不全
◆ 怀疑免疫缺陷应行如下检查
　◇ 血清 IgG 和 IgA 水平：降低提示原发性体液免疫缺陷或球蛋白丢失，如蛋白丢失性肠病
　◇ CD 系列检查：评估有无原发性细胞免疫缺陷
● 大便检查
　◆ 培养和/或PCR：肠道细菌或病毒等病原体评估：轮状病毒、CMV、诺如病毒、腺病毒
　◆ 大便电解质测定：高粪便 Na^+ 或 Cl^- 提示电解质转运相关腹泻
　　◇ 先天性失氯性腹泻：大便 Cl^- 通常>120mmol/L
　　◇ 先天性失钠性腹泻：大便 Na^+ 通常>145mmol/L
　　◇ 激素性腹泻（血管活性肠肽瘤或分泌 5-羟色胺的肿瘤导致）
　　◇ 原发性胆汁酸性腹泻
　◆ 粪便渗透间隙：$290-2\times$（大便 Na^++K^+）。结果以 mOsm/kg 粪便重量表示
　　◇ 粪便渗透间隙>100mOsm/kg，提示膳食诱导性（渗透性）腹泻
　　◇ 粪便渗透间隙<50mOsm/kg，提示电解质转运相关（分泌性）腹泻
　　◇ 中间结果（50~100mOsm/kg）可能是由于混合腹泻，也可能是粪便收集方法不当
　◆ 渗透压
　　◇ 大便渗透压与血清相同（约 290mOsm）：大便收集得当
　　◇ 大便渗透压远高于该阈值：尿液污染，或样本处理延迟导致水分蒸发或发酵
　　◇ 渗透压低于该阈值：受水污染如人为腹泻
　◆ 大便还原糖和 pH 测定：用于碳水化合物吸收不良评估

◇ 还原性物质>0.5% 提示可能存在双糖或单糖吸收不良

◇ pH<5.3 也提示碳水化合物吸收不良

◆ α1 抗胰蛋白酶:升高提示肠蛋白丢失

◆ 脂肪:可用于初始筛查脂肪吸收不良,但灵敏度和特异度有限

◆ 炎症

　　◇ 大便潜血试验:阳性提示或证实便血,提示炎症

　　◇ 炎症标志物:粪便钙卫蛋白或乳铁蛋白升高与肠道黏膜炎症相关

● 影像学检查

　◆ 透视上消化道造影联合全小肠造影评估:怀疑近端肠梗阻

　◆ 钡剂灌肠:怀疑远端肠梗阻

● 内镜、组织学:疑似 CODE 婴儿的评估几乎都包括肠道内镜

　◆ 上消化道内镜检查(食管胃十二指肠内镜检查):评估小肠结构

　◆ 乙状结肠镜检查:评估结肠改变,尤其是怀疑结肠炎时

　◆ 绒毛和隐窝结构正常,绒毛高度/隐窝深度比正常

　　◇ 影响营养素消化或吸收的细胞内异常:特定碳水化合物吸收不良或电解质转运缺陷,如先天性失氯性或失钠性腹泻

　　◇ 正常肠内分泌细胞发育或功能缺陷所致腹泻:前蛋白转化酶 1 (PCSK1)缺乏或米切尔-莱利综合征(*RFX6* 基因突变)

　◆ 绒毛和隐窝结构异常,绒毛高度/隐窝深度比异常

　　◇ 隐窝基底出现绒毛钝化和凋亡提示免疫介导性疾病

　　◇ 绒毛顶部出现上皮细胞拥挤和无序见于簇绒肠病

　◆ 通过 HE 染色和细胞类型特异性染色,观察上皮干细胞和分化细胞的相对丰度和分布

　　◇ 分化细胞类型选择性缺失:自身免疫性肠病和内分泌病

　　◇ 肠内分泌细胞丢失:见于肠无内分泌症(*NEUROG3* 缺陷)

　◆ 固有层和上皮内单个核细胞的丰度异常或缺失:免疫介导性疾病

　◆ 黏膜和固有层内以嗜酸性粒细胞浸润为主,伴绒毛钝化:嗜酸性粒细胞性胃肠炎

　◆ 电子显微镜评估

　　◇ 有无微绒毛及其相对大小和位置

　　◇ 细胞内微绒毛包涵体:微绒毛包涵体病

　　◇ 异常囊泡结构细胞内转运障碍(如 *STX3* 或 *TTC37* 突变)

　◆ 免疫组化染色

　　◇ HE 染色显示绒毛结构正常:肠内分泌细胞染色(嗜铬粒蛋白 A),评估是否存在肠无内分泌症(*NEUROG3* 缺陷)

　　◇ 如果 HE 染色显示绒毛结构异常,进一步检查包括

　　　➢ villin 免疫染色,评估有无微绒毛包涵体病

> MOC-31 免疫染色,评估有无先天性簇绒肠病

> 若怀疑脂质转运障碍,采用冷冻切片油红 O 染色法

> 若之前未行电子显微镜检查,可用其评估有无微绒毛异常

◇ 如果怀疑免疫缺陷或者初始活检显示免疫细胞丰富或匮乏,应评估不同免疫细胞类型的特异性标志物

- 基因检测:除外感染性腹泻后,怀疑是单基因腹泻病
  - 近亲联姻
  - 婴儿期消化道疾病家族史
  - 既往腹泻严重性
  - 新生儿期发病

诊断和鉴别诊断

- 参阅本节病史、临床症状和体征、临床和实验室评估

处理

- 即刻处理
  - ABC(保持气道通畅、维持正常呼吸功能、维持循环功能)
  - 评估是否存在休克症状和体征,如有则即刻扩容
  - 如果存在脱水给予补液
  - 纠正酸中毒
- 一般治疗
  - 暂禁食
  - 合适液体疗法
  - 如果存在败血症,应用广谱抗生素
  - 纠正酸碱、电解质失衡
  - 如果持续腹泻或婴儿营养不良,TPN
  - 如果腹泻很快恢复,可以重新开始母乳或配方乳喂养
  - 如果持续腹泻,可以给予要素喂养

特异性治疗

- 明确诊断后根据病因治疗
  - 饮食调节
  - 特殊配方奶
  - 干细胞移植

随访

- 与病因有关,随访生长发育

并发症及预后

- 与病因和生长发育是否受影响有关

（徐 昕　庄德义）

2. 坏死性小肠结肠炎（necrotizing enterocolitis）

概述

- 在 NICU 住院患儿中的发病率为 1%~5%
- 60%~90% 的 NEC 为早产儿（足月儿也可发生）
- NEC 病死率：BW<1 500g, 10%~40%；BW<1 000g, 45%~100%
- 病因未明，为多因素致病包括早产、感染、肠道缺血、肠道菌群异常、肠黏膜不成熟等
- 需要手术治疗的 NEC 约占 40%
- 保守治疗的患儿可能发生肠狭窄，需要外科干预

临床分期

- Ⅰ期：疑似 NEC
  - ◆ 一般状态：非特异，包括呼吸暂停、心动过缓、反应差、体温不稳
  - ◆ 胃肠道：喂养不耐受、反复呕吐、胃潴留，以及腹胀
  - ◆ 影像学：正常或非特异
  - ◆ 实验室检查：大便潜血阳性。其他无特殊
- Ⅱ期：确诊 NEC
  - ◆ 一般状态：在Ⅰ期的基础上出现腹部压痛和血小板减少
  - ◆ 胃肠道：明显的腹胀、腹部压痛、肠壁水肿、肠鸣音消失，以及血便
  - ◆ 影像学：肠壁积气，伴或不伴有门静脉积气
  - ◆ 实验室检查：CRP 增高、轻度酸中毒
  - ◆ ⅡA 期：临床症状不重，主要为消化道症状和体征
  - ◆ ⅡB 期：临床症状严重，可出现全身症状和体征
- Ⅲ期：晚期 NEC
  - ◆ 全身症状重：呼吸性和代谢性酸中毒、呼吸衰竭、低血压、少尿、休克、中性粒细胞减少症，以及弥散性血管内凝血（DIC）
  - ◆ 胃肠道：腹壁紧张、弥漫性腹壁水肿、包块、腹膜炎
  - ◆ 影像学：气腹、肠袢固定
  - ◆ 实验室检查：血小板减少、酸中毒、电解质紊乱、凝血功能异常、CRP 升高
  - ◆ ⅢA 期：病情严重但未穿孔

◆ ⅢB 期:病情严重合并肠穿孔

病史

- 母亲病史
  - ◆ 胎儿生长受限
  - ◆ 胎儿窘迫
  - ◆ 妊娠期高血压
  - ◆ 前置胎盘
  - ◆ 胎胎、胎母失血
  - ◆ 脐带血流异常
- 新生儿病史
  - ◆ 低氧和/或低血压时间
  - ◆ 体温过低
  - ◆ 脐动脉/静脉置管
  - ◆ 配方乳肠道喂养,已证实母乳喂养减少 NEC 发生
  - ◆ 败血症
  - ◆ 药物:吲哚美辛
  - ◆ PDA
  - ◆ 寒冷应激
  - ◆ 喂养不耐受

临床症状和体征

- 胃肠道
  - ◆ 腹胀
  - ◆ 腹部触疼
  - ◆ 血便(早期潜血阳性)
  - ◆ 呕吐或胃管内抽出胆汁性液体
  - ◆ 腹壁红肿:伴发腹膜炎
  - ◆ 腹部肿块
  - ◆ 肠鸣音减弱、消失
- 非特异性
  - ◆ 高血糖、低血糖
  - ◆ 反应差
  - ◆ 少尿
  - ◆ 呼吸支持增加
  - ◆ 呼吸暂停频率增加
  - ◆ 活动减少,败血症样表现

◆ 休克、外周灌注不良

辅助检查

- 大便检测
  - ◆ 大便常规+潜血
  - ◆ 大便培养
  - ◆ 大便病毒学检测
  - ◆ 还原糖检测（乳糖不耐受）
  - ◆ 粪钙卫蛋白
- 血电解质，包括钙（q.8~12h. 随访）
  - ◆ 低钠血症、高钾血症和低钙血症常见
  - ◆ 代谢性酸中毒
- CBC+CRP（q.8~12h. 随访）
- 动脉、静脉、毛细血管血气分析
  - ◆ 根据获得标本的难易度决定
  - ◆ 代谢性酸中毒提示肠道显著缺血或坏死
  - ◆ 根据婴儿情况进行随访
  - ◆ 至少应该有 1 个血气分析
- 凝血功能检查（根据需要随访）
- 血液培养，如果存在临床指征，腰椎穿刺脑脊液检查、脑脊液培养
- 腹部平片：正位和侧位，q.6~8h. 随访，好转后 q.12~24h. 随访，直到正常
  - ◆ 肠壁积气
  - ◆ 门静脉积气
  - ◆ 游离气体
- 腹部 B 超
  - ◆ 比 X 线更敏感
  - ◆ 可识别肠壁积气、门静脉积气、气腹
  - ◆ 可评估肠道血流
- 肠氧监测（近红外光谱分析）
  - ◆ 可监测肠道氧饱和度
  - ◆ 间接反映肠道血流、氧供需平衡
  - ◆ 有助于启动肠道喂养、加奶、早期识别 NEC，以及有并发症的 NEC
  - ◆ 仍在临床试验中，不作为常规监测

鉴别诊断

- 败血症
- 喂养不耐受

- CPAP 导致的腹胀
- 蛋白质过敏
- 肛裂
- 肠套叠
- 肠梗阻（见消化系统疾病 14. 胎粪性肠梗阻）
- 乳糖不耐受

处理

- 即刻处理
  - ◆ ABC（保持气道通畅、维持正常呼吸功能、维持循环功能）
  - ◆ 禁食、胃肠减压
- 一般治疗
  - ◆ 根据需要给予液体和电解质
  - ◆ 静脉营养
  - ◆ 输注血小板或少浆血、新鲜冷冻血浆
  - ◆ 循环支持
    - ◇ 扩容
    - ◇ 血管活性药物
- 特异性治疗
  - ◆ 药物
    - ◇ 经验性给予抗生素治疗，要求覆盖阳性和阴性菌
    - ◇ 存在穿孔和/或腹膜炎，考虑甲硝唑
    - ◇ 小剂量多巴胺[$<3\mu g/(kg\cdot min)$]
  - ◆ 持续胃肠减压
  - ◆ 外科治疗
    - ◇ 适应证
      - ➢ 气腹
      - ➢ 腹膜炎
      - ➢ 固定肠袢
      - ➢ 内科治疗无效
      - ➢ 保守治疗肠狭窄
    - ◇ 方式
      - ➢ 剖腹探查术：切除缺血坏死性肠管，造瘘，8~12 周再吻合
      - ➢ BW<1 000g 或临床不稳定，不能耐受手术，可给予腹腔引流，稳定后手术处理

随访

- 恢复期影像学检查除外肠狭窄

并发症及预后

- 早产儿最常见的死亡原因
- 肠狭窄是最常见的并发症,发生于 30% 存活 NEC 患儿
- 远期并发症
  - ◆ 手术患者的动静脉瘘
  - ◆ 吸收不良
  - ◆ 短肠综合征
  - ◆ 营养不良
  - ◆ 胆汁淤积
  - ◆ 神经发育不良

预防

- 母乳喂养
- 喂养:早期微量喂养
- 益生菌:安全性、使用剂量、使用时间和管理实践仍需要进一步研究
- 益生元:促进有益菌群生长的营养物质,目前不确定
- 避免长期使用经验性抗生素治疗

(徐　昕　庄德义)

3. 胃食管反流(gastroesophageal reflux,GER)

定义

- 胃食管反流:胃内容物反流入食管,伴或不伴呕吐(GER)
- 生理性 GER:除反流外无其他症状,多见于早产儿发育不成熟,可自主缓解
- 胃食管反流病(GERD):存在与反流相关的临床表现,包括频繁呕吐、吸入性肺炎、易激惹、生长迟滞及呼吸道症状加重(包括慢性肺疾病)

病史、症状和体征

- 区分病理性和生理性相当重要,与 GER 有关的疾病如下
  - ◆ 肺部并发症
  - ◆ 呼吸暂停和心动过缓
  - ◆ 食管炎

- ◆ 喂养困难
- ◆ 贫血(失血性)
- 呕吐量、性质,是否有力、伴随体征非常重要
- 呕吐与喂养关系
- 非特异性的不适行为(怪异姿势或表情等)
- 是否存在喂养困难、吸吮几次后推开奶头
- 胆汁性呕吐应视为病理性
- 听诊:吞咽不协调的患儿注意喘鸣音
- 是否存在解剖学异常:食管气管瘘、幽门狭窄、小肠梗阻或肠旋转不良

辅助检查

- 上消化道钡餐造影
  - ◆ 既不敏感,也不特异,但可以识别解剖结构异常
  - ◆ 存在反流并不能提示为病理性
- 24h pH 测定
  - ◆ 金标准
  - ◆ 有助于判断发生时间、症状相关性和食管对酸的清除能力
  - ◆ 不能诊断中性、碱性反流
  - ◆ 新生儿期结果判读困难
  - ◆ 可证实存在反流,但很难确定反流与症状之间关系
  - ◆ pH 测定的重要参数
    - ◇ pH<4.0 的发作次数
    - ◇ 最长发作时间
    - ◇ 发作超过 5min 的次数
    - ◇ 反流指数:pH<4.0 的时间百分比,常用指标
- 腔内阻抗监测
  - ◆ 评估餐后反流
  - ◆ 次数更频繁和持续时间更短的反流发作
  - ◆ 临床价值有待于进一步研究
- 内镜
  - ◆ 明确是否存在食管炎
  - ◆ 可以识别嗜酸性粒细胞浸润,嗜酸性粒细胞浸润是 GER 的主要标志
  - ◆ 嗜酸性粒细胞浸润是食管炎的标志
- 同位素显影
  - ◆ 可以定量分析胃排空,确定非酸性反流
  - ◆ 可证实是否存在吸入性肺炎

鉴别诊断

- 非特异性激惹
- 胸痛
- 食管狭窄
- 食管气管瘘
- 气道高反应性疾病
- 囊性纤维化
- RSV、百日咳

处理

- 一般治疗
  - ◆ 父母宣教:无症状、可自行缓解,0~4 个月逐渐增加,4 月龄为高峰,随后缓解
  - ◆ 体位:抬高体位到 30°、45°、60°,疗效存在争议
  - ◆ 俯卧位应谨慎,可导致呼吸阻塞
  - ◆ 减少喂养量,增加次数
  - ◆ 吃得太多时应避免婴儿坐位
  - ◆ 增加配方乳黏度:米粉,不建议应用商业增稠剂。谨慎应用加浓奶粉
- 特异性治疗
  - ◆ 抗酸剂
    - ◇ 碳酸钙
    - ◇ 铝或氢氧化镁,0.5~2ml/kg,3~5 次 /d
    - ◇ 不推荐用于治疗 GERD
  - ◆ 抑酸剂
    - ◇ 不用于无并发症的 GER
    - ◇ 不常规用于治疗早产儿的呼吸暂停和血氧饱和度降低
    - ◇ 雷尼替丁:2~4mg/(kg·次),b.i.d. 或 t.i.d.
    - ◇ 法莫西丁 1.0~1.2mg/(kg·d),b.i.d. 或 t.i.d.
    - ◇ 西咪替丁:10mg/kg,q.i.d.
  - ◆ 质子泵抑制剂(1 岁内婴儿不推荐应用)
    - ◇ 兰索拉唑:0.6~1.2mg/(kg·d)。实际应用剂量
      - ➤ <30kg,15mg,q.d.
      - ➤ ≥30kg,30mg,q.d.
    - ◇ 奥美拉唑:0.7~3.3mg/(kg·d)。实际应用剂量
      - ➤ <30kg,10mg,q.d.
      - ➤ ≥30kg,20mg,q.d.

◆ 甲氧氯普胺:效果差,胃肠动力作用弱,且可导致神经不良作用,不推荐
◆ 红霉素:可导致幽门肥厚,疗效不确切,不推荐应用
◆ 经幽门喂养
  ◇ 正确放置营养管并保持位置
  ◇ 目前没有确定确实有效
◆ 手术
  ◇ 胃底折叠术
    ➢ 完全折叠:尼森(Nissen)手术
    ➢ 部分折叠:Thal 手术和 Toupet 手术
  ◇ 并发症
    ➢ 折叠进入胸腔形成疝
    ➢ 气胀
    ➢ 打嗝困难,呕吐
    ➢ 干呕、恶心
    ➢ 吞咽困难
    ➢ 倾倒综合征

随访

● 保证体重增长正常
● 证实无呼吸症状
● 如果怀疑食管炎,应检查大便和潜血
● 对吞咽困难进行评价,了解食管解剖学、功能
● 严重慢性胃食管反流病
  ◆ 定期内窥镜检查
  ◆ 明确巴雷特(Barrett)食管(柱状细胞化生,存在恶变可能)

并发症及预后

● 并发症
● 食管炎
● 吞咽困难
● 狭窄
  ◆ 存在食管气管瘘、食管闭锁和先天性膈疝,可能导致慢性反流和食管狭窄
● 长期给予质子泵抑制剂是安全的,可防止并发症发生
● 吸入、慢性呼吸道疾病
● 呼吸暂停、喘鸣、声嘶、咳嗽
● 巴雷特食管

- 预后
  - ◆ 生理性 GER：2 月龄缓解率为 50%、18 个月自然缓解率>80%~90%

（徐　昕　庄德义）

4. 巨细胞性肝炎（giant cell hepatitis）

概述

- 直接胆红素增高但不伴胆道闭锁，不伴全身性病毒感染、皮肤红斑或特定疾病的病因
- 发病率：1∶（5 000~9 000）活产儿
- 病因不明，可能为多因素的
- 可能与胆道闭锁的病理生理相关
- 同胞兄妹发病率 10%~15%

病史

- 低体重
- 男性多见
- 食欲下降、呕吐
- 兄弟姐妹存在直接胆红素增高

临床症状和体征

- 出生时可存在黄疸。典型表现是生后 6 周左右出现黄疸
- 最初腹胀伴肝大、过渡到肝脏缩小变硬、脾大、腹腔积液
- 白陶土样大便
- 尿色深

辅助检查

- 除外导致直接胆红素增加的感染性和代谢性疾病（见症状篇 18. 高直接胆红素血症）
- 甲胎蛋白：新生儿特发性肝炎可能升高。胆道闭锁升高不明显
- 超声：肝脏增大、胆囊正常、胆管通畅无扩张
- 肝胆同位素扫描（HIDA）：服用 5 天苯巴比妥后检查
  - ◆ 同位素吸收慢或无吸收，部分吸收后大便内排出
- 经皮肝脏穿刺活组织检查（完善上述检查，>90% 病例可确诊）
  - ◆ 肝细胞坏死，主要为多核巨细胞转化泡沫状胞浆伴嗜酸性小体
  - ◆ 小胆管胆汁淤积、胆管增生、胆汁血栓罕见

- ◆ 肝库普弗细胞(Kupffer cell)肿胀,含胆汁色素含铁血黄素颗粒、脂褐素等
- ◆ 肝门淋巴细胞浸润炎症
- 手术剖腹探查:手术中给予胆管造影术,如果怀疑胆道闭锁肝脏活检

鉴别诊断

- 排除性诊断:胆道闭锁、已知的感染和代谢性疾病(见消化系统疾病 7. 胆道闭锁和症状篇 18. 高直接胆红素血症)

管理

- 一般治疗
  - ◆ 饮食:120~150kcal/(kg·d),含中链脂肪酸的配方乳最佳
  - ◆ 熊二醇:10~15mg/(kg·d),q.d.,p.o.
  - ◆ 消胆胺:0.25~0.5g/(kg·d),t.i.d.
  - ◆ 维生素、矿物质元素的补充
  - ◆ Vit A:5 000~25 000IU/d
  - ◆ Vit D:1 200~5 000IU/d
  - ◆ Vit E:15 ~25IU/(kg·d)
  - ◆ Vit K_1:2.5mg ,每周 2 次,p.o.
  - ◆ 硒:1~2mg/(kg·d)
  - ◆ 锌:1.0mg/(kg·d)
- 终末期肝病:肝移植
- 特异性治疗:无

随访

- 总胆红素和直接胆红素、转氨酶、蛋白、凝血酶原时间、氨、胆固醇、Vit A、Vit E、血脂、1,25-$(OH)_2$ Vit D、钙、镁、磷
- 肝脏超声、HIDA 重复扫描;如果苍白或无胆汁样大便超过 1 个月,且直接胆红素无明显降低,经皮肝穿刺活检

并发症及预后

- 并发症
  - ◆ 吸收不良
  - ◆ 生长发育迟缓
  - ◆ 脂肪泻
  - ◆ 脂溶性维生素缺乏
  - ◆ 矿物质、微量元素缺乏

- ◆ 门静脉高压、血管曲张
- ◆ 出血倾向
- ◆ 腹水
- ● 预后
  - ◆ 恢复（50%）
  - ◆ 死亡：1 岁内（25%）
  - ◆ 进展为肝硬化或胆道闭锁（25%）

（徐 昕　庄德义）

5. 先天性膈疝（congenital diaphragmatic hernia）

病史，临床症状和体征

- ● 产前诊断：产前超声检查胃和心脏在同一个平面上，或胸腔内见肠管组织，有时因膈疝推移气管和食管，食管受压后造成羊水吞咽减少，导致羊水增加
- ● 生后诊断：足月，出生发生严重呼吸窘迫、呼吸不对称、舟状腹、一侧呼吸音消失
- ● 可合并先天性心脏病
- ● 无固定遗传方式

辅助检查

- ● 产前
  - ◆ B 超
    - ◇ 60% 产前常规超声检查发现
    - ◇ 平均发现胎龄为 24.2 周
  - ◆ 肺面积/头围比（lung-to-head ratio，LHR）
    - ◇ LHR<1.0 提示预后不良
  - ◆ 根据正常胎儿 LHR 的预期值与测量值的百分比（observed-to-expected lung-to-head ratio，O/E LHR），可将 CDH 进一步分为
    - ◇ 极重度（O/E LHR<15%）
    - ◇ 重度（O/E LHR 15%~25%）
    - ◇ 中度（O/E LHR 26%~35%）
    - ◇ 轻度（O/E LHR 36%~45%）
  - ◆ 磁共振成像可以更详细地评估，有条件时应进行检查
- ● 新生儿胸腹 X 线片，诊断困难者可行胸部 CT 检查
- ● 超声心动图，了解有无心脏畸形及肺动脉压力

鉴别诊断

- 先天性肺气道畸形(CPAM)
- 膈膨升

处理

- 产前
  - ◆ 胎龄 37 周以上计划产道分娩或剖宫产
  - ◆ GA<34 周分娩的胎儿产前应用激素
  - ◆ 出生后应立即进行气管插管和胃肠减压
  - ◆ 有条件的单位,在脐带结扎前完成气管插管和胃肠减压
  - ◆ 禁止用面罩复苏囊手控加压通气
  - ◆ 避免使用肌松剂
- 出生后尽快插管,不要抑制自主呼吸,采用允许性高碳酸血症可减少气压伤
- 根据导管前 SaO_2 决定治疗方法
- 必要时一氧化氮吸入、表面活性物质、高频通气
- ECMO
  - ◆ 根据导管前氧饱和度,有足够证据证实肺发育良好
  - ◆ 尽管给予最好的传统疗法,预期病死率>90%
  - ◆ 应随访头颅 B 超,了解有无并发颅内出血
- 目前主张病情稳定达到以下标准后的选择性手术治疗,不稳定情况下的早期手术干预并不提高患儿生存率
  - ◆ 达到与出生孕周相符的动脉压的正常平均值
  - ◆ 尿量>1ml/(kg·h)
  - ◆ 血清乳酸值<3mmol/L
  - ◆ FiO_2<0.5
  - ◆ 经皮氧饱和度可维持在 85%~95%
  - ◆ 肺动脉压力低于体循环压力
- 胸腔镜或开腹手术,疝入物回纳腹腔、修复膈肌、关闭腹腔
- 手术后继续给予呼吸支持

随访

- 产前多学科会诊(新生儿内外科、产科、麻醉等)
- 生后多学科随访(外科、呼吸科、心脏科、消化科等)

并发症及预后

- 慢性肺疾病

- 肺动脉高压
- 多数存活患儿心肺功能正常,但应随访
- 肠蠕动障碍是一个很棘手的问题,可给予增加肠蠕动的药物和 H_2 受体阻断剂,很少需要手术治疗。但是如果发生胃排空障碍可手术处理

（朱海涛　沈淳）

6. 先天性巨结肠（congenital megacolon）

病史,临床症状和体征

- 胎粪延迟排出:生后 24h 未排胎粪
- 胎粪延迟排尽:3~5 天后仍见胎粪
- 足月儿,男孩多见
- 肛门位置正常
- 腹胀、肠型、低位肠梗阻
- 合并小肠结肠炎,严重者发生感染性休克或肠穿孔
- 可合并 21-三体综合征

辅助检查

- 直肠黏膜吸引活检:了解黏膜下层神经丛和神经节细胞有无异常及发育情况
- 钡剂灌肠:了解狭窄段、移行段和扩张段
- 腹部 X 线片:有无扩张肠管、结肠低位梗阻,有无肠穿孔、气腹等表现

鉴别诊断

- 导致结肠炎的其他疾病
- 引起腹胀的其他原因:甲状腺功能减退、电解质紊乱
- 库拉里诺（Currarino）综合征
- 小左结肠综合征
- 胎粪性肠梗阻（囊性纤维化病）
- 胎粪阻塞综合征（也可合并先天性巨结肠）

处理

- 新生儿期一般选择保守治疗
  - ◆ 扩肛
  - ◆ 开塞露通便
  - ◆ 温盐水每次 15~20ml/kg 洗肠

  ◆ 对于长段型,可留置肛管持续排气减压
● 手术治疗
  ◆ 肠造瘘(严重小肠结肠炎、肠穿孔、粪块形成等情况下)
  ◆ 根治术(肠道准备充分后,手术方法包括腹腔镜辅助下经肛门 Soave 术等)
● 外科手术目的:切除病变段,移行段和扩张段,把存在发育成熟神经节细胞的肠管吻合在齿状线上 0.5~1cm
● 结肠炎:禁食、温盐水清洁洗肠和广谱抗生素

随访

● 根治术前外科门诊随访保守治疗效果
● 根治术后 3~6 个月扩肛,排便训练,外科门诊复诊

并发症及预后

● 术前结肠炎者术后仍较容易发生结肠炎,处理同术前
● 一期根治术后因吻合口瘘、感染、盆腔炎而行肠造瘘术
● 吻合处狭窄,需长期扩肛,无改善者需再次手术
● 大多数预后良好

(朱海涛　沈　淳)

7. 胆道闭锁(biliary atresia)

病史,临床症状和体征

● 生后黄疸持续 4 周以上,总胆红素进行性上升,且以结合胆红素为主
● 足月儿多见
● 皮肤、巩膜黄染,同时出现白陶土样大便
● 尿色深,不易清洗

辅助检查

● 总胆红素和结合胆红素
● 肝功能:谷丙转氨酶、谷草转氨酶、碱性磷酸酶、总胆汁酸、γ-谷氨酰胺转肽酶、总蛋白、白蛋白等
● 肝炎筛查
● α1-抗胰蛋白酶
● 甲状腺激素
● 基质金属蛋白酶-7(MMP-7)

- 囊性纤维化的筛查
- 肝、胆、胰腺、脾超声
- 肝穿刺活检
- 放射性核素胆道排泄显影
- 囊肿型可行磁共振胰胆管造影（MRCP）进一步明确

鉴别诊断

- 婴儿胆汁淤积症
- 胆总管囊肿

处理

- 诊断或不能排除胆道闭锁者，建议不晚于生后 2 个月及时进行手术探查
- <3 月龄、术中诊断胆道闭锁，同时给予 Kasai 手术（肝门空肠 Roux-Y 吻合术）
- 术后保肝、利胆、预防性使用抗生素
- 术后胆红素水平下降不佳者，可应用激素短期冲击治疗
- 晚期肝硬化患者可行肝移植

随访

- 调整药物使用
- 肝功能、黄疸消退情况
- 有无肝硬化
- 生长发育和神经发育
- 有无消化道出血

并发症及预后

- 消化道出血
- 反流性胆管炎
- 肝硬化
- 胆道闭锁长期预后影响因素较多，肝移植在长期存活患儿中占一定比例
- <3 月龄患儿手术后早期恢复情况
  - 60% 左右的黄疸消退
  - 30%~40% 肝功能恢复正常

（朱海涛　沈　淳）

8. 腹裂和脐膨出（gastroschisis and omphalocele）

概述

- 腹裂
  - ◆ 胚胎早期形成腹壁的两个侧襞之一发育不全（大多为右侧）所致
  - ◆ 发生率 1 : 30 000
  - ◆ 早产儿多见
- 脐膨出
  - ◆ 先天性腹壁发育不全，在脐带周围形成缺损所致
  - ◆ 发病率：1 :（5 000~10 000）
  - ◆ 常合并染色体畸形
  - ◆ 男 : 女为 3 : 2

病史，临床症状和体征

- 产前超声可诊断
- 脐膨出
  - ◆ 有脐带包膜覆盖（有时脐带破裂）和包含脐内容物
  - ◆ 有时合并其他畸形：先天性心脏病、巨结肠、肛门直肠畸形、泄殖腔外翻、贝-维（Beckwith-Wiedemann）综合征、21-三体综合征等
  - ◆ 缺损直径>5cm和/或膨出物含肝脏为巨大脐膨出
  - ◆ 上腹部脐膨出常伴呼吸功能不全
- 腹裂
  - ◆ 腹腔脏器从脐部右侧纵行缺损处疝出腹腔，没有包膜覆盖，但脐部完整
  - ◆ 肠管暴露在羊水中，肠管外面导致浆膜炎，严重者可合并先天性短肠综合征
  - ◆ 除肠道外很少合并其他畸形

辅助检查

- 染色体核型分析，遗传学咨询，全基因组检测（尤其脐膨出）
- 心脏超声检查

鉴别诊断

- 囊膜破裂的脐膨出有类似腹裂表现，需注意鉴别

处理

- 保暖、维持体温
- 禁食、胃肠减压、补液、营养支持
- 预防性使用抗生素
- 为减少疝出、膨出肠管内气体,有利于一期回纳,选择性气管插管
- 应用温盐水纱布或防水遮盖物覆盖暴露的肠管
- 保障肠管血供,避免肠系膜血管的牵拉
- 手术目的
  - ◆ 回纳外露的腹部脏器入腹腔,关闭腹腔,不明显增加腹腔压力,尽可能一期手术
  - ◆ 如果不能一期手术,可先给予假体材料,覆盖腹部脏器,逐渐回纳入腹腔,最后进行腹腔关闭
- 小型脐膨出:一期手术
- 大型者或合并严重畸形不耐受手术者:可选择分期或延期手术
- 伴发肠闭锁的腹裂,可分期进行处理
- 肠功能恢复前,给予肠外营养支持
- 其他发育畸形的评估和处理

随访

- 脐膨出合并畸形的诊治与随访
- 腹裂,短肠患儿术后长期营养、生长发育的随访

并发症及预后

- 腹裂患儿多数预后良好
- 脐膨出患儿的预后与合并畸形密切相关
- 近期
  - ◆ 腹裂患儿的肠道吸收、蠕动功能障碍,营养不良
  - ◆ 不能一期手术治疗的脐膨出患儿合并囊膜感染
- 远期
  - ◆ 短肠综合征、喂养不耐受导致的生长发育障碍
  - ◆ 中枢神经系统发育障碍
  - ◆ 胃食管反流
  - ◆ 腹壁切口疝或腹股沟斜疝

（朱海涛　沈淳）

9. 食管闭锁(esophageal atresia)

病史,临床症状和体征

- 母亲孕期羊水过多
- 胎儿胃泡小或无、胎儿颈部囊状扩张(近端食管盲端)或胎儿咽下部扩张
- 新生儿生后唾液分泌过多
- 胃管插入受阻,卷曲不能到达胃内
- 吸入性、化学性肺炎导致新生儿呼吸困难
- 合并其他畸形包括心脏、肛肠、脊柱、肾脏、四肢,部分患儿为 VACTERL 综合征一部分

辅助检查

- 置鼻胃管下行受阻、近端食管造影
- 新生儿胸腹联合 X 线片
- 心脏超声
- 腹部超声
- 染色体分析、基因分子诊断及遗传学咨询

鉴别诊断:

- 无

处理

- 禁食、补液、保暖、预防性使用抗生素
- 食管近端盲袋放置胃管吸引,避免误吸,减少吸入性肺炎
- 半卧位、抬高上半身,避免胃液反流入气管,减少化学性肺炎
- 如果出现呼吸窘迫,为了避免出现或加重腹胀,应用气管插管而非面罩加压通气
- 气管插管后注意观察腹部情况,有无腹胀,并尽早安排手术
- 儿外科会诊
  - ◆ 术中气管硬镜检查:了解有无合并喉部畸形,气管软化及瘘管开口位置
  - ◆ 手术
    - ◇ 胸腔镜或开胸手术
    - ◇ 根据食管两断端距离,选择一期手术或分期手术
    - ◇ H 型食管气管瘘一般经颈部手术
  - ◆ 一期手术:食管气管瘘结扎、食管端端吻合,适用多数病例,主要为 C 型

◆ 分期手术：先行胃造瘘和经胃喂养，二期行食管吻合，主要用于长段型
- 术后禁止头后仰，口腔吸痰深度不能超过食管吻合口水平
- 食管吻合口张力高者，术后应 PVF（头前屈体位，机械通气与充分的镇静、镇痛）管理 5 天
- 禁止拔或插跨吻合口鼻胃管，鼻饲喂养前应行腹部 X 线检查明确鼻胃管位置
- 术后 5~7 天行食管造影，无吻合口瘘或严重狭窄，可以经口喂养

随访

- 随访进食情况，生长发育及中枢神经系统发育情况

并发症及预后

- 短期并发症
  - ◆ 吻合口狭窄
  - ◆ 吻合口瘘
  - ◆ 食管气管瘘复发
- 长期并发症
  - ◆ 胃食管反流、食管炎、生长发育落后、神经系统发育落后
- 预后
  - ◆ 体重≥1 500g、无合并其他畸形，预后良好，治愈率 97%
  - ◆ 体重<1 500g、不合并其他畸形，治愈率 60%
  - ◆ 体重<1 500g、合并严重心脏畸形，治愈率 22%

（朱海涛　沈淳）

10. 先天性肛门直肠畸形（congenital anorectal malformation）

病史，临床症状和体征

- 生后体检发现正常肛穴处无开口
- 女婴肛门直肠畸形以直肠会阴瘘多见，一穴肛少见
- 男婴 2/3 为直肠皮肤瘘等低位闭锁，阴茎、阴囊、会阴部至正常肛穴开口的正中线上可见小瘘管开口或胎粪影
- 男婴 1/3 为直肠膀胱瘘，直肠尿道瘘等中高位闭锁，尿道口可排出胎粪
- 可伴发 VACTERL 综合征：心脏、脊柱、肾脏、食管、气管、四肢

辅助检查

- 脊柱 X 线片,了解有无脊柱畸形
- 出生 12~24h 后倒立侧位片,了解直肠盲端可能的位置
- 肾脏超声,了解有无肾脏畸形
- 心脏超声,了解有无心脏畸形
- 脊柱超声、腰骶部 MRI
  - ◆ 了解有无脊髓栓系,椎管内脂肪瘤或发育异常
  - ◆ 盆底肌肉发育情况及直肠盲端位置等

鉴别诊断

- 早期有时不易发现瘘管;认真体检,容易诊断

处理

- 完善全身检查,综合评估有无合并畸形及预后
- 判断有无瘘管及直肠盲端的位置,决定处理方法
- 男婴低位闭锁,可给予一期肛门成形术
- 男婴高位闭锁(直肠膀胱瘘等),有条件者可行腹腔镜辅助下一期肛门成形术
- 男婴中位闭锁(直肠尿道瘘等),合并畸形或就诊晚,腹胀明显者,先行结肠造瘘术,2~3 个月左右行二期肛门成形术
- 女婴直肠会阴瘘者可先扩张会阴瘘管,保守治疗一段时间后,一般在 40 天龄左右行肛门成形术

随访

- 排便功能随访
- 生物反馈训练

并发症及预后

- 失禁、污粪
- 继发性巨结肠
- 直肠黏膜脱垂
- 直肠尿道瘘复发
- 预后
  - ◆ 低位闭锁大多数患儿预后良好
  - ◆ 男婴高位闭锁,女婴泄殖腔畸形;预后取决于盆底肌,肛周括约肌发育情况及手术方法的选择

(朱海涛　沈　淳)

11. 肠旋转不良（malrotation of intestine）

病史、症状和体征

- 80% 在新生儿期出现症状，也有在婴儿、儿童期出现临床症状
- 多为生后 3~5 天出现胆汁性呕吐，可有正常胎粪排出
- 部分病例出现大量便血，提示中肠扭转可能
- 肠旋转不良合并中肠扭转，危害大，必须急诊手术

辅助检查

- 腹部正侧位 X 线片
- 腹部超声：了解肠系膜上动脉（SMA）与肠系膜上静脉（SMV）位置关系及十二指肠水平部（D3）位置
- 上消化道造影（诊断金标准）：识别屈氏韧带位置及小肠分布情况
- 钡剂灌肠诊断价值有限，可能带来误诊

鉴别诊断

- 其他原因造成的新生儿小肠高位肠梗阻（见症状篇 15. 肠梗阻）：如环状胰腺、肠隔膜、肠狭窄等

处理

- 禁食、胃肠减压、液体复苏、静脉补液、预防性使用抗生素
- 外科急会诊
  - ◆ 紧急外科手术：腹腔镜下或开放 Ladds 术
- 术后处理
  - ◆ 肠外营养直至肠功能恢复，肠内喂养

随访

- 外科随访

并发症及预后

- 绝大多数预后良好
- 如果因延误导致整个中肠扭转、坏死，可造成短肠综合征或无肠儿，预后不良
- 术后并发症包括扭转复发及粘连性肠梗阻，需再次手术

（朱海涛　沈　淳）

12. 肠闭锁(intestinal atresia)

病史、症状和体征

- 产前超声检查可发现羊水过多、肠管扩张,十二指肠闭锁可见双泡征
- 生后解油灰样胎便
- 闭锁越靠近端,症状出现越早,主要为胆汁性呕吐,腹胀可不明显
- 闭锁越靠远端,症状出现相对晚,主要为腹胀,后出现呕吐
- 可合并其他畸形如心脏畸形、肛门直肠畸形或 21-三体综合征等染色体异常

辅助检查

- 腹部正侧位 X 线片
- 上消化道造影(多用于中高位肠梗阻)
- 造影剂灌肠(多用于低位梗阻)
- 合并胎粪性腹膜炎病例建议进一步排除有无囊性纤维化
- 心脏与腹部超声,了解有无合并畸形
- 核型分析及基因分子诊断

鉴别诊断

- 回肠闭锁应与囊性纤维化鉴别
- 母亲糖尿病或母亲应用硫酸镁治疗,应与小左结肠综合征鉴别
- 先天性巨结肠
- 甲状腺功能减退

处理

- 禁食、胃肠减压、营养支持
- 外科会诊
  - 手术方式首选一期肠吻合术,存在肠穿孔及严重胎粪性腹膜炎选择肠造口术
- 术后处理
  - 胃肠减压,直至肠梗阻解决
  - 肠外营养,逐渐过渡到肠内营养

随访

- 外科随访

- 消化科、营养科或儿保门诊随访

并发症及预后

- 最严重并发症:多发闭锁合并短肠综合征
- 大多数患儿预后良好

(朱海涛　沈　淳)

13. 梅克尔憩室(meckel diverticulum)

病史,临床症状和体征

- 新生儿期少见
- 2 岁左右出现无痛性血便,梅克尔憩室内异位胃黏膜导致出血
- 疼痛或急腹症,表现为肠梗阻,可发生于任何年龄
    - ◆ 梅克尔憩室形成粘连索带
    - ◆ 残留的卵黄管囊肿感染、粘连
- 梅克尔憩室诱发肠套叠
- 外科手术时偶然发现

辅助检查

- 无痛性血便且高度怀疑梅克尔憩室时可进行相应检查
- 由于存在异位胃黏膜,可以进行放射性核素扫描
- 放射性核素检查结果有假阳性与假阴性
- 急性腹痛、肠梗阻时拍腹部 X 线片,了解肠梗阻情况,但对梅克尔憩室诊断无指导作用
- 一般不需要造影检查

鉴别诊断

- 各种原因急腹症
- 急性阑尾炎
- 胃肠道出血的各种原因

处理

- 腹腔镜辅助下手术
- 肠切除、吻合
- 确保所有的异位胃黏膜被切除,以防止再次出血

随访

- 术后胃肠功能恢复后观察有无消化道再出血

并发症及预后

- 预后良好

（朱海涛　沈　淳）

14. 胎粪性肠梗阻（meconium ileus）

病史、症状和体征

- 注意囊性纤维化家族史，如果怀疑可能为囊性纤维化应进行基因诊断
- 产前超声提示肠黏膜增厚
- 出生时呼吸窘迫
- 腹胀但柔软如面团
- 没有胎粪排出

辅助检查

- 腹部 X 线检查：回肠末端肥皂泡样，可能存在钙化，无液气平，胎粪黏稠
- 怀疑囊性纤维化者：口腔黏膜涂片基因检测或外周血全基因组检测

鉴别诊断

- 先天性巨结肠
- 先天性甲状腺功能减退
- 小左结肠综合征

处理

- 水溶性造影剂（泛影葡胺）灌肠
- 生理盐水（15~20ml）灌肠
- 如果需要可以重复灌肠
- 补液，应用抗生素
- 如果灌肠不成功，可给予外科手术清除胎粪塞或行回盲部造瘘+ 管置入术

随访

- 肠外营养支持
- 肠道喂养后，可给予胰酶

- 确诊囊性纤维化者专科随访

预后

- 黄种人群预后一般良好
- 如果存在囊性纤维化病预后不良

（朱海涛　沈　淳）

五、血液系统疾病

1. 新生儿溶血病（hemolytic disease of the newborn）

分类

- 内源性溶血性贫血
  - ◆ 血红蛋白异常
  - ◆ 红细胞膜异常
  - ◆ 红细胞胞内酶异常
- 外源性溶血性贫血
  - ◆ 免疫性：同族免疫性、自身免疫性、药物或感染
  - ◆ 化学或物理损伤红细胞：微血管病、血栓形成、脾功能亢进、药物
- 按溶血时程
  - ◆ 急性溶血：贫血程度可能较轻，但临床症状明显
  - ◆ 慢性溶血：贫血显著但可以无症状

病史

- 家族史
  - ◆ 贫血
  - ◆ 血红蛋白尿
  - ◆ 反复输血史
  - ◆ 脾切除
  - ◆ 高胆红素血症
  - ◆ 胆结石
- 母亲病史
  - ◆ 母亲溶血性贫血
  - ◆ 药物：青霉素、头孢菌素、α-甲基多巴
  - ◆ 血型

- 新生儿病史
  - ◆ 高胆红素血症
  - ◆ 血红蛋白尿或茶水样尿
  - ◆ 光疗或换血病史
  - ◆ 血型
  - ◆ 输血史：PRBC、血小板、FFP
  - ◆ 大血管血栓形成
  - ◆ 提示 DIC、败血症的病史

临床症状和体征

- 苍白
- 黄疸
- 水肿
- 肝脾大
- 心力衰竭：心动过速、奔马律
- 体温、心率、血压不稳定
- 动静脉畸形、血管瘤症状和体征
- 先天性心脏病症状：严重肺动脉瓣狭窄
- 先天性感染症状和体征

辅助检查

- 基本检查
  - ◆ 网织红细胞计数：一般>5%
  - ◆ 血型+ 库姆斯试验：确诊或除外免疫性溶血
  - ◆ CBC+CRP：除外是否存在感染，明确贫血严重程度
  - ◆ 外周血涂片：观察红细胞形态、有核红细胞、红细胞碎片等
  - ◆ 胆红素、肝功能
- 特异性诊断
  - ◆ 血型：母亲、婴儿 Rh 血型和 ABO 血型
  - ◆ 直接和间接库姆斯试验：阳性提示同族免疫性溶血
  - ◆ 病原学：病毒分离、细菌和/或真菌培养、TORCH 筛查
  - ◆ 凝血功能、D-二聚体：除外 DIC、卡-梅综合征等
  - ◆ 血红蛋白电泳（包括父母）：确诊或除外血红蛋白病
  - ◆ 葡萄糖-6-磷酸脱氢酶缺乏症、丙酮酸激酶（PK）：除外红细胞酶异常
  - ◆ 红细胞渗透脆性实验：是否存在溶血
- 基因检测：很多溶血性贫血具有遗传性，可进行基因明确诊断

鉴别诊断

- 免疫介导的溶血（诊断基于血型，库姆斯试验）
  - ◆ Rh、ABO 血型不合
  - ◆ 少见血型不合：Rh 血型中的 c、C、e，Kell，Duffy，Jka 和 MNS 等
  - ◆ 药物诱导（母亲抗体）：青霉素、头孢菌素、α-甲基多巴
  - ◆ 母亲自身免疫性溶血性贫血（母亲产生自身免疫性抗体通过胎盘进入胎儿体内）
- 感染（包括 TORCH 感染）
  - ◆ 败血症（大肠埃希菌、B 族链球菌）
  - ◆ 先天性疟疾
  - ◆ 先天性 TORCH 感染和其他病毒感染
- DIC：凝血功能、D-二聚体
- 遗传性红细胞膜缺陷
  - ◆ 球形红细胞增多症
  - ◆ 椭圆形红细胞增多症
  - ◆ 口形红细胞增多症
  - ◆ 异形红细胞增多症
- 遗传性红细胞酶缺陷（测定具体酶）
  - ◆ 葡萄糖-6-磷酸脱氢酶缺乏症
  - ◆ 丙酮酸激酶（PK）缺乏症
  - ◆ 己糖激酶缺乏症
  - ◆ 葡糖磷酸异构酶缺乏症
  - ◆ 嘧啶 5′-核苷酸酶缺乏症
- Hgb 缺陷（Hb 电泳、特定基因检测）
  - ◆ α 和 γ 地中海贫血综合征
- 微血管病性溶血
  - ◆ 血栓性血小板减少性紫癜
  - ◆ 海绵状血管瘤
  - ◆ 动静脉畸形
  - ◆ 肾动脉狭窄
  - ◆ 任何大血管血栓
  - ◆ 先天性心脏病（严重主动脉狭窄、瓣膜狭窄）
  - ◆ 手术放置支架后
- 其他
  - ◆ 半乳糖血症
  - ◆ 溶酶体贮积症

◆ 长期代谢性酸中毒
◆ 输血反应
◆ 药物:丙戊酸钠

处理

- 即刻处理
    - ◆ 稳定病情
    - ◆ 采集血样进行相应检查
- 一般处理
    - ◆ 根据心功能决定是否水化和碱化
    - ◆ 光疗处理高胆红素血症
    - ◆ 感染患者适当应用抗生素
    - ◆ DIC 输注 FFP、血小板等
- 特异性治疗
    - ◆ 根据不同病因进行治疗
- 溶血导致的贫血可给予输血治疗
    - ◆ 一般浓缩红细胞
        - ✧ 适应证
            - ➢ 严重贫血无症状者:<7g/dl
            - ➢ 心功能不全者
            - ➢ 灌注或氧合不够:维持>10g/dl
            - ➢ 持续溶血,Hb 下降

> 注:如果 Hct 继续下降,需要反复输血

- ✧ 输血注意事项
    - ➢ 交叉配血
    - ➢ 最好给予照射的、去白细胞悬浮红细胞
    - ➢ 贫血严重者应缓慢输血、5~10ml/kg
    - ➢ 没有绝对禁忌证
    - ➢ 相对禁忌证:高输出量心功能不全
    - ➢ 并发症:输血反应(发热、过敏、溶血)、血源性感染的传播、同种免疫
- ◆ 双倍换血
    - ✧ 适应证
        - ➢ 高胆红素血症
        - ➢ 输出量心功能不全
        - ➢ 持续不断快速溶血、DAT 滴度持续较高

◇ 注意事项
  ➢ 交叉配血
  ➢ 必须使用照射、去白细胞悬浮红细胞
  ➢ 换血后 Hb 应足够
  ➢ 没有绝对禁忌证
  ➢ 并发症:输血反应(发热、过敏、溶血)、血小板减少、凝血异常、高钾、低钙血症、血源性感染的传播、同种免疫、脐静脉置管并发症

随访

- 治疗期间
  - 体格检查
  - 胆红素和 Hb
- 长期
  - 暂时性溶血性疾病:随访贫血、高胆红素血症并发症
  - 持续性溶血性疾病:血液科随访

并发症及预后

- 同族免疫性溶血
  - 自限性
  - 远期预后与贫血和高胆红素血症并发症有关
- 遗传性溶血性贫血
  - 可形成胆结石
  - 可能需要脾切除
  - 再次妊娠:遗传学咨询

(张　鹏　程国强)

2. 红细胞增多症(erythrocytosis)

定义

- 红细胞增多症
  - 静脉血球压积(Hct)≥65% ,静脉血红蛋白≥220g/L
  - 早期脐带结扎者,生后 2h Hct 达峰值
  - 外周血需要 Hct>70%,一般根据静脉血进行诊断
- 高黏滞血症
  - 剪切率为 11.5/s 时测得的血液黏度>12 厘泊
  - 剪切率为 106/s 时测得的血液黏度>6 厘泊

病史

- 危险因素
  - 脐带延迟结扎（≥45s）
  - 母亲糖尿病
  - 胎-胎、胎-胎盘、母-胎输血的受血者
  - 胎盘功能不全
    - ◇ SGA
    - ◇ 母亲先兆子痫
    - ◇ 过期产
    - ◇ 母亲糖尿病
  - 母亲吸烟
  - 在高海拔地区孕妇
  - 脱水
  - 染色体异常（13、18 和 21-三体）
  - 新生儿甲状腺功能减退、甲状腺功能亢进
  - 贝-维综合征
  - 先天性肾上腺皮质增生症

临床症状和体征

- 循环、呼吸：少见，末端青紫（外周血液循环缓慢导致）、气促、心率增快、心力衰竭
- 胃肠道功能异常：喂养不耐受、腹胀、呕吐、血便、NEC
- 神经系统：震颤、激惹，尤其伴发低血糖、低钙血症、昏睡、肌张力低下、惊厥发作、脑卒中
- 黄疸
- 低血糖
- 血液系统：多血质、黄疸、瘀点（伴血小板减少）
- 肾静脉血栓形成，导致肾衰竭
- 阴茎异常勃起

辅助检查

- 血糖、胆红素、钙、电解质
- 根据病史和体检进行相应检查
  - 头颅 MRI
  - 肾脏 B 超
  - 败血症实验室评估

◆ 心脏超声

鉴别诊断

● 无

处理

● 无症状婴儿
    ◆ 对于外周静脉血 Hct<70%，应进行观察
    ◆ 如果 Hct>70%，可采用以下几种不同方法
        ◇ 持续观察，给予或不给予静脉补液
        ◇ 补液和观察，并在 4~6h 后随访 Hct
    ◆ 静脉血 Hct>75% 时，给予静脉补液或部分换血
● 如果有症状
    ◆ 首选处理方法为静脉补液及密切观察
    ◆ 补液后症状不好转的患儿，进行部分换血（见治疗篇 14. 交换输血）

> 注：部分换血可降低 Hct 和改善高黏滞血症的临床症状和体征，对远期预后没有影响

● 特异性治疗：无

并发症及预后

● 并发症
    ◆ 低血糖、高胆红素血症、低钙血症
    ◆ CHF、NEC、脐静脉血栓形成、惊厥
    ◆ 与脐静脉置管有关并发症（见操作篇 4. 脐静脉置管）
    ◆ 其他相关的潜在疾病
● 预后
    ◆ 神经发育异常（可能与潜在的疾病有关，而不是高黏滞血症）
    ◆ 其他相关的并发症或病因

（张　鹏　程国强）

3. 新生儿血栓(thrombus)

病史

● 是否留置导管

◆ 除外肾静脉血栓,97% 的血栓均与留置导管有关

◆ 约 20%~30% 导管有关的血栓无症状

● 是否经过动脉导管给药

● 肢体末端搏动是否存在

● 血栓家族史

● 出血性疾病史

● 危险因素

　◆ 母亲高危因素

　　✧ 自身免疫性疾病

　　✧ 胎膜早破

　　✧ 糖尿病

　　✧ 子痫前期

　　✧ 不孕症

　　✧ 羊水过少

　　✧ 血栓形成疾病

　　✧ 胎儿生长受限(FGR)

　　✧ 绒毛膜炎

　　✧ 抗磷脂或抗心磷脂抗体

　◆ 分娩期间高危因素

　　✧ 胎儿心率(FHR)异常

　　✧ 紧急剖宫产

　　✧ 分娩期间产伤

　◆ 新生儿高危因素

　　✧ 先天性心脏病

　　✧ 出生窒息

　　✧ 败血症

　　✧ SGA

　　✧ 呼吸窘迫综合征(RDS)

　　✧ 红细胞增多症

　　✧ 坏死性小肠结肠炎(NEC)

　　✧ 脱水

　　✧ 手术

　　✧ 体外膜氧合(ECMO)、体外生命支持(ECLS)

　　✧ 先天性肾病、肾病综合征、先天性肾静脉畸形

　　✧ 肝功能障碍

　　✧ 低血压、心输出量波动、心输出量低

　　✧ 凝血功能障碍、弥散性血管内凝血(DIC)

◆　遗传因素
　　◇ 蛋白 C、蛋白 S 缺乏
　　◇ 因子 V *Leiden* 突变
　　◇ 抗凝血酶缺乏
　　◇ 凝血酶原基因 *G20210A* 突变
　　◇ 脂蛋白升高

临床症状和体征

- 肢体动脉血栓
  - ◆ 皮肤颜色苍白；近期阻塞者，肢体脉搏消失
  - ◆ 时间较长的动脉栓塞导致坏死
- 主动脉血栓形成（少见）
  - ◆ 上肢血压高于下肢
  - ◆ 下肢搏动弱或消失
  - ◆ 血尿、高血压、少尿
- 肢体静脉血栓
  - ◆ 颜色微红-紫色、水肿、静脉显露
  - ◆ 可仅表现为导管堵塞
- 脑梗死（见中枢神经系统疾病 5. 围产期脑梗死）
  - ◆ 惊厥或偏瘫
  - ◆ 42% 的新生儿脑梗死多存在一项以上的与留置导管无关的高危因素
- 肾静脉血栓：腹部肿块（+/-）、高血压（+/-）、血尿、血小板减少
- 上腔静脉血栓：面部和胸部肿胀，颈静脉显露
- 下腔静脉血栓：肾脏可触及和血尿。也可发生下肢水肿、呼吸窘迫、高血压
- 心脏心房血栓：败血症、心力衰竭、心输出量减少
- 门静脉血栓：肝衰竭、门静脉高压、早期多无症状
- 栓子现象
- 不明原因的血小板减少

辅助检查

- 彩色多普勒超声
- 磁共振血管成像
- CBC+ 血小板
- 无留置导管时
  - ◆ 抗凝血酶水平
  - ◆ 蛋白质 C 测定
  - ◆ 蛋白 S 测定

- ◆ V因子 *Leiden* 突变及凝血酶原 *G20210A* 突变
- ◆ 同型半胱氨酸测定(高胱氨酸尿症)
- ◆ 亚甲基四氢叶酸还原酶突变
- ◆ 母亲抗心磷脂抗体和狼疮抗体监测
- ◆ 肝素辅因子Ⅱ缺陷
- ◆ 血管性血友病因子(增高与静脉血栓形成)
- ◆ Ⅷ因子(增高与静脉血栓形成有关)
- ◆ 血液黏度
- ◆ 纤溶酶原及其激活、抑制剂功能监测

鉴别诊断

- ● 遗传性血栓形成高危因素
  - ◆ 凝血因子V基因 *Leiden* 突变(活化型蛋白 C 抵抗)
    - ◇ 高加索人发病率为 10%~15%
    - ◇ 参与脑梗死和导管相关的血栓形成
    - ◇ 占儿童静脉血栓的 30%
  - ◆ 凝血酶原 *G20210A* 突变
  - ◆ 蛋白 C 或蛋白质 S 缺乏
    - ◇ 纯合子:可发生暴发性紫癜,大血管血栓形成,脑或视网膜血管栓塞
    - ◇ 杂合子:与静脉血栓形成有关
  - ◆ 抗凝血酶缺乏:杂合子可发生心肌梗死、主动脉血栓形成、直窦和矢状窦及其他脑血管血栓形成
  - ◆ Ⅷ因子升高
  - ◆ 血管性血友病因子测定(ADAMTS13):可导致血栓性血小板减少性紫癜
  - ◆ 脂蛋白(a)血症
  - ◆ 异常纤溶酶原血症和低纤溶酶原血症:少见
- ● 继发性血栓形成
  - ◆ 见病史和辅助检查
  - ◆ 肝素导致的血小板减少:少见,主要参与静脉血栓形成
  - ◆ 血栓形成倾向:新生儿期很少产生血栓

处理

- ● 预防
  - ◆ 尽可能限制使用留置导管及其时间
  - ◆ 在维持外周静脉开放方面,肝素并不比生理盐水优越
  - ◆ 连续肝素输注可延长动脉置管应用,但不会防止血栓形成
- ● 治疗

◆ 支持治疗
　◇ 立即拔除导管,除非需要通过导管进行动脉造影或溶栓药物输注
　◇ 积极治疗容量衰竭、电解质异常、败血症、血小板减少、贫血
　◇ 控制高血压
　◇ 治疗任何凝血功能异常或低纤维蛋白血症
　◇ 请急诊血管外科及小儿血液科会诊
　◇ 溶栓治疗前评估是否有脑室内出血(IVH),治疗过程中定期应进行头颅超声检查
　◇ 抗凝和溶栓治疗的绝对禁忌证
　　➢ 10 天以内患儿进行过中枢神经系统手术、缺血或窒息
　　➢ 有严重的活动性出血(胃肠道、肺或颅内);3 天内进行过有创操作
　　➢ 48h 内惊厥发作
　◇ 抬高受累肢体
　◇ 如果动脉血栓,可温暖对侧肢体
　◇ 受累肢体不要测血压、穿刺、静脉输液等
● 特异性治疗
　◆ 新生儿期存在争议的治疗方法
　　◇ 普通肝素
　　　➢ 负荷量:足月儿 75IU/kg;早产儿 25~50IU/kg
　　　➢ 维持量:足月儿 25IU/(kg·h);早产儿 15~20IU/(kg·h)
　　　➢ 剂量增加或减少不超过 10%
　　　➢ 疗程 5~14 天,i.v. 或 i.v.gtt.
　　　➢ 首剂或每次调整剂量后监测 APTT、抗-Xa 活性
　　　　✦ APTT 目标值:65~85s
　　　　✦ APPT>96s,停用 30~60min,随后按照较低速度重新开始
　　　➢ 发生作用需要抗凝血酶
　　　➢ 浓缩抗凝血酶,人血浆来源的浓缩抗凝血酶可增加肝素抵抗型敏感性
　　　➢ 足月新生儿可能需要加大剂量,因为清除率、分布容积和代谢率增加
　　　➢ 胎龄<25 周婴儿,由于清除率降低应减少肝素用量
　　◇ 低分子量肝素
　　　➢ 依诺肝素:年龄<2 个月 1.5mg/kg。年龄>2 个月 1.0mg/kg,q.12h.,皮下注射
　　　➢ 达那肝素:75IU/kg,q.12h.,皮下或静脉注射
　　　➢ 疗程 4~6 周
　　　➢ 监测抗-Xa 活性(0.5~1IU/ml)

> 早产儿需要更高的剂量
- ❖ 重组纤溶酶原激活物(t-PA)(存在争议)
  > 最佳剂量未定
  > 全身应用:0.06mg/(kg·h),根据临床调整,2~3天缓慢增加到0.24mg/(kg·h)
  > 局部应用(血栓内给药)
    - ✦ 首剂0.5mg/kg,15min后调整为0.1~0.4mg/kg,最长使用72h
    - ✦ 单次给药:0.7mg/kg,30~60min给予
  > 出血为常见并发症:可输注FFP、血小板
  > 每6~8h评估血栓
- ❖ 链激酶(存在争议)
  > 剂量未定
  > 2 000IU/kg,静脉注射30~60min
  > 1 000~2 000IU/(kg·h),连续输注6~12h
  > 低剂量:500IU/(kg·h)
- ❖ 尿激酶(少用)
  > 初始剂量:4 400IU/kg,静脉注射10min以上
  > 维持给药:4 400IU/(kg·h),6~12h
- ❖ 浓缩蛋白C
- ❖ FFP:暴发性紫癜(蛋白S缺乏纯合子)或遗传性血小板减少性紫癜(ADAMTS13缺乏)
- ❖ 溶栓治疗
  > 用于威胁生命的或广泛的动脉或静脉血栓
  > 不再用链激酶、尿激酶,可导致严重过敏反应和毒性作用
  > 溶栓治疗前必须进行头颅B超检查,除外颅内出血
  > 禁忌证:中风、近期手术或严重缺氧
- ◆ 手术血栓清除术:很少需要

随访

- ● 多普勒超声监测肾静脉和外周动脉血栓形成
- ● 心脏超声监测心脏和大血管血栓形成
- ● 遗传性缺陷婴儿需要长时间抗凝治疗
- ● 脑血栓形成者应随访神经发育
- ● 肾静脉血栓的形成者随访肾脏功能和BP

并发症及预后

- ● 取决于病因、血栓的形成位置和程度

- 脑血管血栓可能导致神经发育异常
- 后遗症
  - ◆ 主动脉血栓形成可导致永久残废或死亡
  - ◆ 心内血栓形成
    - ◇ 细菌性心内膜炎
    - ◇ 右侧心脏栓子可能导致肺栓塞与血栓（先天性心脏病存在右向左心内分流时也可导致体循环栓塞）
    - ◇ 左侧血栓形成导致体循环栓塞
  - ◆ 外周动脉血栓形成可导致远端肢体坏死或发育障碍
  - ◆ 肾静脉血栓形成可导致肾脏萎缩、高血压
  - ◆ 门静脉血栓形成可能导致门脉高压、食管静脉曲张

（张 鹏 程国强）

4. 新生儿出血性疾病（neonatal hemorrhage）

病史

- 出血性疾病家族史
- 既往婴儿存在出血性疾病史
- 在怀孕期间母亲应用抗凝血药、抗癫痫药
- 母亲特发性血小板减少性紫癜、因该病进行了治疗
- 生后是否给予 Vit K
- 肝脏疾病

临床症状和体征

- 穿刺处、脐带、消化道、泌尿道出血；颅内出血、肺出血、包皮切割术后出血
- 皮肤瘀斑、出血点
- 肝脾大，腹部包块
- 先天性发育异常如桡骨缺乏

辅助检查

- CBC 和血小板计数
- 凝血功能测定
- 肝功能、肾功能
- 具体凝血因子测定
- 如何解释凝血功能检查报告
  - ◆ PT 和 APTT 延长

- ✧ 给予 1:1 混合的正常血浆没有纠正,提示存在肝素导致可能
- ✧ 给予 1:1 混合的正常血浆可纠正
  - ➤ Vit K 缺乏
  - ➤ 弥散性血管内凝血病(特别是伴有低纤维蛋白原、高 D-二聚体、血小板减少者)
  - ➤ 肝脏合成功能受损
- ◆ 单纯 APTT 延长
  - ✧ 给予 1:1 混合正常血浆可以纠正,提示血友病 A 或 B
  - ✧ 接触因子异常(凝血因子 XI、XII,前激肽释放酶,高分子激肽原)
  - ✧ 凝血因子 X 异常
- ◆ 单纯 PT 延长
  - ✧ 遗传性 VII 缺乏症
  - ✧ Vit K 缺乏

单纯 TT 延长
  - ✧ 低纤维蛋白原
  - ✧ 肝素影响
- ◆ 所有凝血功能检查均正常者
  - ✧ 凝血因子 XIII 缺乏
  - ✧ α2-抗纤溶酶或纤溶酶原激活物抑制剂缺乏
  - ✧ 血小板功能障碍(如给予吲哚美辛)
  - ✧ 血管性血友病等
- ● 血小板减少(参阅症状篇 31. 血小板减少)
- ● 血小板抗体测定:出生时母亲血小板计数 $<5\times10^9$/L
- ● 血液培养和病毒培养,TORCH 筛查
- ● 头颅超声或 CT
- ● 基因学检查:不明原因或存在遗传性出血性疾病可能

鉴别诊断

- ● 先天性凝血因子缺乏病
  - ◆ 常染色体遗传
    - ✧ 凝血因子 II、V、VII、XI 缺乏
    - ✧ 血管性血友病
  - ◆ X 连锁隐性
    - ✧ 因子 VIII 和 IX 缺乏
    - ✧ 威斯科特-奥尔德里奇(Wiskott-Aldrich)综合征
  - ◆ 先天性、遗传性肝脏疾病
- ● 先天性纤维蛋白原缺乏疾病(纯合子)

◆ 先天性无纤维蛋白原血症

◆ 先天性低纤维蛋白原血症

◆ 纤维蛋白原功能低下

● 血小板减少性疾病

◆ 新生儿同种免疫性血小板减少症（NAIT）

◆ 自身免疫性血小板减少症（继发于母亲特发性血小板减少性紫癜）

◆ 染色体异常有关疾病：如努南（Noonan）综合征、13-三体综合征、18-三体综合征、21-三体综合征

◆ 血小板减少伴桡骨缺如

◆ 范科尼贫血

◆ 先天性巨核细胞缺乏

◆ 卡萨巴赫-梅里特（Kasabach-Merritt）综合征

● 获得性出血性疾病

◆ Vit K 缺乏：分为 3 种类型

✧ 早发型：由于母亲摄入抑制 Vit K 合成的药物（如抗惊厥剂），生后第 1 天可发病

✧ 经典型：由于摄入不足导致，2~7 天发病

✧ 晚发型：由于摄入不足或肝脏疾病导致。发病时间 2~6 个月

◆ 肝素过量

◆ 弥散性血管内凝血

◆ 肝脏疾病（例如缺氧、病毒感染休克、水肿、肠外营养并发症、遗传性肝病、血色素沉着症）

◆ ECMO

◆ 药物诱导的血小板减少

◆ 血管瘤导致的卡-梅综合征

处理

● 即刻处理

◆ ABC（保持气道通畅、维持正常呼吸功能、维持循环功能）

◆ 出血，且循环血容量丢失>20%~25%，输血红细胞

◆ 下列情况输注血小板，血小板计数

✧ <$100×10^9$/L，伴出血

✧ <$50×10^9$/L，需要侵入性操作时（如腰椎穿刺）

✧ <$20×10^9$/L

● 治疗相关的潜在疾病

● 改善凝血功能

◆ 输注新鲜冷冻血浆

- ◆ 冷沉淀物:包含纤维蛋白原和因子Ⅷ和ⅩⅢ
- ◆ 冷冻血浆:缺乏因子Ⅴ

> 注:除已经证实严重因子Ⅸ缺乏是由于血栓形成导致的外,不推荐输注浓缩的因子Ⅸ

- ◆ Vit K:Ⅳ或皮下注射避免形成血肿
- ● 特异性治疗
  - ◆ 凝血因子缺陷
    - ◇ 视情况决定是否应用因子Ⅶ、Ⅷ、Ⅸ
    - ◇ 大多数凝血因子缺乏性疾病可以产前处理,可以宫内输注凝血因子
  - ◆ 同种免疫性血小板减少
    - ◇ 输注兼容的血小板,例如母亲或同血型的其他人
    - ◇ IgG:1g/kg,6~8h 输注,连续 2 日
    - ◇ 必要时需要换血除去抗体
  - ◆ 自身免疫性血小板减少
    - ◇ 给予类固醇激素
    - ◇ IgG:1g/kg,输注 6~8h,连续 2 日
    - ◇ 可能需要交换输血除去抗体
    - ◇ 如果发生危及生命的出血,且内科治疗无效时,可以行脾切除
  - ◆ 弥散性血管内凝血
    - ◇ 治疗原发病
    - ◇ 输注 FFP 或浓缩血小板
    - ◇ 小剂量肝素可以控制血小板和纤维蛋白原的消耗
  - ◆ 肝脏疾病:换血或输注 FFP,随后输注浓缩血小板,可以改善凝血功能,以便进行肝脏活检

随访

- ● 遗传凝血功能障碍应密切随访
  - ◆ 手术前或有创操作前输注冷冻血浆、FFP 或特异的浓缩凝血因子
  - ◆ 3~6 个月复查凝血因子
- ● 中枢神经系统出血随访神经功能发育

并发症及预后

- ● 遗传性凝血因子缺乏
  - ◆ 因子Ⅱ、Ⅴ、Ⅶ、Ⅷ、Ⅸ、Ⅹ、Ⅺ 和ⅩⅢ缺乏导致新生儿颅内出血
  - ◆ 因子Ⅱ缺陷:可导致成人期静脉穿刺出血

◆ 因子Ⅴ缺乏:可导致产前和产后颅内出血,脐带和软组织出血,成人出现血栓性并发症,但新生儿未见报道
◆ 因子Ⅶ缺乏
  ◇ 血浆浓度<1%,严重出血
  ◇ 5%,轻度出血
◆ 严重因子Ⅷ缺陷:新生儿期出血的发生率10%、18月龄时严重出血发病率70%
● 免疫性血小板减少性紫癜:随着母亲抗体清除,多数数月后自然恢复
● 其他:与原发病有关

(张 鹏 程国强)

六、感染性疾病

1. 早发型败血症(early onset sepsis)

概述

● 定义:生后72h内出现临床表现并且血培养阳性
● 发病率:1:(2 000~5 000)活产儿
● 病原学
  ◆ 革兰阳性菌50%,最常见的为B族链球菌(GBS)
  ◆ 革兰阴性菌50%,最常见的是大肠埃希菌

病史

● 早发型细菌败血症的高危因素
  ◆ 不明原因早产
  ◆ 胎膜早破>18h
  ◆ 母亲GBS定植
  ◆ 母亲尿路感染(UTI)
  ◆ 绒毛膜炎症状和体征
    ◇ 母亲发烧(>38.1℃)
    ◇ 母亲白血球升高(注:母亲在怀孕、分娩时通常白细胞会升高)
    ◇ 母亲腹痛
    ◇ 羊水混浊或臭味
    ◇ 病理检查证实存在绒毛膜炎
  ◆ 社会经济地位低

◆ 男孩
◆ 不明原因的呼吸道症状

临床症状和体征

- 体温不稳定:低体温、发热、体温波动每天超过 1℃
- 呼吸不稳定:呼吸窘迫、呼吸暂停、青紫、呼吸急促、呼吸支持力度增加
- 循环不稳定:心动过速、低血压、脉搏弱、末梢循环灌注不良
- 黄疸变化:黄疸、肝大、高胆红素血症(直接和/或间接)
- CNS:嗜睡、激惹、肌张力增高、肌张力低下、惊厥
- 血糖不稳定:低血糖、高血糖
- 消化系统:呕吐、腹胀、腹泻、喂养不耐受
- 血液系统:瘀点、出血、DIC 伴血小板减少

辅助检查

- 细菌培养
  - ◆ 血液、脑脊液、脓肿、胸腔、腹腔引流液等
  - ◆ <72h:最佳血量 1ml
  - ◆ ≥72h:同时做血和尿培养
  - ◆ 任何血培养阳性的婴儿,在给予抗生素治疗后,应复查血培养了解细菌清除情况
- 除培养阳性外没有任何一项实验室检查可以明确诊断败血症
- 即使最好的筛查试验阳性预测值≤30%~35%
- 联合应用 WBC 分类计数、C 反应蛋白是败血症最优筛查方法
  - ◆ 2 个或更多的异常实验室的检查定义为临床败血症
  - ◆ 如果只有一项异常,通常考虑败血症筛查阴性
  - ◆ 出生后 12~24h 阴性败血症筛查结果排除感染精确度为 99%
  - ◆ 实验室检查异常的定义
    - ✧ 嗜中性粒细胞绝对值≤$1.75×10^9$/L
    - ✧ 未成熟中性粒细胞/总中性粒细胞比≥0.2
    - ✧ 杆状核粒细胞绝对值≥$2×10^9$/L
    - ✧ C 反应蛋白≥8mg/L
  - ◆ 推荐的筛查策略
    - ✧ 无症状伴发高危因素:生后 12h 筛查
    - ✧ 有症状婴儿:生后 12h 筛查,但应给予经验性抗生素治疗和血培养检查
    - ✧ 48h 内至少筛查 2 次,每次间隔 12h 以上
    - ✧ 如果首次筛查在生后 12h 内进行,应进行 3 次筛查

- 腰椎穿刺指征
  - ◆ 血培养阳性
  - ◆ 败血症临床表现且炎症指标增高
  - ◆ 疑似败血症患儿,48h 正规抗生素治疗后(呼吸暂停、癫痫发作、持续昏睡等)临床不好转
  - ◆ 存在中枢神经系统症状和体征如嗜睡、惊厥、激惹、肌力、肌张力变化
- 大便培养:消化道症状的患儿
- 肠道病毒检测:大便、血液、引流液进行肠道病毒 PCR 核酸检测
- 胸部 X 线:呼吸窘迫的婴儿
- 缩小鉴别诊断范围或除外并发症的实验室检查
  - ◆ 血浆葡萄糖、电解质(Ca^{2+})
  - ◆ 血气分析
  - ◆ Hct、血小板计数
  - ◆ 存在出血点、瘀斑者:PT、APTT、纤维蛋白原、D-二聚体等
  - ◆ 伴中枢神经系统的症状和体征者 CNS 影像学检查
  - ◆ 腹部 X 线
  - ◆ 遗传代谢性疾病筛查:血串联质谱分析、尿串联质谱分析、血氨、血乳酸、同型半胱氨酸、尿还原糖检测
  - ◆ 病毒学检测:CMV、单纯疱疹病毒、梅毒、弓形体等

鉴别诊断

- 其他感染性疾病如尿路感染、TORCH 感染和真菌感染
- 代谢性疾病如先天性遗传代谢性疾病、低钙血症、低血糖、先天性肾上腺皮质增生症和肾上腺功能不全
- 中枢神经系统:参见窒息、颅内出血、HIE
- 与导致呼吸窘迫的疾病鉴别
- 与出血性疾病鉴别
- 与导致肝肿大、胆汁淤积和间接胆红素增加的疾病鉴别
- 与导致休克的疾病鉴别
- 与导致腹部症状的疾病鉴别

处理

- 即刻处理
  - ◆ ABC(保持气道通畅、维持正常呼吸功能、维持循环功能)
- 一般处理
  - ◆ 建立静脉通路
  - ◆ 优化氧合

- ◇ 采用无创/有创呼吸支持维持正常血气目标值
- ◇ 存在 ARDS 患儿可应用表面活性物质
- ◆ 维持充足的灌注(见循环系统疾病 1. 休克)
  - ◇ 液体复苏:临床或心脏超声存在容量负荷不足的患儿,首选生理盐水
  - ◇ 血管活性药物:容量负荷足够的患儿可给予正性肌力药物,首选多巴胺
  - ◇ 纠正酸中毒
- ◆ 维持中性环境温度
- ● 特异性治疗
  - ◆ 应用抗生素治疗
    - ◇ 治疗适应证
      - ➤ 没有明显高危因素,但败血症临床症状持续存在
      - ➤ 存在高危因素,且败血症筛查阳性
      - ➤ GA<35 周,伴高危因素
    - ◇ 经验性抗生素治疗:覆盖阳性菌和阴性菌
      - ➤ 青霉素类
      - ➤ 三代头孢
    - ◇ 根据当地 NICU 病原菌对抗生素敏感性经验性选择抗生素

> 注:最后应根据药敏选择抗生素;如果同时使用或预计使用静脉用钙剂(包括胃肠外营养),不应静脉应用头孢曲松

- ◇ 根据细菌性结果选择抗生素:一旦药敏结果出来,可应用单一敏感抗生素治疗
  - ➤ GBS:青霉素或氨苄西林
  - ➤ 大肠埃希菌
    - ✦ 氨苄西林或三代头孢(敏感菌系)
    - ✦ 耐药菌株可以选用四代头孢或碳氢酶烯类
  - ➤ 克雷伯菌属及沙门菌属:常为产 ESBL 的病原菌,可选用碳青霉烯类
  - ➤ 李斯特菌:氨苄西林
  - ➤ 肠球菌:氨苄西林,耐药菌株选用万古霉素
  - ➤ 耐甲氧西林的表皮葡萄球菌选用万古霉素
  - ➤ 金黄色葡萄球菌:新青霉素Ⅰ;耐甲氧西林(MRSA):万古霉素
  - ➤ 万古霉素应用超过 72h,监测血药浓度,谷浓度应<10mg/L
- ◇ 疗程
  - ➤ 如果 72h 血培养阴性,且无败血症/肺炎的临床症状和体征,可停用抗生素

> ➢ 尽管血培养阴性,但临床存在败血症、肺炎的临床症状和体征,治疗 7~10 天
> ➢ 血培养阳性,但无脑膜炎者,疗程 10~14 天。革兰染色阴性菌部分患儿可能需要 3 周疗程
> ➢ 合并脑膜炎:见中枢神经系统疾病 6. 细菌性脑膜炎

- 辅助治疗
  - ◆ 免疫治疗:没有足够证据支持临床应用
    - ✧ 静脉注射免疫球蛋白(IVIG)
    - ✧ 粒细胞(白细胞)输注
    - ✧ 粒细胞集落刺激因子(G-CSF)和粒细胞-巨噬细胞集落刺激因子
  - ◆ 己酮可可碱:目前仍没有足够的证据推荐常规应用

体外膜肺氧合(ECMO)治疗

- 积极液体治疗及正性肌力支持在内的最大限度内科处理后,仍不能维持心肺功能者(如低氧性呼吸衰竭和休克)
- ECMO 治疗前必须满足下列所有因素
  - ◆ 体重>2kg
  - ◆ 出生胎龄>34 周
  - ◆ 可逆性肺部疾病
  - ◆ 无青紫型心脏病的证据
- 不考虑使用 ECMO 的患者包括
  - ◆ 有凝血障碍或有全量抗凝禁忌证的患者
  - ◆ 有不可逆的肺部或心脏疾病患者
  - ◆ 多器官系统衰竭患者
  - ◆ 头颅超声提示Ⅱ级或以上颅内出血的患者
  - ◆ 大面积脑水肿患者或有多种先天性畸形的患者

随访

- 神经发育评估

并发症及预后

- 并发症
  - ◆ 脑膜炎(见中枢神经系疾病 6. 细菌性脑膜炎)
  - ◆ DIC(见血液系统疾病 4. 新生儿出血性疾病)
  - ◆ 休克(见循环系统疾病 1. 休克)
- 预后
  - ◆ 早期积极治疗的足月儿病死率<10%

◆ 随胎龄减少病死率增加
◆ 尽管无脑膜炎,但血培养阳性的败血症神经发育不良的危险性增加

(葛萌萌　周文浩)

2. 晚发型败血症(late onset sepsis,LOS)

概述

- 生后 72h 出现败血症的表现
- 也有定义为出生 7 天后发生的败血症
- 可为社区感染或院内感染
- LOS 的发生率高达 36%,胎龄越小,出生体重低,感染发生率越高

病史

- 临床症状出现较晚,一般多在 5 日龄后(平均 17 日龄)
- 危险因素
    ◆ 早产及 LBW(胎龄<30 周或 BW<1 500g 发生率显著增加)
    ◆ 母亲存在先兆子痫病史,其婴儿生后第 1 周中性粒细胞可减少
    ◆ 婴儿存在消化道畸形(如先天性膈疝、NEC)
    ◆ 男性
    ◆ 中心静脉置管(UV、PICC、UA)
    ◆ 多发生凝固酶阴性葡萄球菌败血症
    ◆ 国外为 88%,国内发生率与病区内常见菌株有关
    ◆ 国内革兰染色阴性杆菌并不少见,如大肠埃希菌、克雷伯菌等
    ◆ 脑室分流术
    ◆ 肠外高营养
    ◆ 静脉输注脂肪乳剂
    ◆ 长期抗生素治疗、应用广谱抗生素
    ◆ 长期机械通气
    ◆ H_2 受体阻断剂治疗胃食管反流
    ◆ 支气管肺发育不良应用激素
    ◆ 住院时间长
    ◆ 病房拥挤、人员配备不足

感染途径和病原体

- 社区获得性
    ◆ 大肠埃希菌常见

- ◆ GBS
  - ◆ 其他:金黄色葡萄球菌、李斯特菌、链球菌、流感嗜血杆菌
- 医院获得性
  - ◆ 与 NICU 流行病原菌有关
  - ◆ 革兰染色阴性菌:大肠埃希菌、克雷伯菌属、假单胞菌属常见
  - ◆ 革兰染色阳性菌:表皮葡萄球菌、凝固酶阴性葡萄菌、肠球菌、真菌

临床症状和体征

- 呼吸系统
  - ◆ 呼吸暂停突然发作、复发、发生频率增加
  - ◆ 出现严重呼吸暂停需要面罩加压复苏
  - ◆ 辅助通气参数需要增加等
- 循环系统:心动过速或过缓、末梢灌注不良、低血压等
- 神经系统:激惹、嗜睡、反应差、肌力变化、肌张力变化、原始反射减弱、活动减少等
- 消化系统:喂养不耐受、潴留增加、腹胀、大便潜血阳性、肠鸣音减弱
- 体温不稳定
- 血糖不稳定
- 体重增长不满意

辅助检查

- 血培养:对置管患儿同时做外周和导管血培养
- CBC 和分类:嗜中性粒细胞绝对计数、未成熟中性粒细胞比值意义更大
- 腰椎穿刺脑脊液培养、细胞计数,革兰染色、蛋白质、葡萄糖测定(院内感染败血症脑膜炎发生率为 0~10%)
- 尿培养:耻骨上膀胱穿刺或导尿
- 胸腹部 X 线
- 其他检查
  - ◆ C 反应蛋白(CRP)
    - ◇ 重复检查可以提高其敏感性,可以 q.12~24h. 连续 3 次,均阴性基本可除外感染
    - ◇ 重复检查可以确定抗生素疗程
    - ◇ CRP 持续升高提示要进行其他检查
  - ◆ 也可以行 PCT
  - ◆ 阴性杆菌可行内毒素检查
  - ◆ 真菌感染可行葡聚糖测定
- 分子生物学技术检测细菌抗原

- ◆ 目前没有统一的检测标准和质控
- ◆ 仅用于高度怀疑感染但不能明确病因或治疗不理想的患者
- ◆ 基于细菌 16S 核糖体核糖核酸基因的 PCR 扩增技术,不能鉴定细菌种类
- ◆ 针对某一细菌 DNA 的特异性 PCR 技术:只能检测一种细菌
- ◆ 同时针对多种病原体进行鉴定的多重 PCR 技术:可检测多个细菌
- ◆ 宏基因病原学检测:可同时检测所有细菌的 DNA

鉴别诊断

- ● 症状性鉴别诊断
  - ◆ 呼吸暂停、心动过缓、氧气饱和度下降、呼吸支持增加
    - ✧ 鉴别诊断
      - ➢ 早产儿呼吸暂停
      - ➢ 原发性肺部疾病恶化或慢性肺部疾病
      - ➢ 早产儿贫血
    - ✧ 评估:根据体检、实验室检查综合评估
      - ➢ 咖啡因试验治疗
      - ➢ 慢性肺病治疗:利尿剂,全身或吸入类固醇激素治疗,支气管扩张剂
      - ➢ 输血(未证实有效)
  - ◆ 喂养不耐受
    - ✧ 鉴别诊断
      - ➢ NEC
      - ➢ 解剖学异常导致的肠梗阻或狭窄
      - ➢ 生理性胃肠动力差
      - ➢ 肠扭转等
    - ✧ 评估
      - ➢ 外科会诊
      - ➢ 随访腹部 X 线
      - ➢ 消化道造影检查
  - ◆ 体温不稳定
    - ✧ 监测环境温度(见治疗篇 5. 体温管理)
    - ✧ 考虑中枢神经系统疾病或药物所致(如前列腺素 E_1)
- ● 疾病的鉴别诊断:见感染性疾病 1. 早发型败血症

处理

- ● 一般治疗措施
  - ◆ 提供心肺功能支持,包括 O_2、机械通气、循环支持等

- ◆ 如果需要应给予少浆血、血小板、新鲜冷冻血浆等
- ◆ 必要时禁食，肠外静脉营养
- ◆ 复查血培养直到阴性
- ◆ 尽可能拔除不必需的中央置管，经外周静脉输注，至少到血培养阴性 48h
- ◆ 偶尔院内感染菌血症可以经中央置管给予抗生素
- ◆ 真菌感染必须拔除中心置管
- ◆ 应用万古霉素应监测谷浓度和峰浓度，并根据监测进行调整
- 完成有关败血症检查后，经验性应用抗菌素治疗
  - ◆ 一般要覆盖革兰阳性菌和阴性菌
  - ◆ 考虑凝固酶阴性葡萄球菌，可以给予万古霉素
  - ◆ 如果血培养阳性，应根据药敏选择敏感的抗菌谱较窄、毒性最低的抗生素
  - ◆ 对开始即给予敏感抗生素治疗的凝固酶阴性葡萄球菌，疗程可以 10 天
  - ◆ 如果血培养阴性、婴儿临床症状改善明显，一般 72h 可以停用抗生素
  - ◆ 所有菌血症的婴儿，临床稳定后都要进行腰椎穿刺
- 辅助治疗
  - ◆ 静脉输注丙种球蛋白：临床疗效不确定，严重感染的患儿可以应用
  - ◆ 白细胞输注
    - ◇ 证实患儿骨髓 WBC 耗竭的婴儿给予 WBC，可降低死亡率
    - ◇ 革兰阴性杆菌败血症效果更好
    - ◇ 革兰阳性球菌应用要谨慎，可以使白细胞在肺内聚集，肺功能恶化
  - ◆ G-CSF 治疗：对早发型败血症的死亡率无影响，但可以降低以后院内感染的发生率
  - ◆ 小剂量预防性给予万古霉素：可降低导管相关的凝固酶阴性葡萄球菌败血症的发生率
    - ◇ 不影响总的病死率和住院时间
    - ◇ 但应用时应权衡可能发生耐万古霉素的菌株
    - ◇ 目前不推荐
  - ◆ ECMO：降低感染性休克、肺炎、持续性肺动脉高压新生儿的病死率；与非败血症给予 ECMO 治疗比较，病死率仍较高

随访

- 治疗期间
  - ◆ 随访 CRP
  - ◆ 随访血培养直到阴性
  - ◆ 持续性的菌血症：(间隔 24~48h 2 次以上血培养阳性)或 CRP 下降不明显
    - ◇ 超声心动图：除外心内膜炎或"真菌球"

    ✧ 肢体检查:观察是否存在化脓性关节炎或骨髓炎的证据,必要时进行 X 线检查

    ✧ 眼底镜检查:除外是否存在细菌血栓

    ✧ 肾脏 B 超:除外真菌败血症

    ✧ 必要时行神经影像学检查

    ✧ 随访 CRP 和/或血沉监控抗生素疗效

- 并发症及预后
  - ◆ 病死率增加
  - ◆ 反复细菌感染、耐药菌感染、真菌感染的风险增加
  - ◆ 住院时间延长
  - ◆ 呼吸支持时间延长
  - ◆ 慢性肺疾病发生率增加
  - ◆ 神经发育异常的发生率增加

(葛萌萌　周文浩)

3. 真菌感染(fungal infection)

概述

- NICU 中皮肤、消化道很快有真菌定植
  - ◆ 入院时 5% 患儿
  - ◆ 1 周后 50% 患儿
  - ◆ 1 个月后 75% 患儿
- 白假丝酵母菌最常见
- 少见真菌:曲霉菌、糠秕马拉色菌(Malassezia)、毛孢子菌、隐球菌、球孢子菌、芽生菌
- 传播方式
  - ◆ 母亲产道垂直传播
  - ◆ 母乳喂养传播
  - ◆ 医护人员接触传播
- 侵袭性感染流行病学
  - ◆ NICU 发生率:0.5%~2%
  - ◆ 与抗生素使用率呈正相关
  - ◆ BW<1 500g:2%~10%
  - ◆ BW>2 500g:<1%(多伴有先天性畸形或复杂外科疾病)
- 侵袭性真菌感染的危险因素
  - ◆ 早产(特别是 GA<28 周,BW<1 500g)

◆ 应用广谱抗生素
◆ 应用类固醇
◆ 中心静脉置管
◆ 肠外营养,特别是高糖
◆ 静脉应用脂肪乳剂
◆ 嗜中性粒细胞减少症
◆ 高血糖
◆ 腹部外科、心脏手术
◆ NEC、自发性肠穿孔
◆ 营养不良
◆ 留置导尿管、侧脑室置管
◆ 长期气管插管
◆ 早产儿发生尿布皮炎

病史、体征和症状

- 皮肤黏膜:口咽感染(鹅口疮)或尿布皮炎
  - ◆ 鹅口疮:口腔或舌黏膜表面不规则白色斑块,伴或不伴红斑状基底
  - ◆ 尿布皮炎
    - ➢ 腹股沟区融合性红斑,散在
    - ➢ 表面覆有鳞屑的红斑状丘疹和斑块,卫星疹
  - ◆ 侵袭性真菌皮炎
    - ➢ 斑疹、丘疹、水疱或脓疱
    - ➢ 多发生在重力压迫或易摩擦区域,糜烂范围广
- 全身性感染:导管相关感染或局部感染进展成播散性感染和多器官受累
  - ◆ 参见疾病篇六、感染性疾病 1. 早发型败血症和 2. 晚发型败血症
  - ◆ 发病平均年龄:20~40 天
- 无多器官受累的导管相关感染
  - ◆ 导管留置超过 7 天
  - ◆ 播散性疾病的主要原因和危险因素
  - ◆ 败血症的非特异性症状如体温不稳定、喂养不耐受、呼吸暂停和高血糖
  - ◆ 无任何多器官受累的证据
  - ◆ 血小板减少常见
- 侵袭性局灶感染:脑膜炎、泌尿道感染、腹膜炎、眼内炎、骨髓炎和化脓性关节炎

辅助检查

- 非特异性

- ◆ 血糖升高常见且出现较早
- ◆ 血小板减少、高脂血症常见
- ◆ 中性粒细胞增加、中性粒细胞减少、I：T 比值增加
- ◆ C 反应蛋白
- ◆ 伴发肺炎：胸部 X 线渗出影
- ◆ 伴发脑脊髓膜炎：脑脊液细胞数增加、糖减少、蛋白增加
- ◆ 伴发肾脏病：血尿、蛋白尿、脓尿

> 注：脑脊液正常和培养阴性并不能除外伴发 CNS 感染

- 特异性检查
  - ◆ 血（外周血或留置导管的血）、尿、脑脊液或其他无菌部位体液（胸腔、腹腔、关节液）培养阳性

> 注：置管患儿血培养阳性或留置导尿管的尿培养阳性，称为导管相关性感染，可没有深部组织感染

  - ✧ 给予抗生素之前或抗生素应用后即可留取标本，90% 患儿 72h 内培养阳性
  - ✧ 可以用性传播疾病的培养基培养，不需要专门的真菌培养基
  - ✧ 多次培养可增加培养的阳性率
  - ✧ 阴性也不能完全除外播散性假丝酵母菌感染
  - ✧ 如果留置中心静脉导管，应经导管和外周血管分别抽血进行培养
    - ➢ 可区分播散性感染与导管相关的假丝酵母菌病
  - ✧ 特异度 100%，但灵敏度变化大
    - ➢ 侵犯 1 个器官时，灵敏度 30%
    - ➢ 如果 4 个器官受累，灵敏度为 80%
  - ✧ 尿培养阳性
    - ➢ 耻骨上膀胱穿刺尿液标本有细菌生长
    - ➢ 无菌导尿获得标本菌落计数>10^4/ml
  - ✧ 膀胱穿刺或无菌导尿获得的尿液标本可生长酵母芽孢、菌丝
  - ◆ 假丝酵母蛋白质和 DNA 分子分析，新生儿应用经验较少
  - ◆ 革兰染色阳性或气管插管吸出物培养阳性并不能诊断肺炎，可能为细菌定植
  - ◆ 口腔、鼻咽部、皮肤、粪便培养阳性并不能诊断为播散性感染
  - ◆ 伴发白色念珠菌尿，怀疑、证实存在念珠菌血症应给予
    - ✧ 头颅影像学检查（至少要进行头颅超声检查）

- ◇ 肾超声
- ◇ 超声心动图
- ◇ 眼底镜检查
- ◇ 必要时长骨 X 线检查、同位素骨扫描

鉴别诊断

参见败血症疾病篇六、感染性疾病 1. 早发型败血症和 2. 晚发型败血症

处理

- 皮肤黏膜
  - ◆ 全身性感染风险低，局部治疗
  - ◆ 给予制霉菌素或三唑类局部制剂
  - ◆ 局部治疗对感染无效：全身性抗真菌剂，氟康唑，3mg/(kg·次)，q.d.，连用 7 天
- 侵袭性感染
  - ◆ 评估感染播散的范围
    - ◇ 血液、尿液和脑脊液培养
    - ◇ 散瞳眼部检查：以评估是否存在眼内炎
    - ◇ 超声心动图：以评估是否存在心脏血栓或赘生物
    - ◇ 肝、脾、肾和膀胱超声
    - ◇ 头部超声
  - ◆ 清除所有感染源
    - ◇ 拔除血管置管、导尿管和侧脑室置管
  - ◆ 给予全身性抗真菌剂治疗
    - ◇ 一线药物：两性霉素 B 脱氧胆酸盐（国内少用）
      - ➢ 剂量：初始 0.5mg/kg，2~6h 给予，随后 1mg/kg，q.24~48h.，不需要监测血药浓度
      - ➢ 应用时间：至少培养阴性、临床症状（包括真菌脓肿、肾损害、颅内病变、右心房真菌球）缓解后 14 天
      - ➢ 毒副作用：静脉炎、低镁血症、低钠血症、低钾血症、肾小管酸中毒、氮质血症、少尿、贫血、血小板减少
    - ◇ 二线药物（伴肾损害或者两性霉素 B 疗效不佳）：两性霉素 B 脂质体（国内少用）
      - ➢ 剂量：第 1 天，1mg/kg，i.v.，2h 以上。加大剂量 1mg/kg，q.d.，剂量达到 5mg/kg，q.d.。伴发脑膜炎、骨髓炎多需要最高剂量
      - ➢ 应用时间：至少培养阴性、临床症状（包括真菌脓肿、肾损害、颅内病变、右心房真菌球）缓解后 14 天
      - ➢ 不良反应：肾毒性比两性霉素 B 轻，其他包括贫血、血小板减少、低

钾血症、转氨酶和直接胆红素增加

- ❖ 三线药物:氟康唑,推荐只有在证实存在假丝酵母感染或患儿对其易感时才应用
  - ➢ 国内应用较多,多作为一线药物
  - ➢ 负荷剂量 12mg/kg;维持剂量 6mg/kg,开始可以静脉给予,30min 以上
  - ➢ 随后可以口服完成整个疗程
  - ➢ 剂量间隔:与胎龄和生后日龄有关

胎龄	日龄	间隔时间
≤29 周,	0~14 天,	q.72h.
	>14 天,	q.48h.
30~36 周,	0~14 天,	q.48h.
	>14 天,	q.24h.
37~44 周,	0~7 天,	q.48h.
	>7 天,	q.24h.
≥45 周,		q.24h.

  - ➢ 应用时间:至少培养阴性、临床症状(包括真菌脓肿、肾损害、颅内病变、右心房真菌球)缓解后 14 天
  - ➢ 不良反应:嗜酸细胞增加、暂时性血小板减少、血清肌酐增加、直接胆红素增加
  - ➢ 暂时性转氨酶增加
  - ➢ 最关心的问题:出现耐药菌
- ❖ 培养阳性的患儿根据药敏试验结果进行治疗

> 注:不推荐单独应用 5-氟胞嘧啶,因为可以很快出现耐药,考虑到两性霉素 B 不良反应,国内将氟康唑作为抗真菌治疗的一线药物

- ◆ 疗程
  - ❖ 播散性全身感染
    - ➢ 不伴局部感染的单纯性假丝酵母菌菌血症:首次血培养阴性且假丝酵母菌菌血症的表现消退后至少 14 天
    - ➢ 合并局部感染的复杂性假丝酵母菌菌血症:延长疗程(一般为 4~6 周)。应根据血培养转阴情况、临床征象及影像学异常消退情况个体化确定疗程
  - ❖ 导管相关的假丝酵母菌菌血症,首次培养阴性后 14 天
- ● 侵袭性局部感染
  - ◆ 泌尿道感染

◇ 如果有导尿管,应拔除
◇ 疗程 10~14 天
◇ 存在真菌团块,应治疗到团块消失
◇ 一般单用一种药物即可
◆ 中枢神经系统感染
◇ 两性霉素 B 联合应用氟康唑或 5-氟胞嘧啶,较易透过血脑屏障
◇ 应持续至少 3 周,并应持续至临床征象、脑脊液异常和影像学异常消退
◇ 应尽量移除 CNS 装置,如分流器和脑室引流管
◇ 不推荐单独应用 5-氟胞嘧啶,因为可以很快出现耐药
◆ 导管相关真菌感染
◇ 导管血液培养阳性,外周血培养阴性
◇ 尽快拔除导管
◇ 无局灶性感染
➢ 脑脊液培养阴性
➢ 脑影像学检查正常
➢ 间接眼底镜检查阴性
➢ 超声心动图检查阴性
➢ 肾脏 B 超检查阴性
➢ 导管拔除后血培养和尿培养阴性
◇ 治疗药物、剂量同播散性
◇ 疗程 7~10 天时间
● 持续性感染
◆ 若给予两性霉素 B 初始治疗后未能清除假丝酵母菌菌血症,应加用另一
种药物,如氟康唑或棘白菌素类

预防

● 控制传播
◆ 医务人员洗手、使用手套,以及避免佩戴假指甲
◆ 将定植或感染假丝酵母菌的婴儿单间隔离或集中照顾
● 减少假丝酵母菌过度生长的因素
◆ 肠外营养配置、输液和置管操作时严格执行无菌技术
◆ 尽可能限制使用广谱抗生素和置管的应用
◆ 没有证据支持预防性口服制霉菌素有效
◆ 无明确指征不推荐预防性使用氟康唑
◇ 剂量、应用时间、适应证未明确
◇ 安全性不明确
◇ 诱导耐药菌株出现

- 药物预防
  - ◆ 不建议对所有早产儿进行抗真菌药物预防
  - ◆ 根据当地真菌感染的发生率决定
    - ◇ 基线全身真菌感染率>5%,应预防应用
  - ◆ 出生体重<1 250g,留置中心静脉置管
    - ◇ 静脉给予 6mg/kg、1 周 2 次,直到拔除中心静脉置管
  - ◆ 体重<750g 早产儿
    - ◇ 出生后 48~72h 内给予氟康唑
    - ◇ 持续 4~6 周或直到婴儿不再需要静脉置管
- 乳铁蛋白和益生菌:目前无足够证据

随访

- 治疗期间
  - ◆ 血、尿、脑脊液培养
  - ◆ 间接眼底镜、超声心动图、肾脏和头颅 B 超
  - ◆ CBC、血清电解质、血肌酐、尿量、肝脏功能测试
- 长期
  - ◆ 神经功能发育
  - ◆ 伴发眼内炎或早产儿,眼科随访

并发症及预后

- 并发症
  - ◆ 心内膜炎、右心房真菌球
  - ◆ 肾盂真菌脓肿、肾实质浸润、急性肾衰竭、高血压
  - ◆ 深部脏器脓肿
  - ◆ 眼内炎(6% 的播散性感染 VLBW 婴儿)
  - ◆ 脑膜炎、脑室管膜炎、脑脓肿(50% 的播散性感染 VLBW 婴儿)
  - ◆ 细菌性关节炎、骨髓炎
  - ◆ 腹膜炎
  - ◆ 脓胸
  - ◆ 皮肤脓肿
- 预后
  - ◆ 慢性肺病、PVL 和 ROP 的风险增加
  - ◆ 病死率 10%~15%,治疗延迟、治疗后血培养持续阳性超过 24h,病死率增加
  - ◆ 神经发育障碍发生率增加 2~3 倍

(葛萌萌　周文浩)

4. 先天性真菌感染（congenital fungal infection）

概述

- 感染途径
  - ◆ 宫内感染：血源性或胎膜早破时上行感染
  - ◆ 分娩期间感染：母亲大量白假丝酵母菌定植于产道
- 白假丝酵母菌最常见
- 先天性感染少见

病史、症状和体征

- 危险因素：胎膜早破、宫内异物
- 多在生后 24h 内发病
- 全身弥散分布的斑丘疹，逐渐发展为疱疹或脓疱
- 肺炎，特别是早产儿

辅助检查

- 非特异性
  - ◆ 肺炎患儿胸部 X 线表现为结节状或肺泡浸润影
  - ◆ 播散性：见全身感染
- 特异性
  - ◆ 疱液革兰染色阳性，皮肤刮片 KOH 预处理，疱液或皮肤皱褶处培养
  - ◆ 播散性：见疾病篇六、感染性疾病 3. 真菌感染

鉴别诊断

- 见感染性疾病 1. 早发型败血症

管理

- 支持治疗
- 感染传播：一般隔离预防措施
- 特异性治疗
  - ◆ 预防：妊娠期间母亲 UTI 和阴道炎的及时诊断和合适治疗
  - ◆ 治疗
    - ◇ 皮肤感染：局部抗真菌治疗如克霉唑、酮康唑、制霉菌素等
    - ◇ 早产儿或肺炎：全身抗真菌治疗（见疾病篇六、感染性疾病 3. 真菌感染）

随访

- 皮肤感染：密切监视是否存在全身感染症状
- 肺炎、播散性疾病
  - 血、尿、脑脊液培养
  - 间接眼底镜检查，超声心动图、肾脏超声、头颅超声
  - 监测药物毒性：CBC、血清电解质、镁、血肌酐、尿量、肝功能
- 远期：自愈后无须随访

并发症及预后

- 并发症
  - 早产儿大量皮肤脱屑可导致体液和电解质失衡，继发性细菌感染
  - 血源性播散（参见疾病篇六、感染性疾病 3. 真菌感染），少见，早产儿、广泛的皮肤感染和中心置管的患儿危险性增加
- 预后
  - 如果仅存在皮肤感染，预后好
  - 播散性（参见疾病篇六、感染性疾病 3. 真菌感染）

（葛萌萌　周文浩）

5. 肠道和副肠孤病毒感染（enterovirus and paraenterovirus infections）

概述

- 都是单链 RNA 病毒
- 肠道病毒
  - 柯萨奇病毒 A、柯萨奇病毒 B、埃可病毒、已编号的肠道病毒和脊髓灰质炎病毒
    - 常见的为柯萨奇病毒 B 1~5 型及某些埃可病毒
    - 埃可病毒 9 型、11 型及 30 型可引起暴发流行
    - 国内肠道病毒 A71 暴发多见
- 副肠孤病毒（HPeV）：
  - 导致新生儿败血症样病毒综合征的主要为 1~3 型
  - HPeV 3 型常见
- 温带气候夏秋季多发
- 传播途径
  - 粪口传播为主要形式

- ◆ 呼吸道传播:柯萨奇病毒 A21 和肠道病毒 D68
- ◆ 垂直传播
  - ◇ 胎盘
  - ◇ 母乳
  - ◇ 分娩过程中吞入或吸入污染的产道分泌物

病史、症状和体征

- 高危因素
  - ◆ 母亲存在肠道病毒、副肠孤病毒症状或携带该病毒
  - ◆ 低出生体重、小于胎龄或早产的风险明显较高
- 症状和体征
  - ◆ 大多数为无症状感染
  - ◆ 出生后 3~7 天出现症状
  - ◆ 早期症状:非特异性,如反应差、厌食和短暂呼吸窘迫
  - ◆ 双相表现:部分患儿在初始症状和出现更严重的表现之间有 1~7 天的平稳期
  - ◆ 消化道症状:食欲差、胃潴留、呕吐、腹胀、NEC
  - ◆ 皮肤表现:多样性皮疹
  - ◆ 特征性脏器功能损伤:以某一脏器为主,常累及多个器官
    - ◇ 心肌炎:柯萨奇病毒 B
    - ◇ 暴发型肝炎:埃可病毒 11
    - ◇ 中枢神经系统感染:副肠孤病毒常见
    - ◇ 骨髓衰竭
  - ◆ 败血症样临床表现:副肠孤病毒常见
- 病毒特异性症状和体征
  - ◆ 埃可病毒 11:广泛的肝坏死伴肾上腺出血,急性肾小管坏死
  - ◆ 柯萨奇病毒 B3:发热、肝炎、弥散性血管内凝血、血小板减少和颅内出血为特征。病毒经胎盘传播常见
  - ◆ 柯萨奇病毒 A9:临床差异较大,可表现为无菌性脑膜炎、败血症样表现、心肌炎、肺炎或弥散性血管内凝血
  - ◆ 柯萨奇病毒 B1:发热性疾病、肝炎、凝血障碍、脑膜炎、呼吸窘迫和心肌炎
  - ◆ 肠道病毒 71:发病率较低,主要导致无菌性脑膜炎、脑炎、急性弛缓性麻痹
  - ◆ HPeV1(以前为埃可病毒 21)
    - ◇ 最常见的 HPeV
    - ◇ 通常无症状或轻度胃肠道或呼吸系统症状
    - ◇ 心肌炎、瘫痪和中枢神经系统受累少见

◆ HPeV3
   ◇ 无菌性脑膜炎、败血症样表现
   ◇ 严重者：败血症、脑膜炎、脑白质损伤性脑炎、肝炎

辅助检查

- 非特异性检查
  - ◆ 败血症相关的实验室检查：血常规+CRP、血培养、尿培养
  - ◆ 凝血功能
  - ◆ 肝肾功能和电解质
  - ◆ 心肌酶学、肌钙蛋白、心房利尿钠肽
  - ◆ 脑脊液检查
- 超声心动图和心电图检查
- 脏器 B 超：头颅、腹部超声评估
- 脑电图检测：存在中枢神经系统感染或者神经系统症状和体征
- 特异性检查
  - ◆ 肠道病毒
    - ◇ 通用肠道病毒检测：检测体液（血液、大便、肛拭子、咽拭子、脑脊液）抗体，不能进行血清分型
    - ◇ 细胞培养是分离和诊断的标准方法，但特定的血清型鉴定需要昂贵的中和分析或基因组测序
    - ◇ 对肠道病毒 RNA 进行实时 PCR 检测可缩短检测时间
    - ◇ 血清学检测：可进行分型，但多用于回顾性诊断。急性期和恢复期血清均需要
    - ◇ RNA 测序：可进行快速诊断分型，大多数医院不能进行检测
  - ◆ 副肠孤病毒
    - ◇ 目前的肠道病毒特异性检测不能检测到副肠孤病毒感染
    - ◇ 最好的诊断测试是由 CDC 开发的 PCR 引物，目前国内没有试剂盒
    - ◇ 可以直接对粪便样本进行聚合酶链反应，目前缺乏商用试剂盒

管理

- 预防
  - ◆ 接触隔离
  - ◆ 应单独房间
  - ◆ 所有物品单独消毒处理
  - ◆ 做好手卫生
- 治疗
  - ◆ 非特异性

        ✧ 一般支持治疗
        ✧ 严重病例
           ➤ 维持正常氧合和呼吸功能
           ➤ 维持正常循环功能
           ➤ 必要时输注血浆、血小板等
           ➤ 惊厥发作患儿控制惊厥
           ➤ 维持水电解质平衡
           ➤ 大剂量免疫球蛋白输注
    ◆ 特异性治疗：无
- 预后
    ◆ 多数预后良好
    ◆ 严重病例可导致死亡
    ◆ 中枢神经系统受累者可导致远期神经发育障碍

（葛萌萌　周文浩）

6. 单纯疱疹病毒感染（herpes simplex virus infection，HSV）

概述

- 1 型和 2 型分别占新生儿感染的 25% 和 75%，危害相同
- 可能影响围产期 HSV 传播的因素包括
    ◆ 母亲 HSV 感染的类型（原发性、复发性）
    ◆ 母亲 HSV 抗体状态
    ◆ 胎膜早破持续时间
    ◆ 胎儿头皮监测
    ◆ 分娩方式（剖宫产、经阴道分娩）
- 胎儿、新生儿感染类型
    ◆ 宫内感染（上行感染垂直传播）：1∶200 000 活产儿
    ◆ 新生儿感染：1∶(2 000~5 000)
        ✧ 分娩期间感染（占新生儿感染的 85%~90%）：阴道分娩新生儿感染的危险性与母亲生殖器感染类型和生殖器分泌物有关（与临床症状无关）
           ➤ 母亲原发性生殖道感染首次发病（首次感染 HSV 1 或 2 型）：危险性 50%，发病率为 1∶1 900 活产儿
           ➤ 母亲非原发性生殖道感染首次发病（与首次感染的类型不同）：危险性 30%

> ➢ 母亲生殖器疱疹再复发:有症状者 1%~5% ,无症状者 0.01%;发病
>   率为 1∶8 000 活产儿
> ➢ 胎膜早破 6h 内剖宫产:无论母亲感染类型,很少发生新生儿感染
◇ 分娩后(出生~1 个月):获得性感染,由母亲或其他人员,或非生殖道
  感染传播:占新生儿感染的 10%~15%

病史,临床症状和体征

● 母亲:多无特殊病史
  ◆ 生殖道单纯疱疹病毒感染:无论过去的治疗情况如何,分娩时阴道分泌
    物 0.01%~0.39% 含有病毒
  ◆ 无生殖器单纯疱疹病毒病史:占新生儿 HSV 感染的 60%~80%。
  ◆ 只要婴儿存在 HSV 感染的可能症状都要考虑孕妇存在 HSV 感染
● 新生儿:感染多有症状
  ◆ 宫内感染(出生即有症状,占感染婴儿的 3%)
    ◇ 自然流产
    ◇ 胎盘病理学:坏死
    ◇ 典型三联征
      ➢ 皮肤疱疹或结痂
      ➢ 结膜炎、脉络膜视网膜炎、小眼球、视网膜发育不良
      ➢ 小头畸形、积水型脑发育异常
    ◇ 胎儿水肿
  ◆ 新生儿(分娩期间和生后)
    ◇ 局限于皮肤、眼和口腔(SEM)(占新生儿期感染的 40%)
      ➢ 角膜结膜炎
    ◇ 接触后 2~3 天发病
    ◇ 结膜红肿、脓性渗出物、假膜性结膜炎,点状或树枝状角膜炎
    ◇ 荧光染色后,可见 HSV 沿树枝状病灶呈离心性向周边部及基质浅层
      扩展,形成地图状溃疡
      ➢ 局部皮肤和口腔黏膜疱疹(占局部感染的 90%)
    ◇ 接触后 7~14 天发病
    ◇ 皮肤或口腔黏膜斑丘疹,有水疱(90%),逐渐聚集成簇破溃
    ◇ 脑炎伴或不伴皮肤、眼、口腔黏膜受累(占新生儿期感染的 35%)
      ➢ 接触后 1~4 天,可延迟到接触后 6 周
      ➢ 皮肤、口腔黏膜受累(63%)
      ➢ 局灶性、全身惊厥
      ➢ 嗜睡、激惹和震颤
      ➢ 食欲下降

> 体温不稳定
> 前囟膨隆
> 锥体束征
> 黏膜疱疹病史（60%）
> CSF
　✦ 白细胞增多，葡萄糖正常或轻度减低
　✦ 蛋白逐步增加≥1 000mg/dl（>90% 开始即增加）
　✦ PCR 检测有价值，培养多阴性
◇ 播散性感染（占新生儿感染的 25%）
> 多见于母亲 HSV 1 和 HSV 2 抗体阴性
> 出生后 1~7 天发病（母亲胎膜早破，出生时即可发病）或接触后 2~14 天发病
> 激惹、惊厥（多发生于出生 2 周之后，宫内感染可在出生时就有发作）
> 呼吸窘迫
> 重型肝炎、凝血异常、黄疸
> 休克
> 未治疗者 80% 出现皮肤疱疹，但开始多无皮肤疱疹
> 脑膜脑炎

疑似诊断

● 新生儿及≤6 周龄的婴儿存在以下情况时应怀疑新生儿 HSV 感染
　◆ 皮肤黏膜水疱
　◆ 败血症样表现
　◆ CSF 细胞增多
　◆ 癫痫发作
　◆ 神经系统定位体征
　◆ 神经影像学检查结果异常
　◆ 呼吸窘迫、呼吸暂停或进行性肺炎
　◆ 血小板减少
　◆ 肝转氨酶升高、病毒性肝炎或急性肝衰竭
　◆ 结膜炎、过量流泪或疼痛性眼部症状

辅助检查

● 非特异性：血常规+CRP、肝肾功能、腰椎穿刺（即使无中枢神经系统症状）、荧光角膜染色、凝血功能
● 血培养

- 必要时进行遗传代谢性疾病检测（血氨、血乳酸、血和尿串联质谱分析）
- 特异性：必须与临床和非特异性的实验室检查结果一起考虑
  - 金标准：皮肤疱疹、血液、尿液或脑脊液培养阳性
  - 结膜、鼻咽、气道分泌物或直肠拭子培养阳性
    - 上述部位分离到病毒可能仅代表病毒定植，特别是生后 24h 内
  - 脑脊液 PCR 核酸检测阳性：中枢神经系统受累，灵敏度 75%~100% 和特异度 71%~100%
    - 下列情况脑脊液检测可能假阴性
      - 新生儿 CNS 感染病程的早期
      - 抗病毒治疗开始数日后收集的 CSF 样本
      - CSF 样本包含红细胞或高浓度的蛋白质
    - 高度怀疑但脑脊液 PCR 检测结果阴性，应在疾病的第 1 周内复查
  - 皮肤疱疹或皮肤刮片直接荧光镜检：灵敏度 60%~70%，特异度 65%
  - 组织学方法检测无特异性且不敏感
  - 血液 PCR 核酸检测
  - 血清学抗体检查无临床诊断价值
- 特殊检查
  - 脑电图
  - 头颅 CT（对钙化敏感）或 MRI
  - 眼底检查
  - 听力检查（BAER）
  - 胸部 X 线（弥散性间质肺炎，胸腔积液）、必要时腹部 X 线

> 注：临床病程的早期，部分 HSV 感染的新生儿可能表现为持续发热，但培养结果或 PCR 核酸检测呈阴性

  - 超声：头颅、腹部（肝衰竭或腹水）

鉴别诊断

- 经胎盘感染
  - 胎儿水痘带状疱疹病毒（VZ）感染
- 皮肤、眼、口腔感染
  - 毒性红斑
  - 新生儿暂时性脓疱黑棘皮病变
  - 水痘
  - 肠道病毒
  - 梅毒

- ◆ 肢端皮炎性肠病
- ◆ 色素失禁症
- 脑炎，伴或不伴皮肤、眼睛、黏膜受累
  - ◆ 细菌、病毒脑膜炎或脑炎
  - ◆ 颅内出血、梗死
  - ◆ 代谢性疾病
  - ◆ 惊厥
- 播散性感染
  - ◆ 细菌败血症
  - ◆ 肠道病毒
  - ◆ VZ 感染
  - ◆ 先天性巨细胞病毒感染
  - ◆ 先天性梅毒

处理

- 支持治疗
  - ◆ 维持液体及电解质需求，并避免低血糖
  - ◆ 循环支持：治疗休克及全身炎症反应
  - ◆ 呼吸支持：氧疗及机械通气支持
  - ◆ 营养支持
  - ◆ 控制惊厥
  - ◆ 弥散性血管内凝血：明显出血者输注新鲜冷冻血浆和/或血小板
  - ◆ 继发性细菌感染：抗生素治疗
  - ◆ 静脉用免疫球蛋白：心肌功能障碍、心肌炎或全身炎症反应
- 预防传染
  - ◆ 宫内和围产期
    - ✧ 识别高危妊娠女性
    - ✧ 剖宫产
    - ✧ 母体抗病毒治疗
    - ✧ 妊娠女性及其性伴侣的预防
  - ◆ 新生儿期
    - ✧ 有活动性病变，以及接触史的家庭成员避免接触和亲吻新生儿
    - ✧ 乳房疱疹病毒感染时暂停该侧乳房哺乳，哺乳前做好手卫生
    - ✧ 活动性 HSV 感染母亲婴儿应接触隔离，单独房间
    - ✧ 确诊 HSV 感染的新生儿存在皮肤病变应进行接触隔离
    - ✧ 胎膜早破<4h 且剖宫产出生的婴儿可不进行隔离
    - ✧ 母亲患复发性生殖道疱疹病毒感染，不主张与新生儿隔离

- 特异性治疗
  - ◆ 预防
    - ✧ 经胎盘感染:无
    - ✧ 分娩期间感染
      - ➤ 原发性感染母亲胎龄≥36周后应用阿昔洛韦治疗
      - ➤ 原发性感染母亲妊娠前或妊娠早期治疗风险与益处不确定,不推荐
      - ➤ 阴道分娩:仔细评估产道病变。如果存在
        - ✦ 应剖宫产,特别是胎膜早破>6h
        - ✦ 应避免胎儿头皮监测和采血
        - ✦ 不推荐用更昔洛韦预防性治疗
    - ✧ 产后感染
      - ➤ 不推荐用阿昔洛韦预防性治疗
      - ➤ 母亲和家庭成员中与胎儿有接触者发生口唇疱疹病毒感染
        - ✦ IgG阳性的口唇疱疹病毒感染母亲,足月儿生后获得性感染多不发病
        - ✦ IgG阴性的口唇疱疹病毒感染母亲,足月儿获得性感染发病危险性增加
        - ✦ 应戴口罩,且不触摸病变处
        - ✦ 避免亲吻或用鼻子触碰婴儿
        - ✦ 应严格洗手
      - ➤ 医护人员口唇疱疹病毒感染
        - ✦ 是否必须与新生儿隔离目前仍存在争议
        - ✦ 应戴口罩且不触摸病变处
        - ✦ 严格执行消毒卫生措施
      - ➤ 患疱疹病毒性指尖炎不应接触新生儿
  - ◆ 治疗:HSV首选的药物治疗为阿昔洛韦
    - ✧ 适应证
      - ➤ 病毒学已证实的HSV感染
      - ➤ 临床疑似HSV感染,病毒检查结果未知
      - ➤ 无症状但因暴露而存在风险(母体活动性生殖器病变)
    - ✧ 时机:一旦怀疑或明确HSV感染,就应该开始治疗
    - ✧ 治疗前评估(参阅本节辅助检查)
    - ✧ 剂量:20mg/(kg·次),q.8h.,i.v.。伴肾损害者须调整剂量
    - ✧ 疗程
      - ➤ 单纯性SEM病变:疗程至少14天
      - ➤ 播散性:疗程至少21天

- ➢ CNS 病变:治疗 21 天,脑脊液 HSV 检测仍阳性,继续治疗直到 PCR 检测 HSV 阴性
- ➢ 血 PCR 检测 HSV 持续阳性,应评估免疫功能
- ➢ 所有类型的 HSV 感染在静脉治疗后,改口服阿昔洛韦继续治疗到 6 个月,300mg/m²,1 天 3 次
- ➢ 眼部病变:在全身治疗的同时,给予 1% 曲氟尿苷、0.1% 碘苷或 0.15% 更昔洛韦滴眼液治疗,q.2h.,每天最多 9 次,直到角膜再次上皮化(多为 2~7 天),改为 1 滴,q.4h.×7 天,不超过 21 天
- ✧ 不良反应
  - ➢ 肾小管内结晶导致肾损伤
  - ➢ 剂量依赖性中性粒细胞减少,停药可恢复正常
  - ➢ 周围液体外渗部位溃疡
  - ➢ 癫痫发作,特别是肾损害患者剂量未做调整的情况下
- ✧ 监测
  - ➢ 肝功能、肾功能
  - ➢ 血常规
  - ➢ 液体输注部位渗出
  - ➢ 血、脑脊液 HSV PCR 核酸检测
- ✧ 替代药物治疗,用于不能获得阿昔洛韦的医疗机构
  - ➢ 更昔洛韦:6mg/(kg·次),q.12h.
- ◆ 其他类型 HSV 感染治疗
  - ✧ 经胎盘感染
    - ➢ 小头畸形、积水型脑病表现的中枢神经系统受累者治疗无效
    - ➢ 胎膜早破导致的急性上行感染:与分娩期间/产后感染治疗方法相同
- ◆ HSV 暴露无症状患者
  - ✧ 疾病传播给婴儿的风险取决于
    - ➢ 母亲感染是初次感染还是复发(母亲初次感染时风险最高)
    - ➢ 母亲 HSV 抗体的状态
    - ➢ 胎膜破裂的时间
    - ➢ 皮肤黏膜屏障的完整性(如是否使用胎儿头皮电极)
    - ➢ 分娩方式:剖宫产或阴道分娩
  - ✧ 母亲有 HSV 感染史但无活动性病变
    - ➢ 不需要对新生儿进行 HSV 感染评估和预防性治疗
  - ✧ 母亲有 HSV 感染史且有活动性病变
    - ➢ 出生后约 24h 进行:表面拭子(口腔、鼻咽、结膜、直肠)培养和血液 HSV PCR 核酸检测

> 若表面培养或血液 HSV PCR 结果为阳性,应给予全面的病毒学评估(脑脊液、细胞计数、生化检查,血清 ALT 检测,CBC 和分类计数及血小板计数),并使用阿昔洛韦治疗
- ◇ 母亲无 HSV 感染史但有活动性病变
  > 出生后约 24h 进行全面的病毒学评估并给予阿昔洛韦治疗
- ◇ 阿昔洛韦疗程
  > 新生儿无症状或病毒学检查均为阴性
    ✓ 母亲为初次感染或不能证实是否为初次感染,阿昔洛韦治疗 10 天
    ✓ 母亲为复发 HSV 感染,48~72h 停用阿昔洛韦
  > 如果婴儿出现症状或者 HSV 评估结果异常,治疗 14~21 天,进行全面评估

随访

- 已知出生时新生儿暴露,但无症状
  - ◆ 生后 12~48h 给予眼、鼻咽部分泌物培养
  - ◆ 生后 4 周每周培养 1 次
- 治疗期间
  - ◆ 随访 CBC、肝功能、肾功能
  - ◆ 眼科检查,包括角膜荧光染色检查
  - ◆ 出院前脑电图及头颅 CT
- 远期:神经发育、眼科和听力检查

并发症及预后

- 经胎盘感染
  - ◆ 病死率 30%
  - ◆ 多数存活者有神经发育后遗症
- 上行和分娩期间、产后感染
  - ◆ 无论治疗与否,皮肤和口腔病变数月或数年后均可复发
  - ◆ 眼睛受累者无论治疗与否,均可发生脉络膜视网膜炎、白内障、视网膜脱离
  - ◆ 病死率和神经损害取决于临床严重度和治疗是否及时
    - ◇ 局部皮肤、眼睛或口腔黏膜感染
      > 未治疗者 70% 发展为脑炎或播散性疾病
      > 未进展者多为非致命性
      > 未治疗者且没有进展的,40% 发生神经损害(脑瘫、小头畸形、失明);治疗者 4% 发生神经损伤
    - ◇ 脑炎伴或不伴皮肤、眼睛、口腔黏膜损害

> 未治疗者病死率为 50%,治疗者 4%
> 不良神经发育结局
  ✦ 精神运动发育迟缓
  ✦ 小头畸形、积水型脑病、脑室穿通畸形、脑囊肿
  ✦ 痉挛性瘫痪
  ✦ 失明、脉络膜视网膜炎
  ✦ 发生率,未治疗者 80%,治疗者 50%
❖ 播散性感染
  > 病死率:未治疗者 80% ,治疗者 30%
  > 神经损害:未治疗者 50%,治疗者 20%

（葛萌萌　周文浩）

7. 人类细小病毒 B19 感染（human parvovirus B19 infection）

概述

- 人类细小病毒 B19（PB19）:无包膜单链 DNA 病毒
- 主要表现为传染性红斑
- 人类红细胞前体细胞是 PB19 唯一的自然界宿主
- PB19 主要经呼吸道飞沫传播
- PB19 感染主要导致的红细胞生成障碍
- 35%~45% 的育龄妇女无保护性 IgG 抗体,妊娠时易出现 PB19 原发性感染
- 妊娠期 PB19 急性感染率为 3.3%~3.8%
- PB19 是强大的造血抑制剂

传播方式

- 胎盘传播:导致宫内感染
- 呼吸道传播:出生后主要传播方式
- 血制品输注传播

病史、症状和体征

- 对孕妇影响
  ◆ 可有传染性红斑儿童接触病史
  ◆ 无症状
  ◆ 可有低热、咽喉痛、全身乏力、头痛等流感样症状
  ◆ 面部"掌状红颊(slapped cheek)" 和躯干及四肢花边样红斑疹,少见

- ◆ 一过性关节痛
- ◆ 胎盘增大、水肿、血管性水肿
- 对胎儿影响
  - ◆ 胎盘感染胎儿的概率高达 33%~50%，不良妊娠结局的概率不到 10%
  - ◆ 妊娠早期感染可导致胎儿死亡、流产
  - ◆ 短暂性胎儿胸腔积液或心包积液，多在足月时消失
  - ◆ 非免疫性胎儿水肿
    - ✧ 4% 的发生率，感染越早，胎儿水肿发生率越高
    - ✧ 自然好转率为 34%
  - ◆ 严重血小板减少：发生率 37%
  - ◆ 严重贫血
  - ◆ 发育畸形：眼部、脑发育畸形，但目前仍没有足够的证据
  - ◆ 其他：心肌炎、肝炎
- 新生儿期
  - ◆ 妊娠晚期感染，导致新生儿期发病
  - ◆ 贫血和血小板减少为主
  - ◆ 中枢神经系统受累少见

辅助检查

- 非特异性检查
  - ◆ 产前超声检查
    - ✧ 发现胎儿水肿和体腔积液
    - ✧ 测定大脑中动脉血流速率
  - ◆ 血常规+CRP、血小板、网织红细胞
  - ◆ 疑似败血症进行血培养
  - ◆ 肝功能、肾功能、心肌酶学检查
  - ◆ 血型、库姆斯试验
- 特异性检查
  - ◆ 产前
    - ✧ 血清学诊断
      - ➢ 血液 PB19 特异性 IgG 和 IgM 抗体
      - ➢ 7~10 天可检测到 IgM 抗体，10~14 天达高峰，持续 2~3 个月
      - ➢ IgM 抗体阳性提示急性 PB19 感染
      - ➢ IgG 抗体上升较缓慢，感染后 4 周达平台期
      - ➢ IgG 抗体阳性而 IgM 抗体阴性提示既往感染，胎儿感染风险低
      - ➢ 羊水或胎儿血标本采用 PCR 方法检测 PB19 DNA 为首选方法
      - ➢ 高度怀疑 PB19 感染，血清学检测阴性，应采集血液标本进行 PCR

　　　　检测 PB19 DNA 敏感性和特异性均很高
　　　　➢ 胎儿和新生儿血清学检测更加可靠
　　◆ 新生儿期
　　　　✧ 血清学检测:IgG 和 IgM,结果解释同产前诊断
　　　　✧ 血标本采用 PCR 方法检测病毒 DNA

管理

- 产前
  - ◆ 宫内输血
    - ✧ 指征:胎儿发生胎儿水肿和/或贫血(大脑中动脉血流速率增加)
    - ✧ 脐血管穿刺进行宫内输血
    - ✧ 同时准备浓缩红细胞(pRBC)和血小板
    - ✧ 并发症的发生率为 2%~5%。
- 新生儿:对有临床症状的贫血新生儿可输注浓缩红细胞
- 尚无针对 PB19 的抗病毒药物

预防

- 一般隔离措施包括母亲和新生儿的预防措施、母乳喂养、探视问题

预后

- PB19 感染所致胎儿水肿的病死率比非免疫性胎儿水肿总体病死率低
- 宫内治疗可改善预后
- 远期发育不良的风险较低

(葛萌萌　周文浩)

8. 巨细胞病毒(cytomegalovirus,CMV)感染

概述

- CMV 感染在活产婴儿中所占比为 0.2%~1.5%
- 定义
  - ◆ 围产期感染:生后 3 周内出现 CMV 感染的症状和体征,并经过病原学检测证实的感染
  - ◆ 生后感染:满 3 周到生后 12 周证实的 CMV 感染
  - ◆ 先天性感染:分娩期证实存在 CMV 感染
- 高危因素
  - ◆ 非白色人种

◆ 家庭经济条件差
◆ 母亲长时间接触年幼儿童(托幼机构工作人员、多子女母亲滥用药物成瘾)
◆ 母孕期原发性 CMV 感染
◆ 母亲年龄小
◆ 多重性伴侣
◆ 早产儿
◆ 输血前未进行相应筛查
◆ 免疫功能受损和先天性缺陷

(1) 围产期和生后感染

流行病学

● 围产期(垂直的)感染
  ◆ 母乳感染率:早产儿多见,占感染的 30%~70%
  ◆ 母亲生殖器分泌物感染率:占 30%~50%
● 生后感染
  ◆ 母乳传染:早产儿多见
  ◆ 输注 CMV 血清学阳性者捐赠的血液(抗体阴性母亲婴儿、低体重)
  ◆ 医护人员通过污染物感染(少见)

病史,临床症状和体征

● 围产期感染
  ◆ 绝大多数无症状,占 85%~90%
  ◆ 可表现为多器官损伤
    ✧ 肺炎
      ➢ 潜伏期 2~4 周
      ➢ 呼吸急促、咳嗽、呼吸暂停,以及鼻炎、鼻腔阻塞
      ➢ 胸部 X 线肺血管纹理多、气陷、肺不张
    ✧ 血液系统:白细胞升高或降低、血小板减少、贫血、异常细胞增多
    ✧ 消化系统:肝脾大、高胆红素血症、胆汁淤积、NEC、腹泻
    ✧ 其他少见:中枢神经系统感染、肾脏感染、皮疹
  ◆ 白细胞升高、嗜酸性粒细胞增加
  ◆ 极低体重儿:肝脾大、中性粒细胞减少症、淋巴细胞增加、血小板减少
● 出生后输血获得性感染
  ◆ 血清学阳性母亲婴儿
    ✧ 足月儿无临床症状或症状轻微

◇ 极低体重儿:败血症表现、肝脾大、淋巴细胞增加、血小板减少
◆ 血清学母亲阴性出生的婴儿:败血症表现、肝脾大、淋巴细胞增加、血小板减少
◆ 极低体重儿:肝脾大、中性粒细胞减少症、淋巴细胞增加、血小板减少
◆ 病毒血症等可导致发热

辅助检查

● 暴露后 3~12 周尿和唾液培养阳性或 PCR 阳性(灵敏度 89%、特异度 96%)
● 抗 CMV IgM 灵敏度和特异度不高
● 新生儿抗 CMV IgG 阳性、母亲血清学阴性:医院获得性感染

鉴别诊断

● 垂直传播:沙眼衣原体肺炎、呼吸道合胞病毒
● 输血获得性感染:细菌、病毒性感染

处理

● 预防
    ◆ 垂直传播:洗手可防止生殖道分泌物感染
    ◆ CMV 阳性母乳:巴氏消毒或冷冻
    ◆ 院内感染
        ◇ 输血获得性感染:输注 CMV 阴性血液、去白细胞悬浮红细胞、冷冻血浆等
        ◇ 婴儿室医护人员传染:一般预防措施
● 控制传染:感染婴儿接触隔离
● 特异性治疗
    ◆ 更昔洛韦:6mg/(kg·次),静脉给药,q.12h.,持续 6 周
    ◆ 缬更昔洛韦:16mg/(kg·次),q.12h.,口服,持续 6 个月(围产期感染的治疗)
    ◆ 治疗指征
        ◇ CMV 引起的病毒性败血症样综合征
        ◇ 肺炎,严重和难治性血小板减少
        ◇ 危及视力的视网膜炎
        ◇ 结肠炎
        ◇ 免疫缺陷(SCID)合并 CMV感染

随访

● 长期:听力检查、神经发育和牙齿发育

并发症及预后

- 并发症
  - 尿液慢性病毒排泄可长达 6 年,唾液慢性病毒排泄一般 2~4 年
- 预后
  - 垂直传播
    - 无症状健康足月儿预后好
    - 早产儿资料较少,但有后遗症的风险较小
  - 输血获得性感染预后资料较少

(2) 先天性 CMV 感染:经胎盘垂直传播

概述

- 妊娠期间原发性 CMV 感染发生率为 2%
- 新生儿感染发生率:0.2%(社会经济条件较好者)~2.2%(社会经济条件较差者)
- 垂直传播
  - 原发性感染:40%
  - 复发感染:0.15%(社会经济条件较好者)~1%(社会经济条件较差者)

病史,临床症状和体征

- 母亲病史
  - 症状性原发感染<5%
  - 复发性感染很少有临床表现

临床症状和体征

- 胎儿期表现
  - FGR
  - 脑室周围回声增强或钙化、脑室扩大、小头畸形、多小脑回畸形、小脑发育不良
  - 胎儿肠管回声增强、肝脾大
  - 羊水异常,腹水和/或胸腔积液
  - 胎盘增大
- 新生儿期表现
  - 原发性母亲感染:10%~15%
  - 母亲复发性感染:1% 为症状性感染或有后遗症
  - 皮肤出血点或瘀点:占症状性感染的 76%(生后 1 周内),也可能为唯一的症状

◆ 神经功能异常:占症状性感染的 68%
　✧ 小头畸形:占症状性感染的 53%
　✧ 嗜睡、肌张力低下:占症状性感染的 27%
　✧ 吸吮困难:占症状性感染的 19%
　✧ 惊厥:占症状性感染的 7%
　✧ 颅内钙化:CT 上症状感染的 70% 存在钙化
　✧ 脑积水
◆ 黄疸:占症状性感染的 67%
　✧ 生后第 1 天即可表现为黄疸
　✧ 开始可能为间接胆红素增加,随后表现为直接胆红素增加
◆ 肝脾大:占症状性感染的 60%
◆ FGR:占症状性感染的 50%
◆ 早产:占症状性感染的 34%
◆ 紫癜:占症状性感染的 13%
◆ 眼睛
　✧ 脉络膜视网膜炎:占症状性感染的 14%
　✧ 斜视、视神经萎缩(白内障、小眼球虹膜缺损)
◆ 肺炎:占症状性感染的 1%
◆ 感音神经性聋
◆ 惊厥
◆ 溶血性贫血
◆ 肌张力、肌力异常
◆ 吸吮困难
◆ 病毒相关的噬血细胞综合征

辅助检查

● 非特异性(括号内为发生率)
　◆ ALT>80IU/L(83%)
　◆ 血小板<10×10^9/L(77%),伴和/或不伴 DIC
　◆ 直接胆红素>4mg/dl(21%)
　◆ 溶血性贫血(51%)
　◆ 脑脊液蛋白>120mg/dl(46%)
● 神经影像学
　◆ 颅内钙化:脑室周围常见(34%~70%)
　◆ 豆状核纹状体血管病变(27%~68%)
　◆ 白质病变(22%~57%)
　◆ 脑室扩张(10%~53%)

- ◆ 移行异常,包括局灶多小脑回、巨脑回和无脑回(10%~38%)
- ◆ 脑室周围白质软化和囊性变(11%)
- 听力检查:听觉诱发电位检查
- 眼科评估
- 特异性检查
  - ◆ 产前
    - ◇ 羊水 PCR 检查阳性
      - ➢ 母亲感染发作后 7 周检查
      - ➢ 灵敏度:GA<21 周,30%;GA≥21 周,100%
    - ◇ 胎儿颅脑超声正常:80%~90% 的胎儿无 CNS 后遗症
  - ◆ 产后
    - ◇ 尿和唾液培养阳性或 PCR 检查阳性
      - ➢ 灵敏度 89%、特异度 96%
      - ➢ 如果在生后 2 周内获得标本,可诊断先天性感染
    - ◇ CSF 培养分离出病毒少见
    - ◇ 胎盘病理学
      - ➢ 巨细胞包涵体、局灶死灶伴浆细胞浸润
      - ➢ 症状性感染多见,无症状性感染少见
    - ◇ 母亲抗 CMV IgG 阴性
      - ➢ 可以除外新生儿先天性感染
      - ➢ 新生儿经胎盘获得 IgG 可维持 4~9 个月
  - ◆ 检查指征
    - ◇ 疑似 CMV 感染的临床表现
    - ◇ 影像学怀疑 CMV 感染
    - ◇ 听力筛查异常
    - ◇ 产前超声异常疑似 CMV 感染
    - ◇ 妊娠期确诊或疑似 CMV 感染的母亲所生的婴儿
    - ◇ 免疫功能受损新生儿
  - ◆ 确诊先天性 CMV 感染:可根据以下任何一项诊断
    - ◇ 出生 3 周内的尿液、唾液样本检测到 CMV-DNA
  - ◆ 疑诊先天性 CMV 感染
    - ◇ 存在一种或多种先天性 CMV 感染的症状或体征
    - ◇ 排除导致这些异常的其他疾病(见下文鉴别诊断)
    - ◇ 出生后 3 周~1 岁的尿液或唾液样本中检测到 CMV 或 CMV IgG 阳性

鉴别诊断

- 症状性鉴别诊断

◆ FGR
◆ 小头畸形
◆ 肝大
◆ 血小板减少
◆ 直接高胆红素血症
● 细菌、病毒败血症
● 其他 TORCH 感染
● 遗传代谢性疾病
◆ 结节性硬化病
◆ 斯德奇-韦伯(Sturge-Weber)综合征
◆ 艾卡尔迪(Aicardi)综合征
◆ 半乳糖血症
◆ 尿素循环障碍
◆ 有机酸血症
◆ 溶酶体贮积症
◆ 过氧化物酶体疾病
● 宫内暴露于药物或毒物

处理

● 支持治疗
● 控制传染
◆ 接触隔离
◆ 不需要与母亲隔离
◆ 可以母乳喂养
● 特异性治疗
◆ 预防:无
◆ 治疗指征
✧ 无症状感染:无须治疗,定期随访
✧ 症状性感染
➢ 仅累及 1 个器官的(除外听力、神经、眼底):随访观察
➢ 累及 2 个及以上器官的治疗
➢ 累及中枢神经系统需要治疗
➢ 孤立性听力障碍是否治疗存在争议
◆ 更昔洛韦:6mg/kg,q.12h.,共 42 天,随后缬更昔洛韦治疗 6 个月
✧ 听力损伤的危险性降低
✧ 主要不良反应为中性粒细胞减少

随访

- 治疗期间：每周 CBC
- 长期：听力和视觉随访、神经发育、牙齿发育

并发症和预后

- 并发症
  - ◆ 病毒排泄：尿液可长达 6 年，唾液一般 2~4 年
- 预后
  - ◆ 垂直传播
    - ◇ 无症状的健康的足月婴儿预后好
    - ◇ 早产儿资料较少，但有后遗症的风险较小
  - ◆ 症状型感染：90%~95% 的存活者伴轻到重度伤残
  - ◆ 无症状感染者：10%~15% 伤残，多在 2 岁内发生
  - ◆ 听力损伤最常见
    - ◇ 有症状者 58%，半数为双侧
    - ◇ 无症状者仅有 7%，2/3 为双侧
    - ◇ 一半为逐渐发展而来

> 注：新生儿常规听力筛查仅能发现一半的 CMV 导致的耳聋

  - ◆ 精神发育迟缓（症状性感染 40%~50%，无症状性感染仅 4%）
  - ◆ 惊厥（症状性感染 23%，无症状性感染 1%）
  - ◆ 瘫痪（症状性感染 12%，无症状性感染 0）
  - ◆ 牙釉质异常、龋齿（症状性感染 27%，无症状性感染 4%）
  - ◆ 症状性感染者死亡率 6%（严重病例死亡率 30%）
  - ◆ 即使没有智力发育迟缓或听力障碍，也可发生学习障碍
  - ◆ 迟发型脉络膜视网膜炎（症状性感染 20%，无症状性感染 2%）
  - ◆ 再次妊娠风险：先天性感染 4%，症状性感染的婴儿<1%

（葛萌萌　周文浩）

9. 先天性弓形虫病（congenital toxoplasmosis）

概述

- 先天性感染发生率为 0.1%
- 经胎盘感染：母亲须存在弓形虫感染菌血症

- 只有妊娠期间原发性感染才能导致先天性感染
- 高危因素
  - 食用或接触生的、未煮熟的肉
  - 清理猫舍
  - 食用未洗净的生的蔬菜或水果
  - 接触污染土壤
  - 生食牡蛎、蛤蜊或蚌类
  - 早产儿比足月儿发生率高（25%~50%）
- 证实母亲妊娠期间发生急性感染，胎儿被感染的危险性与下列因素有关
  - 感染发生率：直接与胎龄有关
    - 围受孕期：0~1%
    - GA 2~15 周：2%~10%
    - GA 15~31 周：直线上升
    - GA 31~34 周：60% ~ 70%
    - 接近足月：>75 %

> 注：以上发生率为妊娠期间急性感染治疗过的母亲

  - 母亲急性感染后胎儿发病的潜伏期与胎龄有关
  - 病情严重度与胎龄有关
    - 中枢神经系统坏死：母亲妊娠早期和中期感染
      - GA<16 周，0~60%；GA 17~23 周，0~25%
    - 母亲妊娠晚期感染：胎儿无症状或症状轻微（0~97%）
    - 胎龄 10~24 周：发生严重疾病的危险性最高

病史，临床症状和体征

- 母亲
  - 90% 无症状且未确诊
  - 寄生虫血症多发生在临床症状出现之前
  - 非特异性症状：乏力、不适、淋巴结病变
- 胎儿
  - 胎儿水肿
  - 死胎
  - 脑积水
  - 颅内钙化
  - 肝脾大
  - 贫血

- 新生儿
  - ◆ 亚临床感染最常见,通过筛查发现
    - ✧ 生后至 1 岁 55% 的感染为亚临床感染
  - ◆ 临床症状:可以延迟到数月到数年发病
    - ✧ 早产(亚临床感染发生率也达到 25%~50%)
    - ✧ FGR
    - ✧ 过期产
    - ✧ 新生儿抑制
    - ✧ 眼睛受累
    - ✧ 脉络膜视网膜炎、瘢痕
      - ➤ 最常见体征
      - ➤ 出生时无其他症状和体征者,发生率 20%
    - ✧ 小眼球、小角膜、白内障
    - ✧ 中枢神经系统
      - ➤ 出生时亚临床感染或轻度感染常见,3~12 个月发病
      - ➤ 脑炎、阻塞性脑积水、颅内钙化(可产前发现,且常见)
      - ➤ 惊厥、斜视、眼球震颤、肌张力减退、角弓反张、球麻痹
    - ✧ 肝脾大、黄疸,特别是直接胆红素升高、腹水
    - ✧ 体温过低、发热
    - ✧ 淋巴结病变
    - ✧ 瘀斑、出血点、贫血
    - ✧ 心肌炎
    - ✧ 呕吐、腹泻
    - ✧ 嗜酸性粒细胞增多
    - ✧ 肺炎或中枢神经系统病变导致呼吸窘迫,可能是唯一的表现
- 临床症状发生率
  - ◆ 70% 为亚临床感染(婴儿期无临床症状)
  - ◆ 15% 为轻度感染(颅内钙化或脉络膜视网膜炎不伴精神发育迟缓、神经缺陷)
  - ◆ 10% 为严重病例(颅内钙化和脉络膜视网膜炎伴精神发育迟缓、神经缺陷)
  - ◆ 5% 的死胎或围产期死亡
- 晚期临床表现
  - ◆ 眼部病变
    - ✧ 脉络膜视网膜炎最常见
    - ✧ 小眼球、斜视、白内障、青光眼和眼球震颤
  - ◆ 中枢神经系统病变:小头畸形、惊厥、运动障碍、小脑功能不全、精神发育

落后和感觉神经性听力损失

◆ 其他:先天性肾病、各种内分泌病变(继发于下丘脑或垂体病变)和心肌炎

辅助检查

● 非特异性
  ◆ 胎儿超声:颅内高回声病灶、钙化灶,脑室扩张
  ◆ 其他病变:胎儿贫血,胎儿水肿和腹水
  ◆ 新生儿
    ◇ 转氨酶升高
    ◇ 高直接胆红素血症
    ◇ 血小板减少
    ◇ 贫血
    ◇ 白细胞升高或减少、淋巴细胞增加、单核细胞增加或嗜酸性粒细胞增加
    ◇ 脑脊液:80% 的亚临床感染患儿脑脊液异常
      ➢ 颜色黄
      ➢ 淋巴细胞增加
      ➢ 蛋白质>150~1 000mg/dl
      ➢ 可持续 2 周~4 个月
  ◆ 影像学检查
    ◇ 颅骨 X 线片、头颅超声、CT(敏感性:CT> 头颅超声> 颅骨平片):颅内钙化
    ◇ 长骨 X 线片:特征性干骺端透亮,骨骺板有不规则的钙化线而无骨膜反应
  ◆ 眼科检查:可见特征性的脉络膜视网膜炎
● 特异性
  ◆ 母亲感染:主要血清学检查
    ◇ 可鉴别急性感染和慢性感染
    ◇ 血清学检查解读非常复杂,弓形虫抗原结构比较复杂
    ◇ 弓形虫血清学检查灵敏度和特异度
      ➢ 不同的实验室和不同的试剂盒变化较大(未标准化)
      ➢ 检查时间也影响灵敏度和特异度
      ➢ 急性感染的阳性结果有待参考实验室证实
    ◇ 弓形虫特异性 IgM
      ➢ ELISA 或 ISAGA 方法检测
      ➢ 急性感染后可持续存在数月或数年以上

◇ 任何血清学检查结果必须与其他血清学检查结合在一起考虑

> 注:由于假阳性结果,在儿童和成人单独的弓形虫 IgM 阳性不能提示任何类型的弓形虫感染

◆ 妊娠早期
  ◇ 弓形虫特异性 IgM 阴性但 IgG 阳性
    ➢ 妊娠前数月至数年以上感染
    ➢ 无先天性感染风险
  ◇ 弓形虫特异性 IgM 和 IgG 阳性:提示感染
    ➢ 淋巴结肿大伴急性感染
    ➢ 特异性 IgG≥300IU/ml 或 2~3 周后随访滴度显著升高
    ➢ 特异性 IgM 阳性
◆ 妊娠任何时间
  ◇ 下列之一证实急性感染
    ➢ 弓形虫特异性血清学检查从阴性转为阳性
    ➢ 从较低滴度升到较高滴度
  ◇ 特异性 IgM 阳性,但特异性 IgG 阴性
    ➢ 考虑 IgM 假阳性
    ➢ 采用其他方法检查 IgG
◆ 围产期
  ◇ 特异性 IgG 阳性意义不大
  ◇ 实验结果表明 ISAGA 方法检测特异性 IgA 或 IgM 阳性提示近期感染
  ◇ 排除假阴性,生后 30 天复查
◆ 胎儿感染(母亲急性感染发病>4 周检测)
  ◇ 羊水接种到实验鼠:灵敏度 64%,需要 4~6 周才能获得结果
  ◇ 羊水 PCR 核酸扩增检查弓形虫 DNA 基因
    ➢ 结果与感染时胎龄有关
    ➢ 不同实验室检查结果差异也较大
    ➢ 最好的实验室灵敏度及预测值

孕周	阴性灵敏度	预测值
17~21 周	93%(95%*CI* 88%~97%)	96%(95%*CI* 90%~100%)
22~26 周	62%(95%*CI* 37%~86%)	77%(95%*CI* 61%~93%)
27~31 周	68%(95%*CI* 48%~89%)	88%(95%*CI* 48%~89%)
>31 周	50%(95%*CI* 22%~78%)	14%(95%*CI* 2%~52%)

    ➢ 对结果解释前应该从实验室获得该检测方法的可靠性和有效性

> 注：由于感染也可发生于羊膜腔穿刺术后，并不是所有的感染都可以检测到

- ◆ 新生儿感染
  - ✧ 证实胎儿感染
  - ✧ 特异性 IgG 阳性：不能确定先天性感染（母亲抗体经胎盘转运）
  - ✧ 抗原特异性 IgM 阳性（ELISA 方法）或特异性 IgM、IgA 阳性（ISAGA 检测，灵敏度 90%）或 IgE 阳性，强力提示感染，但必须除外母血污染可能
    - ➤ 灵敏度和特异度：ISAGA>ELISA 法
    - ➤ 新生儿阳性，母亲阴性：提示感染
    - ➤ 新生儿和母亲均阳性：3~4 天后复查，如阴性考虑母血污染
    - ➤ 阳性结果应在较好的实验室复查证实
    - ➤ 胎儿早期治疗，生后 6~12 个月检测可能阴性

  > 注：25% 的新生儿感染抗原特异性 IgM 阴性

  - ✧ 血液或脊髓液 PCR 阳性
  - ✧ 体外淋巴母细胞转化试验观察对弓形虫抗原反应：感染的新生儿出生时阳性率 50%，1 岁时 100%（特异度 84%）
  - ✧ 胎盘病理学检查：严重感染者组织病理切片弓形虫可阳性，但亚临床或轻度先天性感染较少
  - ✧ 新鲜胎盘组织接种到实验小鼠（4~6 周获得结果）

鉴别诊断

- 脉络膜视网膜炎、颅内钙化、小头畸形（参见症状篇 17. 肝大、18. 高直接胆红素血症、31. 血小板减少）
- 细菌性、病毒性败血症
- 其他先天性感染：CMV、梅毒、风疹病毒、HSV

处理

- 支持治疗；脑积水分流术
- 控制传染
  - ◆ 不需要隔离
  - ◆ 不需要与母亲隔离
  - ◆ 可母乳喂养

- 预防
  - ◆ 预防母亲感染
    - ✧ 多数孕妇易感染
    - ✧ 避免接触猫粪便
    - ✧ 处理生肉时,避免接触黏膜、眼睛等;接触后彻底洗手
    - ✧ 避免食用不熟的肉类制品
    - ✧ 所有的水果、蔬菜都要洗净
  - ◆ 母亲急性感染时,胎儿感染的预防
    - ✧ 妊娠早期和中期可终止妊娠
    - ✧ 除非证实胎儿感染,母亲给予螺旋霉素,直到足月
      - ➢ 胎儿感染率由 50%~60% 降低到 25%
      - ➢ 妊娠早中期危险性降低大于妊娠晚期
      - ➢ 通过治疗延迟感染可降低感染的严重度
- 特异性治疗
  - ◆ 证实或高度怀疑胎儿感染的治疗
    - ✧ 妊娠早期和中期可终止妊娠
    - ✧ 母亲治疗
      - ➢ GA<18 周诊断胎儿感染:磺胺嘧啶;胎龄 18 周后给予乙胺嘧啶+磺胺嘧啶+四氢叶酸钙
      - ➢ GA≥18 周诊断胎儿感染:诊断后即可给予磺胺嘧啶+乙胺嘧啶+四氢叶酸钙

> 注:治疗降低了胎儿临床表现及胎儿对感染的抗体反应

  - ◆ 新生儿感染治疗
    - ✧ 不能有效地消除包囊
    - ✧ 乙胺嘧啶 + 磺胺嘧啶 + 四氢叶酸钙
      - ➢ 乙胺嘧啶
        - ✦ 2mg/(kg·d),q.12h.,共 2 天,随后 2mg/(kg·d),每天 3 次,2~6 个月
        - ✦ 随后 1mg/kg,每周 1、3、5 给予,直到 1 年的疗程结束
        - ✦ 副作用:中性粒细胞减少、血小板减少、贫血
        - ✦ 同时给予苯巴比妥,可缩短半衰期,降低血药浓度
      - ➢ 磺胺嘧啶:50mg/(kg·次),q.12h.,共 1 年;不良作用:结晶尿,血尿、骨髓抑制
      - ➢ 四氢叶酸钙:10~20mg/d,隔天 1 次,乙胺嘧啶治疗后 1 周开始加用
    - ✧ 强的松,0.5mg/kg,q.12h.
      - ➢ 脑脊液蛋白>1 000mg/dl 时

➢ 活动性脉络膜视网膜炎威胁视力时

➢ 直到脑脊液蛋白<1 000mg/dl,活动性脉络膜视网膜炎消失

随访

● 治疗期间:CBC,2次/周

● 远期:无论胎儿是否治疗,出生时情况如何及新生儿期是否治疗,均需要随访听力、眼科、神经发育

并发症及预后

● 妊娠早期感染,胎儿感染者病情较严重

● 母亲感染,妊娠后期更易导致胎儿感染

● 胎儿及时治疗,降低生物症状和体征,以及疾病的严重程度

● 下列情况 80% ~ 90% 预后不良

◆ 新生儿期未治疗(即使亚临床感染)

◆ 治疗之前已经发生广泛的全身感染

◆ 神经功能损伤

◇ 脉络膜视网膜炎(最常见,随年龄增加而增加)

◇ 斜视、白内障、青光眼、视网膜剥离、视神经萎缩、失明

◇ 小头畸形、精神运动、精神发育迟缓

◇ 惊厥或耳聋(出生时 17% 为亚临床感染)

● 新生儿早期治疗 1 年

◆ 与历史对照比较预后较好

◆ 治疗停止后并不能预防脉络膜视网膜炎复发

● 再次妊娠:不会复发

(葛萌萌　周文浩)

10. 新生儿结核病(congenital tuberculosis)

概述

● 新生儿结核的确切发病率尚不明确

● 少见,但有增加趋势,应引起重视

● 生后获得性感染:飞沫传播

● 垂直传播

◆ 通过脐静脉血性播散或通过吞入污染羊水感染

◆ 通过母亲血液传播

◇ 原发感染的无症状期

◇ 疾病症状期（前者危险性更高）

◆ 泌尿生殖道结核

● 先天性结核和新生儿结核的病死率约为 50%

病史，临床症状和体征

● 高危因素

◆ 在结核感染的流行地区居住

◆ 拥挤的居住环境

◆ 母亲不孕

◆ 母亲感染结核，未经过治疗

◆ 母亲肺外结核病变，如粟粒样结核或结核性心内膜炎

◆ 母亲结核性子宫内膜炎

◆ HIV 感染，容易发生肺外结核

◆ 母亲在分娩前经过 2~3 周的抗结核治疗，减少新生儿生后感染风险

● 母亲病史（见母体相关疾病篇 17. 结核病母亲婴儿）

● 新生儿症状和体征

◆ 可在生后到 4 个月之间的任何时期出现临床症状

◆ 多在生后 2~3 周出现症状

◆ 多为非特异性，很难与 TORCH 感染和败血症区分

◆ 垂直传播

◇ 血源性感染

➢ 多为播散性，可累及多个器官

➢ 可以中枢神经系统感染、肠结核、肺结核、肝脏结核等表现突出

◇ 吸入感染：肺结核常见，可见中枢神经系统感染

◆ 获得性：肺结核为主，可见中枢神经系统感染

◆ 常见症状

◇ 肝脾大（76%）

◇ 呼吸窘迫（72%）

◇ 发热（48%）

◇ 淋巴结病变（38%）

◇ 腹胀（24%）

◇ 昏睡或兴奋（21%）

◇ 耳分泌物（17%）

◇ 丘疹样皮肤损害（14%）

◇ 呕吐（<10%）

◇ 呼吸暂停（<10%）

◇ 黄疸（<10%）

- ◇ 惊厥发作（<10%）
- ◇ 出血点（<10%）

辅助检查

- 非特异性
  - ◆ 胸部 X 线
    - ◇ 粟粒性肺结核（50%）
    - ◇ 淋巴结肿大伴片状渗出影
  - ◆ 其他影像学检查
    - ◇ 超声：肝脏结核
    - ◇ 头颅 MRI、CT 或超声：中枢神经系统感染
    - ◇ CT 扫描：淋巴结、肾脏、脊柱
  - ◆ 脑脊液检查
    - ◇ 1/3 患儿存在脑脊液异常
    - ◇ 孤立性结核性脑膜炎不到 20%
  - ◆ HIV 监测：所有结核感染患儿均需进行检查评估 HIV 感染
  - ◆ 肝肾功能、电解质、血糖、凝血功能等
- 结核菌素实验
  - ◆ 3 月龄以下儿童检测阴性，不可靠
  - ◆ 婴儿结核菌素皮内试验阳性定义如下
    - ◇ 反应直径≥5mm
      - ➢ 与确诊或疑似结核病例密切接触
      - ➢ 临床表现或胸片结果怀疑结核感染
      - ➢ 呈免疫抑制的婴儿，包括 HIV 感染或接受免疫抑制剂治疗
    - ◇ 反应直径≥10mm
      - ➢ 年龄<4 岁
      - ➢ 具有高危因素，如慢性肾衰竭或营养不良
      - ➢ 有增加环境暴露的风险
- 特异性
  - ◆ 抗酸染色或培养阳性
    - ◇ 胎盘组织：可协助诊断，但并不能证实存在先天性感染
    - ◇ 淋巴结、胸膜、肠系膜、肝脏、骨髓或其他组织
    - ◇ 体液：胃液、痰、支气管灌洗液、胸腔积液、脑脊液、尿液或其他体液
      - ➢ 胃液进行抗酸杆菌涂片检查通常阴性，总体诊断率<50%
      - ➢ 荧光染色的方法增加胃液诊断的阳性率
  - ◆ 聚合酶链反应（PCR）
    - ◇ 抗酸杆菌阳性的呼吸道标本进行检测

◇ 胃液、脑脊液、组织标本的敏感性低

> 注:最好在晨起进餐前通过胃管取胃液标本。需抽取 3 天的胃液分别培养

诊断和鉴别诊断

- 诊断
  - ◆ 先天性结核感染的诊断需满足
  - ◆ 主要诊断标准和一个次要标准(Cantwell 标准)
  - ◆ 生后获得性结核感染
  - ◆ 结核接触史
  - ◆ 明确的结核感染病灶(Cantwell 次要标准)
    - ◇ 主要标准:必须有明确的结核病灶
    - ◇ 次要标准
      - ➢ 生后第一周明确的结核病灶
      - ➢ 肝脏原发性复合病变或肝脏干酪样肉芽肿
      - ➢ 胎盘或母亲生殖道结核感染
      - ➢ 通过仔细检查,除外生后通过接触感染结核的可能性。包括接触感染结核的医务人员,对接触结核的婴儿按照现有指南进行治疗
- 鉴别诊断
  - ◆ 细菌性败血症、肺炎
  - ◆ TORCH 感染
  - ◆ 遗传代谢性疾病
  - ◆ 肠道病毒感染

处理

- 支持治疗
- 隔离
  - ◆ 母亲潜伏感染:无需隔离或中断母乳喂养
  - ◆ 母亲活动性感染
    - ◇ 婴儿需要隔离直到评估结束,并对母亲和婴儿进行适当的治疗
    - ◇ 婴儿一旦开始异烟肼治疗,无需再与母亲隔离
    - ◇ 母亲需坚持抗结核治疗,戴口罩,遵守感染控制原则
    - ◇ 对于多重耐药的结核感染或母亲治疗依从性差的情况下,需进行隔离,并在咨询感染科专家后进行卡介苗接种

◇ 母亲经过 2 周以上适当治疗，且无传染性时，可母乳喂养
- ◆ 婴儿呼吸道隔离
- ◆ 如果婴儿已经证实存在先天性结核，不需要与母亲隔离
- 卡介苗接种
  - ◆ 新生儿生后应进行单剂的卡介苗接种
  - ◆ 有症状的 HIV 患者或免疫缺陷婴儿，避免接种卡介苗
  - ◆ 新生儿生后接触涂片阳性的肺结核患者，需延迟接种卡介苗直至结束异烟肼治疗
- 特异性治疗
  - ◆ 先天性结核治疗可见母体相关疾病篇 17. 结核病母亲婴儿
  - ◆ 请传染科医师或儿科医师会诊
  - ◆ 新生儿获得性结核
    - ◇ 给予四联药物治疗，直到得到药敏试验结果
      - ➢ 异烟肼：10mg/(kg·d)，p.o. 或 i.m.。最大量 300mg/d。母乳喂养，每天应给予 Vit B$_6$ 25~50mg/(kg·d)
      - ➢ 利福平：15~20mg/(kg·d)，p.o. 或 i.v.，最大量 600mg/d
      - ➢ 吡嗪酰胺：20~40mg/(kg·d)，p.o.，最大量 2g/d
      - ➢ 乙胺丁醇：15~25mg/(kg·d)，p.o.，最大量 2.5g/d，或链霉素 20~40mg/(kg·d)，i.m.，最大量 1g/d
    - ◇ 如果得到药敏试验结果，根据药敏调整药物
    - ◇ 疗程
      - ➢ 4 联药物治疗 2 个月
      - ➢ 随后给予异烟肼、利福平治疗 4 个月
      - ➢ 如果治疗中出现肺部结核空洞或治疗 2 个月后结核杆菌培养仍呈阳性，总疗程需延长至 9 个月
      - ➢ 如果存在脑膜炎：加用强的松 1~2mg/(kg·d)，或同类药物如地塞米松、氢化可的松等。疗程 6~8 周
  - ◆ 肺外结核
    - ◇ 结核性脑膜炎
      - ➢ 最初应用异烟肼、利福平、吡嗪酰胺、乙胺丁醇、氨基糖苷类联合治疗。吡嗪酰胺共治疗 2 个月，异烟肼和利福平共治疗 9~12 个月
      - ➢ 明确的结核性脑膜炎推荐应用糖皮质激素治疗
    - ◇ 骨骼结核
      - ➢ 首先应用异烟肼、利福平、吡嗪酰胺、氨基糖苷类药物治疗 1~2 个月
      - ➢ 再应用异烟肼和利福平治疗，总疗程 9~12 个月

随访

- 治疗期间
  - ◆ 随访体重,皮肤、巩膜黄染,肝脾淋巴结大小
  - ◆ 肝功能监测、尿酸监测(吡嗪酰胺治疗时)、胸部 X 线
- 远期
  - ◆ 伴发脑膜炎者随访神经发育
  - ◆ 伴中耳感染者随访眼耳鼻喉

并发症和预后

- 病死率 50%(主要是治疗延迟导致)
- 伴发脑膜炎者会出现:脑积水、神经发育异常、性早熟
- 中耳感染者:听力丧失、面神经麻痹等

(葛萌萌　周文浩)

11. 水痘(varicella)

概述

- 水痘很少累及妊娠妇女或产后妇女
- 抗体可被动转移到胎儿体内,因此新生儿期水痘感染少见
- 母亲原发性水痘-带状疱疹病毒(VZV)感染(水痘)可导致胎儿或新生儿感染
- 孕期病毒再激活导致母亲感染(带状疱疹),不会感染胎儿
- 新生儿偶可发生医院获得性 VZV 感染

(1) 先天性水痘综合征

概述

- 孕妇水痘感染率为 0.1‰~0.5‰
- 妊娠前 20 周感染水痘:胎儿感染率为 1%
- 高危因素:既往无水痘感染病史,且未接种水痘疫苗的孕妇

临床症状和体征

- 皮肤病变:常见。瘢痕样皮肤瘢痕和皮肤缺损
- 中枢神经系统:常见。小头畸形、惊厥、脑炎、脑发育不良、智力落后和颅内钙化

- 眼部病变：常见。小眼球、脉络膜视网膜炎、白内障、视神经萎缩、眼球震颤和霍纳（Horner）综合征（上睑下垂、瞳孔缩小和眼球内陷）
- 肢体发育不良和其他骨骼发育缺陷
- 早产和胎儿发育受限

诊断

- 母亲在孕期有水痘病史
- 临床表现
- 病毒学检测：胎儿血液、羊水。一般在母亲感染后 6 周左右检测
    - 聚合酶链反应（PCR）方法检测到病毒 DNA
    - 检测到 VZV 特异性 IgM 抗体
    - VZV IgG 抗体持续 7 个月以上
- 胎儿 MRI 评估

治疗

- 母亲既往无水痘感染史且未接种疫苗或情况不详：妊娠前、中期接触 VZV 患者
    - 需使用水痘-带状疱疹免疫球蛋白（VZIG）治疗
    - 可在接触后 10 天内给予，接触后 96h 内给予较好
- 婴儿多伴有神经系统损害，需支持治疗
- 阿昔洛韦治疗可阻止眼部病变进展、带状疱疹反复发作
- 婴儿无需隔离

（2）新生儿水痘

概述

- 病死率可高达 30%
- 母亲在分娩前 5 天内出现症状，新生儿感染风险的病死率较高
- 分娩后 2 周获得性水痘病情较轻
- 早产儿发生医院获得性 VZV 感染的风险高于足月儿

病史，临床症状/体征

- 暴露后 10~28 天发病
- 临床感染症状轻微
    - 发热
    - 一段时间内反复皮疹：从斑丘疹，到水疱，脓疱或出血性皮疹
- 播散性水痘

◆ 足月儿少见
◆ GA<28 周或 BW<1 000g 的早产儿多见
◆ 应与先天性水痘鉴别
◆ 水痘肺炎、肝炎和脑膜脑炎常见

辅助检查

● 疱液、痂片、脑脊液抗原检测或 PCR 检测 DNA
● 病毒分离,结果获得时间较长,少用

鉴别诊断

● 病变较少或无暴露史
  ◆ 新生儿单纯疱疹病毒感染:皮疹倾向聚集,而不是均匀分布
  ◆ 接触性皮炎
  ◆ 脓疱病:大疱疹而不是水疱,疱液混浊
  ◆ 任何水疱性皮肤疾病

管理

● 控制传播
  ◆ 对水痘不易感的医护人员护理婴儿
  ◆ 血清学阴性的医护人员在暴露后的 8~28 天内不应该护理患儿
  ◆ 婴儿接触性隔离,在单独房间且关门,层流负压比空调隔离效果好
    ◇ 无症状的接触者:如果未给予 VZIG,隔离 8~21 天或隔离到出院
    ◇ 非播散性水痘:最少 5 天,直到所有的病变结痂,或出院回家
    ◇ 播散性疾病:整个疾病期间均应该隔离
● 特异性治疗
  ◆ 新生儿预防
    ◇ VZIG:125IU(1.25ml),i.m.,生后 48h 内或接触后尽快给予
    ◇ GA≥28 周
      ➤ 母亲有水痘病史或抗体阳性:不需要 VZIG
      ➤ 母亲无水痘病史或抗体阴性:给予 VZIG
    ◇ GA<28 周或者 BW<1 000g
      ➤ 不管母亲情况如何,给予 VZIG
    ◇ 母亲分娩前后(分娩前 5 天内或分娩后 2天内)出现水痘症状和体征
  ◆ 新生儿治疗
    ◇ 快速评估
      ➤ 水痘病毒培养、抗原检查等

> 存在出血倾向,呼吸、中枢神经系统受累或 DIC 或 GA<28 周或 BW<1 000g
>   ✦ 阿昔洛韦:30mg/(kg·d),q.8h.,i.v. 超过 1h,共 7~10 天
>   ✦ 保证足够水化减少肾毒性
>   ✦ 伴肾损害或 GA<34 周,延长间隔时间
>   ✦ 副作用:静脉炎(稀释的解决方案)、血肌酐暂时性升高
> GA≥28 周且症状较轻:不推荐阿昔洛韦治疗
  ✧ 控制发热
  ✧ 仍建议母乳喂养

随访

- 轻度病例无须随访
- 严重疾病
  ◆ 治疗期间:监测静脉输注通路、肾脏和肝脏功能
  ◆ 远期:神经系统

并发症及预后

- 并发症:继发细菌感染(链球菌、葡萄球菌)
- 预后:如果症状较轻,同儿童水痘预后一样

(葛萌萌　周 文)

12. 骨髓炎(osteomyelitis)

病史

- 多数为血源性感染,血培养阳性
- 最常见的部位:干骺端
- 局部感染直接扩散到骨骺和关节腔
- 多部位骨骼受累
- 常见病原体
  ◆ 金黄色葡萄球菌,最常见
  ◆ 凝固酶阴性葡萄球菌:多见于留置中心静脉置管的患儿
  ◆ A 族和 B 族链球菌:新生儿 GBS 多见
  ◆ 肠道病原菌:以大肠埃希菌为主
  ◆ 假丝酵母菌属
- 危险因素
  ◆ 难产

- ◆ 早产
- ◆ 皮肤感染、外伤
- ◆ 中心静脉导管
- ◆ 泌尿道异常
- ◆ 母亲在分娩时有活动性感染
- ◆ 免疫缺陷
- ◆ 脓毒血症

临床症状和体征

- 败血症症状和体征(参见疾病篇六、感染性疾病 1. 早发型败血症和 2. 晚发型败血症)
- 肢体自主活动受限、被动运动疼痛、假性瘫痪
- 局部炎症反应:红、热、肿胀、疼
- 受累部位
  - ◆ 长骨常见
  - ◆ 脊柱椎体
  - ◆ 髋关节

辅助检查

- 非特异性评估
  - ◆ 败血症相关评估:血常规+CRP
  - ◆ 血沉
- 细菌性评估
  - ◆ 60% 的患儿血液培养阳性
  - ◆ 尿和脑脊液培养
  - ◆ 70% 的病例骨髓培养阳性
- 影像学评估
  - ◆ X 线片
    - ✧ 疾病早期骨骼平片、骨骼扫描多正常
    - ✧ 深部软组织肿胀
    - ✧ 骨膜反应
    - ✧ 骨膜抬高(提示骨膜下脓肿)
    - ✧ 溶骨性硬化
    - ✧ 关节积液
    - ✧ 骨质破坏
  - ◆ MRI
    - ✧ 比 X 线更早发现骨髓炎

◇ T_1 加权像信号降低和 T_2 加权像信号升高
◇ 半影征是骨髓炎的特征表现
  ➤ T_1 加权成像,脓肿和硬化骨髓之间的高信号移行带
◆ CT:骨髓密度增加、骨皮质破坏、骨膜反应(新骨形成)、骨膜脓肿和死骨形成
◆ 超声
  ◇ 病变骨骼邻近区域有液体积聚但未影响软组织
  ◇ 骨膜抬高>2mm 和骨膜增厚
  ◇ 髋关节 B 超对发现关节腔积液和髋关节骨髓炎较为敏感
◆ 同位素扫描:影像学不能明确诊断,应进行骨骼扫描

鉴别诊断

● 细菌败血症
● 骨折
● TORCH 感染伴骨骼受累

处理

● 一般处理(疑似败血症的处理)
  ◆ 纠正酸碱紊乱
  ◆ 建立静脉通路
● 特异性治疗
  ◆ 抗生素治疗
    ◇ 经验性抗菌素根据当地 NICU 致病菌药敏结果选择
    ◇ 开始抗菌素治疗必须覆盖革兰阳性菌和革兰阴性菌
      ➤ 早发型:氨苄西林、三代头孢
      ➤ 院内感染:万古霉素、三代头孢
    ◇ 根据药敏选择敏感抗生素
    ◇ 疗程 3~8 周
  ◆ 受累肢体夹板制动
  ◆ 手术治疗
    ◇ 如果形成脓肿,外科切开引流
    ◇ 如果未形成脓肿,广谱抗生素治疗,治疗>48~72h 仍存在临床症状和体征
      ➤ 如果 48h 没有改善,重新穿刺
      ➤ 即使穿刺是阴性,但患儿病情无改善,应外科治疗
    ◇ 扁骨骨髓炎内科治疗,不需要穿刺
    ◇ 关节受累婴儿多需要引流
      ➤ 如果髋关节受累,开放引流

> ➤ 如果其他关节受累,穿刺引流

随访

- 骨髓炎可导致骨骼生长和/或发育差异

并发症及预后

- 并发症
  - ◆ 细菌性关节炎
  - ◆ 股骨头坏死
  - ◆ 感染延伸至软组织(如化脓性肌炎),小婴儿常见
  - ◆ 骨骼生长异常(成角畸形、短缩或过度生长伴骺板和骨骺受累)
  - ◆ 骨膜下脓肿
  - ◆ 布劳德(Brodie)脓肿
  - ◆ 病理性骨折(社区 MRSA 感染中更常见)
  - ◆ 多灶性感染(社区 MRSA、汉赛巴尔通体感染,新生儿中更多见)
  - ◆ 1 个或多个椎体塌陷或完全破坏,脊柱后凸或脊髓压迫
- 预后
  - ◆ 残留畸形或生长发育受影响多常见

(葛萌萌　周文浩)

13. 急性尿路感染、肾盂肾炎(acute urinary tract infection、pyelonephritis)

病史

- 生后 3 天内尿路感染较少见
  - ◆ 不需要常规做尿培养
  - ◆ 不作为早发型败血症的评估内容
- 败血症(细菌感染):血源性感染累及泌尿系统
  - ◆ 肾盂肾炎最常见
- 导致败血症的任何细菌、真菌都可定植在尿道
- 院内感染:大肠埃希菌、假单胞菌、假丝酵母菌和凝固酶阴性葡萄球菌常见
- 留置导尿管,细菌快速定植在膀胱导致尿路感染
- 社区获得性尿路感染:大肠埃希菌常见
- 泌尿道感染的危险因素
  - ◆ 导致新生儿败血症的危险因素(参见疾病篇六、感染性疾病 1. 早发型败血症和 2. 晚发型败血症)

- ◆ 泌尿道畸形和膀胱输尿管反流
- ◆ 男性
- ◆ 神经源性膀胱（脊膜膨出、神经肌肉疾病、脑损伤等）
- ◆ 留置导尿管
- ● 先天性感染（TORCH 感染等）可累及泌尿系统，小便排毒可持续数月

临床症状和体征

- ● 无症状
- ● 败血症样症状（参见感染性疾病 1. 早发型败血症和 2. 晚发型败血症）
- ● 其他非特异症状
  - ◆ 体重增长不满意
  - ◆ 体温不稳定
  - ◆ 青紫或皮肤颜色肤色差
  - ◆ 直接或间接高胆红素血症
  - ◆ 腹胀、呕吐、腹泻

辅助检查

- ● 血培养
- ● 尿培养
  - ◆ 集尿袋留置的清洁尿标本欠可靠，容易污染
  - ◆ 耻骨上膀胱穿刺
    - ◇ 最可靠的方法
    - ◇ 禁忌：血小板减少或凝血功能障碍
    - ◇ 任何细菌增长都有临床意义，但菌落计数>10^4/ml，临床意义更大
  - ◆ 导尿管尿液标本
    - ◇ 如果耻骨上膀胱穿刺失败或存在禁忌证，可导尿留取标本
    - ◇ 菌落计数：球菌>10^4/ml 具有临床意义，阴性杆菌>10^5/ml 意义更大
  - ◆ 清洁尿标本
    - ◇ 污染风险较高，但可作为筛查手段
    - ◇ 留取到尿液后即刻送检
    - ◇ 未离心尿标本革兰染色检出细菌：阳性约 50%
    - ◇ 一般阳性需要再进行导尿或耻骨上膀胱穿刺培养
    - ◇ 阴性可除外尿路感染
    - ◇ 可减少耻骨上膀胱穿刺或导尿
  - ◆ 尿培养阳性，治疗 3 天后应复查
- ● 尿液检查
  - ◆ >10 个 WBC/mm^3 应高度怀疑尿路感染

◆ 有无脓尿不是确诊或除外尿路感染的可靠证据
◆ WBC 增加联合细菌阳性的阳性预测值 80%~85%
◆ 肉眼血尿少见
◆ 未离心尿标本革兰染色检出细菌,阳性预测值<50%
● 外周血 WBC 和急性期反应蛋白
◆ 尿路感染患者嗜中性粒细胞多正常
◆ C 反应蛋白和血沉增加提示存在肾盂肾炎
● 如果血清肌酐异常,应复查
● 腰椎穿刺
◆ 证实或怀疑败血症
◆ 神经系统症状和体征影像学检查
● 肾脏超声除外发育异常,发生率高达 30%
● 治疗以后,应给予排泄性膀胱尿道造影,除外膀胱输尿管反流
● 静脉肾盂造影,可评估肾功能,除外肾脏畸形

鉴别诊断

● 参见疾病篇六、感染性疾病 1. 早发型败血症和 2. 晚发型败血症
● 见症状篇 18. 高直接胆红素血症、19 高间接胆红素血症

管理

● 可疑败血症的常规处理
● 纠正酸碱紊乱
● 建立静脉通路
● 特异性治疗
  ◆ 抗生素
    ✧ 依据本单位常见致病菌的药敏给予经验性抗生素治疗
    ✧ 初始治疗应覆盖革兰染色阳性和阴性菌
      ➢ 早发型败血症:氨苄西林、三代头孢
      ➢ 医院内感染:四代头孢或碳青霉烯类抗生素。凝固酶阴性葡萄球菌可选择万古霉素
    ✧ 最后根据药敏选择抗生素
    ✧ 疗程 7~14 天,或尿培养阴性后治疗 1 周
    ✧ 存在泌尿道畸形的婴儿,应该预防性给予抗生素,阿莫西林或甲氧苄氨嘧啶(直接高胆红素血症为禁忌)

随访

● 肾脏超声

- 膀胱输尿管造影
- 疗程结束后 1 周复查尿培养

并发症及预后

- 并发症
  - ◆ 尿毒症
  - ◆ 反复感染、慢性肾盂肾炎、终末期肾病
- 预后
  - ◆ 与是否存在解剖学畸形、膀胱输尿管反流、败血症等相关
  - ◆ 无上述合并症者预后良好

（葛萌萌　周文浩）

七、遗传代谢性疾病

1. 先天性甲状腺功能减退（congenital hypothyroidism）

病史

- 母亲患桥本甲状腺炎（见母体相关疾病篇 7. 桥本甲状腺炎母亲婴儿）
- 甲状腺功能减退家族史
- 母亲应用含碘的药物
- 胎儿超声发现胎儿甲状腺肿大
- 同胞兄妹中发生甲状腺功能减退
- 三倍体综合征（如 21-三体综合征）
- 面部中线畸形
- 视中隔发育不良
- MRI 显示异位的垂体后叶，垂体茎离断

临床症状和体征

- 胎儿：提示存在严重胎儿甲状腺功能减退体征
  - ◆ 哭声嘶哑
  - ◆ 腹胀
  - ◆ 巨舌
- 新生儿：出现症状者<5%，1 月龄时出现症状者<15%
  - ◆ 嗜睡、活动少、动作慢
  - ◆ 喂养困难、吸吮缓慢无力

- ◆ 肌张力低下、反应迟钝
- ◆ 体温不稳定、皮肤大理石花纹
- ◆ 呼吸窘迫、鼻阻塞
- ◆ 腹部膨隆、常有脐疝
- ◆ 便秘(<1 次 /d)
- ◆ 窦性心动过缓
- ◆ 前囟增大(超过 1cm)
- ◆ 颅缝宽
- ◆ 黄疸(>3 周)
- ◆ 甲状腺肿大

> 注：多数通过新生儿疾病筛查诊断，新生儿期临床表现较少且不典型

辅助检查

- 足月儿生后 2~3 天，早产儿 1 周左右进行新生儿筛查

> 注：如果存在甲状腺功能减退症状或甲状腺肿，除筛查外应测定甲状腺功能

- 如果筛查异常：测定甲状腺功能明确诊断，区分原发性和继发性
- 如果 T_4 低：测定甲状腺结合球蛋白(TGB)，除外遗传性 GB 升高的疾病
- 如果甲状腺功能减退
  - ◆ 测定 TGB，评价甲状腺功能
  - ◆ 甲状腺扫描和/或超声：明确腺体位置、大小
  - ◆ 膝关节或脚 X 线：确定胎儿甲状腺功能减退的程度
  - ◆ 如果甲状腺肿大，甲状腺放射性碘吸收试验，观察甲状腺大小、功能

鉴别诊断

- 一般无症状和体征
- 病因鉴别诊断取决于甲状腺功能测定结果
  - ◆ T_4 低，TSH 增加
    - ◇ 永久性原发性甲状腺功能减退
      - ➢ 散发性的先天性甲状腺功能减退，占先天性甲状腺功能减退的 80%~90%，多由甲状腺发育问题导致如甲状腺缺如、发育不良或异位

> 家族性甲状腺功能减退,占先天性甲状腺功能减退的 10%~20%,由于甲状腺激素合成障碍导致
- ❖ 暂时性原发性甲状腺功能减退,多由宫内因素导致
    > 母亲碘缺乏
    > 母亲 TSH-受体封闭抗体(见母体相关疾病篇 7. 桥本甲状腺炎母亲婴儿)
    > 母亲暴露于含碘药物或制剂
- ◆ T_4 低,TSH 正常
    - ❖ 永久性
        > 垂体性(继发性)或下丘脑性(继发性)甲状腺功能减退
        > 甲状腺功能正常,伴 TGB 缺乏
    - ❖ 暂时性
        > 早产儿暂时性甲状腺功能减退,由于下丘脑垂体轴发育不完善,T_4 正常低下(<6.5mg/dl),但新生儿筛查时可能认为不正常
        > 患病早产儿的"甲状腺功能正常病态综合征"常夸大为早产儿暂时性甲状腺功能减退
- ◆ T_4 正常,TSH 增加
    - ❖ 永久的甲状腺功能减退早期表现
    - ❖ 暂时性特发性高促甲状腺激素血症
- ◆ T_4 增加 TSH 增加或正常
    - ❖ 甲状腺激素抵抗:甲状腺激素核受体或受体后突变

处理

- 内分泌医师会诊
- 原则:如果不能确定诊断,给予治疗,3 岁重新评估
- 目标:早期、足够甲状腺激素替代治疗,使甲状腺激素尽可能快正常,维持 T_4 在正常上限
- 一般处理
    - ◆ TSH>20mIU/ml,T_4<6.5μg/dl
        - ❖ 测定甲状腺功能,立刻开始治疗
        - ❖ 例外:如果怀疑为暂时性甲状腺功能减退,复查,结果出来之前不给予治疗
    - ◆ TSH>20mIU/ ml,T_4 正常:测定甲状腺功能,甲状腺扫描
        - ❖ 如果扫描异常,立即治疗
        - ❖ 如果扫描和甲状腺功能正常,1 周内复查甲状腺功能
- TSH 正常,T_4<6.5μg/dl
    - ◆ 足月儿

　　　　◇ TBG

　　　　◇ 颅脑 MRI 除外结构异常

　　　　◇ 测定其他垂体激素

　　　◆ 早产儿,1 周后复查甲状腺功能

　　　　◇ 如果 TSH 增加,治疗

　　　　◇ 如果 TSH 正常,是否治疗存在争议

- 特异性治疗

　　◆ L-甲状腺素片

　　　◇ 初始剂量:10~15mg/(kg·d),p.o.,每天 1 次

　　　◇ 1 周内复查甲状腺功能,如果 T_4 正常,减少剂量,8~10mg/(kg·d),p.o.

　　　◇ 2 周内使 T_4 正常

　　　◇ 14~28 天 TSH 应该正常,但也可能需要更长时间

> 注:碾碎药片可以与母乳或水混合。避免药片与豆奶混合或与含铁或钙的制剂混合

随访

- 维持 T_4 在 10~14mg/dl,FT_4 在正常范围上限,维持 12 个月
- 复查甲状腺功能:
　　◆ 第 1 个月每周 1 次
　　◆ 随后每月 1 次直到第 6 个月
　　◆ 然后每 3 个月 1 次直到 3 岁
　　◆ 随后每年 1 次,直到青春期
　　◆ 更多的随访。药物剂量改变,实验室数值异常,不配合治疗
　　◆ 更深入随访。在性成熟期,推荐更深入的随访,预防心功能异常
- 评价甲状腺功能减退的持久性
　　◆ 检查发现异位甲状腺或甲状腺缺如,甲状腺功能减退是持久性的
　　◆ 如果最初 TSH<20mIU/L,新生儿期后 TSH 没有升高,在患儿 3 岁时,可以停止治疗
　　　◇ 如果 TSH 在治疗停止后仍有上升,则考虑甲状腺功能减退是持久性的

并发症及预后

- 取决于胎儿期神经功能受损情况、甲状腺功能减退严重度、甲状腺素水平正常速度和是否持续维持甲状腺功能正常
- 及时给予治疗的患儿,体格发育和神经功能发育可以正常

(杨 琳　周文浩)

2. 甲状腺功能亢进（hyperthyroidism）

病史

- 怀孕期间母亲甲状腺功能亢进或既往存在甲状腺功能亢进（Graves 病或桥本甲状腺炎症常见）
- 胎儿心动过速
- 早产（分娩早发动或胎膜早破）
- FGR

临床症状和体征

- 轻度疾病
  - ◆ 易激惹
  - ◆ 心动过速、心律失常
  - ◆ 出汗多
  - ◆ 体重增加不理想
  - ◆ 发育落后
  - ◆ 智力低下
  - ◆ 喂养困难
  - ◆ 血压高
- 严重疾病
  - ◆ 甲状腺肿大导致气管受压
  - ◆ 眼球突出
  - ◆ 腹泻
  - ◆ 高心输出量心力衰竭
  - ◆ 高血压
  - ◆ 体温升高
  - ◆ 黄疸
  - ◆ 淋巴结肿大
  - ◆ 血小板减少
  - ◆ 红细胞增多症
  - ◆ 肝脾大
  - ◆ 肺动脉高压
  - ◆ 睡眠障碍
  - ◆ 小头畸形

辅助检查

- 甲状腺功能测定
- TSH
- 促甲状腺激素释放激素受体抗体测定
- 颅骨 X 线(除外颅缝早闭)
- 骨龄测定(通常超前)
- 遗传诊断:*PAX8*、*TSHR*、*DUOX2*、*SLC5A5A*、*TPO*、*TSHB* 等基因

鉴别诊断

- 暂时性:多为母体抗体导致[参见母体相关疾病篇 8. 格雷夫斯病母亲婴儿]
- 甲状腺功能亢进症:家族性常染色体显性遗传——永久性
- 新生儿甲状腺毒症:多由于功能突变,导致结构性 TSH 受体激活
  - ◆ 家族常染色体显性遗传甲状腺功能亢进
  - ◆ 散发突变
- T_4 升高、游离 T_4 和 TSH 正常:甲状腺结合球蛋白增加,家族性 X 连锁血清载体蛋白增加,甲状腺功能正常

处理

- 保证足够的热量摄入,满足生长发育需要
- 心脏临床表现
  - ◆ 心动过速:普萘洛尔
    - ◇ p.o.:0.25mg/kg,q.6h.,必要时增加到最大量 3.5mg/kg,q.6h.
    - ◇ i.v.:0.01mg/kg,静脉推注 10min 以上,q.6h.,必要时增加到最大量 0.15mg/kg,q.6h.
    - ◇ 毒副作用:低血糖、心动过缓、低血压
  - ◆ 严重充血性心力衰竭
    - ◇ 地高辛
    - ◇ 强的松 2mg/(kg·d)
    - ◇ 必要时镇静

> 注:多数都是暂时性的,随着母亲抗体消失,数月后缓解

- 特异性治疗
  - ◆ 如果婴儿有症状
    - ◇ 急性治疗
      - ➤ 鲁氏碘液:1 滴,q.8h.,共 3 天

❖ 维持治疗

➢ 长效含碘制剂：碘泊酸钠：100mg/d，单独或与抗甲状腺药物同用或三碘氨苯乙基丙酸 500mg，p.o.，服用 3 天

➢ 抗甲状腺药物：甲巯咪唑 0.5~1.0mg/(kg·d)，q.8h. 或 PTU 5~10mg/(kg·d)，q.8h.

◆ 永久性的新生儿甲状腺毒症必要时可部分切除甲状腺

随访

● 维持 T_4 10~14mg/dl

● 每周监测甲状腺功能，避免出现甲状腺功能减退（即使药物剂量不增加也可能出现甲状腺功能减退）

● T_4 正常，停用普萘洛尔

● 甲状腺功能低于正常或治疗 2 个月后，逐渐减少抗甲状腺药物

● 随访颅骨 X 线，除外颅缝早闭

并发症及预后

● 多数 8~20 周自然缓解，但可持续 48 周

● 突然停用普萘洛尔可导致戒断综合征（激惹、心动过速、出汗、高血压）

● 颅缝早闭（发生率 4%~6%）

● 尽管文献较少，但可出现神经功能损害，特别是多动症

● 严重程度与宫内甲状腺功能亢进症程度和是否颅缝早闭有关

（杨　琳　周文浩）

3. 先天性肾上腺皮质增生症（congenital adrenal hyperplasia，CAH）

病史

● 家族史

◆ 肾上腺疾病史

◆ 新生儿早期死亡病史

◆ 休克

◆ 两性畸形

◆ 低钠血症

◆ 高钾血症

● 临床症状和体征

◆ 性别难界定

- ◆ 脱水、呕吐
- ◆ 精神萎靡、嗜睡
- ◆ 休克、低血压
- ◆ 生殖器色素沉着
- ◆ 乳晕色素沉着
- ◆ 低钠血症
- ◆ 高钾血症

辅助检查

- 血和尿电解质，血气
- 血糖、血 Cr
- 尿常规检查
- 17-羟孕酮、雄烯二酮
- 睾酮
- 皮质醇
- 醛固酮
- 促肾上腺皮质激素
- 血浆肾素活性、血管紧张素原
- 核型分析：两性畸形者
- 败血症检查
- 如果 17-羟化酶正常，应测定皮质激素其他前体
  - ◆ 11-脱氧可的松
  - ◆ 17-OH-孕烯醇酮
  - ◆ 脱氢表雄酮
- 两性畸形
  - ◆ 盆腔超声明确是否存在子宫和卵巢
- 其他可选做的检查
  - ◆ 皮质醇和 17-羟孕酮对二十四肽促皮质素制剂的反应
    - ✧ 测定血皮质醇基础值
    - ✧ 二十四肽促皮质素制剂 $250mg/m^2$，i.v.
    - ✧ 60min 后血皮质醇和 17-羟孕酮
    - ✧ 正常：峰值>18μg/dl
- 如果怀疑肾上腺发育不良，测定胆固醇和甘油三酯
  - ◆ 丙三醇激酶（与 X 染色体上的肾上腺发育不良基因关联）缺乏时甘油三酯升高
- 如果怀疑肾上腺白质营养不良
  - ◆ 长链脂肪酸

◆ 腹部或盆腔 CT 或 B 超

  ✧ 肾上腺出血

  ✧ 肾上腺钙化

   ➢ 酸性脂酶缺乏症

   ➢ 陈旧性肾上腺出血

● 如果怀疑 5α-还原酶：双氢睾酮、睾酮

● 如果怀疑对雄激素低敏感综合征：雄激素受体基因分析

● 分子诊断：染色体核型分析可明确患者的遗传性别；可以明确突变部位，进行个体化管理

鉴别诊断

● 症状性鉴别诊断

 ◆ 败血症

 ◆ 低血糖的其他原因（见症状篇 38. 低血糖）

 ◆ 急性肾衰竭

 ◆ 急性尿路感染

 ◆ 阻塞性肾病变

 ◆ 肠胃炎

 ◆ 幽门狭窄

 ◆ 失钠性肾病

 ◆ 低醛固酮血症

 ◆ 假性低醛固酮血症

 ◆ 性别分化异常的其他疾病

  ✧ 睾酮或双氢睾酮合成障碍

  ✧ 雄激素低敏感综合征

  ✧ 染色体异常

 ◆ 肾上腺功能不全的病因见先天性肾上腺发育不良

  ✧ X 连锁形式

   ➢ 部分 X 丢失

   ➢ *DAX1* 丢失、突变

  ✧ 常染色体隐性形式

   ➢ *SF1* 丢失、突变

 ◆ 肾上腺出血（难产、窒息）

 ◆ 酸性脂酶缺乏症

  ✧ 脂质体贮积病

  ✧ 酸性脂酶缺乏

  ✧ 肝大

- ◇ 常染色体隐性
- ◆ 肾上腺白质营养不良
  - ◇ 通常在儿童后期发病
  - ◇ 多存在神经系统症状
  - ◇ X 连锁

处理

- 纠正低血糖
  - ◆ 10% GS 2~4ml/kg, i.v.
  - ◆ 随后,葡萄糖 4~6mg /(kg·min)
  - ◆ 保持血糖>2.6mmol/L
- 补液和电解质纠正休克
  - ◆ 如果存在低血压,给予 5% 葡萄糖生理盐水 10~20ml/kg ,随后 NS 100~200ml/(kg·d)
  - ◆ 高钾血症治疗(见症状篇 24. 高钾血症)
- 开始激素治疗前,测定血清皮质醇、17-羟孕酮、醛固酮、ACTH 和尿电解质
- 特异性治疗
  - ◆ 氢化可的松
    - ◇ 急性
      - ➤ 2mg/kg, i.v.,随后 2mg/(kg·d), q.6h.
      - ➤ 如果盐丢失,5~10mg/kg, i.v.,随后 5~10mg/(kg·d), q.6h.
    - ◇ 慢性:0.5~1mg/(kg·d) 或 10~25mg/(m²·d)
  - ◆ 如果盐皮质激素缺乏
    - ◇ 氟氢可的松 0.1~0.2mg/d
    - ◇ 补充钠 2~5g/d
  - ◆ 应激处理
    - ◇ 增加糖皮质激素 3 倍
    - ◇ 父母咨询和培训
    - ◇ 呕吐病人禁食:氢化可的松 50~100mg/(m²·d), i.v./i.m., q.6~8h.
  - ◆ 类固醇激素效应
    - ◇ 相对糖皮质激素效应
      - ➤ 氢化可的松 1 倍
      - ➤ 强的松 4 倍
      - ➤ 甲基强的松龙 4 倍
      - ➤ 地塞米松 20~30 倍
      - ➤ 氟氢可的松 12 倍
    - ◇ 相对盐皮质激素效应

> 氢化可的松 1 倍
> 强的松 0.8倍
> 甲基强的松龙 0.5 倍
> 地塞米松 0 倍
> 氟氢可的松 125 倍

随访

- 监测
  - 生长发育
  - 血压
  - 血糖
  - 电解质
  - 血浆肾素活性
  - 促肾上腺皮质激素
  - 肾上腺皮质增生症时监测 17-羟孕酮
- 咨询
  - 性分化异常
    - 喂养问题
    - 性别分配
    - 外科处理(程度和时间存在争议)
  - 疾病的管理
  - 激素应激剂量
  - 相关疾病的遗传咨询

并发症及预后

- 与治疗相关的并发症
  - 糖皮质激素过量:生长发育迟缓
  - 氟氢可的松过量
    - 高血压
    - 低钾血症
- 预后
  - 死亡
    - 肾上腺功能不全未治疗
    - 应激时激素剂量不足
    - 休克、脱水和低血糖复发
    - 高钾血症控制不良
  - 如果治疗及时足够,预后好

预防

- 新生儿筛查：干血滴纸片法
- 产前诊断：羊水或早期绒毛膜抽取 DNA 进行基因诊断

（杨　琳　周文浩）

4. 尿素循环障碍（urea cycle disorder，UCD）

概述

- 尿素循环是一种将氨转化成尿素以排出体外的代谢途径
- 该代谢途径中的酶缺乏可引起尿素循环障碍（urea cycle disorder，UCD）
  - 氨甲酰磷酸合成酶Ⅰ（carbamyl phosphate synthaseⅠ，CPSⅠ）缺乏症
  - 鸟氨酸氨甲酰基转移酶（ornithine carbamyl transferase，OTC）缺乏症
  - 精氨基琥珀酸合成酶（argininosuccinate synthase，ASS）缺乏症
  - 精氨基琥珀酸裂解酶（argininosuccinate lyase，ASL）缺乏症
  - N-乙酰谷氨酸合成酶（N-acetylglutamate synthase，NAGS）缺陷症
  - 精氨酸酶缺乏症
- 新生儿期发病病例中的病死率为 24%，迟发性病例中的病死率为 11%
- OTC 缺乏症，X 连锁，男性多见；其他 UCD，为常染色体隐性遗传
- 酶缺乏严重者早期发病，部分性酶缺乏者在童年较晚期或成年期才出现症状

病史

- 产前正常、出生时正常
- 开始喂养后出现食欲差、呕吐等
- 蛋白质摄入增加、疾病等可能为诱发因素
- 嗜睡
- 呻吟、呼吸暂停、惊厥、昏迷

临床症状和体征

- 神经系统症状
  - 意识水平改变：淡漠、嗜睡、昏迷
  - 运动功能异常
  - 癫痫发作
  - 前囟膨隆
  - 呼吸暂停

◆ 深昏迷、瞳孔放大固定
- 胃肠道症状：频繁呕吐和食欲下降，伴厌食蛋白类食物及拒食
- 呼吸性碱中毒：高氨血症导致中枢性过度通气
- 肝功能障碍：转氨酶升高、凝血功能异常

辅助检查

- 基本检查：通常血氨>500mg/dl
- ABG：呼吸性碱中毒，除非长时间呼吸暂停
- 血电解质、葡萄糖
- 尿常规检查
- 特异性诊断方法
  ◆ 血氨基酸分析：瓜氨酸血症时，瓜氨酸>1 000μmol/L；精氨酸血症时，精氨酸升高；OTC 缺陷时谷氨酰胺升高
  ◆ 尿液有机酸：OTC 缺乏时升高
  ◆ 血清乳酸和尿乳清酸：尿乳清酸水平可能区分 OTC 缺乏症与 CPS 缺乏症，其中 OTC 缺乏症患者的乳清酸浓度可升高至>1 000μmol/L 肌酐。
- DNA 检测联合基于芯片的比较基因组杂交（array-based comparative genomic hybridization，aCGH）/转氨酶检查
- 如果前一胎明确基因突变部位，可以产前诊断
- 新生儿筛查
- 神经影像学检查
  ◆ 急性期脑水肿
  ◆ 严重可有类似 HIE 表现

鉴别诊断

- 有机酸血症（阴离子间隙升高的酸中毒、酮体升高）
- 脂肪酸氧化障碍（参见疾病篇遗传代谢性疾病 7. 脂肪酸氧化障碍）（无酮体、低血糖症）
- 丙酮酸代谢障碍
- 其他遗传代谢性疾病
  ◆ 高鸟氨酸血症-高氨血症-高瓜氨酸尿症（HHH）
  ◆ 赖氨酸尿性蛋白耐受不良
  ◆ 碳酸酐酶 Vit A 缺乏症
  ◆ 高胰岛素血症-高氨血症综合征
  ◆ Vit P 缺乏或Ⅱ型瓜氨酸血症
- 新生儿暂时性高氨血症
- 肝衰竭

- 重度脱水
- 丙戊酸中毒

处理

- ABC：保持气道通畅、维持正常呼吸功能、维持循环功能
- 初始治疗
  - ◆ 禁食、停止所有蛋白质、氨基酸摄入
    - ✧ 静脉给予氨基酸，每日提供 1.5~1.75g/kg 蛋白质
  - ◆ 补液保持良好的尿量，避免液体负荷过量
    - ✧ 低循环血量扩容：生理用盐水
    - ✧ 维持液：10% 葡萄糖液
    - ✧ 使用盐酸精氨酸注射液，应在 10% 葡萄糖液中加入钠和钾（均为每100ml 中加入 2mEq）
    - ✧ 如果给予苯乙酸钠-苯甲酸钠注射液，则应在 10% 葡萄糖中加入氯化钾
  - ◆ 应用药物和/或血液透析清除体内氮（氨）
    - ✧ 药物干预
      - ➤ 近端 UCD（NAGS 缺陷症、CPS I 和 OTC 缺乏症），初始治疗
        - ✦ 静脉给予盐酸精氨酸（低维持剂量）
        - ✦ 静脉给予苯乙酸钠-苯甲酸钠
        - ✦ 口服瓜氨酸
      - ➤ NAGS 缺陷症，开始口服卡谷氨酸
      - ➤ 远端 UCD（ASS 和 ASL 缺乏症），初始治疗
        - ✦ 静脉给予盐酸精氨酸（高维持剂量）
        - ✦ 静脉给予苯乙酸钠-苯甲酸钠
      - ➤ 精氨酸酶缺乏症，开始静脉给予苯乙酸钠-苯甲酸钠
      - ➤ 最初诊断不明，初始治疗
        - ✦ 静脉给予盐酸精氨酸（高维持剂量）
        - ✦ 静脉给予苯乙酸钠-苯甲酸钠
      - ➤ 药物剂量
        - ✦ 苯乙酸钠-苯甲酸钠
          - ✓ 负荷剂量：≤20kg，500mg/kg（各 250mg/kg）溶于 25~35ml/kg的 10%GS 持续输注 90min；>20kg，11g/m^2
          - ✓ 维持输注：每 24h 500mg/kg（≤20kg）或 11g/m^2（>20kg）持续输注；输注容量与负荷剂量相同（25~35ml/kg）
        - ✦ 精氨酸
          - ✓ 负荷剂量：≤20kg，200mg/kg，溶于 25~35ml/kg 的 10%GS，持

续输注 90min;>20kg,4g/m^2

✓ 维持剂量:CPS Ⅰ 或 OTC 缺乏症或诊断未明确:200mg/kg(≤20kg)或 4g/m^2(>20kg),维持 24h ASS 和 ASL 缺乏症维持剂量为 600mg/kg,维持 24h

✤ 瓜氨酸:OTC 或 CPSⅠ缺乏症,小剂量瓜氨酸口服[≤20kg,150~200mg/(kg·d);>20kg,3~4g/(m^2·d)]

✤ 卡谷氨酸:急性高氨血症,初始剂量为 100~250mg/(kg·d)口服(制备成液体,分 2~4 次在餐前即刻服用)

◇ 应避免的药物

➢ 糖皮质激素会增加蛋白质分解代谢,故不应常规应用

➢ 丙戊酸可抑制尿素合成,导致血氨水平升高

➢ 甘露醇对 UCD 所致高氨血症造成的脑水肿无效

➢ 慎用可能存在直接肝毒性的药物,如对乙酰氨基酚,尤其是 ASL 缺乏症

◇ 透析治疗

➢ 血液透析(优先选择)

➢ 血液滤过(次选)

➢ 腹膜透析效果差,应急应用

➢ ECMO 联合血液透析也可清除氨,但不良反应多,尽量不用

➢ 指征

✤ 氨快速增加

✤ 急性高氨血症对初始药物治疗抵抗

✤ 氨持续高于 350~400μmol/L

➢ 流量大于 40~60ml/min 的连续性动静脉血液透析或连续性静静脉血液透析最佳

◆ 刺激合成代谢和肌肉摄取氨前体

◆ 转运到遗传代谢病诊断中心治疗,如果不很快处理,很快死亡

◆ Vit B$_6$,5mg/d,i.v.,每天 1 次;叶酸 0.1mg/d,i.v.,每天 1 次

◆ 肝移植治疗

◇ CPSⅠ或 OTC 缺乏症的新生儿

◇ ASL 缺乏症合并肝硬化

◇ 药物治疗无效的患者

● 病情稳定后的治疗:精神状态改善和血氨水平<100μmol/L 可从静脉治疗过渡为口服药物和肠道喂养

随访

- 血氨、血氨基酸水平
- 肝功能
- 血电解质,特别是血钠和血钾
- 突发代谢危象,如合并感染
- 发生代谢危象,按以上方法处理,但需要早期诊断,透析前可以先静脉给药
- 限制饮食中蛋白质的摄入

并发症及预后

- 早期诊断和处理预后较好
- 不同程度的发育迟缓
- 肝功能异常时常见婴儿期出现代谢危象,若没有给予肝移植,大多死亡

(杨 琳 周文浩)

5. 有机酸血症(organic acidemia)

概述

- 有机酸血症又称有机酸尿症
- 异常(常为毒性)有机酸代谢物蓄积
- 尿液有机酸排泄增加
- 多数在新生儿期或婴儿期早期出现症状
- 发生危及生命的阴离子间隙增高型代谢性酸中毒
- 容易误诊为脓毒症
- 代谢失代偿发生在分解代谢增加时,例如突发疾病、创伤、手术或长时间禁食

分类

- 支链有机酸血症:MMA、PA、IVA、3-MCG 和 3-MGA
- 多种羧化酶缺乏症(先天性生物素代谢病):全羧化酶合成酶和生物素酶缺乏症
- 脑性有机酸血症:GA1、天门冬氨酸酰基转移酶缺乏症(Canavan 病)和 4-羟基丁酸尿症

病史

- 家族史

- 新生儿或婴儿早期死亡病史
- 疑似败血症治疗效果欠佳
- 难纠正的酸中毒
- 妊娠期间多正常
- 出生时正常

症状和体征

- 出生正常,1~2 周出现以下
    - 喂养困难、呕吐
    - 嗜睡加重并进展为昏迷
    - 肌力、肌张力低下
    - 惊厥发作
- 应急后(感染、手术、创伤)病情加重或危象
- 特征性体味

鉴别诊断

- 非遗传代谢性疾病
    - 脓毒症
    - 先天性病毒感染
    - 导管依赖型心脏病
    - 药物戒断
    - 先天性肾上腺皮质增生症
- 其他遗传代谢性
    - 氨基酸代谢病
    - 脂肪酸氧化作用缺陷
    - 线粒体病
    - 碳水化合物代谢障碍

实验室评估

- 初始评估
    - 血常规+CRP
    - 血气分析:pH、二氧化碳分压、碳酸氢盐
    - 血氨、乳酸盐、丙酮酸盐、葡萄糖、酮体
    - 肝功能、肾功能和电解质
- 血串联质谱分析、尿串联质谱分析
- 分子检测确认相应疾病基因的复合杂合子或纯合子的致病突变
- 淋巴母细胞和成纤维细胞的酶活性分析

- 已经证实先证者的基因型和父母的携带状态,可进行产前诊断及胚胎植入前诊断

管理

- 即刻处理
  - ◆ ABC(保持气道通畅、维持正常呼吸功能、维持循环功能)
- 急性期管理
  - ◆ 目标:防止分解代谢,提供充足热量以维持代谢,并纠正代谢性酸中毒和高氨血症
  - ◆ 祛除诱因、治疗原发病,如感染
  - ◆ 停止蛋白质摄入 24h,最多 48h,随后给予低蛋白饮食
  - ◆ 静脉补液:起始量是维持液体需求量的 1.25~1.5 倍
    - ✧ 10% 葡萄糖溶于适当的电解质溶液(例如 D10 0.45% NaCl)
    - ✧ 葡萄糖输注率:8~10mg/(kg·min)
    - ✧ 最高血糖水平不应超过 130~150mg/dl
    - ✧ 必要时补充胰岛素,起始剂量为 0.01~0.02IU/(kg·h)
    - ✧ 即刻开始肠外营养:脂肪乳 2g/(kg·d)
      - ➢ 需监测甘油三酯水平和血小板
      - ➢ 必须排除脂肪酸氧化作用缺陷
  - ◆ 纠正酸中毒:碳酸氢钠
  - ◆ 高氨血症治疗
  - ◆ 血液透析或滤过
- 长期治疗
  - ◆ 膳食管理
    - ✧ 开始治疗后 1~2 天内,逐步给予特定的低蛋白配方奶
    - ✧ 应给予碳水化合物和脂肪以提供足够能量
    - ✧ 如果仍需要肠外营养应每天最少提供 0.5g/kg 蛋白质的氨基酸混合物
    - ✧ 应避免长期禁食
  - ◆ 药物
    - ✧ 左卡尼汀静脉给予 100~300mg/(kg·d),或 100~300mg/(kg·d),分 3 次口服
    - ✧ 补充多种维生素
    - ✧ 补充钙补充剂
    - ✧ 高氨血症药物治疗

随访

- 多学科团队随访,每年 2~6 次

- 代谢功能
  - ◆ 禁食 4h 后的血浆氨基酸、血浆游离肉碱、氨、血气和乳酸
  - ◆ MMA 患者测血浆 MMA 水平
- 膳食和营养状态
  - ◆ 生长、饮食史
  - ◆ 电解质、叶酸、Vit D、钴胺素（cobalamin，cbl）、白蛋白、前白蛋白和锌
- 预防并发症：肾功能、心功能、神经发育、眼功能、听力和口腔

预后

- 早期，控制良好者，预后较好

尽管理论上产前可以识别或新生儿早期进行治疗，发育迟缓仍常见

常见有机酸血症

- 甲基丙二酸血症（MMA）（见遗传代谢性疾病 11. 甲基丙二酸血症）
- 丙酸血症（PA）（见遗传代谢性疾病 12. 丙酸血症）
- 异戊酸血症
  - ◆ 异戊酰辅酶 A 脱氢酶缺乏
  - ◆ 新生儿期发病
  - ◆ 特征性汗脚味
  - ◆ 尿串联质谱分析：异戊酰甘氨酸及 3-羟基异戊酸升高
  - ◆ 血酰基肉碱分析显示异戊酰肉碱、2-甲基丁酰基肉碱（C5）水平升高
  - ◆ 相比 MMA、PA、IVA 预后较好
  - ◆ 新生儿期发病的患者中，约有一半不能存活
- 3-甲基巴豆酰辅酶 A 羧化酶缺乏症（3M-CG）
  - ◆ 单纯性生物素抵抗性 3-MCG 对生物素治疗无反应
  - ◆ 全羧化酶合成酶缺乏症或生物素酶缺乏症，生物素治疗有反应
  - ◆ 临床症状差异较大
    - ◇ 部分可正常
    - ◇ 发病年龄 6 月龄~3 岁
    - ◇ 发育迟缓
    - ◇ 低血糖、酸中毒、FTT 及其他症状
  - ◆ 新生儿期发病（少见）：癫痫发作和肌张力过低
  - ◆ 尿 3-羟基异戊酸和 3-甲基巴豆酰甘氨酸增加
  - ◆ 血浆总肉碱及游离肉碱水平降低，而 3-羟基异戊酰肉碱浓度升高
  - ◆ 多种羧化酶缺乏症，尿液 3-枸橼酸甲酯、丙酸和丙酰肉碱增加
  - ◆ 大多结局良好，神经发育正常
- 3-甲基戊烯二酸尿症

◆ Ⅰ型
  ◇ 常染色体隐性遗传(少见)
  ◇ 尿 3-甲基戊烯二酸、3-甲基戊二酸和 3-羟基异戊酸增加
  ◇ 临床表现多样,可无症状,严重者进行性神经退行性病变
  ◇ 可补充左卡尼汀,限制亮氨酸摄入
◆ Ⅱ型(巴思综合征)
  ◇ X 连锁遗传病,由编码 tafazzin 蛋白的 *TAZ* 基因突变引起
  ◇ 表型变异性较明显
  ◇ 心肌病(扩张型孤立性心室心肌致密化不全)
  ◇ 中性粒细胞减少
  ◇ 骨骼肌病和生长延迟
  ◇ 尿液中 3-MGA 升高支持诊断,但缺乏不能排除该诊断
  ◇ 所有患者通过分子检测确诊
◆ Ⅲ型(Costeff 综合征)
  ◇ 神经-眼科综合征(少见)
  ◇ 早发性视神经萎缩、神经系统症状、认知功能障碍
  ◇ OPA3 蛋白的基因突变
  ◇ 通过分子检测确诊
  ◇ 尿液可发现间歇性 3-MGA 升高,但结果也可能在正常范围内
  ◇ 治疗仅为支持性
◆ Ⅳ型
  ◇ 一组异质性疾病
  ◇ 表现为间歇性 3-MGA,且没有可识别的缺陷
  ◇ 酪蛋白水解肽酶 B 同源物(CLPB)变异体与白内障、中性粒细胞减少、癫痫和 MGA 有关。存在相关的线粒体呼吸链疾病
  ◇ 治疗仅为支持性
◆ Ⅴ型
  ◇ 扩张型心肌病
  ◇ 小脑性共济失调
  ◇ 睾丸发育不全
  ◇ 生长障碍
  ◇ DnaJ 热休克蛋白家族(Hsp40)成员 C19(*DNAJC19*)基因突变引起
  ◇ 治疗仅为支持性
● 戊二酸血症 1 型(GA1)
  ◆ 核黄素依赖性戊二酰辅酶 A 脱氢酶(GCDH)缺乏
  ◆ 临床表现多变,与生化表型和基因型无关
  ◆ 新生儿期很少发病。1 岁后发病较多

◆ 特征为酮症酸中毒、高氨血症、低血糖和脑病
◆ 多伴有感染和发热
◆ 不可逆的肌张力障碍性运动障碍
◆ 口面运动障碍造成的喂养困难而认知功能不受影响
◆ 急性硬膜下出血或慢性硬膜下积液
◆ 脑小型大头畸形。若该表现在出生时就有,则为 GA1 的最初体征
◆ 20% 的患儿有癫痫发作
◆ 诊断
　　◇ 尿液中戊二酸和 3-羟基戊二酸的浓度升高
　　◇ 血浆戊二酰肉碱(glutarylcarnitine,C5DC)浓度升高
　　◇ 肉碱水平降低

（杨 琳　周文浩）

6. 乳酸酸中毒(lactic acidosis)

概述

● 不是单一疾病,是一组疾病的总称,以乳酸酸中毒为主要表现
● 继发性原因更常见(休克、肝功能障碍、败血症)
● 如果无明显循环问题或肝脏疾病,乳酸增高应考虑遗传代谢性疾病
● 血乳酸>5.0mmol/L 定义为乳酸酸中毒
● 乳酸血症是指乳酸升高而无代谢性酸中毒
● 乳酸性酸中毒是指乳酸水平升高导致代谢性酸中毒,多为 AG 增高

病史

● 生长发育迟缓
● 呕吐
● 智力发育迟缓、倒退
● 肌张力低下
● 惊厥
● 共济失调、笨拙
● 发病间歇期可发生急性失代偿
● 发热

临床症状和体征

● 生长发育迟缓
● 肌张力低下

- 低通气、呼吸暂停
- 嗜睡乏力
- 脱发、皮炎（丙酮酸羧化酶）
- 眼球震颤症
- 皮质盲

辅助检查

- 动脉血乳酸反复升高（未用止血带、镇静、无冰块、无即刻大量运动）
- 动脉丙酮酸增加
- 乳酸：丙酮酸比值增加，>25 提示线粒体呼吸链缺陷
- 血氨基酸酸分析示丙氨酸升高
- 脑脊液乳酸增高
- MRS：脑内乳酸升高
- 心脏超声：诊断心肌病
- MRI：胼胝体发育不良或缺如，尾状核和壳核低信号
- 血清生物素酶测定排除生物素酶缺陷
- 酰基肉碱测定除外脂肪酸的氧化障碍疾病
- 尿液有机酸分析：有机酸血症诊断
- 禁食并给予胰高糖素：如果发生低血糖，提示糖异生疾病（丙酮酸羧化酶、果糖 1,6-二磷酸酶缺乏）。如果最初对胰高糖素无反应，提示糖原贮积症 I 型
- 肌活检：红纤维排列紊乱，线粒体复合体和线粒体 DNA 生物化学分析
- 线粒体 DNA 分析可确诊部分疾病
- 纤维母细胞丙酮酸羧化酶和丙酮脱氢酶生化分析

鉴别诊断

- 缺氧
- 低通气
- 休克（见循环系统疾病 1. 休克）
- 严重肝病
- 糖尿病酮症酸中毒
- 肿瘤
- 肾衰
- 败血症
- 药物和中毒
- 有机酸血症（见遗传代谢性疾病 5. 有机酸血症）
- 脂肪酸氧化障碍疾病
- 线粒体呼吸链疾病

处理

- ABC:保持气道通畅、维持正常呼吸功能、维持循环功能
- 静脉补液扩容
- 治疗严重代谢性酸中毒:碳酸氢钠,必要时血液净化
- 特异性治疗
  - ◆ 生物素缺乏,给予生物素
  - ◆ 高糖饮食
  - ◆ 丙酮酸的羧化酶缺陷避免空腹
  - ◆ 丙酮酸脱氢酶复合体缺乏者,以生酮饮食或脂肪占 50% 热量饮食为主
  - ◆ 二氯乙酸(DCA):增加丙酮酸脱氢酶活性。糖异生障碍性疾病不应使用

> 注:丙酮酸羧化酶的缺陷绝对禁忌生酮饮食

随访

- 监测血清乳酸盐、丙酮酸、pH
- 必要时管饲

并发症及预后

- 与具体疾病有关
- 严重乳酸性酸中毒可导致神经系统发育不良

（杨　琳　周文浩）

7.脂肪酸氧化障碍(fatiy acid oxidation disorder)

概述

- 中短链脂肪酸可以直接进入线粒体
- 长链脂肪酸需要肉碱才能进入
- 线粒体 β 氧化缺陷
- 肉碱为基础的脂肪酸转运障碍
- 导致能力代谢障碍
- 临床症状差异较大,从轻微的肌张力低下到婴儿期猝死
- 发病率 1/(5 000~10 000)
- 中链酰基辅酶 A 脱氢酶缺乏症最为常见

- 常见的临床症状：低血糖、高氨血症、肝病、肝衰竭、心肌病、骨骼肌病、横纹肌溶解和视网膜变性
- 常染色体隐性遗传
- 携带者通常无症状

分类

- 肉碱缺乏症
  - ◆ 原发性全身心肉碱缺乏症
  - ◆ 原发性肌肉肉碱缺乏症（儿童期发病）
  - ◆ 继发性肉碱缺乏症
    - ◇ 脂肪酸氧化缺陷
    - ◇ 有机酸尿症
    - ◇ 线粒体呼吸链缺陷
    - ◇ 亚甲基四氢叶酸还原酶缺乏症
    - ◇ 肾脏范科尼综合征
    - ◇ 长期血液透析
    - ◇ 丙戊酸、环孢素、齐多夫定和匹氨西林治疗
    - ◇ 早产
    - ◇ 营养不良
- 脂肪酸转运缺陷
  - ◆ 肉碱棕榈酰转移酶（carnitine palmitoyltransferase，CPT）Ⅰ缺乏症
  - ◆ 肉碱-脂酰肉碱转位酶缺乏症
  - ◆ 肉碱棕榈酰转移酶Ⅱ缺乏症
- β-氧化酶缺陷
  - ◆ 极长链酰基辅酶 A 脱氢酶缺乏症
  - ◆ 长链 3-羟基酰辅酶 A 脱氢酶缺乏症
  - ◆ 中链酰基辅酶 A 脱氢酶缺乏症
  - ◆ 短链酰基辅酶 A 脱氢酶缺乏症
  - ◆ 短链 3-羟酰辅酶 A脱氢酶缺乏症
  - ◆ 多酰基辅酶 A 脱氢酶缺乏症
    - ◇ 电子转移黄素蛋白脱氢酶缺乏症
    - ◇ 电子转移黄素蛋白缺乏症
  - ◆ 线粒体三功能蛋白缺乏症
  - ◆ 3-羟基-3-甲基-戊二酰辅酶 A 裂解酶缺乏症

病史，临床症状和体征

- 婴儿猝死综合征或有家族史

- 父母近亲婚配
- 任何年龄均可发病
- 特殊症状取决于何种代谢缺陷
- 神经系统
- 嗜睡、神智改变、昏迷(通常发生于间歇性禁食)
- 惊厥
- 肌张力减退、肌肉无力
- 精神状态改变
- 发育迟缓
- 心脏
- 心力衰竭
- 心脏杂音或心律不齐
- 肝大、肝衰竭
- 呕吐
- 肾小管酸中毒
- 色素性视网膜病变(仅见于长链 3-羟酰基辅酶 A 脱氢酶缺乏)
- 特异酶相关疾病的症状和体征
  - 极长链酰基辅酶 A 缺陷
    - *ACADVL* 基因缺陷
    - C14：1—、C14—、C16：1—、C16—升高
    - 低血糖、肝功能障碍、肌无力、心肌病变、横纹肌溶解
  - 长链 3-羟基酰基辅酶 A 脱氢酶缺乏
    - *HADHA* 基因缺陷
    - C16：1—OH—、C16—OH—、C18：1—OH—、C18—OH—升高
    - 低血糖、肝功能障碍、肌无力、心肌病变、横纹肌溶解
    - 视网膜病变
    - 周围神经病变
  - 线粒体三功能蛋白缺陷
    - *HADHA*、*HADHB* 基因缺陷
    - C16：1—OH—、C16—OH—、C18：1—OH—、C18—OH—升高
    - 低血糖、肝功能障碍、肌无力、心肌病变、横纹肌溶解
    - 视网膜病变
    - 周围神经病变
  - 肉碱缺乏症
    - *SLC22A5* 基因缺陷
    - 总的肉碱和游离肉碱降低
    - 低血糖、肝功能障碍、肌无力、心肌病变、横纹肌溶解

- ◇ 新生儿筛查发现婴儿肉碱水平较低可证明其母亲患有原发性全身性肉碱缺乏症
- ◆ 肉碱-脂酰肉碱转位酶缺乏症
  - ◇ *SLC25A20* 基因缺陷
  - ◇ C16—、C16：1—、C18、C18：1—升高
  - ◇ 低血糖、肝功能异常、心肌病变
- ◆ 肉碱棕榈酰转移酶ⅠA 缺乏
  - ◇ *CPT1A* 基因缺陷
  - ◇ 总的和游离肉碱升高
  - ◇ 低血糖、肝功能障碍
  - ◇ 肾小管酸中毒
- ◆ 肉碱棕榈酰转移酶Ⅱ缺乏
  - ◇ *CPT2* 基因缺陷
  - ◇ C16—、C16：1—、C18、C18：1—升高
  - ◇ 低血糖、肝功能障碍、肌无力、心肌病变、横纹肌溶解
  - ◇ 肾囊肿
  - ◇ 面部畸形
- ◆ 中链酰基辅酶 A 脱氢酶缺乏
  - ◇ *ACADM* 基因缺陷
  - ◇ C6—、C8—、C10—、C10：1—升高
  - ◇ 低血糖、肝功能障碍
- ◆ 多种酰基辅酶 A 脱氢酶缺乏
  - ◇ *ETFA*、*ETFB*、*ETFDH* 基因缺陷
  - ◇ C4—、C5—、C5DC—、C6—、C8—、C10：1—、C12—、C14—、C14：1—、C16—、C16：1—、C18—、C18：1—、C16—OH—、C16：1—OH—、C18—OH—、C18：1—OH—升高
  - ◇ 低血糖、肝功能障碍、肌无力、心肌病变
  - ◇ 肾囊肿
  - ◇ 先天性畸形/面部畸形
  - ◇ 汗脚味
- ◆ 短链酰基辅酶 A 脱氢酶
  - ◇ *ACADS* 基因缺陷
  - ◇ C4—升高
  - ◇ 无症状
- ◆ 短链 *L*-3-羟基酰基辅酶 A 脱氢酶缺陷
  - ◇ *HADH* 基因缺陷
  - ◇ C4—OH—升高

◇ 高胰岛素血症

辅助检查

- 异常结果取决于特定的代谢酶缺陷
- 低血糖、酸中毒
- 尿分析：低酮体
- 肝功能异常
- CPK 可升高
- 氨基酸轻度升高
- 尿酸升高
- 胸部 X 线：心影增大
- 心电图：LV 肥大
- 心脏超声：心肌病或存在心包积液
- 尿有机酸检测：双羧酸尿（高中链甘油三酯饮食可导致假阳性）或乙基丙二酸尿（见于短链乙酰 CoA 脱氢酶缺陷）
- 游离肉碱
  - ◆ 肉碱转运缺陷者极低
  - ◆ 其他脂肪酸氧化障碍疾病稍低
  - ◆ 棕榈酸转移酶缺陷者肉碱增高
- 酰基肉碱：特定链长的酰基肉碱异常增加提示特定的代谢缺陷
- 尿丙酰甘氨酸升高
- 禁食后尿双羧基酸>3-羟基丁酸
- 放射物质标记棕榈酸或其他脂肪酸的成纤维母细胞培养可明确诊断
- 中链酰基脱氢酶缺陷通常在新生儿期可以诊断。新生儿筛查（广义的，串联质谱分析方法）也可以提示诊断
- 产前可诊断
- 分子诊断：基因检测

诊断

- 大多通过串联质谱仪进行新生儿筛查（NBS）检测
- 在 NBS 阳性的婴儿中，确认诊断的首选测试是血浆酰卡尼汀水平及总和游离肉碱水平
- 白细胞、成纤维细胞或转氨酶分析可以用来确定 DNA 测序中发现的未知变异的功能意义

鉴别诊断

- 瑞氏（Reye）综合征

- 婴儿猝死综合征
- 低酮症低血糖
- 横纹肌溶解

处理

避免长时间禁食,在分解代谢期间保持恒定的能量供应。为患有长链脂肪酸氧化障碍(LCFAOD)的患者补充中链甘油三酯(MCT)油或 3-庚烷,以提供 β 氧化的底物;只有继发肉碱缺乏时,才补充肉碱

- ABC:保持气道通畅、维持正常呼吸功能、维持循环功能
- 静脉输液:维持量 1.5 倍,10% 葡萄糖(维持血糖>100mg/dl)
- 密切监测血糖水平
- 特异性治疗
  - ◆ 肉碱:100mg/(kg·d),q.d. 静脉输注或口服,每天 4 次。发生代谢危象时:300mg/kg,i.v.
  - ◆ 如果明确为某种代谢性疾病,可以给予特殊饮食控制
  - ◆ 中链酰基辅酶 A 脱氢酶缺乏禁用高浓度中链甘油三酯
  - ◆ 长链脂肪酸氧化障碍疾病:给予含高浓度中链甘油三酯的饮食
  - ◆ 所有疾病均避免禁食:特别是>12h;如果要禁食,必须提供玉米粉 1g/kg
  - ◆ 立即静脉输注葡萄糖,处理代谢危象
  - ◆ 基因转录激活、基因治疗、分子伴侣治疗等

随访

- 游离肉碱水平正常

并发症及预后

- 取决于疾病类型和严重程度
- 代谢异常控制好,预后好
- 控制越早,预后越好
- 如果代谢危象没有导致缺氧性损伤,某些疾病患儿的智商和预期寿命正常
- 需要终身管理,长时间禁食或代谢应激增加(例如长时间手术)期间将面临复发症状和代谢失调
- 现有的治疗方法不能完全消除疾病表现,特别是横纹肌溶解和心肌病
- 任何代谢危象都是致命的

(杨 琳　周文浩)

8. 溶酶体贮积症（lysosomal storage disorders，LSD）

概述

- 多为常染色体隐性遗传
- 种类繁多，发病率高：1/8 000~1/5 000
- 溶酶体代谢缺陷或天然化合物的输出缺陷
- 临床表现复杂且缺乏特异性
- 常表现为多组织或多器官受累
- 病情往往进行性加重，预后不良
- 确诊需要依赖酶学及基因检测
- 尚无确切有效的治疗方法，现有的方法均有一定的局限性

分类

- 黏多糖贮积症：黏多糖贮积症ⅠH型（Hurler syndrome）
- 神经鞘脂贮积症：GM1（单唾液酸四己糖神经节苷脂）神经节苷脂贮积症、泰-萨克斯（Tay-Sachs）病、法布里（Fabry）病、戈谢（Gaucher）病、尼曼-皮克（Niemann-Pick）病、克拉伯（Krabbe）病、异染性脑白质营养不良、多种硫酸酯酶缺乏症
- 糖蛋白贮积：甘露糖苷贮积症、半乳糖唾液酸贮积症
- 溶酶体酶转运障碍，如黏脂贮积症
- 溶酶体膜转运障碍：如唾液酸贮积症、胱氨酸病
- 其他障碍：如溶酶体酸性脂肪酶缺乏症

病史

- 症状出现缓慢，不会导致急性失代偿
- 生长发育迟缓
- 身材矮小
- 智力发育迟缓
- 无发育里程碑，进行性神经退化
- 非免疫性水肿
- 惊厥（寡糖贮积和神经鞘脂类疾病）
- 近亲婚配

临床症状和体征

- 因贮积的位置和程度临床表现有差异

- 神经系统
  - 神经系统退化
  - 周围神经病
  - 共济失调
  - 肌张力低下
  - 智力落后
  - 癫痫
- 骨骼：身材矮小、大小关节活动受限、多发性骨化不良
- 面部异常：牙龈肥大、巨舌、眉毛浓密、鼻梁扁平
- 眼底病变
  - 角膜混浊
  - 黄斑樱桃红斑点
  - 视神经萎缩
  - 视网膜变性
  - 白内障
- 消化系统：进行性肝大、脾大
- 皮肤：苍白、面团样、多毛
- 心血管系统：心力衰竭、心肌病、瓣膜增厚、传导系统紊乱
- 呼吸系统：气道狭窄、睡眠呼吸暂停
- 血液系统：贫血、血小板减少

辅助检查

- 大多数可产前诊断
- 新生儿筛查
- X 线：黏多糖贮积症，多发性骨发育不良；酸性脂酶缺乏症，肾上腺钙化
- 尿液检查低聚糖或黏多糖
- 骨髓活检或涂片淋巴细胞空泡变形
- 皮肤或结膜活检检查溶酶体
- 成纤维母细胞或白细胞直接测定酶活性
- 直接 DNA 检查

鉴别诊断

- 取决于起病症状和体征
- 不同类型溶酶体贮积症之间的鉴别

处理

- 支持性治疗：需由多学科团队共同组成

- 遗传咨询
- 特异性治疗
  - 某些疾病可给予酶替代治疗
  - 某些疾病可进行造血干细胞移植和骨髓移植,疗效与移植时间有关
  - 酶替代疗法禁忌证:严重的中枢神经系统受累
  - 基因治疗:正在临床前试验中

随访

- 骨髓移植病人,通过监测酶活性评价疗效

并发症及预后

- 与疾病有关,中枢神经系统受累严重者,寿命较短
- 早诊断、早治疗可改善预后

(杨 琳 周文浩)

9. 过氧化物酶体病(peroxisomal disease)

概述

- 过氧化物酶
  - 催化功能:极长链脂肪酸(VLCFA)的β-氧化,哌啶酸、植烷酸、降植烷酸和许多二羧酸的氧化;过氧化氢酶降解过氧化氢
  - 合成代谢:合成胆汁酸和缩醛磷脂,缩醛磷脂
- 过氧化物酶体功能受损的异质性遗传性代谢病
- 不同程度的神经功能障碍
- 可分为 2 大类
  - 过氧化物酶体生物合成障碍
    - 脑肝肾综合征(Zellweger)谱系疾病(ZSD)
      - 严重型 ZSD,既往称为脑肝肾综合征(ZWS)
      - 轻型或中度型 ZSD,既往称为新生儿肾上腺脑白质营养不良症(NALD)和婴儿型雷夫叙姆(Refsum)病(IRD)
    - 1 型肢近端型点状软骨发育不良(RCDP1)
  - 单一过氧化物酶体酶缺乏
    - X 连锁肾上腺脑白质营养不良症(X-ALD)
    - 肾上腺脊髓神经病(AMN):肾上腺脑白质营养不良蛋白(ALDP)缺乏
    - 雷夫叙姆病:植烷酰辅酶 A 羟化酶(PAHX)缺乏症
    - 假性 NALD:酰基辅酶 A 氧化酶(ACOX)缺乏症

      ✧ D-双功能蛋白(DBP)缺乏

      ✧ 2 型肢近端型点状软骨发育不良(RCDP2):磷酸二羟丙酮酰基转移酶
        (DHAP-AT)缺乏

      ✧ 3 型肢近端型点状软骨发育不良(RCDP3):烷基磷酸二羟丙酮合酶
        (ADHAPS)缺乏

      ✧ α-甲基酰基-辅酶 A 消旋酶(AMACR)缺乏

      ✧ 过氧化物酶体固醇载体蛋白-X(SCPx)缺乏

      ✧ 过氧化氢酶缺乏症:过氧化氢酶缺乏

      ✧ 1 型高草酸尿:丙氨酸乙醛酸氨基转移酶缺乏

- X-ALD 是最常见的过氧化物酶体疾病
- ZSD 是婴儿早期最常见的过氧化物酶体疾病
- 发病率为 1/100 000~1/50 000 例活产儿
- VLCFA 异常升高是大多数过氧化物酶体疾病的特征性标志之一
- RCDP 和雷夫叙姆病 VLCFA 可正常

病史

- 过氧化物酶疾病家族史
- 婴儿早期死亡病史
- 胎儿期
  - 颈项透明层厚度增加和胎动减少
  - 重度肢体缩短、过早骨化和多处点状骨骺
  - 羊水过多
  - 胎动减少
- 出生后复苏史
  - 新生儿病史
  - 脑病症状和体征
  - 前囟增大
  - 惊厥发作

临床症状和体征

- 新生儿期
  - 脑病症状和体征,包括惊厥、意识障碍、肌力肌张力低下等
  - 肌张力过低、活动减少、癫痫发作
  - 颅面畸形:囟门增大、宽低鼻梁、眶嵴变浅、内眦赘皮、鼻孔前倾
  - 骨骼异常(钙化点、近端肢体缩短)
- <6 月龄的婴儿
  - 颅面畸形

- ◆ 生长迟滞
- ◆ 肝大、黄疸、肝衰竭
- ◆ 神经功能障碍
- ◆ 视觉异常：视网膜病、白内障、视神经发育不良、视网膜电图或视觉诱发电位异常
  - ◆ 低胆固醇血症和骨质疏松
- ● 6 月龄~4 岁
  - ◆ 精神运动性迟滞、神经功能障碍
  - ◆ 听力损失、脑听觉诱发电位异常
  - ◆ 视觉异常（视觉障碍、视网膜病、白内障）
  - ◆ 骨质疏松
- ● 4 岁以上儿童
  - ◆ 行为变化
  - ◆ 智力衰退
  - ◆ 视觉异常
  - ◆ 听力障碍
  - ◆ 周围神经病
  - ◆ 步态异常
- ● 疾病相关的症状和体征
  - ◆ Zellweger 谱系疾病（Zellweger spectrum disorder，ZSD）
    - ◇ *PEX1*、*PEX6* 等 13 个 *PEX* 基因突变
    - ◇ 常染色体隐性遗传
    - ◇ 典型的颅面畸形
      - ➢ 前额高、前囟大、颅缝明显分离
      - ➢ 眶上嵴发育不全、眼斜向上、内眦赘皮
      - ➢ 鼻梁低且宽
      - ➢ 高腭弓
      - ➢ 耳垂畸形
    - ◇ 肝大
    - ◇ 髌骨、髋关节和其他骨骺的钙化点（点状软骨发育不良）
    - ◇ 肾小球囊性肾脏疾病
    - ◇ 白内障和视网膜色素变性
    - ◇ 神经系统异常包括
      - ➢ 严重肌张力过低、肌无力伴腱反射缺失
      - ➢ 听力和视力严重损害
      - ➢ 癫痫发作
    - ◇ 发育严重迟缓

   ◇ 严重型一般存活不超过 1 岁
   ◇ 神经影像学:小脑回和巨脑回畸形;丘脑尾状核沟存在生发层溶解性囊肿
   ◇ 轻型或中度型 ZSD
      ➤ 临床症状稍轻
      ➤ 可出现在新生儿后期
      ➤ 视力及听力呈进行性损害
      ➤ 可出现中枢神经系统进行性退化

◆ 1 型肢近端型点状软骨发育不良(RCDP1)(少见)
   ◇ *PEX7* 基因突变
   ◇ 童年期早期发病
   ◇ 严重精神发育迟滞
   ◇ 畸形面容
   ◇ 特征为累及近端长骨的重度身材矮小
   ◇ 先天性白内障和鱼鳞病
   ◇ 常见关节挛缩
   ◇ 癫痫发作
   ◇ 半数患者存在先天性心脏病
   ◇ 非经典型 RCDP1 患者可存活至成年
   ◇ 放射影像学检查:点状软骨发育不良
   ◇ MRI 异常(包括脑室增大、蛛网膜下腔增大、幕上髓磷脂异常和进行性小脑萎缩)
   ◇ 血浆 VLCFA 浓度不升高

◆ X 连锁肾上腺脑白质营养不良症(X-ALD)
   ◇ X 连锁的遗传模式
   ◇ *ABCD1* 基因突变所致
   ◇ 血浆 VLCFA 升高
   ◇ 主要累及中枢神经系统、肾上腺皮质和睾丸间质细胞
   ◇ 儿童期脑性 ALD:4~8 岁发病,表现为学习障碍和行为问题、神经系统功能减退、癫痫、失明、认知障碍等
   ◇ 脊髓神经病(AMN):20~40 岁发病,脊髓功能障碍,下肢进行性僵硬和无力、括约肌控制异常、神经源性膀胱和性功能障碍
   ◇ 肾上腺皮质功能减退

◆ 雷夫叙姆病
   ◇ 常染色体隐性遗传
   ◇ 编码 PAHX 的基因(*PHYH*)突变,少数为 *PEX7* 基因突变
   ◇ 青春期发病

     ✧ 视网膜色素变性所致视力下降及嗅觉丧失

     ✧ 随后出现感音神经性聋、共济失调、多发性周围神经病、鱼鳞病和心脏传导缺陷，认知功能正常

     ✧ 心律失常和心肌病

     ✧ 血浆植烷酸水平升高（大于正常上限的 20 倍）

     ✧ 脑脊液蛋白浓度升高（100~600mg/dl），但不伴细胞增加

 ◆ 酰基辅酶 A 氧化酶缺乏症

     ✧ 新生儿肌张力过低、癫痫发作、生长迟滞、视觉系统障碍、听力障碍、动作能力丧失、肿大和外观畸形

辅助检查

- 血常规
- 肝肾功能
- 血浆 VLCFA 浓度：VLCFA 水平升高
- 同时应测定以下物质的血浆浓度
  - ◆ 二羟基和三羟基胆甾烷酸：多数升高
  - ◆ 植烷酸：多数升高
  - ◆ 降植烷酸
  - ◆ 哌啶酸
  - ◆ 二十二碳六烯酸：降低
  - ◆ 缩醛磷脂：降低
- 培养皮肤成纤维细胞进行分析
- 分子诊断
  - ◆ 可确诊及筛查携带者，特别是 X-ALD 杂合子女性
  - ◆ 可用于产前诊断和胚胎植入前诊断
- 神经影像学检查：优先选择 MRI
- 听力评估：脑干听觉诱发电位
- 眼底检查
- 视觉诱发电位检查
- 脑电图监测

管理

- 即刻治疗
  - ◆ ABC（保持气道通畅、维持正常呼吸功能、维持循环功能）
- 支持治疗
  - ◆ 惊厥患儿：抗惊厥治疗
  - ◆ 呼吸支持和家庭氧疗

◆ 神经发育评估和康复治疗

◆ 听力评估和干预

◆ 视力评估和干预

● 特异性治疗

◆ DHA 乙酯治疗；目前疗效不确定

◆ 雷夫叙姆病是唯一对治疗有反应的过氧化物酶体疾病

◆ 限制含叶绿醇食物的饮食和避免禁食或快速减重。当需要快速减少叶绿醇时，可进行血浆置换

并发症和预后

● 与类型和临床症状严重度有关

● 新生儿期发病的患儿多数预后不良

（杨 琳 周文浩）

10. 糖原贮积症（glycogen storage disease）

概述

● 糖原贮存异常的疾病称为糖原贮积症

● 出生前至成年期均可发病

● 肝脏和肌肉中的糖原含量最多

◆ 肝糖原的主要作用是维持葡萄糖稳态

◆ 肌糖原为高强度肌肉活动的能量来源

● 主要临床特征

◆ 低血糖、酮症，伴或不伴肝大。进食或摄入葡萄糖后其症状可改善

◆ 累及肌肉的糖原代谢病的主要表现分为两大类

  ✧ 运动不耐受伴肌肉疼痛、痛性痉挛、横纹肌溶解和肌红蛋白尿

  ✧ 累及躯干和四肢肌肉的进行性肌无力

● 分子诊断：怀疑或不能明确诊断时应进行基因诊断

糖原贮积症Ⅰa型（von Gierke disease）

病史

● 发育迟缓

● 出血

● 嗜睡、惊厥、夜间进食少

● 新生儿低血糖

- 呕吐
- 腹部膨隆
- 反复感染

临床症状和体征

- 一般 3~4 月龄起病
- 肝大
- 肾肿大、肾小管酸中毒、肾结石
- 身材矮小
- 疾病后期皮肤黄色素瘤
- 后期痛风性结节
- 低血糖、乳酸酸中毒、高甘油三酯血症及高尿酸血症
- 肌无力
- 精神运动发育迟缓
- 可合并惊厥
- 反复发作的细菌感染：牙龈炎、牙周炎
- 生殖器溃疡、消化道溃疡
- 肺动脉高压
- 胰腺炎（通常继发于高甘油三酯血症）

辅助检查

- 血压监测
- 低血糖和代谢性酸中毒
- 血常规：贫血、粒细胞减少
- 血小板功能障碍
- 血清胰岛素适当抑制
- 尿分析：酮体，尿电解质
- 尿白蛋白、肌酐、尿微量白蛋白
- 肝功能异常
- 凝血功能异常
- 乳酸酸中毒
- 高脂血症
- 高尿酸血症
- Vit D 缺乏：血清 25-（OH）Vit D 检查
- 胰高糖素刺激试验，血糖反应差
- 血清铁和铁蛋白检查
- 甲状腺功能和甲状腺抗体检查

- 骨密度低
- 肝穿刺活检:脂质和糖原贮积,直接酶分析可以明确诊断
- 心脏超声
- 头颅 MRI 评估神经系统损伤
- 直接遗传学检查可明确诊断(*G6PC1* 基因-GSDIa 型,*SLC37A4* 基因-GSD-Ib 型)
- 可产前诊断

鉴别诊断

- 见遗传代谢性疾病 7. 脂肪酸氧化障碍
- 糖异生异常
- 高胰岛素血症
- 电解质异常
- 戈谢病
- 其他类型糖原贮积症
- 其他代谢性疾病

处理

- ABC:保持气道通畅、维持正常呼吸功能、维持循环功能
- 低血糖处理(见症状篇 38. 低血糖)
- 维持血糖>80mg/dl
- 特异性治疗
  - 碳水化合物占 65%~70%,蛋白占 10%~15%,脂肪占 25%~30% 的饮食,增加喂养频率,忌禁食
  - 未烹饪的玉米淀粉(婴儿 1.6g/kg,q.4h.;儿童 2g/kg,q.6h.);婴儿可与配方奶一起混合喂养
  - 夜间可给予管饲
  - 乳糖和果糖限制摄入
  - 别嘌呤醇:降低尿酸盐水平
  - 补充钙剂和 Vit D
  - 补充铁和锌
  - 微量蛋白尿采用 ACEI 类药物治疗
  - 反复感染可予集落刺激因子(G-CSF)
  - 肝移植手术治疗
  - 肾移植手术治疗
  - 其他对症支持治疗
- GSDI 型治疗目标
  - 餐前血糖>3.5~4.0mmol/L(63~72mg/dl)

◆ 尿乳酸/肌酐比<0.06mmol/mmol
◆ 血清尿酸浓度处于相应年龄的正常高值
◆ 静脉血碱剩余>–5mmol/L,静脉血碳酸氢盐>20mmol/L(20mEq/L)
◆ 血清甘油三酯浓度<6.0mmol/L(531mg/dl)
◆ GSD Ib 型患者粪便中 α1-抗胰蛋白酶浓度正常
◆ BMI 在 0 与+2 个标准差之间

随访

- 发病间歇期监测血糖
- 监测乳酸、甘油三酯、尿酸、肝脏大小来评估新陈代谢控制(随访周期为 0.5~1 年)
- 监测血压
- CT 或超声监测肝脏腺瘤(16 岁前随访周期为 1~2 年,16 岁后随访周期为 0.5~1 年)
- 监测尿素、肌酐等指标评估肾脏功能(随访周期为 0.5~1 年)
- 监测血常规评估血液系统受累情况
- Ib 型监测口腔溃疡和炎性肠病
- 营养评估
- 骨密度和血清 25-(OH)-D 水平检查(随访周期为 1 年)
- 血清铁和铁蛋白评估(随访周期为 0.5~1 年)
- 甲状腺功能(随访周期为 0.5~1 年)
- 必要时行结肠镜评估

并发症及预后

- 早期治疗,病情控制良好者,预后较好
- 随着年龄增加,病情改善,低血糖发生率减少
- 低血糖惊厥发生频率增加,认知功能发育不良发生率增加
- 远期并发症
  ◆ 身材矮小
  ◆ 成年后可能发生肝脏腺瘤,可转变为恶性肝细胞癌
  ◆ 肝大(100%)
  ◆ 身材矮小(90%)
  ◆ 高尿酸血症(89%)
  ◆ 贫血(81%)
  ◆ 高胆固醇血症(76%)
  ◆ 血清甘油三酯增加(100%)
  ◆ 肝脏腺瘤(75%)

- ◆ 蛋白尿或微量白蛋白尿(67%)
- ◆ 肾钙化(65%)
- ◆ 骨质减少或骨折(27%)

糖原贮积症Ⅱ型(Pompe disease)

病史、症状和体征

- 生后数周内症状通常不明显,但也可生后第一天就出现症状
- 常见肌张力减退(开始腱反射存在)、肌无力、发育迟缓、喂养困难
- 心脏增大、心肌病、充血性心力衰竭
- 巨舌
- 吸吮和吞咽困难、哭声弱
- 骨骼肌肉发育特征为橡胶感
- 继发于 CHF 肝大
- 无代谢紊乱
- 睡眠呼吸暂停
- 关节挛缩

辅助检查

- 可产前诊断
- 血清 CK、CK-MB 检查
- 胸部 X 线:心影增大,CHF 征象
- 心电图:P-R 间期短、QRS 增大、T 波倒置
- 心脏超声:严重向心性肥大、LV 小、20% 患儿 LV 流出道梗阻
- CPK 和 SGOT 升高
- 肌肉活检:大量的 PAS-阳性物质
- 肌电图:纤维性颤动、假性肌强直性发作、小多相电位
- 白细胞、纤维母细胞或肌肉酸性麦芽糖酶检查(α-葡糖苷酶),可以用纸片法分析
- 肌电图检查提示肌源性损害
- 肌肉活检
- 遗传诊断:GAA 基因致病变异

鉴别诊断

- 参见肌张力低下、充血性心力衰竭和肝大
- 溶酶体相关膜蛋白 2 缺乏:肥厚型心肌病、肌无力和肌张力过低
- 脂肪酸氧化障碍:肥厚型心肌病伴非酮症性低血糖(见遗传代谢性疾病 7.脂

肪酸氧化障碍）

- 肉碱摄取障碍
- 线粒体呼吸链功能障碍：肌张力过低、心肌病、肝大及癫痫发作
- 其他不伴心肌病的婴儿型肌张力过低
- 1 型脊髓性肌萎缩和 GSD Ⅲa 型（见中枢神经系统疾病 10. 脊髓性肌萎缩）
- 其他类型糖原贮积症

处理

- 一般治疗
  - ◆ 物理和职业治疗
  - ◆ 支持性治疗（如针对呼吸衰竭的机械通气）
  - ◆ 特殊饮食
  - ◆ 预防感染
- 特异性治疗：酶替代治疗（myozyme）
  - ◆ 标准方案为静脉给药
    - ✧ 每次 20mg/kg，每 2 周 1 次
    - ✧ 如果疗效不佳
      - ➢ 每次 20mg/kg，每周 1 次
      - ➢ 每次 40mg/kg，每 2 周 1 次

随访

- 心脏超声和 24h Holter 监测心功能和心脏节律
- 听力监测
- 运动发育评估
- 监测：心脏超声监测心功能

并发症及预后

- 酶替代治疗后，心脏功能显著改善
- 早期开始酶替代治疗，可显著延缓心肌病发生运动发育迟缓（96%）
- 心脏增大（92%）
- 肝大（90%）
- 巨舌（62%）
- 喂养困难和发育迟缓（53%、57%）

（杨　琳　周文浩）

11. 甲基丙二酸血症(methylmalonic acidemia, MMA)

概述

- 常染色体隐性遗传
- 甲基丙二酰 CoA 变位酶(methylmalonyl-CoA mutase, MCM)或其辅酶钴胺素(Vit B_{12})缺陷
- 血液和/或尿液中甲基丙二酸升高
- 主要累及神经、肝脏、肾脏
- 是我国有机酸尿症中最常见的类型
- 同时合并同型半胱氨酸血症占 60%~80% 左右,其中 cbl C 型占 95%

分类

- 依据酶缺陷分为
  - MCM 缺陷
    - mut 0 型:酶活性完全丧失
    - mut 1 型:部分保留酶活性
  - 辅酶钴胺素代谢障碍
    - 腺苷钴胺素(Ado cbl)合成缺陷
      - 线粒体钴胺素还原酶缺乏(cbl A 型)
      - 线粒体钴胺素腺苷转移酶缺乏(cbl B 型)
    - 胞质和溶酶体钴胺素代谢异常
      - Ado cbl 和甲基钴胺素(Me cbl)合成缺陷(cbl C 型、cbl D 型和 cbl F 型)
- 根据是否合并其他生化异常分为
  - 单独甲基丙二酸血症
    - mut 0 型、mut 1 型、cbl A 型、cbl B 型、cbl D 型
  - 甲基丙二酸伴同型半胱氨酸
    - cbl C(最常见)、cbl D 联合型、cbl F、cbl J 和 cbl X(X 连锁隐性遗传)

病史

- 详细的家族史
  - 婴儿或儿童死亡史
  - 神经疾病家族史
  - 父母血缘关系
  - 饮食限制(如避免摄入蛋白质)
- 新生儿病史

- ◆ 新生儿筛查结果
- ◆ 出生复苏
- ◆ 惊厥发作
- ◆ 食欲差、呕吐、腹泻、生长发育不良
- ◆ 败血症样疾病
- ◆ 贫血、出血、血小板减少
- ◆ 肾功能障碍病史

临床症状和体征

- 孤立性甲基丙二酸血症
  - ◆ 脑病症状
    - ◇ 激惹、嗜睡、昏迷、张力减退、原始反射减弱、原始反射消失、惊厥、发育迟缓
  - ◆ 反复呕吐、脱水
  - ◆ 发育不良
  - ◆ 呼吸窘迫
  - ◆ 肝大
  - ◆ 慢性喂养困难和反复呕吐,通常需要管饲喂养
- 甲基丙二酸血症伴同型半胱氨酸血症
  - ◆ 早发性
    - ◇ 胎儿生长受限、小头畸形和扩张型心肌病
    - ◇ 新生儿期
      - ➢ 新生儿筛查阳性
      - ➢ 喂养不良、反复呕吐、脱水
      - ➢ 嗜睡、发育不良或肌张力低下、惊厥、脑积水(少见)
      - ➢ 其他
        - ✦ 血液系统:白细胞减少、贫血、血小板减少
        - ✦ 肝脏增大、肝功能障碍、黄疸、凝血功能障碍
        - ✦ 肾脏:肾功能障碍、肾性高血压、溶血尿毒综合征
    - ◇ 婴幼儿期
      - ➢ 发育迟缓
      - ➢ 脑病、癫痫、小头畸形、脑积水
      - ➢ 巨核细胞增多症的细胞减少
      - ➢ 眼球震颤、追踪不良、黄斑病变、视网膜色素变性、视神经萎缩
      - ➢ 溶血性尿毒症综合征
      - ➢ 肺动脉高压引起的肺心病
      - ➢ cbl C 型:糖尿病酮症酸中毒、糜烂性脱皮性皮炎(类似肠病肢端皮

炎)、结构性心脏缺损

◆ 晚发性

    ◇ 青春期和成年期发病

    ◇ 以神经功能障碍为主:执行功能障碍、学习或工作成绩下降、神经精
神障碍

    ◇ 亚急性脊髓外侧和背侧联合变性:四肢麻木、失禁、进行性步态障碍、
上肢、呼吸肌和下肢无力

    ◇ 血栓栓塞事件

实验室评估

● 一般检查

    ◆ 血常规+CRP

    ◆ 血气分析+电解质

    ◆ 血糖

    ◆ 血氨

    ◆ 乳酸

    ◆ 肝功能、肾功能

    ◆ 同型半胱氨酸

    ◆ 尿酮体、尿酸

● 特殊检查

    ◆ 血、尿串联质谱分析:确诊首选方法

    ◆ 血氨基酸分析

    ◆ 酰基肉碱分析:C3(丙酰肉碱)、C3/C0(游离肉碱)和 C3/C2(乙酰肉碱)
升高

    ◆ 尿有机酸分析:甲基丙二酸、甲基枸橼酸和 3-羟基丙酸显著增加

    ◆ 结果解读

        ◇ 血清和尿液同型半胱氨酸增高:甲基丙二酸血症合并同型半胱氨酸
血症

        ◇ C3 升高,尿液和/或血浆甲基丙二酸升高,血浆同型半胱氨酸正常

            ✦ 甲基丙二酰 CoA 变位酶(mut 0 或 mut 1)、cbl A、cbl B 或 cbl D 存
在缺陷

        ◇ C3 升高,尿和/或血浆中存在甲基丙二酸,血浆同型半胱氨酸升高

            ✦ cbl C、cbl D、cbl F、cbl J、cbl X、转钴胺Ⅱ缺乏、转钴胺受体缺陷或
Vit B_{12} 缺乏

        ◇ C3 和 C4 升高,尿和/或血浆中存在甲基丙二酸,血浆同型半胱氨酸
正常

            ✦ 琥珀酰辅酶 a 合成酶缺乏

- ◇ 酰基肉碱和同型半胱氨酸正常,尿液有机酸正常:假阳性
- ◇ 母亲 B_{12} 缺乏导致的缺乏 Vit B_{12} 的婴儿
  - ✛ C3升高,尿或血浆甲基丙二酸水平升高
- ● 酶学分析:皮肤成纤维细胞、外周血淋巴细胞或肝组织纤维母细胞酶活性检测
- ● 基因检测:最可靠的诊断手段
  - ◆ 单独甲基丙二酸血症:*MMUT*、*MMAA*、*MMAB*、*MCEE*、*MMADHC* 基因突变
  - ◆ 甲基丙二酸血症伴同型半胱氨酸血症:*MMACHC*、*MMADHC*、*LMBRD1* 基因突变
- ● 影像学检查
  - ◆ 头颅 CT/MRI:对称性基底节损害
  - ◆ MRI:双侧苍白球信号异常、脑白质脱髓鞘变性、软化、坏死,脑萎缩及脑积水
  - ◆ 脑电图:高峰节律紊乱、背景慢波化、癫痫发作
- ● 产前诊断
  - ◆ 妊娠 12~16 周时可测定培养羊水细胞或绒毛膜细胞中 MCM 活性及钴胺素代谢物
  - ◆ 质谱法分析羊水或母亲尿中甲基丙二酸和酰基肉碱
  - ◆ 15~18 孕周经羊水穿刺或 10~12 孕周经绒毛膜绒毛取样提取胎儿细胞的 DNA,可对已知突变的家系进行基因产前诊断

鉴别诊断

- ● 其他有机酸血症(见遗传代谢性疾病 5. 有机酸血症的鉴别诊断)
- ● 线粒体缺失综合征
  - ◆ 染色体隐性 sucl2 或 SUCLG1 致病变异
  - ◆ 肌张力障碍、肌力低下、精神运动迟缓
  - ◆ 感音神经性聋和吞咽困难
  - ◆ 基底神经节受累
- ● 丙二酸-甲基丙二酸尿症:代谢性酸中毒、发育迟缓、癫痫和心肌病
- ● Vit B_{12} 缺乏:生长迟缓、发育迟缓、肌张力低下和血液学问题
- ● 转钴胺素受体缺陷Ⅰ型
  - ◆ 新生儿筛查阳性
  - ◆ 甲基丙二酸升高,部分伴同型半胱氨酸升高
  - ◆ 给予 Vit B_{12} 可使发育正常
- ● 转钴胺素受体缺陷Ⅱ型
  - ◆ 严重腹泻、呕吐、反复感染、口腔炎
  - ◆ 大细胞贫血、中性粒细胞减少等症状

◆ 小脑萎缩或孤独症谱系障碍治疗
- 继发性甲基丙二酸血症:母亲慢性胃肠疾病、肝胆疾病、恶性贫血、营养障碍及长期素食

管理

- 即刻管理
  ◆ ABC(保持气道通畅、维持正常呼吸功能、维持循环功能)
- 支持治疗(见遗传代谢性疾病 5.有机酸血症)
- 特异性治疗(见遗传代谢性疾病 5.有机酸血症和 4.尿素循环障碍)
  ◆ 高氨血症处理:可静脉滴注或口服精氨酸 250mg/(kg·d)
  ◆ 静脉滴注或口服左旋肉碱(左卡尼丁)100~300mg/(kg·d)
  ◆ 肌内注射 Vit B_{12},1mg/d,连续 3~6 天
- 长期治疗
  ◆ Vit B_{12}:每周 1~2 次肌内注射羟钴胺或氰钴胺 1.0~2.0mg
  ◆ 左旋肉碱:50~200mg/(kg·d),急性期可增至 300mg/(kg·d)
  ◆ 甜菜碱:用于合并同型半胱氨酸血症者,100~500mg/(kg·d),口服
  ◆ 叶酸:用于合并贫血或同型半胱氨酸血症者 5~10mg/d,口服
  ◆ Vit B_6:10~30mg/d,口服
  ◆ 甲硝唑:10~20mg/(kg·d)或新霉素 50mg/(kg·d),均不推荐
  ◆ 应急时使用胰岛素或生长激素
  ◆ 康复治疗
- 肝、肾移植,不能完全纠正代谢缺陷

随访

- 多学科团队进行随访
- 第 1 年每 3 个月随访 1 次,第 2 年开始每 4~6 个月随访 1 次
- 饮食和发育,评估发育迟缓程度
- 体格检查,包括体重、身高、头围和全面的神经系统检查
- 每次来院实验室评估
  ◆ 血常规+Ret、血涂片
  ◆ 血氨、血氨基酸分析、血和尿同型半胱氨酸和甲基丙二酸、肉碱和酰基肉碱
  ◆ 白蛋白,前白蛋白,胰酶(淀粉酶、脂肪酶),胆红素,甘油三酯和胆固醇
- 每年评估微量营养素水平:锌、硒、铁蛋白、叶酸、Vit B_{12}
- 每年评估骨骼健康:钙、磷、碱性磷酸酶、镁、甲状旁腺激素、25-(OH)Vit D
- 肾功能评估:血清肌酐、尿素、电解质、胱抑素 C、尿酸、尿电解质和蛋白质
- 影像学检查:4 岁后应进行双能 X 线骨密度测定

- ◆ 异常:每年复查 1 次
- ◆ 正常:每 3 年复查 1 次
- 神经发育评估
- 心内科在诊断时进行心电图(ECG)和超声心动图检查
- 6 岁后至少每年接受眼科检查
- 听力评估

并发症和预后

- 并发症
  - ◆ 生长迟缓
  - ◆ 运动障碍、肌张力障碍
  - ◆ 智力残疾:早发型更严重
  - ◆ 胰腺炎
  - ◆ 慢性肾病(CKD):mut 0(61%)和 cbl B(66%)常见
  - ◆ 骨髓衰竭,全血细胞减少
  - ◆ 视神经萎缩
  - ◆ 肝母细胞瘤
- 预后
  - ◆ 与疾病类型、发病时间、治疗的依从性有关
  - ◆ Vit B_{12} 有效型预后较好,其中 cbl A 型预后最好,70% 健康生存
  - ◆ Vit B_{12} 无效型预后不佳,mut 0 型预后最差,60% 死亡,40% 发育显著迟缓
  - ◆ 新生儿发作型患儿病死率达 80%
  - ◆ 迟发型患儿临床进程较稳定且程度较轻

（杨　琳　周文浩）

12. 丙酸血症(propionic acidemia ,PC)

概述

- 丙酸血症是由于编码丙酰辅酶 A 羧化酶的基因 *PCCA* 或 *PCCB* 突变引起的
- 机体内丙酸代谢产物积累、呼吸链和尿素循环通路功能障碍
- 常染色体隐性遗传

病史

- 出生时正常
- 拒乳、呕吐
- 脱水

- 昏睡、昏迷、惊厥
- 随蛋白摄入和/或感染,病情迅速恶化
- 家族史:新生儿原因不明地死亡

临床症状和体征

- 新生儿期发病多见
- 肌张力低下
- 昏迷
- 呼吸暂停
- 部分患儿肝大
- 部分患儿存在癫痫发作
- 心肌病(1/4~1/3)
- 面部畸形(少见)高额头、宽鼻梁、内眦赘皮褶、长而光滑的人中及三角形口
- 视神经炎,视神经萎缩(少见)
- 长期表现为生长发育迟缓、智力障碍、慢性肾衰竭、卵巢早衰

辅助检查

- 可产前诊断
- ABG、电解质:阴离子增加的代谢性酸中毒
- 尿常规检查:酮尿
- 高氨血症
- 低血糖
- CBC:中性粒细胞减少症、血小板减少
- 超声心动图和心电图
- 血氨基酸:丙酸、甘氨酸、谷氨酸升高
- 血浆肉碱浓度降低,甲基丙二酰、丙酰肉碱(C3-酰基肉碱)浓度明显上升
- 尿液有机酸:3-羟基丙酸,甲基柠檬酸
- 成纤维母细胞或白细胞测定丙酰辅酶 A 活性
- 头颅影像学检查:MRI 基底节区病变
- 分子诊断
  - ◆ 丙酰辅酶 A 羧化酶 α 亚基(PCCA)缺陷
  - ◆ 丙酰辅酶 A 羧化酶 β 亚基(PCCB)缺陷

鉴别诊断

- 败血症
- 颅内出血
- 非酮症高甘氨酸血症

处理

- 即刻处理
  - ◆ ABC：保持气道通畅、维持正常呼吸功能、维持循环功能
- 一般支持治疗
  - ◆ 积极液体疗法，开始给予 NS，20ml/kg，随后给予 10% 葡萄糖
  - ◆ 禁食
  - ◆ 纠正代谢性酸中毒：$NaHCO_3$，直到酮尿纠正，血碳酸氢根正常
  - ◆ 随访电解质、尿常规，q.6h.
- 特异性治疗
  - ◆ 肉碱 300mg/(kg·d)，i.v. 给予；随后 100mg/(kg·d)，分 2 次
  - ◆ 生物素 5~10mg/d，证据不充分
  - ◆ 治疗高氨血症：根据严重度，可采用透析、精氨酸、N-氨甲酰谷氨酸、苯甲酸钠和苯乙酸盐
  - ◆ 饮食限制：尽可能减少亮氨酸、异亮氨酸、缬氨酸摄入量，维持生长发育所需即可
  - ◆ 清洁肠道：口服新霉素 50mg/kg 或甲硝唑 20mg/kg
  - ◆ 尽可能不禁食
  - ◆ 监测尿酮体
  - ◆ 严重患儿可进行肝移植

随访

- 处理复发的酮症危象，方法同上（多由感染诱发）
- 监测尿液有机酸评估疗效
- 婴儿每天监测尿酮体

并发症及预后

- 胰腺炎：如果出现腹痛、呕吐、脑病或休克，则应怀疑胰腺炎
- 复发性低血糖、感染（包括假丝酵母菌）及骨质疏松伴继发性骨折
- 早期，控制良好者，预后较好
- 尽管理论上产前可以识别或新生儿早期进行治疗，发育迟缓仍常见，如小头畸形、智力落后多见
- 尽管代谢控制良好，但仍可发生癫痫
- 合并心肌病者病死率较高
- 幸存者常有严重的神经发育障碍

（杨　琳　周文浩）

13. 苯丙酮尿症(phenylketonuria)

概述

- PKU 可由苯丙氨酸羟化酶(PAH)缺乏、四氢生物蝶呤(BH₄)、母体 PKU 所致
- 肝脏的苯丙氨酸羟化酶(PAH)可催化苯丙氨酸转化为酪氨酸
- PAH 缺乏可导致血和尿中苯丙氨酸及其代谢产物(苯乙酸和苯乳酸)的浓度升高
- 酪氨酸浓度正常或接近正常
- 酶活性完全缺乏可导致尿苯酮升高和经典型苯丙酮尿症(PKU),未经治患者的血清苯丙氨酸浓度>1 200μmol/L(20mg/dl)
- 酶活性如有残余可引起中度 PKU(苯丙氨酸浓度为 900~1 200μmol/L),轻度 PKU(苯丙氨酸浓度为 600~900μmol/L),轻度高苯丙氨酸血症(苯丙氨酸浓度为 360~600μmol/L)及无须治疗的良性轻度 HPA(苯丙氨酸浓度为 120~360μmol/L)
- 四氢生物蝶呤(BH₄)为 PAH 活化辅助因子,约 2% 苯丙氨酸浓度升高由 BH₄ 缺陷所致
- 新生儿期症状不典型
- 新生儿疾病筛查可发现大部分病例
- 发病率约为 1/10 000,中国新疆等地发病率较高可达 1/5 000
- 常染色体隐性遗传
- 一过性高苯丙氨酸血症
    - ◆ 低体重儿
    - ◆ 慢性肝脏损伤

病史

- 新生儿疾病筛查结果异常是最早出现的诊断线索
- 呕吐、激惹、鼠尿味(苯乙酸尿)
- 母亲携带或 PKU 患者

临床症状和体征

- 在开始含有苯丙氨酸的喂食(母乳或标准婴儿配方食品等)之前,新生儿大多无症状
- 蓝眼睛、黄头发、皮肤白皙、湿疹样皮疹
- 患病母亲的婴儿若未充分治疗,可出现小头畸形、先天性心脏病和智力缺陷
- 其他症状新生儿期少见

◆ 生长发育落后
◆ 智力发育障碍
◆ 惊厥
◆ 肌张力增高

辅助检查

● 基本检查:枯草杆菌抑制试验或血串联质谱分析筛查苯丙氨酸增加
● 特异性诊断
　◆ 血氨基酸定量分析,苯丙氨酸>1.2mmol/L(20mg/dl),酪氨酸下降或正常
　◆ 新生儿筛查发现苯丙氨酸浓度升高时,应通过再次血浆氨基酸分析确认
　◆ 因为 PAH 活性仅表达于肝脏,所以不用做酶分析确诊
　◆ 血、尿或脑脊液中生物蝶呤或新蝶呤的浓度升高即可诊断 BH$_4$ 缺乏
　◆ 任何苯丙氨酸浓度升高的新生儿,均应测量干血斑中 DHPR 的活性和干尿中生物蝶呤、新蝶呤浓度来检测是否存在 BH$_4$ 缺乏
　◆ 尿蝶呤分析
　　◇ 典型 PKU 患儿尿中蝶呤总排出量增高,新蝶呤与生物蝶呤比值正常
　　◇ DHPR 缺乏:蝶呤总排出量增加,四氢生物蝶呤减少
　　◇ 6-PTS 缺乏:新蝶呤排出量增加,与生物蝶呤的比值增高
　　◇ GTP-CH:蝶呤总排出量减少
　◆ 分子诊断:可确诊或检出携带者,由于基因多态性,结果解读需谨慎
● 肉碱
● 其他检查
　◆ 经典 PKU,可检查尿液中苯丙酮酸、羟苯乙酸
　◆ 苯丙氨酸羟化酶缺陷的遗传学检查(经典 PKU)
　◆ 静脉注射四氢生物蝶呤治疗性诊断试验(非经典型)(<2%)
● 脑电图评估
● 神经影像学检查
　◆ MRI 发现脑白质损害

诊断

● PKU 的诊断依据是血清苯丙氨酸浓度升高及分子检测证实。PAH 完全缺乏的患者血苯丙氨酸浓度可能极高(>20mg/dl,即 1 200μmol/L)

鉴别诊断

● 酪氨酸血症
● 新生儿暂时性酪氨酸血症
● 高苯丙氨酸血症个体变异

◆ 全氨基酸分析可以鉴别

处理

- 主要方法为饮食限制苯丙氨酸
  - ◆ 蛋白质来源可选择糖巨肽（GMP）
  - ◆ 对于血苯丙氨酸浓度>6mg/dl（360μmol/L）的婴儿出生后 1 周内开始治疗
  - ◆ 推荐对苯丙氨酸浓度持续为 6~10mg/dl（360~600μmol/L）的新生儿在排除 BH₄ 缺乏之后进行治疗
- 特异性治疗
  - ◆ 适应证：苯丙氨酸>10mg/dl
    - ✧ 限制苯丙氨酸摄入，应给予特殊奶粉
    - ✧ 低蛋白，低苯丙氨酸饮食，持续到青春期，最大限度改善智力发育。最好终身低苯丙氨酸饮食
    - ✧ 如果肉碱较低，补充肉碱，100mg/(kg·d)，分 2 次
    - ✧ 孕妇必须严格遵守饮食控制，防止胎儿神经功能发育迟缓和先天性畸形发生
  - ◆ 治疗无禁忌证
- 药物治疗
  - ◆ 沙丙蝶呤
- 其他治疗
  - ◆ 长链多不饱和脂肪酸
  - ◆ 大分子中性氨基酸（不推荐幼儿使用）
- 预防
  - ◆ 避免近亲结婚
  - ◆ 开展新生儿筛查，以早期发现，尽早治疗

随访

- 治疗期间
  - ◆ 定量氨基酸测定，目标苯丙氨酸浓度<300μmol/L
- 远期
  - ◆ 神经发育评估
  - ◆ 长期监测苯丙氨酸和酪氨酸浓度：1 岁内应 1 周监测 1 次，1~12 岁时 1 个月监测 2 次，12 岁以后则 1 个月监测 1 次

并发症及预后

- 如果饮食控制良好，远期预后较好

- 饮食治疗可逆转 PKU 的所有体征,但已经发生的认知损害除外
- 认知损伤水平可能与苯丙氨酸浓度相关
- 可能伴发多动症、焦虑、男性生育能力降低

(杨　琳　周文浩)

14. 半乳糖血症(galactosemia)

概述

- 半乳糖血症为血半乳糖增高的中毒性临床代谢综合征
- 半乳糖代谢中有 4 种相关酶中的任何一种酶缺陷均可致病
  - ◆ 尿苷酰转移酶是位于第 9 号染色体短臂的 *GALT* 基因编码
  - ◆ 半乳糖激酶是位于第 17 号染色体长臂(常见)的 *GALK1* 基因编码
  - ◆ 半乳糖-表异构酶位于第 1 号染色体短臂的 *GALE* 基因编码
  - ◆ 半乳糖变旋酶是位于第 2 号染色体短臂的 *GALM* 基因编码
- 常染色体隐性遗传
- 肝、肾、晶体及脑组织是主要受累器官
- 易发生大肠埃希菌败血症
- 国外可进行新生儿期筛查,国内未开展

病史

- 妊娠史正常:分娩正常;出生后数天或喂养后出现症状
- 黄疸,以直接胆红素升高为主
- 体重丢失,生长发育落后
- 呕吐
- 智力发育迟缓
- 新生儿疾病筛查可阳性
- 大肠埃希菌败血症

临床症状和体征

- 酶活性受累程度不一,临床表现差别较大
- 拒乳、呕吐、恶心、腹泻、体重不增加
- 低血糖及其症状和体征
- 大肠埃希菌败血症
- 肝大
- 黄疸,以直接胆红素增高为主
- 水肿(胎儿水肿)

- 出血
- 白内障

辅助检查

- 产前可诊断
- 胆红素增加、肝功能异常,凝血功能检查
- 血半乳糖浓度测定:血浓度升高
- 尿还原物:阳性但只能发生在给予乳糖后
- 新生儿代谢筛查:Beutler 法筛查缺陷酶,本病无荧光产生
- 直接测定红细胞 1-磷酸半乳糖转移酶活性
- 分子诊断:可明确基因变异位点,可进行产前诊断

鉴别诊断

- 参见症状篇 19. 高间接胆红素血症
- 低血糖(见症状篇 38. 低血糖)
- 新生儿肝炎
- 败血症
- 先天性甲状腺功能减退
- 代谢异常

处理

- ABC(保持气道通畅、维持正常呼吸功能、维持循环功能)
- 禁食,10% 葡萄糖输注
- 特异性治疗
  - ◆ 无乳糖配方奶,终身饮食中不含乳糖,可给予大豆制品

随访

- 监测 1-磷酸半乳糖转移酶水平(必须<4mg/dl)
- 1 岁时,可给予全乳糖饮食试验 2 周,监测 1-磷酸半乳糖转移酶水平决定是否继续饮食控制

并发症及预后

- 早期诊断、早期治疗,预后较好
- 早期诊断和治疗,智商可正常,但可能语言发育延迟多见
- 生后数月内如果不及时治疗,精神发育缓慢
- 多动症、学习障碍
- 如果生后 3 个月内治疗,白内障可逆转

- 尽管少数人可以生育,但可发生卵巢功能不全和性欲降低

(杨　琳　周文浩)

15. 枫糖尿病(maple syrup urine disease,MSUD)

概述

- 支链 α 酮酸脱氢酶体复合物(BCKDC)活性缺乏
- 常染色体隐性遗传
- 根据基因突变(BCKAD 复合物由亚基 E1α、E1β、E2 和 E3 组成)
  - 分为 ⅠA 型(E1α 亚基突变)
  - ⅠB 型(E1β 亚基突变)
  - Ⅱ型(E2 亚基突变)
  - Ⅲ型(E3 亚基突变)
  - Ⅳ和Ⅴ型(特异性激酶和磷酸酶基因突变),至今未发现
- 根据临床分型
  - 经典型:酶活性 0~2%,最多见,约占 75%
  - 间歇型:酶活性 2%~40%,对硫胺素治疗有反应
  - 中间型:酶活性 5%~25%,对硫胺素治疗有反应
  - 硫胺素反应型:酶活性 20%~40%
  - E3 缺乏型:酶活性 5%~10%

病史

- 相应疾病家族史
- 出生正常
- 生后 2 周内出现症状:食欲差、呕吐、体重丢失
- 嗜睡、昏迷
- 角弓反张、惊厥
- 新生儿疾病筛查亮氨酸增加(注:扩大的新生儿疾病筛查,血串联质谱分析方法)

临床症状和体征

- 临床表现差异较大
- 经典型(新生儿型)
  - 出生时无症状
  - 出生后 12~24h:血液中可检测到支链氨基酸(亮氨酸、异亮氨酸和缬氨酸)和异亮氨酸浓度升高,耵聍出现枫糖浆气味

- ◆ 出生后 2~3 天：出现烦躁、嗜睡、喂养困难等代谢中毒症状，尿液中可检测到支链 α-酮酸、乙酰乙酸和 β-羟基丁酸
- ◆ 出生后 4~6 天：尿液的枫糖浆气味变得明显，神经系统受损加重，可表现为嗜睡或昏迷、呼吸暂停、肌张力异常、角弓反张
- ◆ 出生后 7~10 天：严重的脑水肿、昏迷和中枢性呼吸衰竭
- ◆ 部分患儿可伴酮症酸中毒、低血糖
- ◆ 未正确诊断和治疗数周或数月内死亡
- 间歇型
  - ◆ 应激情况下发病：手术、感染和频繁呕吐
  - ◆ 发作时临床表现与经典型相似，症状较轻
  - ◆ 共济失调
  - ◆ 低血糖、低钾血症、高氨血症、酮症和酸中毒
  - ◆ MRI 检查时 T_2 相双侧苍白球呈高信号改变
  - ◆ 严重者也可于发作后死亡
- 中间型
  - ◆ 新生儿期尿中可有枫糖臭味
  - ◆ 诱发因素可发病
  - ◆ 以神经系统受累为主，症状轻微
  - ◆ 对用大剂量 Vit B_1 治疗有反应
- Vit B（硫胺素）反应型
  - ◆ 同经典型，但临床表现较轻
  - ◆ 大剂量（200mg/24h）Vit B_1 治疗 3 周才显示出疗效
- 二氢脂酰脱氢酶（E3）缺乏型
  - ◆ 为 MSUD 罕见类型
  - ◆ 有机酸中毒为主
  - ◆ 出生时正常
  - ◆ 神经系统症状和体征为主
  - ◆ 大剂量 Vit B_1 无效

辅助检查

- 基本检查：新生疾病筛查亮氨酸>4mg/dl
- 特异性诊断方法
  - ◆ 血清氨基酸分析，亮氨酸升高且亮氨酸> 异亮氨酸及缬氨酸
  - ◆ 尿液有机酸：氧基异己酸、2-氧基-3-甲基戊酸和 2-氧基异戊酸
  - ◆ 尿中 2、4-二硝基苯肼使尿液发生黄色沉淀
- CT、MRI 显示脑水肿或白质减少
- 脑电图显示梳状样尖波

- 分子诊断:*BCKDHA*、*BCKDHB*、*DBT*、*DLD* 基因突变分析,有助产前诊断

鉴别诊断

- 败血症
- 电解质异常
- 低血糖
- 代谢紊乱疾病

处理

- 补液、呼吸支持等一般措施
- 如果出现惊厥,给予苯巴比妥
- 特异性治疗
- 禁食
- Vit B$_1$ 100mg/d,i.v.,实验性治疗 3 周;不是所有的患者都有效。急性危象缓解后可给予 Vit B$_1$ 口服
- 持续血液透析
- 给予 10%~ 15% 葡萄糖,维持合成代谢;脂肪乳剂和氨基酸也可以给予,但开始应给予不含支链氨基酸液;亦可使用胰岛素 0.1IU/(kg·h),尽可能满足热量需要,但需要监测血糖
- 如果无呕吐,可鼻饲喂养,但需要特殊配方奶,每日提供蛋白质 2.6~5.2g/kg
- 肝移植可以治愈,无治疗禁忌疗效较好,但不能逆转已存在的认知或精神障碍

随访

- 终身特殊饮食,限制支链氨基酸,维持最低需要即可
- 定期氨基酸分析,评估患儿生长发育
- 代谢危象可复发
- 妊娠期间治疗非常困难,需严格控制代谢
- 可产前诊断

并发症及预后

- 早期诊断早期治疗,预后较好
- 越早代谢控制越好,预后越好
- 医源性必需氨基酸缺乏症、贫血、肢端皮炎、脱发、厌食、疲倦等
- 所有患儿都有学习障碍
- 发生代谢危象时可导致严重脑损伤甚至致死
- 出现神经精神障碍(注意缺陷多动障碍、抑郁症、焦虑症等)风险增加

（杨琳　周文浩）

16. 非酮症高甘氨酸血症(nonketotic hyperglycinemia, NKH)

概述

- 甘氨酸为兴奋性神经递质,维持脑功能正常发育
- 甘氨酸水平异常增高可导致中枢神经系统毒性反应
- 甘氨酸升高原因
  - 伴有酮症酸中毒:丙酸和甲基丙二酸血症,属于有机酸血症
  - 不伴酮症酸中毒:基因突变使酶缺陷导致甘氨酸分解障碍,仅有高甘氨酸血症
- 常染色体隐性遗传

病史

- 家族史
  - 不明原因的新生儿死亡
  - 父母近亲结婚
- 产前呃逆(打嗝)
- 出生时和生后 48h 内正常
- 喂养后嗜睡、食欲差
- 昏迷
- 惊厥(肌阵挛)
- 乏力
- 呼吸暂停,多数患儿需要呼吸机支持

临床症状和体征

- 新生儿型
  - 呕吐、呃逆、拒乳
  - 惊厥、肌阵挛
  - 持续打嗝
  - 肌张力低下逐渐发展为痉挛
- 非典型性
  - 婴儿型
    - 6 个月发病
    - 临床症状类似新生儿型,但较轻
    - 智能低下不如新生儿型显著

◆ 晚发型

  ✧ 2~33 岁始发病

  ✧ 进行性痉挛性瘫痪和视神经萎缩

  ✧ 轻度智能低下、癫痫或舞蹈手足徐动症

● 暂时型(少见)

 ◆ 新生儿型相似但症状在发病 2~8 周后消失

 ◆ 同时血浆甘氨酸水平恢复正常

 ◆ 甘氨酸裂解酶系统(GCS)不成熟

辅助检查

● 脑电图:弥漫性的异常,暴发-抑制波形

● 甘氨酸测定

● 血和脑脊液氨基酸分析

 ◆ 甘氨酸增加

 ◆ 脑脊液与血的比值>0.08(0.02~0.08 为可疑,<0.02 为正常)

● 血肉毒碱降低

● 尿液有机酸正常

● 绒毛膜活检酶活性测定可助于产前诊断

● 分子诊断

 ◆ 可明确基因缺陷和产前诊断

 ◆ *AMT*(3p21.31)、*GLDC*(9p24.1)和 *GCSH*(16q23.2)基因突变

鉴别诊断

● 败血症

● 电解质异常

● 新生儿起病的癫痫和癫痫综合征

 ◆ 大田原综合征

 ◆ Vit B_6 依赖性癫痫

 ◆ 早发型肌阵挛脑病

 ◆ 过氧化氢酶体疾病

● 代谢性疾病

 ◆ 有机酸血症:丙酸血症、甲基丙二酸血症、异戊酸血症(脑脊液甘氨酸正常)

 ◆ β-酮硫解酶缺乏(脑脊液甘氨酸正常)

 ◆ D-甘油酸血症:尿中排出大量甘氨酸

 ◆ 家族性亚氨基甘氨酸尿症:尿中排出大量甘氨酸

 ◆ Ⅰ、Ⅱ型高脯氨酸血症患

- 新生儿暂时性非酮高甘氨酸血症,少见

处理

- ABC:保持气道通畅、维持正常呼吸功能、维持循环功能,立即气管插管
- 特异性治疗

> 注:父母可以选择不进行治疗,因为预后并不会因为治疗而改善

- ◆ 透析或换血
- ◆ 苯甲酸钠[500mg/(kg·d)]
- ◆ 右美沙芬[7.5mg/(kg·d)]
- ◆ 如果肉碱水平较低:给予肉碱 100mg/(kg·d)
- ◆ 饮食限制甘氨酸
- ◆ 必要时管饲

随访

- 随访血清甘氨酸

并发症及预后

- 经典型预后极差,占病例的多数
  - ◆ 30% 患儿在新生儿期死亡
  - ◆ 即使治疗也多在生后 12 个月内死亡
  - ◆ 幸存者留有癫痫

（杨　琳　周文浩）

17. 酪氨酸血症（tyrosinemia）

概述

- 常染色体隐性遗传代谢病
- 酪氨酸降解障碍
- 脑、肝、肾、骨骼等多脏器损害
- 预后不良,致死及致残率很高
- 不同类型的患者临床表现不同
- 低酪氨酸饮食、药物治疗是主要的干预方法
- 必要时需通过肝移植治疗

分类

- 酪氨酸血症 1 型：又称肝肾型酪氨酸血症，最严重，*FAH* 基因变异，延胡索酰乙酰乙酸水解酶缺乏
- 酪氨酸血症 2 型：又称眼-皮肤型酪氨酸血症，*TAT* 基因变异，酪氨酸转氨酶缺乏
- 酪氨酸血症 3 型：*HPD* 基因变异，4-羟基苯丙酮酸二氧化酶缺乏

病史

- 早期直接胆红素增加
- 腹胀
- 生长发育障碍
- 呕吐、腹泻
- 出血、呕血
- 肝衰竭
- 昏迷
- 新生儿 PKU 筛查阳性
- 父母近亲结婚

临床症状和体征

- 患者病情轻重不同，个体差异显著
- 酪氨酸血症 1 型：特征为重度进行性肝病和肾小管功能障碍
  - 急性型
    - 新生儿起病，进展快
    - 急性肝衰竭：肝大、肝功能和凝血功能异常、黄疸、腹水、低血糖
    - 厌食、呕吐，皮肤苍白，体重不增
    - 周围神经病变：控制不佳者可出现神经系统危象
    - 卷心菜气味
  - 慢性型
    - 6 个月~2 岁发病
    - 肝、肾及神经损害均可发生
    - 可合并佝偻病、角弓反张
    - 常因剧烈疼痛而哭闹不止
    - 如未经治疗可发展为肝细胞癌
- 酪氨酸血症 2 型：特征为早期出现眼和皮肤异常
  - 出生后数月出现症状，部分成年期才出现症状
  - 眼症状为主要特征：开始流泪、畏光和结膜充血，随后角膜溃疡和混浊、

眼球震颤
- ◆ 手掌和足底出现水疱、溃疡和过度角化
- ◆ 约 50% 出现智力障碍
- 酪氨酸血症 3 型
  - ◆ 大多数患者有精神发育迟缓、癫痫发作和共济失调
  - ◆ 一般无其他系统受累症状

辅助检查

- 血常规
- 肝功能异常
- 胆红素
- 凝血功能异常
- 甲胎蛋白升高
- 血氨基酸分析:酪氨酸和蛋氨酸升高
- 尿液有机酸:琥珀酰丙酮
- 肝细胞或纤维母细胞中延胡索二酰乙酸水解酶检查可确诊
- 分子诊断:可明确基因定位和产前诊断
- 眼科检查
- 肝脏影像学检查(首选 MRI)

鉴别诊断

- 酪氨酸水平升高的疾病及其他导致肝损害的疾病
  - ◆ 半乳糖血症
  - ◆ 遗传性果糖不耐受症
  - ◆ 线粒体病
  - ◆ 先天性糖基化障碍
  - ◆ TORCH 感染
  - ◆ 脓毒血症
- 导致肾损害的疾病
  - ◆ 眼脑肾综合征
  - ◆ 胱氨酸病
  - ◆ 范科尼综合征
- 高胆红素血症:见症状篇 18.高直接胆红素血症

处理

- ABC(保持气道通畅、维持正常呼吸功能、维持循环功能)
- 禁食,肠外营养,给予不含酪氨酸、苯丙氨酸的氨基酸营养液

- 输注 FFP 治疗出血
- 特异性治疗
  - ◆ 低酪氨酸、苯丙氨酸饮食尼替西农（羟苯丙酮酸二氧酶抑制药）：尽早使用，1mg/(kg·d)（根据血药浓度调整，最大剂量 2mg/(kg·d)），每天 1 次
  - ◆ 肝衰竭或肝细胞肝癌，肝移植
- 监测血常规、血电解质、肝肾功能、血氨基酸水平、尿琥珀酰丙酮水平、血甲胎蛋白水平、尼替西农血药浓度等
- 预防
  - ◆ 患者父母及同胞应进行基因分析（部分存在体细胞嵌合现象）
  - ◆ 遗传咨询
  - ◆ 父母再生育时通过胎儿基因分析可进行产前诊断
  - ◆ 新生儿筛查：足跟血氨基酸及酰基肉碱谱分析

随访

- 尿琥珀酰丙酮
- 发展为肝细胞癌者随访甲胎蛋白和腹部 CT
- 监测继发于肾范科尼综合征导致的佝偻病
- 监测如卟啉病样的神经疼痛

并发症及预后

- 随着尼替西农在临床应用，预后显著改善
- 如不接受治疗，可能 1 岁前死于急性肝衰竭，20 岁前死于慢性肝衰竭或肝细胞癌（最早 3 岁即可发现）
- 尽管进行治疗，也可进展为肝脏疾病
- 可出现认知功能障碍

（杨　琳　周文浩）

18. 生物素酶缺乏症（biotinidase deficiency）

概述

- 生物素酶基因（biotinidase，BTD）变异引起生物素酶活性下降
  - ◆ 生物素减少
  - ◆ 依赖生物素的多种羧化酶的活性下降
  - ◆ 线粒体能量合成障碍
- 常染色体隐性遗传
- 主要代谢紊乱

- ◆ 代谢性酸中毒
- ◆ 有机酸尿症
- ◆ 神经皮肤系统损害
- 发病率约为 1/60 000

分类

- 完全性
  - ◆ 早发型
    - ◇ 新生儿起病
    - ◇ 参阅病史、临床症状和病史
  - ◆ 晚发型
    - ◇ 春期发病
    - ◇ 周围神经病
    - ◇ 肌无力
    - ◇ 痉挛性轻瘫
    - ◇ 皮疹和眼部问题,如视力丧失和视力下降
- 部分性

病史,临床症状和体征

- 临床表现复杂多样,缺乏特异性
- 可累及神经、皮肤、呼吸、消化和免疫等多系统
- 神经系统
  - ◆ 昏睡、意识状态改变
  - ◆ 肌张力低下
  - ◆ 惊厥
  - ◆ 年长儿出现共济失调
  - ◆ 发育迟缓
  - ◆ 视觉障碍
  - ◆ 听力障碍
  - ◆ 年长儿可出现痉挛性截瘫
- 消化系统:呕吐、腹泻
- 呼吸系统:过度通气、喉部喘鸣和呼吸暂停
- 皮肤:脱发和红斑皮疹
- 高蛋白饮食可诱发急性发作
- 结膜炎
- 新生儿筛查结果异常(扩大的新生儿筛查,血串联质谱分析筛查)

辅助检查

- 动脉血气:代谢性酸中毒
- 尿分析:酮症
- 乳酸性酸中毒
- 血氨增高
- 尿液有机酸增加:3-甲基巴豆酰甘氨酸、3-羟基异戊酸、3-羟基丙酸和 2-甲基柠檬酸
- 血清生物素酶活性测定:酶活性降低超过 10% 提示异常
- 基因检测:*BTD* 基因
- 头颅 MRI 评估神经系统损伤

鉴别诊断

- 有机酸尿症(见症状篇 29. 代谢性酸中毒)或其他遗传代谢性疾病
- 脓毒症
- 缺氧缺血
- 脂肪酸氧化障碍
- 其他遗传代谢性疾病

处理

- ABC(保持气道通畅、维持正常呼吸功能、维持循环功能)
- 10%GS 静脉输注,量为维持量的 1.5 倍
- 禁食,直到确定诊断
- 仔细监测血糖
- 特异性治疗:生物素 10mg,q.d.,p.o.

随访

- 生物素酶活性<10%,随访血乳酸、血氨和尿有机酸,以确保生物素治疗剂量
- 生物素酶活性 10%~25%,1 岁后应明确是否需要继续治疗
- 生长发育评估
- 听力检查
- 眼科检查

并发症及预后

- 预后较好,多数儿童治疗和随访依从性也较好

（杨　琳　周文浩）

19. 中链酰辅酶 A 脱氢酶缺乏症（medium-chain acyl-CoA dehydrogenase deficiency，MCAD）

概述

- 脂肪酸氧化障碍中最常见的一种
- 几乎所有的 MCAD 都是通过新生儿筛查（NBS）检测出来的，但新生儿表型不明显
- 中链酰基辅酶 A 脱氢酶的 *ACADM* 基因突变
- 线粒体中链脂肪酸 β 氧化障碍
- 能量合成不足，毒性代谢产物蓄积
- 低血糖、脑病、心肌病、脂肪肝等多脏器损害

病史，临床症状和体征

- 婴儿猝死或有婴儿猝死综合征家族史
- 新生儿疾病筛查（NBS）结果异常
- 任何年龄均可发病，经常间断发病
- 临床症状差异较大：无症状、猝死
- 发作前常有诱因，如禁食、感染、疫苗接种、外伤等应激耗能状态
- 神经系统
  - 嗜睡、精神状态变化
  - 活动少、乏力
  - 惊厥
  - 呕吐
  - 肝脏增大及肝功能障碍
- 心脏
  - 部分存在急性室性心动过速
  - 心脏增大
  - 心功能不全
  - 心源性猝死
- 代谢改变
  - 低酮型低血糖
  - 高氨血症
  - 高尿酸血症
- 骨骼肌肉系统
  - 肌力、肌张力低下

◆ 肌酸激酶增加
◆ 远期出现肌肉无力、疲劳和运动不耐受

辅助检查

- 代谢改变:低血糖、高血氨、代谢性酸中毒、高尿酸
- 生化改变:CPK 增加、肝功能异常、高脂血症
- 尿液分析
  ◆ 酮体少
  ◆ 尿有机酸:中链双羧酸增高
  ◆ 尿酰基甘氨酸:己酰甘氨酸和辛二酸甘氨酸增加
  ◆ 禁食后测定尿中二羧酸>3-羟基丁酸
- 血串联质谱分析
  ◆ 游离肉碱继发性降低
  ◆ 酰基肉碱变化:辛酰肉碱和己酰肉碱增加
- 成纤维细胞或淋巴细胞中链酰基辅酶 A 脱氢酶活性降低
- DNA 测定,可发现基因突变,北欧常见致病变异为 *ACADM* 基因上 c.985A>G
- 已经明确基因突变者可进行产前诊断

鉴别诊断

- 其他原因造成的低血糖
- 瑞氏综合征
- 婴儿猝死综合征
- 有机酸血症
- 尿素循环障碍
- 中枢神经系统感染
- 脓毒血症

处理

- ABC(保持气道通畅、维持正常呼吸功能、维持循环功能)
- 10% 葡萄糖静脉输液,维持量的 1.5 倍,维持血糖>100mg/dl
- 密切监测血糖水平
- 婴儿可以继续母乳喂养,或根据情况喂食母乳或标准婴儿配方奶粉,之后根据标准婴儿喂养指南引入固体食物
- 建议采用高碳水化合物、低脂肪的饮食
- 患者应避免过多的中链甘油三酯(MCT)的饮食来源,如人造 MCT 油和椰子油
- 对于游离肉碱水平低的 MCAD 患者,可能需要补充肉碱
- 特异性治疗

◆ 肉碱：100mg/(kg·d)，p.o.，代谢危象时：增加到 300mg/kg，i.v.
◆ 任何情况下不要禁食，特别是超过 12h；如果必需禁食，应给予 1g/kg 玉米淀粉，1 次/h
◆ 代谢危象时：立即静脉输注葡萄糖

随访

● 随访游离肉碱水平

并发症及预后

● 早期诊断、早期治疗，避免禁食和低血糖发生，预后良好；智商正常
● 如果禁食或发生代谢危象，可致死
● 神经系统后遗症，智力运动发育迟缓、癫痫、注意缺陷障碍等

（杨 琳 周文浩）

20. 性分化异常（disorders of sex differentiation）

概述

● 性分化异常：不能通过检查婴儿外生殖器外观来判定其性别
● 两性畸形：目前不用该名词
  ◆ 性别基因型和表型之间不一致
  ◆ 医疗和社会心理紧急事件
● 胚胎期外生殖器向女性发展，除非全身雄激素诱导分化为男性
● 男性分化需要
  ◆ Y 基因性决定区（SRY）
  ◆ 双侧睾丸生成米勒管抑制物和睾酮
  ◆ 5α-还原酶（外生殖器）
  ◆ 功能性睾酮和双氢睾酮受体（内和外生殖器）
● 发病率为 1/5 000
● 先天性肾上腺皮质增生症是最常见原因
● 对雄性激素不敏感和混合型的性腺发育不良
● 少数尿道下裂可存在性别分化异常

病史

● 家族史：许多性别分化异常为遗传性的，因此家族史非常重要
  ◆ 不育史
  ◆ 近亲结婚

- ◆ 婴儿期死亡病史(CAH)
- ◆ 多毛症
- ◆ 痤疮
- ◆ 少经或闭经
- ◆ 尿道下裂
- 母亲病史
  - ◆ 使用避孕药后怀孕
  - ◆ 母亲男性化(分泌雄激素肿瘤)
  - ◆ 母亲暴露孕酮或其他药物(惊厥药物)

临床症状和体征

- 应注意性腺的数目、大小及是否对称
  - ◆ 如果阴囊内可触及性腺,最有可能是睾丸,或少见的卵睾丸
  - ◆ 如果阴囊内不能触及性腺,应检查腹股沟和阴囊
  - ◆ 直肠检查:由于母亲雌激素作用,生后48h内可触及子宫
- 阴茎长度测量
  - ◆ 耻骨支根部到阴茎顶端的长度
  - ◆ 足月新生儿,长度应≥2cm
  - ◆ 种族因素可能影响阴茎长度
- 尿道口:检查是否为尿道下裂
- 阴唇阴囊皱褶
  - ◆ 未融合的大阴唇
  - ◆ 不同程度的后融合
  - ◆ 对裂的阴囊
- 阴道或泌尿生殖窦
- 外观为男性的婴儿也应该考虑两性畸形
  - ◆ 小阴茎(足月儿<2.0cm)
  - ◆ 双侧隐睾,特别是不能触及睾丸者
  - ◆ 睾丸分裂为两半
  - ◆ 严重尿道下裂
  - ◆ 尿道下裂伴睾丸未降
- 外观女性的婴儿应考虑两性畸形
  - ◆ 增大阴唇阴囊褶
  - ◆ 阴蒂肥大(超过1cm)
  - ◆ 阴唇后部融合(与阴蒂增大鉴别诊断类同)
  - ◆ 阴唇或腹股沟肿块
- 先天性肾上腺皮质增生症:乳晕或阴囊色素沉着(见遗传代谢性疾病3.先

天性肾上腺皮质增生症)

- ◆ 脱水、低血压
    - ✧ 21-羟化酶缺陷(CAH),女性男性化
    - ✧ 3β-羟基类固醇脱氢酶缺乏(CAH),轻度女性男性化,男性严重尿道下裂
    - ✧ 先天性脂质增生、男性化不完全
- ◆ 高血压
    - ✧ 11β-羟化酶缺乏(CAH),女性男性化
    - ✧ 17α-羟化酶缺乏(CAH),男性化不完全
- 相关疾病体征
  - ◆ 特纳综合征:女性表型伴条纹状性腺
  - ◆ 克兰费尔特(Klinefelter)综合征:小阴茎、小睾丸
  - ◆ Camptomelic 侏儒症(XY 性腺发育不良)
  - ◆ 德尼-德拉什(Denys-Drash)综合征:肾病、生殖器异常和肾母细胞瘤
  - ◆ 先天性肾上腺皮质增生症(见遗传代谢性疾病 3. 先天性肾上腺皮质增生症)

辅助检查

- 血电解质
- 核型分析
- 17-羟孕酮、雄烯二酮和血清睾酮(T),24~48h 之间获取标本
  - ◆ 睾酮激素水平降低
    - ✧ 睾丸间质细胞缺乏
    - ✧ 黄体生成素活性障碍
    - ✧ 睾酮生物合成缺陷
  - ◆ 21-羟化酶缺乏(CAH)者 17-羟孕酮、雄烯二酮和血清睾酮升高
- 黄体素(LH)和促卵泡激素(FSH)
  - ◆ 明显降低,多同时存在其他垂体激素缺乏:促性腺激素缺乏
  - ◆ LH 和 FSH 升高
    - ✧ GH 和 ACTH 缺乏
    - ✧ 原发性腺缺陷
    - ✧ 雄激素抵抗状态
- HCG 刺激试验
  - ◆ 500~1 000IU,每天或隔天 1 次,共 3 剂,重复测定睾酮和 DHT
    - ✧ 睾酮水平升高:睾丸组织存在
    - ✧ 睾酮不升高:睾丸缺如或睾酮生物合成缺陷
- 垂体功能评估
  - ◆ 甲状腺功能

- ◆ 生长激素检测
- ◆ ACTH 刺激实验
- ◆ 垂体影像学检查
- 盆腔 B 超检查是否存在子宫
  - ◆ 子宫卵巢存在提示双侧卵巢或发育不良的性腺不能分泌米勒管抑制物质（MIS）
- 泌尿生殖道 X 线造影术
  - ◆ 确定尿道和阴道解剖结构
  - ◆ 评估泌尿生殖系窦是否存在
- MRI 检查：敏感性不优于超声
- 根据体检发现个体化评估
  - ◆ XX 婴儿存在米勒管
    - ◇ 17-羟孕酮
    - ◇ 11-脱氧可的松
    - ◇ 皮质醇
    - ◇ 肾素
    - ◇ 17a-羟基孕烯醇酮
    - ◇ 睾酮
  - ◆ XX 婴儿无米勒管
    - ◇ 睾酮
    - ◇ 雌二醇（E_2）
    - ◇ 黄体激素
    - ◇ 卵泡刺激素（FSH）
    - ◇ SRY
  - ◆ XY 婴儿存在米勒管
    - ◇ 睾酮
    - ◇ 雌二醇
    - ◇ 黄体激素
    - ◇ 促卵泡激素
  - ◆ XY 婴儿无米勒管
    - ◇ 睾酮和双氢睾酮
      - ➤ 如果睾酮、双氢睾酮升高，考虑 HCG 刺激试验
      - ➤ 如果睾酮正常或低，采血检查
        - ✦ 双氢表雄甾酮
        - ✦ 17-羟孕烯醇酮
        - ✦ 17-羟孕酮
        - ✦ 去氧皮质酮

- ✦ 皮质醇
  - ✦ 考虑 ACTH 刺激试验
  - ✦ 黄体激素
  - ✦ 促卵泡激素

鉴别诊断

- 遗传学上表现为男性,伴严重尿道下裂或睾丸未降
- 女性假两性畸形
  - ◆ CAH(最常见)
    - ◇ 染色体核型 46 XX
    - ◇ 女性男性化
    - ◇ 常染色体隐性遗传,90% 由 21-羟化酶缺乏导致,皮质醇合成障碍,导致血清 17-羟孕酮、雄烯二酮和血清睾酮升高
    - ◇ 由于醛固酮合成减少,可能导致严重的盐丢失
    - ◇ 生后 5 天即可发生急性肾上腺皮质功能不全
    - ◇ 促黑激素增加导致乳晕和阴囊变黑
    - ◇ 内生殖器为女性
    - ◇ 典型表型包括:单一泌尿生殖道开口、阴蒂增大、不能触及性腺、阴唇皱褶增多增厚
  - ◆ 母亲雄激素增多
    - ◇ 外源性(药物)
    - ◇ 内源性(如分泌雄激素的肿瘤)
- 男性假两性畸形
  - ◆ 46 核型 XY
  - ◆ 男性化障碍
  - ◆ 无米勒管[MIS 完整的]
  - ◆ 病因
    - ◇ 完全性雄激素低敏感综合征
      - ➢ 激素受体异常
      - ➢ 对循环的雄激素无反应
      - ➢ 双侧腹股沟疝
      - ➢ 表型正常女性伴阴道盲端,无米勒结构
      - ➢ 睾丸在腹腔内或腹股沟处
    - ◇ 部分雄激素综合征,表型各不相同,可以为外观上正常的女性伴阴蒂肥大,也可以为正常的男性伴尿道下裂
    - ◇ 睾酮合成降低:严重尿道下裂、小阴茎、隐睾
    - ◇ 5α-羟化酶缺乏

- ➢ 无法将睾酮转化为双氢睾酮,促进男性外生殖器的发育
- ➢ 常染色体隐性遗传
- ➢ 严重尿道下裂、叉状分裂阴囊、隐睾、出生时可能为女性
- ➢ 无睾丸综合征:妊娠 14 周后睾酮消失导致
    - ◇ 持续米勒管综合征
        - ➢ MIS 受体异常或 MIS 无分泌功能
        - ➢ 睾丸存在或未降,不可触及或疝
        - ➢ 米勒结构(子宫、输卵管)存在
- 染色体异常
    - ◆ 单纯性腺发育不良
        - ◇ 通常核型 46 XY,但可能为 XO(特纳综合征)或 XX
        - ◇ 由于性腺分化失败,导致 MIS 和睾酮之一或两者均缺如
        - ◇ 表型为正常女性
        - ◇ 恶性肿瘤风险增加
    - ◆ 特纳综合征
        - ◇ 45 XO 或 46 XX/45 XO 的嵌合体
        - ◇ 女性表型、性腺条状痕迹
        - ◇ 躯体异常:身材矮小、颈蹼、盾状胸
        - ◇ 主动脉缩窄、马蹄肾
        - ◇ 幼稚型性腺发育:闭经、阴毛稀疏、无青春期发育
    - ◆ 混合型性腺发育不良
        - ◇ 核型 46 XY 或 45 XO/46 XY
        - ◇ 不对称性腺、性腺条状痕迹或睾丸发育不良
        - ◇ 性腺条状痕迹:恶性肿瘤的风险 25%(性腺胚细胞瘤),必须切除
        - ◇ 通常不完全男性化,小阴茎、尿道下裂、阴唇融合、只触及一个性腺
    - ◆ 真性两性畸形
        - ◇ 通常核型为 46 XX,但也可以为 46 XY 或 46 XX/46 XY
        - ◇ 不对称性腺:一侧为睾丸,另一侧为卵巢组织,或一侧或双侧均存在睾丸或卵巢组织
        - ◇ 临床表型多样,可以为女性表型伴阴蒂增大,也可以为男性表型伴严重尿道下裂,非对称性睾丸下降

处理

- 即刻处理
    - ◆ 失盐性 CAH 需要积极治疗(见遗传代谢性疾病 3. 先天性肾上腺皮质增生症)
    - ◆ 纠正重度血容量不足(生理盐水加 5% 的葡萄糖)

- ◆ 糖皮质激素替代治疗
- ◆ 盐皮质激素替代
- ● 一般措施
  - ◆ 适当的性别取向
  - ◆ 多学科协调处理：新生儿、内分泌、心理学、遗传学和泌尿外科等
  - ◆ 手术方案
    - ◇ 孤立性尿道下裂多在 9 月龄时处理
    - ◇ 女性假两性畸形多作为女孩抚养，6 月龄时进行阴蒂缩小和阴道成形术
    - ◇ 男性假两性畸形的性别取向不同，根据外部表型和诊断决定
    - ◇ 性腺发育不良多作为女性抚养，恶性程度较高者应切除
- ● 特异性治疗：取决于潜在病因

随访

- ● 取决于潜在病因
- ● 心理咨询

并发症和预后

- ● 取决于潜在病因

（杨　琳　周文浩）

八、染色体异常和综合征性疾病

1. 13-三体综合征

概述

- ● 主要特征：眼鼻唇缺陷，前脑无裂畸形，多指/趾，指甲窄而高凸，枕部皮肤缺陷
- ● 发病率：1:15 000
- ● 与高龄妊娠有关

病史、症状和体征

- ● 常见异常
  - ◆ 小头畸形、三角头畸形
  - ◆ 小眼球、虹膜缺失、视网膜发育异常

- ◆ 无嗅脑畸形
- ◆ 单侧或双侧唇腭裂
- ◆ 前脑无裂畸形
- ◆ 头皮缺损：表皮发育不良
- ◆ 手指弯曲，六指畸形（80%）
- ◆ 指甲窄、凸起，通贯手
- ◆ 耳朵异常，耳前窦道
- ◆ 先天性心脏畸形：室间隔缺损、房间隔缺损、PDA
- ◆ 血红蛋白 F 增加
- ◆ 脐膨出、脐疝
- ● 偶发异常
  - ◆ 平均出生体重 2 600g
  - ◆ 高腭弓
  - ◆ 胸部狭窄
  - ◆ 脊柱后侧凸
  - ◆ 前颌骨发育不良
  - ◆ 阿诺尔德-基亚里（Arnold-Chiari）综合征
  - ◆ 摇椅足（rocker-bottom foot）
  - ◆ 肾脏异常：包括先天性积水、多囊肾、重复畸形
  - ◆ 肠旋转不良
  - ◆ 肺叶不正常
  - ◆ 异常肋骨，包括缺如、发育不良或形状异常

辅助检查

- ● 染色体检查：13 号染色体 FISH 检查
- ● 头颅 B 超
- ● 肾脏超声
- ● 超声心动图

鉴别诊断

- ● 18-三体综合征
- ● 史-莱-奥（Smith-Lemli-Opitz）综合征
- ● Hydrolethalus 综合征
- ● Pallister-Hall 综合征

处理

- ● 安慰护理

- 遗传学咨询
- 家庭心理支持
- 特异性治疗：无

随访

- 无

并发症及预后

- 1 岁内病死率为 50%
- 12 岁生存率<10% 以上
- 严重智力发育迟缓

（杨 琳　周文浩）

2. 18-三体综合征

主要特征

- 握拳，胸骨短，指尖皮纹呈低弓形

病史

- 妊娠期可能出现羊水过多、胎儿窘迫等并发症
- 胎动无力、胎盘小、单一脐动脉
- 新生儿期喂养困难

临床症状和体征

- 常见畸形
    - FGR（平均出生重 2 300g）
    - 小头畸形，后枕部突出，耳位低，耳郭形状异常，睑裂小，前额宽
    - 口小、难张开、腭弓窄、唇裂
    - 小下颌、下颌后缩
    - 握拳，第 2 指压第 3 指，第 5 指压第 4 指
    - 6 个以上指尖皮纹为低弓形
    - 指甲发育不全，特别是第五指/趾
    - 肋骨弯曲细小，胸骨发育不良，乳头小
    - 脐疝、腹股沟疝，腹直肌分离
    - 骨盆小、髋关节外展受限
    - 阴茎发育不良、隐睾

- ◆ 先天性心脏病(90%):室间隔缺损、PDA、ASD、肺动脉狭窄、瓣膜异常
- ◆ 多毛症,皮肤大理石花纹
- 偶发畸形
    - ◆ 小鼻子,后鼻孔闭锁
    - ◆ 食管闭锁,幽门狭窄
    - ◆ 性别反转(XY 女性)
    - ◆ 大阴唇小,阴蒂突起
    - ◆ 手、脚弯曲,尺侧偏移,通贯手,六指畸形,手分裂畸形
    - ◆ 桡骨和/或拇指发育不良(10%)
    - ◆ 足畸形,摇椅足,部分并趾,踇指重复畸形(5%)
    - ◆ 皮下组织减少
    - ◆ 肌张力增加,角弓反张,双腿交叉
    - ◆ 单脐动脉
    - ◆ 关节挛缩
    - ◆ 肾畸形:多为马蹄肾、囊性肾病、肾脏发育不良或肾积水
    - ◆ 脑发育异常:神经元移行障碍、胼胝体发育不良、阿诺尔德-基亚里综合征、前脑无裂畸形
    - ◆ 脑脊膜膨出(10%)
    - ◆ 骨成熟延迟
    - ◆ 尿道外翻
    - ◆ 子宫发育畸形
    - ◆ 白内障、虹膜缺损、角膜云翳、小眼球

辅助检查

- 染色体:18 号染色体 FISH 探针可快速诊断
- 超声心动图
- 肾脏超声

鉴别诊断

- 13-三体综合征
- VERTER 关联症
- 阿姆斯特丹型侏儒征

处理

- 安慰支持护理
- 遗传学咨询
- 长期存活者可能需要终身管饲喂养

- 家庭心理支持
- 特异性治疗：无

随访

- 无

并发症及预后

- 80%~90% 生后 2 年内死亡，死因多为心力衰竭
- 其他死亡原因包括：吸入性肺炎惊厥发作、心脏原因和肾衰竭
- 存活超过 2 岁者少见，但有报道可存活到 15 岁和 18 岁
- 长期存活者：严重运动和智力缺陷

（杨 琳　周文浩）

3. 21-三体综合征

主要特征

- 肌张力低下，扁平面容，眼裂上斜，小耳

病史

- 危险性随孕妇年龄增长而增加
- 妊娠早期三项筛查异常
- 妊娠早期超声颈项透明带增加
- 伴十二指肠闭锁者羊水少

临床症状和体征

- 肌张力低下
- 短头畸形
- 内眦褶皱
- 睑裂上斜
- 虹膜边缘的苍白斑（Brushfield spots）
- 先天性心脏病（40%）：室间隔缺损、房室间隔缺损、法洛四联症
- 十二指肠狭窄或闭锁
- 食管闭锁
- 脐疝
- 先天性巨结肠
- 肛门闭锁

- 通贯手
- 小手指弯曲
- 毛发稀疏
- 皮肤大理石花纹
- 耳位低
- 内斜视
- 眼球震颤
- 白内障

辅助检查

- 染色体核型分析
- CBC：红细胞增多症、暂时性骨髓增生反应、血小板增多、血小板减少
- 心电图、超声心动图
- 甲状腺功能检查

鉴别诊断

- 其他染色体病

处理

- 存在十二指肠、肛门闭锁、先天性巨结肠者外科手术处理
- 红细胞增多症部分换血
- 先天性心脏病评估和管理
- 遗传学咨询
- 特异性治疗：无

随访

- 理疗、矫形、语言训练
- 特殊教育
- 定期视力、听力检查
- 1 岁时复查甲状腺功能

并发症及预后

- 先天性甲状腺功能减退（2%）；如果没有诊断和治疗，可导致其他发育延迟
- 生长激素缺乏
- 自身免疫性疾病
- 反复上呼吸道感染
- 反复肺炎

- 听力损伤(多由中耳积液导致)
- 智力发育迟缓
- 语言发育迟缓
- 儿童白血病

(杨琳　周文浩)

4. 特纳综合征

主要特征

- 女性,身材矮小,胸部宽,乳间距宽,先天性淋巴水肿或淋巴水肿残留

概述

- X 或 Y 染色体为非整倍体
- 45X:50%;其余为 Xq 等臂染色体,嵌合型(46 XX/45 X 或 46 XY/45 X),和 Xp 缺失
- 发病率:1:2 500 活产女性

病史、症状和体征

- 常见异常
  - ◆ 身材矮小,产前即可发病
  - ◆ 手背和脚背淋巴水肿(>80%)
  - ◆ 颈短,后发际线较低(80%)
  - ◆ 颈蹼(50%)
  - ◆ 盾状胸,乳头距离宽(>80%)
  - ◆ 心脏缺陷
    - ◇ 多发生于主动脉瓣和二尖瓣
    - ◇ 主动脉缩窄(30%)
    - ◇ 主动脉瓣狭窄(10%)
  - ◆ 性腺发育不良(>90%)
  - ◆ 肾脏异常,马蹄肾最常见(>60%)
  - ◆ 骨骼异常
    - ◇ 肘外翻畸形(>70%)
    - ◇ 第四掌骨短(50%)
    - ◇ 内侧胫骨外生骨疣(60%)
  - ◆ 皮肤异常,特别是色素痣,婴儿期颈部皱褶较多
  - ◆ 指甲狭窄、超凸或凹陷

◆ 外耳畸形（80%）
◆ 感音神经性听力减退（50%）
◆ 少见症状
◆ 眼睑下垂、斜视、白内障（16%）
◆ 左心发育不良综合征、肺静脉异位引流、永存左上腔静脉

辅助检查

- X 染色体核型分析
- 超声心动图检测先天性心脏疾病
- 肾脏超声检测肾脏异常

鉴别诊断

- 努南综合征
- Costello 综合征
- 心-面-皮肤综合征（cardiofaciocutaneous syndrome）
- 多发性黑痣综合征（multiple lentigenes syndrome）
- 努南-神经纤维瘤病（Noonan-neurofibromatosis）综合征
- 克利佩尔-费尔（Klippel-Feil）综合征
- 迪格奥尔格（DiGeorge）综合征

处理

- 先天性心脏病管理
- 生长激素治疗矮小症
- 监测体重,避免肥胖
- 监测血糖和甲状腺功能
- 监测血压,早期发现高血压
- 促性腺激素分泌不足:青春期雌激素替代治疗
- 多数不能妊娠的妇女,可采用捐献的卵子进行辅助生殖
- 成人定期超声心动图检测主动脉扩张
- 妊娠期间密切监测心血管状态,避免高血压和猝死
- 特异性治疗:无

并发症及预后

- 如积极合适地干预则预后良好
- 平均智商 90,言语、精神发育迟缓更常见
- 并发症
    ◆ 高血压

- ◆ 二尖瓣脱垂,夹层主动脉瘤形成(8%~42%)和猝死
- ◆ 自身免疫性疾病
- ◆ 甲状腺功能减退
- ◆ 身材矮小
- ◆ 不育
- ◆ 自身免疫性疾病:糖尿病、克罗恩病、溃疡性结肠炎

(杨 琳　周文浩)

5. 努南综合征

主要特征

- 颈蹼、漏斗胸、隐睾、肺动脉瓣狭窄

概述

- 散发,常染色体显性遗传,许多患者存在突变
- 50%患儿 *PTPN11* 基因存在突变,10% *SOS1* 基因突变,<5% *KRAS* 基因突变,其他突变基因未知

病史,临床症状和体征

- 常见症状
  - ◆ 身材矮小(50%)
  - ◆ 内眦赘皮,上眼睑下垂,眼距宽,睑裂下斜,鼻梁低,耳位低
  - ◆ 颈短和/或颈蹼,后发际线低
  - ◆ 盾状胸、漏斗胸、鸡胸、乳头发育不良
  - ◆ 肺动脉瓣狭窄、肥厚型心肌病
  - ◆ 小阴茎、发育不良、隐睾
  - ◆ 出血倾向:凝血因子 XI、XII、VII缺乏,假性血友病,血小板减少
- 其他症状
  - ◆ 肺动脉分支狭窄
  - ◆ ASD、PDA、主动脉狭窄
  - ◆ 头大或不对称
  - ◆ 脊柱后侧凸
  - ◆ 手足背水肿
  - ◆ 头发卷曲
  - ◆ 乳糜胸
  - ◆ 通贯手

- ◆ 感音神经性聋
- ◆ 皮肤痣
- ◆ 瘢痕

辅助检查

- 染色体:排除特纳综合征、XO/XY
- FISH:除外染色体 22q11 缺失
- DNA 检测:*PTPN11*、*KRAS*、*SOS1* 突变基因

鉴别诊断

- 女性:主要与特纳综合征鉴别
- Costello 综合征、心-面-皮肤综合征、心脏皮肤综合征、Watson 综合征、迪格奥尔格综合征等部分症状重叠

处理

- 治疗心脏疾病、耐心喂养,监测生长发育
- 特异性治疗:无

随访

- 遗传科、心脏科、生长发育科、消化科随访

并发症及预后

- 新生儿食欲差、喂养困难
- 生长发育落后
- 智力障碍发生率 25%,整体智商范围 48~130,平均 86。语言智商超过行为智商
- 青少年期迅速发生脊柱侧弯

（杨　琳　周文浩）

6. 4P-综合征（Wolf-Hirschhorn 综合征）

主要特征

- 严重发育迟缓,眼距过宽伴有宽鼻或钩鼻,小头、头骨不对称,低耳位,耳形简单且伴耳前小凹

病史、症状和体征

- 严重 FGR,平均出生重 2 000g

- 胎儿活动力弱,肌张力低下,严重智力障碍
- 常见异常
  - ◆ 头部异常
    - ✧ 小头畸形
    - ✧ 后中线头皮缺损
    - ✧ 耳前窦道或凹陷
    - ✧ 上唇短,口角下斜
    - ✧ 钩状鼻子,鼻大,鼻梁突出
    - ✧ 小下颌
    - ✧ 唇裂(33%)
    - ✧ 唇腭裂(15%)
    - ✧ 眼部异常,包括虹膜缺失(25%)等
    - ✧ 前额突出,伴前额发际线高
    - ✧ 前额、眉间或其他部位血管瘤
  - ◆ 四肢
    - ✧ 畸形足或其他足部问题
    - ✧ 踇指发育不良或重复畸形
    - ✧ 踇趾重复畸形
    - ✧ 通贯手
    - ✧ 皮肤脊纹发育不全
  - ◆ 其他
    - ✧ 先天性心脏病,包括瓣膜缺陷和复杂类型
    - ✧ 男性外生殖器发育不良,伴小阴囊;隐睾或尿道下裂(>66%)
    - ✧ 骶尾部窦道
- 偶发异常
  - ◆ 头部
    - ✧ 眶骨发育不良导致眼球突出
    - ✧ 眼距宽,睑裂上斜
    - ✧ 眼睑下垂,外斜视和瞳孔位置异常
    - ✧ 鼻泪管狭窄或闭锁
    - ✧ 耳郭大,松软或位置异常、缺失
    - ✧ 外耳道狭窄
    - ✧ 小眼球(5%)
  - ◆ 四肢关节异常
    - ✧ 手指纤细
    - ✧ 脊柱裂
    - ✧ 骨成熟显著延迟

♦♦ 髋关节发育不良

♦♦ 肌张力低下

◆ 泌尿生殖

♦♦ 女性阴蒂大

♦♦ 肾脏异常,包括发育不良、囊性肾、单侧肾缺如或肾积水

♦♦ 子宫发育不良

◆ 其他

♦♦ 胸部长窄

♦♦ 乳头发育不良,间距增宽

♦♦ 腹直肌分离

♦♦ 胼胝体发育不全

♦♦ 脐疝

♦♦ 腹股沟疝

♦♦ 膈疝

辅助检查

- 染色体检查:FISH

鉴别诊断

- 其他染色体疾病

处理

- 一般治疗
  - ◆ 早期喂养困难,可鼻饲
  - ◆ 监测癫痫发作
- 物理和职业治疗
- 遗传学咨询
- 特异性治疗:无

随访

- 监测感染
- 监测癫痫发作
- 物理和职业治疗
- 心理支持

并发症及预后

- 30% 在生后第 1 年死亡

- 喂养困难,生长发育障碍
- 严重神经功能缺陷或肌张力低下
- 出牙延迟
- 脊柱后侧凸
- 感染危险性增加
- 严重的智力发育迟缓
- 总体预后差

（杨　琳　周文浩）

7. 猫叫综合征(5P 综合征)

主要特征

- 哭声似猫叫,小头,眼裂下斜

病史、症状和体征

- 出现频率较高的体征和症状
  - ◆ 平均出生重 2 600g
  - ◆ 猫叫声,随着年龄增长消失
  - ◆ 小头畸形
  - ◆ 面颊丰满
  - ◆ 鼻梁低平
  - ◆ 内眦褶皱
  - ◆ 睑裂下斜
  - ◆ 肌张力低下
  - ◆ 第五手指侧弯
- 出现频率较低的症状和体征
  - ◆ 畸形足
  - ◆ 先天性心脏病
  - ◆ 唇裂
  - ◆ 耳前窦道
  - ◆ 尿道下裂
  - ◆ 隐睾
  - ◆ 第 2、3 并趾/指
  - ◆ 肠旋转不良
  - ◆ 胸腺发育不良

辅助检查

- 染色体检查
- 胸部 X 线评估胸腺
- 如果怀疑胸腺发育不良,测定 T 细胞亚群

鉴别诊断

其他染色体病

处理

- 遗传咨询
- 心脏检查和评估
- 矫形、物理和语音治疗
- 心理支持
- 特异性治疗:无

随访

- 神经发育
- 必要时由心血管医师、耳科医师、泌尿科医师等随访
- 由物理、矫形和语音治疗师随访

并发症及预后

- 10% 的患儿生后 1 年内死亡,常见死亡原因为心脏畸形、感染或窒息
- 多数身材矮小,体重低
- 牙齿畸形
- 脊柱侧弯
- 头发早期灰色
- 肌张力正常或增加
- 严重的语言和智力发育迟缓,智商<20
- 部分患儿可以自己进食、控制括约肌功能和有一定的语言能力
- 多数患儿行走困难

（杨 琳 周文浩）

8. 普拉德-威利综合征

主要特征

- 肌张力低下,肥胖,手足小,外生殖器发育不良

概述

- 为人 70% 源自父方 15 号染色体长臂近中央关键区(15q11-q13)微缺失
- 20% 来自母方 15 号染色体(无父源性的两个母源性 15q 拷贝)
- 5%~10% 为 15q 近端染色体易位或印迹中心突变

病史,临床症状和体征

- 胎儿期胎动出现晚或胎动少
- 严重肌力低下,出生时胎儿抑制
- 出生身高正常,青春期生长发育迟缓
- 平均出生体重 2 800g,6 个月~6 岁时出现肥胖
- 常见异常
  - 双额间距狭窄、杏仁形眼裂、上唇薄、嘴角向下
  - 皮肤白皙,对光敏感,溃疡处存在瘢痕
  - 淡黄色至浅棕色头发伴蓝眼睛
  - 原始反射减弱或消失
  - 由于吞咽或吸吮功能不全导致喂养困难,大多孩子需要管饲喂养 3~5 个月
  - 女孩阴唇和阴蒂发育不良,男孩小阴茎、隐睾
  - 出生时手脚发育正常,随后发育迟缓,手足小
- 偶发异常
  - 运动协调功能差
  - 前额部头发向上卷曲,小头
  - 癫痫发作
  - 指/趾弯曲,并指,耳软骨发育不良
  - 脊柱后凸
  - 性早熟,肾上腺功能早熟

辅助检查

- 染色体核型分析
- FISH:使用 SNRPN 探针

- 印迹中心突变者检查 DNA 甲基化情况

鉴别诊断

- 见症状篇 3. 新生儿肌力、肌张力低下（松软婴儿）
- 所有中枢性新生儿肌力低下者都应该除外该综合征

处理

- 新生儿期：主要是喂养问题
  - ◆ 绝大多数都需要管饲喂养
  - ◆ 有时可能需要胃造瘘术
- 神经评估
- 内分泌评估
- 遗传咨询
- 如果怀疑普拉德-威利综合征，待化验结果出来后，再进行肌肉活检
- 出院时最好请消化科医师会诊，指导营养
- 特异性治疗：无

随访

- 严格的饮食控制：大大降低糖尿病、心力衰竭发生
- 生长激素治疗矮小
- 感情、心理支持
- 物理治疗、矫形治疗和语言康复

并发症及预后

- 婴儿和儿童
  - ◆ 6 月龄后喂养困难情况改善
  - ◆ 生长发育迟缓
  - ◆ 12~18 个月后食欲增加，如果不控制饮食，会造成极度肥胖
  - ◆ 手脚小
  - ◆ 双额间距狭窄，杏仁形眼裂，斜视，脸颊丰满
  - ◆ 肌张力减退
  - ◆ 躯干肥胖，腹纹明显
  - ◆ 皮肤低色素：75%
  - ◆ 眼球震颤
  - ◆ 女孩性早熟
  - ◆ 唾液黏稠
  - ◆ 痛觉不敏感

- 青春期和成年期
  - ◆ 成年后与家庭成员相比比较矮小
  - ◆ 如果不控制饮食,将造成极度肥胖
  - ◆ 高热量摄入导致糖尿病:青春期发病
  - ◆ 减少食物摄入导致的严重心理和情感问题
  - ◆ 如果体重不能控制,需要用洋地黄控制心功能不全
  - ◆ 多数轻到中度智力发育延迟,仅有不到 10% 达到平均智商

(杨 琳 周文浩)

9. 迪格奥尔格综合征

主要特征

- 不同程度的胸腺、甲状旁腺及大血管异常

概述

- 多由于 22 号染色体长臂近端 22q11.2 微缺失或 *TBX1* 基因突变导致
- 少数由染色体 10p13-14 微缺失导致

病史,临床症状和体征

- 80% 存在先天性心脏病
  - ◆ 永存动脉干(17.5%~22.5% 先天性心脏病婴儿合并迪格奥尔格综合征)
  - ◆ 主动脉弓离断
  - ◆ 法洛四联症(32% 合并肺发育不良或 VSD 合并肺动脉闭锁者存在迪格奥尔格综合征)
  - ◆ 右室双出口
  - ◆ 右位主动脉弓
  - ◆ 室间隔缺损
  - ◆ 其他心血管病变:颈椎主动脉、血管环、左锁骨下动脉异常,食管后主动脉弓,Komnerell 憩室
- 低钙血症
- T 细胞功能异常
- 胸腺缺如或发育不良
- 鼻根宽、球状鼻尖
- 耳朵小圆
- 唇裂、上唇裂、唇腭裂
- 悬雍垂裂

- 气管或喉部异常
- 肋骨异常
- 并指,大踇趾/拇指分裂
- 小头畸形、前脑无裂畸形、无脑回畸形
- 半椎体
- 脑结膜膨出
- 先天性膈疝
- 眼距宽、虹膜缺如
- 小口畸形
- 腭咽闭合不全
- 肛门闭锁
- 食管闭锁
- 喂养困难

辅助检查

- 染色体核型分析
- 荧光原位杂交技术(FISH),22q11 探针(>90% 22q11 缺失)
- DNA 分析 *TBX1* 基因微小缺失和点突变
- FISH 监测染色体 10p13-14 微缺失
- 血清离子钙、总钙、P
- 甲状旁腺激素水平
- T 细胞亚群
- 免疫球蛋白

鉴别诊断

- CHARGE 综合征
- 努南综合征
- VACTERL 综合征
- 胎儿酒精综合征(见母体相关疾病篇 27. 酗酒母亲婴儿/胎儿酒精谱系疾病)
- 维甲酸胚胎病(retinoic acid embryopathy)

管理

- 心脏评估和治疗
- 未来感染性疾病的风险评估
- 内分泌评估
- 遗传评估和咨询服务
- 如果吸吮困难,则管饲

- 如果需要,则补充钙
- 特异性治疗
  - ◆ 手术治疗先天性心脏病
  - ◆ 重症免疫缺陷,胸腺组织移植,恢复免疫功能

随访

- 如果吸吮困难持续存在,则行管饲或胃造口术
- 即使 T 细胞功能正常,仍要监测感染
- 应激期间监测血清电解质、免疫功能等
- 物理、职业、语言治疗
- 注意缺陷多动障碍(ADHD)监测
- 儿科医师在学龄前进行正式评价
- 监测生长、发育

并发症及预后

- 心外科技术的发展显著降低了心脏手术的病死率
- 婴儿生长发育迟缓
- T 细胞功能缺陷者发生反复感染,特别是肺部感染
- 严重免疫缺陷未进行移植胸腺者多死于严重败血症
- 自身免疫性疾病发生率较低
- 多数儿童患有 ADHD
- 80%~100% 有学习障碍
- 智商<70 者占 45%
- 精神分裂症 25%

（杨　琳　周文浩）

10. 威廉姆斯综合征

主要特征

- 嘴唇突出、声音嘶哑、心血管异常

概述

- 第 7 号染色体长臂近端(7q11.23)区域缺失
- 常染色体显性遗传,但多为散发,极少有家族史
- 发病率约为 1/20 000

病史

- 新生儿期可能存在高钙血症

临床症状和体征

- 常见异常
  - 轻度生长缺陷,接近于正常值的 75%,轻度小头
  - 平均智商接近 56,个性友善,爱说话,声音沙哑,听觉灵敏,肌力弱,知觉和运动能力较语言能力降低更明显
  - 面容粗糙,内侧眉毛多、睑裂短、眶骨丰满、蓝眼睛、鼻梁低平、鼻孔上翘
  - 人中长、脸颊丰满、阔嘴厚唇、嘴唇突出
  - 指甲发育不良,踇趾外翻
  - 特征性的心血管畸形为血管狭窄:因弹性蛋白(elastin)基因缺损使得血管狭窄,主动脉和肺动脉均可发生,程度可轻可重。室间隔缺损、房间隔缺损和永存动脉干。也可发生肾动脉、颈动脉、脑动脉、冠状动脉狭窄
  - 阿诺尔德-基亚里综合征 1 型
  - 牙齿小,牙缝大,常有咬合障碍
  - 肾脏小、异位、副肾、膀胱憩室、输尿管扩张;高钙血症。肾钙质沉着
  - 关节挛缩,脊柱前凸、后凸或侧弯
- 少见异常
  - 眼距窄,视网膜血管弯曲,弱视,斜视
  - 声带麻痹
  - 颧骨发育不良,第 5 指弯曲,尺桡骨融合
  - 脐疝、小阴茎、漏斗胸等
  - 甲状腺功能减退、糖尿病、肥胖、青春期发育提前等

辅助检查

- 核型分析:FISH 探查染色体 7q11
- 超声心动图
- 肾脏超声
- 尿常规检查
- 血清总钙和离子钙
- 尿钙/肌酐比值
- 甲状腺功能检查
- 眼科检查
- 多学科评估:包括肌电图、运动发育、语言发育、社会适应能力、一般认知功能等

鉴别诊断

- 见染色体异常和综合征性疾病 21-三体综合征

处理

- 遗传学咨询
- 相关异常治疗或矫正
- 特异性治疗:无

随访

- 监测血清钙
- 监测尿钙
- 禁用含有 Vit D 的制剂
- 饮食评估:如果发生高钙血症或发生肾钙化,由营养学家评估钙、Vit D 摄入
- 心血管系统监测:监测动脉狭窄、BP
- 防止便秘
- 监测体重,预防肥胖
- 筛查脊柱后侧凸
- 物理、语言、治疗

并发症及预后

- 突然死亡:0~10%,由于冠状动脉狭窄、严重的双室流出道阻塞所致
- 麻醉相关的病死:超高热导致
- 婴儿早期表现为激惹,频繁呕吐、便秘
- 说话能力、语言文字表达能力延迟
- 3 岁后出现多动症、注意缺陷
- 性格外向
- 精神发育迟滞(75%)
- 肥胖
- 频繁 UTI
- 复发性中耳炎
- 慢性便秘
- 直肠脱垂(15%)
- 肠憩室病
- 胆石症
- 脊柱侧凸、脊柱前凸

- 成年后高血压

（杨　琳　周文浩）

11. 阿佩尔（Apert）综合征

概述

- 主要特征：不规则颅缝早闭，中面部发育不良，并指／趾，远节拇指和大脚趾宽
- 常染色体显性遗传伴 *FGFR2* 基因突变
- 多数为随父母年龄增大新发生的突变

病史、症状和体征

- 面部特征
  - ◆ 尖头畸形：骨缝早闭导致
  - ◆ 额头突出
  - ◆ 枕骨平
  - ◆ 眼距宽
  - ◆ 斜视
  - ◆ 睑裂下斜
  - ◆ 鼻子小
  - ◆ 前囟大
  - ◆ 唇裂
  - ◆ 悬雍垂分裂
- 联指
- 2~5 并趾
- 出牙延迟，牙齿咬合畸形
- 出生时身长正常
- 脑室扩大
- 脑沟和脑回异常
- 脑积水
- C_5~C_6 颈椎融合
- 关节活动过度
- 膝外翻
- 肛门异位
- 中到重度痤疮

> 注:面部特征和并指是 Apert 综合征特征性表现

辅助检查

- 颅脑影像学检查
- FGFR2 基因突变分析

鉴别诊断

- 克鲁宗(Cruzon)综合征、菲佛综合征(Pfeiffer)综合征、赛思里-乔茨岑 (Saethre-Chozen)综合征和杰克逊-韦斯(Jackson-Weiss)综合征

处理

- 神经外科手术纠正骨缝早闭
- 面部整容手术
- 纠正并指/趾
- 父母遗传度评估和咨询服务
- 心理支持
- 特异性治疗:无

随访

- 多专业随访

并发症及预后

- 脑积水
- 脑室扩大
- 50% 精神发育迟滞(早期手术并不能减少骨缝早闭)
- 青春期身材矮小

（杨 琳　周文浩）

12. CHARGE 综合征

病因

- CHD7 基因上常染色体显性突变,但突变也可发生于 SEMA3E

病史,临床症状和体征

- 常见症状
    - 虹膜缺失,常见于视网膜(80%)。
    - 心脏畸形:法洛四联症、PDA、ASD、房室间隔缺损、右室双出口、右侧主动脉弓(85%)
    - 后鼻孔闭锁(57%)
    - 生后发育延迟(87%)和轻度到重度精神发育迟缓(95%)
    - 男性生殖器发育不良(75%)
    - 耳畸形(91%)
    - 耳聋(60%~88%):感音性和混合性
- 少见症状
    - 小下颌
    - 唇裂
    - 迪格奥尔格综合征
    - 喂养困难
    - 眼睑下垂
    - 肛门闭锁
    - 肾畸形
    - 小头畸形
    - 性腺功能减退
    - 生长激素缺乏
    - 脐膨出
    - 食管气管瘘
    - 先天性面神经麻痹

辅助检查

- *CHD7* 基因突变筛查
- 染色体检查除外易位和缺失
- 听觉通路评估

鉴别诊断

- 无

管理

- 遗传度评估和咨询
- 心脏、耳鼻喉科、听觉、胃肠道、神经发育会诊和管理

- 其他咨询
- 鼻胃管喂养,如果需要可给予胃造瘘术喂养
- 纠正后鼻孔闭锁
- 物理和语音治疗
- 特异性治疗:无

随访

- 心脏、耳鼻喉科、胃肠道和其他专科

并发症及预后

- 严重生长和发育延迟者整体预后差
- 如果虹膜缺损则涉及视神经乳头视力损伤

（杨　琳　周文浩）

13. 阿姆斯特丹型侏儒征

主要特征

- 一字眉(连眉),薄而下翻的上唇,四肢短小

概述

- 常染色体显性遗传,多为散发,全部患者中 50% 存在 *NIPBL* 基因突变
- *SMCIA* 基因突变导致的轻症 X 连锁显性遗传 5%

病史,临床症状和体征

- FGR,生后生长发育迟缓
- 全身多毛,大理石样皮肤
- 小头畸形,眉毛浓密和连眉,睫毛长,卷曲,小眼球
- 鼻子小、短,鼻孔前倾,鼻梁低,人中长,上唇薄,腭弓高,唇裂,小下颌
- 先天性膈疝
- 音调低
- 乳头发育不良、凹陷
- 婴儿喂养困难,吞咽困难
- 腹股沟疝,脐疝,肠旋转不良,幽门狭窄
- 小阴茎,隐睾,肾囊肿,肛门闭锁
- 手、脚小,短肢畸形,尺骨缺如或发育不良,桡骨发育不良,手指缺如,并趾
- 血小板减少

- 近视,眼球震颤症,听力损失
- 室间隔缺损

辅助检查

- 筛查 *NIPBL* 和 *SMCIA* 基因突变
- 染色体检查除外 3q26.3 重复畸形和 18-三体综合征
- 骨导听觉诱发电位(BAER)听力评估
- 腹部超声

鉴别诊断

- 染色体 3q26.3 重复畸形
- 18-三体综合征

管理

- 可能需要管饲
- 可能需要高热量
- 物理、职业和语音治疗
- 特异性治疗:无

随访

- 保证足够的热量摄入
- 监测生长发育

并发症及预后

- 食欲下降
- 严重的发育延迟
- 严重的精神发育迟滞
- 血小板减少
- 孤独症、自我毁灭行为

（杨　琳　周文浩）

14. 克鲁宗(CROUZON)综合征(遗传性家族性颅面骨发育不全)

主要特征

- 眼球突出,颅缝早闭,上颌骨发育不良

概述

- 常染色体显性遗传,25% 为新突变
- 90% 的突变基因为成纤维细胞生长因子受体 2 基因(*FGFR2*)
- 其他表现为克鲁宗综合征伴黑棘皮病,为 *FGFR3* 基因突变

病史,临床症状和体征

- 常见
  - ◆ 眼球突出,眼距宽
  - ◆ 视神经萎缩
  - ◆ 鸟嘴样鼻子
  - ◆ 冠状缝、人字缝和矢状缝早闭
  - ◆ 儿童期黑棘皮病
- 少见
  - ◆ 脑积水
  - ◆ 惊厥
  - ◆ 胼胝体发育不良
  - ◆ 圆锥形角膜
  - ◆ 悬雍垂分裂
  - ◆ 虹膜缺损
  - ◆ 桡骨头半脱位

辅助检查

- 染色体分析除外染色体综合征
- 颅脑影像学评估
- 成纤维母细胞生长因子 2(*FGFR2*)和 *FGFR3* 基因突变分析

鉴别诊断

- 赛思里-乔茨岑综合征、杰克逊-韦斯综合征、Pfeiffer 综合征、阿佩尔综合征
- 根据肢体累及和并指可以区分

处理

- 遗传评估、检测及咨询服务
- 人工泪液经常冲洗和部分眼睑缝合,避免角膜溃疡
- 神经外科和眼科评估
- 特异性治疗
  - ◆ 外科手术以维持骨缝开放

◆ 面部整容

随访

● 由多专业,颅面外科、神经外科、口腔科、耳鼻喉科、遗传学医师,以及其他专业人士进行随访

并发症及预后

● 视力低下
● 听力损失
● 惊厥
● 偶尔精神发育迟滞

（杨 琳 周文浩）

15. 鲁宾斯坦-泰比（Rubinstein-Taybi）综合征

概述

● 拇指/趾粗,眼裂下斜,上颌骨发育不良
● 散发多见
● 10% 为染色体 16p13 微缺失
● *CREBBP*（40%~60%）和 *EP300*（3%）基因点突变

病史、症状和体征

● 常见异常
　◆ 拇指粗并向桡侧成角
　◆ 踇趾粗宽
　◆ 胎儿指尖垫持续存在
　◆ 前囟大,前额发际线低,额发上卷,前额隆起
　◆ 耳位低,睑裂下斜,眼距宽,内眦赘皮,眉毛浓密眉弓高
　◆ 先天性心脏病
● 其他异常
　◆ 小头畸形
　◆ 丹迪-沃克（Dandy-Walker）综合征
　◆ 青光眼、近视或白内障
　◆ 大、鹰钩鼻,鼻中隔偏曲
　◆ 口小、小颌症、牙齿形状异常
　◆ 脊柱侧弯,隐性脊柱裂,步态异常

- ◆ 先天性巨结肠
- ◆ 隐睾
- ◆ 并指/趾
- ◆ 多毛症
- ◆ 胸腺缺如
- ◆ 皮肤瘢痕疙瘩
- ◆ 枕骨大孔增大
- ◆ 胼胝体发育不良或缺如
- ◆ 刻板运动,肌张力低下,反射亢进
- ◆ 惊厥伴脑电图异常

辅助检查

- 染色体检查
- FISH 检测染色体 16p13 微缺失
- *CREBBP* 和 *EP300* 基因序列分析
- 磁共振成像(MRI)检测脊髓栓系征象

鉴别诊断

- 拇指/踇趾宽大的所有其他综合征

处理

- 眼科咨询
- 治疗睾丸未降
- 控制惊厥发作
- 保证足够热量摄入
- 呼吸道感染监测
- 遗传咨询
- 拇指/踇趾宽大的手术矫正
- 语言康复,物理治疗,心理支持
- 特异性治疗:无

随访

- 无

并发症及预后

- 呼吸道感染、喂养困难
- 反复中耳炎

- 特殊麻醉反应：呼吸窘迫和心律不齐
- 智商 30~79
- 步态不稳、僵硬

（杨　琳　周文浩）

16. 特雷彻·柯林斯（Treacher Collins）综合征

主要特征

- 颧骨发育不良伴外眼角下斜，下眼睑缺损，耳郭畸形

概述

- 常染色体显性遗传
- 定位于 5q31.3-q32 的 *TCOFI* 基因突变

病史、症状和体征

- 常见异常
  - 表型显著变异
  - 睑裂下斜，呈反先天愚型样倾斜（89%）
  - 颧骨发育不良伴或不伴有颧骨的裂隙（81%）
  - 下颌骨发育不良（78%）
  - 双下眼睑缺损（69%）
  - 眼睫毛部分或全部缺失（53%）
  - 耳郭畸形，导致小耳（77%）
  - 外耳道缺陷（36%）
  - 传导性耳聋（40%~50%）
  - 弱视、近视（37%）
  - 头皮头发向颊侧生长（26%）
  - 腭裂，软腭闭合不全（30%）
- 偶发异常
  - 后鼻孔闭锁
  - 咽部发育不良
  - 先天性心脏病
  - 巨口或小口
  - 上眼睑缺损
  - 耳和下颌角间存在皮赘
  - 隐睾

辅助检查

- *TCOF1* 基因突变的 DNA 测试

鉴别诊断

- 与戈尔登哈尔(Goldenhar)综合征主要区别:两侧对称的眼球表面的皮样囊肿缺乏

处理

- 存在后鼻孔闭锁应给予适当处理
- 评估听觉功能
- 遗传学咨询

特异性治疗

- 耳畸形、其他面部缺陷矫形手术
- 必要时戴助听器

随访

- 多专业长期随访

并发症及预后

- 气道狭窄带来插管困难,早期的呼吸需要气管切开
- 早期识别听力障碍,给予适当治疗,提高语言发育
- 如果弱视、视力丧失,早期诊断和治疗
- 95% 认知功能正常

（杨　琳　周文浩）

17. VATER 联合征（VATER association）

概述

- VATER 联合征是下列畸形的首个字母缩写
  - V:vertebral anomalies,脊椎异常
  - A:anal atresia,肛门闭锁
  - TE:tracheo-esophageal fistula,食管气管瘘
  - R:radial and renal anomalies,桡骨和肾脏异常
- VATER:强调合并心脏和肢体异常

- 病因不明,发生率:16/1 000 出生婴儿
- 糖尿病母亲婴儿发病率较高

病史、症状和体征

- 多见
  - ◆ 脊椎异常(70%)
  - ◆ 肛门闭锁(80%)
  - ◆ 心脏畸形:室间隔缺损和其他缺陷(53%)
  - ◆ 食管气管瘘(80%)
  - ◆ 桡骨畸形,包括拇指或桡骨发育不良、多指和并指畸形(60%)
  - ◆ 肾脏畸形(53%)
  - ◆ 单脐动脉(35%)
- 少见
  - ◆ 产前及产后发育缺陷
  - ◆ 耳异常、下肢缺陷
  - ◆ 生殖器异常
  - ◆ 脑脊膜膨出
  - ◆ 脊柱裂
  - ◆ 喉狭窄
  - ◆ 肋骨异常
  - ◆ 前囟大
  - ◆ 斜颈
  - ◆ 脊柱侧弯
  - ◆ 先天性髋脱位
  - ◆ 神经源性膀胱

辅助检查

- 染色体核型分析除外 18-三体综合征
- 染色体断裂检查除外范科尼贫血
- 必要时用 MRI 除外 VATER-脑积水综合征
- 必要时用 DNA 分析除外汤斯-布罗克斯(Townes-Brocks)综合征
- 超声心动图检查先天性心脏疾病
- 肾脏超声检测肾脏异常
- 脊柱 X 线检测脊椎异常
- 磁共振成像或超声进行脊柱脊髓检查,除外脊柱裂等

鉴别诊断

- VATER-脑积水综合征：X 或常染色体显性遗传疾病，特征为 VATER 联合征和脑积水、中脑导水管硬化狭窄；有报道 *PTEN* 基因突变
- 18-三体综合征
- 遗传性心血管上肢畸形综合征
- 范科尼贫血
- Oculo-auriculo-vertebral 畸形，包括戈尔登哈尔综合征
- 汤斯-布罗克斯综合征
- MURCS 综合征

处理

- 遗传评估和咨询服务
- 手术矫正食管气管瘘、心脏畸形、无肛和其他畸形
- 监测生长发育
- 必要时进行物理、语音治疗
- 特异性治疗：无

并发症及预后

- 婴儿早期生长发育落后
- 没有发现的或隐性脊柱裂可能导致行走困难、下肢肌肉和肌力不对称、遗尿
- 多数认知功能正常

（杨　琳　周文浩）

18. 瓦登伯格综合征（Waardenburg syndrome）

主要特征

- 内眦外移（两眼眼距较宽，但瞳孔间距离正常）、先天性耳聋、蓝眼珠（虹膜异色症）、白色额发及融合眉，局部白化病

概述

- 常染色体显性或隐性遗传
- 第 1/2/3/8/20/22 号染色体基因突变
- 分为Ⅰ、Ⅱ、Ⅲ和Ⅳ型。其中Ⅰ/Ⅱ/Ⅲ型为常染色体显性遗传
- 成对同源异型盒基因 3（*PAX 3*）导致Ⅰ型和Ⅲ型

- 与小眼球相关的转录因子基因(*MITF*)和 *PAX 3* 突变,导致Ⅱ型瓦登伯格综合征
- 瓦登伯格综合征Ⅳ型为常染色体隐性遗传,是由 *EDNRB*、*EDN3*、*Sox10* 基因突变导致

病史、症状和体征

- 常见异常
  - ◆ 白色额发
  - ◆ 局部白化病
  - ◆ 虹膜异色,眼底色素脱失
  - ◆ 内眦外移,Ⅰ型睑裂短,Ⅱ型无内眦外移
  - ◆ 眉毛浓密,在鼻根处形成融合眉
  - ◆ 高鼻梁
  - ◆ Ⅲ型多有上肢畸形
- 少见异常
  - ◆ 先天性巨结肠
  - ◆ 肛门闭锁
  - ◆ 食管闭锁
  - ◆ 心脏畸形
  - ◆ 副肋骨
  - ◆ 神经管闭合缺陷
  - ◆ 脊柱侧弯
  - ◆ 唇腭裂

辅助检查

- 听觉诱发电位
- 基因分析:Ⅰ型和Ⅲ型分析 *PAX 3* 基因突变。Ⅱ型:*MITF* 基因分析(20% 突变检出率)
- Ⅳ型不能通过临床诊断

鉴别诊断

- 内眦与泪小点横向异位也可见于口面指综合征(oro-facial-digital syndrome)Ⅰ型

处理

- 遗传咨询,家系调查
- 五官科评估、耳聋康复

- 先天性巨结肠手术治疗
- 特异性治疗:无

随访

- 耳鼻喉科随访
- 家庭成员进行评估

并发症及预后

- 预后相对较好
- 认知发展正常
- 耳聋:Ⅰ型 25%,Ⅱ型 50%

(杨 琳　周文浩)

九、泌尿系统疾病

1. 原发性肾小管酸中毒(primary renal tubular acidosis)

概述

- 阴离子间隙正常的高氯性代谢性酸中毒
- 肾 HCO_3^- 重吸收,H^+ 排泄障碍

> 注:早产儿由于肾功能不成熟,碳酸氢盐重吸收和分泌 H^+ 功能不全,可能发生晚期酸中毒

- 远端型(Ⅰ型)
  - ◆ 远端肾小管分泌 H^+ 减少
  - ◆ 可伴耳聋
  - ◆ 新生儿期多无症状
  - ◆ 低钾血症,补钾治疗可纠正
  - ◆ 肾钙化和肾结石
- 近端型(Ⅱ型)
  - ◆ 近端肾小管重吸收 HCO_3^- 能力降低
  - ◆ 可以是暂时的,也可以是持续的
  - ◆ 可以为散发,也可以为家族性发病
  - ◆ 低钾血症:补碱治疗所致或加重

- 电压依赖型 RTA（Ⅲ型）
  - ◆ 远端小管钠重吸收缺陷
  - ◆ 高钾血症
  - ◆ 酸中毒较轻
- 低醛固酮症型（Ⅳ型）
  - ◆ 醛固酮分泌减少或肾小管对其反应降低
  - ◆ 酸中毒较轻
  - ◆ 高钾血症较轻
  - ◆ 尿液 pH<5.5

病史，临床症状和体征

- 产后生长发育迟缓
- 呼吸增快
- 呕吐、食欲差
- 多尿
- 体征：无

辅助检查

- 阴离子间隙正常、高氯性代谢性酸中毒
- 血钾：低钾血症（Ⅰ型和Ⅱ型）、高钾血症（Ⅳ型和部分电压依赖性）
- 尿 pH 和 HCO_3^- 排泄分数（FE HCO_3^-）
  - ◆ 近端
    - ✧ 血 HCO_3^->15~18mmol/L
    - ✧ FE HCO_3^->10%~15%
    - ✧ 尿 pH≤5.5
  - ◆ 远端
    - ✧ 尿 pH≥5.5
    - ✧ FE HCO_3^-<10%
    - ✧ 血 HCO_3^->10mmol/L
    - ✧ 尿钠>25mEq/L
- 除外继发性原因：血清钙、磷、25-OH Vit D、PTH、尿葡萄糖、蛋白、氨基酸、钙
- 肾脏 B 超

鉴别诊断

- 见症状篇 29. 代谢性酸中毒；继发性 RTA 或其他疾病的肾脏表现更常见
- 近端
  - ◆ 范科尼综合征（原发性或继发性，范科尼综合征最常见的原因，生后 1 月

　　　龄内表现为胱氨酸血症)
- ◆ 线粒体肌病(乳酸可导致阴离子间隙增加)
- ◆ Vit D 缺乏
- ◆ 药物
  - ✧ 碳酸酐酶抑制剂
  - ✧ 丙戊酸
- 远端
  - ◆ 胎儿酒精综合征
  - ◆ 药物
    - ✧ 两性霉素 B
    - ✧ Vit D 毒性
  - ◆ 母亲干燥综合征导致的高丙种球蛋白血症
  - ◆ 肾钙化(也可以由原发性的远端 RTA 导致)
  - ◆ 甲状旁腺功能亢进
- 高钾血症:醛固酮敏感或Ⅳ型 RTA(见症状篇 24. 高钾血症)
  - ◆ 尿道阻塞性疾病
  - ◆ 肾静脉血栓形成
  - ◆ 高钾
  - ◆ 药物
  - ◆ 保钾利尿剂
  - ◆ 盐皮质激素不足
    - ✧ 先天性肾上腺增生
      - ➤ 21-羟化酶缺乏症
      - ➤ 3β-羟类固醇脱氢酶缺陷症
    - ✧ 先天性脂质体增生
    - ✧ 双侧肾上腺出血
    - ✧ 先天性特发性醛固酮缺乏(极少见)
    - ✧ 假性醛固酮缺乏症 1 型(极少见)

处理

- 肾脏科会诊
- 枸橼酸钠
  - ◆ 近端 RTA
    - ✧ 开始剂量 5mmol/(kg·d),逐渐增加剂量,直到酸中毒纠正
    - ✧ 有时可能需要≥10mmol/(L·d)
    - ✧ 效果较差可加用噻嗪类利尿剂
  - ◆ 远端 RTA:目标血清碳酸氢盐浓度(22~24mEq/L);开始 2mmol/(L·d)

- 低钾血症给予枸橼酸钾
- 特异性治疗:无

随访

- 治疗期间
  - ◆ 血电解质、碱性磷酸酶、生长发育
  - ◆ 远端 RTA,随访听力
- 长期
  - ◆ 同治疗期间
  - ◆ 肾脏超声:远端 RTA 可发生肾钙化

并发症及预后

- 并发症
  - ◆ 生长发育落后
  - ◆ 近端 RTA:酸中毒;生后数年可缓解
  - ◆ 远端 RTA:肾钙化、尿路结石、肾衰竭、佝偻病

预后

- 及时治疗者,生长发育和肾功能可正常

(尹兆青　周文浩)

2. 先天性肾积水(congenital hydronephrosis)

概述

- 定义:胎儿肾盏、肾盂扩张,伴或不伴输尿管扩张
- 可能为正常发育的变异或严重尿路梗阻
- 发病率:1:(100~500)
- 妊娠 15 周后可以超声检出肾积水
- 无种族差异

病史,临床症状和体征

- 早期出现,多提示疾病严重
- 胎儿肾积水诊断标准
  - ◆ 肾盂前后径
    - ✧ 妊娠 25周>8mm
    - ✧ 32周>10mm

- ✧ 足月>15mm
  - ◆ 肾盏扩张
  - ◆ 肾皮质变薄
- 单侧或双侧
- 男性胎儿膀胱扩张伴双侧肾盂、输尿管扩张:后尿道瓣膜
- 扩张的程度随膀胱扩张而变化:膀胱输尿管反流
- 羊水少
  - ◆ 肾脏功能受损
  - ◆ 并发严重泌尿系统阻塞性病变
    - ✧ 后尿道瓣膜
    - ✧ 尿道闭锁
  - ◆ 妊娠 20 周前羊水显著减少:肾发育不良危险性显著增加

> 注:单侧严重肾积水伴肠腔受压可导致羊水增多

- 体征
  - ◆ 产前:母亲羊水减少
  - ◆ 产后
    - ✧ 可触及肿大肾脏
    - ✧ 膀胱增大
    - ✧ 可能合并生殖器发育异常
    - ✧ 尿流异常(如果男性减弱,提示后尿道瓣膜)

辅助检查

- 产前
  - ◆ 羊水量
    - ✧ 妊娠 16 周后,90% 羊水来自尿量
    - ✧ 与胎儿肾脏功能有关
  - ◆ 胎儿超声
  - ◆ 胎儿尿钠、氯、渗透压评估
    - ✧ 适应证:双侧肾积水且羊水减少,且没有下列情况者
      - ➤ 肾发育不良
      - ➤ 危及生命的异常
      - ➤ 肾功能恢复或干预提示预后不良:肾皮质囊肿、弥漫性肾脏实质回声增强
      - ➤ 尿 Na^+<100mmol/L、尿 Cl^-<90mmol/L、尿渗透压<210mOsm/L:提示肾功能正常

- 生后
  - ◆ 血电解质
  - ◆ 生后 5 天，肌酐和/或血清肌酐，可反映新生儿肾脏功能
  - ◆ 血气分析：酸中毒
  - ◆ 尿培养、尿常规检查
- 生后评估
  - ◆ 男性单侧肾积水、女性双侧肾积水
    - ✧ 首次肾脏 B 超延迟到生后 7 天（新生儿出生不久由于尿流减少可导致假阴性结果）
    - ✧ 1 月龄重复肾脏或膀胱 B 超
    - ✧ 1 月龄排泄性尿路膀胱造影（VCUG）
    - ✧ 4~6 周肾核素扫描
  - ◆ 男性双侧肾积水：生后早期评估
    - ✧ 超声、VCUG 除外后尿道瓣膜

鉴别诊断

- 病因
  - ◆ 肾
    - ✧ 肾盂输尿管连接处狭窄
    - ✧ 重复畸形
  - ◆ 膀胱输尿管
    - ✧ 反流性
    - ✧ 膀胱输尿管连接处梗阻
    - ✧ 腹肌发育缺陷（Prune-Belly）综合征
    - ✧ 巨膀胱-巨输尿管-小结肠综合征
  - ◆ 多囊肾发育不良
  - ◆ 常染色体隐性遗传性多囊肾
  - ◆ 肠道疾病
    - ✧ 肠道重复畸形
    - ✧ 肠系膜囊肿
    - ✧ 肛门闭锁
    - ✧ 残留性泄殖腔
    - ✧ 泄殖腔外翻
  - ◆ 卵巢囊肿
  - ◆ 肿瘤
    - ✧ 神经母细胞瘤
    - ✧ 先天性中胚叶肾瘤

管理

- 胎儿
  - ◆ 肾积水、羊水量评估
  - ◆ 单侧
    - ◇ 每 4 周进行 1 次超声检查;足月分娩
    - ◇ 单侧严重进展性肾积水:如果腹围增大使得经阴道分娩困难,可宫内引流
  - ◆ 双侧进展性肾积水伴羊水减少
    - ◇ GA<28 周或更早期可考虑终止妊娠
    - ◇ GA 在 28~32 周出现羊水显著减少,下尿路梗阻者可考虑宫内干预
      - ➢ 胎儿干预
        - ✦ 经皮膀胱穿刺引流胎儿尿液
        - ✦ 经皮膀胱羊水分流术
      - ➢ 如无以下情况,可观察至 34 周分娩,出生后于新生儿期干预
        - ✦ 肾发育不良
        - ✦ 危及生命的先天性异常
        - ✦ 肾功能恢复预后不良征象:肾皮质变薄、囊肿、弥漫性肾脏实质回声增强、胎儿尿检成分异常(尿钠>100mmol/L、尿氯>90mmol/L、尿渗透压>210mosm/L)
- 新生儿处理
  - ◆ 静脉补液和使用抗生素
  - ◆ 呼吸功能不全时,呼吸支持呼治疗
  - ◆ 预防泌尿道感染:阿莫西林,12mg/(kg·d),每晚 1 次口服
  - ◆ 影像学检查:(根据单侧或双侧病变决定检查时间,见本节辅助检查)
  - ◆ 肾盂输尿管连接处狭窄早期干预的指征
    - ◇ 分肾功能检查:受累肾功能<35%
    - ◇ 受累肾存在 SFU Ⅳ级肾积水
    - ◇ 孤立肾存在 SFU Ⅱ级或以上肾积水

随访

- 产前每 4 周 1 次 B 超
- 产后:根据初始评估决定随访情况

并发症及预后

- 预后:分娩时肾功能正常,预后良好
- 妊娠 22 周前,出现双侧肾积水和羊水过少,预后相对差,可能出现慢性肾衰竭

(沈 剑　沈 淳)

3. 后尿道瓣膜(posterior urethral valve)

概述

- 发生率:1∶(5 000~8 000)活产儿
- 男性下尿路梗阻最常见的原因
- 仅见于男性
- 无种族差异
- 先天性疾病

病史、症状和体征

- 产前超声
  - ◆ 双侧肾盂输尿管扩张
  - ◆ 膀胱增大
  - ◆ 后尿道扩张:"钥匙孔"征
  - ◆ 羊水少
  - ◆ 尿液性腹腔积液
- 产后体征
  - ◆ 腹部肿块:扩大的膀胱和/或肾脏
  - ◆ 排尿困难,排尿滴沥
  - ◆ 生长发育迟缓
  - ◆ 尿路感染、败血症
  - ◆ 无尿或少尿
  - ◆ 尿液性腹腔积液

辅助检查

- 尿常规检查
- 尿培养
- 血电解质
- 血常规
- 出现败血症表现时:血液培养、腰椎穿刺
- 泌尿系统 B 超
- 排泄性膀胱尿路造影
- 泌尿系统磁共振检查
- 放射性核素肾扫描

鉴别诊断

- 前尿道瓣膜
- 腹肌发育缺陷(Prune-Belly)综合征
- 严重双侧膀胱输尿管反流
- 先天性尿道狭窄
- 巨膀胱-小结肠-肠蠕动不良综合征
- 神经源性膀胱
- 双侧输尿管憩室
- 膀胱颈部梗阻(很少见)

处理

- 即刻处理
  - 导尿:5Fr 到 8Fr 胃管,尿液引流
- 一般治疗
  - 每日称体重
  - 准确记录出入量,纠正水电解质紊乱
  - 日常生命体征监测
  - 静脉补液、抗生素
  - 呼吸衰竭支持治疗
- 特异性治疗
  - 尿道镜检查,镜下尿道瓣膜切开术(>80% 的病例)
  - 如果不能经后尿路手术治疗
    - 经皮膀胱造瘘(<20% 的病例)
    - 生后 2~6 月龄切除瓣膜,关闭造瘘
  - 双边经皮输尿管造瘘术,目前少用
  - 预防性抗生素长期使用

随访

- 根据疾病的严重程度决定,需要长期随访
- 尿液分析、培养
- 血电解质、尿素氮、肌酐水平
- 泌尿系统 B 超随访输尿管膀胱扩张程度
- 排泄性膀胱尿路造影,评估瓣膜切除情况、膀胱大小、膀胱输尿管反流程度
- 放射性核素扫描,评估肾功能

并发症及预后

- 并发症
  - ◆ 早期
    - ✧ 尿路感染
    - ✧ 水电解质紊乱
    - ✧ 尿液性腹腔积液
    - ✧ 呼吸衰竭
  - ◆ 晚期
    - ✧ 肾脏功能不全（33% 的患者）
    - ✧ 终末期肾衰（15%）
    - ✧ 肾脏功能障碍导致的死亡（约 10%）
    - ✧ 持续膀胱输尿管反流
    - ✧ 单侧无功能肾伴同侧膀胱输尿管反流和肾发育不良
    - ✧ 纤维化和顺应性降低导致的膀胱功能障碍
    - ✧ 逆行射精可能导致不孕
- 预后
  与肾功能损伤程度有关

（汤梁峰　沈　淳）

4. 尿道上裂膀胱外翻综合征（epispadias and ectopocystis syndrome）

疾病谱

- 经典膀胱外翻：80%
  - ◆ 膀胱黏膜暴露于下腹部
  - ◆ 腹股沟疝
  - ◆ 隐睾
  - ◆ 骨盆异常
  - ◆ 脐部异常
- 孤立性的尿道上裂：10%
- 泄殖腔外翻：10% 外翻组织中，中间是肠黏膜，两侧是膀胱黏膜，上缘相连如蹄形铁
  - ◆ 可存在经典膀胱外翻
  - ◆ 脐膨出
  - ◆ 膀胱黏膜分裂

◆ 阴茎海绵体和阴囊分裂

病史,临床症状和体征

- 产前可诊断
  - ◆ 胎儿超声膀胱内没有尿液
  - ◆ 腹腔外可见到膀胱
  - ◆ 腹壁缺损
- 产后体检
  - ◆ 经典的膀胱外翻:80%
    - ✧ 膀胱黏膜暴露于下腹部
    - ✧ 腹股沟疝
    - ✧ 脐部异常
  - ◆ 泄殖腔外翻
    - ✧ 膀胱分裂,黏膜暴露于下腹部
    - ✧ 脐膨出
    - ✧ 泄殖腔外翻的婴儿性别确定困难
    - ✧ 男性生殖器畸形
  - ◆ 尿道上裂
    - ✧ 阴茎背侧弯曲
    - ✧ 尿道开口异常,位于阴茎背侧
  - ◆ 女性生殖畸形
    - ✧ 短尿道、阴道
    - ✧ 阴道狭窄、前移
    - ✧ 阴蒂分裂或缺如
    - ✧ 阴阜、阴蒂、阴唇分裂
    - ✧ 阴道隔膜
  - ◆ 肛门、直肠畸形
    - ✧ 肛门位置前移
    - ✧ 直肠脱垂
  - ◆ 肌肉骨骼畸形:耻骨联合增宽、骨盆外旋
  - ◆ 泄殖腔外翻多合并脊膜膨出、神经源性膀胱

辅助检查

- 肾脏超声
- X线检查:耻骨联合增宽、脊柱裂
- 染色体检查、遗传学咨询,全基因组检测

鉴别诊断

- 孤立尿道上裂
- 经典膀胱外翻
- 泄殖腔外翻

处理

- 如果胎儿期诊断,泌尿外科会诊;生后明确诊断应立即请泌尿外科会诊
- 手术矫正
    - ◆ 一期修复:完全软组织松解修复术+/–骨盆截骨
    - ◆ 分期修复
        - ✧ 新生儿期关闭膀胱+/–骨盆截骨
        - ✧ 6~12 月龄修补尿道上裂
        - ✧ 3~4 岁时膀胱颈重建
    - ◆ 多次手术和反复手术

随访

- 长期随访
    - ◆ 尿路感染的预防和治疗
    - ◆ 肾脏或膀胱超声
    - ◆ 尿动力学检测
    - ◆ 其他:取决于是否合并相关畸形

并发症及预后

- 膀胱输尿管反流
- 尿失禁
    - ◆ 依赖于膀胱大小、逼尿肌功能及尿道长度
    - ◆ 可能需要膀胱扩大术及重建膀胱颈
- 性功能障碍
- 女性可有正常生育功能
- 分娩前后注意有无子宫颈、子宫脱垂

（汤梁峰　沈 淳）

5. 睾丸扭转（testicular torsion）

病史，临床症状和体征

- 患儿不明原因哭吵伴阴囊区触痛
- 阴囊肿块，皮肤变色（深色）
- 阴囊内睾丸相对固定，活动度小，质地变硬
- 阴囊灰暗，水肿
- 透光试验阴性，提睾反射消失
- 损伤程度与扭转程度和时间有关

扭转的分类

- 新生儿睾丸扭转，多为鞘膜囊外扭转；多为宫内事件
- 学龄期及青春期睾丸扭转，多为鞘膜囊内扭转

辅助检查

- 多普勒超声，注意睾丸血供
- 放射性核素扫描，相对不够迅速，不为首选

鉴别诊断

- 嵌顿疝
- 产伤（血肿）
- 卵黄囊肿瘤（睾丸畸胎瘤、睾丸生殖细胞肿瘤等）
- 鞘膜积液
- 水肿

处理

- 泌尿外科紧急会诊，紧急手术探查
  - 新生儿鞘膜囊外睾丸扭转多为宫内事件，几乎无恢复可能
  - 发病 6~12h 内积极手术探查，有挽救部分睾丸可能
  - 超过 24h 的睾丸扭转，多严重坏死，很少能够恢复
  - 对已坏死睾丸，行睾丸切除术，对侧睾丸固定术

随访

- 青春期后安装睾丸假体
- 内分泌治疗：激素替代（双侧睾丸切除或一侧切除、另一侧发育不良，激素水

平不够者)
- 随访对侧睾丸发育情况,随访精神发育及心理问题

(汤梁峰　沈　淳)

6. 隐睾(cryptorchidism)

病史,临床症状和体征

- 危险因素
  - ◆ 早产
  - ◆ 低体重儿
  - ◆ 高龄孕妇
  - ◆ 妊娠早期孕妇暴露于雌激素
  - ◆ 第一胎
  - ◆ 家族史
- 垂体-睾丸轴异常
  - ◆ 腹肌发育缺陷综合征
  - ◆ 卡尔曼(Kallman)综合征
- 病因
  - ◆ 睾丸下降异常(XY 男性)
  - ◆ 性别分化异常(XY/XO)
- 体征
  - ◆ 阴囊内无睾丸
  - ◆ 触诊阴囊和腹股沟
    - ◇ 房间温暖,患儿仰卧位
    - ◇ 至少检查睾丸 1 次以上(有经验的检查者一般不会混淆睾丸引带和性腺)
    - ◇ 可以从髂骨上缘温柔地向阴囊方向加压,使睾丸下移

辅助检查

- 腹部、盆腔 B 超
  - ◆ 可以有效识别正常大小的睾丸组织,不能有效识别萎缩睾丸或小婴儿的睾丸
- 腹部、盆腔 CT
  - ◆ 可以有效识别腹腔内睾丸,但辐射显著,不推荐
- 腹部、盆腔磁共振成像(MRI)
  - ◆ 可以识别睾丸位置、轮廓和精索结构

- ◆ 多需要镇静,需要有经验者阅片
- ● 腹腔镜
  - ◆ 可以证实睾丸缺如,可识别不能触摸的腹腔内睾丸

鉴别诊断

- ● 可触及睾丸(80%)
  - ◆ 回缩睾
    - ✧ 由于提睾剂过多而活跃或引带不能抵达阴囊下边,睾丸退缩到阴囊外
    - ✧ 活动度大,通常位于腹股沟外环口
    - ✧ 如睾丸大部分时间能降至阴囊则不需要干预
  - ◆ 异位
    - ✧ 出腹股沟管后位置异常
    - ✧ 继发于引带位置异常
    - ✧ 多位于腹外斜筋膜和皮下组织之间
    - ✧ 大腿根部、会阴皮下、耻骨上或对侧也有可能
- ● 睾丸未触及(20%)
  - ◆ 真正睾丸未降,腹腔内睾丸
  - ◆ 无睾丸(缺如)

处理

- ● 确定是否可触及睾丸
- ● 确定是单侧或双侧
- ● 内分泌、核型评估
  - ◆ 双侧均未触及睾丸:必须除外先天性肾上腺皮质增生症(CAH)(参见疾病篇七、遗传代谢性疾病 20. 性分化异常)
  - ◆ 单侧睾丸未触及伴尿道下裂:除外混合型生殖腺发育障碍(参见疾病篇七、遗传代谢性疾病 20. 性分化异常)
- ● 特异性治疗
  - ◆ 生后数月内可以自发下降。6 个月后很少发生
  - ◆ 睾丸未降治疗的理由
    - ✧ 生育受损
    - ✧ 睾丸肿瘤发生率增加
    - ✧ 心理方面(解剖的差异对小男孩可造成心理损伤)
  - ◆ 治疗方法
    - ✧ 药物治疗:HCG 刺激的效果不确切,不如外科手术有效
    - ✧ 外科治疗(睾丸固定术):将未降的睾丸降到正常解剖位置,使心理、躯体均受益;最佳年龄为 6~12 个月,最晚不要超过 18 月龄

随访

- 阴囊 B 超,监测睾丸发育情况及有无恶变情况

并发症及预后

- 并发症
  - ◆ 生育受损,双侧比单侧危险性更高
    - ◇ 睾丸容积降低
    - ◇ 未提供精子形成的阴囊环境
    - ◇ 异常激素环境:黄体酮和睾酮降低;激素反应迟钝
    - ◇ 2 岁时睾丸仍未降者,约 40% 精子生成障碍
    - ◇ 延迟的睾丸固定术不能重新恢复正常的生育能力
  - ◆ 睾丸肿瘤的发病率逐渐增加
    - ◇ 双侧未降者睾丸癌的风险增加 5~35 倍
    - ◇ 10% 的睾丸未降发生睾丸肿瘤
    - ◇ 腹腔内睾丸风险最大
    - ◇ 精原细胞瘤是最常见的组织学类型
    - ◇ 睾丸固定术并不能减少恶性肿瘤的风险,但检查睾丸相对容易
  - ◆ 睾丸固定术并发症
    - ◇ 睾丸回缩
    - ◇ 输精管受损
    - ◇ 由于血供异常,睾丸萎缩
- 除了不能减少不孕症和睾丸癌的发生外,睾丸固定术预后好

(汤梁峰　沈　淳)

十、其 他 疾 病

1. 皮肤感染(skin infection)

病史

- 脓疱疹
  - ◆ 多无全身症状
  - ◆ 多在第二周发病
- 皮肤脓肿
  - ◆ 皮肤屏障破坏或免疫系统功能异常(例如高 IgE 综合征和白细胞黏附缺

陷症）

- 乳房脓肿
  - ◆ 足月儿,生后 6 周内发病
  - ◆ 生后 2 周内发病率均等,随后女性多见
- 脐炎
  - ◆ 脐部残端感染
  - ◆ 多在生后第 3 天发病
  - ◆ 早产儿更多见
- 坏死性筋膜炎
  - ◆ 感染征象不明显的情况下病变范围迅速扩散
  - ◆ 深部触痛与皮肤征象不一致
- 葡萄球菌烫伤样皮肤综合征(SSSS)
  - ◆ 可散发或局部流行
  - ◆ 毒素介导,某种亚型的金黄色葡萄球菌导致的皮肤剥脱性皮疹
  - ◆ 感染部位包括鼻咽部、脐部、尿路、皮肤伤口或败血症
- 先天性梅毒:参阅母体相关疾病篇 16. 梅毒母亲婴儿
- 单纯疱疹病毒感染:参阅疾病篇六、感染性疾病 6. 单纯疱疹病毒感染
- 肠道病毒感染:参阅疾病篇六、感染性疾病 5. 肠道和副肠孤病毒感染

临床症状和体征

- 脓疱病
  - ◆ 大疱性脓疱病
    - ◇ 可考虑局部的 SSSS
    - ◇ 某些金黄色葡萄球菌产生剥脱毒素导致表皮上皮剥脱
    - ◇ 皮下透明的无张力的水疱
    - ◇ 单个的或成簇的水疱,周围无红斑
    - ◇ 水疱内可包含脓液
    - ◇ 皮损容易破裂,留下浅糜烂面和小瘢痕
    - ◇ 愈合后可发生色素沉着
  - ◆ 非大疱性脓疱病
    - ◇ 斑丘疹,可有痂形成
    - ◇ 病变局限,但皮损处皮疹密集
    - ◇ 多发生于脐周及易受摩擦的部位
- 皮肤脓肿
  - ◆ 质韧、触痛的红色结节,最终出现波动感
  - ◆ 乳房脓肿
    - ◇ 乳腺扩大

◇ 质韧的红色结节
◇ 1/3 的婴儿有全身症状
◇ 5%~10% 的婴儿发生蜂窝组织炎
◇ 金黄色葡萄球菌感染所致,25%~50% 存在会阴部脓肿
◇ 沙门菌感染导致的脓肿可有腹泻病表现
◆ 脐炎
◇ 脐轮红肿、红斑、硬化、脓性分泌物
◇ 出现红色条纹提示发生脐静脉或蜂窝组织炎
◆ 肛周脓肿
◇ 肛门周围红肿热痛
◇ 全身症状少见
◇ 偶尔可形成肛瘘
◇ B 超可确诊
● 坏死性筋膜炎
◆ 多累及腹壁
◆ 多有全身症状
◆ 触痛、肿胀、红斑,超过 24~48h 导致局部缺血
◆ 可出现含有稻草色或出血性液体的大疱
● SSSS
◆ 全身黄斑、红斑、快速发展为猩红热样皮疹,多出现于腋窝和口周
◆ 红斑区皮肤起皱、数天后脱皮
◆ 严重病例出现广泛的皮肤剥脱
◆ 裸露皮肤结痂
◆ 红斑后 2~5 天眼睛、口、鼻皮损结痂皲裂
◆ 尼科利斯基征阳性
◆ 可发生皮肤继发感染
● 先天性梅毒、弓形虫、CMV、单纯疱疹病毒感染、肠道病毒感染等

辅助检查

● 葡萄球菌脓疱
◆ 临床诊断,疱液培养和革兰染色检出细菌证实
● 脐炎、皮肤和肛周脓肿
◆ 皮损或水疱脓液培养和革兰染色检出细菌证实
◆ 必要时进行血液、尿液、脑脊液培养
◆ 脓肿抽出液培养
◆ 无全身症状者也应进行血培养
● 坏死性筋膜炎

　　　　◆ 手术探查和活检
　　　　◆ 血液、尿液、脑脊液培养
　　● SSSS
　　　　◆ 疱液培养
　　　　◆ 血液、尿液、脑脊液、脐分泌物培养
　　● TORCH 感染：采集血或分泌物进行相关抗体、PCR 检测

鉴别诊断

- 葡萄球菌脓疱病
  - ◆ 链球菌脓疱
  - ◆ 毒性红斑
  - ◆ 暂时性新生儿黑棘皮病变
  - ◆ 色素失调症
  - ◆ 大疱性表皮松解症
  - ◆ 天疱疮
  - ◆ 类天疱疮
  - ◆ 单纯疱疹病毒感染
  - ◆ 水痘
  - ◆ 肠道病毒感染
  - ◆ 皮肤念珠菌病
- 皮肤脓肿
  - ◆ 乳房脓肿
    - ◇ 生后生理性乳房增大
  - ◆ 脐炎
    - ◇ 卵黄管瘘
    - ◇ 脐尿管瘘
- 坏死性筋膜炎
  - ◆ 蜂窝组织炎
- SSSS
  - ◆ 大疱性脓疱
  - ◆ 大疱性表皮松解症
  - ◆ 中毒性表皮坏死松解症
  - ◆ 弥散性皮肤肥大细胞增多症
  - ◆ 剥脱综合征伴嗜酸细胞增多
  - ◆ 表皮松解性角化过度
    - ◇ 药物
    - ◇ 甲基丙二酸血症

- ✧ 移植物抗宿主病(见于重症联合免疫缺陷综合征)
- ✧ 新生儿红斑狼疮(少见原因)
- ✧ 母亲患自身免疫性大疱性疾病
  - ➢ 天疱疮或类天疱疮
  - ➢ 抗体可以通过胎盘到达胎儿体内

处理

- 一般处理
  - ◆ SSSS
    - ✧ 注意水电解质平衡和体温
    - ✧ 非黏附性敷料
    - ✧ 隔离
- 特异性治疗
  - ◆ 葡萄球菌脓疱病
    - ✧ 大疱性脓疱病
      - ➢ 耐青霉素酶者给予萘夫西林或苯唑西林,共 7~10 天
      - ➢ 也可以给予第一代头孢菌素类药物
      - ➢ 细菌培养和治疗应考虑到耐甲氧西林金黄色葡萄球菌(MRSA)
    - ✧ 非疱疹性脓疱病
      - ➢ 无发烧、软组织感染(如淋巴结炎或蜂窝组织炎),口服耐 β-内酰胺酶的抗生素治疗,共 7 天
      - ➢ 如果出现上述任何并发症,静脉给予抗生素治疗
  - ◆ 皮肤、肛周脓肿
    - ✧ 抗菌素治疗:广谱抗生素覆盖革兰阳性和阴性菌(苯唑西林、庆大霉素)
    - ✧ 根据药敏选择敏感抗生素
    - ✧ 脓肿切开引流,引流液培养
  - ◆ 脐炎
    - ✧ 经验性抗菌素治疗
      - ➢ 生后 5 天内:氨苄西林和三代头孢菌素,共 7~10 天
      - ➢ 超过 5 天:苯唑西林和三代头孢菌素,共 7~10 天
    - ✧ 观察有无坏死性筋膜炎或腹膜炎症状
  - ◆ 坏死性筋膜炎
    - ✧ 氨苄西林或耐青霉素酶的抗生素(庆大霉素、克林霉素和甲硝唑)
  - ◆ SSSS
    - ✧ 耐青霉素酶的抗生素静脉治疗,共 7~10 天
    - ✧ 需要考虑覆盖 MRSA 或根据细菌培养结果或对治疗反应调整抗生素

随访

- 不需要,除非发生并发症(例如脐炎合并门静脉血栓形成)
- 发生骨髓炎或中枢神经系统感染的菌血症

并发症及预后

- 并发症
  - 任何皮肤感染均可发生败血症、脑膜炎、骨髓炎
  - 脐炎
    - 门静脉血栓形成
    - 肝脓肿
    - 坏死性筋膜炎
  - 坏死性筋膜炎
    - 皮肤坏死
    - 远端缺血水肿或累及肢体末端导致缺血
  - SSSS
    - 继发感染
    - 脱水
- 预后
  - 无并发症的感染预后较好
  - 乳房脓肿可能影响乳腺发育

（刘 宁 程国强）

2. 尿布皮炎（diaper dermatitis）

病史

- 刺激/接触导致的尿布皮炎
  - 患病率 7%~35%
  - 生后数周到 18 个月均可发病,发病高峰期为 9~12 月龄
  - 新生儿期不常见,因为粪便中酶的活性较低
- 假丝酵母菌尿布皮炎
  - 3% 的婴儿受累
  - 多在生后 2~4 月龄发病

高危因素

- 腹泻或频繁排便

- 饮食因素:配方奶喂养
- 近期广谱抗生素

临床症状和体征

- 刺激、接触导致的尿布皮炎
  - ◆ 大腿上部、臀部、下腹部、生殖器红斑或结节
  - ◆ 可发展成深部红斑
  - ◆ 皮肤皱褶处一般不受累
- 假丝酵母尿布皮炎
  - ◆ 会阴部片状红斑,周边鳞屑,可存在卫星疹
  - ◆ 粉红色丘疹可融合
  - ◆ 腹股沟皱纹处多累及
- 临床分度
  - ◆ 轻度:局限区域出现分散的红斑状丘疹或轻度无症状的红斑
  - ◆ 中度:红斑更广泛,伴有浸渍或浅表糜烂、疼痛和不适
  - ◆ 重度:有光泽外观的广泛红斑、疼痛性糜烂、丘疹和结节
- 临床病程
  - ◆ 标准治疗的尿布皮炎的病程通常 2~3 天
  - ◆ 超过 3 天以上考虑继发感染
- 继发感染
  - ◆ 假丝酵母菌感染
  - ◆ 脓疱疮(金黄色葡萄球菌感染)
  - ◆ 肛周链球菌性皮炎
  - ◆ 单纯疱疹病毒感染(少见)

辅助检查

- 氢氧化钾检测皮肤真菌
- 诊断不明确或考虑继发感染时进行以下检查
  - ◆ 矿物油制片,可用于检测是否存在疥疮
  - ◆ 病毒抗原检测
  - ◆ 皮损培养,可用于检测是否存在金黄色葡萄球菌和 A 族链球菌
  - ◆ 皮肤活检

鉴别诊断

- 脂溢性皮炎:皮肤皱褶(如腹股沟)处常见,也可见面部、颈部和其他的皮肤褶皱
- 特异性皮炎:多见于其他部位,尿布区少见(因为潮湿)

- 疥疮：急性、分布广泛的瘙痒性皮炎。其他部位也可见
- 假丝酵母尿布皮炎
- 过敏、接触性皮炎
- 肠病性肢端皮炎
- 其他代谢性疾病（如囊性纤维化）
- 银屑病
- 朗格汉斯细胞组织细胞增生症
- 先天性梅毒等病毒感染

处理

- 刺激、接触尿布皮炎
  - ◆ 勤换尿布
  - ◆ 使用能够被吸收水分的尿布
  - ◆ 保持干燥
- 特异性治疗
  - ◆ 尿布皮炎
    - ◇ 润肤剂或贴氧化锌
    - ◇ 严重病例短期内给予不含氟的激素（1% 氢化可的松）
  - ◆ 假丝酵母菌尿布皮炎
    - ◇ 局部抗真菌药物（如克霉唑、酮康唑、制霉菌素等）
  - ◆ 继发细菌感染可以用莫匹罗星软膏，严重者需要评估是否存在血源性感染
- 预防：勤换尿布和轻柔清洗皮肤以预防尿布皮炎

随访

- 皮疹缓解，不需要随访
- 如果持续存在或复发需随访

并发症及预后

- 良好，易复发

（刘　宁　程国强）

3. 新生儿一过性皮肤疾病（transient skin disease of the newborn）

病史

- 新生儿毒性红斑

- ◆ 足月儿常见
- ◆ 多在出生后 24~48h 发生
- ◆ 偶尔出生时就存在皮疹
- 新生儿一过性黑棘皮病
  - ◆ 足月儿常见
  - ◆ 出生即出现症状
- 粟粒疹（痱子）
  - ◆ 多发生于气候湿热季节
  - ◆ 白色粟粒疹（水晶状透亮）
    - ◇ 多由角质层下的汗腺导管堵塞所致
    - ◇ 偶尔出生时就存在，随着过热逐渐增多
  - ◆ 红色粟粒疹
    - ◇ 多由角质层下的汗腺导管堵塞所致，漏到真皮下导致炎症反应
    - ◇ 生后 1 周最常见
    - ◇ 多与过热有关
- 吸吮性水疱
  - ◆ 出生时即有皮疹
  - ◆ 多位于手、前臂
  - ◆ 多为孤立性的
- 新生儿痤疮
  - ◆ 生后 2~3 周发病
  - ◆ 无真正的痤疮特征（黑头粉刺）
  - ◆ 可能因为皮屑芽孢菌感染

临床症状和体征

- 新生儿毒性红斑
  - ◆ 可以发现四种不同类型的病变：斑丘疹、丘疹、脓疱、风团
  - ◆ 斑丘疹和风团大小不一，数毫米至数厘米
  - ◆ 丘疹、脓疱多为圆形，1~2mm，可以出现在斑丘疹和风团上面
  - ◆ 逐渐变为蜡样消失
  - ◆ 新的皮肤损害可以持续几天
  - ◆ 多从面部开始，但是臀部、躯干、四肢也常见
- 新生儿一过性黑棘皮病
  - ◆ 三种类型病变
    - ◇ 水疱，不伴或少伴红斑
    - ◇ 水疱破裂，出现色素沉着斑，伴周围脱屑
    - ◇ 色素斑不伴脱屑（2~3mm）

◆ 受累部位
◇ 额、耳后、下颌、颈部、背部、手、脚(包括手掌、脚底)
● 汗疱疹(痱子)
◆ 前额和躯干上部多见
◆ 白色粟粒疹:露珠样小水疱,无红肿
◆ 红色汗疱疹:红斑丘疹、脓疱
● 吸吮性水疱
◆ 大疱:5~15mm,无张力
◆ 数天到数周缓解
◆ 多发部位:前臂、手腕、手(包括拇指、示指)背
● 新生儿痤疮
◆ 丘疹性脓疱疹,多发生于面颊,也可见其他部位,如头皮、胸部

辅助检查

● 新生儿毒性红斑
◆ 疱疹液瑞氏(Wright)染色可见较多嗜酸性粒细胞
◆ 偶尔外周血嗜酸细胞增多
● 新生儿一过性黑棘皮病
◆ 疱疹液瑞氏染色可见较多中性粒细胞,偶尔可见嗜酸性粒细胞
◆ 革兰染色检菌阴性
● 汗疱疹
◆ 无相应检查
◆ 如果诊断不确定,可以进行皮肤活检
◆ 白色汗疱疹水疱很容易破裂
● 吸吮性水疱
◆ 发生吸吮性水疱的婴儿可吸吮四肢
◆ 单纯疱疹病毒和细菌监测阴性
● 新生儿痤疮
◆ 吉姆萨(Giemsa)染色可以发现真菌孢子和中性粒细胞
◆ 革兰染色未见细菌

鉴别诊断

● 新生儿毒性红斑
◆ 新生儿一过性黑棘皮病
◆ 先天性念珠菌病
◆ 红色汗疱疹
◆ 色素失调症

◆ 嗜酸细胞性脓疱性毛囊炎
- 新生儿一过性黑棘皮病
  ◆ 新生儿毒性红斑
  ◆ 葡萄球菌感染脓疱病
  ◆ 先天性念珠菌病
  ◆ 汗疱疹
  ◆ 婴幼儿痤疮
- 汗疱疹
  ◆ 新生儿毒性红斑
  ◆ 一过性新生儿黑棘皮病
- 吸吮性水疱
  ◆ 根据一般情况良好、水疱位置等诊断不难
  ◆ 其他可能
    ◇ 大疱性脓疱
    ◇ 新生儿单纯疱疹
    ◇ 大疱性表皮松解症
    ◇ 新生儿痤疮
    ◇ 红色汗疱疹
    ◇ 先天性念珠菌病

处理

- 一般处理
  ◆ 通常不需要
- 特异性治疗
  ◆ 新生儿毒性红斑：无
  ◆ 一过性新生儿黑棘皮病：无
  ◆ 汗疱疹：避免过热
  ◆ 吸吮性水疱：无
  ◆ 新生儿痤疮
    ◇ 经常可以自发症状减轻
    ◇ 给予抗真菌的药膏可以改善症状
    ◇ 局部类固醇激素治疗可以改善症状，但必须谨慎使用

随访

- 如果病变缓解，不需要随访，所有这些病变都是一过性的

（刘　宁　程国强）

4. 大疱性表皮松解症(epidermolysis bullosa，EB)

病史

- 单纯型
  - ◆ 分离面位于表皮内，角质形成细胞基底层以内(基底层 EBS)
  - ◆ 最常见。占所有 EB 病例的 75%~85%
  - ◆ 常染色体显性遗传，少数为常染色体隐性遗传
  - ◆ 创伤或摩擦诱发的表浅皮肤水疱、糜烂和结痂
  - ◆ 局限性或播散性分布
  - ◆ 临床严重程度多样，轻度为足部疱，重度为皮肤外受累和患者死亡
  - ◆ 亚型
    - ◇ 中间型，既往称为 Köbner 亚型
      - ➢ 常染色体显性遗传
      - ➢ 新生儿期或婴儿期发病
      - ➢ 轻度大疱性表皮松解症，表皮水疱
      - ➢ 50% 患儿指甲发育不良
      - ➢ 愈合后可留有色素沉着
      - ➢ 手掌或脚掌局部硬化
    - ◇ 局限型，既往称 Weber-Cockayne 亚型
      - ➢ 常染色体显性或隐性遗传
      - ➢ 表皮松解症最常见类型，病情较轻
      - ➢ 婴儿后期或儿童期局限于手掌和脚底摩擦后发生疱疹
      - ➢ 毛发牙齿正常，10%~25% 患儿指甲发育不良
      - ➢ 愈合后不留瘢痕，或仅见手掌或脚掌局部硬化
    - ◇ 重度型，既往称 Dowling-Meara 亚型
      - ➢ 常染色体显性遗传
      - ➢ 出生时或生后不久出现大量水疱
      - ➢ 可严重威胁生命
      - ➢ 成簇出现的疱疹样皮疹
      - ➢ 随时间延长，严重度减轻
      - ➢ 伴指甲营养不良或脱落
      - ➢ 婴儿期出现手掌和足底的角化过度，可发展为皮肤角化病
- 交界型(JEB)
  - ◆ 分离面位于表皮真皮交界处的透明层内
  - ◆ 常染色体隐性遗传

◆ 成簇出现的疱疹样皮疹

◆ 愈合后留有瘢痕

◆ 亚型

◇ 重度 JEB(旧称泛发性重度或 Herlitz 型 JEB)

◇ 中间型 JEB(旧称泛发性中间型或非 Herlitz 型 JEB)

● 营养不良型(DDEB)

◆ 分离面位于致密层以下,在真皮乳头上层内的锚原纤维水平

◆ 常染色体显性遗传:病情轻

◆ 常染色体隐性遗传:病情重

◆ 皮肤易脆、水疱形成、瘢痕形成、指甲改变和水疱愈合部位形成粟丘疹

◆ 亚型

◇ 局限型:仅累及甲的 DDEB、胫前 DDEB 和肢端 DDEB

◇ 中间型:旧称泛发性 DDEB

◇ 中间型 DDEB:旧称泛发性中间型 DDEB 或非 Hallopeau-Siemens 型 DDEB

◇ 重度 DDEB:旧称泛发性重度 DDEB 或 Hallopeau-Siemens 型 DDEB

● Kindler 型

◆ 有多个分离面(表皮内、透明层内或致密层下)

◆ 常染色体隐性遗传

◆ 皮肤起水疱

◆ 光敏感性

◆ 广泛皮肤萎缩和进行性皮肤异色症

◆ 合并皮肤萎缩、毛细血管扩张和色素沉着异常

临床症状和体征

● 共同临床表现

◆ 摩擦导致皮肤水疱(尼氏征阳性)

◆ 阴道分娩者头皮和面部会出现水疱

◆ 表浅水疱易破裂,导致糜烂

◆ 糜烂皮肤结痂,感染

◆ 深部水疱可为出血性

◆ 导致瘢痕形成或皮肤色素异常

● 单纯型

◆ Köbner 亚型

◇ 轻到中度水疱、分布广泛

◇ 黏膜累及较少

◇ 可有指甲发育不良

- ◇ 无瘢痕
- ◇ 可有色素沉着
- ◆ Weber-Cockayne 亚型
  - ◇ 局部的轻度水疱
  - ◇ 黏膜累及较少
  - ◇ 常累及手、脚
  - ◇ 不留瘢痕
- ◆ Dowling-Meara 亚型
  - ◇ 中到重度水疱
  - ◇ 开始分布广泛,随后变为成簇出现
  - ◇ 甲周更多见
  - ◇ 1~3 岁发病,手掌脚掌表皮过度角化
- 交界型
  - ◆ Herlitz 亚型
    - ◇ 中到重度皮肤水疱
    - ◇ 大面积糜烂
    - ◇ 指甲萎缩或缺如
    - ◇ 肉芽组织形成
    - ◇ 黏膜累及较重
    - ◇ 累及皮肤外黏膜如呼吸道、消化道和尿道
    - ◇ 可累及角膜
    - ◇ 牙齿异常,龋齿
  - ◆ 非 Herlitz 亚型
    - ◇ 上述症状合并有贫血、生长发育迟缓
  - ◆ 交界型合并幽门闭锁
- 营养不良型
  - ◆ 中间性显性遗传
    - ◇ 轻到中度皮肤水疱
    - ◇ 新生儿期病情较重
    - ◇ 皮疹主要见于骨骼突起部位
    - ◇ 指甲营养不良
  - ◆ 重度隐性遗传性
    - ◇ 重度水疱
    - ◇ 瘢痕
    - ◇ 关节挛缩
    - ◇ 假性并指/趾,联指/趾手套和脚套样畸形
    - ◇ 累及消化道(食管狭窄)

- ◇ 小口畸形，龋齿
- ◇ 生长发育迟缓
- ◇ 贫血
- ◇ 累及眼、泌尿生殖系统
- ◆ 中间型隐性遗传性
  - ◇ 类似于重性中间性，但程度较轻
- Kindler 大疱性表皮松解症
  - ◆ 染色体隐性遗传
  - ◆ 皮肤起水疱、光敏感性
  - ◆ 广泛皮肤萎缩和进行性皮肤异色症
  - ◆ 合并皮肤萎缩、毛细血管扩张和色素沉着异常
  - ◆ 牙龈炎和牙周炎
  - ◆ 食管或泌尿生殖道狭窄
- 皮肤外表现
  - ◆ 毛发和甲异常
  - ◆ 口腔内水疱和瘢痕形成
  - ◆ 牙齿异常
  - ◆ 食管狭窄
  - ◆ 泌尿生殖系统异常

辅助检查

- 如怀疑继发性感染，疱液革兰染色及细菌、病毒培养
- 皮肤活检：常规组织学免疫和荧光检查，电镜检查
- 基因突变分析
  - ◆ 单纯型：*Keratin 5、Keratin 14*
  - ◆ 单纯型伴肌营养不良：*Plectin*
  - ◆ 交界型：*LAMA3、LAMB3* 和 *LAMC2*。中间型主要累及 *COL17A1* 基因
  - ◆ 交界型伴幽门闭锁：整联蛋白 α6β4
  - ◆ 营养不良型：Ⅶ型胶原蛋白
  - ◆ Kindler 大疱性表皮松解症：基因 *FERMT1* 发生突变造成

鉴别诊断

- 大疱性天疱疮
- 新生儿寻常型天疱疮
- 脓疱病
- 病毒或者细菌感染，如 TORCH 感染、肠道病毒感染
- 吸吮性水疱

- 大疱性肥大细胞增生病
- 先天性红细胞生成性卟啉病
- 母亲自身免疫性疱疹性疾病
  - ◆ 生殖道疱疹(妊娠类天疱疮)
  - ◆ 寻常性天疱疮
  - ◆ 落叶型天疱疮
- 儿童慢性大疱性皮肤病
- 新生儿红斑狼疮
- 葡萄球菌烫伤样皮肤综合征
- 中毒性表皮坏死松解症
- 先天性糜烂性和水疱性皮肤病
- 色素失调症
- 肠病性肢端皮炎
- 甲基丙二酸血症
- 暴发性紫癜
- 表皮松解性角化过度
- 外胚层发育不良
- 先天性皮肤发育不全
- 创伤性皮肤损伤

处理

- 多学科团队管理
  - ◆ 皮肤病医师、EB 护士、技能恢复治疗师、营养师和社会工作者
  - ◆ 科室会诊:眼科、泌尿外科、肾病科、血液科、内分泌科、心脏科、疼痛治疗科
  - ◆ 一般处理
  - ◆ 注意水电解质平衡
  - ◆ 预防皮肤创伤
  - ◆ 避免绷带或胶布粘贴
  - ◆ 无菌注射针抽吸张力性水疱
- 伤口护理
  - ◆ 含抗生素的润滑剂覆盖糜烂皮肤
  - ◆ 伤口敷以不黏性硅敷料、能吸收渗出液的泡沫敷料和不黏性硅胶带
  - ◆ 密切注意感染
    - ◇ 严重细菌定植的伤口,稀释的漂白剂洗浴或湿敷法、局部用抗菌剂和局部用抗生素
    - ◇ 明确感染的伤口常常需要全身应用抗生素

- 控制疼痛
  - ◆ 轻至中度疼痛,可以单独应用镇痛剂(如对乙酰氨基酚)
  - ◆ 重度疼痛的治疗可能需要应用阿片类药物或抗焦虑药
- 积极营养支持,补充铁剂、Vit AD
- 眼部病变可用润眼液和软膏等进行保守治疗
- 监视皮肤外器官受累情况
- 心理支持
- 遗传学咨询
- 特异性治疗:无

随访

- 需要终身护理和随访

并发症及预后

- 并发症
  - ◆ 继发感染
  - ◆ 瘢痕、色素沉着
  - ◆ 营养不良
  - ◆ 贫血
  - ◆ 鳞状细胞癌
- 预后
  - ◆ 预后差异较大
  - ◆ 对严重型预后应持谨慎态度
  - ◆ 严重的交界型中的 Herlitz 亚型婴儿期可死亡
  - ◆ 感染风险较大,特别是婴幼儿
  - ◆ 严重病例儿童期鳞状细胞癌的风险较高
  - ◆ 轻度可能有的预后较好

(刘 宁　程国强)

5. 皮肤血管异常(cutaneous vascular abnormality)

分类

- 血管肿瘤:包括良性肿瘤、交界性肿瘤和恶性肿瘤
  - ◆ 婴儿血管瘤
  - ◆ 先天性血管瘤
  - ◆ 丛状血管瘤和卡波西型血管内皮瘤

◆ 分叶状毛细血管瘤（化脓性肉芽肿）：良性，生长迅速和表面易破溃
- 单纯性血管（涵盖淋巴管）畸形
  ◆ 毛细血管畸形
  ◆ 淋巴管畸形
  ◆ 静脉畸形
  ◆ 动静脉瘘
- 混合性血管畸形：单个病灶内出现 2 种或以上的血管畸形
- 主要大的血管的异常：如盖伦（Galen）静脉瘤、肝动静脉瘘、门体分流等
- 伴有其他异常的血管畸形：斯德奇-韦伯（Sturge-Weber）综合征、血管骨肥大综合征（Klippel-Trenaunay syndrome，KTS）、大头畸形-毛细血管畸形（macrocephaly-capillary malformation，M-CM）、Proteus 综合征、先天性脂肪瘤过度生长、血管畸形、表皮痣、脊柱异常、骨骼异常、脊柱侧凸综合征（即CLOVES 综合征）

病史

- 橙红色斑或鲑鱼色斑（又称"天使之吻"或"鹳咬人"）
  ◆ 毛细血管畸形
  ◆ 出生时存在
  ◆ 常见部位：眼睑、眉间和颈背部
  ◆ 多在 1~2 岁消失
  ◆ 必须与局部的葡萄酒色痣和血管瘤鉴别
- 葡萄酒色痣（鲜红斑痣）
  ◆ 毛细血管畸形
  ◆ 出生时存在
  ◆ 多为散发，但可以常染色体显性遗传方式遗传
- 静脉畸形
  ◆ 出生时存在的低血流型血管畸形有两种类型
    ◇ "典型的"静脉畸形可高于皮肤和黏膜
    ◇ 血管球瘤畸形，内含有血管球细胞
- 淋巴管畸形
  ◆ 表浅或深部淋巴管异常
  ◆ 胸腔内或腹腔内淋巴管畸形占畸形的 8%
  ◆ 分类
    ◇ 大囊性淋巴管畸形
      ➤ 出生存在，通常在颈部或腋下，又称囊性水囊瘤
    ◇ 微囊性淋巴管畸形（局限性淋巴管瘤）
      ➤ 先天性病变，但新生儿期少见

➢ 好发部位为:口腔黏膜,近端肢体和皱褶处

✧ 混合型:大囊性和微囊性同时存在,多见头、面、颊和口腔

- 先天性血管瘤:与常见的婴儿型血管瘤不同
  - 出生时完全形成(宫内增生),生后变化较小
  - 组织学:GLUT-1 染色阴性
  - 两种类型
    - ✧ 快速消退型先天性血管瘤(RICH):生后 14 个月内消退
    - ✧ 非消退型先天性血管瘤(NICH)
- 动静脉畸形
  - 40% 出生时存在
  - 出生后可不增大
  - 高流量型血管畸形听诊时可闻及震颤或杂音
- 婴儿型血管瘤
  - 多数在生后数周内出现(50% ~ 60% 出生时存在)
  - 快速增长阶段,随后逐渐消退
  - 男∶女为(2.5∶1)~(5∶1)
  - 多见于早产儿
  - 绒毛膜取样的母亲婴儿发生率增加
  - 组织学:GLUT-1 染色阳性
  - 形态及分类:7%~90% 为孤立性病变
  - 深度:表浅型占 50% ~ 60% ;混合型占 25%~35%;深部型占 15%
  - 部位:局部或弥散
  - 多发型
    - ✧ 多发表浅血管或孤立的大的婴儿血管瘤提示内脏受累可能,肝脏和气道常见
    - ✧ 下面部血管瘤提示气道受累可能
    - ✧ 弥散性新生儿血管瘤病:多发性皮肤血管瘤伴内脏受累
    - ✧ 良性新生儿血管瘤:多发性皮肤血管瘤不伴内脏受累
    - ✧ 消退:5 岁时 50%,7 岁时 70%,10~12 岁时 90%

其他疾病的症状和体征

- PHACE(S)综合征:大面积面部血管瘤加以下任何一种病变
  - P:颅后窝和其他部位脑发育异常
  - H:大的婴儿血管瘤(弥散性)
  - A:动脉畸形(多见于主动脉弓和中枢神经系统血管异常)
  - C:心脏畸形或主动脉畸形
  - E:眼畸形

- ◆ S:胸骨异常
- ◆ PHACE(S)综合征合并内分泌异常的报道逐渐增加
- ● 甲状腺功能减退
  - ◆ 多合并大的婴儿血管瘤和肝脏血管瘤
  - ◆ 婴儿型血管瘤可分泌一种酶(deidodinase)灭活甲状腺素
- ● 其他血管肿瘤
  - ◆ 卡波西型血管内皮瘤
    - ✧ 簇状血管瘤
    - ✧ 组织学不同于婴儿型血管瘤和 GLUT-1 染色阴性
    - ✧ 肿瘤合并卡萨巴赫-梅里特(Kasabach-Merritt)综合征
  - ◆ 卡萨巴赫-梅里特(Kasabach-Merritt)综合征
    - ✧ 迅速增大血管瘤
    - ✧ 血小板减少性凝血异常

临床症状和体征

- ● 橙红色斑或鲑鱼色斑("天使之吻"或"鹳咬人")
  - ◆ 双侧对称
  - ◆ 多见于上眼睑,颈背部,眉间和鼻梁
  - ◆ 也可见于骶尾部,但一般不会消退
- ● 葡萄酒色痣(鲜红斑痣)
  - ◆ 粉红色或红斑,可发生于任何部位,出生时颜色淡
  - ◆ 随年龄增长颜色加深,呈结节状
  - ◆ 可逐渐增大
  - ◆ 面部病变的增长速度可超过骨和软组织增长
- ● 静脉畸形
  - ◆ 蓝色、边界不清的胎记
  - ◆ 通常较小,但也可很大
  - ◆ 无血管杂音
  - ◆ 可见于皮肤和黏膜
  - ◆ 血管球瘤表面可见鹅卵石样花纹,大小不一
  - ◆ 由于钙化,X 线片上可见静脉结石
  - ◆ 婴儿和儿童早期病变可扩展,变为深蓝
  - ◆ 广泛的静脉畸形多见于四肢,导致局部血管内血栓形成
  - ◆ 四肢广泛的蓝色畸形必须与血管骨肥大综合征鉴别
- ● 淋巴管畸形
  - ◆ 微囊性淋巴管瘤
    - ✧ 成簇的清亮、半透明或血性水疱

◇ 可能会间断性地漏出淋巴液
◇ 四肢近端、躯干、腋窝和口腔
◆ 水囊状淋巴管瘤
◇ 大的囊状结构，边界不清，呈半透明状
◇ 通常位于颈部或腋下
◇ 可能导致慢性凝血异常
◇ 50% 存在染色体异常，如三体综合征、特纳综合征
◆ 混合型
◇ 可干扰舌、口、下颌的正常发育
● 动静脉畸形
◆ 紫红色肿胀性病变
◆ 局部皮肤温度增高
◆ 活动期病变可触及震颤或听到血管杂音
● 血管肿瘤
◆ 表浅婴儿型血管瘤（草莓状血管瘤）
◇ 鲜红色斑块
◆ 深部婴儿型血管瘤
◇ 皮下组织可及肿块
◇ 表面皮肤颜色正常或呈蓝色
◇ 病变较大者可有血管杂音
◆ 混合型（表浅和深部）
◇ 表浅部分边界清楚、深部成分边界不清楚、颜色多为紫蓝色
◆ 先天性血管瘤
◇ 高起的紫蓝色肿块伴静脉显露
◇ 半球形的肿块伴表面毛细血管扩张

与血管发育异常的相关综合征

● 斯德奇-韦伯（Sturge-Weber）综合征（脑三叉神经血管瘤病）
◆ 沿三叉神经分布的皮肤血管瘤，呈紫红葡萄酒色；眼部血管畸形和青光眼；脑膜血管瘤、惊厥发作等
● 血管骨肥大综合征（KTS）（静脉曲张性骨肥大血管痣）
◆ 肢体毛细管畸形、静脉曲张、骨骼过度发育导致病变侧肢体增长或增粗、肢体软组织受影响、患肢皮温增高
● Servelle-Martorell 综合征
◆ 肢体畸形、肢体发育不良
◆ 毛细血管、静脉异常
● Parkes-Weber

- ◆ 类似于血管骨肥大综合征,但合并动静脉瘘
- ● Proteus 综合征(变形综合征)
  - ◆ 偏身肥大
  - ◆ 皮肤表现包括毛细血管、淋巴管或静脉畸形
  - ◆ 可合并表皮痣、结缔组织痣、脂肪瘤和咖啡牛奶斑
  - ◆ 血管畸形通常较为广泛,覆盖身体的大部分,且可能伴有内脏颅脑血管畸形
  - ◆ 内分泌肿瘤
  - ◆ 巨手或巨足
- ● 班纳扬-赖利-鲁瓦卡巴(Bannayan-Riley-Ruvalcaba)综合征
  - ◆ 巨脑、智力障碍
  - ◆ 内脏、小肠脂肪瘤、息肉病
  - ◆ 毛细血管、静脉畸形
  - ◆ 生殖器色素沉着
- ● 贝-维(Beckwith-Wiedemann)综合征
  - ◆ 巨舌、巨大儿、脐膨出、肾发育异常
  - ◆ 胚胎肿瘤(母细胞瘤)
  - ◆ 前额毛细血管痣
- ● 先天性毛细血管扩张性大理石样皮肤
  - ◆ 多见于女性,下肢常见
  - ◆ 全身或局部网格状皮肤血管网为特征的血管异常
  - ◆ 不会随温度变化而变化
  - ◆ 伴有皮肤萎缩及溃疡
- ● 亚当斯-奥利弗(Adams-Oliver)综合征
  - ◆ 颅骨缺陷
  - ◆ 肢体异常
  - ◆ CMTC 样血管畸形
- ● 蓝色橡皮疱痣综合征(blue rubber bleb nevus syndrome)
  - ◆ 皮肤静脉畸形、消化道出血、缺铁性贫血
- ● Wyburn-Mason 综合征(脑-视网膜动静脉瘤综合征)
  - ◆ 颜面部皮肤多发性动静脉瘘、视网膜及颅内动静脉瘘
- ● 科布(Cobb)综合征
  - ◆ 节段性血管畸形,多累及同一节段内的皮肤、皮下组织、椎体、硬脊膜和脊髓
- ● 马富奇(Maffucci)综合征
  - ◆ 出生时存在静脉畸形
  - ◆ 儿童早期多发性内生软骨瘤

- 大头畸形-毛细血管畸形综合征
  - 头围增大和斑片状、网状毛细血管畸形
  - 多指/趾畸形、并指/趾畸形
  - 新生儿肌张力低下
  - 发育迟缓和脑结构异常
- 色素血管性斑痣性错构瘤病
  - 细血管畸形合并真皮黑素细胞增多症(蒙古斑、太田痣)、斑痣或表皮痣
  - 神经系统包括精神运动发育迟缓、癫痫发作、颅内钙化或脑萎缩
  - 眼部和骨骼异常如蓝灰色巩膜
- CLOVES 综合征
  - 多个大小不一、浸润邻近组织的躯干脂肪瘤肿块
  - 毛细血管畸形、LM、静脉畸形(静脉扩张)和动静脉畸形(地图样斑)
  - 手足畸形,如巨指/趾畸形、草鞋足畸形、脊柱侧凸

实验室检查

- 红色斑或鲑鱼色斑:临床诊断
- 萄酒色痣:临床诊断;面部葡萄酒色痣应进行头颅 MRI 检查
- 静脉畸形:临床诊断;MRI 检查确定其程度
- 淋巴管畸形:MRI 或超声检查确诊
- 血管肿瘤
  - 婴儿型血管瘤:多数可临床诊断;多普勒超声或 MRI 可协助诊断
  - 先天性血管瘤:活检除外其他肿瘤
  - 多发型婴儿血管瘤
    - 腹部超声检查确定是否累及内脏
    - 血常规检查评估是否存在贫血
    - 大便隐血评估是否累及消化道
    - 根据体检决定是否需要进行心脏超声和 MRI 检查
    - 病变较大或累及消化道者需测定甲状腺功能
- 动静脉瘘
  - MRI 血管显影
  - 彩色多普勒超声

鉴别诊断

- 橙红色斑或鲑鱼色斑:无须鉴别
- 葡萄酒色痣:斯德奇-韦伯综合征;贝-维综合征;静止期动静脉瘘
- 静脉畸形:前额中线附近静脉畸形需与颅骨骨膜窦鉴别。颅骨骨膜窦是浅静脉和颅内静脉窦直接交通,头皮上可见一可压缩的软性肿物,无搏动。局

部头皮可呈微红色或青蓝色

- 淋巴管畸形：婴儿型血管瘤和静脉畸形
- 其他肿瘤
  - ◆ 血管肿瘤
    - ✧ 婴儿型血管瘤
    - ✧ 先天性血管瘤需与其他母细胞瘤鉴别
    - ✧ 深部婴儿型血管瘤：动静脉瘘、纤维肉瘤、横纹肌肉瘤、婴儿肌纤维瘤
  - ◆ 动静脉瘘：葡萄酒色痣、深部血管瘤

特异性治疗

- 橙红色斑或鲑鱼色斑：通常不需要处理
- 葡萄酒色痣：脉冲染料激光治疗
- 静脉畸形：根据部位决定治疗方法
  - ◆ 经皮硬化治疗
  - ◆ 广泛的肢体静脉畸形可以穿长筒袜保守治疗
  - ◆ 局部静脉畸形可以切除
- 淋巴管畸形
  - ◆ 微囊型：细针抽吸或硬化治疗；也可以手术治疗
  - ◆ 大囊型：根据大小和位置决定治疗方法；手术治疗，易复发；可能需要皮肤移植
  - ◆ 混合型：由于表面破溃、出血、气道或食管受压等，多需要手术治疗
- 动静脉瘘
  - ◆ 根据分期决定治疗方法
  - ◆ 充血性心力衰竭治疗
  - ◆ 动脉内栓塞

> 注：局部处理如切除、激光治疗、冷冻治疗等可能促进其增长和扩展

- 血管肿瘤
  - ◆ 大多数血管瘤不需要治疗，逐渐消退
  - ◆ 治疗指征
    - ✧ 病变威胁生命或使脏器功能受损（如视觉、呼吸功能或心功能受损）
    - ✧ 血管瘤影响美容（鼻子、眉间）
    - ✧ 大的面部血管瘤
    - ✧ 血管瘤破溃
    - ✧ 具有"卵石样"表面或带蒂的血管瘤

◆ 感染和溃疡应积极静脉给予抗生素治疗
◆ 口服普萘洛尔作为一线治疗药物
  ✧ 起始剂量为 0.5~1mg/(kg·d)
  ✧ 逐渐增至目标剂量 2mg/(kg·d)
◆ 全身应用皮质激素治疗
  ✧ 在增生期给予(出生后前几个月)
  ✧ 注意可能的不良反应
  ✧ 有效地控制多数血管瘤增长
  ✧ 现已经少用
◆ 病灶内应用糖皮质激素
  ✧ 多用于关键部位的小的血管瘤
  ✧ 眶周注射可能导致失明
◆ α-干扰素
  ✧ 对部分病人有效
  ✧ 存在痉挛性双瘫风险
  ✧ 现在已经少用
◆ 脉冲染料激光
  ✧ 表浅病变效果较好
  ✧ 可以协助皮肤溃疡的治疗
  ✧ 不良作用:暂时性色素异常和瘢痕萎缩
◆ 手术切除
  ✧ 保守治疗:处于消退期或消退完成期的血管瘤可以手术切除。手术切除:偶尔用于溃疡
  ✧ 持续不愈或诊断不明的婴儿血管瘤
  ✧ 存在高输出量心力衰竭的婴儿血管瘤可以动脉栓塞治疗

随访

● 皮肤科
● 根据内脏是否受累及其解剖位置可能需要其他科室进行随访

并发症和预后

● 橙红色斑或鲑鱼色斑:预后好
● 葡萄酒色痣:孤立的无症状者预后良好,但可能影响外观;经过激光治疗可明显减轻
● 静脉畸形:年长儿可导致关节活动受限或骨骼畸形。并发症:面部静脉扩张、少数可导致疼痛发作和骨折;局部凝血功能障碍
● 淋巴管畸形:影响外貌,感染的风险增加

- 动静脉瘘:并发症包括心力衰竭、出血、外观异常血管肿瘤:
  - ◆ 溃疡是最常见的并发症
  - ◆ 大的面部血管肿瘤和/或节段性是短期预后不良的主要决定因素
  - ◆ 弥漫性的新生儿血管瘤:病死率高、胃肠道出血、高输出量心力衰竭、甲状腺功能减退
  - ◆ 婴儿型血管瘤:5 岁、7 岁和 10~12 岁的消退率分别为 50%、70% 和 90%

（刘 宁 程国强）

6. 早产儿视网膜病变（retinopathy of prematurity，ROP）

危险因素

- 出生体重<1 500g
- 妊娠≤28 周
- 辅助通气超过 1 周
- 表面活性物质应用
- 高血糖、胰岛素治疗
- 高心脏输出量
- 高氧血症或氧分压波动较大
- 疾病严重程度
  - ◆ 呼吸窘迫综合征、脑室内出血、NEC、败血症、休克、BPD、真菌感染

临床症状和体征

- 无外部症状和体征
- 眼底筛查才能发现
  - ◆ 眼底:病理改变为视网膜血管和血管交界处存在脊样组织

ROP 国际分类

- 分区（位置）
  - ◆ Ⅰ区:眼后极中心区,以视盘为中心,以视盘至黄斑距离的 2 倍为半径画圆,约 60° 圆弧内
  - ◆ Ⅱ区:以视盘为中心,以视盘到鼻侧锯齿缘距离为半径画圆,除 1 区以外的圆内区域
  - ◆ Ⅲ区:Ⅱ区以外的颞侧半月形区域
- 分期（严重度）
  - ◆ 1 期:在血管化与非血管化视网膜之间存在分界线,常有血管分支向该分

界延伸

- ◆ 2 期:在视网膜血管区和无血管区之间区域,纤维组织嵴隆起、加宽凸入玻璃体
- ◆ 3 期:组织嵴伴有视网膜外纤维血管组织增生,按增生量可分为轻、中、重
- ◆ 4 期:不完全视网膜脱离。A 期不累及黄斑区;B 期累及黄斑区
- ◆ 5 期:漏斗状视网膜全脱离。前部及后部可分别开放或关闭
- ◆ 急进性后极部早产儿视网膜病变(AP-ROP)
  - ◇ 视网膜后极部血管扩张纤曲严重,并累及所有象限
  - ◇ 病情进展迅猛,并没有典型的 1~3 期
  - ◇ 很快就发展至晚期,完全丧失视功能
- 范围
  - ◆ 视网膜表面分为 12 个 30º 的扇区(类似于钟点)对病变范围进行描述。病变可累及多达 12 个钟点,并且这些扇区内视网膜病变的分期可以不同
- 附加病变
  - ◆ 附加病变指视网膜后极部的视网膜小动脉和小静脉扩张和纤曲。根据标准图像确诊
  - ◆ 附加病变:视网膜动脉和静脉扩张及纤曲≥标准的照片≥2 个象限(多超过 6 个钟点位置)
  - ◆ 附加病变前期:后极部小动脉、小静脉比正常血管扩张和纤曲,但还不能诊断为附加病变
- 阈值病变
  - ◆ 阈值 ROP
    - ◇ Ⅰ区或Ⅱ区内累及 5 个连续钟点范围
    - ◇ 总共累及 8 个钟点范围(虽不连续)的 3 期病变同时伴附加病变
  - ◆ 阈值前 ROP:具有下列表现之一即为阈值前 ROP
    - ◇ Ⅰ区内任何未到达阈值的 ROP 分期
    - ◇ Ⅱ区内 2 期伴附加病变
    - ◇ Ⅱ区内 3 期但无附加病变
    - ◇ Ⅱ区内 3 期伴附加病变,但 3 期病变所累及钟点数小于满足阈值 ROP 所需
- 高危阈值前 ROP 包括
  - ◇ Ⅰ区内任何分期的 ROP 伴附加病变
  - ◇ Ⅰ区内 3 期 ROP 但无附加病变
  - ◇ Ⅱ区内 2 期或 3 期 ROP 伴附加病变

自然病程

- ROP 通常始于妊娠龄 34 周,但也可见于早至 30~32 周
- ROP 不规律进展直至妊娠龄 40~45 周,大多数婴儿自发消退
- ROP 的消退也取决于妊娠龄及病变的位置。胎龄越小,消退越晚

ROP 筛查

- 筛查指征
  - ◆ 国内筛查指南定义的筛查指征
    - ◇ 出生体重<2 000g,或出生孕周<32 周的所有早产儿和低体重儿
    - ◇ 对患有严重疾病或有明确较长时间吸氧史,儿科医师认为比较高危的患者
  - ◆ 国外筛查指南
    - ◇ BW≤1 500g 或 GA≤30 周所有早产儿
    - ◇ 出生体重介于 1 500~2 000g 或孕龄>30 周的婴儿,存在高危因素
- 筛查方法
  - ◆ 新生儿疾病专业知识的眼科医师进行
  - ◆ 推荐使用间接检眼镜进行检查
  - ◆ 也可用广角眼底照相机筛查
  - ◆ 检查可以联合巩膜压迫法进行
  - ◆ 检查前 30min 滴入复方滴眼液
  - ◆ 眼部操作及用于散瞳的滴眼液可导致心动过缓及心律失常,应全程监护
- 筛查时间及随访
  - ◆ 首次检查应在生后 4~6 周或妊娠龄 31~32 周开始
  - ◆ 每 1~3 周进行额外检查,直至视网膜血管完全生长到锯齿缘
  - ◆ 推荐对具有下列情况的婴儿在 1 周内进行随访
    - ◇ Ⅰ区血管化不成熟,无 ROP
    - ◇ 未成熟视网膜延伸至Ⅱ区后部,接近Ⅰ区的边界
    - ◇ Ⅰ区内 1 期或 2 期 ROP
    - ◇ Ⅱ区内 3 期 ROP
    - ◇ 疑似急进性后极部 ROP
  - ◆ 推荐对具有下列情况的婴儿在 1~2 周内进行随访
    - ◇ Ⅱ区后部视网膜血管化未成熟
    - ◇ Ⅱ区内 2 期 ROP
    - ◇ Ⅰ区内正在消退的 ROP
  - ◆ 推荐对具有下列情况的婴儿在 2 周内进行随访
    - ◇ Ⅱ区内 1 期 ROP

◇ Ⅱ区内视网膜血管化未成熟,无 ROP

◇ Ⅱ区内正在消退的 ROP

◆ 推荐对具有下列情况的婴儿在 2~3 周内进行随访

◇ Ⅲ区内 1 期或 2 期 ROP

◇ Ⅲ区内正在消退的 ROP

- 筛查终止

◆ 纠正胎龄 45 周,阈值前 ROP(Ⅱ区 3 期 ROP 或Ⅰ区任何期 ROP)或更严重的 ROP 无进展;部分专家建议该阈值可延长至纠正胎龄 50 周

◆ 视网膜血管化进展至Ⅲ区,而Ⅰ区或Ⅱ区之前无 ROP

◆ 低危婴儿中已证实的Ⅲ区轻度、正在消退的 ROP

◆ 全视网膜血管化

> 注:ELBW 婴儿可能更早筛查(纠正胎龄 30 周),间隔更短,因为可能发生急进性后极部早产儿视网膜病变

鉴别诊断

- 无

处理

- 激光疗法:阈值 ROP 或高危阈值前 ROP

◆ 阈值病变

◆ 高危阈值前 ROP

◇ Ⅰ区任何期的病变伴附加病变

◇ Ⅰ区Ⅲ期病变+/−附加病变

◇ Ⅱ区 2 期和Ⅲ期+ 附加病变

- 冷冻治疗:如果无激光治疗或不能激光治疗,可给予冷凝治疗

◆ 激光或冷冻治疗的禁忌证

◇ 全身麻醉的禁忌证

◇ 不能观察到视网膜(必须首先治疗玻璃体出血、严重白内障等)

- 10~14 天内如果附加病变无退化,重复采用激光或冷冻治疗

- 贝伐珠单抗治疗

◆ 可用于不可能行光凝治疗的婴儿(如角膜或晶状体不透明、玻璃体混浊、瞳孔散大不良)

◆ 操作容易,起效快

- 如果激光治疗失败或视网膜脱离,可给予扣带术或玻璃体手术(未证明有效)

随访

- 激光治疗后每 1~2 周随访 1 次,确定治疗效果,共 4 周
- 随后每月随访 1 次确定治疗后的病变状态
- 1 岁时随访散光、屈光参差和斜视等异常情况
- 学龄期随访近视

并发症及预后

- 远期
  - 失明或严重的视觉障碍(<20/200)
  - 高度近视、其他屈光不正
  - 弱视斜视
  - 散光
  - 晚期视网膜脱离
- 预后
  - Ⅰ期和Ⅱ期多退化,无明显后遗症
  - 阈值的疾病——极端视力丧失的危险性
  - 未治疗者 1:2
  - 治疗者 1:6
  - 4B 和 5 期:即使治疗,也可发生极度视力丧失
  - 急进性后极部早产儿视网膜病变,对治疗反应差,进展快,出现部分或完全视网膜的剥离
  - 15%~20% 由于疾病严重激光治疗无效
  - 激光治疗的远期预后不确定

(严　恺　周文浩)

7. 结膜炎(conjunctivitis)

概述

- 新生儿眼睛分泌物通常是由于结膜炎或鼻泪管阻塞
- 新生儿结膜炎是指生后 4 周内眼结膜炎症伴有分泌物及充血
- 多数感染是经阴道获得
- 先天性鼻泪管阻塞或狭窄:泪管引流系统阻塞,特征为持续流泪及眼内眦处黏液渗出

病史

- 淋病奈瑟球菌性结膜炎预防方法
- 母亲性传播疾病
- 母亲生殖器疱疹
- 母亲沙眼衣原体培养阳性
- 母亲风疹
- 产钳助产
- 胎龄和发病日龄
- 分泌物是单侧还是双侧
- 分泌物的性质（脓性还是水状）

临床症状和体征

- 结膜水肿充血
- 卡他性分泌物、脓性渗出物
- 眼睑水肿
- 耳前淋巴结肿大
- 角膜炎、角膜混浊
- 病毒结膜炎可伴发咳嗽、流涕、皮疹
- 金黄色葡萄球菌、淋病奈瑟球菌、铜绿假单胞菌结膜炎可有败血症、脑膜炎症状和体征
- 伴发淋病奈瑟球菌性关节炎，可有关节红肿
- 伴或不伴先天性风疹体征
- 伴或不伴先天梅毒体征
- 伴或不伴单纯疱疹病毒感染体征
- 评估有无眶周水肿及腺体疾病
- 须排除呼吸道及全身感染

辅助检查

- 渗出物革兰染色
- 角膜荧光染色
- 清除分泌物后下睑结膜刮片：吉姆萨染色和/或直接免疫荧光染色（诊断衣原体感染的敏感性 22%~95%，取决于采集者的技术）
- 酶联免疫或直接荧光染色或清除分泌物后下睑结膜刮片酶联免疫分析（诊断衣原体感染的灵敏度>90%，特异性≥95%）
- 培养
  - ◆ 常规细菌培养

- ◆ 淋病奈瑟球菌硫氰酸盐肉汤培养
- ◆ 衣原体组织培养
- ◆ 有条件时可做单纯疱疹病毒培养
- 必要时进行眼科会诊和检查

鉴别诊断

- 非感染性:渗出物革兰染色阴性(阴性不能排除细菌感染,也可以同时合并感染性)
  - ◆ 化学性结膜炎
    - ✧ 局部应用硝酸银预防淋病奈瑟球菌导致
    - ✧ 以前是最常见的导致新生儿结膜炎原因
    - ✧ 目前应用红霉素预防发生率低
    - ✧ 多在生后 6~24h 出现症状,24~48h 自愈
  - ◆ 先天性青光眼
    - ✧ 角膜扩大(足月儿直径>9.5mm),角膜混浊,光过敏流泪
    - ✧ 眼压升高
    - ✧ 眼球扩大
    - ✧ 后弹力层条状混浊和裂纹
    - ✧ 产伤
    - ✧ 多见于产钳助产,出生后不久出现临床表现,单侧角膜混浊,无脓性渗出物
    - ✧ 多伴眼睑水肿,瘀斑及结膜出血
  - ◆ 鼻泪管堵塞
    - ✧ 多在生后 2 周最明显
    - ✧ 早产儿风险高
    - ✧ 黄色或清亮分泌物,单侧多见
    - ✧ 无结膜红肿,一般状态好
    - ✧ 随泪管开放自行缓解
    - ✧ 泪囊炎是泪囊的继发感染
- 感染性结膜炎
  - ◆ 沙眼衣原体感染(发生率 0.3%~0.8%)
    - ✧ 新生儿最常见的传染性结膜炎
    - ✧ 60%~70% 由母亲产道感染导致
    - ✧ 生后 5~14 天出现临床表现(母亲胎膜早破患儿临床症状出现早)
    - ✧ 眼睑及结膜显著充血,水肿和脓性渗出物,淋巴滤泡少见
    - ✧ 耳前淋巴结肿大少见
    - ✧ 革兰染色及细菌培养阴性(除非伴淋病奈瑟球菌性结膜炎)

◇ 结膜刮片吉姆萨染色可见大、紫色胞浆包涵体
◇ 结膜刮片直接免疫荧光抗体检查阳性
◇ 衣原体组织培养阳性

◆ 淋病奈瑟球菌感染（发生率 0.02%~0.3%）
◇ 生后 1 周内发生的结膜炎或疑似化学性结膜炎症状持续 28h 以上，必须除外淋病奈瑟球菌结膜炎
◇ 多在 2~5 天发病（孕妇胎膜早破发病时间可早）
◇ 多为双侧，清亮水性分泌物，逐渐眼睑张力性水肿，结膜充血和球结膜水肿，大量脓性渗出物
◇ 革兰染色阴性双球菌
◇ 分泌物培养阳性

◆ 金黄色葡萄球菌感染
◇ 发病时间生后 5~14 天
◇ 革兰染色见成簇的阳性球菌
◇ 分泌物培养阳性

◆ 铜绿假单胞菌（少见）
◇ 发病时间生后 5~18 天
◇ 革兰阴性杆菌应考虑该病
◇ 在培养结果出来之前应进行治疗

◆ 其他细菌：葡萄球菌、链球菌、大肠埃希菌、肠球菌、嗜血杆菌、白喉棒状杆菌、军团菌、莫拉菌等

◆ 单纯疱疹
◇ 局部病变发病时间为生后 2~3 天，继发的播散性疾病发病时间为生后 1~5 周
◇ 多为单侧
◇ 眼睑红肿，水样或黏液样分泌物，结膜出血，角膜也可受累（点状或树枝状角膜炎，荧光染色后，可见 HSV 沿树枝状病灶呈离心性向周边部及基质浅层扩展，形成地图状溃疡）
◇ 伴或不伴皮肤疱疹
◇ 结膜刮片吉姆萨染色可见多核巨细胞，但不具有诊断价值
◇ 病毒培养阳性

◆ 其他病毒（腺病毒、肠病毒、科萨奇病毒）
◇ 新生儿期少见
◇ 生后 1 周或更迟发病
◇ 眼睑红肿，结膜充血水肿，出血，水样渗出物
◇ 革兰染色未检出细菌或细菌培养阴性
◇ 常伴咳嗽、流涕、皮疹

- 角膜炎不伴结膜炎:角膜混浊,结膜受累较轻
  - ◆ 风疹病毒感染
    - ✧ 角膜受累少见
    - ✧ 出生即可发病
    - ✧ 一过性
  - ◆ 梅毒:双侧间质性角膜炎、角膜血管化,基质混浊

处理

- 眼科会诊鉴别化学性、细菌性(淋病奈瑟球菌和金黄色葡萄球菌除外)和病毒性(单纯疱疹除外)结膜炎
- 避免使用眼罩
- 评价全身各系统症状。结膜炎的婴儿可发生败血症、化脓性脑膜炎和肺炎
- 母乳、初乳治疗结膜炎。目前证据不充分
- 非感染性
  - ◆ 化学结膜炎
    - ✧ 观察,48~72h 可以缓解
  - ◆ 先天性青光眼
    - ✧ 眼科会诊
    - ✧ 局部 β 受体阻滞剂
    - ✧ 乙酰唑胺每次 5mg/kg,q.6h.,口服
    - ✧ 手术
  - ◆ 产伤:无感染,不需处理。存在感染需要治疗
  - ◆ 鼻泪管堵塞
    - ✧ 多数可自行好转
    - ✧ 按摩眼睛内侧泪囊上方的部位,同时向鼻部挤压,有助于泪管通畅
    - ✧ 如果 6~7 个月未好转、症状仍持续,眼科就诊
    - ✧ 必要时行探通术,成功率达 90% 以上
    - ✧ 泪囊炎:探通鼻泪管,根据感染的严重程度,局部或全身使用抗生素感染性结膜炎
  - ◆ 沙眼衣原体
    - ✧ 预防
      - ➢ 所有妊娠妇女分娩前进行筛查和治疗
      - ➢ 新生儿预防效果差,不推荐常规应用红霉素
    - ✧ 治疗:红霉素 40mg/(kg·d),p.o.,q.6h.,疗程 14 天
      - ➢ 失败率:约 20%,可能需要 2~3 个疗程
      - ➢ 治疗失败应考虑同时合并淋病奈瑟球菌感染

◇ 控制传染源
◆ 淋病奈瑟球菌
　◇ 预防
　　➤ 分娩前孕妇诊断和治疗
　　➤ 生后 1h 内新生儿局部给予 0.5% 红霉素眼膏

> 注:即使预防也可能发病

　　➤ 已经暴露的新生儿,头孢曲松 50mg/kg(最大剂量 125mg),i.m. 或 i.v.,1 次
　◇ 治疗
　　➤ 全身播散性疾病腰椎穿刺脑脊液检查和培养,血培养
　　➤ 非播散性:头孢曲松 50mg/kg(最大剂量 125mg),im 或 i.v.,1 次
　　➤ 播散性:头孢他啶 25mg/kg,i.m. 或 i.v.,共 7 次,q.6~12h.,间隔根据胎龄,合并脑膜炎或关节炎者疗程 14 天
　　➤ 生理盐水清洗双眼脓性分泌物
　　➤ 治疗效果不理想,考虑同时合并沙眼衣原体感染
　◇ 控制传染:接触隔离
◆ 金黄色葡萄球菌
　　➤ 根据临床决定是否进行血、脑脊液培养
　　➤ 双眼局部应用抗生素眼膏每天 2~3 次
◆ 铜绿假单胞菌
　　➤ 根据临床决定是否进行血、脑脊液培养
　　➤ 全身应用敏感抗生素治疗,直到局部症状自愈
　　➤ 局部给予抗生素眼膏每天 2~3 次
◆ 其他细菌:与金黄色葡萄球菌感染治疗相同
◆ 单纯疱疹:参见先天性单纯疱疹病毒感染
◆ 其他病毒感染:无,多数为 2~4 天自愈角膜炎
◆ 风疹:暂时性,无须治疗
◆ 梅毒:参见母体相关疾病 16. 梅毒母亲婴儿

随访

● 治疗期间
　◆ 体检时特别注意角膜
● 远期
　◆ 淋病奈瑟球菌、铜绿假单胞菌、单纯疱疹结膜炎,青光眼,角膜炎,眼科随访

并发症和预后

- 非感染性
  - ◆ 化学结膜炎:无,自愈
  - ◆ 先天性青光眼:未治疗者发生视神经萎缩和失明
  - ◆ 自愈,视轴瘢痕形成可导致视觉障碍
- 感染性
  - ◆ 沙眼衣原体
    - ◇ 早期治疗者无并发症
    - ◇ 数月后可自愈
    - ◇ 但未治疗或延迟治疗(>2 周)可形成角膜翳和失明
    - ◇ 未给予全身治疗者(30% 的婴儿存在鼻咽部感染)生后 2 周~3 个月可导致衣原体肺炎
  - ◆ 淋病奈瑟球菌
    - ◇ 淋病奈瑟球菌性关节炎、败血症和脑膜炎
    - ◇ 早期治疗多无并发症
    - ◇ 角膜溃疡、瘢痕形成、视觉受损
    - ◇ 角膜穿孔
    - ◇ 全眼炎少见
  - ◆ 金黄色葡萄球菌
    - ◇ 败血症、脑膜炎
    - ◇ 早期治疗多无并发症
    - ◇ 但累及角膜可导致瘢痕形成、视觉受损
  - ◆ 铜绿假单胞菌
    - ◇ 角膜浸润,穿孔
    - ◇ 快速进展为致命的坏死性眼内炎
    - ◇ 败血症、脑膜炎、脑脓肿、休克、死亡
    - ◇ 失明
  - ◆ 其他细菌:同金黄色葡萄球菌
  - ◆ 单纯疱疹
    - ◇ 眼:累及角膜者,角膜瘢痕、视觉受损
    - ◇ 其他:见感染性疾病 6. 单纯疱疹病毒感染
  - ◆ 其他病毒感染:暂时性角膜炎,无瘢痕形成角膜炎
  - ◆ 风疹
    - ◇ 眼:与角膜炎无关,但可导致小眼球、白内障、青光眼等
    - ◇ 其他(如耳聋、智力发育延迟)与中枢神经系统受累和先天性心脏病有关

　　✧ 冠心病
　◆ 梅毒
　　✧ 眼:多与角膜炎无关,但可发生脉络膜视网膜炎
　　✧ 其他:见母体相关疾病篇 16. 梅毒母亲婴儿

(程国强)

8. 早产儿代谢性骨病(osteopenia of prematurity)

病史

- 早产儿,特别是极低体重儿
- 生后存在其他疾病如肠道、肝脏、胰腺和肾脏疾病等的新生儿
- 胎儿生长受限
- 机械性刺激减少或活动减少:镇静、神经肌肉疾病
- 药物:利尿剂、糖皮质激素、甲基黄嘌呤类药物
- 营养摄入量不足
  - ◆ 长时间限液
  - ◆ 肠外营养:矿物质(钙和磷)摄入量少
  - ◆ 肠道喂养不合适
    - ✧ 延迟喂养、全肠道喂养延迟
    - ✧ 配方奶或饮食不合适:母乳未强化、足月儿奶喂养早产儿、大豆蛋白、水解蛋白等
- 积极物理治疗导致骨折
- X 线偶然发现:常表现为急性骨折或骨痂形成
- 母亲孕期 Vit D 缺乏

临床症状和体征

- 体重和身长低于纠正胎龄的第 10 百分位数,而头围相对较大
- 颅骨软化,按压有"乒乓球"样感觉
- 其他佝偻病典型特征:串珠肋、腿畸形和脊柱后侧凸
- 肌张力与胎龄一致
- 骨折(无论有无骨痂形成):肿胀、活动障碍
- 可伴有多种慢性疾病,如支气管肺发育不良、外科干预的 NEC 等
- 疾病相关的症状和体征
  - ◆ 肾脏疾病:少尿、水肿、泌尿系统畸形、肾功能异常、电解质异常
  - ◆ 肝脏疾病:黄疸、肝脾大、肝功能异常、凝血功能异常等

辅助检查

- 影像学检查
  - ◆ 胸部、肢体 X 线检查
    - ✧ 确定是否存在骨质缺乏、佝偻病和骨折
    - ✧ 根据病变情况每 1~3 个月随访，直到痊愈
  - ◆ 超声检查
    - ✧ 超声测量超声传播速度（SOS）或骨传导时间
    - ✧ 可测量骨矿物化和骨皮质厚度、骨质（骨质减少症）、骨弹性及骨微结构
    - ✧ 不能替代双能 X 线吸收测定
  - ◆ 双能 X 线吸收测定法：是评估骨尺寸和骨矿物状态的金指标，可预测新生儿骨折风险
- 骨代谢指标
  - ◆ 血钙：直至病变后期之前都可能维持正常水平
  - ◆ 血磷：血磷<3mg/dl。灵敏度低，但特异度高
  - ◆ 碱性磷酸酶（ALP）：婴儿正常值不确定。作为诊断代谢性骨病可靠性仍有争议
    - ✧ ALP 增高：可见于正常骨骼生长、佝偻病恢复期、骨折或铜缺乏
    - ✧ ALP 降低：通常见于锌缺乏、严重的营养不良或先天性低磷酸酯酶症
    - ✧ ALP 与血磷水平呈负相关。高水平 ALP（>1 200IU/L）可能与儿童期矮小有关
    - ✧ 不伴有血钙磷变化的单纯性 ALP 增高：可能见于婴儿暂时性高磷酸酯酶症
  - ◆ 1,25-$(OH)_2$ Vit D 水平：骨质减少时增高
  - ◆ C 端胶原肽或 I 型胶原蛋白原：在早产儿中与胶原转化和骨形成相关
  - ◆ 血 Vit D 和 PTH：无需常规检测
- 骨破坏指标
  - ◆ 尿钙磷：尿钙>1.2mmol/L 结合尿磷>0.4mmol/L 提示骨矿物沉积率较高
  - ◆ 交联羧基末端肽 I 型胶原、尿吡啶交联产物、I 型胶原交联氨基末端肽和胶原吡啶交联：是反映骨吸收的指标，但临床应用有限
- 血清钙（Ca）、磷、AKP、总蛋白和白蛋白、血肌酐（Cr）：每 1~4 个月随访，直到 2 次正常
- 其他检查
  - ◆ 如果怀疑胆汁淤积，应给予肝功能检查
  - ◆ 如果怀疑肾小管疾病，应给予血气、血清和尿氨基酸分析
  - ◆ 骨密度及血清骨代谢指标测定仍处于临床试验中

◆ 如怀疑代谢、内分泌代谢紊乱，应对母亲和家庭成员进行筛查

鉴别诊断

- 营养缺乏，尤其是钙、磷、铜和 Vit D
- 有毒污染物污染，如铝
- 虐待儿童
- 骨矿物质的代谢、内分泌疾病

处理

- 如果存在骨折，夹板固定或镇痛药物止痛
- 足够营养支持，尤其是肠外营养或早产儿配方乳钙磷给予；母乳喂养应给予母乳强化剂
- 如果耐受，尽可能给予肠道喂养，全肠道喂养后，可适当添加 Vit D 和钙
- 如果证实存在 Vit D 缺乏（血清中 25-OH Vit D 低），应补充 Vit D 400IU
- 减少可能影响骨代谢的药物
- 治疗潜在疾病，如肝脏疾病，肝脏疾病应给予脂溶性维生素
- 减少利尿剂、皮质激素和咖啡因的应用
- 多给予机械刺激、被动运动

随访

- 随访生长发育，直到生长发育正常，骨折愈合
- 饮食随访

并发症及预后

- 持续发育不良危险性增加
- 少见永久畸形

（严　恺　周文浩）

9. 先天性髋关节发育不良（congenital hip dysplasia）

概述

- 分类
  - ◆ 髋臼发育不良：Tonnis 分型 I 度
    - ◇ 股骨头仅略向外移
    - ◇ 腕关节申顿（Shenton）线基本正常但 CE 角可减小
    - ◇ 髋臼变浅，髋臼指数增大

- ◆ 髋关节半脱位:属 Tonnis 分型Ⅱ度
  - ❖ 股骨头向外上方移位,但仍与髋臼的外侧部分形成关节
  - ❖ 腕关节申顿线不连续,CE角<20°
  - ❖ 髋臼变浅,髋臼指数增大
- ◆ 髋关节脱位:属 Tonnis 分型Ⅲ度和Ⅳ度
  - ❖ 股骨头完全在真性髋臼以外,与髂骨的外侧面形成关节,逐渐形成假髋臼
  - ❖ 原关节囊则嵌夹于股骨头与髂骨之间
- ● 发病率
  - ◆ (2~5)/1 000,有种族地域差异
- ● 危险因素
  - ◆ 女性(80%)
  - ◆ 家族史(12%~33%)
    - ❖ 同胞兄妹中 1 个受累,危险性为 6%
    - ❖ 父母亲之一受累者危险性为 12%
    - ❖ 父母和兄妹同时受累者,危险性为 36%
  - ◆ 臀位
  - ◆ 第一胎(增加 2 倍)
  - ◆ 羊水减少
  - ◆ 左侧常见(60%);双边(20%)

病史,临床症状和体征

- ● 临床表现难以发现
  - ◆ 单侧脱位表现为肢体不等长
  - ◆ 双侧脱位表现外展受限,会阴部增宽
- ● 通常无关节活动障碍:患肢早期可呈屈曲状,活动较健侧差,外展受限
- ● 患肢短缩:患侧股骨头向后上方脱位常见相应的下肢短缩
- ● 皮纹及会阴部的变化
  - ◆ 臀部及大腿内侧皮肤皱褶不对称
  - ◆ 患侧皮纹较健侧深陷,数目增加
  - ◆ 女婴大阴唇不对称,会阴部加宽
- ● 双侧髋关节检查;检查时除去尿布,婴儿放松,固定对侧髋关节,且骨盆稳定
- ● Barlow("弹出")试验
  - ◆ 髋关节内收
  - ◆ 检查者用拇指向外、后推压
  - ◆ 若股骨头自髋臼脱出,可听到或感到一"弹跳"
  - ◆ 当解除推压力时,股骨头可滑回髋臼内,亦可出现"弹跳",即为阳性

- ◆ 通常在 3 个月内
- ● Ortolani("弹进")试验
  - ◆ 检查者一手拇指置于股内侧上段正对大转子处,其余指置于股骨大转子外侧
  - ◆ 另一手将同侧髋、膝关节各屈 90°,并逐步外展
  - ◆ 同时置于大转子外侧的四指将大转子向前、内侧推压
  - ◆ 此时可听到或感到一"弹跳",这是脱位的股骨头通过杠杆作用滑入髋臼而产生
  - ◆ 通常 3 个月内
- ● Allis 征:双髋双膝屈曲位,双膝不等高
- ● 可合并先天性肌性斜颈和先天性马蹄内翻足
- ● 3~6 月龄内髋关节内收受限为不敏感体征

辅助检查

- ● 髋关节 B 超:生后 6 周~6 个月敏感性较好,可识别 90% 的髋关节发育不良
- ● 髋关节蛙式 X 线片:6 个月以后

鉴别诊断

- ● Barlow("弹出")试验和 Ortolani("弹进")试验
- ● 致畸因素导致的髋关节脱位(髋关节宫内固定脱位,多为遗传性或神经肌肉疾病)

处理

- ● 关节不稳定可观察,多可自愈,定期复查 B 超
- ● 脱位或持续半脱位
  - ◆ 目的是保持股骨头位于真正髋臼。尽可能早期处理,越早成功率越高
  - ◆ 明确诊断后
    - ✧ 6 个月内立即用 Pavlik 挽具将髋关节固定于屈曲和中度内收位,直到髋关节临床稳定和髋臼发育正常(多需要 3~4 个月)
    - ✧ 6 个月~2 岁后需麻醉下闭合复位石膏固定
    - ✧ 2 岁以上手术治疗
  - ◆ 如果闭合复位失败,进行外科手术治疗

随访

- ● 治疗期间
  - ◆ 随访髋关节稳定性
  - ◆ 超声及 X 线证实复位,随访髋臼发育

- 远期:影像学检查,直到骨骼成熟

并发症及预后

- 并发症
  - ◆ 残余髋臼发育不良
  - ◆ 缺血性股骨头坏死
  - ◆ 退行性病变
  - ◆ 关节活动受限
  - ◆ 骨关节炎等
- 预后
  - ◆ 早期治疗,预后良好
  - ◆ >8 岁治疗,效果较差

（宁 波　沈 淳）

IV.

治 疗 篇

1. 新生儿复苏（neonatal resuscitation）

部分内容见操作篇 1. 气管插管

特别提示

- 早期预判是否需要复苏
- 大多数新生儿是有活力的
- 出生后对所有新生儿进行评估
  - ◆ 90% 可与母亲接触
  - ◆ 10% 需要初步复苏
  - ◆ 1% 需要高级复苏技术
  - ◆ Apgar 评分对复苏没有指导意义
- 如果需要正压通气和吸氧，心率增加是有效通气的最好指标，其他症状包括皮肤颜色、自主呼吸和肌张力改变
- 如果羊水胎粪污染，仅对生后无活力的新生儿进行气管插管
- 应提供空氧混合，仅在持续青紫或需要胸外按压时才给予 100% 氧浓度
- 35 周以下早产儿开始给予 21%~30% 吸入氧浓度，复苏过程中可酌情上调吸入氧浓度
- 维持正常体温，避免高温

复苏人员

- 组建复苏团队
- 定期培训
  - ◆ 参与新生儿护理的医护人员（包括医师、护士、新生儿执业护士和呼吸治疗师）都要求接受 NRP 培训
- 每次分娩至少有一名儿科医师在场
- 任何高危分娩至少必须有复苏技术熟练的儿科医师在场

复苏设备

- 基本设备
  - ◆ 远红外辐射台
  - ◆ 听诊器
  - ◆ 压缩空气和氧源
  - ◆ 空氧混合仪
  - ◆ 血压计
  - ◆ 经皮测氧仪

◆ 心电监护仪和电极片

◆ 吸引球、吸引器、吸引管、胎粪吸引管

◆ 胃管

◆ 球囊、面罩通气设备、T 组合复苏器

◆ 喉罩通气道（1 号）

◆ 喉镜，0 号和 1 号镜片

◆ 导管芯（铁丝）或气管插管钳

◆ 气管导管（2.5、3、3.5 号）

◆ 二氧化碳（CO_2）检测器

◆ 药物

    ◇ 1∶10 000 肾上腺素，3ml 或 10ml

    ◇ 生理盐水

◆ 脐静脉插管和给药所需物品

◆ 计时器（Apgar 评分）

◆ 注射器、注射针、血标本管

◆ 预热的毯子

◆ 温度传感器

● 特殊情况下需要设备

◆ 微量血气分析

◆ <28 周早产儿准备塑料袋或聚乙烯薄膜

◆ 加热垫

◆ <30 周早产儿，气道正压通气（CPAP）及气管插管给予肺泡表面活性物质

◆ 预热的转运暖箱

高危分娩

● 母亲病史

◆ 高龄或极低龄

◆ 糖尿病或高血压

◆ 存在违禁药物或成瘾性药物

◆ 既往有死产、流产或新生儿早期死亡的既往史

● 胎儿早产、胎儿生长受限或多胎妊娠

● 产前并发症

◆ 胎盘异常（前置胎盘或胎盘早剥）

◆ 羊水过多（消化道梗阻）

◆ 羊水过少

● 分娩并发症

◆ 横产式或臀先露

◆ 绒毛膜羊膜炎
◆ 羊水发臭或存在胎粪污染
◆ 产前窒息伴胎心率异常
◆ 母亲产前 4h 内使用麻醉剂
◆ 需要器械助产(产钳助产或胎头吸引术)

复苏前准备

- 产前咨询
  - ◆ 预期分娩出超低体重儿(出生体重<1 000g)
    - ✧ 若超早产儿<22 周或出生体重<400g 或存在严重染色体异常,功能性存活概率较低,不实施复苏是合理的
    - ✧ 若新生儿结局良好可能性极小,应由其父母决定是否复苏,临床医生应尊重其选择
    - ✧ 若新生儿结局良好可能性大,医生应启动复苏,并与患儿父母一起不断再评估是否应继续进行重症监护
- 复苏前准备
  - ◆ 打开远红外辐射保暖台
  - ◆ 连接氧气或空氧混合气到复苏囊,调节流量 5L/min,测试
    - ✧ 复苏囊是否充盈
    - ✧ 压力是否足够
    - ✧ 减压阀是否工作
    - ✧ 如果有压力监测,是否工作
  - ◆ 连接吸引管到负压装置,调节负压到需要压力,监测是否工作
  - ◆ 检测喉镜
  - ◆ 如果考虑需要正压通气支持,检查 CPAP 或呼吸机
  - ◆ 如果需要脐动静脉置管,检查脐动静脉置管包
  - ◆ 回顾 NRP 复苏流程图

复苏流程

- 概述
  - ◆ 首个 30s
    - ✧ 保暖
    - ✧ 体位和吸引
    - ✧ 评估通气和颜色
    - ✧ 如果存在青紫,给氧
    - ✧ 如果自主呼吸欠佳,提供正压通气
  - ◆ 第 2 个 30s

    ✦ 确保有效通气

    ✦ 如果 HR<60次/min,胸外人工按压

  ◆ 第 3 个 30s

    ✦ 确保有效通气

    ✦ 评估 HR

    ✦ 评估并发症

    ✦ 如果 HR<60次/min,给予肾上腺素

● 具体复苏步骤

  ◆ 首先快速评估新生儿的临床状况

    ✦ 足月吗?

    ✦ 肌张力好吗?

    ✦ 呼吸或哭吗?

    ✦ 以上回答均 "是",新生儿无需复苏,常规护理

  ◆ 初始复苏步骤

    ✦ 首先稳定基本情况

      ➢ 保暖和维持正常体温

      ➢ 摆正体位,清理气道(必要时)

      ➢ 擦干和刺激

    ✦ 适合接受常规护理的新生儿

      ➢ 若足月分娩的新生儿肌张力好,有哭声或无呼吸困难,可与母亲待在一起,在新生儿 I 级监护室接受监护

  ◆ 需进一步处理

    ✦ 首个 30s 后:评估呼吸和心率

    ✦ 若新生儿出现呼吸暂停或喘息样呼吸,以及心率<100次/min,应在生后 1min 内给予下述干预

      ➢ 正压通气(PPV),通气频率为 40~60次/min

      ➢ 脉搏血氧监测,心率评估和血氧饱和度(SpO_2)

      ➢ ECG 监测

      ➢ 根据新生儿对最初 15s PPV 的反应决定进一步的复苏措施

      ➢ 若心率未增加,评估辅助呼吸时的胸部起伏,若此时胸部没有相应起伏,则进入矫正通气步骤。包括

        ✦ 重新调整面罩

        ✦ 确保体位正确以重新开放气道

        ✦ 吸引口鼻分泌物

        ✦ 张开婴儿口腔,使下颌略向前倾

        ✦ 增加通气压力,每次增加 5~10cmH_2O,最大为 40cmH_2O

        ✦ 建立替代气道:气管插管或喉罩

➢ 若心率增加,继续 PPV 15s 后再次检查心率。是否需要其他干预措施取决于完成总共 30s PPV 后的心率

✧ 60s 后:再次评估通气、HR

➢ 无呼吸或 HR<100次/min
  ✦ 摆正体位
  ✦ 面罩加压通气(确保密封较好)
  ✦ 增加压力
  ✦ 考虑气管插管

➢ 有呼吸,但 HR<60次/min
  ✦ 继续正压通气
  ✦ 考虑气管插管
  ✦ 胸外按压:心率:呼吸 =3:1

➢ 有呼吸,HR 60~100次/min 或青紫
  ✦ 继续正压通气
  ✦ 呼吸好、HR>100次/min,皮肤颜色红,自主呼吸是否好
    ✓ 无:继续正压通气
    ✓ 好:停正压通气给予鼻导管吸氧

✧ 120s 后:评估呼吸和心率

➢ HR<60次/min
  ✦ 证实通气有效:胸廓起伏。如果没有气管插管,考虑气管插管;如果继续面罩加压通气,插胃管
  ✦ 如果是气管插管:检查插入深度(见操作篇 1. 气管插管);检查呼出二氧化碳以证实气管插管在气管内
  ✦ 100% 氧继续正压通气
  ✦ 继续胸外按压,确定可触及脐动脉搏动
  ✦ 肾上腺素(1:10 000):气管内,0.5~1ml/kg;最好静脉给予,i.v. 0.1~0.3ml/kg,NS 0.5~1ml 冲洗;3~5min 可重复
  ✦ 脐静脉置管(见操作篇 4. 脐静脉置管),不需要插入太深,回抽有血证实在脐静脉即可给药
  ✦ 如果高度怀疑低血容量休克(苍白或母亲或胎儿失血病史):NS 10ml/kg,扩容可通过脐静脉给予,必要时可重复
  ✦ 如果确认存在代谢性酸中毒,在保证通气的情况下给予碳酸氢钠

➢ 有呼吸,心率 60~100次/min
  ✦ 停止胸外按压(如果以前已开始)
  ✦ 持续正压通气
  ✦ 如果无气管插管,考虑气管插管

➢ HR>100次/min,自主呼吸良好

- ✦ 逐渐停止正压通气
  - ✦ 给予鼻导管吸氧
- ◆ 如果正压通气无效或 HR<60次/min,应考虑
  - ◇ 气胸
  - ◇ 膈疝
  - ◇ 肺发育不良
  - ◇ 气道异常
- ◆ 如果通气有效和 HR>100次/min,但持续青紫,应考虑
  - ◇ 心率≥100次/min 且开始有效自主呼吸
    - ➢ 停止 PPV 并根据生后目标 SpO_2 按需给予氧流量
  - ◇ 心率<100次/min但>60次/min
    - ➢ 继续 PPV 并检查胸廓运动情况,从而评估通气是否有效
    - ➢ 若无效,则评估和矫正通气技术。必要时实施气管插管或使用喉罩
  - ◇ 心率<60次/min
    - ➢ 可行气管插管或放置喉罩
    - ➢ 开始胸外按压和重新评估 PPV 是否充分
  - ◇ 如心率仍<60次/min
    - ➢ 则建立静脉通路给予肾上腺素
    - ➢ 考虑新生儿是否存在低血容量并需要扩容,或是否存在气胸
- ◆ 呼吸困难、持续发绀且心率≥100次/min,则应在生后 1min 内给予下述干预
  - ◇ 摆正体位和清理气道
  - ◇ 使用脉搏血氧测定来监测 SpO_2
  - ◇ 辅助供氧至达到导管前目标 SpO_2
  - ◇ NRP 建议有自主呼吸新生儿呼吸困难或持续发绀时,可考虑给予 CPAP 作为呼吸支持,无须考虑胎龄
- ● 其他干预措施
  - ◆ 体温控制
    - ◇ 温暖的毛巾或毯子包裹刚出生的新生儿
    - ◇ 擦干后包裹
    - ◇ 使用聚氨酯口袋或薄膜来包裹 BW<1 500g 的新生儿
    - ◇ 加热垫
    - ◇ 复苏时使用预热过的辐射保温台
    - ◇ 加温加湿空气
  - ◆ 气道:正确的体位能使后咽部、喉和气管成一条直线,保持气道开放
  - ◆ 胎粪污染羊水

- ❖ 不推荐对胎粪污染的婴儿实施产时吸引,应遵循进一步干预的一般原则
- ❖ 根据呼吸(喘息样呼吸、呼吸困难或氧饱和度低)或心率(<100次/min)来判断
- ◆ 脉搏血氧测定
  - ❖ 预期要进行复苏
  - ❖ 较长时间使用 PPV 辅助呼吸
  - ❖ 持续发绀
  - ❖ 采用辅助供氧
- ◆ 在海平面高度出生的足月儿分娩后不同时间的导管前目标 SpO_2 如下
  - ❖ 1min:60%~65%
  - ❖ 2min:65%~70%
  - ❖ 3min:70%~75%
  - ❖ 4min:75%~80%
  - ❖ 5min:80%~85%
  - ❖ 10min:85%~95%
- ◆ 辅助供氧
  - ❖ 初始氧浓度
    - ➢ ≥35 周,首先使用 21% 氧复苏
    - ➢ <35 周,初始复苏氧浓度 21%~30%
    - ➢ 应调整氧浓度使患儿达到目标 SpO_2 水平
- ◆ 正压通气
  - ❖ 新生儿的心率<100次/min
  - ❖ 有呼吸暂停或喘息样呼吸时
  - ❖ 设备
    - ➢ 采用自动充气式气囊
    - ➢ 气流充气式气囊
    - ➢ T 组合复苏器
  - ❖ 操作
    - ➢ 体位:应使新生儿颈部位于中立至轻度仰伸位,以确保气道开放
    - ➢ 吸引:应按需吸引口鼻以清理黏液
    - ➢ 密闭:面罩边缘和面部之间的气密性
- ◆ 持续气道正压:有自主呼吸但存在 NRDS 风险早产儿优选干预措施
- ◆ 气管插管
  - ❖ 需要 2 名医护人员
    - ➢ 一名插管操作
    - ➢ 另一名协助并监测插管时新生儿状况

◆ 胸外按压
　　❖ 若充分通气 30s 后新生儿心率仍<60次/min,开始胸外按压
◆ 肾上腺素
　　❖ 若给予充分通气和胸外按压后心率仍<60次/min
　　　　➢ 首选脐静脉给予 1∶10 000 肾上腺素 0.1~0.3ml/kg
　　　　➢ 无静脉通路者应气管内给予 1∶10 000 的肾上腺素 0.5~1ml/kg
　　❖ 若心率仍<60次/min,可以每 3~5min 重复给予肾上腺素
　　❖ 脐静脉置管
　　　　➢ 3.5F 或 5F 的脐静脉置管放入脐静脉
　　　　➢ 回血通畅即可,通常 2~4cm
◆ 扩容(怀疑低血容量)
　　❖ 充分通气和肾上腺素后 HR仍<60次/min 时
　　❖ 产前或产时出血
　　❖ 有低血容量的临床体征(如肤色苍白、灌注不良和脉搏无力)
　　❖ 快速推注 10ml/kg 生理盐水,5~10min,必要时重复
● 初步复苏失败
　　◆ 对 PPV 无反应
　　　　❖ 机械阻塞:如胎粪、黏液、鼻后孔闭锁、咽部气道发育异常或喉蹼
　　　　❖ 肺功能受损(气胸、胸腔积液、先天性膈疝、肺发育不良、肺炎或肺透明膜病)
　　　　❖ 中心性发绀:先天性心脏病
　　　　❖ 持续心动过缓:心脏传导阻滞
　　　　❖ 呼吸暂停:脑损伤、先天性神经肌肉疾病、母亲用药导致新生儿呼吸抑制
　　◆ 停止复苏
　　　　❖ 经 20min 有效复苏,包括气管插管和给予肾上腺素,若新生儿仍无生命体征(无心搏或无呼吸>20min),可停止复苏

复苏后

● 监护
　　◆ HR、RR、皮肤颜色、精神状态、肌张力
　　◆ 脉搏氧饱和度
　　◆ 监测和处理低血糖
　　◆ 避免高温
　　◆ 监测血气
　　◆ 喂养问题
● 并发症

- ◆ 肺炎、气胸、胎粪吸入综合征、湿肺、肺动脉高压
- ◆ 低血压
- ◆ 插管或吸引导致的气道损伤
- ◆ 缺氧缺血导致的其他器官损伤
- ◆ 缺氧缺血性脑病
- ◆ 急性肾小管坏死
- ◆ NEC
- ◆ 喂养困难：肠梗阻、消化道出血、吸吮功能障碍或吞咽功能障碍
- ◆ 贫血、血小板减少
- ◆ 脑室内出血
- ◆ 低温或过热
- ◆ 低血糖
- ◆ 电解质紊乱

（杨　旻　汪吉梅）

2. 28 周以下早产儿产房管理

出生前的复苏准备

- ● 孕妇入院后及时进行产科、儿科讨论，新生儿医师与家属谈话
- ● 产房提前 15min 通知新生儿科复苏团队
- ● 通知 NICU 医师及护士做好新生儿入院准备
- ● 新生儿转运团队立即到达产房，做好复苏准备
  - ◆ 产房温度保持 26℃
  - ◆ 加热辐射台，辐射台温度 34℃，设置成手动调节，开到最大，以尽早达到预期温度
  - ◆ 准备包裹新生儿需要的塑料薄膜，预热的毛毯，新生儿绒帽放在辐射台上预热
  - ◆ 打开心电监护仪，准备好探头放于抢救用辐射台
  - ◆ 打开氧气和空氧混合仪，调试好 T 组合复苏器的压力
    - ◇ PEEP 设置 5cmH$_2$O
    - ◇ PIP 设置 18cmH$_2$O
    - ◇ 氧浓度初始设于 21%~30%
  - ◆ 面罩放在辐射台上
  - ◆ 准备好气管插管及肾上腺素，放于辐射台

出生后的复苏措施

- 体温管理
  - ◇ 新生儿出生断脐后立即用温热的毯子包裹
  - ◇ 放置于预热好的辐射台
  - ◇ 不擦干身上羊水即放入食品级保鲜袋内
  - ◇ 头戴消毒好的预热的绒帽保暖
  - ◇ 称重时在秤上放预热的毯子,迅速称重
- 呼吸管理
  - ◆ 呼吸支持治疗
    - ◇ 出生时有自主呼吸的新生儿
      - ➤ 立即开始 NCPAP,初始氧浓度 21%~30%,PEEP 6cmH$_2$O
    - ◇ 出生时无自主呼吸的新生儿
      - ➤ 护士先轻柔吸引黏液,刺激
      - ➤ 面罩 PPV+PEEP,PIP 18cmH$_2$O,PEEP 6cmH$_2$O,自主呼吸出现后改回 NCPAP
  - ◆ 枸橼酸咖啡因
    - ◇ 频繁呼吸暂停
    - ◇ 心动过缓(心率≤70~80次/min)
    - ◇ SpO$_2$<85%
    - ◇ 需要气囊或面罩通气
    - ◇ 需要多次触觉刺激
  - ◆ 肺表面活性物质
    - ◇ 需要气管插管复苏的患儿
    - ◇ 胎龄≤26 周患儿吸入氧浓度(FiO$_2$)>0.30 时使用
    - ◇ 胎龄>26 周患儿 FiO$_2$>0.40 时使用
    - ◇ 猪肺磷脂注射液,200mg/kg;注射用牛肺表面活性剂,60~100mg/kg
    - ◇ 考虑使用 INSURE技术
- 延迟结扎脐带
  - ◆ 可减少其对输血的要求,降低脑室内出血和 NEC 发生率
  - ◆ 娩出时体位略低于胎盘水平,观察患儿活力
    - ◇ 如果患儿活力好,延迟 30~60s 断脐
    - ◇ 如果患儿活力差需要复苏或脐动脉搏动停止,立即断脐进入复苏流程
  - ◆ 如果没有进行延迟结扎脐带条件(如胎盘早剥),可在结扎脐带前将长约 20cm 脐带中的血挤入超低体重儿体内,挤压 3~4 次后再断脐
- 复苏用氧

- ◆ 需要用氧时, FiO_2 为 21%~30%
- ◆ 进行脉氧监护, 根据脉氧调节氧浓度
- ◆ 血氧饱和度每分钟提高 10%, 以达到目标, 生后目标血氧饱和度
  - ◇ 1min: 60%~65%
  - ◇ 2min: 65%~70%
  - ◇ 3min: 70%~75%
  - ◇ 4min: 75%~80%
  - ◇ 5min: 80%~85%
  - ◇ 10min: 85%~95%
- ◆ 产房处理后将患儿置于预热好的转运暖箱, 暖箱温度 36℃, 将其平稳转运回 NICU 继续救治

(杨　旻　汪吉梅)

3. 新生儿体格检查(physical examination)

生命体征

- ● 体温
  - ◆ 通常测腋窝温度, 如果腋窝温度异常, 则进行直肠温度测量
- ● 呼吸
  - ◆ 新生儿的正常呼吸频率为 40~60次/min
  - ◆ 来源于心电监护的呼吸频率通常不准确, 只能作为参考
  - ◆ 呼吸增快
    - ◇ 原发性呼吸道疾病和心脏疾病
    - ◇ 继发于高热、代谢、感染性、呼吸性酸中毒
  - ◆ 呼吸暂停(见呼吸系统疾病 9. 早产儿呼吸暂停)
- ● 血压
  - ◆ 血压与胎龄, 婴儿出生后年龄和体重直接相关
  - ◆ 血压测量, 低血压和高血压(见症状篇 9. 低血压、10. 高血压)
- ● 心率
  - ◆ 新生儿正常心率是 100~180次/min
    - ◇ 清醒时通常为 120~160次/min,
    - ◇ 活动或哭泣时通常>170次/min
    - ◇ 睡眠时为 70~80次/min
  - ◆ 来源于脉搏氧饱和度的心率不准确, 只能作为参考
  - ◆ 来源于心电电极的心率读数较为准确
- ● 脉搏氧饱和度

◆ 反映末梢动脉血氧饱和度,受外周循环影响较大
◆ 氧饱和度超过 95% 以上不能反映氧分压真实情况,不能发现高氧血症
◆ 导管前后氧饱和度可能存在差异
  ◇ 先天性心脏病患儿需要监测导管前后氧饱和度
◆ 用于筛查严重青紫型先天性心脏病
  ◇ 生后 24~48h
  ◇ 右手和任意一只脚测量血氧饱和度
  ◇ 阳性:符合以下之一
    ➤ 脉搏氧饱和度<90%
    ➤ 脉搏氧饱和度 90%~95% 测量 3 次,每次间隔 1h
    ➤ 脉搏氧饱和度差值>3% 测量 3 次,每次间隔 1h
  ◇ 阴性
    ➤ 每一肢体脉搏氧饱和度≥95%,右手和足的脉搏氧饱和度之差≤3%

一般情况

● 头围和百分位
  ◆ 卷尺应环绕头部,前方应包绕头的前额,后方则应包绕枕部最突出的部位
  ◆ 额-枕头围(FOC)应在最大处进行测量
  ◆ 小头畸形
    ◇ FOC 比平均值小 2 个标准差(<第3 百分位数)
    ◇ 通常由于遗传畸形,中毒性、代谢性或感染性损害,影响了脑的发育
  ◆ 大头畸形
    ◇ FOC 比平均值大 2 个标准差(>第97 百分位数)
    ◇ 由颅的任何成分(如脑实质、脑脊液、血液或骨)增加或颅内压增高
● 身长
  ◆ 正常长度为 48~52cm
● 胸围
  ◆ 婴儿仰卧时,在正常呼吸期间在乳头水平测量胸围
  ◆ 反映新生儿肺部生长情况
● 腹围
  ◆ 脐水平测量腹部周长
● 胎龄和出生体重
  ◆ 根据出生体重分为
    ◇ 超低体重儿
    ◇ 极低体重儿
    ◇ 低体重儿

- ◇ 正常体重儿
    - ◇ 巨大儿
- ◆ 根据体重和胎龄分为
    - ◇ 小于胎龄儿
    - ◇ 适于胎龄儿
    - ◇ 大于胎龄儿
- 观察总体外观,包括活动、异味、呼吸、姿势、先天畸形
    - ◆ 足月新生儿正常休息姿势是屈曲的
    - ◆ 臀位分娩的新生儿,其臀部和膝盖可能完全弯曲,双脚可能靠近嘴巴
    - ◆ 异味
        - ◇ 异常气味提示先天性代谢或感染
        - ◇ 枫糖浆或白糖的气味:枫糖尿病
        - ◇ 汗脚的气味:异戊酸血症,戊二酸血症Ⅱ型
        - ◇ 腐烂或腐烂的鱼的气味:原发性三甲氨基尿症

皮肤

- 颜色
    - ◆ 正常呈粉红色
    - ◆ 深玫瑰红色见于红细胞增多症婴儿、过热的婴儿
    - ◆ 黄疸
    - ◆ 苍白
        - ◇ 血流灌注不良,可能继发于贫血、窒息、休克、败血症
    - ◆ 色素沉着过多
        - ◇ 黑色素含量较高的部位:腋窝、阴囊、阴唇、耳蜗、指甲根部、脐部周围
        - ◇ 父母的肤色和母体孕激素水平会影响婴儿色素沉着
        - ◇ 腹部中部下方深色线由母体激素导致,女婴多见,通常自发消退
    - ◆ 发绀
        - ◇ 中枢性发绀
            - ➢ 提示低氧血症
            - ➢ 需排除心脏、肺、中枢神经系统、代谢或血液系统疾病
        - ◇ 周围性发绀
            - ➢ 由于组织中氧气提取量增加,毛细血管床静脉侧还原血红蛋白浓度增加所致
            - ➢ 全身性发绀原因包括血管舒缩不稳、静脉血栓形成、红细胞增多症、低心排量、休克、败血症
        - ◇ 差异性发绀
        - ◇ 窒息性发绀

- ◇ 休克阶段的发绀
- 皮肤干燥
  - ◆ 先天性梅毒和念珠菌病可在出生时出现皮肤脱皮
  - ◆ 小丑征
    - ◇ 先天性鱼鳞病的最严重形式
    - ◇ 皮肤角蛋白层增厚，鳞片状
- 皮下脂肪坏死
  - ◆ 泛红皮损伴有可活动的皮下硬结
  - ◆ 见于分娩困难、围产期窒息和寒冷应激
- 皮疹
  - ◆ 粟粒疹
    - ◇ 下颌、鼻子、前额、面颊黄白色针头大小皮疹
  - ◆ 皮脂腺增生
    - ◇ 黄色凸起的皮损，宫内暴露于母体雄激素导致，良性的，可自愈
  - ◆ 毒性红斑
    - ◇ 由许多小红斑组成，伴有中央黄白色丘疹
    - ◇ 病变在生后 48h 内最明显，但可持续至生后 7~10 天，自发消退
  - ◆ 念珠菌性皮疹（尿布皮炎）
    - ◇ 表现为边缘明显分界的红斑。常见于皮肤褶皱处，红斑伴有清晰分界
    - ◇ 制霉菌素软膏外用治疗
  - ◆ 婴儿脂溢性皮炎
    - ◇ 见于脸部，颈部和尿布区域，红斑伴有脂肪性鳞屑。自限性
  - ◆ 新生儿痤疮
    - ◇ 常见于脸颊，下巴和前额，由粉刺和丘疹组成。通常为良性，无须治疗
- 色素痣
  - ◆ 单纯痣
  - ◆ 鲜红斑痣（葡萄酒色斑）
    - ◇ 通常出生时可见，按压不变色，不随时间而消失
  - ◆ 蒙古斑
  - ◆ 海绵状血管瘤
  - ◆ 扁平血管瘤

头部

- 形状、是否有产钳印、头皮破损、毛发异常、头皮水肿、头颅血肿、帽状腱膜下出血；颅骨是否完整，是否骨缝分离；前囟大小，是否平软
- 巨颅
  - ◆ 枕额头围>第90百分位

- ◆ 可继发于脑积水、脑畸形、神经内分泌或染色体疾病患儿
- 小头畸形
  - ◆ 枕额头围<第10百分位
  - ◆ 可发生于脑萎缩或脑容量减少的患儿
- 前囟
  - ◆ 通常生后 24 个月前关闭
  - ◆ 正常大小为 0.6~3.6cm
  - ◆ 前囟增大可见于甲状腺功能减退、软骨发育不全、低碱性磷酸酶血症、染色体异常、胎儿生长受限
  - ◆ 前囟小见于甲状腺功能亢进，与小头畸形有关
  - ◆ 前囟膨隆可能和颅内压升高、脑膜炎、脑积水有关
  - ◆ 前囟凹陷见于脱水
- 头颅血肿
  - ◆ 有波动感
  - ◆ 可继发于产钳助产及产伤
  - ◆ 注意有无合并颅骨骨折
  - ◆ 大部分血肿 2~3 周逐渐缩小
- 帽状腱膜下血肿
  - ◆ 腱膜和骨膜之间出血
  - ◆ 血肿可越过骨缝
  - ◆ 生后会进展，贫血加重，可能会需要输血，纠正凝血功能异常
- 颅缝早闭
  - ◆ 触诊骨缝上有一突出的骨性嵴，不能自由移动颅骨
  - ◆ 颅骨 X 线检查，外科会诊
  - ◆ 常见头畸形
    - ◇ 短头畸形：双侧冠状缝提前融合
    - ◇ 斜头畸形：单侧冠状缝早闭
    - ◇ 三角头畸形：额缝早闭
    - ◇ 舟状头畸形：矢状缝早闭
    - ◇ 小头畸形：全颅缝早闭
  - ◆ 单纯性颅缝早闭
  - ◆ 综合征性颅缝早闭
    - ◇ 克鲁宗（Crouzon）综合征（颅面部发育障碍）
    - ◇ 阿佩尔（Apert）综合征：尖头并指综合征Ⅰ型（ACSⅠ型）
    - ◇ 伏格特（Vogot）综合征：ACSⅡ型
    - ◇ 赛思里-乔茨岑（Saethre-Chotzen）综合征：ACSⅢ型
    - ◇ Warrdenbyrg 综合征：ACSⅣ型

◇ Pfeiffer 综合征：ACS Ⅴ型
◇ Noack 综合征：尖头多趾并趾畸形Ⅰ型
◇ Carpenter 综合征：尖头多趾并趾畸形Ⅱ型
◇ Cohen 综合征：颅面鼻发育不良
- 颅骨软化
  - 可能与佝偻病、成骨发育不全、梅毒感染和亚临床型 Vit D 缺乏症有关

颈部

- 颈短
  - 见于 21-三体综合征、特纳综合征、努南综合征等
- 颈蹼
  - 见于 21-三体综合征、特纳综合征、努南综合征等
- 鳃裂囊肿
  - <1cm 的囊肿可见于颈部侧面，沿胸锁乳突肌前缘
- 水囊瘤
  - 颈部波动感、可透光，通常位于颈部侧方或锁骨上
- 甲状腺肿
- 斜颈
  - 头偏向一侧，常 2~4 周前已出现
  - 颈椎活动度减少
  - 胸锁乳突肌下部可触及紧张或肿块

面部

- 口唇是否对称
- 面部是否扁平
- 是否有产钳印、破损
- 眼距宽
- 耳位低
- 小下颌
  - 皮埃尔·罗班综合征、遗传性综合征
- 面神经损伤
  - 哭时面部不对称，嘴角下垂，瘫痪一侧鼻唇沟消失
  - 瘫痪持续存在，需排除面神经缺如

耳

- 耳的结构
- 低位耳

- ◆ 耳郭低于眼内眦和外眦连接的水平线
- ◆ 常见特雷彻·柯林斯（Treacher Collins）综合征、唐氏综合征、9-三体综合征、18-三体综合征、21-三体综合征
- 无耳畸形
  - ◆ 近亲婚配父母所生
  - ◆ 与沙利度胺胚胎病和视网膜酸胚胎病相关
- 小耳畸形
  - ◆ 可见 21-三体综合征、18-三体综合征、13-三体综合征、沙利度胺胚胎病、视网膜酸胚胎病
  - ◆ 耳鼻咽喉评估、听力检查、肾脏 B 超检查
- 大耳征
  - ◆ 可见于马方综合征、脆性 X 染色体综合征、德朗热（De Lange）综合征 2 型或其他综合征
- 垂耳异常

眼睛

- 巩膜出血、巩膜黄染、双侧瞳孔大小、对光反射
- 白瞳症
  - ◆ 先天性白内障
    - ✧ 注意代谢性、遗传性、感染性病因
    - ✧ 可见于半乳糖血症和脑肝肾综合征
  - ◆ 青光眼
  - ◆ 视网膜母细胞瘤
    - ✧ 眼科紧急会诊
  - ◆ 视网膜脱离
    - ✧ 早产儿视网膜病
  - ◆ Peter 异常
- 成骨发育不全
  - ◆ 巩膜深蓝色
- 眼组织缺损
- 结膜下出血
  - ◆ 可见于正常分娩，更常见于产伤，生后数日内消失
- 结膜炎
- 内眦赘皮
  - ◆ 可见唐氏综合征患儿
- 眼距过宽
- 上睑下垂

鼻

- 鼻部外形、鼻孔是否通畅
- 鼻翼扇动
- 鼻塞、鼻涕
- 打喷嚏
- 鼻中隔是否位于正中

口腔

- 唇腭裂
- 悬雍垂裂
- 下颌位置畸形
- 上皮珠
- 牙齿
  - ◆ 诞生牙
    - ✧ 常与骨性结构连接不牢固,根部系统发育不良
    - ✧ 牙齿松动需要拔除
    - ✧ 与埃利伟(Ellis-van Creveld)综合征、Jadassohn-Lewandowski 综合征等相关
- 舌下囊肿
- 巨舌
  - ◆ 见于贝-维(Beckwith-Wiedemann)综合征、糖原贮积症Ⅱ型、GM1 神经节苷脂贮积症、甲状腺功能减退症
- 舌后坠
  - ◆ 可见于皮埃尔·罗班综合征和唐氏综合征
- 舌系带过短
  - ◆ 口腔科会诊,影响到舌运动和喂养时,需行舌系带切开术
- 鹅口疮
- 小下颌

胸廓

- 视诊
  - ◆ 胸廓形状和对称性
    - ✧ 是否有呻吟
    - ✧ 是否有鼻翼扇动
    - ✧ 是否有吸气凹陷
    - ✧ 是否发声异常

- ➤ 喘鸣见喉软骨软化、先天性声门下狭窄、声带麻痹、双主动脉弓等
- ➤ 间歇性声嘶见喉部囊肿
- ➤ 哭声低沉见喉蹼或喉咽部梗阻
- ➤ 猫叫样哭声见猫叫综合征
- ➤ 口哨声可发生于鼻腔阻塞
- ➤ 哭声高调可见新生儿戒断综合征
- 呼吸音
  - ◆ 是否对称
  - ◆ 呼吸音消失,可听见肠鸣音,伴有舟状腹,提示膈疝
- 锁骨骨折
  - ◆ 锁骨区触诊不清,可触及骨擦音,予以制动
- 漏斗胸
- 鸡胸
- 剑突突起
- 桶状胸
  - ◆ 可继发于机械通气、气胸、肺炎或占位性病变
- 新生儿乳房增大

心脏

- 心率
  - ◆ 正常清醒状态下心率 110~160次/min
- 心律
- 心音性质
- 杂音
  - ◆ 室间隔缺损
    - ✧ 常生后 2~3 天出现响亮的、粗糙、吹风样的全收缩期杂音
  - ◆ 动脉导管未闭
    - ✧ 常生后 2~3 天出现粗糙、机械轰鸣样或雷鸣样杂音,局限第 2 肋间左侧
  - ◆ 主动脉缩窄
    - ✧ 收缩期喷射样杂音,常背部听诊最响亮
  - ◆ 周围肺动脉狭窄
    - ✧ 前胸部、双侧腋窝和背部可听见收缩期杂音
  - ◆ 左心发育不良综合征
    - ✧ 生后第 1~21 天收缩期短促杂音,常可闻及奔马律
  - ◆ 法洛四联症
    - ✧ 胸骨左缘闻及响亮的、粗糙的、收缩期或全收缩期杂音

- ◆ 肺动脉闭锁
- ◆ 三尖瓣闭锁
- ◆ 大动脉转位
- ◆ 三尖瓣下移畸形
- ◆ 永存动脉干
- ◆ 单心室
- ◆ 房间隔缺损
- ◆ 肺静脉异位引流
- ◆ 先天性主动脉狭窄
- ◆ 肺动脉狭窄
- ● 触诊脉搏
  - ◆ 动脉导管未闭可出现水冲脉
  - ◆ 股动脉消失或减弱可见于主动脉缩窄
- ● 充血性心力衰竭
  - ◆ 肝大、奔马律、气促、喘息、啰音、心动过速和脉搏异常

腹部

- ● 视诊
  - ◆ 脐膨出、腹裂
  - ◆ 腹胀
  - ◆ 肠型
  - ◆ 腹壁静脉
  - ◆ 脐周红肿
- ● 听诊
  - ◆ 肠鸣音
- ● 触诊
  - ◆ 腹胀、腹肌紧张或腹部包块
  - ◆ 肝大:充血性心力衰竭、肝炎,以及代谢性、感染性疾病
  - ◆ 脾大:巨细胞病毒感染、风疹病毒感染或败血症
- ● 腹直肌分离
  - ◆ 从剑突至脐部垂直性突起
- ● 舟状腹
  - ◆ 先天性膈疝
- ● 腹肌发育缺陷综合征
  - ◆ 腹壁较大、较薄、皱缩,泌尿生殖道畸形和隐睾
- ● 脐膨出和腹裂(见消化系统疾病 8. 腹裂和脐膨出)

脐部

- 单脐动脉
  - ◆ 先天畸形、胎儿生长受限、围产期死亡发生率高
- 脐炎
  - ◆ 局部伤口护理
  - ◆ 采集标本做培养和药敏试验
  - ◆ 根据临床情况必要时选用敏感抗生素
- 脐尿管开放
  - ◆ 尿液从肚脐流出,需检查排除下尿道梗阻
- 脐疝
- 脐部血肿
  - ◆ 牵拉脐带、绒毛膜羊膜炎、脐带脱垂、脐带扭转、帆状附着、脐带过短等
  - ◆ 罕见,常自愈
- 脐动脉瘤或脐静脉曲张
  - ◆ 脐静脉羊膜内节段的静脉曲张可能发生破裂

生殖器

- 男性
  - ◆ 阴囊颜色变深,坚实而小的睾丸;缺失、豌豆大小和/或小瘤样的睾丸;增大、质硬的睾丸,需考虑睾丸扭转
  - ◆ 包皮是否过长
  - ◆ 阴囊色素沉着
  - ◆ 腹股沟是否有斜疝
  - ◆ 尿道口位置
  - ◆ 阴茎的大小
  - ◆ 阴茎持续勃起
    - ✧ 可见红细胞增多症
    - ✧ 先天性
  - ◆ 阴茎扭转
  - ◆ 尿道发育不良
  - ◆ 睾丸未降
  - ◆ 睾丸鞘膜积液
- 女性
  - ◆ 检查大阴唇、小阴唇、阴蒂
  - ◆ 阴蒂肥大
  - ◆ 阴道分泌物

◆ 阴道肿块
◆ 会阴沟

肛门直肠

- 肛门闭锁
- 肛门位置

骨骼系统

- 四肢
  - ◆ 单条横贯手掌的掌纹与唐氏综合征有关
  - ◆ 手足水肿与特纳综合征有关
  - ◆ 多、并指/趾
  - ◆ 短指/趾畸形
  - ◆ 先天性指侧弯
  - ◆ 姿势性足畸形
  - ◆ 马蹄内翻足
  - ◆ 跖骨内、外翻
  - ◆ 先天性四肢和肢端截断
- 躯干和脊柱
  - ◆ 单纯性凹陷
  - ◆ 尾骨凹陷
  - ◆ 骶尾部皮赘
  - ◆ 脊膜脊髓膨出
- 髋部
  - ◆ 髋关节发育不良体征：腹股沟、臀部、大腿或近臀部皮肤皱褶、皮纹不对称，下肢长度不对称，外展受限，Galeazzi 试验阳性，髋关节 B 超检查异常

神经系统

见疾病篇一、中枢神经系统疾病 15. 神经系统体格检查

- 肌张力
  - ◆ 肌张力减低
    - ◇ 仰卧位悬吊时，头位较低，脊柱过伸，可见婴儿松软、头后仰
  - ◆ 肌张力增高
    - ◇ 当手臂和腿伸展时阻力增加
    - ◇ 角弓反张和双拳紧握
    - ◇ 姿势异常
- 反射

- ◆ 保护性反射
- ◆ 觅食反射
- ◆ 巴宾斯基反射
- ◆ 握持反射
- ◆ 拥抱反射
- ◆ 踏步反射
- ● 脑神经
  - ◆ 眼球震颤、瞳孔对光反射、眼睛追物能力
- ● 活动
  - ◆ 检查四肢、躯干、脸和颈部的自主活动
- ● 外周神经
  - ◆ 臂丛损伤
  - ◆ 面神经损伤
  - ◆ 膈神经损伤
- ● 神经系统疾病的症状和体征
  - ◆ 颅内压增加的症状
    - ✧ 前囟饱满、颅缝分离、落日征
    - ✧ 肌张力减低或增高
    - ✧ 激惹或兴奋性增加
    - ✧ 吸吮或吞咽反射不良
    - ✧ 不规则呼吸
    - ✧ 呼吸暂停
    - ✧ 凝视
    - ✧ 惊厥
    - ✧ 反射消失、减弱或亢进
    - ✧ 反射不对称

（杨旻　汪吉梅）

4. 新生儿转运（neonatal transport）

转运团队组建

- ● 人员
  - ◆ 最少有一名新生儿高年医师和护士
  - ◆ 有条件建立转运团队
    - ✧ 由专业的新生儿科医师、护士、呼吸治疗师、外科医师等组成
    - ✧ 根据医院规模可组建多个转运团队

- 转运必备设备
  - 转运暖箱
  - 输液泵、注射器、注射针头、胶布
  - 转运呼吸机
  - 微量血糖仪
  - 复苏设备
    - 喉镜及各型号镜片
    - 气管导管
    - 复苏气囊和面罩
    - T 组合复苏器
    - 备用电池
  - 心电监护
  - SpO_2 监测仪等
  - 吸引器和吸痰管
  - 听诊器
  - 血压计
  - 氧气筒、吸氧管
  - 电源线
  - 急救箱
  - 体温计
  - 胸腔穿刺、腹腔穿刺需要的穿刺针
  - 胃管
  - 无菌手套、皮肤消毒制剂
- 药物配制
  - 5%、10% 葡萄糖注射液
  - 生理盐水注射液
  - 无菌注射用水
  - 盐酸肾上腺素、去甲肾上腺素
  - 5% 碳酸氢钠
  - 硫酸阿托品
  - 多巴胺、多巴酚丁胺
  - 利多卡因
  - 呋塞米
  - 苯巴比妥钠注射液
  - 肝素钠

出发前的评估

- 联络
  - ◆ 确认需转院(转出或转入)的医院、地址
  - ◆ 遵循就近原则,缩短转运距离和时间
  - ◆ 电话沟通患儿信息、一般情况、目前生命体征和治疗情况
  - ◆ 与患儿家属沟通说明转院的原因、目的、益处和风险
  - ◆ 是否需外科干预
- 确认转运模式
  - ◆ 空中转运
  - ◆ 陆地转运
  - ◆ 空陆转运
- 转诊医院转运前评估和处理
  - ◆ 总体原则
    - ◇ 听取转出医院详细的病情介绍及患儿现在的状态
    - ◇ 回顾重要的实验室检查和影像学报告
    - ◇ 提供给转出医院转运团队到达的大致时间
    - ◇ 及时联系更新患儿状态
  - ◆ 启动转运的条件(STABLE 评估)
    - ◇ 血糖和安全(S)
      - ➢ 监测血糖,建立静脉通路,给予含糖液体
      - ➢ 气管插管及其他导管的定位和固定
      - ➢ 患儿和转运医护人员安全
    - ◇ 体温监测和维持(T)
      - ➢ 转运前预热暖箱
      - ➢ 开放性伤口上覆盖干燥的或微湿的保护性敷贴,同时予以塑料薄膜包裹
      - ➢ 存在缺血缺氧性脑病患儿,建议开展低温转运,同时监测核心温度
      - ➢ 脊髓脊膜膨出、脐膨出患儿,用内有温生理盐水的无菌袋包裹
    - ◇ 呼吸功能评估、维持正常通气和氧合(A)
      - ➢ 需要给予 PS 的患儿,在 PS 应用后 30min 左右或呼吸参数稳定后转运
      - ➢ 必要时吸入 NO
        - ✦ 足月或近足月新生儿发生低氧呼吸衰竭伴持续性肺动脉高压时,可在转运过程中给予 NO 吸入
        - ✦ 转运前已吸入 NO 患儿,转运过程中继续吸入 NO
      - ➢ 放宽气管插管指征

- 留置胃管
  - ✦ 肠梗阻或膈疝患儿
  - ✦ 气管插管或无创正压通气
- ◇ 循环功能评估、维持正常循环功能（B）
  - 血压监测
  - 末梢循环评估
  - 低血压患儿给予扩容、血管活性药物
  - 有条件建议进行功能心脏超声评估
- ◇ 必要的实验室评估（L）
  - 血气
  - 血常规和 CRP
  - 血糖
  - 血电解质
  - 血培养
  - 抗生素应用
- ◇ 情感支持（E）
  - 进一步告知患儿目前病情、主要问题、后续的治疗、费用
  - 转运前签转运知情同意书
  - 转运后相关转运情况告知床位医师

转运过程中注意事项

- 继续按照 STABLE 进行评估
- 做好监护：血压、体温、脉氧、心率
- 有条件者进行脑氧监护
- 积极处理突发事件
  - ◆ 呼吸问题：气道护理、转运途中气管插管、吸痰
  - ◆ 循环问题：积极处理低血压、心律失常
  - ◆ 血糖：监测和处理血糖异常
  - ◆ 惊厥：对疑似惊厥患儿给予抗惊厥治疗
  - ◆ 维持静脉通路通畅和液体平衡

空中转运

- 随着海拔升高,需要提高患儿吸入氧浓度
- 起飞前将带套囊的气管插管或置管的气囊排空
- 转运团队和患儿佩戴耳罩减少噪声暴露
- 转运前患儿需胃肠减压

（杨　旻　汪吉梅）

5. 体温管理（temperature management）

特别提示

- 胎龄越小，热量丢失越快，体温下降越快
- 热量交换的四种方式
  - ◆ 传导
    - ✧ 身体与物体接触
    - ✧ 身体与接触物体存在温度梯度
  - ◆ 对流
    - ✧ 温度梯度=皮肤温度–空气温度
  - ◆ 辐射
    - ✧ 皮肤和周围物质交换（不接触）
    - ✧ 温度梯度=皮肤温度–箱壁温度
  - ◆ 蒸发
    - ✧ 皮肤和呼吸道：$0.68kcal/(ml \cdot H_2O)$
- 胎儿、新生儿温度维护与环境有关
  - ◆ 胎儿热量丢失主要为对流（胎盘血流）
    - ✧ 母亲温度低于胎儿温度约 $0.2℃$
    - ✧ 母亲使婴儿降温，防止过热，而不是保温
  - ◆ 分娩时热量丢失包括：辐射、对流、蒸发
    - ✧ 不采取任何措施每分钟腋温约降低 $0.5℃$
    - ✧ 5min 内腋温降低到 $34.5℃$
    - ✧ 10min 内可降低到 $32℃$
  - ◆ 暖箱可降低热量丢失，但不能供给热量
    - ✧ 暖箱内婴儿体温由以下因素决定
      - ➤ 非蒸发有效温度=0.6（箱壁温度）+0.4（箱内空气温度）
      - ➤ 暖箱内空气温度>室内空气温度，但略低于婴儿温度
  - ◆ 皮肤和呼吸道蒸发：$0.68kcal/(ml \cdot H_2O)$
  - ◆ 远红外辐射保温台：对流和蒸发热量丢失远大于暖箱
    - ✧ 必须兼顾热量丢失和供给的平衡
    - ✧ 远红外辐射保温台可以通过皮肤和血液供给热量

处理

- 产房处理
  - ◆ 快速处理，争取婴儿在较冷的地方待最短的时间

- ◆ 避免冷气流直接吹到婴儿皮肤(加温、加湿的氧气和空气)
- ◆ 足月儿可以放置于母亲腹部保暖
- ◆ 需要复苏或早产儿
    - ✧ 快速放置于预热的远红外辐射台
    - ✧ 远红外辐射台铺预热的毛毯
    - ✧ 早产儿用食品级塑料薄膜包裹
    - ✧ 戴上帽子
- NICU 处理
    - ◆ 放置于可伺服控制的远红外保暖床
    - ◆ 腹部皮肤温度设定为 36.5℃
    - ◆ 尽快完成所有操作(脐动脉、静脉置管,气管插管,静脉穿刺等)
    - ◆ 腋温维持 36.0~37.0℃
    - ◆ 如果体温低:腹部皮肤温度<35℃且报警
        - ✧ 增加伺服控制腹部温度 0.5℃(如腹部皮肤温度原设定为 33.3℃,提高到 33.8℃)
        - ✧ 监控腋温,每 15min 提高腹部皮肤伺服控制温度 0.5℃,直到腹部皮肤温度 36.5℃和腋温≥36.0℃
        - ✧ 核心温度[腋温=深部体温(如直肠)–0.5℃],每小时提高 2℃,一般直肠温度≈37.0℃,正常腋温≈36.5℃
- 将婴儿转移到传统暖箱中
    - ◆ 目标核心温度:中性温度
        - ✧ 设置合适的环境温度(箱壁温度、箱内空气温度和相对湿度)
        - ✧ 最低的新陈代谢和氧消耗维持生长发育
    - ◆ 监测腋温,通过伺服控制腹部皮肤温度维持腋温在 36.0~37.0℃
    - ◆ 也可以采用空气伺服的暖箱(较少用)
    - ◆ 胎龄越小暖箱温度越高
    - ◆ 双层暖箱较单层暖箱可提供更稳定的核心温度
    - ◆ 光疗时暖箱温度可适当调低
    - ◆ 暖箱湿化可以减少水分丢失,降低热量丢失
        - ✧ 相对湿度越大,暖箱温度越低
        - ✧ 一般相对湿度 50%
        - ✧ 用暖箱专用湿化器,不要应用呼吸机湿化器
        - ✧ 胎龄越小,相对湿度可越高
            - ➢ <1 000g 早产儿生后 2 周内湿度维持 70%~80%
        - ✧ 存在肉眼可见的雨雾即可,湿度过高,水生菌繁殖较快,感染风险增加
    - ◆ 隔热屏障可减少辐射、对流、蒸发导致的热量丢失

- ❖ 加用隔热屏障,可适当降低箱温
- ❖ 体罩(1~3mm 厚度的透明塑料袋)有减少热量丢失的作用
  - ➢ 一般用于单层暖箱
  - ➢ 不推荐用在远红外辐射台,可能会减少热量透过
- ❖ 耐火塑胶袋
  - ➢ 从头到脚均覆盖
  - ➢ 一般用于气管插管或 nCPAP 的患儿
  - ➢ 可能妨碍无插管或 nCPAP 患儿的呼吸
- ❖ 使用婴儿毯等减少传导散热
  - ➢ 由于密封、不透气,感染可能性增加
  - ➢ 应用于放置在远红外保温台上的婴儿比较好
- ◆ 皮肤保护(需要更多的研究资料)
  - ❖ 半通透性的聚氨酯敷料
  - ❖ 油膏,但可能增加葡萄球菌或酵母菌定植的机会
- ◆ 远红外辐射保暖
  - ❖ 危重新生儿频繁需要干预者
  - ❖ 便于操作,因为频繁关闭暖箱不利于温度维持
  - ❖ 监测腋温,通过伺服控制腹部皮肤温度维持腋温在 36.0~37.0℃
  - ❖ 体重≤1 000g 早产儿可用塑料薄膜遮盖
  - ❖ 腹部温度探头应固定牢固,避免滑脱
  - ❖ 尽量减少外科敷料,因为可减少热量透过
  - ❖ 副作用
    - ➢ 经皮肤热量蒸发可能会较多,可考虑应用树脂毯
    - ➢ 如果探头接触不好,可导致发热或烧伤
    - ➢ 如探头在婴儿身体下面,可导致体温过低
- ● 特异性治疗:无

随访

- ● 每 2~4h 记录温度
  - ◆ 核心温度或腋温
  - ◆ 腹部皮肤温度
  - ◆ 监控并记录伺服箱温度、伺服控制温度和环境温度
- ● 室温在 24℃以上
  - ◆ 如果室温<27℃,可能需要提高暖箱空气温度设定点
- ● 记录相对湿度

并发症

- 发热：任何婴儿 T>37.5℃
  - ◆ 体格检查：皮肤粉红，肌张力低下，姿势伸展，心动过速，惊厥发作
  - ◆ 考虑保暖过度
  - ◆ 母亲或婴儿本身发热也是可能的原因
    - ◇ 分娩时母亲发热
    - ◇ 母亲分娩时使用硬膜外麻醉
    - ◇ 脱水
    - ◇ 药物戒断
    - ◇ 甲状腺功能亢进危象
    - ◇ 药物作用（如前列腺素 E_1）
    - ◇ 家族性自主神经异常（继发于体温调节缺陷的周期性发热）
  - ◆ 处理
    - ◇ 首先排除不合适的环境温度
      - ➤ 如果核心温度=肤温，考虑医源性因素，检查暖箱
      - ➤ 如核心温度−体温>2℃，考虑感染性发热
    - ◇ 立即降低暖箱或伺服控制温度
    - ◇ 30min 内如果没有改善，更换暖箱或伺服温度探头
    - ◇ 必要时关闭热源，除去衣物
    - ◇ 冷水袋降温
    - ◇ 完善败血症评估
    - ◇ 根据可能的病因完善其他评估
    - ◇ 较年长婴儿
      - ➤ 温水擦浴
      - ➤ 对乙酰氨基酚（每次 5~10mg/kg），口服或直肠给药，每 4 小时 1 次
- 低体温：任何婴儿 T<36.0℃，可导致寒冷应激
  - ◆ 体格检查：皮肤颜色灰、姿势屈曲、激惹、心动过速或心动过缓（氧饱和度一般正常）
  - ◆ 可导致酸中毒、肺动脉高压、肺出血、休克、低钾血症、死亡率增加
  - ◆ 慢性寒冷应激：与核心温度低于正常有关
    - ◇ 导致氧耗增加、激惹、生长发育迟缓、死亡率增加
  - ◆ 原因
    - ◇ 环境温度过低（如产房内、靠近窗户或洗澡等）
    - ◇ 败血症、甲状腺功能减退
    - ◇ 急性寒冷应激
  - ◆ 处理

- ✧ 放置于远红外辐射台保暖
- ✧ 完善败血症评估
- ✧ 即刻增加伺服或暖箱温度
- ✧ 30min 内如果没有改善,更换暖箱或伺服温度探头
- ✧ 注意暖箱湿度,可调高
- ✧ 戴上帽子
- ✧ 呼吸机治疗患儿湿化器温度≥34~35℃
- ✧ 患儿身体下方放置加热垫(K 垫)
- ✧ 可以将温度调节在 35~38℃之间
  - ➢ 为防止热量过高,温度可以设置在 35~36℃之间
  - ➢ 对于低体温的患儿,温度可以设置高达 37~38℃之间

（黄循斌）

6. 疼痛管理（pain management）

相关定义

- 疼痛:与实际或潜在组织损伤相关的令人不愉快的躯体或内脏感觉
- 应激:婴儿与他/她的环境之间的动态平衡紊乱导致其出现的生理反应
- 应激或疼痛反应:个体对疼痛或应激的生理反应,以 4 个领域(内分泌代谢、自主神经、免疫和/或行为反应)的改变为主要特征
- 镇痛:通过药物或非药物的措施,使得疼痛感觉减少或缺乏
- 疼痛控制:减少疼痛的强度和/或持续时间

新生儿疼痛可分类

- 急性或生理性疼痛:皮肤破坏性操作、诊断或治疗性干预所致的组织损伤
- 手术、局部炎症性疾病(如脓肿或血栓性静脉炎)或分娩相关的创伤后可出现疼痛
- 长期或慢性疼痛:严重疾病(NEC、BPD)或罕见疾病(烫伤样皮肤综合征或花斑胎)

新生儿疼痛评估

- 生理参数:心率和呼吸频率、血氧饱和度、心率变异性、呼吸方式、血压、迷走神经张力、颅内压、手掌发汗、皮肤颜色或瞳孔大小的变化
- 行为反应:啼哭方式、啼哭的声学特点、面部表情、手与身体的动作、肌张力、睡眠模式、行为状态改变和可安抚性
- 疼痛评估工具

- ◆ PIPP:早产儿疼痛评估量表(Premature Infant Pain Profile, PIPP)
- ◆ N-PASS:新生儿疼痛刺激与镇静量表(Neonatal Pain Agitation and Sedation Scale, N-PASS)
- ◆ NIPS:新生儿疼痛评估量表(Neonatal Infant Pain Scale, NIPS)
- ◆ CRIES:由哭闹、氧饱和度、生命体征、面部表情和失眠组成(Crying, Requires Oxygen Saturation, Increased Vital Signs, Expression, Sleeplessness, CRIES)
- ◆ NFCS:新生儿面部编码系统(Neonatal Facial Coding System, NFCS)
- ◆ NIAPAS:新生儿急性疼痛量表(Neonatal Infant Acute Pain Assessment Scale, NIAPAS)

新生儿疼痛控制计划

- 常规评估以发现疼痛
- 减少疼痛性操作的次数
- 预防、减少床旁侵入性操作所致的急性疼痛
- 术后疼痛评估及干预
- 新生儿重症监护期间避免慢性疼痛、应激
- 针对所有可导致疼痛的操作预先进行镇痛
- 鼓励父母积极参与协助他们的孩子应对这些可能导致疼痛的操作
- 联合应用非药物和药物方法来预防和减少新生儿疼痛

常用新生儿操作镇痛分级管理

- 预测操作性疼痛的程度越大,镇痛强度就越大
- 步骤 1:非药物方法:安抚奶嘴、给予蔗糖、襁褓包裹、袋鼠式护理和感觉饱和刺激
- 步骤 2:表面麻醉(局部用利多卡因、复方利多卡因乳膏、地卡因凝胶和丁卡因凝胶)
- 步骤 3:口服、静脉或直肠给予对乙酰氨基酚
- 步骤 4:缓慢静脉输注阿片类药物(如芬太尼或吗啡)
- 步骤 5:利多卡因或特定的神经阻断剂皮下浸润
- 步骤 6:深度镇静(联用阿片类药物、镇静剂和其他药物)或全身麻醉

新生儿镇痛阶梯方案

A 重度疼痛：切开式中心静脉置管、围手术期疼痛
多需使用局部及静脉联合镇静、镇痛、肌松药物，如 EMLA 霜、咪达唑仑、芬太尼、对乙酰氨基酚、吗啡

B 中-重度疼痛：腰椎、胸腔、腹腔、侧脑室穿刺，气管插管，胸腔引流管，早产儿视网膜病筛查
操作前摆好体位，精准穿刺，可局部应用麻醉药物，短暂应用静脉镇静及麻醉药物

C 中度疼痛：静脉及动脉穿刺，肌内及皮下注射
除轻度疼痛所用措施外，选用合适套管针(24~26G)、精准穿刺是减少疼痛的重要前提；可在穿刺部位应用局麻药(EMLA 霜、利多卡因霜)，不推荐静脉用药

D 轻度疼痛：如手指血及足跟血采样
以环境措施为主(温柔抚触、母亲亲喂)，辅以非药物措施(舒缓音乐疗法、非营养吸吮联合蔗糖水喂养)

E 慢性疼痛：各种深静脉、动脉、引流管、导尿管置管后慢性疼痛，术后后遗症及并发症期(如坏死性小肠结肠炎术后造瘘)等
可以应用中-高效镇静镇痛药物，如吗啡、芬太尼、咪达唑仑，但可导致成瘾性，长期使用镇痛镇静药物应注意不良反应。目前缺乏有效且不良反应较少的举措

减少疼痛事件

- 可采用集中进行常规医疗干预(由医生进行的每日体格检查)和其他护理操作(换尿布或吸痰)来减少床旁刺激的次数
- 有计划地集中进行血液检查，从而尽可能减少血管穿刺的次数。如单次少量血液标本即可完成多项检验分析(pH、PaO_2、电解质、钙和胆红素)
- 每日采血超过 3 次可放置外周动脉导管方便采血；可对需要建立静脉通路的患者进行中心静脉置管。实施这些操作时应进行适当镇痛
- 若临床上允许可采用经皮监测(如氧饱和度或胆红素水平)或近红外光谱法(near infra-red spectroscopy，NIRS)等无创监测方法，避免抽血
- 考虑使用无创治疗方法缓解、减轻新生儿疼痛

非药物镇痛

- 口服蔗糖或葡萄糖
  - 胎龄为 24~26 周：0.1ml
  - 胎龄为 27~31 周：0.25ml
  - 胎龄为 32~36 周：0.5ml

- ◆ 胎龄为 37~44 周：1ml
- ◆ 胎龄为 45~60 周：2ml
- 母乳喂养
- 非营养性吸吮
- 与父母肌肤接触，如袋鼠式护理
- 褪褓包裹法包括维持特殊体位（新生儿的手臂和双腿保持屈曲位）
- 感觉饱和刺激：联合应用抚摸、按摩、声音、气味和味道等刺激
- 联合使用几种非药物方法常比单一方法更加有效

局部镇痛

- 表面麻醉剂：复方利多卡因乳膏，2% 或 4% 的丁卡因乳膏，4% 或 5% 的脂质体利多卡因乳膏
- 注射用利多卡因：0.5%（5mg/ml）或 1%（10mg/ml）的利多卡因溶液，最大剂量为 3~5mg/kg

全身镇痛

- 非阿片类镇痛药（对乙酰氨基酚和氯胺酮）。对乙酰氨基酚常用；用法如下：
  - ◆ 口服：单次口服剂量为 10~15mg/kg，每 6~8h 1 次
  - ◆ 直肠给药：单次剂量为 20~25mg/kg，每 6~8h 1 次
  - ◆ 静脉给药：负荷剂量为 20mg/kg，初始剂量后 6h 开始采用 10mg/kg 的维持剂量，此后每 6h 1 次。根据胎龄和出生后年龄制定的推荐每日总剂量为
    - ◇ 胎龄 24~30 周：20~30mg/（kg·d）
    - ◇ 胎龄 31~36 周：35~50mg/（kg·d）
    - ◇ 胎龄 37~42 周：50~60mg/（kg·d）
    - ◇ 出生后年龄为 1~3 个月：60~75mg/（kg·d）
- 非甾体类抗炎药（nonsteroidal anti-inflammatory drug，NSAID）
  - ◆ 吲哚美辛和布洛芬，新生儿多用于关闭 PDA，很少用于镇痛
- 阿片类镇痛药（吗啡和芬太尼）
  - ◆ 吗啡
    - ◇ 间断使用：0.05~0.1mg/kg，肌内注射、静脉注射，每 4h 使用 1 次
    - ◇ 维持剂量：0.01~0.03mg/（kg·h）
  - ◆ 芬太尼
    - ◇ 负荷剂量：0.5~3μg/kg，静脉缓慢输注（<1μg/kg·min）
    - ◇ 维持剂量：0.5~2μg/（kg·h）
- 镇静剂（如咪达唑仑）
  - ◆ 咪达唑仑（midazolam）

   ✧ 间断给药：0.05~0.15mg/(kg·次)，静脉注射或肌内注射>5min，每 2~4h 重复

   ✧ 持续静脉给药：1~6μg/(kg·min)，24h 维持

（黄循斌）

7. 肺表面活性物质的应用（pulmonary surfactant，PS）

肺表面活性物质（PS）的成分

- 脂类（主要为磷脂，约占 90%）
- 蛋白（肺泡表面活性物质蛋白 A、B、C 和 D，约占 10%）

目前可以应用的制剂

- 在我国上市的两种制剂：均是天然制剂，来源于动物肺提取液
  - ◆ 猪肺提取液
  - ◆ 牛肺提取液
- 人工制剂效果较差，目前临床应用很少
- 新的制剂目前正在进行临床验证

PS 的适应证

- 治疗新生儿 RDS：早产儿 RDS 和剖宫产新生儿的 RDS
- 也可用于治疗新生儿重症缺氧、感染和 MAS 等所致的 ARDS。根据 OI 和肺部影像达到 ARDS 标准，可改善缺氧、缓解病情
- 治疗新生儿肺出血仅能暂时改善氧合，不能改善病死率
- 治疗遗传性肺表面活性物质蛋白功能障碍所致的 RDS 也显示一定效果

PS 使用时机

- PS 治疗新生儿 RDS 应强调早期给药（A1），早产儿生后发生呼吸困难者，建议使用 CPAP，如 CPAP 压力≥6cmH$_2$O、FiO$_2$>0.30，给予 PS 治疗
- 对病情进展快，入院时已发生中度和重度新生儿 RDS，一旦确定诊断，立即给予 PS 抢救性治疗
- 对剖宫产尤其是择期剖宫产新生儿 RDS，生后 72h 内都应密切观察呼吸变化，如发生呼吸困难，立即给予呼吸支持，同时行肺部超声和/或胸片检查，如显示 RDS 变化，须及时进行气管插管机械通气，并给 PS 治疗
- 对新生儿 ARDS，根据临床症状、肺影像检查和氧合指数（OI）评估病情严重程度，如 OI>8 提示中重度 ARDS，可考虑给予 PS 治疗

PS 剂量和用药次数

- 根据药物推荐剂量和病情严重程度选择 PS 剂量
  - 猪肺 PS 推荐剂量为每次 100~200mg/kg
  - 牛肺 PS 推荐剂量为每次 40~100mg/kg
  - 在推荐剂量范围内，大剂量效果优于小剂量
  - 对病情严重者使用推荐剂量范围上限
- 重复给予 PS
  - 首次使用后，如病情未改善或改善后又加重
  - 根据病情需要考虑间隔时间
- 若使用 PS 次数达到 4 次，病情仍未改善
  - 应考虑可能存在其他影响因素
  - 继续使用 PS 疗效并不明显
- 猪肺 PS 推荐重复给药的剂量为每次 100mg/kg

PS 的使用方法

- 常规给药方法
  - 仰卧位，经过气管插管注入肺内
  - 气管插管为有创技术，增加早产儿损伤
- 微创给药方法（LISA 和 MIST）
  - CPAP 支持下有自主呼吸的早产儿
  - 减少气管插管，尤其是对出生胎龄 26~28 周早产儿
- 雾化吸入给药技术
  - 可使 PS 进入肺泡，可避免气管插管
  - 疗效有待进一步研究，不推荐

PS 治疗过程中的监护与注意事项

- 须密切观察
  - 可发生过度通气、高氧血症、气漏和肺出血等
  - 血气分析
  - SpO_2 稳定在 90%~95%，及时调节呼吸机参数
- 在 PS 治疗过程中，肺超声检查评估 PS 疗效和病情变化
- PS 疗效不理想，查找可能存在的影响因素，并及时处理
- RDS 治疗应强调综合治疗，加强早产儿综合管理

（蔡岳鞠　周　伟）

8. 呼吸支持(respiratory support)

需要特别考虑的问题

- 出生时新生儿正常呼吸必须克服以下挑战
  - 清除肺部液体(出生前肺泡内充满液体)
  - 肺弹性阻力
  - 早产儿肺表面活性物质缺乏
  - 胎粪使表面活性物质灭活加快
  - 出生前高的肺血管阻力
  - PDA 关闭
- 新生儿呼吸疾病的临床表现
  - 青紫(还原血红蛋白>5g/dl)
  - 呼吸急促(RR>60次/min)
  - 吸气性凹陷(提示肺泡容积减少)
  - 呻吟(期望维持肺泡膨胀)
  - 鼻翼扇动(试图增加气体进入)
  - 呼吸暂停(由于呼吸肌疲劳)

目前新生儿常用的呼吸支持方法

- 一般氧气吸入治疗：一般不超过 1L/min
- 无创正压通气
  - 经鼻持续气道正压通气(nCPAP)
  - 经鼻间歇正压通气(nIPPV)
  - 双水平气道正压通气(BiPAP)
  - 高流量鼻导管通气(HFNC)
  - 经鼻高频振荡通气(nHFO)
- 常频机械通气
  - 辅助/控制通气(A/C)(定容型、定压型)
  - 间歇指令通气(IMV)或间歇正压通气(IPPV)
  - 同步间歇指令通气(SIMV)
  - 压力支持通气(PSV)
  - 压力控制通气(PCV)
  - 容量控制通气(VCV)
  - 容量支持通气(VSV)
  - 压力调节容量控制通气(PRVC)

- ◆ 患者触发通气(PTV)
- ◆ 神经调节辅助通气(NAVA)
- ◆ 压力控制通气+压力支持通气
- ◆ 容量控制通气+压力支持通气
- ◆ 同步间歇指令通气+压力支持通气
- 高频机械通气(HFV)
  - ◆ 高频喷射通气(HFJV):国内少用
  - ◆ 高频振荡通气(HFOV):国内应用最多
  - ◆ 高频气流阻断通气(HFFI):国内少用
- 一氧化氮吸入治疗(iNO)(见呼吸系统疾病6.新生儿持续性肺动脉高压)
- 体外膜肺氧合(ECMO)(见操作篇10.体外膜肺氧合)
- 液通气(实验阶段):全氟化碳辅助通气

呼吸支持一般原则

- 评估呼吸状态
  - ◆ 临床症状和体征(尤其是呼吸)
  - ◆ 经皮氧饱和度监测
  - ◆ 动脉血气分析(pH、PaO_2、$PaCO_2$、碱剩余)
  - ◆ 经皮氧分压和二氧化碳分压监测
- 不要等呼吸衰竭发生后再进行处理
  - ◆ 早期干预优于抢救性治疗
  - ◆ 注意不要过度治疗及治疗有关的并发症
- 呼吸衰竭标准
  - ◆ $pH < 7.20$
  - ◆ 吸入100%氧气时,$PO_2 < 50mmHg$
  - ◆ $PCO_2 > 60mmHg$

> 注:婴儿出生后需要从宫内依赖胎盘进行母胎交换的生存方式转变为生后宫外自主生存的方式,生后早期,可能$pH < 7.2$、$PCO_2 > 55mmHg$,此时如果氧饱和度$> 90\%$,可以进行观察,让婴儿进一步适应宫外生活,密切观察婴儿,半小时内随访血气

- 持续呼吸暂停:机械通气的绝对指征

一般氧气吸入治疗(低流量吸氧)

- 临床指征
  - ◆ 发绀

- ◆ 呼吸急促
- ◆ 严重贫血
- ◆ 超高热、烦躁不安
- ◆ 各种原因所致休克、颅内高压、意识障碍等
- 血气指标
  - ◆ 氧疗指征:在吸入空气时 PaO_2<50mmHg 或经皮氧饱和度($TcSO_2$)<85%
  - ◆ 治疗目标:维持 PaO_2 50~80mmHg 或 $TcSO_2$ 90%~95%
- 吸入方法
  - ◆ 头罩法
    - ✧ 流量 4~6L/min,FiO_2 为 0.45
    - ✧ 若用 10L/min,FiO_2 可达 0.6
    - ✧ 调节氧流量和气孔开放数,即可改变 FiO_2
  - ◆ 改良鼻导管法
    - ✧ 适用于轻度缺氧
    - ✧ 将内径 0.4cm 乳胶管结扎一端,在距末端 2cm 处剪一长形缺口
    - ✧ 将此管横并固定于鼻孔下方,氧流量多用 2~4L/min
  - ◆ 鼻塞法:适于中重度缺氧。若鼻塞密闭良好,FiO_2 可达 0.8~0.9
  - ◆ 暖箱给氧:临床常用 4~6L/min 氧流量,FiO_2 一般在 0.4 左右
- 氧的撤离
  - ◆ 足月儿:PaO_2>80mmHg或/和$TcSO_2$>97%,应及时降低 FiO_2
  - ◆ 早产儿:PaO_2>70mmHg或/和$TcSO_2$>95% 时,应及时降低 FiO_2
  - ◆ FiO_2>0.6 时,按 0.1 梯度递减
  - ◆ 当 FiO_2<0.6 时,按 0.05 梯度递减
  - ◆ 当 FiO_2<0.3 时,按 0.01~0.02 梯度递减
  - ◆ 呼吸空气 30min 后,PaO_2>60mmHg、$PaCO_2$<50mmHg,即可停止氧疗

无创正压通气

- 经鼻持续气道正压通气(nCPAP)
  - ◆ 应用指征
    - ✧ 有自主呼吸的极早产儿,产房早期预防性应用
    - ✧ 可能发生 RDS 的高危新生儿(胎龄<30 周无须气管插管复苏者)
    - ✧ RDS 患儿应用 PS 拔出气管导管后呼吸支持
    - ✧ 鼻导管、面罩或头罩吸氧时,FiO_2>0.3 时,PaO_2<50mmHg 或 $TcSO_2$<90%
    - ✧ 早产儿呼吸暂停
    - ✧ 有创机械通气拔出气管导管后出现的明显吸气性凹陷和/或呼吸窘迫
  - ◆ 禁忌证
    - ✧ 无自主呼吸

- ◇ 呼吸窘迫进行性加重,不能维持氧合
  - ➢ $FiO_2>0.4$,$PaO_2<50mmHg$
  - ➢ $PaCO_2>60mmHg$,pH<7.25
- ◇ 先天畸形:包括先天性膈疝、气管-食管瘘、后鼻道闭锁、腭裂等
- ◇ 心血管系统不稳定:如低血压、心功能不全、组织低灌注等
- ◇ 肺气肿、气胸、消化道出血、严重腹胀
- ◇ 局部损伤(包括鼻黏膜、口腔、面部)也不主张使用
- ◆ 参数设定及调节
  - ◇ nCPAP 压力调定应根据患儿基础疾病以及疾病的不同阶段而进行设置
    - ➢ 通常为 $3\sim8cmH_2O$
    - ➢ 呼吸暂停(无肺部疾病)为 $3\sim4cmH_2O$
    - ➢ RDS 至少保证 $6cmH_2O$,但一般不超过 $8\sim10cmH_2O$
  - ◇ 气体流量应大于每分通气量的 3 倍,即 6~8ml/kg×呼吸次数/min×3,通常供气流量为 4~8L/min
  - ◇ FiO_2 则根据 $TcSO_2$ 进行设置和调整,范围为 0.21~0.4
- ◆ nCPAP 撤离
  - ◇ 目前尚无统一的撤离标准
  - ◇ 患儿病情稳定,可逐渐降低压力,当压力<$4\sim5cmH_2O$、$FiO_2\leqslant0.25$ 时,无呼吸暂停及心动过缓,无 $TcSO_2$ 下降,呼吸做功未增加可考虑撤离
- ◆ 注意事项
  - ◇ 通气期间注意监测呼吸管路的密闭性,保证压力达到预设值,并保持稳定
  - ◇ 推荐对具有 RDS 高风险,胎龄<28 周早产儿在产房出生后尽早应用 nCPAP,但若心率<100次/min,或自主呼吸功能不足,或有明显呼吸困难,则不宜应用 nCPAP
  - ◇ 生后早期 nCPAP+选择性的 PS 使用是极早产儿 RDS 优化管理方案
  - ◇ nCPAP 可吞入较多空气,导致胃扩张,可留置胃管,定时抽出残留气体,必要时可保持胃管持续开放
  - ◇ 如血流动力学稳定,进行 nCPAP 不是喂养的禁忌证
  - ◇ 双侧鼻塞通气效果要优于单侧鼻塞,一般推荐双侧鼻塞,应根据患者体重选择合适的鼻塞
- ● 双水平气道正压通气(BiPAP)
  - ◆ 应用指征
    - ◇ 早产儿呼吸暂停
    - ◇ NRDS 以及 RDS 患者应用 PS 拔出气管导管后呼吸支持
    - ◇ 有创机械通气拔出气管导管后出现的明显三凹征和/或呼吸窘迫

- ◇ 其他轻-中度呼吸衰竭
- ◆ 禁忌证
  - ◇ 同 nCPAP
- ◆ 参数及调节
  - ◇ 低压水平 4~6cmH$_2$O，高压水平 8~10cmH$_2$O
  - ◇ 高压水平维持时间 0.5~1s，压力转换频率 10~30次/min
  - ◇ FiO$_2$ 根据维持 TcSO$_2$ 进行调节，范围为 0.21~0.4
  - ◇ 治疗过程中，需根据患儿病情的变化随时调整通气参数
- ◆ 撤离时机
  - ◇ 患儿病情趋于稳定后，可逐渐降低各参数，当参数降至以下条件时可考虑撤离 BiPAP
    - ➢ 高压 6cmH$_2$O、低压 4cmH$_2$O
    - ➢ 压力转换频率 15次/min、FiO$_2$<0.3 时
    - ➢ 患儿无呼吸暂停及心动过缓，无 TcSO$_2$ 下降时
  - ◇ 撤离 BiPAP 时应根据患儿当时状况进行后续治疗
    - ➢ 是否需要其他呼吸支持过渡
  - ◇ 密切观察患儿病情变化，若病情稳定
  - ◇ 撤机后 2h 复查动脉血气分析
- ◆ 注意事项
  - ◇ 无充分的证据表明 BiPAP 优于 nCPAP
  - ◇ 存在腹胀、气胸风险
  - ◇ 根据病情及时调整高压水平，密切监测胃肠道及肺部情况
- ● 经鼻间歇正压通气（nIPPV）
  - ◆ 应用指征
    - ◇ 早产儿呼吸暂停
    - ◇ NRDS 初始治疗及 RDS 患者应用 PS 拔出气管导管后的呼吸支持
    - ◇ 有创机械通气拔出气管导管后出现明显三凹征和/或呼吸窘迫
    - ◇ nCPAP 或 BiPAP 失败后的营救性治疗
  - ◆ 禁忌证
    - ◇ 同 nCPAP
  - ◆ 参数设定及调节
    - ◇ nIPPV 采用双侧鼻塞密闭环路方式
    - ◇ PIP 初始值一般设定在 15~25cmH$_2$O
    - ◇ PEEP 一般设定为 4~6cmH$_2$O
    - ◇ 吸气时间根据疾病性质设置
    - ◇ FiO$_2$ 根据 TcSO$_2$ 进行调节，范围为 0.21~0.4
    - ◇ 呼吸频率（RR）一般设定在 15~50次/min

◇ 治疗过程中，根据患儿病情变化随时调整通气参数
- ◆ 撤离时机
  - ◇ 病情趋于稳定后，可逐渐降低各参数，下述情况可撤离
    - ➢ $FiO_2<0.3$，$PIP<14cmH_2O$，$PEEP<4cmH_2O$，呼吸频率<15次/min
    - ➢ 患儿无呼吸暂停及心动过缓，无 $TcSO_2$ 下降可予撤离
  - ◇ 撤离 nIPPV 时应根据患儿当时状况评估后续呼吸支持
    - ➢ 是否需要其他呼吸支持过渡
  - ◇ 密切观察患儿病情变化，若病情稳定
  - ◇ 撤机后 2h 复查动脉血气分析
- ◆ 注意事项
  - ◇ nIPPV 比较
    - ➢ 可降低早产儿有创机械通气比例
    - ➢ 腹胀、气胸风险相对高
      - ✦ 及时调整 PIP 及 PEEP
      - ✦ 密切监测胃肠道、肺部情况
    - ➢ 死亡、BPD 等预后方面无差异
  - ◇ 如果出现下列任一指征，应及时气管插管进行有创呼吸支持
    - ➢ 严重高碳酸血症（pH<7.25，$PaCO_2>60mmHg$）
    - ➢ 低氧血症（$FiO_2>0.4$ 时，$PaO_2<50mmHg$）
    - ➢ 频繁呼吸暂停：呼吸暂停发作≥3次/h
    - ➢ 严重呼吸暂停：需要面罩正压通气
    - ➢ 出现频繁呕吐、消化道大出血
    - ➢ 意识不清或烦躁不安
    - ➢ 血流动力学指标不稳定、低血压、严重心律失常
- ● 高流量鼻导管通气（HFNC）
  - ◆ 应用指征
    - ◇ 早产儿呼吸暂停
    - ◇ nCPAP、BiPAP、nIPPV 撤离
    - ◇ 有创机械通气拔出气管导管后出现的明显三凹征和/或呼吸窘迫
  - ◆ 禁忌证
    - ◇ 同 nCPAP
  - ◆ 参数设定及调节
    - ◇ 气体流量一般设置为 2~8L/min
      - ➢ 体重<1kg，2~4L/min
      - ➢ 体重≥1kg，4~8L/min
    - ◇ FiO_2 根据维持 $TcSO_2$ 进行调节，范围为 0.21~0.50
  - ◆ 撤离时机

　　　　◇ 当气体流量降低至 2L/min，$FiO_2<0.25$ 时可考虑撤离
　　◆ 注意事项
　　　　◇ 提供的气体应加温湿化（温度 37℃；湿度 100%）
　　　　◇ 压力不稳定，受影响因素较多
　　　　◇ 注意存在压力过高的风险
　　　　◇ 用于早产儿 RDS 初始治疗存在争议
　　　　◇ 不推荐用于 VLBW RDS 的初始治疗
● 经鼻高频振荡通气（nHFO）
　　◆ 应用指征
　　　　◇ 其他无创通气模式失败后的营救性治疗
　　　　◇ 有创机械通气拔出气管导管后出现的明显三凹征和/或呼吸窘迫
　　◆ 禁忌证
　　　　◇ 活动性颅内出血
　　　　◇ 其他禁忌证同 nIPPV
　　◆ 参数设定及调节
　　　　◇ MAP 一般为 $6\sim12cmH_2O$
　　　　◇ 频率 $6\sim12Hz$
　　　　◇ 振幅通常为 MAP 的 2 倍，以观察到患者下颌抖动为适宜
　　　　◇ 吸气时间比 $0.33\sim0.50$
　　　　◇ FiO_2 根据 $TcSO_2$ 调节，范围 $0.21\sim0.40$
　　　　◇ $FiO_2\geqslant0.40$ 才能维持 $TcSO_2$ 稳定
　　　　　　➢ MAP 设置未达到最佳呼气末肺容积
　　　　　　➢ 进行肺复张策略寻找最佳 MAP
　　　　◇ 治疗过程中
　　　　　　➢ 调整通气参数，提高 MAP 和 FiO_2 可以改善氧合
　　　　　　➢ 提高吸气时间、振幅压力或降低频率可以增加潮气量促进 CO_2 排出
　　◆ 撤离时机
　　　　◇ $FiO_2<0.30$
　　　　◇ $MAP<6cmH_2O$ 时
　　　　◇ 无呼吸暂停及心动过缓
　　　　◇ 无 $TcSO_2$ 下降
　　◆ 注意事项
　　　　◇ 安全性尚不明确，警惕气漏及颅内出血
　　　　◇ 边治疗边观察患儿反应，治疗 $1\sim2h$ 后，根据病情和治疗反应决定是否继续应用
　　　　◇ 频率设置不应低于 4Hz。频率<4Hz，可抑制自主呼吸

新生儿无创正压通气的使用步骤与操作方法

- 选择合适的无创正压通气装置
  - ◆ 主要考虑能够维持足够大的气流量,以便维持压力稳定
  - ◆ 根据医院条件和医护人员培训情况确定
- 选择连接方式
  - ◆ 建立有效的无创通气连接是成功应用无创通气的关键
  - ◆ 新生儿无创性通气连接方式主要有三种:鼻塞、鼻罩和面罩
  - ◆ 材质应为聚氯乙烯或硅胶,柔软并有一定弹性,减小局部压强
  - ◆ 注意式样和规格,保证适合患儿的鼻腔大小和脸形
  - ◆ 早产儿多选用鼻塞
- 选择通气模式
  - ◆ 与所要达到的通气目的有关
  - ◆ 增加功能残气量、保持气道通畅,可选用 CPAP
  - ◆ 增加潮气量,改善肺通气,可选用 BiPAP
  - ◆ 同步可选用经鼻同步间歇正压通气(nSIPPV)和鼻塞式无创同步间歇指令通气(nSIMV)
  - ◆ nHFO 可有效排除潴留的 CO_2
- 参数调节
  - ◆ 根据患儿的情况调节,原则是由低到高逐步调节
  - ◆ 压力:根据对无创正压通气装置的熟练程度及患儿肺扩张程度确定
  - ◆ 吸入氧浓度:尽可能使 $FiO_2 \leqslant 0.4$,$TCSO_2$ 维持在 90%~95%
- 气体温化和湿化
  - ◆ 温化至 37℃,相对湿度 100%
  - ◆ 湿化液必须用无菌蒸馏水
- 正压通气装置的撤除
  - ◆ 根据患儿的情况调节,原则是由高到低逐步调节
- 无创正压通气中的监护与管理
  - ◆ 进行 24h 心电呼吸监测。每小时监测生命体征,每 4h 监测血压
  - ◆ 每小时评估血氧饱和度的趋势,观察与血氧饱和度升降有关的情况
  - ◆ 至少每隔 4h 应听诊呼吸音,确认呼吸音对称性和性质,警惕气漏出现
  - ◆ 至少每隔 4h 评估肤色和呼吸情况
  - ◆ 评估气道分泌物的量和性质,是否需要吸引,吸引效果及耐受性
  - ◆ 每隔 2~4h 变换体位,使气道分泌物松动;正压通气装置被气道分泌物堵塞时,应清洁或更换设备
  - ◆ 至少每隔 4h 评估鼻腔和面部皮肤黏膜完整性
    - ◇ 检查鼻表面有无发红或表皮脱落

  - ❖ 至少每隔 24h 用喉镜或笔式光源检查内鼻
  - ❖ 检查外耳以确保其不会折叠
  - ❖ 每隔 4h 用浸湿纱块进行口腔护理
- ◆ 腹部胀气观察和管理
  - ❖ 至少每隔 8h 测量腹围
  - ❖ 应用 8 号口胃管进行胃肠减压
  - ❖ 提升胃管的位置以免分泌物或胃内容物丢失
  - ❖ 鼻胃管可增加气道阻力,应用口胃管
  - ❖ 评估口胃管的功能及分泌物的性状和量
- ◆ 设备连接评估
  - ❖ 至少每小时检查正压通气装置的帽子和鼻塞是否合适,位置是否正确
  - ❖ 评估装置以及报警系统
  - ❖ 评估和记录参数的设定($PEEP$,FiO_2,平均气道压,湿化)
  - ❖ 根据医嘱维持参数的设定,在吸痰或鼻塞操作后应检查压力水平
  - ❖ 正压通气装置的管道应保持松弛
  - ❖ 使用辅助设备固定患儿。维持温箱床面在水平位置
  - ❖ 保持正压通气装置密闭性以维持气道正压的预期值水平

常频机械通气

- ● 适应证
  - ◆ FiO_2>0.6,且
    - ❖ PaO_2<50~60mmHg
    - ❖ 经皮血氧饱和度($TcSO_2$)<85%(青紫型先心病除外)
  - ◆ $PaCO_2$>60~65mmHg 伴有持续性酸中毒(pH<7.20)
  - ◆ 频繁的呼吸暂停,经药物或 CPAP 干预无效
  - ◆ RDS 患儿需使用 PS 治疗时
  - ◆ 全身麻醉的新生儿
- ● 禁忌证
  - ◆ 无绝对禁忌证
  - ◆ 相对禁忌证
    - ❖ 机械通气可能加重的疾病,如肺大疱、皮下气肿
    - ❖ 在穿刺引流前大量胸腔积液
    - ❖ 对于已存在或预测易发生气压伤者
- ● 机械通气模式的选择原则
  - ◆ 机械通气治疗前应首先了解患者呼吸衰竭的原因
  - ◆ 根据患儿体重和日龄选择相应的呼吸机和通气模式
  - ◆ 针对不同的个体条件,选择疗效最佳、对患儿产生不良影响最少的通气模式

- ◆ 衡量通气模式是否适宜的重要指标
  - ◇ 自主呼吸与机械通气是否协调
  - ◇ 是否达到预期的组织氧合水平
  - ◇ 各项参数是否在安全范围
- ◆ 疾病危重期,患儿病情多变,无自主呼吸或自主呼吸微弱,可选用 IPPV、CMV、IMV、A/C、PCV、PTV、PRVC 等模式
- ◆ A/C、PTV 模式可作同步呼吸,适用于有一定自主呼吸,但呼吸频率不快,或与呼吸机存在矛盾呼吸的患儿
- ◆ 对于早产儿各种心肺功能不全需要支持通气的患儿,可选用 IMV、SIMV、PSV 等模式,但对呼吸节律不整齐、病情尚未稳定的患儿,应用时应给予严密监护
- 呼吸机参数
  - ◆ 潮气量:足月儿为 6~8ml/kg,早产儿为 4~6ml/kg
  - ◆ 每分通气量:足月儿为 150~250ml/kg
  - ◆ 呼吸频率
    - ◇ 一般选同龄组正常呼吸频率的 2/3 即可
    - ◇ 可据血气分析结果调节
    - ◇ 呼吸频率初调值
      - ➢ 肺部无病变者为 30~40次/min
      - ➢ 肺部有病变时或 $PaCO_2$ 超过 70mmHg,呼吸频率可适当增加
  - ◆ 时间参数设定
    - ◇ 吸气时间(Ti)
      - ➢ 一般设定在 0.3~0.5s
      - ➢ 有时 Ti 可能要 0.5~0.7s(BPD 等)
    - ◇ 呼气时间(Te):维持 0.5~0.6s 或以上
    - ◇ 吸/呼比值(I/E)
      - ➢ 正常新生儿自主呼吸时,I/E 比值为 1：(1.5~2.0)
      - ➢ 肺不张型病变时宜为 1：(1~1.2)
      - ➢ 阻塞型病变时宜为(1：1.2)~(1：1.5)
      - ➢ 调节 I/E 比值时,应注意是否超过最低 Ti 或最低 Te
  - ◆ 流速(flow rate):8~10L/min,压力波形为方形,有利于氧合
  - ◆ 吸气峰压(PIP)
    - ◇ 最低的 PIP 维持适当的通气,保持血气在适当范围
    - ◇ 应考虑胎龄、体重、日龄、原发疾病严重程度,以及肺顺应性和气道阻力
    - ◇ 一般不超过 $30cmH_2O$ 为界
    - ◇ 提高 PIP 可增加潮气量(VT),降低 $PaCO_2$

◇ 增加 MAP,提高 PaO_2
◆ 呼气末正压(PEEP)
　　◇ 低 PEEP,压力为 2~3cmH_2O,常用于撤机过程
　　◇ 中 PEEP,压力为 4~7cmH_2O,适用于大多数新生儿疾病
　　◇ 高 PEEP,压力超过 8cmH_2O,防止肺泡塌陷,改善气体分布
　　◇ 提高 PEEP 可减少 VT,升高 $PaCO_2$;增加 MAP,提高 PaO_2
◆ 平均气道压(MAP)
　　◇ 应用范围一般 0.49~1.47kPa(5~15cmH_2O)
　　◇ 肺不张、肺顺应性差时,需要较高的 MAP(1.176kPa 即 12cmH_2O 或更高)
　　◇ 肺顺应性较好或疾病恢复期的患儿,需要的 MAP 较低
◆ 吸入氧浓度(FiO_2)
　　◇ 一般情况下设置在 0.3~0.6
　　◇ 最低的 FiO_2 保持血气在正常范围
　　◇ FiO_2 在 0.8~1.0 的时间不超过 6h
　　◇ FiO_2 在 0.6~0.8 的时间不超过 12~24h
◆ 提高 PaO_2 或降低 $PaCO_2$ 的方法
　　◇ 提高 PaO_2:升高 FiO_2、PIP、RR、PEEP(FRC 不足时)和 Ti
　　◇ 降低 $PaCO_2$:升高 PIP、RR;降低 PEEP(FRC 增多时)
● 呼吸机参数调节的一般原则
◆ 在保证有效的通气和换气功能的前提下,以最低 PIP 和 FiO_2 维持血气在适当范围,减少气压伤和氧中毒的危险
◆ $PaO_2<50mmHg$,可增加 FiO_2 或 PEEP,若考虑为通气不足,可增加每分通气量
◆ $PaO_2>80mmHg$,应降低 FiO_2 或 PEEP
◆ $PaCO_2>50mmHg$
　　◇ 排除呼吸道不通畅
　　◇ 通过增加呼吸频率或 PIP 增加每分通气量
　　◇ $PaCO_2<35~40mmHg$,逐步降低呼吸频率或潮气量
　　◇ A/C 模式下,自主呼吸频率超过呼吸机设定频率,调节呼吸机参数无效
● 参数调节幅度
◆ 一般情况下每次调节 1~2 个对患儿影响大的参数
◆ 血气结果偏差较大时,也可多个参数一起调节
◆ 在调高参数时先调节条件低的参数
◆ 在调低参数时则先调节条件高的参数
◆ 各项参数调节的幅度每次不要过大,一般升降幅度为
　　◇ FiO_2:0.05
　　◇ PIP:1~2cmH_2O

　　　　◇ PEEP：1~2cmH$_2$O
　　　　◇ RR：5次/min
　　　　◇ Ti：0.1~0.2s
　　　　◇ FR：1L/min
- 呼吸机的监护与管理
  - ◆ 临床监护
    - ◇ 临床表现和生命体征监护
    - ◇ 记录 24h 出入液体量
    - ◇ 血气监测
    - ◇ 床边 X 线胸片
  - ◆ 呼吸功能监测
    - ◇ 通气功能的监测
    - ◇ 呼吸力学监测
    - ◇ 压力、容量和流速曲线监测
    - ◇ 压力-容积环和流速-容积环监测
  - ◆ 气体交换功能的监测
    - ◇ 氧分压监测
    - ◇ 二氧化碳分压监测
  - ◆ 呼吸肌功能的监测
    - ◇ 最大吸气压和呼气压
    - ◇ 跨膈压
    - ◇ 膈肌张力时间指数和膈肌限制时间
    - ◇ 膈肌肌电图频谱分析
  - ◆ 血流动力学监测
    - ◇ 肺毛细血管压（又称肺动脉关闭压）
    - ◇ 心输出量
    - ◇ 混合静脉血气分析
    - ◇ 肺内血液分流率
  - ◆ 呼吸机工作状态的监测
    - ◇ 呼吸机参数的调节和记录
    - ◇ 通气效果评估
    - ◇ 保持呼吸机回路管道通畅
    - ◇ 正确设定报警限并及时处理报警信号
    - ◇ 呼吸器故障及其排除
- 人机对抗的处理
  - ◆ 首先除外呼吸机参数设置问题、呼吸机管路异常、气道堵塞、呼吸机工作障碍

- ◆ 除外气漏综合征
- ◆ 镇静药
  - ◇ 急性期可使用吗啡(0.05~0.1mg/kg)或芬太尼(1~3μg/kg)
  - ◇ 慢性期可使用劳拉西泮(0.05~0.1mg/kg)或咪达唑仑(0.05~0.1mg/kg)
- ◆ 肌松剂
  - ◇ 自主呼吸过强且镇静无效,泮库溴铵0.1mg/(kg·次)或维库溴铵0.1mg/(kg·次)
- ● 呼吸机撤离的指征和步骤
  - ◆ 原发疾病改善:X线胸片或临床
  - ◆ 血气分析正常时
  - ◆ 应逐渐降低呼吸机参数,锻炼和增强自主呼吸
  - ◆ 一般先降低FiO_2和PIP,然后再降低呼吸频率,同时监测SaO_2及动脉血气
  - ◆ 自主呼吸稳定,咳嗽及排痰有力,能耐受吸痰
  - ◆ 撤机过程中,对于VLBW给予压力支持通气(PS)有助于克服气道阻力和通气阻力
  - ◆ 撤离呼吸机
    - ◇ $FiO_2<0.4$
    - ◇ PIP≤18cmH_2O
    - ◇ PEEP<5cmH_2O
    - ◇ 通气频率≤20次/min
    - ◇ 血气维持正常,可考虑撤机
  - ◆ 呼吸机撤离的方法
    - ◇ 直接拔管、撤机
    - ◇ 同步间歇指令通气(SIMV)
    - ◇ 压力支持通气(PSV)
    - ◇ SIMV+PSV
    - ◇ 拔管后采用NCPAP、NIPPV等可提高撤机成功率
  - ◆ 拔管前处理
    - ◇ 先吸净口、鼻咽分泌物,再吸净气管内分泌物
    - ◇ 在负压吸引下拔掉气管内导管,吸净口咽部分泌物
    - ◇ 气管内导管内分泌物送细菌培养
  - ◆ 呼吸机撤离后的处理
    - ◇ 改鼻塞CPAP、IPPV或头罩吸氧,观察呼吸情况及有无青紫
    - ◇ 咖啡因或茶碱降低气道阻力和增加呼吸驱动力
    - ◇ 必要时每隔2h雾化1次:布地奈德0.5mg/次,酌情连用2~3次,雾化后吸痰

- ✧ 定时改变患儿体位,加强胸部物理治疗,以保持呼吸道通畅
- ✧ 拍摄胸片评估肺部病变恢复情况及有无并发症
- ✧ 心血管功能支持及代谢营养支持

高频振荡通气

- 适应证
  - 常频通气失败后补救性治疗
    - ✧ $FiO_2 \geq 0.6$;$MAP \geq 15cmH_2O$,持续 2h 以上,SpO_2 仍不能稳定在 90% 以上
  - 气胸
  - 持续高碳酸血症,不能撤机
  - 持续肺动脉高压,特别是需联合吸入 NO 者
  - 某些先天疾病,如膈疝、肺发育不良、严重胸廓畸形
  - 严重非均匀性改变的肺部疾病,如 MAS、重症肺炎
- 相对禁忌证
  - 气道阻力过大
  - 颅内压过高
  - 难以纠正的低血压
  - 肺血流被动依赖(如单心室畸形)
- 呼吸机初始参数的设定
  - 平均气道压(MAP)
    - ✧ 挽救性治疗时,起始 MAP 设置可遵循下列原则
      - ➤ I/E 比值为 1∶1,则使用与 CMV 模式相同的 MAP
      - ➤ I/E 为 1∶2 时,MAP 较常频通气者高 2~3cmH_2O
      - ➤ 以后每次增加 1~2cmH_2O,直到 $FiO_2 \leq 0.6$ 时,$SaO_2 > 90\%$
    - ✧ 初始治疗:根据疾病情况设置,一般 10~15cmH_2O
    - ✧ 根据胸片肺下界(8~10 肋间)确定 MAP 值
    - ✧ 一般 MAP 最大值为 30cmH_2O
  - 频率
    - ✧ 范围 8~15Hz,初设与体重有关,体重越低选用频率越高
    - ✧ 治疗过程中,一般不需改变频率
    - ✧ 若需调整,以 1~2Hz 幅度进行增减
    - ✧ 降低频率可降低 $PaCO_2$。通常不根据 $PaCO_2$ 调整频率
  - 吸气时间百分比
    - ✧ 不同品牌的呼吸机吸气时间百分比不同
    - ✧ SLE5000 型固定为 0.5
    - ✧ Sensor Medics 3100A 提供的吸气时间比为 30%~50%,在 33% 效果最好

- ✧ 其他呼吸机吸气时间百分比由仪器根据频率大小控制
- ✧ 合理增加吸气时间可以增加 CO_2 的排出
- ◆ 振幅（ΔP）
  - ✧ 初调以看到和触到患儿胸廓振动为度，一般为 MAP 数值的两倍
  - ✧ 调整 ΔP 使潮气量达到 1.5~2.2ml/kg
  - ✧ 随后根据 $PaCO_2$ 监测调节，$PaCO_2$ 的目标值为 35~45mmHg
  - ✧ ΔP 超过 MAP 数值的 3 倍仍无法维持合适的 $PaCO_2$，可调节频率
  - ✧ ΔP 在向肺泡传递过程中逐级衰减，衰减程度与气管插管直径、气道通畅情况、振荡频率和吸气时间百分比有关。气管插管的直径越细，ΔP 的衰减越大
- ◆ 偏置气流（bias flow）：又称持续气流（continuous flow）
  - ✧ 早产儿一般设置 10~15L/min
  - ✧ 足月儿 10~20L/min
  - ✧ 体重越大，所需偏置气流也越大
  - ✧ CO_2 潴留时可每隔 15min 增加流量 5L/min。偏置气流达一定流量后，再进一步增加并不能增加 CO_2 的排出
- ◆ 吸入氧浓度（FiO_2）
  - ✧ 初始设置：在常频吸入氧浓度基础上提高 5%~10%
  - ✧ 根据氧合情况再进行增减，维持 $SaO_2 \geqslant 90\%$
  - ✧ $FiO_2 > 0.6$ 仍氧合不佳，可每 30~60min 增加 MAP 1~2cmH$_2$O
- ● HFOV 呼吸机参数的调整
  - ◆ 15~20min 后检查血气，根据 PaO_2、$PaCO_2$ 和 pH 调节参数
  - ◆ 提高 PaO_2
    - ✧ 上调 FiO_2：0.05~0.1
    - ✧ 增加振幅 5~10cmH$_2$O
    - ✧ 增加吸气时间百分比 5%~10%
    - ✧ 增加偏置气流 1~2L/min（按先后顺序，每次调整 1~2 个参数）
  - ◆ 降低 $PaCO_2$，
    - ✧ 增加振幅 5~10cmH$_2$O
    - ✧ 增偏置气流 1~2L/min
    - ✧ 降低 MAP 2~3cmH$_2$O
    - ✧ 降低吸气时间百分比 5%~10%
  - ◆ 治疗持续高碳酸血症时可将振幅调至最高、频率至最低
  - ◆ MAP $\leqslant$ 15cmH$_2$O 时，先降 FiO_2 至 0.6，再降 MAP
  - ◆ MAP > 15cmH$_2$O 时先降 MAP 再调 FiO_2
  - ◆ 高肺容量策略（RDS、弥漫性肺不张等）
    - ✧ 降低 MAP 前先降低 FiO_2 至 0.3~0.4 以下（除非有明显的过度通气）

◇ 一般以 1~2cmH$_2$O 的幅度降低 MAP 至 8~10cmH$_2$O
◆ 低肺容量策略(气漏综合征、肺发育不良等)
◇ 先降低 MAP,再调低 FiO$_2$
◇ 以 2~4cmH$_2$O 的幅度调低振幅
- HFOV 呼吸机的撤离
  ◆ 满足以下条件可逐渐下调呼吸机参数
  ◇ 生命体征稳定,面色红润;经皮血氧饱和度>90%
  ◇ 血气分析示 pH 7.35~7.45,PaO$_2$>60mmHg
  ◇ X 线胸片示肺通气状况明显改善
  ◆ 满足下列条件可切换到常频机械通气或考虑撤机
  ◇ FiO$_2$≤0.3,MAP 8~10cmH$_2$O(早产儿 6~8cmH$_2$O)
  ◇ ΔP 15~20cmH$_2$O 提示:pH 7.25~7.45,PaCO$_2$ 35~50mmHg,PaO$_2$ 50~80mmHg
- 氧合和通气效果判断
  ◆ 氧合和通气的控制彼此独立
  ◇ 氧合取决于 MAP 和 FiO$_2$
    ➤ 氧合良好:24h 内 FiO$_2$ 降低 10%,氧合指数(OI)<42
    ➤ 氧合失败:48h 后 OI>42
  ◇ 通气取决于振幅、呼吸机频率和吸气时间
    ➤ 通气良好:PaCO$_2$ 维持在 80mmHg 以下,同时 pH>7.25
  ◆ HFOV 治疗失败
  ◇ 不能有效改善氧合,24h 内 FiO$_2$ 不能下降 10% 以上
  ◇ 不能保证足够通气量,PaCO$_2$>120mmHg,pH<7.15
- HFOV 实施中的监测
  ◆ 动脉血气分析
  ◇ 开始后 45~60min;8h 内 q.2h.
  ◇ 理想情况下:24h 内,q.4h.;>24h,8~12h 进行 1 次动脉血气分析
  ◇ 主要参数改变后,1h 内须进行监测
  ◇ 可以采用无创经皮二氧化碳分压进行监测
  ◆ 胸部 X 线检查
  ◇ HFOV 治疗开始后的 4h 内
  ◇ 第 1 天,q.12h.,5 天内 q.24h.,以后隔天或酌情进行胸部 X 线摄片
  ◆ 听诊
  ◇ 断开患儿与呼吸机的连接或把呼吸机设置在 Stand-by 模式听诊
  ◇ 根据患儿监护需要,听诊频率因人而异
  ◇ 音调和节律的改变与气管导管位置改变或是否需要气道吸引有关
  ◆ 气道吸引
  ◇ 开始的 24~48h 内尽量减少负压吸引

◇ 吸痰操作应迅速,吸痰后及时连接呼吸机
◇ 建议采用密闭式吸痰装置
◆ 气道的温湿化
◇ 充分加热和加湿(相对湿度 90%)吸入气体
◇ 应避免湿化不充分或过度湿化

机械通气过程中突然出现病情恶化

- 马上断开呼吸机,给予复苏囊正压通气
- 重新检查呼吸机,注意呼吸环路的检查和压力检测
- 如果呼吸机工作正常,考虑出现了其他问题
  ◆ 气管阻塞
  ◆ 意外脱管
  ◆ 插管位置不合适
  ◆ 气胸
  ◆ 气体交换不足
  ◆ PDA
  ◆ 败血症

NO 吸入

- 新生儿持续肺动脉高压(PPHN)
  ◆ iNO(参阅呼吸系统疾病 6. 新生儿持续性肺动脉高压)
  ◆ PPHN 的患儿持续高通气或较高 PIP 维持正常 $PaCO_2$,支气管肺发育不良和神经预后不良发生的危险性增加

体外膜肺氧合(ECMO)

- 体外循环和体外膜肺氧合使严重呼吸衰竭的患儿心肺得到休息
- 仅用于原发疾病可以治愈的患者
  ◆ 胎粪吸入综合征
  ◆ PPHN
  ◆ 先天性膈疝
  ◆ 呼吸窘迫综合征
  ◆ 除先天性膈疝外(45%~55%),上述其他疾病的存活率都在 95% 以上
- 仅用于体重>2.0kg 和 34 周以上的新生儿
- 婴儿血液必须肝素化,密切监测凝血功能,头颅超声监测有无颅内出血
- 体外膜肺的血管通路:A-V 或 V-V
- V-V 通路需要心功能稳定,否则应用 A-V 通路
- 根据疾病情况,应用时间为 2天~4周

呼吸支持患儿的随访

- 神经发育
- 1 岁内发生肺炎的危险性增加,特别是伴发 CLD 的患儿
- 生长发育
- ROP

并发症及预后

- 急性
  - 气管插管并发症(见气管内插管)
  - 气漏
    - 间质性肺气肿
    - 气胸
    - 纵隔气肿
    - 心包积气
    - 气腹
  - 过度通气、肺顺应性降低,影响静脉回流
  - 心血管
    - 心输出量降低
    - PDA
    - 脑室内出血
    - 脑室扩大
    - PVL
  - 其他
    - 院内感染肺炎和其他感染
    - 胃食管反流
- 远期
  - 支气管肺发育不良(见呼吸系统疾病 10. 支气管肺发育不良)
    - 发生率与胎龄和体重有关
    - 机械通气早产儿:5%~50%
    - 机械通气足月儿:3%~5%
    - 不同的 NICU 发生率不同
    - 处理(见呼吸系统疾病 10. 支气管肺发育不良)
  - 神经发育
    - 认知障碍
    - 脑瘫(5%~25%)
    - 听力损失

  ✧ 语言发育延迟
- ◆ 其他
  - ✧ 早产儿视网膜病变
  - ✧ 肺炎
  - ✧ 中耳炎
  - ✧ 牙齿异常(经口插管)

（蔡岳鞠　周　伟）

9. 一氧化氮吸入治疗(iNO)

概述

- NO 是一种气体分子,脂溶性,细胞间弥散快,半衰期短
- 选择性肺血管扩张剂
- 抑制肺部血小板凝聚能力
- 抑制肺部炎症反应

应用指征

- 新生儿低氧性呼吸衰竭
  - ◆ $FiO_2>60\%$,$PaO_2<50mmHg$,$SpO_2<85\%$
  - ◆ 常规或高频通气治疗 2h 以上
- 各种原因导致的新生儿持续肺动脉高压
- 支气管肺发育不良(BPD)急性青紫发作
- 早产儿呼吸衰竭(存在争议)
- 先天性心脏病存在肺动脉高压
  - ◆ 术前和术后可使用低剂量 NO

禁忌证

- 严重的左心发育不良,或动脉导管依赖的 CHD
- 致命性的先天性,缺陷和充血性心力衰竭
- 先天性高铁血红蛋白血症
- 严重出血,如颅内出血、脑室内出血、肺出血

设备

- 医用 NO 气体浓度
  - ◆ 一般为 $(1\,000\pm50)\times10^6$(ppm),相当于 0.1% 浓度
  - ◆ 纯度>99.9%

- ◆ NO$_2$ 浓度应<10ppm
  - ◆ 容器为铝合金钢瓶+不锈钢减压阀, 压力 5~10MPa
- 用于 NO、NO$_2$ 浓度监测仪的定标气体
  - ◆ NO 为 20ppm; NO$_2$<1ppm
  - ◆ 使用前, NO 和 NO$_2$ 传感器均进行零点及标准气体定标
    - ◇ NO 为 84.7ppm; NO$_2$ 为 10.4ppm
  - ◆ 一般每周校正 1 次
- NO 气体输送的流量与浓度控制
  - ◆ 多采用在呼吸机管道回路的供气支接近呼吸机和湿化器之间将 NO 气体接入
  - ◆ 在供气回路中混合均匀(约 1m 长度)接近患儿气道三通接口处连续取样
  - ◆ 常用的供气装置采用氮气质量流量控制原理, 可以非常精确的低流速调节和稳定供气
- NO、NO$_2$ 浓度监测仪
  - ◆ 通过专用管道将呼吸机回路接近三通接口处的气体, 连续引流到主机
  - ◆ 采用电化学方法监测 NO 和 NO$_2$
  - ◆ 液晶显示实际测定值, 在常用测定范围误差<0.1ppm
  - ◆ 电化学探头可以使用 1.5~2 年
  - ◆ 在使用前先用定标气体(NO, 20~40ppm)定标, 以保持工作状态稳定

NO 输送方法

- 呼吸机联用式(常用)
- 呼吸机一体式: NO 输送系统和呼吸机的输送系统整合在一起, 运行起来和呼吸机类似
- 独立便携式: 输送系统不依赖于呼吸机, 结构简单, 体积小, 易操作, 主要适用于野外急救和转运途中

剂量

- 治疗浓度一般 2~20ppm
- 起始浓度 10~20ppm, 1~4h
- 维持浓度 5~10ppm, 6h~3d
- 长期维持: 2~5ppm, >7d
- 病情需要可上调 iNO>20ppm 短时间应用(<3h)

监测

- 治疗过程中实时监测吸入 NO 和呼出 NO$_2$ 浓度, 以及高铁血红蛋白
- NO$_2$ 浓度应<3ppm

- 高铁血红蛋白<4%
- NO 起始浓度：10~20ppm（<4h），4h 内监测
- 维持浓度：5~10ppm（6h~7d），每 12h 监测
- 长期维持：NO_2~5ppm（>7d），每 24h 监测

疗效评估

- FiO_2 下降>0.3，SpO_2>90%，持续超过 60min
- PaO_2>50mmHg 或升高 10%~20%
- OI<10
- 呼吸机参数下调
- 肺动脉压/体循环血压<0.7

NO 撤离

- 每 4h 减少 5ppm
- 减至 5ppm 后，每 4h 减少 1ppm
- 减至 1ppm，如果患儿氧合状态仍稳定（FiO_2<60%，PaO_2>60mmHg），可最终撤离
- 撤离过程中反跳现象及处理
  - 定义：SpO_2 下降>5%，FiO_2 需增加 0.15 来维持 PaO_2>60mmHg
  - NO 浓度≥10ppm，突然撤离时会出现缺氧现象
  - 处理
    - NO 吸入剂量恢复至下调前水平
    - 撤离前提高 FiO_2 或口服磷酸二酯酶制剂（西地那非）可改善低氧反跳现象
    - 如果停用后小儿出现 SpO_2 下降>10%，可以提高氧浓度 0.1~0.2 补偿
  - NO 治疗无效的患儿，可在暴露 30min 内选择直接撤离，这并不会引起氧合下降

美国儿科学会胎儿和新生儿委员会对吸入 NO 治疗的推荐意见

- 低氧性呼吸衰竭的新生儿应该在（或及时转运到）具有多种呼吸支持救治手段的医疗中心治疗
- 吸入 NO 必须参考气体说明提供的指征、剂量、给药方式、监测方法等
- 建议应用多普勒心脏彩超排除先天性心脏病
- 各个医院应该有相应的常规和标准，以确定不同呼吸治疗的给予方式和时间
- 吸入 NO 应在经过专门训练的、会使用多种呼吸治疗的医师指导下进行
- 一般吸入 NO 须在具备 ECMO 的医院进行，或先给予 NO，同时与 ECMO 中心保持联系，一旦吸入 NO 失败，可以迅速转运到 ECMO 中心治疗。转运中

必须保持吸入 NO 治疗不中断
- 治疗 NO 的医院必须长期随访患儿健康和神经运动发育
- 建立前瞻性资料收集,如治疗时间、不良反应,治疗失败,其他特殊呼吸治疗方式的应用,生存或死亡等
- 如果患儿不在应用指征内,均视为试验性治疗,征得家属同意后,方可进行

(程国强)

10. 体外膜肺氧合(extracorporeal membrane oxygenation,ECMO)

基本原理

- 通过动静脉插管,将血液从体内引流到体外
- 经人工膜肺氧合后,再经泵将氧合血灌注入体内,维持机体各器官的供血和供氧
- 对严重心肺功能衰竭患者提供长时间呼吸心脏支持,使患者心肺得以充分休息,为进一步治疗和心肺功能的恢复赢得宝贵的时间

模式

- 静脉-动脉(V-A)模式
  - 同时具备心、肺辅助功能
  - 呼吸和循环功能不稳定者(呼吸衰竭合并 PPHN、休克、先天性心脏病)
  - 优点
    - 直接心、肺支持
    - 给机体提供高氧合的血液
    - 能快速稳定病情
  - 缺点
    - 需要结扎颈动脉
    - 非搏动性血流
    - 心肌供血氧饱合度低
    - 管路中的血栓可造成体循环栓塞
- 静脉-静脉(V-V)模式
  - 仅辅助肺功能,不具备心脏辅助功能
  - 需严格评估患儿心脏功能
    - 心脏射血分数
    - 动脉导管开放情况及分流情况
    - 应用正性肌力药物指数等

- ◆ 优点
  - ✧ 高氧合血液进入肺部
  - ✧ 搏动性血流
  - ✧ 高氧合血液供给心肌
  - ✧ 肺血管床能过滤栓子
  - ✧ 不使用颈动脉
  - ✧ 置管操作时间较短、损伤小
- ◆ 缺点
  - ✧ 仅能辅助肺功能,不能直接提供心脏支持
  - ✧ 需要患儿自身心脏功能稳定来维持循环
  - ✧ 导管价格较高

适应证

- ● 严重新生儿呼吸衰竭:MAS、PPHN、ARDS、肺炎、败血症等
  - ◆ 最强支持治疗(包括 HFOV、PS、iNO、血管活性药物),呼吸困难持续恶化呈下列任一情况
    - ✧ 氧和指数(OI)=(MAP×FiO₂×100)/导管后 PaO_2,超过 40 持续 4h
    - ✧ 重度呼吸衰竭(PaO_2<40mmHg)或 OI>20 治疗持续超过 24h
    - ✧ 经过最积极治疗超过 48h 仍需纯氧支持或持续反复失代偿
    - ✧ 血 pH<7.15,血乳酸≥5mmol/L,尿量<0.5ml/(kg·h)持续 12~24h
    - ✧ 严重肺动脉高压合并右心室功能不全和/或左心功能不全
    - ✧ 缩血管药抵抗的低血压
    - ✧ 导致呼吸衰竭病因可逆
- ● ECMO 用于心脏支持:无统一标准,以下为体外生命支持组织(ELSO)对于 ECMO 治疗儿童心脏衰竭指征
  - ◆ 心脏手术及置管:包括术前稳定、术后撤离心肺旁路失败、术后低心排出量等
  - ◆ 各种原因导致的心脏循环衰竭
  - ◆ 院内心脏骤停对传统心肺复苏无反应且有迅速 ECMO 团队支持
  - ◆ 危重型先天性心脏病:左心发育不良综合征,左室或右室流出道梗阻等
  - ◆ 其他包括败血症或心源性休克、心肌炎、心肌病及心脏骤停等

相对禁忌证

- ● 不可逆的器官损害(除非考虑器官移植)
- ● 体重<2kg
- ● 胎龄<34 周
- ● 机械通气时间超过 10~14 天

- 存在不良预后的风险较高

绝对禁忌证

- 致死性染色体缺陷或其他畸形
- Ⅲ~Ⅳ度颅内出血
- 不可控制的出血
- 不可逆转的脑损伤

ECMO 前准备

- 评估患者
  - 胸腹部影像学
  - 血常规+血型
  - 血气分析
  - 肝功能、肾功能、电解质
  - 凝血功能
  - 心脏超声
  - 头颅 B 超或 CT
  - 预充液体准备
    - 乳酸林格液
    - 胶体液（20% 人血白蛋白或新鲜冷冻血浆）
    - 悬浮红细胞
    - 肝素
    - 5% 碳酸氢钠
    - 10% 葡萄糖酸钙
- 术前告知
  - 监护人同意
  - 治疗方案
  - 并发症
  - 预后
  - 费用
  - 手术签字
- 血管准备
  - 外科、手术护士
  - ICU 医生、护士
  - 放置辐射台
  - 深动、静脉置管
  - 动脉血压监测

- 硬件准备
  - ◆ 预充管道
  - ◆ 预设参数
  - ◆ 试运行

血管通路建立

- V-A ECMO
  - ◆ 右侧颈内静脉、颈总动脉分别插入静脉插管与动脉插管
  - ◆ 静脉插管型号选择 10~12Fr
  - ◆ 动脉插管型号选择 8~10Fr
- V-V ECMO
  - ◆ 右侧颈内静脉
  - ◆ 型号选择 12~16Fr 的双腔静脉导管
- 床边 X 线片确定置管位置(动脉第 2~3 胸骨后肋,静脉第 8~9 胸骨后肋)

管路预充

- 首先:晶体液预充管路排气
  - ◆ 生理盐水或乳酸林格液 3 000ml
- 第二步:白蛋白或新鲜冷冻血浆预充
  - ◆ 白蛋白 10g
  - ◆ 生理盐水 250ml
- 第三步:血液预充
  - ◆ 红细胞悬液 2 单位(300ml)
  - ◆ 血浆 100ml
  - ◆ 5% $NaHCO_3$ 20ml
  - ◆ 普通肝素 100 单位
  - ◆ 10% 葡萄糖酸钙 4.5ml

ECMO 运行管理

- 液体、电解质及营养
  - ◆ 运行当天,液体量以保证 ECMO 平稳运行为目的
  - ◆ 平稳后液体量可限制 80~100ml/(kg·d)(不包含血制品)
  - ◆ 循环稳定,平均运转 48~72h 后可根据情况考虑使用利尿药,首选呋塞米
  - ◆ ECMO 平稳运行后即可开始静脉营养
  - ◆ 根据病情,可考虑禁食或微量喂养
  - ◆ 电解质需每日监测,给予相应补充,离子钙需维持在 1.1mmol/L 以上
- 呼吸系统

- ◆ 保证气道通畅,床边胸腹片需每日监测
- ◆ ECMO 平稳运行后,呼吸机调整至肺休息状态(参考 PIP/PEEP 20/10,RR 10次/min,Ti 1s,FiO_2 21%~30%)
- ◆ 设置紧急状况下呼吸机参数(参考 PIP/PEEP 35/10,RR 50次/min,Ti 0.4s,FiO_2 100%)
- ◆ 动态监测血气:每 4~6h 监测 1 次患者端血气分析,次选为膜前血气; 12~24h 需监测 1 次膜前后血气分析,了解膜前后 PO_2 情况(一般相差 3~5 倍)
- ◆ 血气目标 PCO_2 40~50mmHg,PO_2 60~80mmHg,患儿 SpO_2 90% 以上
- 循环系统
  - ◆ 高血压
    - ◇ 胎龄 34~37 周 MAP≥65mmHg,胎龄>37 周 MAP≥75mmHg 持续 1h 以上或 MAP≥85mmHg
    - ◇ 收缩压>120mmHg 和/或MAP>100mmHg,需紧急干预
    - ◇ 处理方法
      - ➤ 在 SvO_2 允许的情况下降低管路流量
      - ➤ 评估镇静是否适当(加强镇静)
      - ➤ 药物治疗选择尼卡地平,起始 0.5μg/(kg·min)
  - ◆ 心脏顿抑
    - ◇ 脉压差减小(<10mmHg)
    - ◇ 高 PaO_2(患儿端血气分析 PaO_2 在 50~100mmHg 之间或是与膜后 PaO_2 无差异)
    - ◇ 低心排出量(动脉波形变窄变平)
    - ◇ 处理方法
      - ➤ 动脉置管位置过深
      - ➤ 10% 葡萄糖钙剂 1ml/kg 静推补充
      - ➤ 避免高氧血症,扩容
  - ◆ 心律失常
    - ◇ 评估电解质是否异常
    - ◇ 评估导管放置位置是否异常
    - ◇ 处理方法
      - ➤ 纠正电解质紊乱
      - ➤ 必要时外科手术干预导管位置
  - ◆ ECMO 开始后血管活性药物可减量,24h 内可考虑停用
- 血液系统
  - ◆ 血红蛋白(Hb)、红细胞压积(Hct)、血小板
    - ◇ 开始 ECMO 治疗时

- ➢ Hb 维持在 120g/L 以上
- ➢ HCT 维持在 40% 以上
- ➢ 血小板维持在 100×10^9/L 以上
  - ✧ ECMO 运行稳定后
    - ➢ 血红蛋白维持在 110g/L 以上
    - ➢ HCT 维持在 35%~40%
    - ➢ 若无明显出血,血小板维持在 80×10^9/L 以上
  - ✧ ECMO 脱机前
    - ➢ HCT 提高到 40% 以上
    - ➢ 血小板维持在 100×10^9/L 以上
- ◆ 凝血功能
  - ✧ 起始肝素治疗剂量 28IU/(kg·h),每次调整肝素控制 10% 内
  - ✧ 根据 APTT、ACT 及抗 Xa 结果综合判断
    - ➢ APTT 维持在 100~200s
    - ➢ ACT 目标 180~220(可至 250s)
    - ➢ 抗 Xa 目标 0.25~0.7
  - ✧ 纤维蛋白原需维持在 1.5g/L 以上
  - ✧ 血常规及凝血功能每 4~6h 监测 1 次
  - ✧ ECMO 开始运行时
    - ➢ ACT 每 30min~1h 监测 1 次
    - ➢ 待 ACT 及 APTT 稳定后,可延长至 2~4h 监测 1 次
  - ✧ 每日需监测抗 Xa 及血栓弹力图
- ● 感染
  - ◆ 最常见的病原生物为葡萄球菌及念珠菌
  - ◆ 严格采取院内感染防控措施
  - ◆ 有条件的医院实施单间隔离
  - ◆ 微生物培养,根据药敏使用抗生素
  - ◆ 血培养 48h 阴性可停用抗生素,动态监测血常规
- ● 泌尿系统
  - ◆ ECMO 开始 48~72h 常可出现无尿,可无须处理
  - ◆ 呋塞米自循环稳定后开始使用
  - ◆ 若出现茶色尿等
    - ✧ 需注意血管内溶血
    - ✧ 动态监测尿常规及尿红细胞位相
  - ◆ 如发生溶血应检查管路
    - ✧ 判断是否有凝块、打折
    - ✧ 动脉插管是否堵塞

- ◇ 管路压力过高等情况
  - ◆ 每日需监测尿常规、肾功能
  - ◆ 必要时评估是否联合 CRRT 治疗
- ● 神经系统
  - ◆ ECMO 运行过程需监测脑电功能
  - ◆ ECMO 开始后头 5 日每日监测颅脑超声，每 4h 检查瞳孔
  - ◆ ECMO 运行 5 日后隔日监测颅脑超声
  - ◆ 必要时进行头颅 CT 检查
  - ◆ 出现惊厥发作，可予以苯巴比妥治疗
  - ◆ ECMO 结束后进行头颅 MRI
- ● 内分泌系统
  - ◆ 每天监测血糖情况，q.4~6h.
- ● 镇静镇痛
  - ◆ 首选药物为吗啡
    - ◇ 起始剂量 0.01mg/（kg·h）
    - ◇ 负荷剂量［0.05mg/（kg·次）］，每次负荷剂量给药间隔为 3h
  - ◆ 芬太尼：首剂 10μg/kg，可据需要重复 5μg/（kg·剂）
  - ◆ 咪达唑仑：0.01~0.06mg/（kg·h），必要时追加 0.1~0.2mg/（kg·次）
  - ◆ 罗库溴铵：首剂静脉注射 0.45~0.6mg/kg，持续滴注 7~10μg/（kg·min）
  - ◆ 维库溴铵：非操作前肌松用药 0.1mg/（kg·次），用于操作 0.2mg/（kg·次）
  - ◆ 地西泮：必要时 0.1~0.2mg/（kg·次），根据效应调整剂量
- ● ECMO 管路指标监测
  - ◆ SvO_2：65%~80%
  - ◆ 泵流速 100~150ml/kg
  - ◆ Sweep gas（扫气）流速 100~500ml/min
  - ◆ Sweep FiO_2 21%~40%

并发症管理

- ● 机械并发症
  - ◆ 氧合器失能
  - ◆ 泵头故障
  - ◆ 管路故障
  - ◆ 插管故障
- ● 机体并发症
  - ◆ 出血
  - ◆ 血栓形成
  - ◆ 肝素诱导的血小板减少性血栓形成（HITT）

- 高血压
- 毛细血管渗漏综合征
- 感染
- 神经系统并发症
- 血液喷射
- 气栓
- 溶血
- 心脏顿抑

ECMO 的撤离

- 试停机指征："低水平" ECMO 支持
  - Sweep gas（扫气）流速 ≤0.1L/min
  - Sweep FiO_2：0.3~0.4
  - ECMO 流量 80~100ml/kg
  - 肺部通气足够
  - 不需要血管活性药物支持
  - 耐受护理
- V-A ECMO 撤离
  - ECMO 流量以每小时下降 10~20ml/（kg·min），最后至 50ml/（kg·min）
  - 同时提高呼吸机参数设置
  - ECMO 流量降至 20~30ml/（kg·min）
  - 机械通气调整为完全支持状态
  - 夹闭插管，进入静脉-桥连接-动脉转流模式
  - 夹闭插管状态下，血气满意即可进入拔管程序
- V-V ECMO 撤离
  - 将机械通气条件从肺休息状态调整为完全支持状态
  - 断开氧合器气源接口，并连接到出气口
  - 将氧合器与外界隔绝，停止任何形式气体交换
  - 评估 1~2h，如此时机械通气条件可以接受，进入拔管程序
- 离心泵撤离顺序
  - 夹闭动脉端导管—关掉转速—夹闭静脉端导管
- 离心泵恢复顺序
  - 松开静脉端导管—打开转速—松开动脉端导管
- 插管拔除
  - 在无菌状态下，拔除插管并结扎动静脉
  - 拔除静脉插管时需使患儿处于吸气相，同时按压肝脏，防止形成静脉气栓
  - 操作完成后给予鱼精蛋白中和（1mg/kg）

撤机准备及撤机过程

- 确保有足够多的血管通路
- 最大化优化血液学参数
- 将需要的药物从管路中给药改为患者输注给药
- 决定撤机人员
- 确保应急血液制品及药物准备好
- 进行镇静及给与肌松药
- 给予头孢唑啉或其他抗生素预防
- 执行术前暂停核查（time-out）
- 夹闭管路及断开管路
- 拔除插管
- 密切监护患者：液体复苏、呼吸机支持、镇痛需求

（蔡岳鞠　周　伟）

11. 肠内营养（enteral nutrition）

概述

- 母乳是早产儿肠内营养最好的选择
- 如果不能母乳喂养，最好选择早产儿配方乳
- 体重 2 000g 以上的早产儿也可以选择足月儿配方乳
- 不应常规给予母乳添加剂。对于 GA<32 周或出生体重<1 500g 的早产儿，如果母乳喂养体重增加不理想，应添加母乳强化剂
- 条件许可应尽早开始肠道喂养，如果奶量增加困难，应给予微量喂养
- 非营养性吸吮和袋鼠护理有利于提高母乳喂养成功率和早产儿营养
- 所有母乳喂养的低体重儿应补充钙、磷和 Vit D
- 生后 6~8 周应补充铁剂，元素铁 2~3mg/（kg·d）。出生体重<1 500g 的早产儿生后 2 周即可给予铁剂，可以有效预防早产儿贫血
- 所有早产儿住院期间应每日测定体重，每周测定头围和身长

主要营养素的需求

- 热量
  - ◆ 维持体重：50~60kcal/（kg·d）
  - ◆ 促进体重增长
    - ◇ 足月儿：100~120kcal/（kg·d）。体重增长 15~30g/d
    - ◇ 早产儿：110~140kcal/（kg·d）。早产儿体重增加速率目标为 15g/d

- 碳水化合物
  - 10~30g/(kg·d)
  - 热量占比 40%~50% [7.5~15g/(kg·d)]
  - 慢性肺病的患儿总热量中碳水化合物占比应减少
- 蛋白质
  - 2.25~4.0g/(kg·d)
  - 热量占比 7%~16%(2~3g/100kcal)
  - VLBWI 不宜超过 4.4g/(kg·d)
- 脂肪
  - 5~7g/(kg·d)
  - 热量占比不宜超过 40%~55%
  - 早产儿可能需要 6.2~8.4g/(kg·d)

早产儿营养需求需要特别考虑

- 极低体重儿常量营养元素和矿物质需要量摄入推荐
  - 蛋白质:3.5~4.0g /(kg·d)
  - 热量:110~135kcal/(kg·d)
    - 早产儿配方奶(80kcal/100ml)或母乳添加母乳强化剂
      - 奶量 150ml/(kg·d)可提供:蛋白质 3.6g/(kg·d);热量 120kcal/(kg·d)
      - 奶量 165ml/(kg·d)可提供:蛋白质 4g/(kg·d);热量 134kcal/(kg·d)
    - 早产儿配方奶(80kcal/100ml)奶量 150ml/(kg·d)可提供
      - Ca:140~230mg/(kg·d)
      - P:70~140mg/(kg·d)
    - 母乳添加母乳强化剂,奶量 150ml/(kg·d)可提供
      - Ca:170~220mg/(kg·d)
      - P:85~120mg/(kg·d)
- 消化和代谢功能不足
  - 胰脂肪酶、胆汁盐相对不足
    - 脂肪吸收不良
    - 早产配方乳中脂肪来源中 40%~50% 为中链甘油三酯
    - 需要考虑多不饱和脂肪酸的供给
  - 乳糖酶素活性低
    - 乳糖消化欠佳
    - 早产配方乳中碳水化合物 50% 乳糖、50% 的多聚葡萄糖
  - 未处理的牛奶蛋白(乳清蛋白/酪蛋白比 18:82)易产生
    - 代谢性酸中毒
    - 氮质血症

◆ 早产儿配方乳蛋白质的来源:处理的牛奶蛋白(乳清蛋白/酪蛋白比60∶40)

肠道喂养指征

- 尽早开始肠道喂养
  - ◆ 足月健康新生儿
    - ◇ 无口腔分泌物异常增多、呕吐或胆汁样胃潴留
    - ◇ 腹软不胀,肠鸣音正常。如果腹部查体异常,应进行腹部摄片检查
    - ◇ 呼吸频率:经口喂养应<60次/min,鼻饲喂养应<80次/min
  - ◆ 早产儿
    - ◇ 出生体重>1 250g 的稳定早产儿:生后 24h 内开始喂养
- 延迟喂养:下述情况只是提醒注意,并不是开始肠道喂养的禁忌证
  - ◆ 围产期窒息,或出生前多普勒超声提示脐动脉舒张末期血流消失或逆流
  - ◆ 血流动力学不稳定,特别适时给予升压药物,肠道血流会减少
  - ◆ 早发型败血症
  - ◆ 机械通气
  - ◆ 频发的呼吸暂停和心动过缓
  - ◆ 脐动脉置管,肠道血流可能减少
  - ◆ 动脉导管未闭且应用吲哚美辛或布洛芬
  - ◆ 红细胞增多症
  - ◆ 先天性心脏病
- 相对禁忌证
  - ◆ 腹胀,肠鸣音减弱或消失,需要给予腹部 X 线检查
  - ◆ 口腔分泌物过多,需要插胃管行 X 线检查除外食管闭锁
  - ◆ 呼吸急促,频率>80次/min,存在奶汁吸入肺内的可能

可以供喂养的奶制品

- 足月儿
  - ◆ 母乳
  - ◆ 母乳喂养相对禁忌证
    - ◇ 无绝对禁忌证
    - ◇ 母亲活动性结核
    - ◇ 母亲罹患特殊病毒或细菌感染如 HIV、单纯疱疹病毒
    - ◇ 正在使用某些可进入乳汁并对婴儿有害的药物
    - ◇ 半乳糖血症
    - ◇ 母亲药物成瘾
  - ◆ 配方乳:牛奶制品

- 早产儿
  - ◆ 母乳+母乳强化剂
    - ✧ 奶量达到 100ml/(kg·d),添加母乳强化剂
  - ◆ 捐赠乳
  - ◆ 早产儿配方乳
    - ✧ 开始给予 67kcal/100ml 的早产儿配方乳
    - ✧ 如果需要限液,给予 80kcal/100ml 的早产儿配方乳
  - ◆ 出院后早产儿配方乳喂养到 6~9 个月
- 特殊配方奶
  - ◆ 水解或半水解蛋白配方奶
    - ✧ 对牛乳或大豆蛋白不能耐受的婴儿
    - ✧ 肠道或其他过敏的婴儿
    - ✧ 肠道喂养不耐受的早产儿
  - ◆ 中链脂肪酸的配方奶
    - ✧ 乳糜胸(腹)
    - ✧ 脂肪吸收严重障碍
  - ◆ 体重<1 750g 的早产儿不推荐使用以大豆蛋白为主的配方奶

喂养的方法

- 奶瓶或直接哺乳
  - ◆ 胎龄>34 周的早产儿
  - ◆ 足月儿
- 管饲喂养
  - ◆ 指征
    - ✧ 胎龄<32~34 周:管饲喂养
    - ✧ 吞咽、呼吸、吸吮不协调的其他胎龄早产儿
    - ✧ 吞咽功能障碍
    - ✧ 呼吸急促,HR>60次/min
    - ✧ 惊厥发作频繁
    - ✧ 辅助通气支持
    - ✧ 心血管功能不稳定者,如心动过速、低血压、休克等
    - ✧ 唇腭裂(特殊奶瓶喂养前)
  - ◆ 方法
    - ✧ 经口或经鼻胃管喂养
      - ➢ 间断喂养
      - ➢ 持续喂养
    - ✧ 经幽门喂养

> ➢ X 线证实插管位置
> ➢ 持续喂养,间断喂养可导致倾倒综合征
> ➢ 可能会导致脂肪吸收不良,没有经过唾液和胃分泌的脂肪酶消化

- 微量喂养
  - ◆ 喂养制剂:首选母乳,无母乳可采用早产儿配方乳
  - ◆ 喂养方式:口胃管或鼻胃管。持续喂养和间隔喂养都可采用,多倾向于间隔喂养
  - ◆ 临床耐受后开始加奶
  - ◆ 奶量:0.1~24ml/(kg·d)
    - ✧ ELBW 超早产儿(BW<1 000g,GA<28 周)
      - ➢ 10~20ml/(kg·d)开始,q.2h. 或 q.3h. 喂养,耐受后加奶
      - ➢ 0.5~2ml/次,q. 6h. 开始,逐渐过渡至 q.4h. 和 q.2h.
    - ✧ 如果采用持续喂养,可采用 0.5~1ml/(kg·h)
- 患病 VLBW 喂养指南
  - ◆ 血流动力学稳定者尽快开始微量喂养:10~20ml/(kg·d)
  - ◆ 尽可能间断管饲喂养
  - ◆ 如果不能耐受,改为连续喂养
  - ◆ 如果仍不能耐受,改为经幽门喂养
  - ◆ 如果能够耐受,奶量增加 10~20ml/(kg·d)(仍存在争议)
  - ◆ 喂养耐受后,奶量增加为 20ml/(kg·d)

根据胎龄和体重的喂养方案

- BW:500~1 000g 或 GA<28 周肠道营养
  - ◆ 临床症状稳定即可开始喂养
  - ◆ 多数人主张生后第 2 天开始肠道喂养
  - ◆ 管饲或滴管喂养
  - ◆ 喂养方法
    - ✧ 首选母乳,也可应用 67kcal/100ml 的含铁早产儿配方奶
    - ✧ 开始微量喂养
    - ✧ 5~10ml/(kg·d)或 1~2ml/次,q.6h.
    - ✧ 微量喂养 2~3 天,每日增加 10~15ml/(kg·d)
    - ✧ 肠道喂养达到 100~120ml/(kg·d),逐渐增加配方奶热量到 80kcal/100ml
    - ✧ 肠道喂养达 100~120ml/(kg·d),添加母乳强化剂,从 50ml 添加 1 包过渡到 2 包
    - ✧ 增加浓度的当天不再增加喂养量
- BW:1 000~1 250g 或 GA 28~30 周
  - ◆ 同上,但每天增加量为 15~20ml/(kg·d)

◆ 有时也需要微量喂养
- BW:1 250~1 500g 或 GA 30~32 周
  ◆ 管饲
  ◆ 母乳或早产儿配方乳
  ◆ 一般不需要微量喂养
  ◆ 开始奶量 20ml/(kg·d)
  ◆ 如果母乳喂养,肠道喂养量 100~120ml/(kg·d),加母乳强化剂
- BW 1 500~2 500g 或 GA 33~36 周
  ◆ 经口胃管或鼻胃管喂养,如果 BW 超过 1 750g 或 GA>34 周,可以尝试奶瓶喂养
  ◆ 开始喂养量 30ml/(kg·d),每天增加 20~25ml/(kg·d)
  ◆ 早产儿配方乳可用到 35~36 周
  ◆ 除非为 ELBW,纠正 36 周后不需要早产儿配方乳
- GA≥35 周
  ◆ 直接哺乳/奶瓶喂养
  ◆ 健康婴儿可用足月儿配方奶
  ◆ 如果体重≤2 500g,开始喂养量 10ml/次,每天增加 10ml/次
  ◆ 如果体重>2 500g,开始喂养量 15ml/次,每天增加 15ml/次
  ◆ 第一天液体量通常为 60ml/(kg·d)
- 早产儿配方乳喂养需要考虑的问题
  ◆ 尽管母乳是早产儿基本营养的最佳来源,但母乳并不能完全满足早产儿营养需要
  ◆ BW<1 500g 且母乳喂养的早产儿应添加母乳强化剂,BW<2 000g 的母乳喂养早产儿也可考虑应用
  ◆ 如果不能进行母乳喂养,早产儿配方乳是适于住院早产儿唯一的营养来源,对母乳不足的早产儿也可加配方乳喂养
    ◇ 与足月儿配方奶比较,早产配方奶含蛋白质更高,乳糖减少,增加钙、磷和维生素
    ◇ 可用于胎龄<37 周的所有早产儿
  ◆ 如果婴儿存在喂养困难,喂养不耐受或婴儿抑制等情况,应根据婴儿临床状态喂养
  ◆ 怀疑 NEC 的婴儿应该禁食一段时间开始喂养 10~20ml/(kg·d)

添加铁剂

- 美国儿科学会推荐:生后 2 周或 2 个月内,或输血后 2 周,一旦达到全肠道喂养后,根据早产程度,每日给予铁元素
- 早产儿出院后仍应给予铁元素

配方奶喂养的新生儿给予 1mg/(kg·d) 的元素铁,也有益

给予重组人促红细胞生成素(rhEPO)治疗的婴儿,每日需要铁元素 4~6mg/kg

母乳喂养者不需要额外添加铁剂

特殊情况下的肠道喂养

- 短肠综合征
  - ◆ 母乳或水解蛋白配方乳开始肠道喂养,如果不能耐受,可应用稀释奶
  - ◆ 如果稀释奶肠道喂养能够耐受,可以先增加量,如果耐受,再改成非稀释奶
  - ◆ 采用持续管饲喂养可以降低单位时间的渗透压和吸收负荷,有利于肠道喂养的建立
  - ◆ 一旦耐受尽量改用早产儿配方奶喂养,促进肠道修复
  - ◆ 监测血清电解质、pH、微量元素、铁、脂溶性维生素和 Vit B_{12}
  - ◆ 详细记录胃管、造瘘口或粪便中丢失的液体量,如果排泄量增加 50% 或每天丢失超过 40ml/(kg·d),则需要调整肠道喂养计划
- 支气管肺发育不良
  - ◆ 热量 140~160kcal/(kg·d),以促进生长发育
  - ◆ 限制液体量,一般控制在 140~150ml/(kg·d),但较为困难,给予过高的浓缩奶可能导致肾脏溶质负荷过重
  - ◆ 葡萄糖和脂肪的能量比降低到 3:1 或 2:1,可以最低限度减少 CO_2 的产生和呼吸负荷
- 动脉导管未闭药物治疗期间
  - ◆ 出现血流动力学改变的 PDA 或药物治疗期间,肠道喂养应谨慎
  - ◆ 如果未开始肠道喂养,延迟肠道喂养
  - ◆ 如果已经肠道喂养,继续原来的喂养量,用药期间不增加量
  - ◆ 如果出现喂养不耐受,减少肠道喂养量
  - ◆ 限制液体量不超过 140ml/(kg·d)
- 小于胎龄儿(SGA)
  - ◆ 如果产前监测发现存在脐动脉舒张末期血流消失或逆流,延迟肠道喂养开始时间
  - ◆ 严密观察下可早期给予少量母乳,多需要静脉应用葡萄糖预防和治疗低血糖
  - ◆ SGA 可能需要更多的热量,一旦肠道喂养耐受,尽可能增加热量的摄入满足正常生长发育的需要
  - ◆ 注意预防代谢紊乱的发生,如低钙血症和低镁血症

随访

- 喂养耐受性评估(见症状篇 13. 呕吐、胃潴留)
  - ◆ 胃残留
  - ◆ 呕吐
  - ◆ 腹胀
  - ◆ 大便次数和性状
  - ◆ 大便还原糖监测
- 生长发育
  - ◆ 体重
  - ◆ 头围
  - ◆ 身长
- 生化指标
  - ◆ 白蛋白
  - ◆ BUN(生长正常的早产儿 10~15mg/dl)
  - ◆ 电解质
  - ◆ 钙、磷、碱性磷酸酶

并发症

- NEC
- 牛奶蛋白不耐受:可能会导致呕吐、腹泻、血便、易激惹、特应性皮炎
- 乳糖不耐受:可能会导致腹泻、腹胀
- 脂肪吸收不良:较多量的油腻状酸臭味大便

(黄循斌)

12. 肠外营养(parenteral nutrition)

分类

- 部分肠外营养(PN):作为肠内营养的补充
- 全肠外营养(TPN):无法进行肠内营养达到营养目的的完全替代

适应证

- 消化道畸形、腹裂、大的脐膨出、短肠综合征、胎粪性肠梗阻、NEC、麻痹性肠梗阻
- 外科手术后
- 存在肠道喂养禁忌证

- 不能耐受肠道喂养：极早产儿、腹泻、吸收障碍、给予充足的肠内营养体重增长不满意
- 影响血流动力学的治疗措施
  - ◆ 先天性心脏病
  - ◆ ECMO 治疗
  - ◆ CRRT（血液滤过）、血浆置换
  - ◆ 腹膜透析期间

输注方式

- 外周静脉：能提供 60~90kcal/(kg·d)，适合于 1~2 周内可以全肠道喂养的婴儿
  - ◆ 最高糖浓度 12.5%
  - ◆ 氨基酸最大浓度 3.5%
  - ◆ 最高渗透压 800mOsm/L 左右
- 中心静脉：可提供>100kcal/(kg·d)，适合于长时间（一般>2 周）TPN 的婴儿
  - ◆ 经外周中心静脉置管（PICC）
  - ◆ 中心静脉置管
  - ◆ 脐静脉置管
  - ◆ 可提供高渗液体
  - ◆ 可输注高糖溶液（15%~25%，一般不超过 20%）
  - ◆ 5%~6% 氨基酸

肠外营养素提供的热量

- 葡萄糖：3.4kcal/g
- 蛋白质：4kcal/g。6% 的氨基酸 0.24kcal/ml
- 脂肪：9kcal/g。20% 的脂肪乳剂 2kcal/ml

肠外营养组成

- 原则
  - ◆ 葡萄糖和氨基酸结合使用可防止蛋白质分解
  - ◆ 全合一的制剂可减少输液泵的用量，但可能同时出现一些有害的病理变化（大颗粒脂肪球，不溶性盐）
  - ◆ 钙剂不能和脂肪乳剂混合在一起输注
  - ◆ 维生素、微量元素和铁不宜一起加入 PN
  - ◆ 避光保存和输注，可减少
    - ◇ 维生素分解损耗
    - ◇ 氨基酸氧化损伤
    - ◇ 过氧化氢和自由基的产生

◇ 限制脂肪脂质过氧化导致的血管张力变化
◇ 减少一氧化氮产生
◇ 改善微量肠内喂养耐受性

组成

- 碳水化合物
  - 葡萄糖是碳水化合物唯一来源
  - 葡萄糖提供 3.4kcal/g,占全部热量对的 35%~55%
    - ◇ BW≤1 000g
      - ➤ 开始 4~5mg/(kg·min)[5~7g/(kg·d)]
      - ➤ 如果耐受每天增加 1~2mg/(kg·min)[1.5~3g/(kg·d)],可监测尿糖
    - ◇ BW>1 000g
      - ➤ 开始 5~7mg/(kg·min)[7.5~10g/(kg·d)]
      - ➤ 每天增加 2~3mg/(kg·min)[3~4g/(kg·d)]
  - 最大浓度:外周静脉 12.5%;中心静脉 20%
  - 最大速度:10~12mg/(kg·min)
  - 维持血糖范围在 50~120mg/dl,超过 150mg/dl 一般需要处理
  - 不要超过 18mg/(kg·d)
  - 注意事项
    - ◇ 葡萄糖的摄入量需要每日计算
    - ◇ 应计算所有静脉输液中的葡萄糖,特别是 ELWTI
    - ◇ 最低输注浓度不能低于 5%
    - ◇ 最低不能低于 4mg/(kg·min),要保证葡萄糖所占热量比例
    - ◇ 如果不耐受最低葡萄糖的输注,可加用胰岛素
- 蛋白质
  - 来源于小儿氨基酸,热量 4kcal/g,占全部热量的 10%~15%
  - 生后最初的 24h 即可给予
    - ◇ VLBW:开始 2.0g/(kg·d);增加 0.5~1g/(kg·d),达到 3.5~4g/(kg·d)
    - ◇ LBW 和足月儿:开始 2g/(kg·d);增加 1g/(kg·d),达到 3~3.5g/(kg·d)
  - 特别注意
    - ◇ 蛋白质摄入不足会导致生长停滞、低蛋白血症和水肿
    - ◇ 蛋白质摄入过多可导致高氨血症、血氨基酸失衡、代谢性酸中毒、胆汁淤积、氮质血症
    - ◇ 成人氨基酸液不能用于早产儿,其含有的甘氨酸、蛋氨酸和苯丙氨酸可能对早产儿有神经毒性
    - ◇ 小儿氨基酸去除了上述氨基酸,增加了酪氨酸、胱氨酸和牛磺酸,pH低,便于每日添加所需要的钙(10mmol/L)和磷(0.32~0.64mmol/L)

- ◇ 葡萄糖所提供的热量>40kcal/(kg·d),才能开始添加氨基酸,否则氨基酸不能利用,可能导致酸中毒和高氨血症
- ◇ 严重胆汁淤积的早产儿应减少脂肪乳的应用,但一般不主张完全停用
- ◇ 精氨酸、酪氨酸、半胱氨酸、谷氨酰胺、甘氨酸和脯氨酸是条件必需氨基酸
  - ◆ 最好添加半胱氨酸
    - ◇ 半胱氨酸易分解,很多氨基酸溶液中不含半胱氨酸
    - ◇ 早产儿不能把蛋氨酸转变为半胱氨酸,因此需要添加半胱氨酸
    - ◇ 推荐剂量氨酸 30~40mg/g 蛋白质
    - ◇ 目前没有足够的证据支持在肠外营养液中添加谷氨酰胺
- ● 脂肪
  - ◆ 20% 脂肪乳剂:提供 2kcal/ml(9kcal/g),占全部热量的 30%~50%
  - ◆ 生后第 2 天开始给予,有专家认为除非出现危及生命的情况,也可在最初的 24h 内给予
    - ◇ GA<28 周:开始 0.5g/(kg·d),每天增加 0.5g/(kg·d),最大量 4g/(kg·d)
    - ◇ GA≥28 周:开始 1g/(kg·d),每天增加 1g/(kg·d),最大量 3g/(kg·d)
  - ◆ 特别注意
    - ◇ 脂肪乳剂需要 24h 持续输注,速率≤0.12~0.15g/(kg·h)
    - ◇ 氨基酸需要与脂肪乳剂分开输注
    - ◇ 可发生高脂血症,应监测甘油三酯
      - ➢ 甘油三酯超过 200mg/dl,停止应用
      - ➢ 超过 150mg/dl,减半
      - ➢ 新生儿黄疸时应<150mg/dl
    - ◇ 可导致血小板功能障碍、急性过敏反应、肝细胞色素沉着和肺血管脂质沉积
      - ➢ 多数与输注速度有关,输注速度<0.12g/(kg·h)不会发生
    - ◇ 脂肪乳剂暴露于光可导致过氧化氢产生,输注时应避光
    - ◇ 败血症发生的风险增加,败血症患儿应减少从外周静脉补充脂肪乳剂
    - ◇ 脂肪乳剂可增加游离胆红素,血清胆红素>8~10mg/dl 和白蛋白水平在 2.5~3.0mg/dl 时,脂肪乳剂的输注速度不能超过 0.5~1.0g/(kg·d)
- ● 补充肉碱
  - ◆ 适应证
    - ◇ 长期 TPN 患儿
    - ◇ GA<34 周早产儿
  - ◆ 肉碱缺乏临床表现
    - ◇ 肌张力低下
    - ◇ 非酮症型低血糖

◇ 心肌病
◇ 脑病
◇ 反复感染
- ◆ 安全剂量 10mg/(kg·d),是否添加仍有争议
- 维生素:所有 TPN 的婴儿都应给予维生素
  - ◆ BW≤2 000g,1.5~2.0ml/(kg·d);BW>2 000g,3ml/d
  - ◆ 多数维生素静脉制剂均含有丙二醇和山梨醇,导致过氧化物产生
  - ◆ Vit A 会黏附在管壁上
- 矿物质
  - ◆ 根据监测调整
  - ◆ ELBW 必须给予钙和磷
  - ◆ TPN 超过 120ml/(kg·d),Ca 90mg/(kg·d);P 60mg/(kg·d)
  - ◆ TPN 100~120ml/(kg·d),Ca 60mg/(kg·d);P 45mg/(kg·d)
  - ◆ TPN<100ml/(kg·d),Ca 40mg/(kg·d);P 30mg/(kg·d)
- 微量元素
  - ◆ 短期 TPN 0.5ml/(kg·周)
  - ◆ 如果 TPN>1 周,0.5ml/(kg·d)
  - ◆ 消化道术后患儿:额外补锌 1~2mg/d
  - ◆ 更长时间的 TPN 应给予其他微量元素:硒、铬、锰、钼
- 电解质:根据患儿需求添加电解质。见治疗篇 13. 液体疗法
- 添加肝素:中心静脉输注添加肝素 0.5~1IU/ml TPN

随访

- 每日监测体重
- 每日监测出入量
- 每周监测头围和身长
- 电解质:初始每天 1 次,随后 2~3次/周
- BUN、血肌酐、钙、镁、磷:初始 2~3次/周直到稳定,随后 1次/1~2 周
- 床旁血糖监测,调节糖速后监测尿糖
  - ◆ 开始 2~3次/d,稳定后按需监测
  - ◆ 生后如果血糖超过 120mg/dl,不要在第 1 天就给予 PN
  - ◆ 如果血糖在 100~120mg/dl,PN 减半[30ml/(kg·d)]
  - ◆ 如果血糖在<100mg/dl:可逐渐增加 PN 到 60ml/(kg·d)
- 每次增加脂肪乳剂后监测血脂,然后每周 1 次(甘油三酯<150mg/dl)
- 肝功能、蛋白分析、血脂分析:1次/周
- 微量元素:长期静脉营养的患儿根据需要监测
- 应监测血气(增加氨基酸后)

并发症

- 感染：静脉高营养是败血症高危因素
- 导管相关
  - 静脉炎：血栓性静脉炎、皮肤坏死
  - 感染
  - 中央静脉输液：错位、滑脱、出血、感染血栓形成
  - 乳糜胸、胸腔积液、心包积液
  - 纵隔气肿、气胸
- 代谢相关
  - 与婴儿生化代谢能力不足有关的并发症：高血糖、低血糖症、氮质血症、电解质紊乱
  - 与输注成分有关的并发症：氨基酸异常、高胆固醇血症、高脂血症、胆汁淤积、转氨酶异常、肝大
- 营养素缺乏
  - 矿物质缺乏：骨质减少、佝偻病和病理性骨折
  - 必需脂肪酸缺乏：血小板聚合力降低、体重增长缓慢、鳞屑性皮炎、头发稀疏和血小板减少症
  - 锌缺乏
    - 长期静脉营养回肠、结肠造瘘患儿
    - 生长缓慢、腹泻、脱发、易感染和肠源性肢端皮炎
  - 铜、锰、铜、硒、钼和碘缺乏：长期静脉营养

（黄循斌）

13. 液体疗法（fluid therapy）

概述

- 个体化原则
  - 胎龄、日龄、不同疾病状态对水和电解质的需求不同
  - 不显性失水
- 密切监护
  - 出入量（入量和尿量）
  - 体重
  - 电解质
  - 临床表现
  - ELBW 生后 1 周内 q.12h. 总结出入量、监测体重和电解质

- 液体疗法的实施方法和注意事项
  - 可通过周围静脉或中心静脉通路给予
  - 葡萄糖
    - 周围静脉给予浓度不超过 12.5%
    - 中心静脉给予可达 25%,但一般控制在 15% 以下
  - 静脉营养
    - 最好通过中心静脉给予
    - 无中心静脉,可短期通过外周静脉给予,但注意液体渗透压
    - 氨基酸和维生素应避光(脂溶性维生素例外)
    - 钙不能与碳酸氢钠混合
    - 钙、脂肪乳剂和肝素合用可发生沉淀
    - 脂肪乳剂在光疗时应避光

水电解质管理的目标

- 获得出入量平衡
- 满足生长发育和代谢需要
- 补充必要的丢失
- 减少并发症
  - 液量过多:IVH、PDA、NEC、BPD
  - 液量丢失过多:肾功能不全、水肿、呼吸功能不全、心功能不全
  - 钠代谢紊乱:低钠血症、高钠血症
  - 钾代谢紊乱:低钾血症、高钾血症
  - 钙磷代谢紊乱

细胞外液量(ECF)

- 胎龄越小,细胞外液量越多
- 合适的补液维持
  - 足月儿无体重丢失,一般不超过 6%
  - 早产儿 1 周内不超过 10%
- 早产儿肾功能、液体和电解质相应变化一般可分为 3 阶段
  - 抗利尿阶段(少尿期)
    - 生后 12~48h,多不超过生后 24h
    - 无论摄入量如何,尿量均较少
    - 钠、钾排泄也较少
    - 肾脏绝对排水能力受限
  - 利尿、利钠阶段
    - 生后 1~5 天,多数在生后 72h 缓解

- ◇ 尿排水、钠、钾增加,但摄入量无明显增加
- ◇ 多数生后体重丢失发生于此阶段
  - ◆ 稳定阶段
    - ◇ 生后 2~5 天
    - ◇ 尿排水、钠、钾减少,尿量变化与摄入量有关
- ● 肾脏功能不成熟
  - ◆ 肾小球滤过率(GFR)较低
    - ◇ 少尿期最低,限制了水、钠、钾排泄
  - ◆ 早产儿肾脏钠重吸收功能差
  - ◆ 足月儿最大尿浓缩 600mOsm/L
  - ◆ 早产儿为 500mOsm/L,水的需要量较足月儿多
  - ◆ 肾脏排泄 HCO_3^- 的血清阈值
    - ◇ 早产儿较足月儿低
    - ◇ 足月儿较成人低
  - ◆ 肾脏泌酸能力不足
  - ◆ 肾糖阈:早产儿较足月儿低,足月儿较成人低
- ● 细胞内液体向细胞外转移伴钾外移
  - ◆ GA≤28 周婴儿,生后不久即可发生钾向细胞外转移
  - ◆ 转移的量与成熟度有关
  - ◆ 尽管没有钾摄入,也可能导致威胁生命的高钾血症

特别考虑

- ● 不显性失水(IWL)
  - ◆ 胎龄越小,需水量越多
  - ◆ 不显性失水增加
    - ◇ 胎龄和体重
      - ➤ 胎龄越小,体重越低,不显性失水越多
    - ◇ 环境因素
      - ➤ 环境温度超过中性温度
      - ➤ 周围环境湿度较低:VLBW 新生儿需要 60%~80% 的湿度,出生 1 周后逐渐下降
      - ➤ 光疗
      - ➤ 空气流速增加
    - ◇ 婴儿自身因素
      - ➤ 发热
      - ➤ 活动增加
      - ➤ 呼吸窘迫:尤其是呼吸干燥空气。加湿加热的气体影响较少

> 皮肤缺陷
>
> 先天性：腹裂、脐膨出、神经管缺陷
>
> 获得性：热、化学或机械损伤
>
> 暴露或受损皮肤面积所占的百分比

- ◆ 不显性失水减少
  - ✧ 产前激素治疗
  - ✧ 生后日龄增加
  - ✧ FGR
  - ✧ 环境湿度增加
  - ✧ 吸入气湿化
  - ✧ 覆盖塑料薄膜
- ● 婴儿调节 IWL 能力差，不能根据体内水电解质变化控制 IWL
  - ✧ 生后第 1 日，AGA 新生儿放置在湿度 50% 暖箱中，IWL 量为
    - ➢ 23~24 周：100~200ml/(kg·d)
    - ➢ 25~27 周：60~200ml/(kg·d)
    - ➢ 28~30 周：20~75ml/(kg·d)
    - ➢ 31~36 周：10~30ml/(kg·d)
    - ➢ 37~42 周：10~20ml/(kg·d)
  - ✧ 婴儿放置在远红外辐射台，而没有防蒸发措施，IWL 将增加 15%~35%
- ● 病理因素
  - ◆ 急性肾衰竭
  - ◆ 应用利尿剂
  - ◆ 渗透性利尿（糖尿）
  - ◆ 内分泌疾病（肾上腺功能减退、CAH、SIADH 和尿崩症）
  - ◆ 毛细血管漏出：
    - ✧ 败血症、腹膜炎、NEC 和极度早产等
    - ✧ 第三间隙丢失如腹水、胸腔积液等
  - ◆ 体液引流：胸腔、腹腔和脑脊液引流等
  - ◆ 消化道丢失：呕吐、胃肠减压、肠造瘘术、腹泻等
  - ◆ 抗利尿激素分泌失调综合征（SIADH）
    - ✧ 呼吸系统疾病，如 NRDS、湿肺、肺炎、气胸
    - ✧ 神经系统疾病，如 HIE、IVH、中枢神经系统感染
    - ✧ 外科手术

水电解质管理

- ● 不同的阶段采取不同的处理措施
  - ◆ 抗利尿阶段

     ◇ 水摄入量应该近似估计的 IWL 或稍低于需要量,给予葡萄糖液

     ◇ 婴儿放置在湿度为 50% 的暖箱中 IWL

     ◇ 不需要钠或钾

     ◇ 葡萄糖量

       ➢ 早产儿:4~6mg/(kg·min)

       ➢ 足月儿:4~8mg/(kg·min)

- ◆ 利尿/利钠阶段
  - ◇ 增加水摄入,防止高钠血症
  - ◇ 血清钠降低或稳定时,且体重丢失稳定,开始补钠
  - ◇ 血清 K^+<5~6mmol/(kg·d),开始补钾 1~2mmol/(kg·d)
- ◆ 稳定阶段
  - ◇ 根据热量需要,优化液体摄入热量,避免摄入过多
  - ◇ 钠:生理需要+尿钠丢失,胎龄越小,钠需要量越多
  - ◇ 钾:≥2~3mol/(kg·d),维持钾正常
  - ◇ 根据葡萄糖耐受程度增加葡萄糖输注速率,优化热量供给
- ● 电解质紊乱管理(参阅症状篇 21. 低钠血症、22. 高钠血症、23. 低钾血症、24. 高钾血症等)
  - ◆ 钠代谢紊乱
  - ◆ 钾代谢紊乱
  - ◆ 钙磷代谢紊乱
  - ◆ 酸中毒
- ● 病因管理
  - ◆ 取决于具体的疾病和临床状态
- ● 监测指标
  - ◆ 体重:反映液体平衡
    - ◇ 早产儿每天 1 次,下列情况可能需要每天称重 2~3 次
    - ◇ 超低体重儿
    - ◇ 患病的早产儿
    - ◇ 手术后的早产儿
    - ◇ 每天体重丢失 1% 比较合适,连续两天每天体重不要超过 2%
    - ◇ 体重丢失总量控制在 10% 比较合适
  - ◆ 尿量:衡量液体平衡较有价值的参数
    - ◇ 尿量增加和减少并不能直接反映液体平衡,需要结合体重一起评价
    - ◇ AKI 或 SIDHA:尿量少,发生水钠潴留
    - ◇ 称量尿布重量监测尿量,特殊情况需导尿监测
    - ◇ 每 6~8h 复核 1 次尿量,最少尿量达到 0.5~1ml/(kg·h)
    - ◇ 如果尿量>5ml/(kg·h),多考虑为利尿状态或多尿

◇ 尿比重测定价值不大,因为早产儿尿浓缩功能较低
◆ 血清钠
　　◇ 需要动态观察
　　◇ 需要结合尿量和体重评估
　　◇ 血清钠升高提示脱水
　　◇ 血清钠降低表明水过多
◆ 其他监测指标
　　◇ 尿钠
　　◇ 血清肌酐和尿素氮
　　◇ 红细胞压积和血红蛋白
　　◇ 血、尿渗透压
　　◇ 血钾
　　◇ 血糖

并发症

● 抗利尿阶段
　◆ 液体入量远少于 IWL:高钠血症
　◆ 液体入量显著大于 IWL:水中毒、稀释性低钠血症
　◆ 极早产儿易发生高钾血症
　◆ 含葡萄糖液体入量过多:高血糖
● 利尿、利钠阶段
　◆ 液体入量不足:高钠血症
　◆ 含葡萄糖液体入量过多:高血糖
● 稳定阶段
　◆ 早产儿易发生低钠血症
　◆ 低钾血症

(黄循斌)

14. 交换输血

适应证

● 双倍换血
　◆ 即刻降低血清胆红素水平,降低胆红素脑病风险
　◆ 清除新生儿体内致敏的红细胞抗体
　◆ 严重的同种免疫性溶血性贫血(很少需要)
　◆ 同种免疫性血小板减少症:清除血液中的抗体(很少需要)

◆ 腹膜透析无效或存在禁忌证

◆ 换血清除某些药物、毒素(如氨基酸、氨)

◆ 严重败血症(需要更多资料进一步证实)

　　◇ 清除细菌毒素

　　◇ 提供抗体

● 部分换血

◆ 红细胞增多症患儿,降低 Hct

◆ 严重贫血而血容量正常者,增加 Hct

禁忌证

● 脐静脉导管相关的禁忌证(见操作篇 4. 脐静脉置管)

● 脐动脉导管相关禁忌证(见操作篇 3. 脐动脉置管)

● 心肺功能不稳定

准备

● 药物

◆ 0.9%NaCl 250ml,共 4 支

◆ 肝素 12 500IU/支,共 2 支

◆ 500ml 百特袋 1 个

● 设备

◆ 输血设备:血液加温器、输血皮条、留置针、HP 敷贴

◆ 连接设备:螺纹口延长管 3 副、三通 4 个(蓝色和红色各 2 个)、横泵和竖泵 2 个、T 形管

◆ 监测设备:血糖仪、血糖试纸、体温计、监护仪、无创血压袖带、电子秤、血清管、电极片

◆ 空针(2ml 空针若干,20ml 螺纹口空针 1 个,50ml 螺纹口空针若干)

◆ 无菌手套、无菌手术衣

操作流程

● 术前准备

◆ 换血前静脉留置建立静脉通路

◆ 补充液体,禁食 4h,否则留置胃管,排空胃内容物

◆ 术前半小时肌内注射苯巴比妥钠 10mg/kg

◆ 换血前行下列检查

　　◇ 监测生命体征(呼吸、心率、血压)

　　◇ 监测血糖、血气分析、胆红素、肝功能、肾功能、电解质、凝血全套、血常规+血型

- ◇ 输血前全套筛查：乙肝病毒、丙肝病毒、梅毒螺旋体、HIV、巨细胞病毒、血型、交叉配血等
- 术前术中根据患儿情况可适当给予镇静药物
- 血培养：换血后建议进行血培养检查（有争议）
- 100~200ml 交换供血后，缓慢输注 10% 葡萄糖酸钙，常规给药 1~2ml
- 黄疸患儿
  - ◆ 换血前后继续光疗
  - ◆ 监测输血后 2、4、6 及 6h 后查血清胆红素水平
  - ◆ 预计在换血后 2~4h 胆红素水平会反弹
- 换血步骤
  - ◆ 从静脉端输入血
    - ◇ 血液加温时加温器设置于 37.5℃，换血皮条由末端开始缠绕，尽量使换血皮条均匀绕在加温器上
    - ◇ 换血皮条末端接蓝色三通，用来抽取血袋内血液，静脉留置针接上另一蓝色三通
  - ◆ 从动脉端抽出血
    - ◇ 连接抽血通路，将 2 个红色三通管接经改装的输液泵管，接空百特袋
    - ◇ 用 1ml=25IU 肝素冲洗抽血通路，称重量并记录
    - ◇ 输液泵管接竖泵时 2 个红色三通管在上方，墨菲滴管在下方，起到抽血作用，避免接反
    - ◇ 第 1 个红色三通管近端接动脉留置针，侧端接 1ml=1IU 淡肝素 0.5ml，每抽出 50ml 血间断正压冲洗动脉留置针（冲洗动脉留置针时先回抽后冲洗，避免气泡进入动脉），远端接第 2 个红色三通管
    - ◇ 第 2 个红色三通管侧端接 1ml=10IU 淡肝素以 30ml/h 速度维持（红色三通开关方向正确，以免 1ml=10IU 淡肝素注入患者动脉）；下端接延长管至废血量筒
    - ◇ 调整竖泵速度，排血速度为 30ml/h 加输血速度
- 百特袋称重以计算换出血量，并记录
  - ◆ 换血途径
    - ◇ 双倍换血：通过脐静脉导管输入、回抽；也可通过脐动脉回抽
    - ◇ 部分通过外周静脉输入，脐动脉回抽
- 换血量
  - ◆ 双倍：血容量 ×2。血容量：足月儿 80ml/kg，早产儿 100ml/kg
  - ◆ 部分换血
    - ◇ 红细胞增多症：[血容量 ×（实测 Hct-目标 Hct）]/实测 Hct
    - ◇ 严重贫血：[血容量 ×（目标 Hct-实测 Hct）]/（输注血液 Hct-实测 Hct）
    - ◇ 浓缩红细胞等体积部分换血：胎儿水肿者选择浓缩红细胞等体积部分

换血

血制品选择

- 溶血性疾病新生儿
  - ◆ ABO 溶血：O 型，Rh 血型一致，放射线照射的 PRBC，加新鲜冷冻血浆重新混合成 Hct 45%~60% 血制品
  - ◆ Rh 溶血：O 型血或 ABO 血型一致的，Rh 阴性，放射线照射的 PRBC，加新鲜冷冻血浆混合成 Hct 45% 的血制品
  - ◆ 其他溶血：O 型血或 ABO 血型一致的，Rh 血型一致，放射线照射的 PRBC，加新鲜冷冻血浆重新混合成 Hct 45%~60% 血制品
- 部分换血
  - ◆ 红细胞增多症：5% 白蛋白
  - ◆ 严重贫血：O 型血或 ABO 血型一致的，Rh 血型一致，放射线照射的 PRBC

特别注意

- 双倍换血应观察
  - ◆ 生命体征是否稳定，特别注意气道通畅，以及呼吸和循环
  - ◆ 连续心电监护、经皮氧饱和度监测，定期血压监测
  - ◆ 最好能够在换血前禁食 4h，否则留置胃管，排空胃内容物
  - ◆ 检查血液制品是否合适
  - ◆ 仔细监测血制品的输入量和回抽血量
  - ◆ 以缓慢、平稳的速度换血，心肺功能不稳定时可暂停换血
  - ◆ 回抽时避免过度用力，输注时避免推注压力过大
  - ◆ 间断换血时
    - ◇ ELBW：每次 5ml，持续 3~5min
    - ◇ 足月儿：每次最大 20ml，持续 3~5min
  - ◆ 换血后给予以下检查：
    - ◇ 血常规：Hct、血小板计数
    - ◇ 胆红素
    - ◇ 电解质、血糖、血钙
    - ◇ 交叉配血，如果需再次换血

并发症

- 脐静脉置管相关的并发症（如果使用）
- 脐动脉置管相关的并发症（如果使用）
- 输注血制品导致的感染
- 出血、凝血功能障碍

- 双倍换血可能发生
  - ◆ 低体温、发热：与输注血制品温度有关
  - ◆ 低氧血症、呼吸暂停
  - ◆ 电解质紊乱：高钾血症、低血糖、高钠血症、低钙血症、酸中毒（急性）、碱中毒（慢性）
  - ◆ 输注压力过大，温度过高导致的溶血
  - ◆ 血小板减少（常见，暂时性）
  - ◆ 中性粒细胞减少症（常见）
  - ◆ 低血糖
  - ◆ 代谢性酸中毒
  - ◆ 代谢性碱中毒
  - ◆ NEC
  - ◆ 心血管
    - ✧ 如果计算错误，低血容量或血容量增加
    - ✧ 心动过缓
    - ✧ 电解质紊乱导致的心律失常
    - ✧ 心搏骤停
- 其他：喂养不耐受、体温过低、体温过高、移植物抗宿主病

（黄循斌）

15. 血制品输注

目的

- 增加血红蛋白纠正贫血
- 补充各种凝血因子，纠正凝血功能障碍
- 输注血小板，治疗血小板减少症
- 增加白蛋白，纠正低蛋白血症，维持胶体渗透压，减轻组织渗出和水肿
- 静脉注射丙种球蛋白
  - ◆ 免疫缺陷病替代治疗
  - ◆ 免疫性溶血或血小板减少
  - ◆ 严重感染
- 补充血容量，用于失血引起的血容量减少或休克

血制品来源

- 捐献者献血
  - ◆ 所有血制品均应进行病毒检测

- ◇ HIV（1 和 2）
- ◇ 肝炎病毒（HBV 和 HCV）
- ◇ 人类嗜 T 淋巴细胞病毒（HTLVⅠ和Ⅱ）
- ◇ 梅毒螺旋体（梅毒）
- ◇ 巨细胞病毒（CMV）
- ◆ 以下病毒检测为不常规检测
  - ◇ 人类微小病毒 B19
  - ◇ 甲型肝炎病毒（HAV）
  - ◇ 庚型肝炎病毒（HGV）
  - ◇ EB 病毒
- ◆ 每输血单位病毒感染风险估计
  - ◇ HIV 1 和 2 型：1/1 467 000
  - ◇ HCV：1/1 149 000
  - ◇ HBV：1/280 000
  - ◇ HTLVⅠ和Ⅱ型：1/2 993 000
- 亲属来源的血液制品
  - ◆ 国内少用
  - ◆ 优点：为特定患儿提供单一来源的血制品
  - ◆ 不能用于紧急情况，血液处理需要 48h
  - ◆ 没有证据表明比常规献血者提供的血源更安全
- 母亲不是理想捐献者
  - ◆ 血浆中经常含有与新生儿血细胞表达的抗原相互作用的抗体
- 自体血液
  - ◆ 新生儿少用
  - ◆ 胎盘血储备
    - ◇ 约 20ml/kg 可在出生时获取，并用于未来输血
    - ◇ 潜在细菌污染，收集和储存的额外费用限制其应用
  - ◆ 延迟脐带结扎，自体血替代治疗方法
    - ◇ 延迟脐带结扎 60~90s
    - ◇ 血容量增加 15~30ml/kg
    - ◇ 减少输血需求，减少后期缺铁
    - ◇ 可能降低了早产儿脑室出血的风险
    - ◇ 多用于早产儿

血制品的种类和特点

- 全血
  - ◆ 新鲜全血：可用于补充血小板、粒细胞、不稳定凝血因子

- ◆ 库存血:可用于补充红细胞和稳定的凝血因子
- ◆ 适应证
  - ◇ 目前少用
  - ◇ 急性失血:可同时补充红细胞和血浆,纠正贫血和血容量不足
  - ◇ 换血:大量换血最好用 3 天内的血,可避免高钾血症
- ◆ 缺点
  - ◇ 含白细胞、血小板和血浆蛋白,多次输血后同种免疫输血反应发生率高
  - ◇ 全血红细胞含量不高,需输注量大,加重新生儿心脏负担
  - ◇ 新鲜血未做病毒和梅毒筛查,血源性疾病的传播风险高
  - ◇ 移植物抗宿主病的风险
- ● 浓缩红细胞
  - ◆ 最常用的血制品之一
- ● 200ml 全血可获得一个单位浓缩红细胞:总量为 110~120ml
  - ◆ 约含有 30ml 血浆及 15ml 抗凝剂,Hct 75%
  - ◆ 适应证和优点
    - ◇ 适用于血容量正常的贫血患儿
    - ◇ 显著改善贫血:3ml/kg 可提高 Hb 10g/L
    - ◇ 输入体积小,心脏负荷小
    - ◇ 不良反应少,包含血浆、抗凝剂、乳酸、钾、磷、氨,量少
  - ◆ 缺点
    - ◇ 含部分白细胞、血小板和血浆,多次输注仍有发热反应和过敏反应的风险
    - ◇ 与输注全血一样有移植物抗宿主病(GVHD)的发生危险
- ● 洗涤红细胞
  - ◆ 制备过程
    - ◇ 全血经离心去除血浆和白细胞
    - ◇ 再用无菌生理盐水洗涤红细胞 3~6 次
    - ◇ 最后加 50ml 生理盐水悬浮红细胞
    - ◇ 每单位洗涤红细胞:总量为 110~120ml,含 60~70ml 红细胞
    - ◇ 可去除 80% 以上的白细胞、95% 的血小板和 99% 的血浆
  - ◆ 适应证
    - ◇ 需要多次输血者
    - ◇ 曾有输血发热反应、过敏反应
    - ◇ 洗涤 O 型红细胞可输给任何 ABO 血型
    - ◇ 可用于自身免疫溶血性贫血
    - ◇ 新生儿血型不合溶血性贫血换血,如 ABO 血型不合者应采用 O 型红

细胞加 AB 型血浆

- ◇ Rh 溶血,需要输注 Rh 阴性,ABO 血型一致的浓缩红细胞
- 辐照红细胞
  - ◆ γ 射线照射细胞血液成分(全血、浓缩红细胞、单采血小板)的剂量为 25Gy
  - ◆ 抑制白细胞有丝分裂
  - ◆ 可以减少移植物抗宿主病发生风险
  - ◆ 不能减少输血相关的感染风险
  - ◆ 用于多次输血者,免疫功能低下(早产儿、免疫抑制剂使用)
- 浓缩血小板
  - ◆ 最好选择 ABO 血型相同的血小板
  - ◆ 无法获得 ABO 血型同型的血小板,可用 AB 型血小板替代
  - ◆ Rh(D)阴性患者,尤其是女婴,应尽可能给予 Rh(D)阴性血小板
  - ◆ 新生儿同种免疫性血小板减少症(NAIT)
    - ◇ 输注无特异性抗原(HPAS)抗体的血小板
    - ◇ 如果无法获取,可给予 HPA1a、5b 阴性血小板
    - ◇ 如果不存在抗 HPA 抗体,可能存在抗 HLA 抗体,需要 HLA 匹配的血小板
  - ◆ 多次输注可产生抗血小板抗体
  - ◆ 导致无效输注时要选用 HLA 配型一致的血小板
  - ◆ 室温(20~24℃)下储存,活性时间最长为 5 天
  - ◆ 取回后尽快输注,若不能及时输注,应保存在室温振荡器上均匀振摇
  - ◆ 剂量:10~20ml/kg,可提高血小板计数(60~100)×10^{11}/L
  - ◆ 手工法制备
    - ◇ 由 200ml 全血制备
    - ◇ 每单位 30ml,含血小板(2.4~5.5)×10^{10}
    - ◇ 含少量白细胞和红细胞
    - ◇ 价格便宜,但含量低、纯度差
    - ◇ 临床仅用于机采血小板不能满足供应时
  - ◆ 机采血小板
    - ◇ 每单位 200ml,含血小板 2.5×10^{11}/L
    - ◇ 白细胞和红细胞很少,纯度高
  - ◆ 适应证
    - ◇ 任何因血小板减少或功能异常引起出血者
    - ◇ 替代体外循环中的血小板损耗

注:新生儿输注浓缩血小板时不宜一次输完,应先由血站或血库分装保存分次输注

- 浓缩粒细胞
  - ◆ 除含粒细胞外,还含有数量不等的红细胞、淋巴细胞及血小板
  - ◆ 应尽快输注,室温下保存不应超过 24h
  - ◆ 手工法或普通离心制备
    - ◇ 200ml 全血制成
    - ◇ 含粒细胞 0.5×10^9/L
    - ◇ 每单位总量 20~30ml
  - ◆ 单采法采集粒细胞
    - ◇ 每单位约 200ml
    - ◇ 平均含粒细胞 1.5×10^{10}/L
  - ◆ 适应证
    - ◇ 严重粒细胞缺乏的重症感染,疗效不确切
    - ◇ 不良反应多
    - ◇ 临床已少用
- 新鲜冷冻血浆
  - ◆ 新鲜抗凝血在 6~8h 内 4℃离心分离的血浆,迅速在 30℃以下冰冻成块
  - ◆ 使用前需要融化
  - ◆ 每袋有 200ml、100ml、50ml 等规格
  - ◆ 除血小板外含有全部凝血因子、白蛋白、丙种球蛋白
  - ◆ 适应证
    - ◇ 各种凝血因子缺乏性疾病替代治疗
    - ◇ 预防大量输血期间可能发生的稀释性凝血障碍
    - ◇ 加洗涤的 PRBC 可制成重组的全血制品,用于交换输血
    - ◇ 不建议用来扩容或抗体替代治疗
  - ◆ 最好同型输注;若急需时,可选用与受者血型相容的血浆制品
  - ◆ 快速输注可导致一过性低钙血症
  - ◆ 输注时间 1~2h,最长不超过 3h
- 普通冷冻血浆
  - ◆ 由保存超过 6~8h 的全血中分离获得
  - ◆ 保存期超过 1 年的新鲜冷冻血浆
  - ◆ 缺乏不稳定的凝血因子 V 和Ⅷ
  - ◆ 适应证同新鲜冷冻血浆
  - ◆ 新生儿很少使用
- 其他血制品
  - ◆ 冷沉淀物
    - ◇ 加生理盐水稀释成 10~15ml
    - ◇ 含纤维蛋白 200~300mg

- ◇ 凝血因子Ⅷ和因子Ⅸ约 100IU
- ◇ 含有 vWF、纤维蛋白原、因子ⅩⅢ
- ◇ 与血浆一样，最好输注同型冷沉淀制剂
- ◇ 剂量：10ml/kg（0.1~0.2IU/kg）可提高纤维蛋白原 60~100mg/dl
- ◇ 解冻后 6h 内输完
- ◇ 适用于
  - ➢ 血友病 A
  - ➢ 血管性血友病
  - ➢ 纤维蛋白原缺乏血症等疾病
- ◆ 凝血酶原复合物
  - ◇ 每瓶 200IU
  - ◇ 富含凝血因子Ⅱ、Ⅶ、Ⅸ、Ⅹ等
  - ◇ 适用于相应凝血因子缺乏的出血性疾病
- ◆ 白蛋白
  - ◇ 常用剂型 10g/瓶（50ml）和 5g/瓶
  - ◇ 适用于新生儿高胆红素血症、体外循环、血浆置换、脑水肿、休克
- ◆ 静脉用丙种球蛋白
  - ◇ 常用剂型有 2.5g、5g 两种
  - ◇ 含有正常人体内所有的 IgG、少量 IgM 和 IgA
  - ◇ 应用指征
    - ➢ 先天性体液免疫缺陷（选择性 IgA 缺乏症除外）
    - ➢ 获得性体液免疫缺陷
    - ➢ 严重感染
    - ➢ 自身免疫性疾病

输血指征

- 血制品输注无统一标准
- 尽量减少血制品的应用
- 充分评估后由主治以上级别的医生决定是否给予输注
- 血库工作人员根据输血申请单再次评估是否符合输血指征
- 红细胞输注（见症状篇 30. 新生儿贫血）
- 血小板输注（见母体相关疾病篇 11. 血小板减少母亲婴儿）
- 血浆及凝血因子制剂（见血液系统疾病 4. 新生儿出血性疾病）

输血前准备

- 主治医生
  - ◆ 评估是否符合血制品输注指征

- ◆ 完整填写输血同意书,并有家属签名
- ◆ 病程记录中记录输血指征
- ◆ 留取血标本进行血型鉴定和交叉配血
- 血型和筛查
  - ◆ 尽可能同时测定母亲和婴儿的 ABO 血型和 Rh(D)血型
  - ◆ 母亲血型检测应包括
    - ⋄ ABO 和 Rh(D)血型
    - ⋄ 间接抗人球蛋白试验(IAT)筛查红细胞抗体
  - ◆ 新生儿(或脐带)血的检测应包括
    - ⋄ ABO 和 Rh(D)血型
    - ⋄ 新生儿直接抗人球蛋白试验(DAT)
  - ◆ 如果无孕妇血清或血浆,采用婴儿血清或血浆通过间接抗人球蛋白实验(IAT)筛查抗体
  - ◆ 如果血型非 O 型新生儿接受非 O 型红细胞输注,且与母亲 ABO血型不相容
    - ⋄ 进行抗 A 和抗 B 检测
    - ⋄ 如果检测到任一抗体,必须选择缺乏相应抗原的供体红细胞进行输血
  - ◆ 在新生儿整个住院期间或直至 4 月龄无须重复检测 ABO 和 Rh(D)血型
- 红细胞(RBC)类型和交叉配型
  - ◆ 供体红细胞与婴儿血清或血浆混合在 37℃暖箱孵育后检查凝集和/或溶血情况
  - ◆ 新生儿红细胞与供体血浆混合在 37℃暖箱孵育后检查凝集和/或溶血情况
  - ◆ 可确定所识别的任何抗体的特异性
  - ◆ 多种抗体的存在增加了鉴别相容供体的困难并延迟了血液供应
- 床旁护士
  - ◆ 护士核对医嘱,检查有无输血同意书、用血申请单、血型单
  - ◆ 洗手、戴口罩、备齐用物,放置合理
  - ◆ 根据留置针静脉置管操作流程建立静脉通路
  - ◆ 血库取血,与血库工作人员核对:血型单、交叉配血报告单、血袋标签并检查血袋
  - ◆ 放入保温桶取回
- 血液取出后应在 30min 内输入,不宜久置
- 要求在 3~4h 内输完,避免溶血
- 冷藏血液不能加温,以免血浆蛋白凝固变性而引起不良反应
- 血液中不能加入钙剂、酸性或碱性药品、葡萄糖等药物或高渗、低渗溶液,防止血液凝集或溶解

输血过程中注意观察

- 再次核对
  - ◆ 患儿床号、住院号、姓名、性别
  - ◆ 血型和供血者的血型、交叉配血单结果
  - ◆ 采血袋（瓶）号及采血日期、种类、用量等
  - ◆ 检查有无破损渗漏、血袋内血液有无溶血及凝块
  - ◆ 核对无误后,双方在用血报告单上（输血者/核对者）及医嘱上签字

> 注:血液内不得加入其他药物

- 输血过程中观察和记录
  - ◆ 输血过程中应先慢后快,再根据病情调节输血速度并观察患儿有无不良反应
  - ◆ 若患儿出现发冷、寒战、皮疹及溶血反应等,应立即停止输血
  - ◆ 用静脉注射生理盐水维持静脉通路
  - ◆ 立即通知医生和血库工作人员,保留输血器、剩余血,以及血袋、血瓶号、用血报告单
  - ◆ 及时检查、治疗和抢救,并查找原因,做好记录
  - ◆ 医生在病例中完善输血记录包括输血量、输血开始时间、结束时间、有无不良反应、如何处理等

紧急输血

- 很少应用,多数血库可以在 1h 内完成 IAT 交叉配血
- 在大量出血的情况下,可以只进行 ABO 和 Rh(D)匹配,通常在 10min 内就可以使用
- 如果需要紧急输血,应使用 O 型 Rh(D)阴性的 RBC

输血的不良反应和预防

- 发热
  - ◆ 最常见的输血反应,新生儿症状多轻微
  - ◆ 常发生于输注开始后 15min 到 1h 内
  - ◆ 发热反应的处理
    - ◇ 暂停输血或减慢滴速,保持静脉输液通畅
    - ◇ 寒战、高热者给予 10% 葡萄糖酸钙或地塞米松 0.3~0.5mg/kg 静脉推注
    - ◇ 预防
      - ➢ 无菌操作

- ➤ 选用输入少量白细胞或洗涤红细胞
- ➤ 加用白细胞滤器等措施
- 过敏反应
  - ◆ 少见,有过敏体质的新生儿、IgA缺乏者可见
  - ◆ 荨麻疹、血管神经性水肿
  - ◆ 重者出现支气管痉挛、喉头水肿、呼吸困难、发绀、过敏性休克
  - ◆ 过敏反应处理
    - ✧ 单纯荨麻疹可减慢输血滴速或皮下注射1:10 000肾上腺素0.1ml/kg
    - ✧ 重症反应者
      - ➤ 立即停止输血
      - ➤ 皮下注射1:10 000肾上腺素0.1ml/kg
      - ➤ 静脉输注地塞米松0.3~0.5mg/kg
      - ➤ 喉头水肿者需行气管切开
      - ➤ 休克者应进行休克治疗
- 循环负荷过重
  - ◆ 发生于输血开始后1~24h内
  - ◆ 烦躁不安,呼吸困难,脉搏增快,心律不齐,双肺底中细湿啰音
  - ◆ 处理:立即停止输血输液、静脉注射利尿剂
  - ◆ 预防
    - ✧ 正确估算需要输血量及患儿耐受量
    - ✧ 输血过程中或输血后给予利尿剂
- 溶血反应
  - ◆ 可在输注10~15ml时开始
  - ◆ 烦躁、发热、黄疸、血红蛋白尿,甚至休克、急性肾衰竭、DIC
  - ◆ 溶血反应处理
    - ✧ 立即停止输血,重新鉴定血型及测定抗体
    - ✧ 保暖,维持水电解质平衡,严密观察血压、脉搏、呼吸、尿量,及时做急救处理
    - ✧ 防治肾衰竭:静脉应用呋塞米,碱化尿液,防止Hb在肾脏沉积
    - ✧ 皮质激素:地塞米松0.5~1mg/kg或甲泼尼龙15~20mg/kg等冲击治疗
  - ◆ 预防:严格配血,输血前确认受者的输血资料
- 输血相关性移植物抗宿主病(transfusion associated graft versus host disease, TA-GVHD)
  - ◆ 发生TA-GVHD有以下3个条件
    - ✧ 供者血中必须含有免疫活性细胞
    - ✧ 供受间存在组织相容性差异
    - ✧ 受者免疫能力低下

- TA-GVHD 按发生时间分为急性和慢性
- 急性 TA-GVHD（Ata-GVHD）多见
  - 输血后 2~30 天出现症状
  - 发热，多形性皮疹，并有消化道症状如转氨酶升高，骨髓呈全血细胞减少
  - 严重者可出现皮肤广泛大疱性表皮松解症、水电解质紊乱、体重下降、全身衰竭，常直接威胁生命
- TA-GVHD 预防措施
  - 输注经 ^{60}Co 照射后的血细胞成分
  - 选择与受者 HLA 相合的输血供者
  - 输注去除白细胞的血液
- 中毒反应
  - 柠檬酸盐中毒
    - 大量输血可使过量的柠檬酸盐进入受者体内
    - 柠檬酸盐与血钙结合，引起低血钙
    - 出现肌肉震颤、手足抽搐、惊厥和心律失常等
  - 钾中毒
    - 大量输入库存血可致钾中毒
    - 表现为软弱无力，重者肌肉瘫痪、呼吸肌麻痹、心律不齐等
    - 预防钾中毒的措施
      - 选用新鲜血制品
      - 已有高血钾或肾功能不全者：选用洗涤红细胞
- 输血传播疾病
  - 输血可传播乙型及丙型肝炎、艾滋病、CMV、单纯疱疹、EB 病毒和疟疾等感染性疾病
  - 目前输血传播疾病很难避免，只能尽量减少
  - 预防
    - 严格筛选供血者
    - 严格掌握输血指征，切勿滥输血
- 细菌污染
  - 细菌感染的风险很小，但可能致命
  - 大肠埃希菌、假单胞菌、沙雷菌、沙门菌和耶尔森菌是最常涉及的细菌
- 输血相关性急性肺损伤（TRALI）
  - 供体血浆中的抗体与患者的 HLA 抗原发生反应
  - 血液成分中含有大量血浆就更容易发生，如 FFP 或血小板
- 体温过低
  - 大量输注重组全血（换血）或 PRBC（大手术，大量胎母出血），这些储存在

1~6℃,除非使用血液加温器,否则会导致体温过低

(张鹏　程国强)

16. 连续性肾脏替代治疗(continuous renal replacement therapy,CRRT)

定义

- CRRT 亦称连续性血液净化(continuous blood purification,CBP)是所有连续性、缓慢经过体外循环和滤器进行清除水分和溶质的治疗方式的总称

原理

- 主要通过弥散、对流、吸附和超滤等清除血液中过多水分、炎症介质,降低组织炎症介质水平,改善重要脏器功能
  - ◆ 弥散:血液透析
    - ◇ 依靠半透膜两侧溶质浓度差
    - ◇ 主要清除小分子,如水、电解质、肌酐、尿素等
  - ◆ 对流:血液滤过
    - ◇ 滤过膜,类似肾小球滤过功能
    - ◇ 主要清除中分子,如细胞因子、炎症介质、化学毒物、胆红素等
  - ◆ 吸附
    - ◇ 吸附器进行吸附(活性炭或树脂)
    - ◇ 主要清除大分子物质,如血脂、蛋白等
  - ◆ 超滤:透析膜跨膜压力差清除水分,主要清除水

模式

- 连续静脉-静脉血液滤过(CVVH)
- 连续静脉-静脉血液透析(CVVHD)
- 连续静脉-静脉血液透析滤过(CVVHDF)
- 连续动静脉血液滤过(CAVH)
- 连续动静脉血液透析(CAVHD)
- 连续动静脉血液透析滤过(CAVHDF)
- 动静脉连续缓慢滤过(SCUF)
- 连续静脉-静脉血液透析和/或滤过-体外膜肺氧合(CVVH/DF-ECMO)
- 连续静脉-静脉血液透析和/或滤过-静脉旁路(CVVH/DF-VVBP)

各种 CRRT 模式的要点和主要特点

	治疗原理		滤器超滤系数	血流量 Qb/ (ml·min⁻¹)	置换(透析)液速率		主要特点
	对流	弥散			Qf/ [ml·(kg·h)⁻¹]	Qd/ (ml·min⁻¹)	
CAVH	高	低	高通量	50~100	8~20	无	血流动力学稳定,可连续清除水分和溶质,但溶质清除效率低
CVVH	高	低	高通量	100~200	>35	无	血流动力学稳定,可连续有效清除水分和溶质
CAVHD	低	高	高/低通量	50~100	无	10~20	设备简单,溶质清除率低
CVVHD	低	高	高/低通量	100~200	无	10~20	中分子溶质清除效率低
CAVHDF	高	高	高通量	50~100	35	10~20	利于中、小分子溶质清除
CVVHDF	高	高	高通量	100~200	35	20~40	中小分子物质清除效率高
A-V SCUF	低	低	高/低通量	50~100	无	无	溶质清除效率低
V-V SCUF	低	低	高/低通量	50~200	无	无	溶质清除效率低

适应证

● 急性肾损伤（AKI）
　◆ 诊断标准（见症状篇 37. 急性肾损伤、肾衰竭）
　◆ 分期标准

分期	血清肌酐标准	尿量(持续 24h 以上)
0 期	没有变化或上升<0.3mg/dl	>1ml/(kg·h)
1 期	48h 内上升≥0.3mg/dl 或 7 天内上升≥1.5~1.9 倍基础值	>0.5 且≤1ml/(kg·h)
2 期	上升至 2~2.9 倍基础值	>0.3 且≤0.5ml/(kg·h)
3 期	上升≥3 倍基础值或≥4mg/dl 或接受透析	≤0.3ml/(kg·h)

◆ 病种指征
　　❖ 新生儿 AKI 伴有血流动力学不稳定
　　❖ 新生儿 AKI 伴颅内压增高或脑水肿
　　❖ 新生儿 AKI 伴心功能不全
　　❖ 新生儿 AKI 伴高分解代谢
　　❖ 新生儿 AKI 伴严重水、电解质和酸碱紊乱
　　❖ 新生儿 AKI 伴肺水肿
◆ 具体指标指征
　　❖ 代谢异常
　　　➤ 尿素氮（BUN）>26.5mmol/L（0.3mg/dl）或相对升高≥50%
　　　➤ 血钾>6.5mmol/L
　　　➤ 血钠>155mmol/L
　　　➤ 血钠<120mmol/L
　　　➤ 血镁>4mmol/L 伴无尿和腱反射消失
　　❖ 少尿、无尿
　　　➤ 非梗阻性少尿［尿量<1.0ml/(kg·h)］
　　　➤ 无尿［尿量<0.5ml/(kg·h)］
　　❖ 酸中毒：pH<7.15 或每日 HCO_3^- 下降>2.0mmol/L
　　❖ 容量超负荷或液体超载：利尿剂无反应的水肿（尤其肺水肿）或液体超负荷超过 10% 时
　　　➤ 液体超负荷=(当日体重−入院时体重)/入院时体重 ×100%
　　❖ 怀疑累及相关终末器官：心内膜炎、脑病、神经系统病变或肌病

> 注：以上指标，符合 1 项即可开始 CRRT 治疗；符合 2 项必须开始 CRRT 治疗

相对禁忌证

● 胎龄<34 周，或体重<2.0kg
● 低血压：新生儿容量性低血压应补足容量，其他性质低血压应行扩容、使用血管活性药物及用其他措施，血压提升后开始 CRRT 治疗
● 出血倾向：凝血功能部分纠正后可行 CRRT 治疗，或根据患儿凝血功能情况减少抗凝剂应用
● 颅内出血：尤其 3 级及以上颅内出血
● 体内重要脏器出血应止血后
● 新生儿 CRRT 没有绝对禁忌证

治疗时机

- 只要机体代谢和液体管理超出肾脏能力, 即使没有 AKI, 也应及时予以 CRRT 治疗
- CRRT 治疗新生儿 AKI 的最佳时机应当是 AKI 的 1~2 期

终止时机

- 何时终止 CRRT 治疗的指征暂无统一标准
- 推荐肾功能恢复到满足需求时可终止 CRRT 治疗

运转步骤

- 模式及参数设置
- CVVHD 或 CVVHDF
- 血泵初始流速 3~5ml/(kg·min)
- 置换液 20~30ml/(kg·h)
- 透析液 15~25ml/(min·m^2) 或 20~30ml/(kg·h)
- 脱水速度取决于每天出入量、血泵流速和血流动力学状态, 转流不间断

建立血管通路

- 股静脉: 操作简单, 血流量充分, 并发症少
- 颈内静脉: 操作简单, 并发症少
- 锁骨下静脉: 置管技术要求高, 易出现并发症
- 脐静脉: 生后 7 天内可选择脐静脉置管
- 导管型号选用 5.0Fr 单管双腔中心静脉导管
  - ◆ 动脉孔在远心端
  - ◆ 静脉孔在近心端
  - ◆ 相距 1~1.5cm, 血液再循环量<10%

选择管路及滤器

- 多选用中空纤维型血液滤过器, 滤过膜的滤过性能接近肾小球基底膜
- 滤过器容积的选择: 体外循环血量<10% 全身预估血量
- 新生儿回路安全容积: 20~25ml
- 目前最小国内滤器, 专用聚丙烯腈膜 M10(滤器容积 10ml)

预充

- 预充液的选择应根据新生儿体重、病情和体外循环回路的容量决定
- 体重 <3kg 或体外循环回路容量大于新生儿血容量的 10%(8ml/kg), 用全血预充

- 体重在 3~5kg,可考虑选择白蛋白、新鲜冷冻血浆等胶体液或全血
- 准备结束 CRRT 治疗时,建议不回血

透析液与置换液准备

- 透析液采用 Baxter 透析液
- 置换液由本单位 NICU 护士配制,可采用 Ports 方案改良配方 1 或配方 2

配方	组成成分	离子/葡萄糖浓度	适应证
配方 1	林格液 3 000ml 5% 葡萄糖溶液 100ml 5% 碳酸氢钠溶液 200ml 10% 氯化钙溶液 *7.5ml 50% 硫酸镁溶液 *1.6ml	Na^+ 130.0mmol/L,K^+ 4.0mmol/L,HCO_3^- 28.0mmol/L,Ca^{2+} 1.5mmol/L,Mg^{2+} 3.2mmol/L,Cl^- 109.0mmol/L,葡萄糖 0.2g/L	危重新生儿合并 AKI,高血糖患儿适当减少葡萄糖用量
配方 2	5% 葡萄糖溶液 1 000ml 0.9% 氯化钠 3 000ml 5% 碳酸氢钠溶液 250ml 10% 氯化钙溶液 20ml 25% 硫酸镁溶液 *3.2ml 10% 氯化钾 *1.5mmol/L	Na^+ 147.0mmol/L,K^+ 0~1mmol/L,HCO_3^- 36.0mmol/L,Ca^{2+} 0.7mmol/L,Mg^{2+} 3.2mmol/L,Cl^- 115.0mmol/L,葡萄糖 0.2g/L	肝衰竭或高血钾新生儿合并 AKI,高血糖患儿适当减少葡萄糖用量 2

注:* 为选项药物,可以根据情况增减。

抗凝管理

- 普通肝素(肝素 1mg=125IU)
  - ◆ 首剂量 25~50IU/kg
  - ◆ 维持量 5~15IU/(kg·h)
  - ◆ 治疗停止前 30~60min 停追加
- 低分子量肝素
  - ◆ 首剂 30~40IU/kg
  - ◆ 治疗后 15~20min 静脉注射追加
  - ◆ 每 4~6h 静脉注射 30~40IU/kg
- 根据部分凝血活酶时间(APTT)调整肝素用量
  - ◆ 维持凝血酶原时间(PT)在 25~40s
  - ◆ 部分凝血活酶时间(APTT)维持于 80~120s
- 无肝素治疗,适用于 CRRT 前,若新生儿 APTT>150s,易致血流动力学不稳定,不建议在新生儿中常规使用

监测

- 心血管功能状态：动脉血压、中心静脉压、心率
- 液体平衡：24h 出入液体量
- 液内环境稳定：血糖、电解质、酸碱平衡
- 凝血状态：监测 ACT、APTT、血栓弹力图、出血倾向
- 感染防治：严格无菌操作技术
- 疗效评价：血压、血氧合、水肿、尿量、肾功能、意识等
- 体外循环压力监测：动脉压力、滤器前压力、静脉压、滤器跨膜压、滤器压力降（PFD）
- 体外循环容量平衡监测：患儿 24h 出入液量、滤器前后出入液量
- 安全报警监测：空气监测、漏血监测、温度监测、运行状态监测

并发症处理

- 低血压
- 血流感染
- 血小板减少
- 低体温
- 出血与血栓
- 空气与血栓栓塞
- 滤器功能丧失
- 血管通路不畅
- 管道连接不良
- 营养丢失、血糖与水电解质异常

（蔡岳鞠　周　伟）

17. 心脏除颤和心脏复律（defibrillation and cardioversion）

适应证

- 心脏复律（同步电复律）
  - ◆ 有脉搏和循环灌注不足的快速性心律失常
    - ◇ 阵发性室上性心动过速
    - ◇ 室性心动过速
    - ◇ 心房扑动和颤动
  - ◆ 选择性心脏复律

✦ 对其他的治疗无反应的血流动力学稳定的心律失常
✦ 阵发性室上性心动过速
✦ 室性心动过速
✦ 心房扑动
✦ 电复律前完善标准的心电图监测
- 除颤（非同步）
  - 无脉性心脏骤停伴可电击节律（室性心动过速和心室颤动）
  - 心肺复苏（CPR）

设备

- 除颤仪：手动或半自动除颤仪，以及电击板（2 个）、电击片（通常为 4.5cm）
- 其他设备：心电监护仪、气管插管装置、复苏药物、抗心律失常药物
- 紧急气管插管装置

操作流程

- 吸氧、持续心脏监护
- 电极片紧贴胸壁，确保传导性电极片整个盖住电板
- 电板不能两两相连。电极片放置方法如下
  - 前侧位放置
    - ✦ 前侧电极片放置于胸骨上方右侧
    - ✦ 后侧电极片放置于左乳下朝向腋线
  - 前后位放置
    - ✦ 多用于房性心动过速
    - ✦ 前电极片放置于胸骨中央
    - ✦ 后电极片放置于两肩胛骨之间
  - 右位心脏者，电极片应当放置于胸腔右侧
- 除颤仪充电
  - 心脏复律使用较低能量：除颤仪充电到 0.5J/kg，并且调到同步模式
  - 除颤使用较高能量。除颤仪充电到 2J/kg
- 充电完成，确保所有人都离开患者
  - 询问是否每人都已经离开，收到回答时查看确认
  - 使用确认短语：×× 已离开
  - 确保除颤区域内没有氧气释放
- 机器上红色灯光闪烁提示充电完成并准备放电
- 同时按下两个按钮给予电击
- 心脏复律
  - 首次复律失败可再次复律，能量增加到 1J/kg

- ◆ 最大能量 2J/kg
- 除颤
  - ◆ 除颤间歇应给予充分的心脏按压、通气支持及药物治疗
  - ◆ 首次除颤失败可进行多次除颤
  - ◆ 能量增加到 4J/kg
  - ◆ 纠正酸中毒及缺氧将提高除颤的成功率

并发症

- 高危因素
  - ◆ 能量增加
  - ◆ 电击次数增加
  - ◆ 电阻抗增加
  - ◆ 电击间隙时间缩短
- 皮肤损伤：软组织、胸壁、皮肤灼伤、擦伤
  - ◆ 电极片放置不当
  - ◆ 严重损伤的发生率 20%~30%
- 肺水肿(少见)：与左心功能不全有关，机制不明确
- 神经系统损伤
- 心脏复律后血栓栓塞：心脏电复律前脏超声检查来评估心房栓子
- 心律失常
  - ◆ 多见于室性心动过速或心室颤动电击后
  - ◆ 非同步的电击可诱发心室颤动
- 心肌坏死
  - ◆ 能量过大可损伤心脏组织
  - ◆ 心电图上呈现出 ST 段抬升
- 心源性休克
  - ◆ 心输出量下降伴左心舒张功能不全及心肌受损
  - ◆ 多见于心源性休克患儿心脏复律或除颤后
  - ◆ 多为一过性

特别注意

- 火灾(罕见)：除颤前氧气放在距离患者 1m 以外的地方
- 电击到医护人员：刺痛、轻微灼伤或一过性乏力

（黄循斌）

18. 亚低温治疗（therapeutic hypothermia）

开展亚低温治疗的基本条件

- 医院需要具备的条件
  - 独立的新生儿病房
  - 基本监护设备（心电、氧饱和度、血压、体温、血糖监测）
  - 基本的支持治疗设备
    - 新生儿保温设备
    - 有创呼吸支持治疗
    - 循环功能支持
    - 肠外营养支持
    - 惊厥管理
  - 可进行 MRI、CT 检查
  - 成立低温治疗小组，至少包括一名医生和护士，具有开展低温治疗的资质
- 医生资质
  - 新生儿专业主治医师及以上职称
  - 能进行神经功能评估（如意识状态、肌张力、原始反射、惊厥、脑干体征等）
  - 熟练掌握（并能具体指导团队）亚低温治疗流程和复温流程

亚低温治疗新生儿 HIE 知情同意

- 亚低温治疗可以降低新生儿 HIE 的病死率和 18 月龄时严重伤残的发生率，已成为新生儿 HIE 治疗的常规治疗方法
- 亚低温最佳治疗时间窗是生后 6h 内，超过 6h 治疗效果变差
- 适合进行亚低温治疗的新生儿 HIE 是有标准的，医生对孩子进行详细评估决定是否进行低温治疗
- 低温治疗过程中医生将对孩子进行密切监护
- 亚低温治疗过程中可能出现的不良反应包括
  - 循环系统：心律失常、栓塞、低血压和肺动脉高压
  - 血液系统：凝血功能异常和血小板减少
  - 呼吸系统：低氧血症
  - 代谢紊乱：低血糖、高血糖、低血钙、低钠血症和高钠血症
  - 肝、肾功能损害
  - 皮肤：破溃、坏死和硬肿
  - 这些也是 HIE 本身常见的不良反应，不一定和低温治疗有关
- 医生与患儿父母及监护人的谈话内容应记录在病程记录中

- ◆ 适合低温治疗的纳入标准
- ◆ 不适合低温治疗的标准
- 如果患儿父母选择或医生建议退出低温治疗,应记录原因

亚低温治疗新生儿 HIE 的总体标准

- 亚低温治疗新生儿 HIE 是指采取主动降温的方式
- 机体核心温度降低到 33~34℃
- 维持 72h
- 然后缓慢复温,以达到神经保护效果
- 出院后至少随访至 24 月龄,有条件时可以随访到更长时间

亚低温治疗方法

- 采用控温仪开展低温治疗
- 无证据表明选择性头部低温和全身低温哪个更具有优势
  - ◆ 选择性头部低温(冰帽系统)
    - ✧ 鼻咽部温度维持在 34℃(目标温度)
    - ✧ 可接受温度为 33~34℃
    - ✧ 同时直肠温度维持在 34~34.5℃
  - ◆ 全身亚低温
    - ✧ 直肠温度维持在 34℃(目标温度)
    - ✧ 可接受温度为 33~34℃
- 简易低温治疗
  - ◆ 目前不推荐,仅作为不能进行控温仪低温治疗时的替代方法
  - ◆ 方法:风扇、冷水袋、变相降温材料等
- 被动低温治疗
  - ◆ 不开暖箱,除去一切加热源、患儿裸露
  - ◆ 不推荐作为亚低温治疗的方法
- 转运低温治疗
  - ◆ 主动低温治疗
  - ◆ 被动低温治疗
  - ◆ 主动转运低温治疗优于被动低温治疗

亚低温治疗新生儿 HIE 的筛查标准

- 胎龄≥35 周和出生体重≥2 000g,并且同时存在下列条件
  - ◆ 胎儿或新生儿缺氧缺血证据(满足以下 3 项中的任意 1 项)
    - ✧ 胎缺氧缺血事件:子宫破裂、胎盘早剥、脐带脱垂、严重胎心异常变异或晚期减速

◇ 5min Apgar<5 分
◇ 脐带血或生后 1h 内动脉血气分析 pH≤7.10 或碱缺失（BD）≥12mmol/L
◇ 需正压通气至少 10min
◆ 新生儿 HIE（满足任何 1 条）
◇ 中华医学会儿科学分会新生儿学组制定的新生儿 HIE 诊断标准
◇ 脑电生理监测：至少 20min，存在以下任意 1 项
➢ 严重异常：上边界电压≤10μV
➢ 中度异常：上边界电压>10μV 和下边界电压<5μV
➢ 惊厥

注：脑电生理监测不作为纳入的必备条件，仅限于有条件的医院作为纳入患儿辅助评估手段

亚低温治疗排除标准

● 绝对禁忌证
◆ 胎龄≤34 周
◆ 胎儿生长受限，出生体重≤1 800g
◆ 经最大限度的循环支持后仍存在严重低血压，平均动脉压<40mmHg
◆ 经最大限度的支持后仍存在低氧血症，氧饱和度不能维持在 85% 以上
◆ 积极处理仍存在出血症状
● 相对禁忌证
◆ 生后超过 6h
◆ 胎龄>34 周但<35 周
◆ 显著先天畸形、遗传综合征
◆ 已知的代谢异常
◆ 严重颅内出血
◆ 严重脓毒症
◆ 血小板<5×10⁹/L

临床状态不稳定患儿的亚低温治疗

● 存在以下情况暂缓启动亚低温治疗
◆ 低血压，平均动脉压<40mmHg
◆ 低氧血症，氧饱和度不能维持在 85% 以上
◆ 出血症状或凝血功能严重异常
◆ 严重贫血
● 上述情况经积极治疗缓解可以启动亚低温治疗

- 目标温度可预设 35℃
- 临床状态稳定后调整目标温度到 34℃
- 低温治疗的患儿转运应做好以下几点
  - 应留存低温治疗中心电话和联系人姓名
  - 筛查出符合低温治疗的 HIE 患儿尽早通知低温治疗中心
  - 低温治疗中心负责转运的医生再次电话评估
  - 评估后认为其适合低温治疗,应指导其转出医院
    - 实施被动、简易低温治疗,做好温度和生命体征监护
  - 转入医院优先转入适合低温治疗的 HIE 患儿
  - 转运过程中开展主动、被动或简易低温治疗,优先使用主动低温治疗
- 被动或简易低温治疗的实施
  - 仅用于等待转运医疗团队到来前或转运途中进行
  - 被动低温治疗方法
    - 患儿裸露,除去所有外源性加热源
    - 放置于热源关闭的暖箱或远红外辐射台
- 简易低温治疗
  - 可采用风扇、冷水袋、低温变相材料等开展
  - 如果采用冷水袋或低温变相材料进行降温
    - 不能直接与患儿皮肤接触,应放在床单外面
    - 可放置在头部、腋窝、腹股沟、胸腹部两侧等部位
    - 不能放置在颈部大动脉处,避免刺激颈动脉窦导致呼吸、心搏骤停
    - 应每 2h 检查 1 次皮肤,每 2h 更换 1 次部位
  - 采用风扇降温
    - 风扇可放置于患儿躯干两侧、脚侧
    - 不建议放置在头部
- 简易或被动低温治疗的温度监测
  - 应每 15min 检测 1 次直肠温度、呼吸、心电、脉氧、血压,记录在患儿监护单上
  - 如果直肠温度低于 33.5℃,患儿可穿戴薄的外衣
    - 直肠温度低于 33℃
      - 撤除简易低温治疗
      - 应开启保暖设备,外源性加热源温度调整到最低值
    - 如果核心温度<32.5℃
      - 热毯子遮盖患儿胸部、腹部直到温度回升至 33℃,再移除毯子
    - 如直肠温度低于 32℃
      - 升温的目标温度应不超过实测温度 1℃
    - 如果核心温度升高>35℃

> ➢ 可试着打开保温箱或去除遮盖物
> ➢ 避免使用头顶辐射式取暖器作为热源
- ◆ 如果被动低温治疗的患儿最终评估不符合低温治疗的标准
  - ◇ 明确记录患儿进行了被动、简易低温治疗
  - ◇ 不符合低温治疗的标准

亚低温治疗临床实施

- 实施前准备
  - ◆ 新生儿放置在远红外辐射式抢救台或暖箱中,优先使用远红外辐射式抢救台
  - ◆ 关闭远红外辐射式抢救台或暖箱电源
  - ◆ 新生儿尽量裸露,除去新生儿身体部位一切可能的加温设施
  - ◆ 放置心电、氧饱和度、血压和体温监测探头,并连接到监护仪
  - ◆ 有条件的医院应监测脑电图或振幅整合脑电图
  - ◆ 尽可能建立脐动、静脉通路,中心静脉优先
  - ◆ 完善治疗前检查
    - ◇ 血常规,CRP,血气分析,乳酸,血电解质(钠、钾、氯、钙),血糖,肝、肾功能,凝血功能
    - ◇ 有条件的医院应完善头颅 B 超和心电图
    - ◇ 高度怀疑颅内出血的患儿应完善 CT 检查
  - ◆ 放置温度探头
    - ◇ 放置皮肤温度探头于腹部,监测皮肤温度
    - ◇ 直肠温度探头:插入直肠 5cm 左右,并固定于大腿一侧
    - ◇ 如果进行头部低温,需要放置
      - ➢ 鼻咽部温度探头:放置长度相当于鼻孔至耳垂的距离,蝶形胶布固定
      - ➢ 食管温度探头:放置长度相当于鼻孔至耳垂,然后向下至剑突的距离减去 4cm

> 注:温度探头放置后应标记位置,作为操作后无滑脱的检验指示

  - ◆ 选择合适的冰帽或冰毯
    - ◇ 冰帽应大小适中,覆盖头部,应不遮盖眼睛
    - ◇ 冰毯应大小适中,覆盖躯干和大腿

> 注:冰帽或冰毯均不能覆盖新生儿颈部

- 亚低温实施
  - ◆ 诱导低温阶段
    - ✧ 如果位于目标温度范围内,直接进入维持治疗阶段
    - ✧ 如果未达到目标温,应在 1~2h 达到 33.5~34℃
    - ✧ 如果低于目标温度,见治疗篇 18. 亚低温治疗
    - ✧ 连续监测体温、氧饱和度、心率,每 15min 记录 1 次,直至达到目标温度,然后每 2h 记录 1 次

  > 注:直肠温度降至可接受温度范围的最低限度(33℃)时,应给予外源性保暖支持

  - ◆ 维持低温治疗阶段
    - ✧ 达到亚低温治疗的目标温度后转为维持治疗 72h
    - ✧ 连续监测体温、氧饱和度、心率,每 2h 记录 1 次
    - ✧ 推荐连续有创血压监测,不能进行有创血压监测,至少应每 4h 监测 1 次血压
    - ✧ 最好连续脑电监测,不能进行连续脑电监测的,每天至少监测 3h,监测到复温结束停止
    - ✧ 每天进行神经功能评估并记录
    - ✧ 体温低于或高于目标温度以上应通知主治医生
      - ➤ 体温高于目标温度
        - ✦ 检查温度探头位置,是否滑脱或过浅
        - ✦ 检查温度探头是否存在误差,可将温度探头放置于已知温度的温水中
        - ✦ 检查低温仪是否工作正常
        - ✦ 如果低温治疗仪故障或探头出现问题尽快更新设备
        - ✦ 如果都没有发现问题,可将目标温度调低 0.5℃
      - ➤ 如果核心温度升高>35℃
        - ✦ 可试着打开保温箱或去除遮盖物
        - ✦ 避免使用头顶辐射式取暖器作为热源
      - ➤ 体温低于目标温度
        - ✦ 参考本节简易低温治疗部分

> 注:不能仅根据低温治疗仪上显示的温度观察和记录温度,应每4h应用体温计监测1次直肠温度

- ❖ 测定血气的化验单应标注新生儿体温
- ❖ 亚低温治疗期间,根据临床需要可继续给予其他对症支持治疗措施
- ❖ 机械通气的新生儿,湿化器温度按照常规设置
- ❖ 每2h检查新生儿皮肤1次,每4h变动体位1次,避免发生皮肤损伤
- ❖ 冰毯或冰帽应保持干燥
- ❖ 亚低温期间新生儿皮肤可能发暗或呈灰色,如果氧饱和度正常,不需特殊处理
- ❖ 亚低温治疗期间,心率会降至90次/min以下
  - ➢ 亚低温治疗仪报警设置应调整为低于80次/min
  - ➢ 如果心率持续降低或出现心律失常,可先上调目标温度0.5~1℃
  - ➢ 心率超过80次/min或心律失常好转,继续低温治疗。否则应及时停止亚低温治疗
- ❖ 亚低温治疗期间的24、48和72h复查血常规、动脉血气、乳酸、肝功能、肾功能、电解质、血糖、血钙和凝血功能,必要时随时复查
- ❖ 如果需要中断亚低温治疗
  - ➢ 事先确定好检查时间,避免等待时间太久
  - ➢ 检查时关闭降温设备,保留冰帽或冰毯,如果必须去除,尽可能缩短去除时间
- ❖ 退出亚低温治疗(满足其中任何一项)
  - ➢ 经积极处理(支持治疗、对症处理、提高温度0.5~1℃)后仍不能缓解
  - ➢ 存在持续低氧血症,SaO_2仍低于80%
  - ➢ 持续低血压,平均动脉压仍低于35mmHg
  - ➢ 尿量<1ml/(kg·h),持续6h以上
  - ➢ 存在出血或穿刺部位不易止血

> 注:如果决定患儿终止亚低温治疗,按照复温流程进行复温

- ◆ 复温阶段:目前仍然主张缓慢复温
  - ❖ 自然复温:关闭低温治疗按钮,关闭外源性加热设备,逐渐开始复温
  - ❖ 自动、半自动复温:通过低温治疗设备设定鼻咽部温度或直肠温度,每2h升高0.5℃
  - ❖ 复温期间应密切监测是否存在惊厥、低血压、血糖紊乱,建议给予脑电图监测

◇ 如果出现惊厥、低血压应暂缓复温,维持目前温度,直到惊厥停止或血压正常再次启动缓慢复温

◇ 如果发生低血糖,应按照低血糖进行管理

> 注:复温期间每小时记录 1 次鼻咽部温度或直肠温度,直至温度升至 36.5℃

低温治疗期间重要脏器功能管理

- 呼吸系统
  - 如果需要呼吸支持应给予有创机械通气,放宽机械通气指征
  - 给予机械通气的患儿应特别注意避免低碳酸血症发生
  - 吸痰时需滴注生理盐水,进行翻身拍背或胸部理疗,吸痰频率也需增加
  - PPHN 较为少见,如果存在 PPHN,可给予一氧化氮吸入治疗
  - 有条件时可开展 ECMO 下低温治疗
- 循环系统
  - 窦性心动过缓较为常见,多不需要干预
  - 如果心率<70次/min
    - ◇ 如果体温过低可提高目标温度 0.5℃
    - ◇ 如果无体温过低,可给予阿托品
  - 很少发生严重心律失常
  - 如果在目标温度范围内心率持续超过 110次/min
    - ◇ 应积极寻找原因,多提示心脏功能不全
  - 低血压常见,但需要药物干预的持续性低血压较少
    - ◇ 低血压的患儿治疗首选扩容,但应密切监测肺部啰音和心率
    - ◇ 扩容后不改善或病情加重,肺部出现啰音,应给予血管活性药物
  - 有条件时可根据功能心脏超声结果选择血管活性药物
- 血液系统
  - 无出血倾向,PT 或 APTT 超过正常值 2 倍应给予输注血浆
  - 凝血功能异常同时合并血小板减少者应放宽新鲜冷冻血浆输注指征
  - 存在皮肤瘀点、从足跟或静脉穿刺部位渗血、消化道出血或血性气管分泌物,不管凝血功能是否正常,应给予新鲜血浆输注
  - 血小板<3×10⁹/L 时,输注血小板
- 营养支持、体液及电解质管理
  - 不推荐低温治疗期间给予肠内营养
  - 对于非重度 HIE 患儿在充分评估和严密监护下可给予微量肠道喂养,最好采用母乳或捐赠母乳喂养

- ◆ 在除外先天性遗传代谢性疾病的基础上应给予肠外营养
- ◆ 根据患儿尿量决定每天补液量,并监测血钠,尽可能在不牺牲血压的基础上维持轻度脱水状态
- ◆ 如果患儿出现水肿或存在抗利尿激素分泌异常综合征,在限液基础上可给予利尿剂
- ◆ 血糖紊乱最常发生第一个 24h 和复温阶段,应加强监测并及时处理
- ◆ 应注意监测钾、钙和镁,如果存在低镁血症应及时纠正
- ● 镇静、镇痛
  - ◆ 充分镇静,以避免应激
  - ◆ 可触摸患儿,如有可能,可由家属抱着,协助安抚患儿
  - ◆ 吗啡是首选药物
    - ◇ 静脉注射剂量为 0.05mg/kg,尽量减少推注使用
    - ◇ 连续输注
      - ➤ 静脉滴注 0.01mg/(kg·h)
      - ➤ 不要增加输液速率
      - ➤ 12h 后降低至 0.005mg/(kg·h)
    - ◇ 避免吗啡过量导致呼吸抑制而需插管治疗
  - ◆ 也可使用芬太尼:0.5~1μg/(kg·h)
  - ◆ 避免使用苯二氮䓬类药物
  - ◆ 目前有关这些药物低温治疗期间代谢研究资料较少,不需要调整剂量

出院/出院后随访

- ● 应在 1 周内完善磁共振检查
- ● 出院前完善听力检查,建议进行脑干听觉诱发电位检查;有条件时应进行视觉诱发电位检查
- ● 记录出院前头围、体重和身长
- ● 出院前做好家长宣教和培训
- ● 不能经口喂养者应带鼻饲管出院,并教会监护人如何进行鼻饲和观察
- ● 仍存在惊厥的患儿,应出院后继续服用抗惊厥药物
- ● 安排好门诊随访计划,建议出院后 2 周进行第 1 次随访

(张　鹏　程国强)

V.

操　作　篇

1. 气管插管

- 适应证
  - ◆ 机械通气
  - ◆ 解除上呼吸道梗阻
  - ◆ 气管内吸引(胎粪、痰培养等)
  - ◆ 气管内给药
  - ◆ 复苏时紧急用药
  - ◆ 表面活性物质
  - ◆ 选择性肺通气
  - ◆ 预防性插管
  - ◆ 特殊疾病状态
    - ◇ 先天性膈疝
    - ◇ 先天性食管气管瘘(闭锁)
    - ◇ 腹裂(必要时)
    - ◇ 膈膨升(必要时)
    - ◇ 支气管镜检查或留取痰液标本
- 禁忌证
  - ◆ 无

特别提示

- 插管前采用面罩或复苏囊给予 100% 氧气吸入 30s
- 确保吸引装置、喉镜、气管导管、导引钢丝、面罩、复苏囊和氧气处于工作状态
- 最好插管前给药,减少损伤和对抗
  - ◆ 镇静药物需联合镇痛药物使用
  - ◆ 肌松药物需联合镇痛药物使用
  - ◆ 可使用镇痛药物或麻醉剂量的催眠药物
  - ◆ 紧急插管不需要药物
  - ◆ 给药推荐
    - ◇ 芬太尼 2.0μg/kg,i.v. 超过 5min 和阿托品 0.02mg/kg,i.v. 超过 1min
    - ◇ 可加用短效神经肌肉阻断剂(如罗库溴铵或维库溴铵)
      - ➢ 维库溴铵:每次 0.1mg/kg
    - ◇ 序惯给药:插管前按照阿托品、镇静药和神经肌肉松阻滞剂的顺序依次给药
    - ◇ 颅内压增加者:苯巴比妥

◇ PPHN：芬太尼，2.0μg/kg，i.v. 超过 5min

◇ 声带痉挛：琥珀胆碱和咪达唑仑

插管途径

- 经鼻
  - ◆ 选择性气管插管或经口存在禁忌证
  - ◆ 较反抗或分泌物过多
  - ◆ 比较好固定
  - ◆ 拔管后肺膨胀不全及鼻部损伤发生率增加
- 经口
  - ◆ 简单快速，急诊插管
- 无证据证实经鼻与经口插管的优劣差别

插管设备

- 喉镜（包括电池）
- 叶片大小
  - ◆ 极早产儿 00 号
  - ◆ 早产儿 0 号
  - ◆ 足月儿 1 号
  - ◆ 直型喉片优于弯型
- 导引钢丝
- 气管导管
  - ◆ 大小：PIP 超过 20cmH$_2$O，允许气管周围轻微漏气
  - ◆ GA/BW　　　　　　型号
  - ◆ <28周/<1kg　　　2.5
  - ◆ 28~34周/1~2kg　　3.0
  - ◆ 34~38周/2~3kg　　3.5
  - ◆ >38周/>3kg　　　　3.5~4.0
- 吸痰设备（吸痰管）
- 复苏设备：面罩、球囊、气源
- 其他：胶布、剪刀、酒精、插管钳（经鼻气管插管用）

操作流程

- 插管前确认喉镜灯源
- 导丝放入气管插管（ETT）中，导丝末端距离 ETT 末端 1~2cm
- 仰卧位，颈部轻度后伸
- 轻柔吸引口腔

- 必要时面罩给氧,监测心率、血氧饱和度
- 插入喉镜
  - ◆ 左手持喉镜,从患儿右侧口角放入喉镜
  - ◆ 将舌体推至口腔左侧
  - ◆ 可用右手示指帮助将舌体推向左侧
  - ◆ 操作时注意固定患儿头部,保证开放口腔
  - ◆ 向前深入喉镜直至会厌下方
  - ◆ 垂直提起会厌暴露声门
- 插入气管导管
  - ◆ 顺右侧口角置入 ETT,吸气时置入声门
  - ◆ 插入深度:超过黑色标志 1~1.5cm
  - ◆ 按照体重
    - ◇ 经口:6cm+体重(kg)
    - ◇ 经鼻:7cm+体重(kg)
    - ◇ 体重<750g,经口插管深度不超过 6cm
  - ◆ 按照体表标志
    - ◇ 按照鼻耳长度(鼻中隔至耳屏的长度)或胸骨长度(胸骨上凹至剑突的长度)
      - ➢ 经口:耳鼻长度或胸骨长度+1cm
      - ➢ 经鼻:耳鼻长度或胸骨长度+2cm
  - ◆ 经鼻插管:向后随后向前推进气管插管,进入鼻咽部,用弯钳送导管进入气管
  - ◆ 经口插管:口的右边插入,看到声带后直接插入,利用导引钢丝一次成功率更高
- 插管时通过小的导管从叶片的侧边提供氧气
- 胶布固定
- 证实气管插管位置
  - ◆ 双侧呼吸音均等,胃部听不到呼吸音
  - ◆ 正压通气时胸廓起伏
  - ◆ 无胃胀气
  - ◆ 气管插管内可见水蒸气
  - ◆ 二氧化碳监测纸变色

> 注:对气管插管位置有疑问,或 HR、SaO_2 无改善,甚至恶化,可拔管,重新插管。X 线证实气管插管位置:头和颈部位于正中线,气管插管尖端应位于气管隆突上 1~1.5cm

并发症

- 低氧、低通气、心动过缓(由于时间过长,气管插管进入主支气管或食管)、呼吸暂停、迷走神经反射、气管梗阻、意外脱管等
  - ◆ 发生率:最常见的并发症
  - ◆ 预防:插管时供氧,限制插管时间,两次插管之间给予面罩加压给氧,通过直视或听诊证实气管插管位置,气管插管固定良好
  - ◆ 处理:停止气管插管,或拔除气管插管,重新置管,面罩加压给氧
- 肺不张、气胸:多由于气管插管进入主支气管所致
  - ◆ 发生率:常见,多由于忽视了气管插管的深度
  - ◆ 预防:通过听诊、X线证实气管插管位置,标记并记录插管深度
  - ◆ 重新将气管插管放置合适的距离
- 咽或气管撕裂伤
  - ◆ 发生率:非常少见,主要见于早产儿;可能的并发症包括皮下气肿、纵隔气肿、声带损伤
  - ◆ 预防:颈部和头部处于合适的位置,插管时始终可以看见气管插管尖端,避免暴力插管
  - ◆ 如果用导引钢丝经口气管插管,导引钢丝的尖端一定要在气管插管内,不能超出气管插管的尖端
  - ◆ 处理:禁食10天,一般会自愈
- 声门狭窄
  - ◆ 发生率:气管插管的1%~5%,高危因素:气管插管过紧;重复插管,固定不好
  - ◆ 预防:选择大小合适的气管插管,安全固定,尽快拔管
  - ◆ 处理:耳鼻喉科咨询,如果气管受损请五官科会诊;可能需要气管切开
- 变形:鼻、上腭、牙齿
- 感染:气管支气管炎、肺炎、中耳炎
  - ◆ 发生率:少见
  - ◆ 预防、处理:严格无菌操作和护理,抗生素治疗感染
- 拔管后肺不张:拔管后给予CPAP,特别是经鼻气管插管后和极早产儿

拔管

- 常频通气时 MAP 6~8cmH$_2$O 拔管成功可能性大
- 高频通气时 MAP<10cmH$_2$O 拔管成功可能性大
- 拔管指征
  - ◆ 原发病好转
  - ◆ 自主呼吸良好

◆ 呼吸机参数较低
◆ 血气分析正常
◆ 撤机试验通过(见治疗篇 8. 呼吸支持)
- 拔管前用药
  ◆ 拔管前后静脉应用地塞米松以减少喉喘鸣和再插管风险,但证据不充分
  ◆ 预防性应用咖啡因:可提高早产儿 1 周内拔管成功率
- 拔管步骤
  ◆ 胸部理疗及吸痰
  ◆ 去除 ETT 周的胶布及其他固定材料
  ◆ 拔出气管插管
- 拔管后常规处理
  ◆ 拔管过程吸气时给予正压通气
  ◆ 吸痰,边正压通气边拔管
  ◆ 人工辅助通气:给患儿 1 次大呼吸,呼气时拔出气管插管
  ◆ 胸部理疗:可减少再插管率
  ◆ 根据患儿临床表现可给予不同程度的呼吸支持

(陆春梅)

2. 动脉置管

适应证

- 需要血气分析
- 有创血压监测
- 需要多次留取血样
- 检测血氨、乳酸和酮体
- 外周动脉换血

禁忌证

- 穿刺部位皮肤感染
- 穿刺动脉分布区血液灌注不良或代偿不足
- 凝血功能障碍未纠正

常用穿刺动脉

- 桡动脉(导管前监测选择右手):最常用
- 尺动脉(导管前监测选择右手)
- 胫后动脉

- 足背动脉:次选
- 颞动脉:不推荐,除非必要,因为可能产生中枢神经系统后遗症(可进行导管前监测)
- 确保充足的侧支循环(尺动脉或桡动脉穿刺前应进行 Allen 试验)

设备

- 动脉穿刺针(22~24 号;24 号多用于<1 500g 的早产儿)
- 动脉置管监测装置
- 手臂固定板(或两片压舌板绑定使用)
- 肝素(0.25~0.5IU/ml)加入 0.5% 或 0.25%NS 中配置预冲液(后者用于早产儿可降低高钠风险)
- 消毒用品:无菌洞巾、手套、碘消毒液或皮肤消毒剂
- 连接线、压力传感器,纤光灯源或血管多普勒超声用于血管定位

操作流程

- 用手触摸波动,或使用纤光灯源和血管多普勒超声进行血管定位
- 动脉搏动区域如下:桡动脉(腕侧)、尺动脉(腕中部)、胫后动脉(脚踝中部后方)、足背动脉(足背上)
- 桡动脉穿刺时
  - ◆ Allen 试验测定手部侧支循环
  - ◆ 超声确定手部侧支循环可避免 Allen 试验导致的假阳性
- 止痛
  - ◆ 可使用安慰奶嘴、口服蔗糖或母乳等非药物的方式止痛
  - ◆ 局部可使用 ELMA 外涂或皮下注射利多卡因
- 手部放置于固定夹板(或输液袋),轻轻伸展腕部,可在腕下垫一些纱布,将腕部和手臂固定于小夹板
- 洗手穿隔离衣,戴手套。消毒穿刺部位,铺无菌洞巾
- 穿刺方法
  - ◆ 标准法(适用于早产以外的新生儿)穿刺
    - ✧ 以 30°~45° 进针,刺穿动脉前后壁,拔出针心,此时无回血
    - ✧ 慢慢回撤留置针直至看到回血,提示留置针进入动脉管腔内
    - ✧ 连接注射器后向前送入套管针,并冲管。不要使用高渗溶液冲管
    - ✧ 无菌胶布固定或使用缝线固定动脉置管至少两处
    - ✧ 连接肝素化后的动脉置管
    - ✧ 使用透明敷贴固定置管处
  - ◆ 早产儿方法
    - ✧ 斜角向下,角度为 10°~15°,向前刺穿动脉壁,直到血液回流

◇ 将导管插入动脉,同时拔出针头

◇ 如果导管放置正确,血液应从导管中自由流出

◇ 接上注射器,冲洗导管。按标准方法保护线路

特别注意

- 避免手腕过伸
- 透光试验有助于穿刺成功(冷光源)
- 常见血管痉挛,操作应缓慢进行
- 22G 或 24G 穿刺针,与手腕呈 30° 角,缓慢刺入,观察血液回流情况
- 至少手指(脚趾)应暴露,观察穿刺手(脚)的循环情况
- 肝素生理盐水输注速率为 0.5~1.5ml/h
- 动脉波形正常,血液回抽容易
- 避免大量或快速回抽血液或注射
- 不能输入高渗液、刺激性液体或血液制品

并发症

- 侧支循环不足导致缺血
  - ◆ 发生率:较低
  - ◆ 处理:立即拔除导管,如果确实需要,换另外血管穿刺
- 血管痉挛、血栓、空气栓塞
  - ◆ 发生率:较低
  - ◆ 预防
    - ◇ 最小输注速率,避免大量或快速液体输注
    - ◇ 避免输入高渗液、刺激性液体或血液制品
  - ◆ 处理:存在争议
    - ◇ 重新调整位置后如果波形不好,且回抽困难,拔除导管
    - ◇ 如果怀疑血栓形成拔除导管
- 感染:败血症、蜂窝组织炎、脓肿
  - ◆ 发生率:较低
  - ◆ 预防:注意无菌操作。预防性应用抗生素无效
  - ◆ 处理:拔除导管,必要时给予抗生素
- 导管意外或凝血功能异常导致出血
  - ◆ 发生率:较低
  - ◆ 处理:局部止血,如果存在血小板降低、凝血因子减少,给予相应处理
- 液体外渗及内渗
- 神经损伤:根据穿刺部位不同可发生正中神经、尺神经、胫后神经、腓神经损伤

- 高钠血症：低出重儿使用 0.25% 盐水
- 假动脉瘤：少见
- 局部皮肤坏死

拔除动脉置管

- 首先去除包裹敷料，如有缝线需要拆线
- 缓慢拔出动脉留置针。无菌纱布备用
- 压迫置管处 5~10min 再包扎

3. 脐动脉置管

适应证

- 留取血标本，特别是血气分析标本
- 连续监测动脉血压
- 换血或抽血通路
- 心导管检查
- 复苏时紧急输液通路（脐静脉更好）
- 输血（回抽血液）
- 短时期或急救扩容、静脉营养或药物通路
  - ◆ 有争议，一般不通过动脉给药

禁忌证

- 脐炎
- 脐膨出
- 腹膜炎
- 下肢或臀部局部血管异常的证据
- 坏死性小肠结肠炎（目前没有证据表明两者之间存在明显因果关系）

材料

- 脐动脉置管（2.5F、3.5F、5.0F 的型号）
  - ◆ 根据患儿体重及胎龄选择合适型号
    - ◇ ≤1kg 2.5F；>1kg 3.5F；足月儿 5F
- 专用的脐动脉置管包（通常包括无菌洞巾、皮尺、持针器、剪刀、止血器、脐带钳、刀片、三通接头）
- 0.5% 盐水（0.25% 盐水用于小早产儿可避免高钠血症）
- 淡肝素：0.25~1IU/L

- 其他:专用固定胶布、丝绸胶布、缝线、纱布盘、消毒液、无菌衣、手套、口罩、帽子 10ml 注射器
- 脐动脉插入位置
  - ◆ 高位(常用)
    - ✧ 末端位于膈肌上方的 T_6~T_9 水平
    - ✧ 改良 BW 公式:$BW(kg)\times3+9(cm)$+脐带残端的长度(cm)
    - ✧ 精确 BW 计算公式:$2.5\times BW(kg)+9.7(cm)$+脐带残端的长度(cm)
    - ✧ BW<1 500g:$UAC(cm)=BW(kg)\times4+7(cm)$+脐带残端的长度(cm)
  - ◆ 低位置管
    - ✧ AC 的末端位于 L_3~L_4(少用)

操作流程

- 超声引导:操作更快,可避免重复穿刺和 X 线
- 患儿仰卧位,用纱布包裹双下肢及双上肢,固定患儿
- 洗手、戴帽子、戴口罩、穿隔离衣、戴无菌手套
- 皮肤消毒
  - ◆ 上界平剑突,下界平耻骨联合
  - ◆ 左右为腋中线,尤其脐凹皱褶处,脐带夹也要消毒
- 准备脐动脉(UAC)置管托盘
  - ◆ UAC 管连接三通然后连接注射器
  - ◆ 使用注射器中的预充液进行冲管
- 铺无菌巾
  - ◆ 顺序是先对侧,接着会阴侧,然后头侧,最后自己这侧
  - ◆ 铺好后,使用巾钳夹住,防止脱落
- 用脐带结扎丝带:扎住脐带的基底部(扎住脐带皮肤的部分,不要扎到胶质上),确保出血最少,但也应该能让导管顺利插入
  - ◆ 手术刀切上端脐带,尽量平整
  - ◆ 保持 1cm 脐带胶质端的长度
- 助手丢弃脐带夹和直纹式止血钳
- 辨别出脐动脉
  - ◆ 两条脐动脉位于切面的 4 点和 7 点处
  - ◆ 动脉较静脉细,孔小壁厚,呈白色
- 用弯头钳夹住脐带根部,将脐带向上提拉
- 脐动脉导管插入
  - ◆ 术者用无齿的镊子扩张脐动脉
  - ◆ 另一个无齿的镊子夹住导管头大约 1.0cm 处
  - ◆ 将脐动脉导管(脐动脉导管内是要充满肝素生理盐水)插入脐动脉

- ◆ 插入 1~2cm 后，可能会感觉轻微的对抗
- ◆ 助手将脐带向头侧牵拉，使导管与水平位成 45°，然后向脚侧推进
- ◆ 插入 2~3cm 后，回抽有血说明在血管内，继续前进
- ◆ 插入 5~6cm 后，可能会感觉较大的抵抗
- ◆ 轻压大约 30~60s，或采用螺旋方式进入，也可以后退 1~2cm，再试
- ◆ 继续进管，直到预定长度，回抽看是否有血，回血说明正常
- 如果插管中见大腿发白或青紫，考虑为股动脉痉挛
  - ◆ 将插管撤出一定长度
  - ◆ 热敷大腿，颜色恢复正常后再次插管
  - ◆ 若 30min 颜色无好转，拔管后插另一条脐动脉
- 使用荷包缝合和桥接固定导管
- 拍胸腹正侧位片看位置
  - ◆ 脐动脉置管位置最好在高位（T_6~T_9）
  - ◆ 至少在 T_9 之上，以避开腹主动脉及其分支，避免其痉挛

特别注意

- 脐动脉在生后数秒开始收缩，数分钟可关闭
- 除非是紧急情况，否则都应该首先放置脐动脉（紧急情况时可先放置 UVC）
- 优先选择单腔 UAC，避免使用只有侧腔的多腔置管
- 可使用胃管，但增加血栓风险，应尽量避免使用
- 特氟龙涂层置管和聚氨酯置管与 PVC 或聚乙烯置管均可降低血栓形成和感染率
- 如果需要进行位置变动，导管可以撤出，但不能插入
- 输注 0.5~1IU/ml 肝素钠生理盐水溶液维持导管通畅
- 脐动脉留后 6h 内可抽取血培养，最好马上采血
- 脐动脉导管可保留 10 天，但如果不需要应尽可能早拔除

并发症

- 导管位置异常
  - ◆ 较常见
  - ◆ 处理：调整导管位置（但不能前进）
- 血管并发症：动脉穿孔、血管痉挛、血栓、空气栓塞、肠缺血、下肢缺血、高血压、血栓（无症状）、血管痉挛常见；其他少见
  - ◆ 预防：避免输注高渗液（如 $NaHCO_3$、葡萄糖、肠外营养）和刺激血管药物（如 Ca^{2+}），避免快速输注
  - ◆ 处理
    - ◇ 血管痉挛，温暖对侧肢体 5~10min，如果无缓解，拔除导管

◇ 波形不好,回抽血液困难或怀疑存在其他并发症,拔除导管
- 出血
  - ◆ 少见
  - ◆ 处理:局部止血
- 胃肠道并发症:喂养不耐受、腹胀、NEC
  - ◆ 尽可能放置高位
- 败血症、蜂窝组织炎、脐炎、感染性血栓
  - ◆ 少见
  - ◆ 预防:严格无菌技术(预防性使用抗生素无效)
  - ◆ 处理:拔除导管、抗生素治疗

拔除导管

- 确定脐根部脐带绳已经略微松开
- 拔管前 30min,停止肝素液体输入
- 消毒后,拔管时开通三通管,导管缓缓拔出至末端 5cm 处
- 扎紧脐带绳
- 如有出血,迅速压迫止血,待无血液流出
- 随后拔出置管

(陆春梅)

4. 脐静脉置管

适应证

- 出生后紧急给予复苏药物
- 中心静脉
  - ◆ 输注高渗液体
  - ◆ 输注对血管刺激较大的药物(如血管活性药物、PGE_1)
  - ◆ 输血和血制品,但不能输注血小板
- 测量中心静脉压
- 换血
- 心血管畸形或其他畸形的辅助诊断
  - ◆ 脐静脉导管路径异常
    - ◇ 先天性膈疝:由于肝脏异位入胸腔,脐静脉导管(UVC)可位于中线左侧
    - ◇ 永存左上腔静脉:可由 UVC 异常路径诊断。UVC 导管延伸至肺外(脐静脉导管进入永存左上腔静脉并进入左颈静脉)

♦ 先天性静脉导管缺失:可导致 UVC 路径异常(影像学检查在下腹部可见 UVC 环)

- 脐静脉血气反常
  - ◆ 心内型完全性肺静脉异位引流。可由膈肌下 UVC 导管中高氧分压诊断

禁忌证

- 同脐动脉置管

设备

- 基本材料同脐动脉置管
- UVC 导管
  - ◆ 类型
    - ♦ 单腔管:2.5F、3.5F、5.0F
    - ♦ 双腔管:3.5F、5.0F
    - ♦ 三腔管:5.0F、8.0F
  - ◆ 尺寸选择
    - ♦ 早产儿:3.5F
    - ♦ 足月儿及晚期早产儿:5F
    - ♦ 其他
      - ➤ 体重<3.5kg:3.5F 或 5F
      - ➤ 体重≥3.5kg:5F 或 8F
      - ➤ 8F 导管推荐用于换血治疗或大量部分换血
      - ➤ 胎龄<28 周和<1 000g 婴儿需要输注血管活性药物或胰岛素时可放置双腔导管
- 放置长度
  - ◆ 1/2UAC 置管长度+1cm ［UAC:BW(kg)×3+9］
  - ◆ 1.5cm/kg×BW(kg)+5.6cm+脐带残端(cm)
  - ◆ 剑突至脐部距离并加上 0.5~1.0cm

操作流程

- 患儿置于仰卧位并用尿布包住双腿和上肢固定
- 用聚维酮碘消毒脐周区域
- 穿隔离衣,戴手套及口罩
- 打开脐静脉置管材料包,生理盐水注入导管排空空气
- 铺无菌洞巾,将脐部暴露
- 在脐带基底部系上脐带胶布或沿脐带底部荷包缝合
- 手术刀或剪刀切除多余脐带,留有脐带残端 0.5~1.0cm

- 用止血弯钳夹住脐带末端并上拉保持直立不动
- 导管插入
  - 用镊子撑开并扩张脐静脉
  - 如果置管较晚,用镊子移除肉眼所见静脉血管内的血栓
  - 置入导管至设定的长度
  - 将导管朝向头部,另一只手固定肝脏进管,可提高成功的概率
  - 可使用超声引导置管,减少并发症
  - 如果置管时遇到阻力且无法将导管置入所需深度时或发现导管回弹时
    - 导管可能进入门静脉
    - 退回导管 2~3cm,旋转导管再重新置入
    - 尝试边进管边注入液体冲管
  - 双导管技术:第一根导管进入错误的血管,第二根导管将只能进入正确的血管,增加穿孔风险
- 将脐静脉导管与输液管道相连
- 像 UAC 那样固定导管。一旦固定好,不要再向前插入导管
- 确定位置
  - UVC 应该置于下腔静脉右心房下及静脉导管上
  - 可用超声联合放射影像学检查来协助置管及确定位置
  - 前后位及侧位胸腹片定位导管位置,UVC 应置于膈肌之上 0.5~1.0cm

特别注意

- 导管位置:侧位 X 线膈上 1cm,但不能在心脏影内
- X 线证实导管位置:然后才能作为中心静脉应用
- 如果需要进行位置变动,导管可以撤出,但不能插入
- 脐静脉导管不能与大气相通
- 脐静脉导管可保留 10~14 天,绝对需要可放置长达 28 天,如不需要尽早拔除
- 产房快速置入 UVC 作为紧急静脉血管通路,仅需置入至有通畅回血即可(足月儿通常为 2~4cm,早产儿更浅)。可给予复苏药物,扩容及输血
- 对置有 UVC 的新生儿突发难以解释的心肺病情恶化
  - 需怀疑是否有心脏压塞
  - 可考虑紧急行心脏超声检查或心包穿刺
  - 必要时进行影像学检查来确认末端位置以防异位
- 刚置入 UVC 后可抽取血培养标本(优选静脉穿刺标本)
- 超声引导置管:置管更快及更少调整

拔管

- 确定脐部系带较松的系在脐带底部并移除所有缝线及胶布

- 缓慢拔出导管直至留有 2~5cm
- 扎紧脐部系带并停止输液
- 将剩余的导管缓慢拔出（1cm/min 的速度）
- 按压至没有出血，松开脐带结
- 如果怀疑有感染，送检导管末端培养。观察脐带残端有无渗血或出血

并发症

- 血管穿孔
  - ◆ 少见
  - ◆ 预防：插入困难不要强行用力插入
- 感染：败血症、蜂窝组织炎、感染性血栓、脐炎、心内膜炎。败血症常见；其他不常见
  - ◆ 预防：严格无菌技术（预防性使用抗生素应评估风险、益处）
  - ◆ 处理：拔除导管，抗生素治疗

> 注：表皮葡萄球菌菌血症可治疗，不一定非要拔除导管；如果持续>2 天应拔除

- 心脏相关并发症：心包积液、心律失常、心脏压塞、心脏穿孔、心包积气及血栓形成的心内膜炎
- 血栓形成或栓塞现象
  - ◆ 不要空气进入导管末端
  - ◆ 不再使用的导管应拔除
  - ◆ 不要尝试从导管末端推注液体来疏通带有凝块的导管
  - ◆ 栓子可进入肺部或体循环到达的任何地方
  - ◆ AAP 推荐如果有血栓存在时拔除 UVC
- 失血、出血：发生于导管连接处脱落时（使用鲁尔接头）
- 后腹膜液体外渗（生殖器、臀部、大腿部及腹部）：全肠道外静脉营养、静脉液体、腹水、血腹
- 坏死性小肠结肠炎
- 右心房真菌感染
- 肺水肿、出血、梗死（伴或不伴胸腔积液）、胸腔积液可发生于导管异位或穿透入肺静脉时
- 门静脉高压：由导管置入门脉系统引起
- 肝脏相关性并发症：包括坏死、钙化、裂伤、脓肿、胆道静脉瘘形成、腹水、包膜下积液、门静脉积气、血肿、糜烂
  - ◆ 不允许导管留在门脉系统

◆ 紧急置管时,只需置入 2~3cm(一旦获得回血即可)

5. 经皮中心静脉置管

适应证

- 静脉治疗时间较长
- 低体重儿,预计短时间内不能达到全肠内营养
- 其他静脉建立困难又需要静脉给液、营养物质及药物时
- 静脉输注高渗液体(如高渗葡萄糖、肠外营养等)
- 更安全地输注某些药物(如血管活性药物、PGE_1)

禁忌证

- 绝对禁忌证
  - ◆ 生命体征不稳定
  - ◆ 穿刺部位皮肤感染
  - ◆ 末梢动脉循环不良
- 相对禁忌证
  - ◆ 持续菌血症

材料

- 基本物品
  - ◆ 帽子、口罩、无菌手套、无菌手术衣
  - ◆ 透明敷料、无菌免缝胶带(固定导管用)、无菌盘(多功能盘或脐动脉盘)
  - ◆ 碘伏或当地医院支持使用的皮肤消毒液
  - ◆ 无菌止血带、生理盐水、T 形接口
- 经皮导管装置
  - ◆ 硅胶管(通常不含导引丝,少用)
  - ◆ 聚氨酯(通常含有导引丝)
  - ◆ 型号、管腔(双腔)
    - ◇ BW<2 500g:1.1~2F(28 和 23G 导管)
    - ◇ BW≥2 500g:1.9~3F(26G 导管)

穿刺部位

- 上肢部位:包括贵要静脉、头静脉、腋静脉等,其中右侧贵要静脉与中心静脉更近,临床更常选取右侧
- 下肢部位:包括大隐静脉、小隐静脉及股静脉,但导管插至股骨上端时常受阻

定位

- 上腔静脉置管,首次定位时导管尖端应位于 T_6 水平
- 下腔静脉置管,尖端应在 T_8~T_{10} 水平

> 注:PICC 尖端位置改变和体重增长显著相关,在体重的增长率达到 40%、70%、100% 时,相应的 PICC 尖端出现约 2 个、3 个和 4 个椎体的移位

操作流程

- 需要由经过培训的人员放置导管
- 执行暂停核查程序(time-out)
- 按照无菌技术原则准备好各项物品装置和导管
- 洗手,戴口罩、帽子
- 评估患儿,取合适体位,注意安抚
- 定位
  - 上肢:手臂外展呈 90°,从穿刺点沿静脉走向至胸骨
  - 下肢:下肢外展呈 45°,从穿刺点沿静脉走向至腹股沟,再至脐,最后至剑突
- 操作者穿无菌手术衣,戴无菌手套
- 铺无菌台:将所有的穿刺用物置无菌台上,PICC 管道按所需长度切割好,接 20ml 空针用 NS 预冲
- 安尔碘纱布包裹肢端,棉签蘸安尔碘消毒穿刺侧肢体,范围要大,消毒 3 遍
- 助手洗手、穿隔离衣、戴手套、铺无菌巾(左右上下各 1 块)
- 穿刺者弃去肢端纱布,再次消毒肢端,并待干,助手再次铺无菌巾 1 块于肢端
- 扎止血带,使静脉充盈
- 针与皮肤成 15°~20° 进针,见回血送管,确保套管在血管内后由助手松止血带
- 左手压在套管尖端的血管上,右手退出针芯
- 助手用无菌镊夹住导管尖端,轻轻送入静脉
- 穿刺上肢时,送至腋下需将头转向穿刺侧,下颌靠近胸部,继续送管,送入至预算长度后抽回血
- 助手将套管撤出血管并撕裂,按压穿刺点进行止血
- 用棉签蘸 NS 擦净导管和周围皮肤上的血迹
- 将导管适当做弧形弯曲,圆盘置皮肤平整处,避开骨突关节处

- 穿刺点压一棉签头,用免缝胶带固定
- 圆盘用两条免缝胶带交叉固定,另一条固定在圆盘和导管接口处,另外两条固定在盘曲好的导管上
- 敷贴至适合大小(必要时用无菌剪刀修剪)
- 用 HP 敷贴采取"无张力粘贴法"将穿刺部位包括导管和圆盘全覆盖
- 移去治疗巾,敷贴外的管道用胶布妥善固定
- 测量穿刺侧肢体与对侧肢体的上下臂围或腿围
- 遵医嘱使用 5% 的葡萄糖,3ml/h,用输液泵维持,至 X 线定位后
- 置患儿舒适体位,洗手,脱手套
- 认真做好记录:穿刺过程,置入长度,所穿刺的静脉名称等
- X 线确定导管尖端位置,并记录

特别提示

- 置管部位准备和置管
  - ◆ 组建中心静脉置管小组
  - ◆ 经皮中心静脉置管应是最严格无菌操作技术,至少两人严格无菌洗手穿戴隔离衣,第三名作为助手严格无菌洗手
  - ◆ 碘酒或氯己定溶液消毒皮肤,穿刺部位上下 10cm
  - ◆ 准备止血棉"球"控制可能的出血
  - ◆ 穿刺静脉选择:肘前静脉>头皮静脉>腋窝>大隐静脉>颈外静脉>股静脉
  - ◆ 导管顶端进入静脉 2~3cm 后拿掉止血带
- 穿刺过程中
  - ◆ 不要应用血管钳或有齿镊送管,因为它会损坏导管
  - ◆ 插入遇到阻力时,使用无菌棉签轻柔按摩静脉有助于穿刺成功
  - ◆ 通过穿刺鞘送入导管时,不要在穿刺鞘内来回牵拉导管,以免割破导管
  - ◆ 导管末端放置于上腔或下腔静脉,置管成功后用 X 线片证实
  - ◆ 不要剪短导管,多出导管呈线圈样固定于皮肤
  - ◆ 导管尖端进入静脉后可能逆行折返,在中心静脉血流的冲浮下可能恢复,因此 12~24h 最好复查 X 线
  - ◆ 不要在导管上缝线,因为导管非常细,缝线可能会引起导管堵塞
- 置管日常护理
  - ◆ 不要通过导管输注血制品或黏度高的液体,可能导致堵管
  - ◆ 不要在 PICC 侧肢体上测量婴儿的血压,可导致堵塞或破坏
  - ◆ 插入点应用透明敷料遮盖,保持可见
  - ◆ 如果使用小的棉签或纱布止血,24h 内应去除
  - ◆ 冲管时压力过大可导致导管破裂,不要应用<3ml 的针筒冲管
  - ◆ 保持导管固定用的敷料应完好。不建议进行常规的敷贴更换

- ◇ 敷贴下面有渗出液或不再密封时需要更换
- ◇ 如敷料松动或污染,随时更换
- 抗感染措施
  - ◆ 标准化操作过程,最严格的无菌操作
  - ◆ 限制导管的中断次数
  - ◆ 保持尽量少的置管和开口
  - ◆ 最好不用三通静脉接头
  - ◆ 建立并严格执行手卫生消毒制度,静脉接口部位消毒
  - ◆ 经常查看穿刺点、肢体及导管放置部位有无炎症(红斑)或压痛
  - ◆ 仅在需要的时候进行经皮中心静脉置管,不需要时尽早拔除

并发症

- 导管堵塞
  - ◆ 导管非常小而脆弱,很容易堵管
  - ◆ 在固定时及肢体屈曲时容易堵管
  - ◆ 血栓形成导致堵管
  - ◆ 预防:在用敷贴和胶带固定导管时,避免折管
  - ◆ 处理:冲管时遇到阻力,不要尝试继续冲管,存在血栓可能使导管破裂
- 感染:败血症、菌血症、蜂窝组织炎、穿刺部位血栓性静脉炎、心内膜炎
  - ◆ 发生率:相对不少见,与导管留置时间有关
  - ◆ 预防:见本节特别注意抗感染措施
  - ◆ 处理:拔除导管,应用抗生素
- 血栓形成,导管阻塞
  - ◆ 发生率:相对不少见,特别是较小的导管输注速率较低
  - ◆ 预防:输注肝素 0.5~1ml/h,肝素配制 1IU/ml
  - ◆ 处理:拔除导管
- 导管渗漏
  - ◆ 发生率:少见
  - ◆ 预防:取决于导管护理
  - ◆ 处理:有些导管有修复管道,但是修复后菌血症的风险增加
  - ◆ 最好拔管,更换导管
- 导管移位、异位:置管后 2~3 天摄片评估导管的位置,之后每周评估导管末端位置
- 心包渗出
  - ◆ 少见,但却是经皮中心静脉导管的致命性并发症
  - ◆ 突然发生心血管的衰竭,对急救没有反应,对心脏按压反应差,胸腔冷光源照射未见漏气,临床应高度怀疑心包渗出

◆ 导管位于右心房时更常见
- 出血
  ◆ 发生率:少见,即使发生也多不严重
  ◆ 处理:暂时填塞穿刺部位,感染风险增加,出血停止后尽快去除填塞物

（陆春梅）

6. 耻骨上膀胱穿刺

适应证

- 获得尿液标本

禁忌证

- 绝对禁忌证
  ◆ 耻骨上部位局部皮肤感染
  ◆ 下腹部或尿路手术
- 相对禁忌证
  ◆ 肠管扩张
  ◆ 膀胱未充盈
  ◆ 腹腔脏器肿大
  ◆ 泌尿生殖系统异常
  ◆ 出血倾向、血小板计数$<50×10^9/L$

材料

- 自动防护针头 23~25 号,较大婴儿可选用 21~22 号针头或 23 号头皮针、3ml 注射器
- 无菌手套、聚维酮碘、无菌纱布、无菌药盘
- 纤维光源或超声仪器用于定位

操作流程

- 明确患儿 1h 内尚未排尿,确保膀胱内有足够尿液
  ◆ 询问护士
  ◆ 触诊及叩诊膀胱
  ◆ 纤维光源透视法可确定膀胱高度,判定尿液充盈
  ◆ 超声定位及评估膀胱充盈情况
- 患儿取仰卧位,由助手帮助固定腿部呈蛙式位
- 下腹部耻骨联合上方 1~2cm 处穿刺

- 戴无菌手套,消毒耻骨上方区域 3 遍(耻骨联合至脐部)铺无菌洞巾
- 穿刺
  - ◆ 耻骨联合上方 1~2cm 处与皮肤垂直进针
  - ◆ 一边抽吸一边进针 2~3cm,看到尿液后停止进针,避免膀胱后壁穿孔
  - ◆ 轻轻抽吸,避免负压过高造成膀胱壁损伤
  - ◆ 如果无尿液,不要继续进针或改变穿刺方向,应拔出针头 1h 后再尝试
  - ◆ 可使用 B 超评估膀胱充盈情况
- 收集标本
  - ◆ 拔针后按压穿刺部位,无菌纱布粘贴
  - ◆ 注射器套上针头帽,将尿液标本放置于无菌尿液管,运送至实验室

特别注意

- 穿刺 1h 内婴儿未排尿
- 严格无菌技术
- 为防止膀胱排空
  - ◆ 对男婴助手可用手压阴茎防止排尿反射
  - ◆ 对女婴可将指端按压直肠防止排尿

并发症

- 血尿
  - ◆ 常见
  - ◆ 处理:量少,无出血倾向者多自行缓解
- 血肿:腹壁、膀胱壁、骨盆
  - ◆ 无出血倾向者非常少见
  - ◆ 处理:多自发吸收
- 出血
  - ◆ 无出血倾向者非常少见
  - ◆ 处理:局部止血即可
- 肠穿孔
  - ◆ 少见
  - ◆ 预防:进针不要>2.5cm
- 腹壁蜂窝组织炎、脓毒症、耻骨骨髓炎
  - ◆ 少见
  - ◆ 预防:严格无菌技术

(刘　宁　程国强)

7. 留置导尿管

适应证

- 留取尿标本
- 监测尿量
- 减轻各种原因导致的尿潴留
- 注射造影剂进行尿路检查
- 围手术期(必要时)

禁忌证

- 泌尿道感染急性期
- 出血倾向
- 泌尿道损伤

材料

- 导尿管:3.5、5.0、6.5 和 8F
  - ◆ <1 000g 使用 3.5F
  - ◆ 1 000~1 799g 使用 5F
  - ◆ 1 800~4 000g 使用 6.5F
  - ◆ >4 000g 使用 8F
- 替代方法:5F 胃管;3.5F 或 5F 脐静脉置管
- 无菌手套、棉球、聚维酮碘、无菌洞巾、润滑剂、无菌管

插入长度

- 男婴:<750g,5cm;≥750g,6cm
- 女婴:<750g,<2.5cm;≥750g,2.5cm

操作过程

- 解尿后 1~2h,最好进行超声评估
- 婴儿仰卧位,蛙式位固定
- 戴无菌手套,铺无菌洞巾
- 男婴
  - ◆ 轻柔后拉包皮暴露出尿道,包皮与尿道口呈一直线
  - ◆ 聚维酮碘消毒,从尿道口开始向外消毒
  - ◆ 导尿管末端涂抹无菌润滑剂

- ◆ 阴茎保持垂直向上并拉直,施以压力防止反射性排尿
- ◆ 从尿道口插入导尿管直至看到尿液
- ◆ 经过外括约肌时会遇阻力,可适当加压
- ◆ 勿使用暴力,防止尿道损伤及窦道形成
- ◆ 收集尿液标本
- ◆ 无须留置导尿管时要缓慢拔管
- ◆ 需要留置时连接导尿管至集尿袋
- ◆ 固定于下腹部而不是腿部,防止压迫后尿道造成尿道狭窄
- ● 女婴
  - ◆ 分开阴唇,从前到后使用聚维酮碘消毒尿道口周围区域
  - ◆ 使用两指分开阴唇
  - ◆ 润滑导尿管,从尿道插入导尿管直至见到尿液
  - ◆ 收集尿液标本
  - ◆ 无须留置导尿管时要缓慢拔管
  - ◆ 需要留置时连接导尿管至集尿袋
  - ◆ 需要保留导尿管时固定于腿部
  - ◆ 如果用于造影检查,导尿管可用于注射造影剂
  - ◆ 如果导尿管内无尿,则可能位于阴道内,可仔细查看并重新操作

特别提示

- ● 严格无菌操作,否则可能会导致尿路感染
- ● 操作不顺利时,可能会导致假阳性
- ● 胃管替代导尿管时,发生损伤及打结(管子过软)风险较高
- ● 尽可能使用最小号导尿管
- ● 建议常规镇痛:使用表面麻醉剂或导管涂抹利多卡因润滑剂
- ● 插入遇阻力时,可适当加压。切勿暴力插入,导致尿道损伤及窦道形成
- ● 男婴留置导尿管应固定于下腹部而不是腿部防止压迫后尿道造成尿道狭窄

并发症

- ● 感染:尿路感染(膀胱炎、肾盂肾炎、尿道炎及附睾炎)及血液感染
  - ◆ 多见于留置导尿者,留置导尿管时间越长,感染率越高
  - ◆ 非留置导尿的感染率为 5%
  - ◆ 严格无菌操作可减少感染事件发生
- ● 尿道及膀胱损伤
  - ◆ 男性常见尿道撕裂、窦道形成、坏死、狭窄或膀胱损伤
  - ◆ 润滑导尿管和插管时尽量拉直阴茎可减少此类问题发生
  - ◆ 如遇阻力不要暴力插管

- ◆ 使用最小号导尿管，见到尿液再送管
- 血尿：多为一过性
  - ◆ 插管时的肉眼血尿提示路径错误，重新插入
  - ◆ 避免暴力插管
- 尿道狭窄：男性常见
  - ◆ 多见于导尿管过粗或置管时间过长
  - ◆ 男性将导尿管固定于腹壁可减少后尿道压迫
- 尿液潴留：继发于尿道水肿
- 导尿管打结
  - ◆ 插管过长或使用胃管时偶见此现象发生
  - ◆ 见到尿液回流即可，不要插入过深
  - ◆ 插管深度参考年龄和性别可减少此事件发生
  - ◆ 一旦发生导管打结应立即请泌尿外科医师会诊
- 插管位置错误：女婴有时可插入阴道

拔管

- 标本收集结束或不再需要留置时轻轻拔除导尿管

（刘 宁 张 鹏）

8. 腰椎穿刺

适应证

- 留取脑脊液标本进行疾病诊断和疗效评估
  - ◆ 中枢神经系统感染
  - ◆ 遗传代谢性疾病
  - ◆ 评估中枢神经系统感染疗效
- 颅内出血
- 交通性脑积液临时治疗措施
- 测量颅内压力（少用）
- 鞘内注射（新生儿少用）

禁忌证

- 颅内压增加
- 心肺功能不稳定
- 血小板计数<50×10^9/L 或凝血功能异常
- 穿刺处皮肤感染

- 腰骶部发育异常

材料

- 腰椎穿刺套包
  - ◆ 3 个无菌标本采集管
  - ◆ 20G、22G、24G 穿刺针,或带针芯的腰椎穿刺针
- 无菌洞巾、无菌纱布、皮肤消毒液(10% 聚维酮碘溶液)
- 1ml 注射器、无菌手套、口罩、帽子

操作流程

- 患儿侧卧位,助手辅助制动患儿,保持脊柱弯曲(胸膝位)
- 触摸到髂嵴,滑动手指至 L_4 椎体,L_4~L_5 椎间隙作为穿刺点
- 标记穿刺点
- 从穿刺点开始向外用消毒液消毒腰椎穿刺区域
- 以穿刺点为中心,向外以圆形扩展向上及向下消毒至髂骨嵴
- 打开无菌包,戴上无菌手套
- 铺无菌洞巾:覆盖躯体表面仅留有穿刺区域。保持患儿面部暴露
- 再次触诊寻找选定的椎间隙
- 在中线位置与脊柱垂直方向进针,穿刺针略向头部倾斜
- 进针深度
  - ◆ 足月儿 1~1.5cm,早产儿<1cm
  - ◆ 公式计算:0.03× 身长(cm)
- 缓慢进针,多次移除针芯查看有无液体
  - ◆ 脑脊液应为清亮液体,可微黄
  - ◆ 早移除针芯可提高腰椎穿刺成功率
- 如果无脑脊液引流出,旋转针头,不要用注射器吸引
- 脑脊液滴入无菌收集管,每个收集 0.5~1ml 的 CSF
- 拔出穿刺针前放回针芯以防吸入脊髓神经根
- 拔除穿刺针,按压片刻并贴上胶布

特别注意

- 操作过程中监测生命体征(氧饱和度监测)和气道通畅
- 正确体位非常重要
  - ◆ 左侧卧位,脊柱稍向后弯曲,颈部不能屈曲
  - ◆ 坐位,脊柱稍弯曲,对呼吸影响较小
- 最好使用带针芯的小儿专用穿刺针
- 早移除针芯可提高腰椎穿刺成功率

- 如果没有脑脊液引流出,旋转针头,千万不要用注射器吸引
- 诊断
  - 第一管:革兰染色,细菌培养
  - 第二管:生化检查,至少要包括葡萄糖和蛋白质,根据可能的疾病进行其他检查
  - 第三管:脑脊液常规
  - 第四管:病毒培养或抗体抗原检查
- 脑积液治疗
  - 直到无脑脊液流出,通常不超过 10min
  - 每次不超过 10~15ml/kg
- 第一管标本即为血性脑脊液
  - 观察第二管及第三管脑脊液是否逐步变清
  - 如果最后一管中红细胞计数少于第一管,可能是穿刺损伤
  - 如果血性脑脊液不能变清并形成血块,可能是刺入了血管
  - 如果血性脑脊液不能变清并且没有凝结成血块,可能是颅内出血

并发症

- 穿刺损伤,脑脊液标本污染血液
  - 根据外周血红细胞纠正计算的白细胞诊断价值有限
  - 最常见并发症
  - 预防:缓慢小幅度进针,经常拔出针芯观察脑脊液
  - 处理:24h 后重复穿刺
- 呼吸受影响
  - 较常见
  - 预防:避免颈部和脊柱过度弯曲,操作过程中心电监护
  - 处理:保持气道通畅,维持呼吸,必要时吸氧
- 感染:穿刺污染导致脑膜炎、脓肿和骨髓炎
  - 非常少见
  - 预防:严格无菌技术
- 脑疝
  - 非常少见
  - 预防:诊断和处理颅内压增加
- 出血、血肿(脊髓硬膜外,脊柱或颅内,硬膜下或蛛网膜下腔)
  - 少见
  - 预防、处理:纠正凝血功能异常,如果血小板减少$<50\times10^9$/L,纠正后再穿刺
- 如穿刺点过高(高于 L_2),可导致脊髓、神经损伤

- 继发性脊髓表皮样瘤
  - ◆ 非常少见
  - ◆ 预防:使用带针芯的穿刺针

（刘　宁　程国强）

9. 胸腔置管

适应证

- 气胸或胸腔积液(血胸、乳糜胸、胸腔积液或胸膜腔积液)持续引流
- 食管气管瘘术后、支气管胸膜瘘术后、食管闭锁及其他胸腔手术后

禁忌证

- 绝对:无
- 相对:出血倾向

材料

- 胸腔置管
  - ◆ 标准(传统)式胸腔置管:8F、10F、12F 的 PVC 管
    - ✧ BW<2 000g:8F 或 10F
    - ✧ BW≥2 000g:12F
  - ◆ 猪尾式胸腔引流管
    - ✧ 操作简单,柔软易扭曲堵塞,不推荐用于持续引流
    - ✧ 最常用的为 8~10F
- 负压引流装置
- 胸腔闭式引流包:无菌纱布、无菌洞巾、缝线、弯血管钳、11 或 15 号刀片、剪刀、持针器、抗菌溶液、抗菌软膏。1% 利多卡因、5ml 注射器、25 号针头
- 无菌手套、口罩、眼罩、帽子、无菌衣、负压吸引系统。高亮度纤维灯有助于定位

操作步骤

- 正侧位胸片或 B 超定位胸导管插管的部位
  - ◆ 气体聚集在胸腔的最高部位
  - ◆ 液体则在最低的部位
- 选择适当的位置
  - ◆ 急诊胸腔穿刺(张力性气胸)
    - ✧ 患侧锁骨中线第 2 肋间隙第 3 肋骨上缘穿刺进针
  - ◆ 无论气体还是液体引流,切开皮肤的位置相同

> ◇ 常规选取腋前线第 4、5 或 6 肋间隙
> ◇ 气胸时向前上放置引流管
> ◇ 胸腔积液引流需要向后向侧方留置引流管
>
> ◆ 切记肋间神经、动脉、静脉位于肋骨的下缘
> ◆ 乳头是第 4 肋间的标记

- 按外科手术要求操作并进行皮肤消毒,穿隔离衣,戴无菌手套,铺无菌巾
- 1% 利多卡因 0.125~0.25ml 在穿刺点打皮丘,然后向下至肋骨
- 插管位置肋间隙上面的皮肤上做一个小切口(通常 ≤0.5~0.75cm)
- 切口内插入一个闭合的弧形止血钳,并向下分离组织延伸至肋骨
- 进入胸膜腔时有落空感,可见液体或气体,插入导管
- 持续引流者:小早产儿胸导管应插入 2~3cm,足月儿 3~4cm
- 先用手固定导管,然后助手将导管连接到负压水封系统
- 负压通常使用 5~10cm
- 如果气胸或引流的液体不满意可按需要增加负压至 25cm
- 用丝线和丝线带固定胸管
- 操作结束后立即拍胸片(胸片及侧位片),以确定放置位置

特别注意

- 位置:仰卧位,受累侧应用毛巾卷垫高
  - ◆ 气胸:与床面呈 60°~75°
  - ◆ 胸腔积液:与床面呈 15°~30°
- 麻醉:局部 1% 利多卡因浸润麻醉,镇静镇痛剂可用可不用
- 引流管大小:10~14F,多选用 12F(4mm)
- 穿刺部位
  - ◆ 第 6 或第 7 肋间隙,沿胸大肌边界刀片切开皮肤,避开乳腺组织
  - ◆ 钝性分离胸壁,沿肋骨上缘进针,避免损伤血管
  - ◆ 气胸:腋前线和腋中线中间,第 4 或第 5 肋间隙,头部方向向前进入胸膜腔,继续向前插入
  - ◆ 胸腔积液:腋前线和腋中线中间,第 4 或第 5 肋间隙,向后进针进入胸膜腔,继续向后插入
- 观察管道内是否有气泡以确认引流管在胸膜腔

拔管

- 临床观察无气体溢出,X 线胸片示气胸已复张,夹闭引流管 12~24h 后再次复查胸片
  - ◆ 若 X 线胸片示肺膨胀良好无漏气,患儿无呼吸困难表现,即可拔管
- 用消毒液清洁胸管周围的皮肤。取下任何胶带或缝线,但留下伤口缝线

- 拔除导管后,用纱布和指尖盖住入口部位,防止空气进入胸腔,然后用石油纱布盖住
- 保持压力。覆盖纱布,待伤口愈合后拆除缝合线
- 拔管后观察是否存在呼吸道症状

并发症

- 肺损伤
  - ◆ 发生率与技术熟练度有关
  - ◆ 预防:止血钳进入胸腔不要超过 1cm
- 出血
  - ◆ 少见,凝血功能异常者可发生
  - ◆ 预防
    - ◇ 注意穿刺角度和深度
    - ◇ 沿肋骨上缘穿刺
    - ◇ 必要时纠正凝血功能障碍
  - ◆ 处理
    - ◇ 局部加压
    - ◇ 如果出血量多需输血
- 膈肌、肝脏、脾穿刺损伤
  - ◆ 很少见,与穿刺技术有关
  - ◆ 预防:注意穿刺角度和深度
  - ◆ 处理:多为自限性的,如果撕裂伤严重,可手术修复
- 感染(蜂窝组织炎,脓胸)
  - ◆ 较少见
  - ◆ 预防:严格无菌技术
  - ◆ 处理:抗生素治疗、必要时切开引流
- 水电解质紊乱、低蛋白血症
  - ◆ 预防:补充引流液丢失
- 乳房组织损伤
  - ◆ 预防:注意穿刺部位选择

（万　静）

10. 腹腔穿刺

适应证

- 获取腹腔液体进行诊断性检验

- 治疗性操作
  - ◆ 大量腹水或气腹时,抽出腹水或气体
  - ◆ 腹膜透析
  - ◆ 腹腔内给药

禁忌证和注意事项

- 血小板减少症及凝血功能异常(如果在操作前纠正,则可以行腹腔穿刺)
- 腹胀明显时,可用鼻胃管或肛管进行胃肠减压
- 避免在外科瘢痕处穿刺
- 穿刺应在患儿排尿后进行

材料

- 引流管:22~24G 套管针
  - ◆ <2 000g 用 24G
  - ◆ ≥2 000g 用 22~24G
- 一般耗材:无菌洞巾,无菌手套,局部消毒液,无菌纱布和标本采集管,带有三通的 10~20ml 的注射器

操作步骤

- 婴儿仰卧位病并约束双腿(腿部裹上尿布并固定),稍微抬高穿刺对侧
- 右侧或左侧侧腹为穿刺点
  - ◆ 脐部至髂前上棘连线的 2/3 处为穿刺区域
  - ◆ 推荐超声定位穿刺
- 执行操作前核对
- 碘酒从穿刺部位开始向外画圆的方式消毒
- 戴上无菌手套,盖上无菌洞巾
- 10~20ml 注射器连接至套管针
- 在选定的穿刺点以 45° 角并朝向后背进针
- 与皮肤垂直进针,进入皮肤后,移动 0.5cm 后再进行刺入腹壁
- 使用 "Z 径路" 技术减少穿刺后的腹水渗出
- 边进针边回抽,直至注射器中抽出腹水
- 固定好套管针并拔出针芯
- 用注射器及连接引流管的三通阀缓慢抽取腹水
- 为获得足够的腹水,可能需要调整引流管位置
- 抽出足够量腹水拔除引流管
  - ◆ 通常 5~10ml 用于特定检测
  - ◆ 至少 10~15ml 来减压辅助通气

- 用无菌纱布垫覆盖穿刺处直至无腹水渗出
- 腹水送检
  - ◆ 细胞计数及分类
  - ◆ 革兰染色、细菌培养及药敏试验
  - ◆ 蛋白、葡萄糖、电解质、乳糜实验
- 根据可能原因送检：甘油三酯、胆固醇、胆红素、肌酐、尿素氮

特别注意

- 新生儿中通常不选用脐至耻骨间的区域，存在刺穿膀胱或小肠的风险
- 如抽取腹水过多或过快，可能会发生低血压
- 如果抽不出腹水：引流管可能贴着小肠或在腹膜后腔，往后退针或拔出引流管后重新穿刺

并发症

- 心血管：低血压，心动过速，心排出量下降
  - ◆ 预防：缓慢抽液；减少放液量（检验或改善通气所需）
- 感染：白血病、腹膜炎等
  - ◆ 预防：严格执行无菌操作
- 内脏穿孔
  - ◆ 预防：采用尽可能短的穿刺套管针。仔细定位穿刺点
  - ◆ 如果发生穿孔，使用广谱抗生素并需仔细观察感染体征
  - ◆ 通常穿刺部位可自行愈合
  - ◆ 膀胱穿孔通常为自限性的，不需特殊处理
- 持续腹腔积液渗漏
  - ◆ 可在穿刺部位按压数分钟或使用压力包扎法，持续观察穿刺部位
  - ◆ 持续性腹腔积液渗漏可贴收集袋计量
  - ◆ 预防：Z 径路技术可预防持续腹腔积液渗漏的问题
- 气腹：无须处理，观察
- 出血
  - ◆ 肝脏或腹腔内血管出血，严重时需要外科紧急手术
  - ◆ 腹壁血肿通常为自限性的
  - ◆ 必要时纠正异常的凝血因子水平
- 阴囊肿胀：发生在男性患儿，多为自限性的

（万　静）

11. 心包穿刺

适应证

- 心包积液或积气穿刺,缓解心包填塞症状
- 获取心包积液进行诊断性检测

禁忌证

- 无

材料

- 穿刺针:22G 或 24G 安全套管针
- 耗材:聚维酮碘溶液,无菌手套,隔离衣,无菌洞巾,10ml 注射器,三通管
- 如果要留置心包引流则需要水下密闭引流装置

操作流程

- 明确穿刺点
  - ◆ 紧急情况:剑突下左移 0.5cm 处
  - ◆ 理想状态:在心脏超声或 B 超引导下进行
- 消毒穿刺区,以穿刺点为中心至少直径 5cm
- 戴无菌手套及穿无菌隔离衣,铺洞巾,暴露剑突及剑突旁 2cm 的圆形区域
- 如果不留置:直接使用 22~24G 的针连接注射器穿刺
- 如果留置:套管针与延长管连接,并连接三通,三通连接注射器
- 大约 30° 角进针,朝向左锁骨中线,边进针边让助手持续抽吸注射器
- 如抽吸到液体或气体,停止继续进针
- 继续推进套管针套管并移除针芯,连接延长管至套管针套管
- 抽取尽可能多的气体或液体,解除症状或获得足够标本量进行实验室检查
- 如果要留置导管,用胶带固定并将导管与持续负压吸引器连接(压力:10~15cmH_2O)
- 胸部 X 线片及超声检查,确定导管位置

> 注:如果有中心静脉导管且怀疑有心包积液,立刻停止经中心静脉导管的所有液体

注意事项

- 非紧急情况时心包穿刺应在心脏超声或 B 超引导下进行
- 心包积气时,胸部透光试验可帮助诊断
- 紧急心包穿刺时可快速用碘伏消毒,盲穿抽吸
- 监测心电图及生命体征

并发症

- 刺入心脏
  - ◆ 抽出鲜红色血性液体提示可能刺入心脏
  - ◆ 一旦抽到液体或气体应停止继续进针
  - ◆ 如果有条件,推荐在超声引导下穿刺
  - ◆ 多数可自行愈合。必要时需要紧急心脏外科会诊及干预
- 气胸或血胸
  - ◆ 多见于盲穿时。患侧胸腔放置闭式引流
- 感染
  - ◆ 严格的无菌操作可减少感染风险
- 心律失常
  - ◆ 多为一过性
  - ◆ 调整穿刺针位置可好转
  - ◆ 如果持续性心律失常,心内科会诊
- 出血
  - ◆ 多为表面出血,按压可止血
  - ◆ 可发生刺入肝脏,发生肝脏出血
- 低血压
  - ◆ 多见于引流大量积液
  - ◆ 需要液体治疗
- 纵隔气肿:观察
- 心包积气:按本节所述治疗

（万　静）

12. 毛细血管采血

适应证

- 采血量较少:血常规、血气分析、胆红素、血糖、遗传代谢性疾病筛查,床旁血糖监测

- 其他途径采血困难时

禁忌证

- 无绝对禁忌证
- 相对禁忌证
  - ◆ 采血部位局部感染
  - ◆ 循环差,严重水肿
  - ◆ 足部受伤或畸形

材料

- 自动回缩安全采血针:首选
- 毛细管:快速检测红细胞比容及胆红素水平
- 末梢采血管:需要更多血样本
- 新生儿筛查的滤纸片(必要时)
- 用于密封毛细管的黏性物(必要时)
- 无菌手套、消毒液、一片暖布或足跟加热装置

操作流程

- 婴儿应仰卧,也可采用俯卧位
- 温暖足部:非必需
  - ◆ 温热毛巾:包裹足部 3~5min
  - ◆ 发热包:3~5min
  - ◆ 加热贴:温度不应高于 40℃
- 选择穿刺区域
  - ◆ 首选足跟内侧或外侧
  - ◆ 替代部位:足跟两侧之间的区域
- 先用聚维酮碘,再用生理盐水擦拭采血区域
- 用手掌及示指将足跟环握
- 穿刺采集血标本:自动法和手动法
  - ◆ 自动穿刺针(偏向于该方法)
    - ◇ 垂直于皮肤表面 90° 持针
    - ◇ 以示指按下触发键,激活采血器自动刺入皮肤
    - ◇ 立即丢弃采血器
  - ◆ 标准手动足跟采血针
    - ◇ 快速刺入,深度<2.0mm
- 用纱布擦掉第一滴血,因为可引起血标本稀释、溶血和凝血
- 轻柔地施压于足底("握网球拍法")

- 将收集管置于穿刺部,毛细管自动吸入血样
- 轻柔"泵压"足底以供给持续血流来获得满意的血量
- 用黏土样物密封毛细管末端
- 需要检测多个指标时
  - ◆ 首先收集血气检测标本
  - ◆ 其次应做血液学检测
  - ◆ 最后做生化检测
- 新生儿筛查:滤纸可直接放置于足跟采血点收集血液
- 用干的无菌纱布按压采血部位直至流血停止并抬高足部

特别注意

- 不建议采用手动无保护采血针,痛感更强,容易刺入过深
- 用于血气分析检测时应加热穿刺部位,可进一步使血液动脉化
- 避免在以下部位穿刺:足跟顶、足跟后侧弯曲部分
- 穿刺深度不超过 2.4mm
- 如果穿刺部位酒精未晾干,可能发生溶血而影响检测结果
- 不要挤牛奶样压挤、挖、刮或按摩穿刺部位

并发症

- 感染:蜂窝组织炎、骨髓炎,其他感染如脓肿及软骨膜炎
  - ◆ 严格无菌技术
  - ◆ 避免足跟中央采血及避免穿刺过深
  - ◆ 送检感染部位细菌培养结果出来前,考虑使用广谱抗生素
- 足跟瘢痕:同一区域多次穿刺
- 疼痛:可导致脉氧仪测得的血氧饱和度下降
- 钙化结节:少见,通常在 30 月龄前消退
- 其他并发症:神经损伤、灼伤、出血、瘀青、血肿及骨钙化

（万　　静）

VI.

新生儿常用图表

一、胎儿评估常用数据表

1. 评估胎儿健康的生物物理评分系统

项目	正常(2)	异常(0)
胎儿呼吸	30分钟内出现1次,持续>30秒	30分钟内不出现或持续<30秒
胎动	30分钟内>3次	30分钟内<2次
肌张力	1次肢体或躯体的伸展和屈曲	无活动
无应激实验	有反应性	无反应性
羊水	羊水液性暗区≥1cm	无液性暗区或暗区<1cm

2. 母血抗体对新生儿的有害影响

母亲疾病	抗体	对新生儿的影响
甲状腺功能亢进	长效甲状腺刺激因子	暂时性甲状腺功能亢进
特发性血小板减少症	血小板抗体	暂时性血小板减少
重症肌无力	抗乙酰胆碱受体抗体	暂时性重症肌无力
红斑狼疮	抗磷脂抗体	早期流产、胎儿生长受限
	抗Ro(SSA)和La(SSB)抗体	新生儿狼疮综合征
同种免疫	抗血小板抗体	暂时性血小板减少
	抗中性粒细胞抗体	暂时性中性粒细胞减少
	抗Rh、ABO血型抗体	新生儿溶血病

3. 胎儿水肿的实验室评估

项目	母亲	胎儿
血型抗体	需要	需要
血涂片	需要	需要
血红蛋白电泳	需要	需要
血清学检查(TORCH)	需要	需要
K-B实验	需要	否
狼疮抗体	需要	需要
染色体	否	需要

续表

项目	母亲	胎儿
单基因疾病	否	需要
总蛋白/白蛋白	否	需要
羊水/胎儿穿刺液组织培养	否	需要
胎儿细胞培养	否	需要

二、新生儿复苏常用数据表

1. Apgar 评分表

体征	评分标准		
	0	1	2
皮肤颜色	青紫或苍白	躯干红四肢青紫	全身红
心率/(次·min^{-1})	无	<100	>100
刺激反应*	无	皱眉,有些动作	咳嗽哭,喷嚏
肌张力	松弛	四肢稍屈曲	四肢活动佳
呼吸	无	浅、慢、不规则、哭声弱	正常,哭声响

注:*用吸引球或导管插入鼻孔或拍弹足底。

2. 气管插管的管径及插入深度

胎龄/周	体重/g	管径/mm	经口插唇端距离/cm	经鼻插鼻端距离/cm	吸痰管型号
<28	≤1 000	2.5	7	9	6
28~<34	<1 000~2 000	3.0	8	11	6
34~<38	<2 000~3 000	3.5	9	12	6
≥38	≥3 000	4.0	10	13	6.5

注:简易计算:插管深度:经口=kg(体重)+6cm(经鼻)+1cm。

3. 不知道精确体重时,1:10 000 肾上腺素用量

胎龄/周	体重/g	i.v./ml	气管插管
<32	≤1 500	0.3	1
<32~<36	1 500~2 000	0.6	2
>36	>3 000	1	3

4. 新生儿窒息复苏记录表格

姓名＿＿＿＿＿＿＿＿＿＿＿＿＿＿＿＿ 日期＿＿＿＿＿＿＿＿

出生体重＿＿＿＿克 性别＿＿＿＿＿＿＿ 胎龄＿＿＿＿＿＿＿

出生日期＿＿＿＿AM/PM

	分钟	心率	肌张力	刺激反应	皮肤颜色	呼吸	总分
窒息复苏开始时间	A 1						
窒息复苏结束时间	P 5						
出生史：	G 10						
	A 15						
	R 20						
	S 25						

羊水 □清 □胎粪污染

复苏过程	开始	结束	操作者	
UVC/UAC				UA/UV 型号 3.5 5 8
气管插管				ETT 型号 2.5 3.0 3.5 4.0
气管插管/通气				
气管插管/清理气道				
胸外按压				
正压通气				
氧流量＿＿L/min				
吸痰				
O/G 管使用 □是 □否				

药物	时间/剂量	时间/剂量	给药途径	冲洗液	
肾上腺素 1∶10 000 0.1~0.3ml/kg				——生理盐水+1 单位肝素	
扩容液体∶5% 白蛋白 10ml/kg 生理盐水				——1/2 张生理盐水+1 单位肝素 ——其他	
碳酸氢钠(2mEq/kg)：0.5mEq/ml				静脉药物基底液	LABS
盐酸纳洛酮0.1mg/kg 0.4mg/ml或1.0mg/ml				——5%GS	
血制品					——葡萄糖
其他				——10%GS	

复苏完成后情况 □好 □尚可 □需密切观察 □复苏失败

转入 □新生儿病房 □新生儿重症监护室

参与人员签名

意见＿＿＿＿＿＿＿＿＿＿＿＿＿＿＿＿＿ 医师＿＿＿＿＿＿＿＿＿＿＿＿＿＿＿

＿＿＿＿＿＿＿＿＿＿＿＿＿＿＿＿＿＿＿ ＿＿＿＿＿＿＿＿＿＿＿＿＿＿＿

＿＿＿＿＿＿＿＿＿＿＿＿＿＿＿＿＿＿＿ 护士＿＿＿＿＿＿＿＿＿＿＿＿＿＿＿

＿＿＿＿＿＿＿＿＿＿＿＿＿＿＿

三、美国新生儿体格发育指标曲线图

1. 由于中国体格发育指标不包括胎龄 <28 周早产儿。因此对此类新生儿可按照美国体格发育指标进行评估

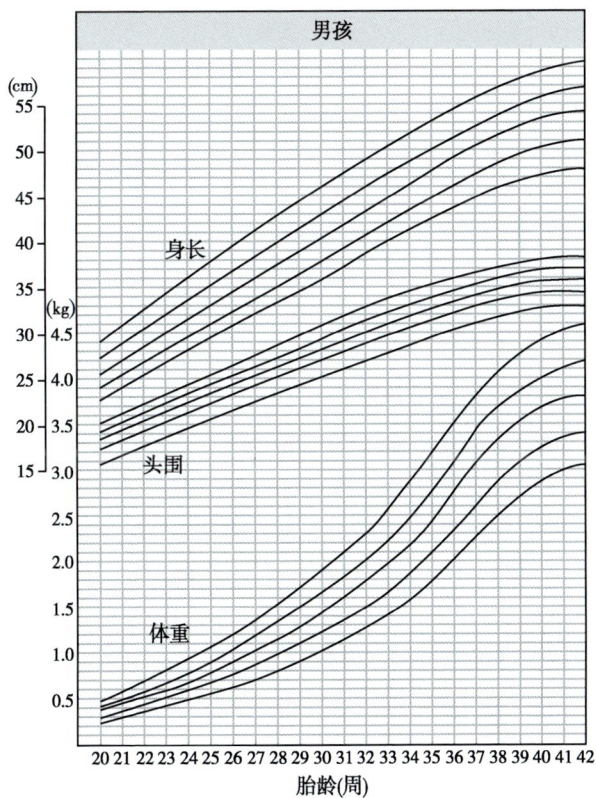

图 1

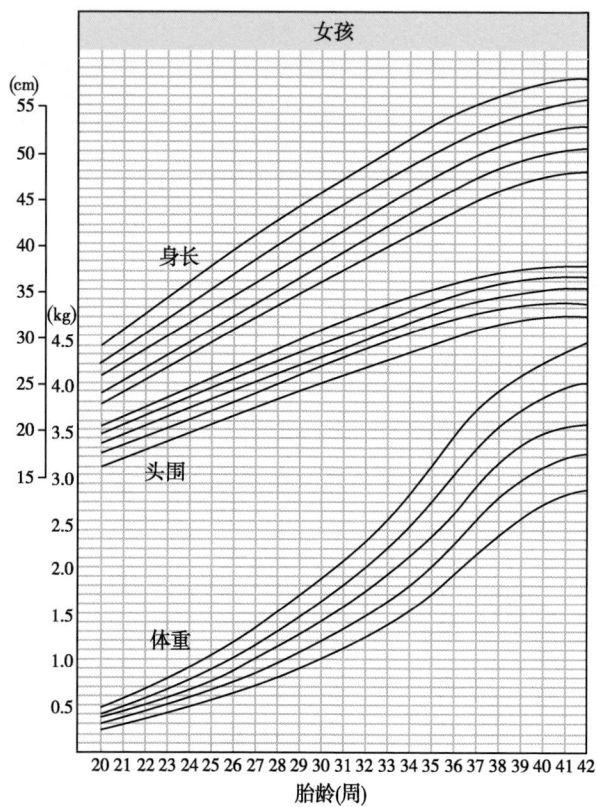

图 1 (续)

2. 美国住院早产儿体重增长曲线

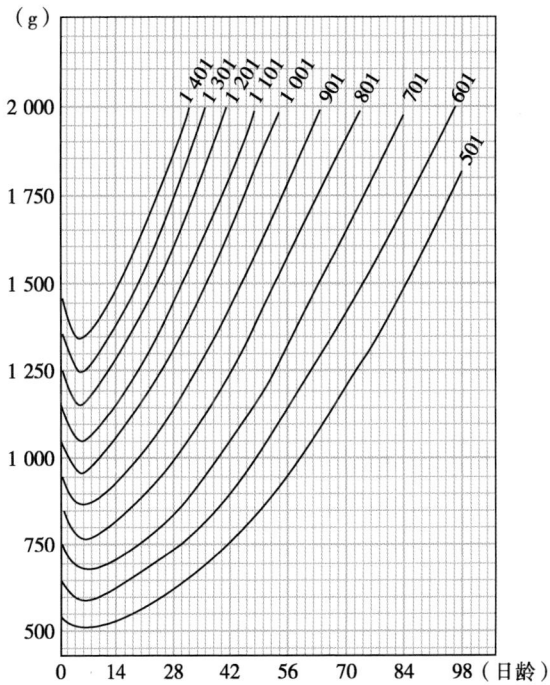

图 2

四、呼吸系统常用数据图表

1. 正常足月儿动脉血气分析值

		UV	UA	10min	20min	30min	60min	5h	24h	2d	3d	4d	5d	6d	7d
pH	$\bar{x}$	7.32	7.24	7.20	7.26	7.29	7.33	7.33	7.36	7.36	7.36	7.37	7.37	7.36	7.37
	s	0.05	0.05	0.05	0.04	0.04	0.03	0.02	0.03	0.02	0.02	0.02	0.03	0.02	0.02
PCO_2/mmHg	$\bar{x}$	37.8	49.1	46.1	40.1	37.7	36.1	35.2	33.4	33.1	33.1	34.3	34.8	34.8	35.9
	s	5.6	5.8	7.0	6.0	5.7	4.2	3.6	3.1	3.3	3.4	3.8	3.5	3.6	3.1
PO_2/mmHg	$\bar{x}$	27.4	15.9	49.6	50.7	54.1	63.3	73.7	73.7	73.8	75.6	73.3	72.1	69.9	73.1
	s	5.7	3.8	9.9	11.3	11.5	11.3	12.0	9.5	7.7	11.5	9.3	10.5	9.5	9.7
SB（mEq·L^{-1}）	$\bar{x}$	20.0	18.7	16.7	17.5	18.2	19.2	19.4	20.2	19.8	19.7	20.4	20.6	20.6	21.8
	s	1.4	1.8	1.6	1.3	1.5	1.2	1.2	1.3	1.4	1.4	1.7	1.7	1.9	1.3

注：SB，标准碳酸氢盐；$\bar{x}$，均值；s，标准差；UV，脐静脉；UA，脐动脉。

2. 正常早产儿动脉血气分析值

		3~5h	6~12h	13~24h	25~48h	3~4d	5~10d	11~40d
pH	$\bar{x}$	7.329	7.425	7.464	7.434	7.425	7.378	7.425
	s	0.038	0.072	0.064	0.054	0.044	0.043	0.033
PCO_2/mmHg	$\bar{x}$	47.3	28.2	27.2	31.3	31.7	36.4	32.9
	s	8.5	6.9	8.4	6.7	6.7	4.2	4.0
PO_2/mmHg	$\bar{x}$	59.5	69.7	67.0	72.5	77.8	80.3	77.8
	s	7.7	11.8	15.2	20.9	16.4	12.0	9.6
SB/$(mEq \cdot L^{-1})$	$\bar{x}$	−3.7	−4.7	−3.0	−2.3	−2.9	−3.5	−2.1
	s	1.5	3.1	3.3	3.0	2.3	2.3	2.2

注:SB,标准碳酸氢盐;$\bar{x}$,均值;s,标准差。

3. AB(绝对碳酸氢根)、SB(标准碳酸氢根)与酸碱紊乱

AB 与 SB 关系	酸碱紊乱判断
AB=SB	两者皆正常,为酸碱内环境稳定正常
AB=SB	两者皆低于正常,为代谢性酸中毒失代偿期
AB=SB	两者皆高于正常,为代谢性碱中毒失代偿期
AB>SB	表示呼吸性酸中毒或代谢性碱中毒
AB<SB	表示呼吸性碱中毒或代谢性酸中毒

4. 酸碱失衡分类与代偿情况

	血液 pH	血液 $PaCO_2$	血液 HCO_3^-
代谢性酸中毒			
失代偿	最低	正常	低
部分代偿	低	低	低
完全代偿	正常	最低	低
代谢性碱中毒			
失代偿	最高	正常	高
部分代偿	高	高	高
完全代偿	正常	最高	高

续表

	血液 pH	血液 $PaCO_2$	血液 HCO_3^-
呼吸性酸中毒			
失代偿	最低	高	正常
部分代偿	低	高	高
完全代偿	正常	高	最高
呼吸性碱中毒			
失代偿	最高	低	正常
部分代偿	高	低	低
完全代偿	正常	低	最低

5. 混合型酸碱紊乱血气指标变化

混合型紊乱	化学变化
酸碱一致	
呼吸性酸中毒和代谢性酸中毒	$pH \downarrow\downarrow$, $HCO_3^- \downarrow$, $PaCO_2 \uparrow$
呼吸性碱中毒和代谢性碱中毒	$pH \uparrow\uparrow$, $HCO_3^- \uparrow$, $PaCO_2 \downarrow$
酸碱不一致	
呼吸性酸中毒和代谢性碱中毒	pH 不定, $HCO_3^- \uparrow$, $PaCO_2 \uparrow$
呼吸性碱中毒和代谢性酸中毒	pH 不定, $HCO_3^- \downarrow$, $PaCO_2 \downarrow$
代谢性酸中毒和代谢性碱中毒	pH 不定, HCO_3^- 不定, $PaCO_2$ 不定 $\Delta AG > \Delta HCO_3^-$
三重紊乱	
呼吸性酸中毒+代谢性酸中毒+代谢性碱中毒	HCO_3^- 和 $PaCO_2$ 不定, pH 取决于三种紊乱中最主要的酸或碱化作用的一种
呼吸性碱中毒+代谢性酸中毒+代谢性碱中毒	

6. 单纯性酸碱失衡肺肾代偿预期公式

原发性失衡	原发反应	代偿反应	预期代偿公式	限度
代谢性酸中毒	HCO_3^- ↓	$PaCO_2$ ↓	$PaCO_2=1.5\times[HCO_3^-]+8\pm2$	1.33kPa(10mmHg)
代谢性碱中毒	HCO_3^- ↑	$PaCO_2$ ↑	$PaCO_2=0.9\times[HCO_3^-]+9\pm2$	7.33kPa(55mmHg)
呼吸性酸中毒	$PaCO_2$ ↑	HCO_3^- ↑	急性 $\Delta[HCO_3^-]=\Delta PaCO_2\times0.1\pm3$	30mmol/L
			慢性 $\Delta[HCO_3^-]=\Delta PaCO_2\times0.35\pm3$	45mmol/L
呼吸性碱中毒	$PaCO_2$ ↓	HCO_3^- ↓	急性 $\Delta[HCO_3^-]=\Delta PaCO_2\times0.2\pm2.5$	18mmol/L
			慢性 $\Delta[HCO_3^-]=\Delta PaCO_2\times5\pm2.5$	12mmol/L

注：$\Delta[HCO_3^-]$，$\Delta PaCO_2$ 代表变化量。$[HCO_3^-]$ 单位为 mmol/L；$PaCO_2$ 单位为 mmHg。

7. 混合型酸碱紊乱分析图

Siggaard - Andersen引线图

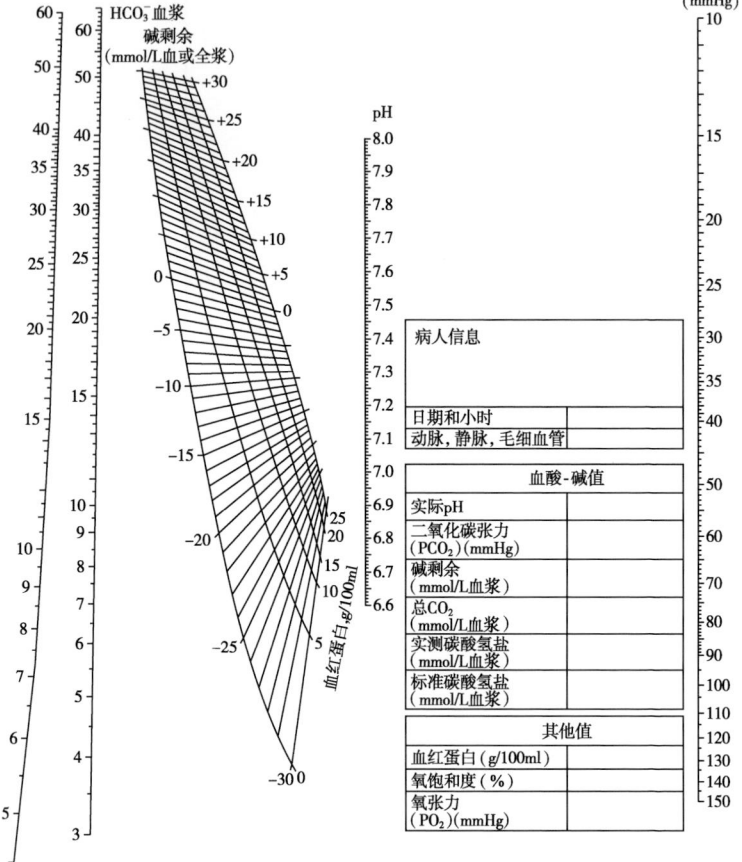

将酸碱平衡检测的任何两个数值的连线和图表交汇，可以得到反映酸碱平衡的其他数值。新生儿的血红蛋白可以认为是15g/100ml

图3

8. 不同吸入氧浓度, 右向左分流评估图

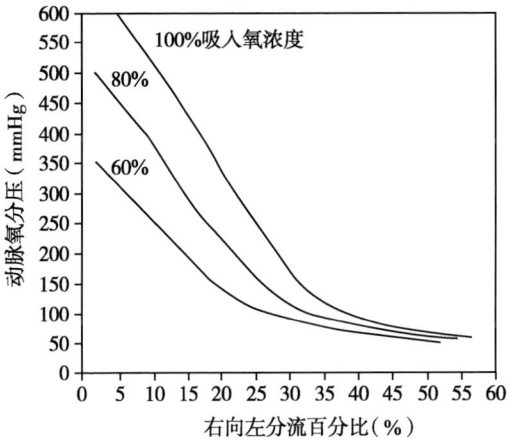

图 4

不同吸入氧浓度下, 右向左分流量。假定 Hb 160g/L, 呼吸商 0.8, PCO_2 40mmHg

9. 新生儿和成人氧离曲线

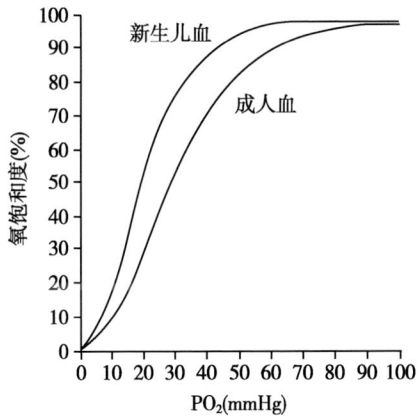

图 5

10. 氧解离曲线偏离的因素及同一氧饱和度时的三种氧分压

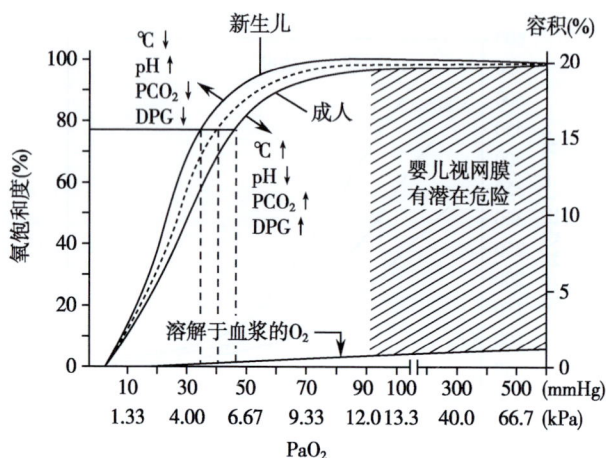

图 6

11. 不同胎龄目标氧分压和氧饱和度

纠正胎龄	<26 周	26~32 周	32~36 周	≥37 周
PO_2/mmHg	50~70	50~70	50~70	70~80
SaO_2	85~90	88~92	90~95	>95

12. 呼吸机初始参数设置

参数	未成熟肺	RDS	MAS	呼吸暂停
RR/(次·min^{-1})	15~40	30~60	30~60	15~25
PIP/cmH_2O	10~15	15~30	20~30	10~15
PEEP/cmH_2O	4~8	4~10	4~6	4~5
Ti/秒	0.25~0.35	0.25~0.35	0.3~0.4	0.3~0.4
VT/(ml·kg^{-1})	4~6	4~6	4~6	4~6
FiO_2	维持目标氧分压或氧饱和度			

13. 呼吸机参数改变对血气的影响

参数	PIP 升高	PEEP 升高	呼吸频率增加	I/E 升高	FiO_2 升高	流量增加
PCO_2	降低	升高	降低	无变化	无变化	无影响
PaO_2	升高	升高	无影响或升高	升高	升高	无影响

14. 呼吸机参数调节幅度

参数	PIP	PEEP	RR	FiO_2	Ti
调节幅度	$1\sim2cmH_2O$	$1cmH_2O$	5 次/min	5%	$0.05\sim0.1$ 秒

15. 基于血气分析调整呼吸机参数

血气分析结果	呼吸机参数调整建议
低 PO_2 高 PCO_2	增加 PIP,自主呼吸时可增加 RR(调高触发灵敏度)
低 PO_2 正常 PCO_2	增加 FiO_2,增加 MAP(增加 PEEP 或 Ti),维持 PIP
低 PO_2 低 PCO_2	考虑其他诊断,如 PPHN、败血症、过度换气等。增加 FiO_2 和 MAP,但维持 PIP
正常 PO_2 高 PCO_2	增加 RR,降低 PEEP,维持 MAP
正常 PO_2 低 PCO_2	降低 RR,维持 MAP
高 PO_2 高 PCO_2	少见,检查机械问题如管路堵塞。降低 PEEP,降低 Ti,降低 FiO_2,增加 RR
高 PO_2 正常 PCO_2	降低 MAP(多调节 PIP),降低 FiO_2
高 PO_2 低 PCO_2	降低 FiO_2 降低 RR,降低 PIP
正常 PO_2 正常 PCO_2	参数不变,如果考虑脱机,应降低参数

五、水电解质常用数据图表

1. 不同胎龄新生儿早期和晚期体液和电解质组成的变化

组成		胎龄/周					足月儿出生后 2~4 周
		24	28	32	36	40	
液体总量		86	84	82	80	78	74
细胞外液	(%)	59	56	52	48	44	41
细胞内液		27	28	30	32	34	33

续表

组成		胎龄/周					足月儿出生后 2~4 周
		24	28	32	36	40	
Na⁺		99	91	85	80	77	73
K⁺	(mmol/L)	40	41	40	41	41	42
Cl⁻		70	67	62	56	51	48

2. 暖箱中性温度下早产儿的平均不显性失水　　　单位:ml/(kg·d)

出生体重/kg		0.50~0.75	0.75~1.00	1.00~1.25	1.25~1.50	1.50~1.75	1.75~2.00
日龄	6~7	100	65	55	40	20	15
	>7~14	80	60	50	40	30	20

3. AGA 婴儿皮肤液体丢失量(相对湿度 50%)　　　单位:ml/(kg·d)

胎龄/周	平均体重/g	生后日龄/d			
		<1	3	7	>14
25~27	850	130	60	45	25~30
28~30	1 340	40	30	25	15~20
>31	>2 100	7~12	6~12	6~12	6~9

4. SGA 婴儿皮肤液体丢失量(相对湿度 50%)　　　单位:ml/(kg·d)

胎龄/周	平均体重/g	生后日龄/d		
		<1	3	7
25~27	850	40	35	25
28~30	1 340	13	13	10~12
>31	>2 100	6	7	7

5. 胎龄 <30 周早产儿暖箱湿度

	BW<750g	BW 750~1 000g	BW 1 000~1 250g
80%	第一周	1~3 天	
60%	第二周	3~10 天	第一周

6. 新生儿每日液体需要量

单位:ml/(kg·d)

日龄	出生时体重/g				
	<750	750~1 000	1 000~1 500	1 500~2 500	>2 500
第1天	100~150	80~100	70~80	60~80	60~80
第2天	120~180	100~140	80~100	80~100	80~100
3~7天	150~200	100~150	100~150	100~150	100~150
2~4周	120~180	120~180	120~170	120~170	120~160

注:一般从最小的需要量开始,根据尿量、血钠和体重来调节。胎龄越小,监测越密切。不同的保暖方式需要的液体量可能有较大差异。

7. 新生儿葡萄糖静脉滴注速度计算

葡萄糖速度			Cal/ (kg·d^{-1})	不同百分比浓度葡萄糖速度 / [ml·(kg·d)$^{-1}$]				
mg/ (kg·min)	g/ (kg·h)	g/ (kg·d)		5%	10%	15%	20%	25%
4	0.24	5.76	23.0	115	58	38	29	23
6	0.36	8.64	34.6	173	86	58	43	35
8	0.48	11.5	46.1	230	115	77	58	46
10	0.60	14.4	57.6		144	96	72	58
12	0.72	17.3	69.1		173	115	86	69
14	0.84	20.2	80.6		202	134	101	81
16	0.96	23.0	92.2		230	154	115	92
20	1.20	28.8	115.2			192	144	115
24	1.44	34.6	138.2			230	173	138

8. 各种营养液的阴阳离子含量及渗透压

营养液种类	阳离子/ (mEq·L^{-1})			阴离子/ (mEq·L^{-1})		渗透压/ (mOsm·L^{-1})
	Na$^+$	K$^+$	Ca^{2+}	Cl$^-$	HCO$_3^-$	
葡萄糖液(GW)						
5%GW						252
10%GW						505
葡萄糖盐水(GNS)						

续表

营养液种类	阳离子/(mEq·L⁻¹)			阴离子/(mEq·L⁻¹)		渗透压/(mOsm·L⁻¹)
	Na^+	K^+	Ca^{2+}	Cl^-	HCO_3^-	
5% GW+0.2% NS	34			34		320
5% GW+0.45% NS	77			77		406
5% GW+0.9% NS	154			154		559
林格液	147	4	5	155		309
氨基酸营养液(1%)						100
中性脂肪(20%)						258~315

注：简易估计渗透压的方法是：1% GS 为 50mOsm/L，1% NaCl 为 340mOsm/L，1% 氨基酸为 100mOsm/L。

9. 液体和电解质输注修正

体征	限制液体的原因	放宽液体限制的原因
体重	非预期的已证实的体重增加>2~3天，例如每天>40~80g	严重、急性丢失，如每天体重丢失>5%；严重继续丢失如每天丢失>2%，且持续 2~3 天
液体平衡	正平衡：过多输入、肾、心力衰竭、SIADH	负平衡(利尿除外)：脱水、肾前性肾衰竭
症状性 PDA	水肿、胎儿水肿	脱水、无 PDA
血清钠	<130mmol/L(给钠)	>148mmol/L(限钠)
尿比重	<1.003(测 3 次不同尿样)	>1.008
尿钠		如 >60mmol/L，补钠

六、新生儿营养常用数据表

1. 不同输注途径所给营养素的量

营养素	中心静脉/(kg·d⁻¹)	周围静脉/(kg·d⁻¹)
氨基酸	3~4g	2.5~3.0g
葡萄糖	15~25g(83~139mmol)	10~15g(56~83mmol)
脂肪乳	0.5~3.0g	0.5~3.0g
钠	2~3mmol(46~69mg)	2~3mmol(46~69mg)

续表

营养素	中心静脉/(kg·d⁻¹)	周围静脉/(kg·d⁻¹)
钾	2~4mmol(78~156mg)	2~4mmol(78~156mg)
钙	3~3.5mmol(120~140mg)	1~2mmol(40~80mg)
镁	3~6mg(0.125~0.25mmol)	3~6mg(0.125~0.25mmol)
氯	2~3mmol	2~3mmol(71~107mg)
磷	2~3mmol(60~90mg)	43~62mg(1.4~2.9mmol)
锌	200~400μg(3~6μmol)	200~400μg(3~6μmol)
铜	20μg(0.3μmol)	20μg(0.3μmol)
总液量	120~130ml	150ml

2. 新生儿液体治疗实验室监测项目的参考值

项目	正常值	高	低
血 pH		>7.4(碱中毒)	<7.3(酸中毒)
血 Na^+/(mmol·L^{-1})	135~145	>150	<130
K^+/(mmol·L^{-1})	4~6	>6	<4
Cl^-/(mmol·L^{-1})	90~110	>110	<90
血渗透压/(mOsm·L^{-1})	285~295	>295	<280
尿渗透压/(mOsm·L^{-1})	75~300		稀释试验>100
尿比重	1.008~1.012	>1.012	<1.008
血尿素氮/(mmol·L^{-1})	1.1~9.1	>7.5~11	<7.5
肌酐/(μmol·L^{-1})	70.7~123.8	>88~142	<88
BUN∶Cr	20∶1		

3. 肠外营养监测计划

监测	初始阶段	稳定阶段	目标
体重	每天	每天	增长:15~20g/(kg·d)
头围	每周	每周	0.5cm/周
身长	每周	每周	0.75~1cm/周
出入量	每天	每天	尿量:1~3ml/(kg·h)
血糖	根据血糖,每天至少1次	必要时	>2.6mmol/L
尿糖	根据血糖,每天至少1次	必要时	阴性
钙、磷、镁	2次/周	每周	正常范围
电解质	2~3次	每周	正常范围

续表

监测	初始阶段	稳定阶段	目标
血常规	2~3 次/周	每周	正常范围
BUN 和 Cr	2~3 次/周	每周	正常范围
肝功能/蛋白	基础值 1 次	每周	正常范围
甘油三酯	脂肪乳增加时每天	用脂肪乳剂者每周	<2.25mmol/L

4. 脂肪乳推荐剂量

胎龄	起始剂量	增加量*	最大量
<28 周	0.5g/(kg·d)	0.5g/(kg·d)	3~4g/(kg·d)
28~32 周	1g/(kg·d)	1g/(kg·d)	3~4g/(kg·d)
33~36 周	1~2g/(kg·d)	1g/(kg·d)	4g/(kg·d)
>37 周	2g/(kg·d)	1g/(kg·d)	4g/(kg·d)

注:* 根据耐受情况增加,监测甘油三酯浓度需要 <220mg/dl(2mmol/L)。

5. 稳定新生儿的加奶方法

体重/g	起始量/ml	间隔/h	增加量/ml	间隔/h
<750	0.5~1	1~2	0.5~1	≥24
750~<1 000	1	2	1~2	12~24
1 000~<1 500	1~2	2	1~2	≥24
1 500~<2 000	2~3	2~3	2~4	≥12
2 000~<2 500	4~5	3	3~5	≥8
≥2 500	10	3~4	7~10	≥6

6. 早产儿肠外营养需求

营养素	量	营养素	量
液量/(ml·kg^{-1})	140~160	钙/(mmol·kg^{-1})	1~2
糖/(g·kg^{-1})	8~18	磷/(mmol·kg^{-1})	2
脂肪/(g·kg^{-1})	0.5~4	镁/(mmol·kg^{-1})	0.125
氨基酸/(g·kg^{-1})	2~4	维生素合剂	2ml/kg,最大量 5ml/d
钠/(mmol·kg^{-1})	2~4	锌/(μg·kg^{-1})	200~400
钾/(mmol·kg^{-1})	2~4	铜/(μg·kg^{-1})	40

7. 早产儿肠内营养需求

营养素	过渡期（生后7天以内）	稳定生长期
水/(ml·kg⁻¹)	不定	120~200
常量营养素		
能量/(kJ·kg⁻¹)*	292~334	438~563
（kcal·kg⁻¹)	70~80	105~135
蛋白质/(g·kg⁻¹)	1.0~3.0	3.5~4.0(BW<1 000g)；3.0~3.6(BW≥1 000g)
脂肪/(g·kg⁻¹)	0.5~3.6	4.5~6.8
脂肪(能量%)	10~15	40~55
碳水化合物/(g·kg⁻¹)	5.0~20〔3.5~16.5mg/(kg·min)〕	7.5~15.5
微量元素		
钙/(mmol·kg⁻¹)	1.5~2.0	4.0~6.0
磷/(mmol·kg⁻¹)	1.0~1.5	2.5~3.8
镁/(mmol·kg⁻¹)	0.2~0.25	0.2~0.4
钠/(mmol·kg⁻¹)	1.0~3.0ᵠ	2.5~4.0
氯/(mmol·kg⁻¹)	1.0~3.0ᵠ	2.5~4.0
钾/(mmol·kg⁻¹)	2.5~3.5	2.5~3.5
铁/(mg·kg⁻¹)	0	生后6~8周开始；3.0~4.0(BW<1 000g)；2.0~3.0(BW≥1 000g)
锌/(μmol·kg⁻¹)	6.5	7.7~12.3
铜/(μmol·kg⁻¹)*ᵝ	1.1~1.9	1.1~1.9
碘/(μmol·kg⁻¹)*ᵝ	0.2	0.25~0.5
硒/(μmol·kg⁻¹)*ᵝ	0.04~0.06	0.04~0.06
铬/(nmol·kg⁻¹)*ᵝ	1.0~1.9	1.0~1.9
锰/(nmol·kg⁻¹)*ᵝ	10~20	10~20
钼/(nmol·kg⁻¹)*ᵝ	2.0~4.0	2.0~4.0
维生素		
VitD/IU	40~120(BW<1 000g)；40~260(BW≥1 000g)	400
VitA/(μg·kg⁻¹)	450	450(BW<1 000g)；200~450(BW≥1 000g)

续表

营养素	过渡期(生后 7 天以内)	稳定生长期
VitE/$(mg \cdot kg^{-1})$ *	0.5~0.9	0.5~0.9
VitC/$(mg \cdot kg^{-1})$	6~10	6~10
叶酸/$(mg \cdot kg^{-1})$	50	50
VitB$_1$/mg	0.04~0.05	0.04~0.05
VitB$_2$/$(mg \cdot kg^{-1})$	0.36~0.46	0.36~0.46
VitB$_6$/$(mg \cdot g^{-1})$	0.015	0.015
VitB$_{12}$/μg	0.15	0.15

注:* 肠外营养与肠内营养需要量不同;$^\phi$ 钠和氯的需要量根据具体情况需要调整如低钠或高钠血症;$^\beta$ 对于过渡期的婴儿接受肠外营养时可暂时不用。改编自加拿大儿科协会,营养委员会. 早产儿的营养需求及喂养. CAMJ,1995,152:1765-1785.

8. 管饲喂养用量及添加速度

出生体重/g	间隔时间	开始用量/ [ml·(kg·d)$^{-1}$]	添加速度/ [ml·(kg·d)$^{-1}$]	最终喂养量/ [ml·(kg·d)$^{-1}$]
<750	q.2h.	≤ 10,共 1 周	15	150
750~1 000	q.2h.	10	15~20	150
<1 000~1 250	q.2h.	10	20	150
<1 250~1 500	q.3h.	20	20	150
<1 500~1 800	q.3h.	30	30	150
<1 800~2 500	q.3h.	40	40	165
>2 500	q.4h.	50	50	180

七、体温调节常用数据表

1. BW>2 500g 或 GA>36 周新生儿大致的中性环境温度

日龄	0~24h	24~48h	48~72h	72~96h	4~14d	>2 周
温度/℃	31~33.8	30.5~33.5	30.1~33.2	29.8~32.8	29~32.6	尚无统计数据

注:一般来说,胎龄越小的新生儿取较高的温度。

2. 不同胎龄和体重早产儿的中性环境温度范围

Sauer 等研究提出计算适中温度的换算公式为:

① 年龄<1 周：36.6-（0.34 × 出生时胎龄）*-（0.28 × 日龄）

② 年龄>1 周：36-［1.4 × 体重（kg）]-（0.03 × 日龄）

注：* 按周为单位，胎龄 30 周为 0，<30 周者为负数（例如 28 周为 -2），>30 周者为正数（例如 32 周为+2）。

出生第 1 周不同胎龄早产儿所需中性环境温度：

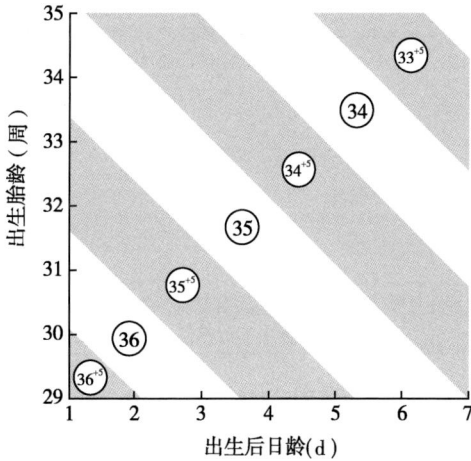

图 7

出生第 7~35 天不同体重早产儿所需中性环境温度：

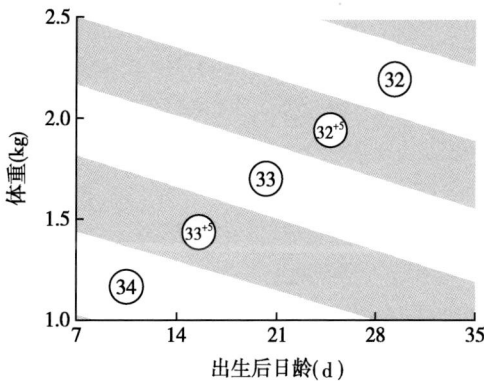

图 8

3. 热量丢失的机制和减少热量丢失的方法

热量丢失机制	减少热量丢失的方法
辐射 热量由新生儿(温热物体)散失到周围较凉的物体	应用隔热或双层壁的恒温箱 远离冷的物体 操作过程中使用辐射热源
蒸发 通过皮肤水分的蒸发而丢失,约为 0.58kcal/ml	出生时快速擦干 应用聚乙烯薄膜或袋包裹婴儿,尤其极低体重儿 湿化环境,减少水分蒸发 湿化吸入的气体
传导 热量由新生儿散失到直接所接触的物体表面	提前加热毛毯,擦干后及时更换预热的毛毯 预热称体重的毯子
对流 冷空气快速流过裸露的体表	使气流速度减少到最低,避免穿堂风 吸入气加热

4. 不同体重早产儿生后不同日龄推荐的箱温

单位:℃

日龄	BW/g				
	<1 000	1 000~1 500	1 500~2 000	2 000~2 500	>2 500
0~6 小时	36.7~36.2	36.2~35.4	35.7~34.2	34.8~33.6	34.8~32.7
6~12 小时	36.7~36.0	36.2~35.4	35.7~34.1	34.8~33.0	34.8~32.0
12~36 小时	36.6~35.9	36.0~35.2	35.6~34.1	34.7~32.5	34.7~31.6
24~36 小时	36.6~35.9	35.9~35.1	35.5~34.0	34.7~32.3	34.4~31.2
36~48 小时	36.5~35.9	35.9~35.0	35.4~33.9	34.6~32.0	34.2~31.0
48~72 小时	36.4~35.8	35.9~34.8	35.2~33.6	34.4~31.8	34.1~30.6
72~96 小时	36.3~35.7	35.8~34.7	35.1~33.5	34.2~31.7	33.6~30.2
4~5 天	36.3~35.6	35.7~34.4	35.0~33.3	34.1~31.6	33.4~29.9
5~6 天	36.2~35.5	35.6~34.3	34.9~33.2	33.9~31.6	33.1~29.8
6~8 天	36.0~35.2	35.5~34.1	34.8~33.0	33.8~31.6	32.5~29.3
8~10 天	35.9~35.1	35.2~34.0	34.6~32.8	33.5~31.6	32.5~29.3
10~12 天	35.8~34.9	35.0~33.9	34.4~32.7	33.4~31.6	32.0~29.3
12~14 天	35.7~34.7	35.0~33.4	34.3~32.6	33.3~31.6	31.4~29.3
2~3 周	35.6~34.1	35.0~33.0	34.2~32.4	33.2~31.0	—

日龄	BW/g				
	<1 000	1 000~ 1 500	1 500~ 2 000	2 000~ 2 500	>2 500
3~4 周	35.2~33.6	34.6~32.3	34.1~32.0	33.0~30.4	—
4~5 周	34.7~33.3	33.9~31.8	33.9~31.5	32.6~29.9	—
5~6 周	—	33.1~31.0	—	31.8~29.3	—

注:上述温度范围使用条件:单层暖箱,相对湿度50%,室温26℃。体重越低的新生儿一般应用较高的箱温。

5. 感染和环境温度过高导致发热鉴别要点

过热(环境温度过高)	感染导致发热
皮肤血管扩张	外周血管收缩
婴儿面色潮红	婴儿面色苍白青灰
四肢末端温暖	四肢末端凉,冰冷
肛温可低于体表温度	肛温高于体表温度
出汗	不出汗

八、血液系统常用数据图表

1. 各胎龄红细胞数量、血红蛋白、红细胞压积比容和平均体积参考值

胎龄	红细胞/ ($\times 10^{12} \cdot L^{-1}$)	血红蛋白/ ($g \cdot dl^{-1}$)	血细胞比容/ %	红细胞平均 体积/fl
18~21	2.85 ± 0.36	11.7 ± 1.3	37.3 ± 4.3	131.11 ± 10.97
22~25	3.09 ± 0.34	12.2 ± 1.6	38.6 ± 3.9	125.1 ± 7.84
26~29	3.46 ± 0.41	12.9 ± 1.4	40.9 ± 4.4	118.5 ± 7.96
>36	4.7 ± 0.4	16.5 ± 1.5	51.0 ± 4.5	108 ± 5

2. 胎儿红细胞参数

胎龄/ 周	Hb/ ($g \cdot L^{-1}$)	Hct	RBC/ ($\times 10^{12} \cdot L^{-1}$)	MCV/g	MCH/pg	MCHC/ ($g \cdot L^{-1}$)	nRBC (% WBC)	Ret/%
12	80~100	0.33	1.5	180	60	340	5.0~8.0	40
16	100	0.35	2.0	140	45	330	2.0~4.0	10~25
20	110	0.37	2.5	135	44	330	1.0	10~20

续表

胎龄/周	Hb/ (g·L^{-1})	Hct	RBC/ (×10^{12}·L^{-1})	MCV/g	MCH/pg	MCHC/ (g·L^{-1})	nRBC (% WBC)	Ret/%
24	140	0.40	3.5	123	38	310	1.0	5~10
28	145	0.45	4.0	120	40	310	0.5	5~20
34	150	0.47	4.4	118	38	320	0.2	3~10
40 (脐血)	168	0.53	5.25	107	34	317	0.01	3~7

3. 新生儿急、慢性失血特征

特征	急性失血	慢性失血
临床	急性窘迫:苍白、呼吸急促、表浅,常不规则,心动过速、脉微弱或消失,血压低或无,肝、脾不肿大	苍白与窘迫不成比例,偶有充血性心力衰竭,包括肝脾肿大
静脉压	低	正常或增加
实验室检查		
血红蛋白浓度	出生正常,24小时内迅速下降	出生时低
红细胞形态	正色素、大细胞性	低色素小细胞,大小不均,异形红细胞
血清铁	出生时正常	出生时低
转归	及时治疗贫血、休克以预防死亡	一般良好
治疗	静注液体和全血,以后补铁	铁剂治疗,偶尔输血

4. 出血性疾病的归类筛查实验

血小板计数	出血时间	APTT	TT	可能诊断
减少	延长	正常	正常	血小板减少症
正常或增加	正常或延长	正常	正常	血管性或血小板质的异常
正常	正常	延长	延长	凝血缺陷

5. 凝血缺陷的过筛实验

	APTT	PT	TT	可能诊断
A	延长	正常	正常	因子Ⅷ、Ⅸ、Ⅺ、Ⅻ缺乏或存在抗凝血活酶形成物质
B	延长或正常	延长	正常	因子Ⅱ、Ⅴ、Ⅹ、Ⅻ缺乏或存在抗已形成的凝血活酶物质

续表

	APTT	PT	TT	可能诊断
C	延长	延长	延长	低纤维蛋白原、异常纤维蛋白原血症、DIC、存在抗凝血酶物质
D	正常	正常	正常	正常或因子XII缺乏症

注：如出现 A 种情况，可用简易凝血活酶生成试验及其纠正试验进行鉴别。如出现 B 种情况，可进一步作 PT 纠正试验。如出现 C 种情况，可根据情况分别作甲苯胺蓝纠正试验以证明有无肝素类抗凝物存在，或纤维蛋白原定量，DIC 筛选试验。出现 D 种情况，可做因子XII活性测定。

6. 足月儿及早产儿凝血因子及凝血功能参考值

参数	参考值	足月儿（脐血）	早产儿（脐血）
纤维蛋白原(mg%)	200~400	200~250	200~250
II因子/%	50~150	40	25
V因子/%	75~125	90	60~75
VII因子/%	75~125	50	35
VIII因子/%	50~150	100	80~100
IX因子/%	50~150	25~40	25~40
X因子/%	50~150	50~60	25~40
XI因子/%	75~125	30~40	—
XII因子/%	75~125	50~100	50~100
XIII因子(滴度)	1:16	1:8	1:8
APTT/秒	30~50	70	80~90
PT/秒	10~12	12~18	14~20
TT/秒	10~12	12~16	13~20

7. 婴儿造血分期

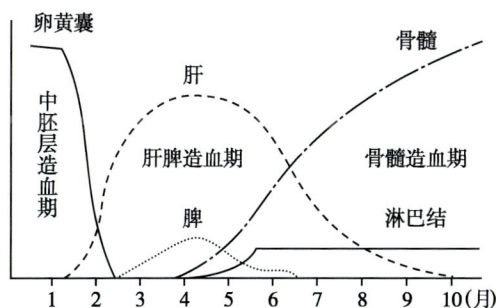

图 9

8. 胚胎至婴儿期血红蛋白肽链的变化和血红蛋白电泳改变

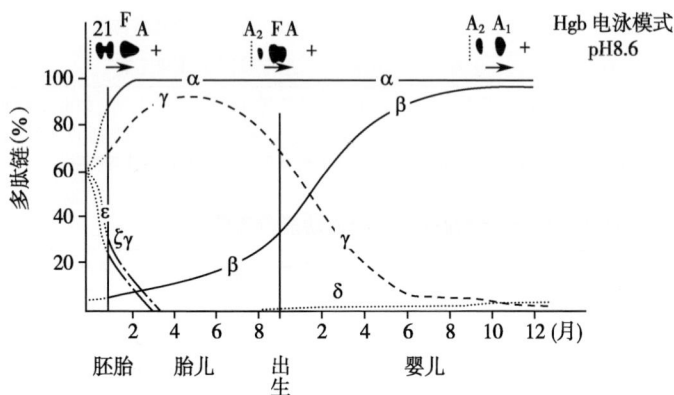

图 10

9. 正常足月儿粒细胞总数和分类范围

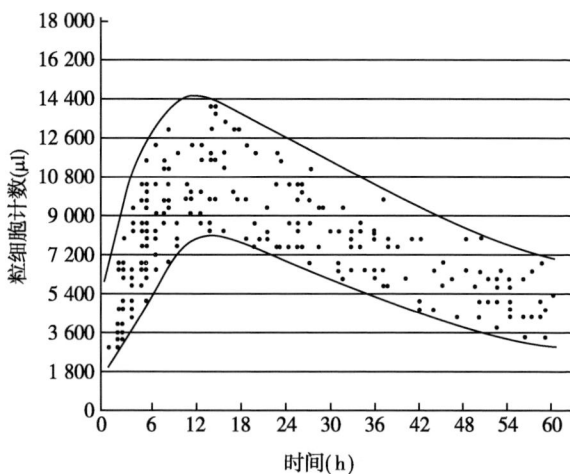

图 11

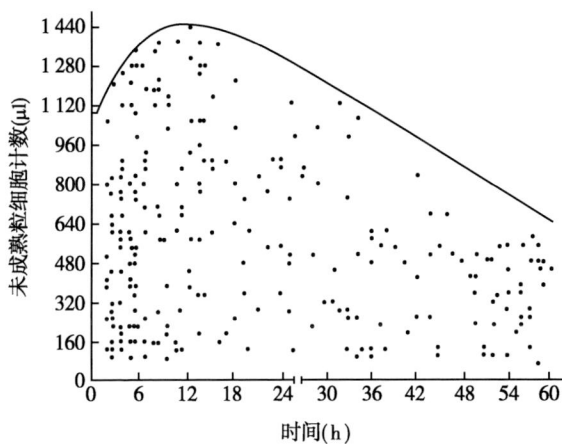

图 12

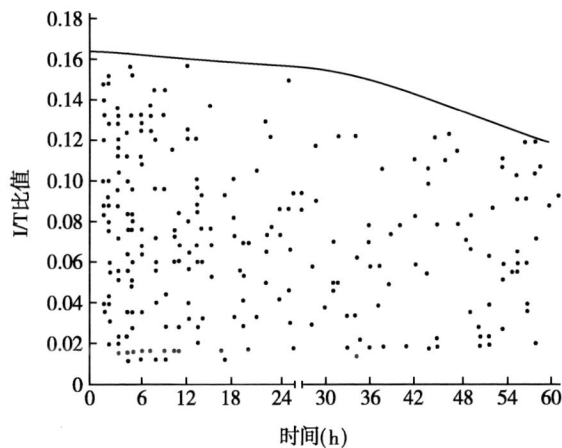

图 13

10. 生后中性粒细胞正常值参考范围和粒细胞减少症定义

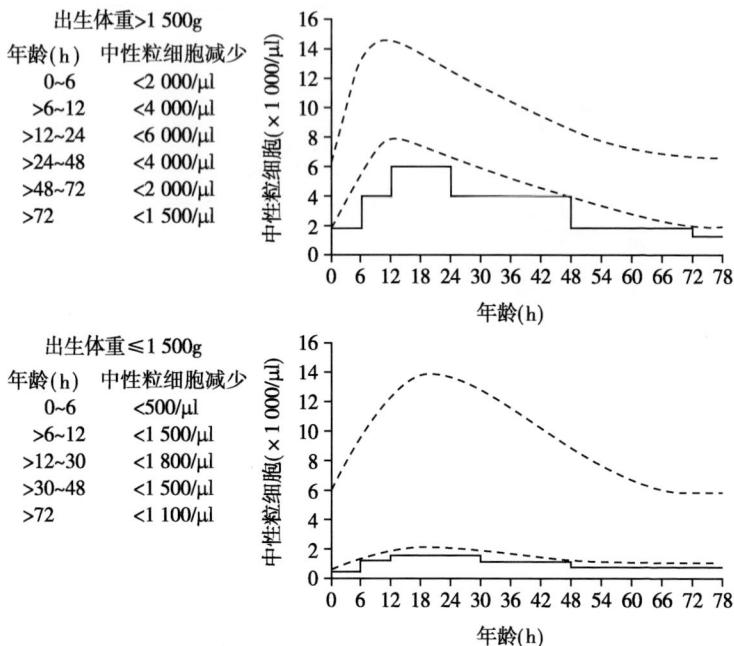

出生体重>1 500g

年龄（h）	中性粒细胞减少
0~6	<2 000/μl
>6~12	<4 000/μl
>12~24	<6 000/μl
>24~48	<4 000/μl
>48~72	<2 000/μl
>72	<1 500/μl

出生体重≤1 500g

年龄（h）	中性粒细胞减少
0~6	<500/μl
>6~12	<1 500/μl
>12~30	<1 800/μl
>30~48	<1 500/μl
>72	<1 100/μl

图 14

11. 正常足月儿粒细胞计数和提示感染指标

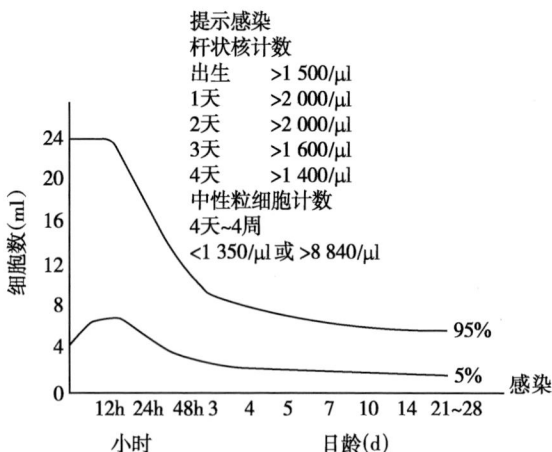

提示感染
杆状核计数
出生 >1 500/μl
1天 >2 000/μl
2天 >2 000/μl
3天 >1 600/μl
4天 >1 400/μl
中性粒细胞计数
4天~4周
<1 350/μl 或 >8 840/μl

图 15

九、消化系统常用数据表格

1. 极低出生体重新生儿胃管插入深度

体重/g	<750	750~999	1 000~1 249	1 250~1 500
深度/cm	13	15	16	17

注:经鼻胃管插入深度:鼻翼至同侧耳垂,再到剑突和脐中点距离。

2. NEC 分期

分期	全身症状	胃肠道症状	放射学表现	治疗
第Ⅰ期(疑似病例)				
A	体温不稳、神情萎靡、呼吸暂停、心动过缓	胃潴留、轻度腹胀、呕吐、大便隐血(+)	正常或动力性肠梗阻	禁食、抗生素3d、胃肠减压
B	同ⅠA	同ⅠA+肉眼便血	同ⅠA	同ⅠA
第Ⅱ期(确诊病例)				
A(轻度)	同ⅠB	同ⅠB+肠鸣音减少或消失,腹部触痛(±)	动力性肠梗阻	禁食、抗生素7~10d
B(中度)	同ⅡA+轻度酸中毒、轻度血小板↓	同ⅡA+肠鸣音消失、腹部触痛(+)、腹部蜂窝织炎(±)或右下腹包块	同ⅡA+门静脉积气、腹腔积液(±)	禁食、抗生素14d、纠酸、扩容
第Ⅲ期(晚期病例)				
A(重度,肠道完整)	同ⅡB+低血压、心动过缓、严重呼吸暂停、混合性酸中毒、DIC、粒细胞↓	同ⅡB+弥漫性腹膜炎、明显腹部触痛、腹胀和腹壁红肿	同ⅡB+腹腔积液(+)	同ⅡB、强心药物、呼吸管理,若24~48h无好转,外科干预
B(重度,小肠穿孔)	同ⅢA,突然恶化	同ⅢA,突然恶化	同ⅡB+气腹	同ⅢA+外科手术

3. 消化道出血常见原因

分类项目	上消化道出血	下消化道出血
有明显临床表现	应激性溃疡、出血性胃炎、胃穿孔(先天性胃壁肌层缺损)、凝血功能障碍	感染性结肠炎、NEC、肠扭转、小肠憩室、巨结肠伴发小肠结肠炎、胎粪性肠梗阻、喂养不当
无明显临床表现	反流性食管炎、反应性胃炎、VKDB	肛裂、嗜酸性粒细胞直肠结肠炎、感染性结肠炎、结节性淋巴增生症

十、循环系统常用数据表格

1. 不同体重新生儿生后第 1 小时血压参考值

体重/g	平均血压/mmHg	收缩压/mmHg	舒张压/mmHg
501~750	38~49	50~62	26~36
<750~1 000	25.5~47.5	48~59	23~36
<1 000~1 250	37.5~48	49~61	26~35
<1 250~1 500	34.5~44.5	46~56	23~33
<1 500~1 750	34.5~44.5	46~58	23~33
<1 750~2 000	36~48	48~61	24~35

2. 出生后第 1 天健康早产儿血压参考值

孕龄(周)	例数	收缩压范围/mmHg	舒张压范围/mmHg
<24	11	48~63	24~39
24~28	55	48~58	22~36
29~32	110	47~59	24~34
>32	68	48~60	24~34

3. 出生后第 1 周健康低出生体重儿血压参考值(<2 000g)

天数	例数	收缩压/mmHg	舒张压/mmHg
1	183	48~63	25~30
2	121	54~63	30~39
3	117	53~67	31~43
4	85	57~71	32~45
5	76	56~72	33~47
6	59	57~71	32~47
7	48	61~74	34~46

4. 不同出生体重儿出生后 6 小时内健康新生儿血压参考值

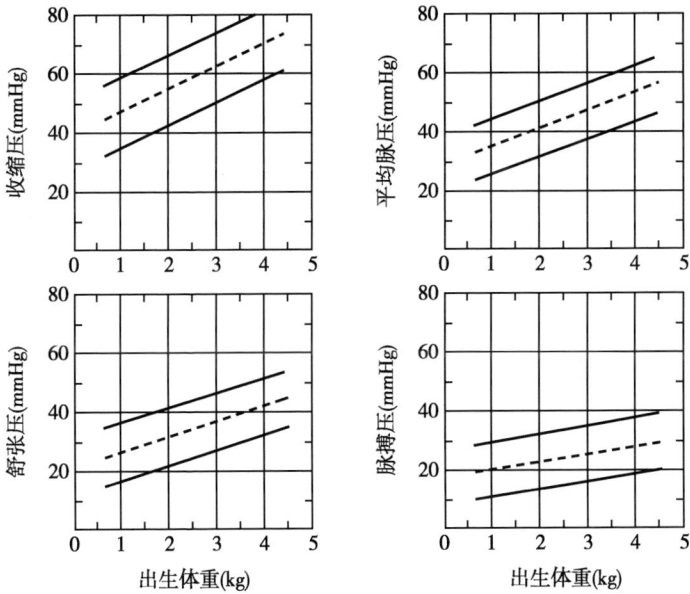

图 16

5. 不同胎龄新生儿生后 24 小时收缩压和舒张压

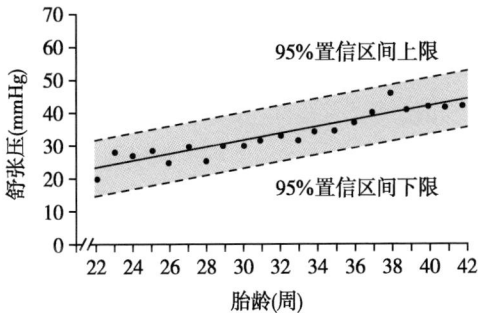

图 17

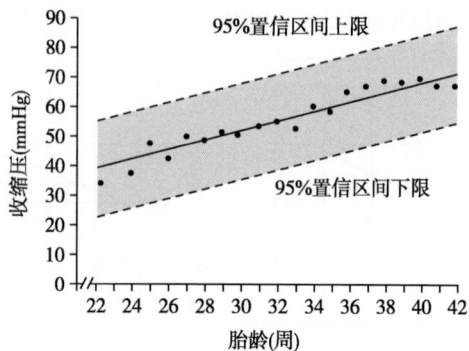

图 18

6. 纠正胎龄早产儿收缩压和舒张压正常值范围

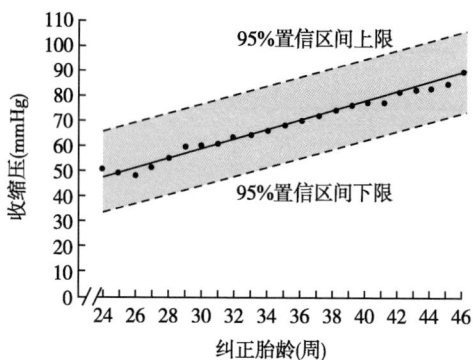

图 19

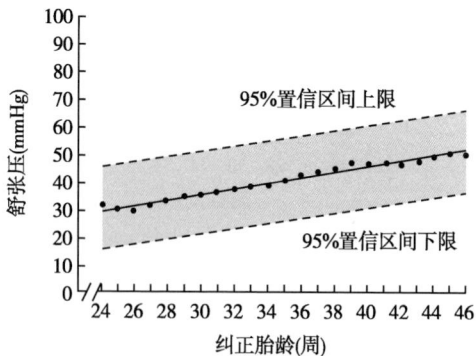

图 20

7. 不同胎龄新生儿生后 4~24 小时收缩压

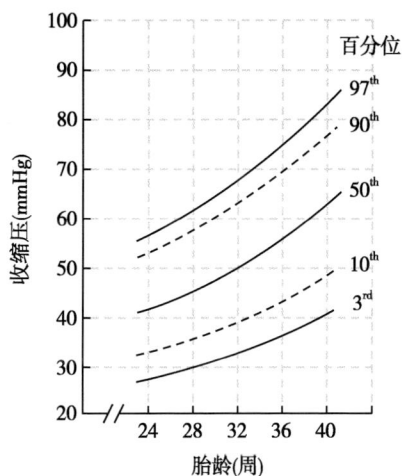

图 21

8. 不同胎龄早产儿生后 2 周时收缩压

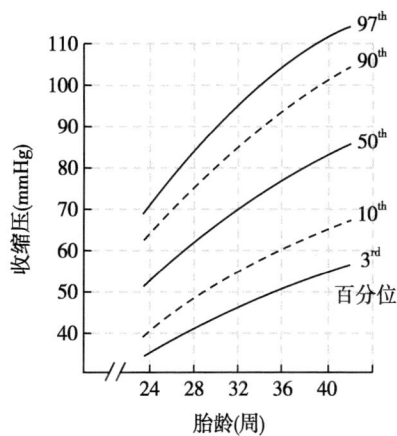

图 22

9. 新生儿心电图参考值

参数	<1天	1~3天	4~7天	8~10天
心率/(次·min⁻¹)	94~155	92~158	90~166	106~182
II导联 PR/ms	80~100	81~139	74~136	72~138
V_5导联 QRS/ms	21~75	22~67	21~68	22~79
额状面 QRS轴	+60°~+190°	+62°~+196°	+75°~+190°	+65°~+160°
V_1				
Q/mV	0	0	0	0
R/mV	0.5~2.6	0.5~2.6	0.3~2.4	0.3~2.1
S/mV	0~2.3	0~2.1	0~1.7	0~1.1
T/mV	-0.3~4	-0.4~4	-0.45~2.5	-5~-1
V_6				
Q/mV	0~0.17	0~0.21	0~0.28	0~0.28
R/mV	0~1.1	0~1.2	0~1.2	0.25~1.6
S/mV	0~1.0	0~0.9	0~1.0	0~1.0
V_1 R/S	0.2~9.8	0.2~6	0.2~9.8	1~7
V_6 R/S	0.2~10	0.2~11	0.2~10	0.2~12

注:该范围根据 Davignon A 等数据 2%~98% 区间来确定。Qtc=QT/√RR,是根据 II 导联得到的数据。因为在 II 导联 RR 间期早于 QRS 出现,从而可测定 QT 同期。除了在生后几天内可能会出现一些比较高的数值,在 Davignon A 等数据中,98% 的 Qtc 值小于 0.48,另外有作者认为高于 0.46 是不正常的。

十一、中枢神经系统常用数据表格

1. 中枢神经系统畸形分类（据 Gross & Jellinger 修正）

一、发育不全（dysgenesis）

前脑发育障碍但神经管已闭合：无脑畸形；无面畸形；独眼畸形；前脑无裂畸形（holoprosencephaly）；无嗅脑畸形；嗅脑-生殖发育异常

二、闭合不全（dysraphic，神经管闭合障碍）

颅骨闭合不全

完全性颅裂畸形

部分性颅裂畸形

脑膨出（encephaloceles），位于颅盖或颅底

胼胝体发育不全（agenesis of corpus callosum）

单脑室

其他神经管闭合障碍，透明隔间腔，第六脑室，中间帆腔

菱脑小脑闭合不全

脑膨出（枕叶和小脑），小脑发育不全，Dandy-Walker 囊肿（第四脑室囊肿）

Amold-chiari 畸形

导水管狭窄

三、神经元移行障碍

脑裂畸形

孔洞脑（porencephalia）

侧裂周围不发育；脑回发育不全：无脑回、细脑回、巨脑回、多小脑回

四、脑体积异常

原发性小脑或巨脑畸形

五、脑积液

六、神经皮肤综合征

神经纤维瘤病

结节性硬化（tuberous sclerosis）

Hippel-Lindau 病（视网膜及中枢神经血管瘤病）

Sturge-Weber 病（脑面血管瘤病）

路-巴毛细血管扩张性共济失调（Louis-Bar's telangiectasia ataxia）

2. 新生儿肌张力减退病因分类

疾病	病因
中枢神经系统疾病	围产期窒息、宫内感染、颅内出血、核黄疸、脑膜炎、染色体缺陷、眼-脑-肾综合征、脑脂质沉着症,Prader-Willi综合征
脊髓疾病	围产期损伤、婴儿型脊髓肌萎缩症
周围神经疾病	家族性髓鞘形成不良性神经病、家族性自主神经功能异常
神经肌接头疾病	一过性新生儿肌无力、婴儿肉毒中毒、先天性肌无力综合征
肌肉疾病	先天性肌营养不良、糖原贮积病、线粒体肌病、强直性肌营养不良、中央轴肌病、棒状体肌病

3. 不同胎龄、纠正胎龄新生儿 aEEG 特征

胎龄/纠正胎龄/周	主要背景活动	SWC	最小振幅/μV	最大振幅/μV	暴发次数/h
24~25	DC	(+)	2~5	25~50(最大100)	>100
26~27	DC	(+)	2~5	25~50(最大100)	>100
28~29	DC/(C)	(+)/+	2~5	25~30	>100
30~31	C/(DC)	+	2~6	20~30	>100
32~33	C/DC in QS	+	2~6	20~30	>100
34~35	C/DC in QS	+	3~7	15~25	>100
36~37	C/DC in QS	+	4~8	17~35	>100
>38	C/DC in QS	+	7~8	15~25	>100

注:睡眠觉醒周期(SWC);SWC(+)=不明显/未成熟;SWC+=发育成熟的SWC;QS=安静/深睡眠;DC=不连续背景电活动,(C)=连续电活动。

4. 前囟过大的疾病

软骨发育不全	胎儿生长受限
Apert综合征	Kermy综合征
甲状腺缺如	先天性成骨不全
颅-锁骨发育不全	早产儿
先天性佝偻病	致密性骨发育不全
Hallermann-Streiff综合征	Russell-Silver综合征
脑积液	13、18、21-三体综合征
低磷酸酯酶血症	维生素D缺乏性佝偻病

5. 常见颅缝早闭综合征

名称	头形	其他畸形	遗传方式	预后
Crouzon	尖头,冠状缝、矢状缝和人字缝同时早闭	下颌骨发育不良,眼球突出	常染色体显性遗传	精神发育迟缓(偶发)
Carpenter	尖-短头,冠状缝、矢状缝和人字缝同时早闭	双侧内眦移位,多趾并趾畸形	常染色体隐性遗传	精神发育迟缓(常见)
Apert	短头,颅缝不规则早闭,特别是冠状缝	面中部发育不良,多趾/指畸形	常染色体显性遗传	精神发育迟缓临界智力
Saethre-Chotzen	短头,冠状缝早闭	耳垂突出,下颌骨发育不良,多趾或并趾	常染色体显性遗传	精神发育迟缓(不常见)
Pfeiffer	短头,冠状缝早闭	拇、示指距离远,多趾或并趾畸形	常染色体显性遗传	智力正常
Antley-Bixler	短头,多发性骨缝早闭,特别是冠状缝	下颌骨发育不良,桡肱骨干骺端早闭,后鼻孔闭锁	常染色体隐性遗传	智力可能正常

十二、新生儿黄疸常用数据图表

1. 时龄胆红素曲线

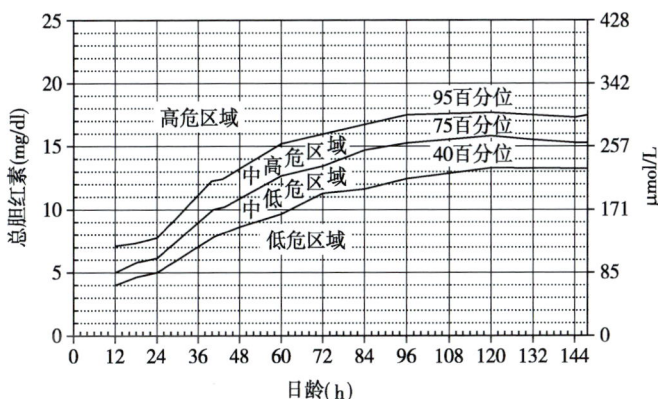

图 23

按出生后小时龄的胆红素曲线图称为列线图。高危区:总胆红素值在第95百分位以上,存在发生重度黄疸与胆红素脑病的可能;低危区指胆红素值在第40百分位以下,之后不太会发生与黄疸有关的临床问题;高危中间区与低危中间区,危险度介于前两者之间。

2. 黄疸目测评估图

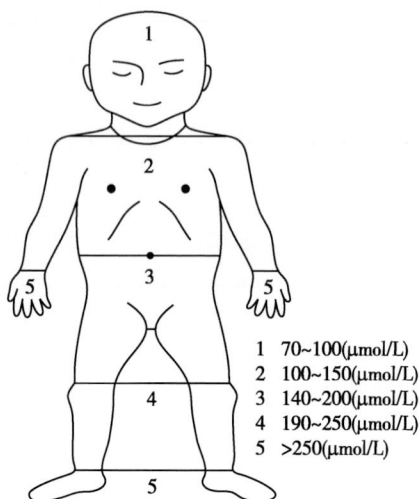

1 70~100(μmol/L)
2 100~150(μmol/L)
3 140~200(μmol/L)
4 190~250(μmol/L)
5 >250(μmol/L)

图 24

3. 胎龄≥35 周健康新生儿换血指南

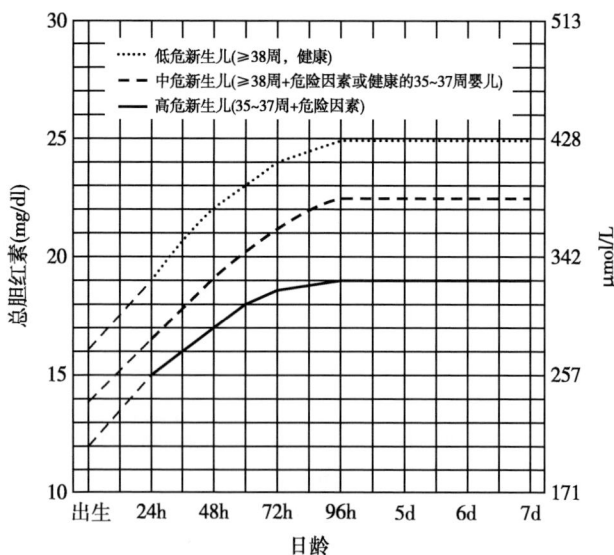

图 25

危险因素:新生儿溶血病,G-6-PD 缺陷,败血症,脑膜炎,窒息,体温不稳定,酸中毒,嗜睡,白蛋白<30g/L。

4. 胎龄≥35 周健康新生儿光疗指征

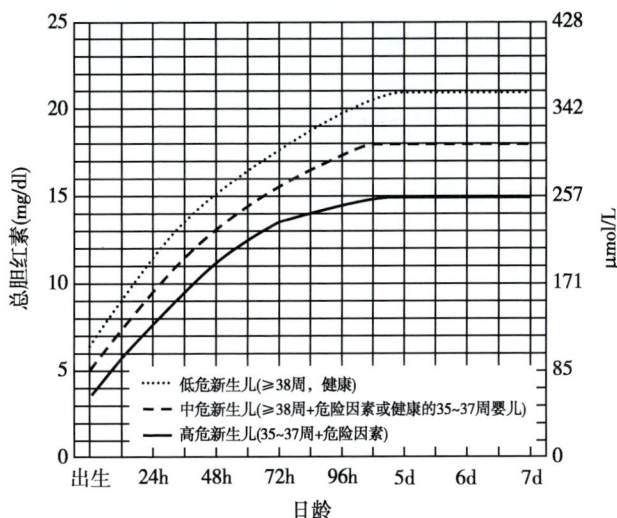

图 26

危险因素：新生儿溶血病，G-6-PD 缺陷，败血症，脑膜炎，窒息，体温不稳定，酸中毒，嗜睡，白蛋白<30g/L。

十三、新生儿免疫和感染性疾病常用数据图表

1. 能够在新生儿期诊断的原发性免疫缺陷

分类	疾病	遗传方式
体液免疫缺陷	X 连锁无丙种球蛋白血症	X 连锁隐性
细胞免疫缺陷	先天性胸腺发育不全	
	慢性皮肤念珠菌病	散发或常染色体隐性
联合免疫缺陷	重症联合免疫缺陷	X 连锁、常染色体隐性或散发
	伴异常免疫球蛋白的细胞免疫缺陷	
	伴湿疹、血小板减少的免疫缺陷	X 连锁隐性
	伴共济失调毛细血管扩张的免疫缺陷	常染色体隐性
吞噬细胞缺陷	中性粒细胞减少症	
	先天无脾症	

续表

分类	疾病	遗传方式
	慢性粒细胞病	X 连锁、常染色体隐性
补体缺陷	C1、C4、C2 缺陷	
	晚期补体成分缺陷	

2. 新生儿期免疫缺陷病的诊断线索

	表现
病史	(1) 母亲有妊娠感染史:风疹、巨细胞病毒感染、弓形虫病、梅毒及单纯疱疹
	(2) 母亲有妊娠用药史:奎宁、氯丙嗪等
	(3) 母亲有自身免疫性疾病史:SLE、ITP、重症肌无力等
	(4) 有免疫缺陷病的家族史
	(5) 患儿反复发生低毒力的病毒、细菌和真菌感染
	(6) 感染表现广泛且严重,病变定位及病程异于寻常
	(7) 慢性腹泻
体征	(1) 虚弱和发育不良
	(2) 全身斑丘疹、肝脾大和腹泻等移植物抗宿主反应表现
	(3) 念珠菌病,如肛周、口周的持续性白假丝酵母病
	(4) 缺乏淋巴组织,尤其是感染的引流区淋巴结缺如
	(5) 有免疫缺陷病的某些特殊表现,如低钙抽搐、血小板减少性紫癜、短肢侏儒、毛发稀细等

3. 免疫缺陷病的实验室筛选检查

非特异性免疫		特异性免疫	
细胞成分	体液成分	细胞免疫	体液免疫
白细胞计数与分类	总补体溶血活性测定(CH50)	淋巴细胞计数与形态学检查	血清 IgG、IgA、IgM 浓度测定
四唑氮蓝(NBT)还原试验	C3 或 C4 浓度测定	对常见抗原的迟发性皮肤反应	免疫接种后的特异性抗体测定
		胸部 X 线观测胸腺体积	同族血凝集素效阶测定

4. 可疑先天性感染新生儿的临床评估

临床表现	实验室检查	其他
胎龄、出生体重、头围、肝脾大小、眼底检查（儿科眼科专科医师）	全血细胞计数、血涂片、血小板计数、肝功能、结合/非结合胆红素、脑脊液检查（细胞、蛋白、相关抗体检查）、母亲新生儿血清抗原实验室检查、免疫球蛋白、交叉配血等其他相关检查	增强头颅 CT、四肢长骨射片（如梅毒、风疹感染）、胎盘病理、听力筛查、专科检查等

5. 血常规作为感染指标的敏感度和特异性度

	敏感度/%	特异性/%
未成熟粒细胞/粒细胞计数	13~90	51~96
白细胞<5 000/L 或>20 000/L	13~36	80~86
血小板<150 000/L	3~6	84~94

6. 与新生儿败血症和一些非感染性疾病有关的临床症状的鉴别诊断

临床症状	鉴别诊断	临床症状	鉴别诊断
呼吸窘迫（呼吸暂停、青紫、肺不张、吸气性凹陷、气促、呻吟、吸入性肺炎，呼吸音减低等）	湿肺 纵隔气肿 气胸 先天性心脏病 CNS：缺氧，出血 先天性异常，包括食管气管瘘、后鼻道闭锁、膈疝、肺发育不良 心律失常 低血压（新生儿寒冷损伤） 低血糖 戒断综合征 吸入肾上腺素类药物剂量过大	温度异常（低体温或发热）	环境温度改变 甲亢或甲减 中枢体温调定点异常，包括缺氧、出血、胆红素脑病 戒断综合征 脱水 先天性肾上腺皮质增生症 接种疫苗反应

续表

临床症状	鉴别诊断	临床症状	鉴别诊断
黄疸	母乳性黄疸 同族免疫性溶血 红细胞破坏(血型不合) 出血吸收(如头颅血肿、腹腔出血、大量瘀斑等) 消化道梗阻,包括幽门肥厚 肝内或肝外胆道闭锁 遗传代谢性疾病,包括半乳糖血症、糖原贮积病Ⅳ型、脂肪代谢障碍 过氧化酶疾病 甲状腺功能减退症 长期静脉营养	嗜睡	CNS 疾病;如出血、缺氧、硬膜下积液等 低血糖,高钙血症 先天性心脏疾病 戒断综合征
胃肠道疾病(食欲缺乏、反流、呕吐、腹泻、腹胀)	消化道过敏 过度喂养,吞入气体 肠梗阻(肠内或肠外疾病) NEC 低钾血症 高钙或低钙血症 戒断综合征 低血糖 遗传代谢性疾病 继发于肺炎的肠梗阻 先天性肾上腺增生 消化道穿孔	肝脏肿大	红细胞破坏 遗传代谢性疾病 恶性肝脏肿瘤,包括肝母细胞瘤、神经母细胞瘤肝脏转移 良性肝脏肿瘤,包括血管瘤 充血性心力衰竭 先天性白血病
瘀斑,出血点	产伤 血型不合 新生儿同族免疫性血型血小板减少症 母亲特发性血小板减少性紫癜 母亲系统性红斑狼疮 母亲用药 巨大血管瘤 先天性白血病 血小板减少伴桡骨缺如综合征 DIC 凝血因子缺陷 儿童虐待	惊厥样发作缺氧(颤抖,高反应,肌肉惊跳)	颅内出血或胆红素脑病 低血糖,低钠血症,高钠血症 先天性 CNS 发育异常 戒断综合征 遗传代谢性疾病 维生素 B_6 缺乏 低血钙,低镁血症

7. 我国现行的计划免疫程序

时间	基础免疫	加强免疫
出生(开始)	卡介苗、乙肝疫苗	—
第2个月	小儿麻痹糖丸、乙肝疫苗	—
第3个月	百白破、小儿麻痹糖丸	—
第4个月	百白破、小儿麻痹糖丸	—
第5个月	百白破	—
第6个月	乙肝疫苗	—
第8个月	麻疹疫苗	—
第8个月至1岁	—	—
1岁	—	—
1岁半至2岁	—	小儿麻痹糖丸、百白破
4岁	—	小儿麻痹糖丸、麻疹
7岁	—	麻疹疫苗、白破二联

8. 接种疫苗后的正常反应和处理(基础免疫)

疫苗	反应	处理
卡介苗	接种后2~3周内局部出现硬结、红肿,继而破溃,最后形成瘢痕	不需处理
小儿麻痹糖丸	无明显反应	
百白破	少数人局部红肿、疼痛、发痒;局部出现硬结;低热、烦躁	一般不需处理,有硬结用热毛巾敷一敷
麻疹疫苗	少数人出现短暂低热或短暂皮疹	不需处理
乙肝疫苗	少数人出现短暂低热	不需处理

十四、其他

1. 新生儿肾前性与肾性 ARF 的实验室鉴别要点

项目	肾前性	肾性
尿常规 *	正常	异常
尿钠/(mEq·L^{-1})	<20	>25
FENa**/%	<2.5	>3.0
尿渗透压/(mOsm·kg^{-1})	>350	<300

续表

项目	肾前性	肾性
尿/血浆渗透压	≥1.2	1.0 左右
尿 BUN/血 Cr/$(mg \cdot mg^{-1})$	≥10	同步升高
尿 Cr/血 Cr/$(mg \cdot mg^{-1})$	>20	<10
尿 BUN/血 BUN/$(mg \cdot mg^{-1})$	>20	<10

注:* 如发生急性肾小管坏死或肾中毒,尿中常可检到细胞碎片、棕色素管型、上皮细胞、红细胞、白细胞、少量蛋白。** 尿排钠分数 %:尿 Na(mmol/L)× 血 Cr(g/L)/血 Na(mmol/L)× 尿 Cr(g/L)× 100。

2. 几种常见药物出现戒断症状的时间

药物	撤药症状出现时间	高峰
海洛因	0~96h	12~24h
美沙酮	12~72h	24~48h
地西泮	≥7d	
苯巴比妥		
短期		0~24h
长期		≥7d
可待因		<24h
乙醇		<24h
中枢兴奋剂		0~24h

3. Lipsite 新生儿撤药戒断综合征评分

症状体征	评分			
	0	1	2	3
肢体颤抖	无	饥饿或打扰时略有颤抖	中度或明显颤抖,喂奶或抱起时消失	明显或持续的颤抖,惊厥
激惹(过度哭吵)	无	略增加	饥饿或打扰时中至重度	安静时明显激惹
反射	正常	增强	明显增强	
大便	正常	喷射性但次数正常	喷射性每日 8 次以上	
肌张力	正常	增强	紧张	
皮肤擦伤	无	膝、肘部发红	皮肤擦破	

症状体征	评分			
	0	1	2	3
呼吸频率	<55 次/min	55~75 次/min	76~95 次/min	
反复喷嚏	无	有		
反复哈欠	无	有		
呕吐	无	有		
发热	无	有		

注:总分>4 对诊断撤药综合征有意义(敏感性 77%);评分越高,病情越重。

4. Finnegan 新生儿撤药戒断综合征评分系统

标准	评分
中枢神经系统	
哭声	
音调高	2
持续音调高	3
喂养后睡眠	
<3 小时	1
<2 小时	2
<1 小时	3
拥抱反射	
减弱	2
明显亢进	3
刺激后颤抖	
轻度	2
中到重度	3
安静时颤抖	
轻度	3
中到重度	4

续表

标准	评分
肌张力增加	2
痉挛性惊跳	3
惊厥	5
代谢/血管变化/呼吸	
出汗	1
发热	
37~38.2℃	1
>38.2℃	2
打哈欠>3 次	1
皮肤花纹	1
喷嚏>3 次	1
鼻塞	1
鼻煽	2
气促	
>60 次/min	1
伴吸气性凹陷	2
消化道症状	
过度吸吮	1
喂养困难	2
反流性呕吐	2
喷射性呕吐	3
稀便	2
水便	3
总分	

5. 静脉药物配伍禁忌证

	阿昔洛韦	两性霉素B	氨苄西林	头孢噻肟	头孢他啶	5%GS	10%GS	多巴酚丁胺	多巴胺	肾上腺素	芬太尼	庆大霉素	肝素	胰岛素	异丙肾上腺素	脂肪乳	吗啡	萘夫西林	NVN/TPN	血浆	普萘洛尔	PGE1	氯化钾	雷尼替丁	碳酸氢钠	氯化钠	万古霉素
阿昔洛韦	■	C	C	C	C	C	C	I	I			C	C			C	C						C	C	C	C	C
两性霉素B		■	C	C			I			I	C		I			I							I	I	C	I	
氨苄西林	C		■	C	C		C	I	C	I	C	C		I	C		I					C		I	C		
头孢噻肟	C			■	C	C					C			C		C						C		C		I	C
头孢他啶	C			C	■	C					C			C		C						C		C	C	C	
5%GS	C	C	C	C	C	■		C	C	C	C	C	C	C	C	C	C	C	C	C	C	C	C	C	C	C	C
10%GS	C	C	C	C	C	C	■	C	C	C	C	C	C	C	C	C	C	C	C	I	C	C	C	C	C	C	C
多巴酚丁胺	I	I		C	C			■	C	C			C	C	C		C			C	C	C	C	I	C		
多巴胺	I	I	C		C	C	C		■	C		C	C	C		C			C	C	C	C	C	I	C		
肾上腺素		I		C	C	C	C			■			C			C			C			C	C	I	C		
芬太尼			C	C				C			■	C				C	C			C			C	C	C	C	
庆大霉素	C		I	I		C	C		C			■	I	C		C	C	I	C		C			C		C	
肝素	C	C	C	C	C	C	C	C	C	C	C	C	■	I		C	C	C	C	C		C	C	C	C	C	C
胰岛素				C	C	C	C			C	C		■			C	C		C				C		I	C	
异丙肾上腺素		I		C	C	C	C			C			■			C			C			C	C	I	C		
脂肪乳		I		C	C		C				C	C				■	C			C			C	C	C	C	
吗啡	C		C	C	C	C	C	C	C		C	C	C*	C	C		■		C	C			C	C	C	C	C
萘夫西林	C			C	C				C	I	C	I				C		■	C		I		C	C	C	C	
NVN/TPN	I	I	C	C	C	C	C	C	C		C	C	C	C	C	C		I	■	C		C	C	C	C	C	C
血浆			C	C									C							■	I			C			
普萘洛尔			C		C				C			C									■	C		C		C	
PGE1			C	I	C	C	C		C	C			C						C			■	C	C		C	C
氯化钾	C	I	C	C	C	C	C	C	I	C	C	C	C		C	C	C	C					■		C		C
雷尼替丁	C	I		C	C	C	C		C	C	C		C		C	C	C	C	C		C			■			C
碳酸氢钠	C	C	I	I	C	C	C	I	I	I	C		C	I	I	C	C	C	C				C		■	C	C
氯化钠	C	I	C	C	C	C	C	C	C	C	C	C	C	C	C	C	C	C	C		C	C	C		C	■	C
万古霉素	C			C	C					C	C		C			C	C		C			C	C	C	U	C	■

注：　Ｉ 配伍禁忌　　Ｃ 可配伍　　□ 无数据　　C* 肝素需<0.05U/ml

图 27

6. 面部测量图

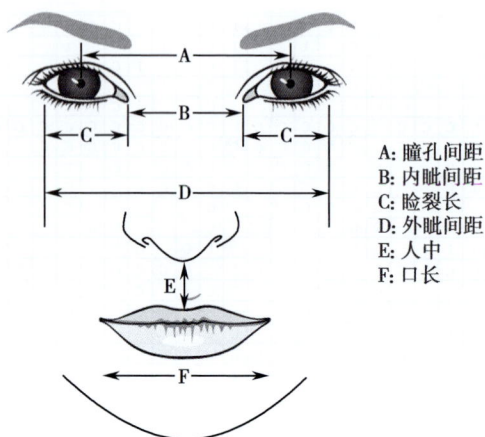

A: 瞳孔间距
B: 内眦间距
C: 睑裂长
D: 外眦间距
E: 人中
F: 口长

图 28

7. 温度换算表

摄氏温度/℃	华氏温度/℉	摄氏温度/℃	华氏温度/℉	摄氏温度/℃	华氏温度/℉
34.0	93.2	36.4	97.5	38.8	101.8
34.2	93.6	36.6	97.8	39.0	102.2
34.4	93.9	36.8	98.2	39.2	102.5
34.6	94.3	37.0	98.6	39.4	102.9
34.8	94.6	37.2	98.9	39.6	103.2
35.0	95.0	37.4	99.3	39.8	103.6
35.2	95.4	37.6	99.6	40.0	104.0
35.4	95.7	37.8	100.0	40.2	104.3
35.6	96.1	38.0	100.4	40.4	104.7
35.8	96.4	38.2	100.7	40.6	105.1
36.0	96.8	38.4	101.1	40.8	105.4
36.2	97.1	38.6	101.4	41.0	105.8

注:摄氏 =(华氏 −32) × 5/9;华氏 =(摄氏 × 9/5)+32。

8. 体表面积换算

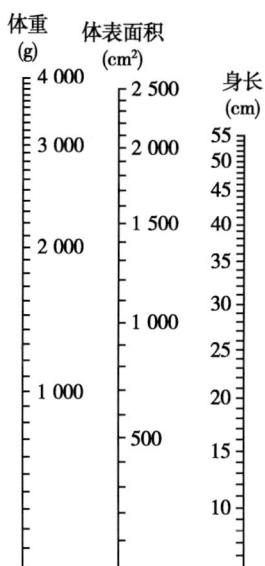

图 29

9. 先天性髋关节脱位筛查流程图

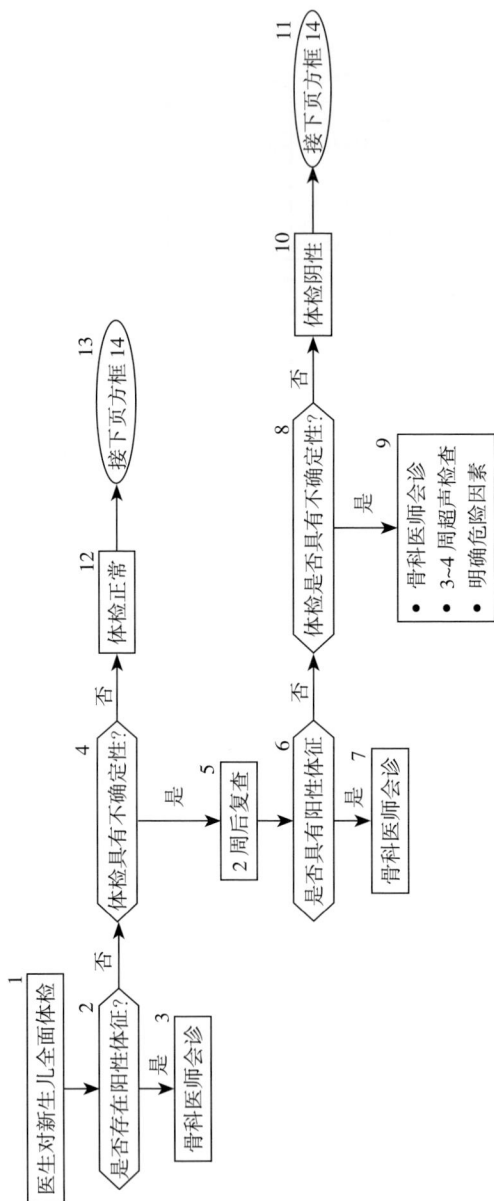

```
┌─────────────────┐
│ 1               │
│ 医生对新生儿全面体检 │
└────────┬────────┘
         │
     ┌───┴───┐
     │ 2     │
     │是否存在阳性体征?│
     └───┬───┘
      是 │ 3        否
   ┌─────┴─────┐
   │ 骨科医师会诊 │
   └───────────┘
```

```
     ┌───────┐
     │ 4     │
     │体检具有不确定性?│──否──→ 体检正常 12 ──→ 接下页方框14  13
     └───┬───┘
      是 │ 5
   ┌─────┴─────┐
   │ 2周后复查  │
   └─────┬─────┘
         │
     ┌───┴───┐
     │ 6     │
     │是否具有阳性体征?│──否──→ 体检是否具有不确定性? 8 ──否──→ 体检阴性 10 ──→ 接下页方框14  11
     └───┬───┘                └───┬───┘
      是 │ 7                   是 │ 9
   ┌─────┴─────┐         ● 骨科医师会诊
   │ 骨科医师会诊 │         ● 3~4周超声检查
   └───────────┘         ● 明确危险因素
```

图 30

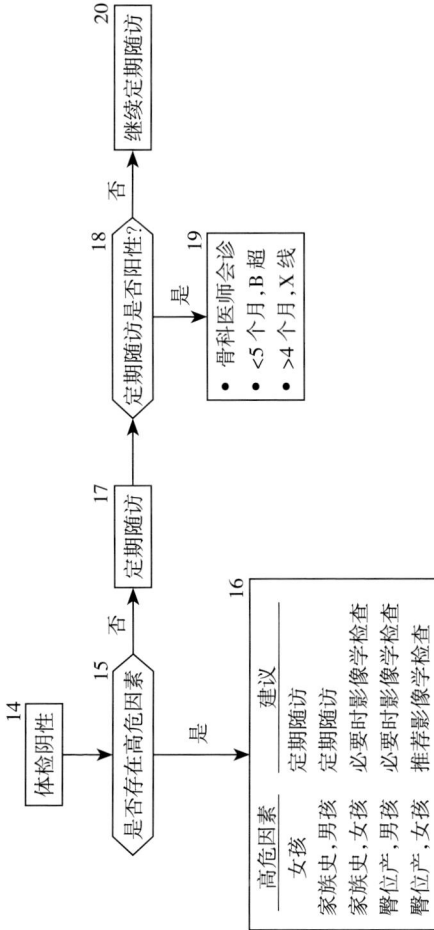

14 体检阴性

15 是否存在高危因素

否 17 定期随访

18 定期随访是否阳性？

否 20 继续定期随访

是 19
- 骨科医师会诊
- <5个月,B超
- >4个月,X线

是 16

高危因素	建议
女孩	定期随访
家族史,男孩	定期随访
家族史,女孩	必要时影像学检查
臀位产,男孩	必要时影像学检查
臀位产,女孩	推荐影像学检查

图 30(续)